全国高等卫生职业院校课程改革规划教材

供五年制高职护理、助产专业使用

案例版™

内科护理学

主　　编　陆一春　刘海燕
副 主 编　周作霞　曾艳丽　钟云龙　蒋　渝
编　　者　（按姓氏汉语拼音排序）

陈桂莲　淮安市第一人民医院
蒋　渝　岳阳职业技术学院
李　巍　唐山职业技术学院
廖喜琳　广西中医药大学护理学院
刘海燕　广西医科大学护理学院
刘媛航　广西医科大学护理学院
陆一春　江苏护理职业学院
马　琼　江苏护理职业学院
缪　捷　无锡卫生高等职业技术学校
王　刚　四川护理职业学院
王小娟　江苏护理职业学院
吴　蓓　南通卫生高等职业技术学校
武艳珍　锡林郭勒职业学院
曾艳丽　成都职业技术学院
张　敏　江苏护理职业学院
钟云龙　四川护理职业学院
周作霞　连云港中医药高等职业技术学校

编写秘书　张　敏

科学出版社

北　京

内 容 简 介

全书内容分 10 章,包括各大系统疾病病人的护理和传染病病人的护理。本书基本理论和基本知识以满足护士岗位需要为度;以护理程度为框架,突出护理教材特色;融入职业标准,将内科临床护理工作中主要由护士完成或独立完成的内科护理操作用"操作流程图"表示,可操作性强。重点疾病前有案例导入,章末有目标检测题,书末附有教学大纲等。

本书适用于五年制高职和三年制高职高专护理、助产等相关专业教学,也可作为临床护理工作者的参考用书。

图书在版编目(CIP)数据

内科护理学 / 陆一春,刘海燕主编 . —北京:科学出版社,2014.12
全国高等卫生职业院校课程改革规划教材
ISBN 978-7-03-042450-1

Ⅰ. 内⋯　Ⅱ.①陆⋯ ②刘⋯　Ⅲ. 内科学-护理学-高等职业教育-教材
Ⅳ. R473.5

中国版本图书馆 CIP 数据核字(2014)第 261683 号

责任编辑:丁海燕　邱　波 / 责任校对:李　影　张怡君
责任印制:徐晓晨 / 封面设计:范璧合

科 学 出 版 社 出版
北京东黄城根北街 16 号
邮政编码:100717
http://www.sciencep.com

北京虎彩文化传播有限公司 印刷
科学出版社发行　各地新华书店经销
*
2014 年 12 月第 一 版　开本:787×1092　1/16
2018 年 8 月第 四 次印刷　印张:30 3/4
字数:736 000
定价:69.90 元
(如有印装质量问题,我社负责调换)

前　言

内科护理学是一门重要的临床护理学科,是其他临床护理学科的基础。本书内容分10章,包括各大系统疾病病人的护理和传染病病人的护理。本教材的特色是:

1. 基础性和先进性相结合　基本理论和基本知识以满足护士岗位需要,能通过国家执业护士考试为度,适当降低知识的难度,以"必须"和"够用"为原则,简化基础医学知识;注重传承和创新,及时补充内科学、神经病学、传染病学和护理临床实践充分证明并得到公认的新知识和新技术。

2. 突出护理教材特色　根据学生认知特点,把内科疾病常见症状和体征的护理,用图表总结的形式放在每章疾病内容之后,减少繁杂和重复,以突出适用性和实践性;在护理程序为基本框架编写的基础上,以情景案例导入课程内容,对重点内容注"考点"提示,以帮助学生掌握关键知识,提高学生分析问题、解决问题的能力;在正文中链接相关内容知识,培养学生发散性思维,开阔学生视野,扩大知识面。

3. 融入职业标准　《临床护理实践指南(2011版)》将内科临床护理工作中主要由护士完成或独立完成的内科护理操作用"操作流程图"表示,与技能大赛的考核标准相结合,可操作性强,更贴近临床实际,便于学生的练习和掌握;本教材涵盖了《2014全国护士执业资格考试大纲》中所涉及的内科疾病和传染病,且在每章章末列出与护士执业考试内容、题型配套的目标检测题,与护士执业资格考试相结合,有助于学生及时检测学习效果。

本教材编写力求科学化、临床化、创新化,不仅适用于五年制高职护理、助产专业教学、学生自学,也可作为三年制高职高专学生学习和临床护理工作者的参考用书。

本教材在编写过程中得到了全国11所高等院校及淮安市第一人民医院的大力支持,在此对他们表示诚挚的感谢!

由于编写时间短促,编者的能力和水平有限,书中难免存在欠缺之处,恳请广大师生和读者不吝赐教,惠予指正,以利以后修订时改正。

编　者
2014年3月

目　　录

第 1 章 绪 论

内科护理学(medical nursing)是研究内科疾病和传染病的发生、发展规律,运用护理程序的工作方法对内科疾病和传染病病人进行整体护理,以达到减轻痛苦、促进康复、预防疾病、维持和增进健康目的的一门临床护理学科。内科护理学是临床各科护理的基础,所阐述的内容在临床护理学中具有普遍的指导意义,学好内科护理是学好临床护理的关键。

一、内科护理学的特色

1. 整体护理观 医学模式由"生物医学模式"转变为"生物-心理-社会医学模式",确立了"以人的健康为中心"的先进护理理念。护理对象由"病人"转变为整体的"人",护士工作的场所由"医院"延伸到"社区"。将护理对象视为生物、心理、社会、文化和成长发展的统一整体,保持与周围环境的协调和平衡,提倡"以护理对象为中心",在内科护理工作中,要注重病人躯体方面和心理-社会因素对健康的影响,追求人性化的服务。

2. 以护理程序为框架 应用护理程序去思考护理对象的问题,做出评估、判断和决策,力求把护理程序内化为护士的思维习惯,再外化为工作方法从而增强护士的专业意识。

3. 护理内容的丰富和精细 内科学的发展也不断地发展内科护理学的理论体系,丰富了内科护理学的工作内容,如血液净化技术的不断改进,心脏介入性诊断和治疗技术的进展,促进了相应的术前、术中、术后护理方案的完善;心血管病、糖尿病、慢性支气管炎、恶性肿瘤等疾病的发生与生活方式、环境因素有关,给内科护理工作者带来了新的健康教育研究课题。护理岗位的技术含量大大增加,ICU 的发展,使临床病情观察和危重病人的监护技术更加微细、精确,使护理工作能及时、准确地为疾病诊断、治疗提供依据。

4. 内科护理走向社区护理 随着初级卫生保健事业的发展、老年社会的到来,慢性康复性疾病、不良行为和不良生活方式引起的疾病日益增多,在社区和家庭中希望获得护理的人群也逐渐增多。护士需面向社会,从医院走向社区、家庭,开展社会卫生服务,并开展家庭病床,满足院外病人的基本治疗和护理需求。

二、内科护理学的内容

本教材内容共 10 章,包括绪论、内科护理和传染病护理。内科护理按人体的解剖系统对内科常见病进行归类,包括呼吸、循环、消化、泌尿、血液、神经、内分泌与代谢疾病、风湿性疾病病人的护理,传染病护理部分分为传染病总论及各论。

本书对教学内容的结构进行了改革和探索,其基本结构为:每一系统疾病病人的护理列为一章,每章第 1 节为该系统概述,简单概述本系统的解剖结构、生理功能,为顺利进行本系统护理的学习做好知识储备;第 2 节开始为该系统具体疾病病人的护理,每节的教学内容基本上按护理程序的框架编写,重点内容有考点提示,最后在重点提示中有该节内容的小结,以帮助学生掌握关键知识;每章的重点疾病,在节前提供 1 个典型案例,节后有该案例的护理分析,体现理论联系实际的教学理念;常见症状的护理放在每章的疾病护理后面,用表格对比等方式进行归纳总结,一目了然,有效减轻学习负担;本系统疾病常用的诊疗技术放在章末,便于集中示教和练习,对内科临床护理工作中主要由护士完成或独立完成的内科护理操作用

"操作流程图"表示,便于学生的练习和掌握;为拓展学生的知识面,书中增加了必要的知识链接;每章末列自测题,有利于学生自我检测学习效果,以适应护士执业考试的要求。

三、内科护理学的学习要求

学习内科护理学的目的是树立"以人的健康为中心"的现代护理理念,掌握内科常见病、多发病的护理知识和技能,能运用护理程序为内科常见病病人提供减轻痛苦、促进康复、保持和增进健康的整体护理服务,并能对社区人群进行健康教育,为维护和增进人民健康、发展护理事业作出贡献。

学习内科护理学时,以教学大纲为导向,采用课堂讲授、自学、讨论、小组学习、案例分析、临床见习和实习等多种教学活动。课堂讲授时,用临床护理病例为载体,以标准化病人、信息化教学等为手段,理论实践交融,教、学、做一体化,注重学生发现问题、分析问题、解决问题及评判性思维能力的培养;实践教学过程中采用护理技能仿真、实训、临床见习和顶岗实习等,培养学生的临床护理技能,体现移情理念,尊重个体、注重人性、关爱病人,具有对护理对象进行护理评估和应用护理程序实施整体护理的能力,具有实施内科常用护理操作技术的能力。

四、内科护士的角色

1. 护理者　直接护理病人是护士的基本工作职责,具有科学的理论知识和精湛的操作技能,从整体观念出发,对病人充满爱心、同情心,且耐心、细心,以满足病人和家属生理、心理、文化、精神和环境等方面的需求。

2. 协作者　要求护理人员要有广博的知识、灵活的沟通能力和团队精神,注意与医师、营养师、康复治疗师、心理治疗师、社会工作者、家属等协作与配合,使各种治疗方案及护理计划得以顺利进行。

3. 教育者　健康教育包括做好住院病人的出院指导、对慢性病人群干预及管理等,指导病人和家属做好自我保健、病情观察、就诊和复查、用药指导及现场急救等。承担对护士学生、对低年资护士、辅助护理人员的教育责任。护士应评估病人或其他学习者的学习需求和学习能力,选择适当的教学方法、教具和资料,运用适当的表达和沟通技巧去实施教学。

4. 代言者　护士应尊重和维护病人及家属的知情权,帮助其了解有关的合法权益,协助他们与其他医务人员进行沟通,代替病人或家属向其他医务人员询问疑虑、表达意见,使病人或家属能在知情情况下做出合理的选择和决策。宏观层面上护理界应积极参与国家的医疗体制改革,为提高医疗服务质量提出建设性的意见。

5. 管理者　护理工作包含着对病人的管理及时间、资源、环境、人员的管理。护士应学习和应用管理学的理论及技巧,对时间、空间、人员、资源进行合理的分配利用,以提高工作效率。

(陆一春　刘海燕)

第 **2** 章　呼吸系统疾病病人的护理

第 1 节　概　述

呼吸系统主要由呼吸道和肺组成,呼吸道包括上呼吸道(鼻、咽、喉)和下呼吸道(环状软骨以下的气管、支气管至呼吸细支气管末端),为气体进出的通道,上呼吸道具有对吸入的气体起加温、湿润和过滤作用,呼吸细支气管、肺泡管、肺泡囊为膜性气道,具有气体交换功能;肺泡周围有丰富的毛细血管网,是气体交换的场所,肺泡总面积有 $100m^2$,平时只有约 1/20 的肺泡进行气体交换,具有巨大的呼吸储备力。肺有肺循环和支气管循环的双重血液供应,肺循环由肺动脉-肺毛细血管-肺静脉组成,执行气体交换功能,有高血容量、低压、低阻的特征;支气管循环由支气管动脉和静脉构成,为肺的营养血管。脏层胸膜和壁层胸膜构成密闭潜在的腔隙为胸膜腔,胸膜病变时刺激壁层胸膜(有感觉神经分布)可引起疼痛。胸膜腔(负压)、胸廓及膈等,是维护呼吸运动的必要装置。

呼吸系统的主要功能是维持机体与外环境之间的气体交换,吸入氧气并排出二氧化碳;呼吸系统的防御功能,包括上呼吸道有加温、加湿及过滤空气作用,呼吸道黏液、纤毛的黏附、沉着、过滤等物理防御功能,肺泡内巨噬细胞的吞噬功能,呼吸道分泌的 IgA、溶菌酶、干扰素等灭菌及中和病毒活性的作用;呼吸系统尚有维持酸碱平衡、调节水盐代谢和激活、合成、释放、灭活某些生物活性物质或激素的功能。

呼吸主要是通过呼吸中枢控制、肺牵张反射调节和化学感受性反射调节完成的。化学性调节作用具有重要的临床意义,缺氧主要通过刺激外周化学感受器(颈动脉体、主动脉体)对呼吸起兴奋作用,使通气增强;CO_2 主要通过刺激中枢化学感受器维持和调节呼吸运动。若动脉血 $PaCO_2$ 长时间持续升高,中枢化学感受器对 CO_2 不敏感,主要依靠缺氧对外周化学感受器的刺激作用完成对呼吸运动的调节。

呼吸系统直接与外界相通,外环境的各种微生物、理化因素及致敏物质侵入可致病。2009 年全国部分城市及农村前十位主要疾病死亡原因的统计结果显示,呼吸系统疾病(不包括肺癌)在城市及农村人口的死亡原因中均居第 4 位,仅次于恶性肿瘤、脑血管疾病和心血管疾病。近年来随着生存环境恶化和大气污染的加重、吸烟等不良生活习惯的滋长、人口老龄化等因素,肺结核、支气管哮喘、肺癌等呼吸系统疾病的发病率呈增高趋势。呼吸系统疾病是常见病、多发病,多数呈慢性病程,致残率、病死率高,呼吸系统疾病的防治任务十分艰巨。

(陆一春)

第 2 节　急性呼吸道感染

一、急性上呼吸道感染

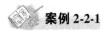 **案例 2-2-1**

病人,男性,28 岁,某建筑工地民工。3 天前在工地淋雨后,鼻塞、流涕、头痛、咽痛、干咳 2 天。因感

觉乏力,全身酸痛,声音嘶哑1天来院就诊。体格检查:T 38.2℃,鼻、咽部黏膜充血、红肿。

问题: 1. 初步诊断及诊断依据是什么?

　　　2. 主要护理问题是什么?

(一)概述

急性上呼吸道感染(upper respiratory tract infection)简称上感,为外鼻孔到环状软骨下缘包括鼻、咽或喉部急性炎症的总称。主要病体是病毒,少数是细菌。发病无年龄、性别、职业和地区的差异,免疫功能低下者易感。一般病情较轻,病程较短,预后良好。由于其发病率高,有一定传染性,还可能产生严重并发症,应积极防治。

上呼吸道感染是最常见的传染病之一,多发于冬春季节,多为散发,且在气候突变时小规模流行。主要通过含有病毒的飞沫空气传播,也可经污染的手和用具接触传播。急性上呼吸道感染约有70%~80%由病毒引起,常见为鼻病毒、冠状病毒、腺病毒、流感和副流感病毒、呼吸道合胞病毒、埃可病毒、柯萨奇病毒等;20%~30%由细菌感染引起,可直接发生或继发于病毒感染之后发生,以溶血性链球菌最常见,其次为流感嗜血杆菌、肺炎链球菌、葡萄球菌等。淋雨、受凉、气候突变、过度劳累等可降低机体抵抗力和呼吸道防御功能降低时,上呼吸道原有的或外界侵入的病毒、细菌繁殖,致使鼻腔及咽部黏膜充血、水肿、上皮细胞破坏、单核细胞浸润、浆液性和黏液性炎性渗出;继发细菌感染后,有中性粒细胞浸润和脓性分泌物。老幼体弱,免疫功能低下或有慢性呼吸道疾病,如鼻窦炎、扁桃体炎者更容易发病。

(二)护理评估

1. **健康史**　评估病人以往健康状况及生活习惯,近期是否去过公共场所;评估病人发病前有无受凉、淋雨、过度疲劳等引起抵抗力下降因素;是否为老幼体弱、免疫功能低下者或有鼻窦炎、扁桃体炎等慢性呼吸道疾病病史。

2. **临床表现**　临床上常见的急性上呼吸道感染有以下几种类型。

考点:临床表现

(1) 普通感冒:潜伏期1~3天,起病急,初期有咽干、喉痒,继而出现打喷嚏、鼻塞、流涕,可伴有咽痛、流泪、声嘶、干咳等,可有轻度畏寒或头痛,食欲不振。

(2) 急性病毒性咽炎和喉炎:咽炎主要表现为咽痒和灼热感,继发链球菌感染时有咽痛;喉炎表现为声嘶、讲话困难;常有发热;喉部充血、水肿,局部淋巴结肿大、触痛。

(3) 急性疱疹性咽峡炎:表现为明显咽痛、发热;咽部充血、咽及扁桃体表面有灰白色疱疹及浅表溃疡,周围有红晕。好发于夏季,儿童多见。

(4) 急性咽结膜热:表现为发热、咽痛、畏光、流泪等,咽和结膜明显充血。多发生在夏季,儿童多见,常通过游泳传播。

(5) 细菌性咽、扁桃体炎:多由溶血性链球菌引起。有明显畏寒、咽痛、发热、体温可达39℃以上,体检咽部明显充血,扁桃体肿大、充血,表面可有黄色点状渗出物,颌下淋巴结肿大,有压痛。

(6) 并发症:有急性鼻窦炎、中耳炎、气管-支气管炎;部分病人可引起风湿热、肾小球肾炎、病毒性心肌炎等。病毒性心肌炎为最严重的并发症。

3. **辅助检查**　①血白细胞计数:病毒性感染时,白细胞计数多为正常或偏低,淋巴细胞比例增高;细菌感染时,白细胞计数与中性粒细胞比例增高,并伴有核左移现象。②病原学检测:必要时可进行病毒血清学检查和病毒分离等,以确定病毒类型;细菌培养可判断细菌类型并做药物敏感试验以指导临床治疗。

考点:血液检查

(三)治疗要点

1. **对症治疗**　对有急性咳嗽、鼻后滴漏和咽干者应用伪麻黄碱治疗以减轻鼻部充血,必要时可应用解热镇痛类药物。小儿感冒忌用阿司匹林,以防 Reye 综合征。

2. 病因治疗　①抗病毒药物:防止滥用引起流感病毒耐药现象,如无发热、免疫功能正常、发病不超过 2 天者,一般不需应用。对于免疫缺陷的病人,可及早使用。可选用利巴韦林、奥司他韦,对流感病毒、副流感病毒、呼吸道合胞病毒等有较强的抑制作用,有利于缩短病程。②抗菌药物:普通感冒无需应用,有细菌感染证据者可根据当地流行病学情况和临床经验选用敏感的抗菌药物,如青霉素、第 1 代头孢菌素、大环内酯类和喹诺酮类等。

3. 中药治疗　可选用具有清热解毒和抗病毒作用的中药,以利于改善症状和缩短病程。

(四) 主要护理诊断及合作性问题

1. 不舒适:鼻塞、咽痛、流涕、头痛　与病毒、细菌感染有关。

2. 潜在并发症:急性鼻窦炎、中耳炎、气管-支气管炎、肾炎或心肌炎。

(五) 护理措施

1. 休息和活动　①保持室内通风,温度和湿度适宜,环境安静、舒适并减少不良刺激。②注意保暖,适当休息,症状明显者应注意限制活动量,避免进出空气污染的公共场所,外出时宜戴口罩。告知病人多休息,高热时应卧床休息,病情好转后增加活动量。

2. 饮食护理　给予高热量、高维生素、营养丰富、易消化的清淡饮食,注意补充足够的水、盐,避免刺激性食物,忌烟、酒。必要时可给予静脉补液,以维持水电解质平衡。

3. 病情观察　密切观察病人的生命体征、呼吸道局部症状和全身症状的变化,及时发现并发症。如出现发热、头痛加重,伴流脓涕、鼻窦压痛等提示鼻窦炎;伴听力减退,外耳道流脓等提示中耳炎;恢复期出现眼睑水肿、心悸、关节痛等症状,应及时通知医生,并配合处理。

4. 用药护理　遵医嘱应用非甾体类解热镇痛药、抗病毒及抗菌药物,并注意观察其疗效和副作用。①非甾体类解热镇痛药:注意有无恶心呕吐、上腹不适、呕血、黑便等胃肠道刺激症状,不宜与糖皮质激素合用,饮酒前后不能服用,且消化性溃疡病人应慎用或不用。②抗病毒药:利巴韦林可引起血清胆红素升高,需注意肝功能变化,大剂量或长期给药可引起可逆性贫血及血象改变,本药还具有致畸作用,且药物停用后 4 周尚不能完全自体内消除,故禁用于孕妇及即将怀孕的妇女。③抗菌药:使用青霉素前需了解有无过敏史,并密切注意有无过敏反应。

考点: 用药护理

(六) 健康教育

1. 知识指导　向病人和家属讲述疾病的病因和诱因,指导病人在平时适当参加体育锻炼和耐寒训练,以增强机体的抵抗力;避免淋雨、过度劳累及吸烟等导致呼吸道防御机制下降的诱发因素;指导病人注意个人卫生,咳嗽或打喷嚏时应避免面对他人。

2. 生活指导　注意生活规律,劳逸结合,营养良好;注意居住、工作环境的通风换气;在感冒流行季节,尽量少去公共场所,室内应注意清洁通风并可用食醋 5~10ml/m³ 加等量水稀释后加热熏蒸;必要时可采取预防措施,如注射流感疫苗、口服板蓝根冲剂。

3. 用药指导　遵医嘱用药,不滥用抗病毒和抗生素药物。

4. 病情监测指导　能进行自我检测,告知病人如出现并发症表现要及时就医。

(蒋　渝)

二、急性气管-支气管炎

(一) 概述

急性气管-支气管炎(acute tracheobronchitis)是由感染、理化因素、过敏因素所引起的气管-支气管黏膜的急性炎症。寒冷季节或气候突变时多发,年老体弱多见。

1. 常见病因　①微生物感染:病毒或细菌的感染是本病最常见的病因,常继发于上呼吸道感染。病原体与上呼吸道感染类似。②理化因素:过冷的空气、粉尘、刺激性气体或烟雾(如二氧化硫、二氧化氮、氨气、氯气等)的吸入。③过敏反应:花粉、有机粉尘、真菌孢子的吸入;钩虫、蛔虫的幼虫在肺的移行;气管、支气管黏膜对细菌蛋白质的过敏等。

2. 主要病理变化　气管-支气管炎黏膜充血、水肿,淋巴细胞、中性粒细胞浸润,纤毛上皮细胞损伤、脱落,黏液腺肥大增生、分泌增多。

（二）护理评估

1. 健康史　评估发病前有无上呼吸道感染;有无物理或化学因素、过敏因素情况;评估病人发病前有无受凉、淋雨、过度疲劳、气候突变等引起抵抗力下降因素。

考点:临床表现

2. 临床表现

（1）症状:①咳嗽、咳痰:常先有急性上呼吸道感染症状,炎症波及气管、支气管黏膜时,出现咳嗽、咳痰,开始为频繁干咳,伴胸骨后不适,2~3天后,痰由黏液性转为黏液脓性,偶有痰中带血。咳嗽、咳痰可延续2~3周。迁延不愈者可演变为慢性支气管炎。②若伴有支气管痉挛,可有气急和喘鸣。③发热:部分病人发热,伴全身不适。

（2）体征:可有两肺呼吸音粗,可有散在干、湿啰音,咳痰后可减少或消失。

3. 辅助检查　①血液常规检查:病毒性感染时,白细胞计数多为正常或偏低;细菌感染时,白细胞计数与中性粒细胞比例增高,可有核左移。②痰液检查:痰液涂片或培养可发现致病菌。③胸部X线检查多无异常改变,或有肺纹理增粗,肺门阴影增深。

（三）治疗要点

1. 病因治疗　根据感染的病原体及病情轻重,选用抗生素或抗病毒药物治疗。症状较重者可以肌内注射或静脉滴注给药。

2. 对症治疗　①刺激性干咳可用喷托维林(咳必清)镇咳。一般不用镇静剂,以免抑制咳嗽反射影响痰液咳出。②痰液黏稠不易咳出时可口服或静脉应用溴己新(必嗽平)。必要时给予雾化吸入祛痰。③有喘息时可加用氨茶碱、β受体激动剂等药进行止喘。④发热时可用解热镇痛药。

（四）主要护理诊断及合作性问题

1. 体温过高　与病毒和(或)细菌感染有关。

2. 清理呼吸道无效　与急性气管-支气管感染、痰液黏稠有关。

（五）护理措施

1. 休息与活动　保持室内空气清新,减少对支气管黏膜的刺激;增加房内湿度,必要时给予雾化吸入,以利于排痰;注意休息,经常变换体位,拍击背部,指导并鼓励病人有效咳嗽。

2. 饮食护理　给予高热量、高维生素、营养丰富、易消化的清淡饮食,鼓励病人多饮水。

3. 病情观察　主要观察咳嗽性质、咳痰量,注意体温及肺部的情况,警惕并发肺炎。哮喘性支气管炎的病人,注意观察有无缺氧症状,必要时给予吸氧。

4. 用药护理　遵医嘱应用抗生素、止咳、化痰、平喘、解热药,注意观察药物疗效及副作用。

（六）健康教育

1. 知识指导　向病人和家属讲述疾病的病因和诱因,指导病人积极参加体育运动和加强耐寒训练,以增强机体的抵抗力;避免淋雨、劳累及吸烟等导致呼吸道防御机制下降的诱发因素。

2. 生活指导　指导病人养成良好的生活习惯,增强体质,防止感冒。不吸烟,注意保暖。改善劳动与生活环境,减少空气污染。避免接触或吸入过敏原。

3. 用药指导 遵医嘱用药,注意不良反应。

4. 病情监测指导 能进行自我检测,若2周后症状持续存在应及时就诊,寻找原因,调整治疗。

案例2-2-1分析

1. 初步诊断 急性上呼吸道感染、普通感冒。依据:有淋雨史、鼻塞、流涕、头痛、咽痛、干咳、乏力、全身酸痛、声音嘶哑、发热1天,有鼻、咽部黏膜充血、红肿。

2. 主要护理问题 舒适受损;知识缺乏:缺乏本病的预防保健知识;疼痛、咽痛。

(陆一春)

第3节 支气管哮喘

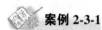

案例2-3-1

病人,女性,29岁,严重呼气性呼吸困难6小时,在当地诊所治疗,口服氨茶碱及泼尼松未见好转而入院。病人面色苍白,口唇发绀,神情紧张,端坐呼吸,大汗淋漓,喘息,说话单字表达。体格检查:呼吸32次/分,心率124次/分,奇脉,肺部闻及响亮、弥漫的哮鸣音。血气分析:PaO_2 52mmHg,$PaCO_2$ 55mmHg,SaO_2 82%。既往有类似发作。

问题:1. 初步诊断是什么?

2. 主要护理问题有哪些?

3. 请判断病情的程度。

(一) 概述

考点:概念

支气管哮喘(bronchial asthma)简称哮喘,是由多种炎性细胞(嗜酸粒细胞、肥大细胞、T淋巴细胞、中性粒细胞、气道上皮细胞等)参与的气道慢性炎症性疾病,与气道高反应性相关,可引起广泛的可逆性气流受限,临床主要表现为反复发作的伴哮鸣音的呼气性呼吸困难,常在夜间和(或)清晨发作、加剧,多数病人可自行缓解或经治疗后缓解。若诊治不及时,随着病程的延长可产生气道不可逆性缩窄和气道重塑。哮喘是全球最常见的疾病之一,全球约1.6亿病人。一般认为儿童患病率高于成人,成年男、女患病率大致相同,约40%的病人有家庭史。

1. 病因 尚不清楚,目前认为是遗传和环境双重影响的结果。①遗传因素:哮喘是一种复杂的、多基因遗传倾向的疾病,发病有家庭聚集现象,亲缘关系越近,发病率越高。②环境 考点:病因 因素:包括变应原因素,如室内变应原(尘螨、家养宠物、蟑螂等)、室外变应原(花粉、草粉 和发病机制等)、职业性变应原(油漆、饲料、活性染料等)、食物性抗原(如鱼、虾蟹、蛋类、牛奶等)、药物[如普萘洛尔(心得安)、阿司匹林、抗生素]和非变应原因素如大气污染、气候变化、妊娠、吸烟、运动、肥胖等。

2. 发病机制 哮喘的发病机制不完全清楚。目前可概括为气道免疫-炎症机制、神经调节机制和气道高反应性

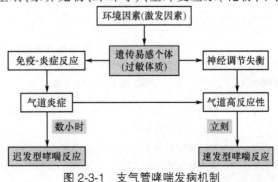

图2-3-1 支气管哮喘发病机制

及其相互作用(图 2-3-1)。

①气道免疫-炎症机制:当外源性变应原进入具有过敏体质的机体后,通过巨噬细胞和 T 淋巴细胞的传递,刺激 B 淋巴细胞合成特异性 IgE,并结合于肥大细胞和嗜碱粒细胞表面的 IgE 受体,使机体致敏。若过敏原再次进入 IgE 交联,使细胞合成并释放多种活性介质,如组胺、前列腺素、白三烯(LT)、血小板活化因子及嗜酸粒细胞趋化因子、中性粒细胞趋化因子、血栓素等,导致平滑肌收缩、黏液分泌增加、血管通透性增高和炎症细胞浸润等,使气道病变加重,炎症浸润增加,产生哮喘的临床症状。根据过敏原吸入后哮喘发生的时间,可分为早发型哮喘反应(IAR)、迟发型哮喘反应(LAR)和双相型哮喘反应(OAR)。IAR 几乎在吸入过敏原的同时立即发生反应,15~30 分钟达高峰,2 小时后逐渐恢复正常。LAR 约 6 小时发病,持续时间长,可达数天,症状重,常呈持续性哮喘表现,主要是气道炎症反应所致。②气道高反应性(AHR):是指气道对变应原、理化因素、运动、药物等刺激因子呈现的高度敏感状态,出现过强或过早的收缩反应,AHR 是哮喘的基本特征,常有家庭倾向,是哮喘发生发展的重要因素。③神经机制:哮喘与 β-肾上腺素能受体功能低下和迷走神经张力亢进有关,舒张支气管平滑肌的神经介质与收缩支气管平滑肌的介质间平衡失调,导致支气管平滑肌收缩。

（二）护理评估

1. 健康史　评估病人是否有哮喘的家庭史;有无接触尘螨、宠物等室内变应原、花粉等室外变应原、职业性变应原、鱼、虾蟹、蛋类、牛奶等食物性抗原、普萘洛尔、阿司匹林、抗生素等药物;评估病人有无非变应原因素如大气污染、气候变化、妊娠、吸烟、运动、肥胖等。

2. 临床表现

（1）症状:典型症状为伴哮鸣音的发作性呼气性呼吸困难。严重者被迫取坐位或呈端坐呼吸,干咳或咳大量白色泡沫痰,甚至发绀等。夜间及凌晨发作或加重是哮喘的特征之一。部分病人发作前有干咳、喷嚏、流泪、流鼻涕、胸闷等先兆症状。哮喘症状可在数分钟内发作,经数小时至数天,用支气管舒张药或自行缓解。有些青少年表现为运动时出现胸闷、咳嗽和呼吸困难,称运动性哮喘。有时临床上存在没有喘息症状而以咳嗽为唯一表现的不典型哮喘,称为咳嗽变异性哮喘。有时以胸闷为唯一表现的不典型哮喘,称为胸闷变异性哮喘。

考点: 典型临床表现

（2）体征:哮喘发作时胸部有过度充气体征,广泛哮鸣音,呼气延长。非常严重哮喘发作时,哮鸣音反而减弱或完全消失,表现为寂静胸,是病情严重的表现。严重哮喘病人还可出现心率增快、奇脉、胸腹反常运动和发绀等。非急性发作期,可无阳性体征。

（3）分期:①急性发作期:是指气促、咳嗽、胸闷等症状突然发生或加重,常有呼吸困难,以呼气流量降低为特征,常与接触变应原等刺激物或治疗不当有关。急性发作时严重程度可分 4 级(表 2-3-1)。②非急性发作期:亦称为慢性持续期,指哮喘病人虽然没有急性发作,但在相当长的时间内仍不同程度地出现症状,肺通气功能下降。

表 2-3-1　哮喘急性发作时病情严重程度分级

病情程度	临床表现	血气分析	血气饱和度	支气管舒张试验
轻度	步行,上楼时气短,可有焦虑,呼吸频率轻度增加,闻及散在哮鸣音	PaO_2 正常 $PaCO_2 < 45mmHg$	$SaO_2 > 95\%$	能被控制
中度	稍事活动气短,讲话时有中断,时有焦虑,呼吸频率增加,可有三凹征,闻及响亮、弥漫的哮鸣音,心率增快,奇脉	$PaO_2 60 \sim 80mmHg$ $PaCO_2 \leqslant 45mmHg$	$SaO_2\ 91\% \sim 95\%$	仅有部分缓解

续表

病情程度	临床表现	血气分析	血气饱和度	支气管舒张试验
重度	休息时感气短,端坐呼吸,只能单字表达,常有焦虑和烦躁,大汗淋漓,呼吸频率>30次/分,常有三凹征,闻及响亮、弥漫的哮鸣音,心率>120次/分,奇脉	$PaO_2<60mmHg$ $PaCO_2>45mmHg$ pH 可降低	$PaO_2 \leqslant 90\%$	无效
危重	不能讲话,出现嗜睡、意识模糊,呼吸时,哮鸣音明显减弱或消失。心率>120次/分或变慢和不规则	$PaO_2<60mmHg$ $PaCO_2>45mmHg$ pH 降低	$PaO_2 \leqslant 90\%$	无效

(4) 并发症:急性发作时可并发气胸、纵隔气肿、肺不张及水、电解质和酸碱平衡紊乱等;长期反复发作和感染可并发慢性支气管炎、阻塞性肺气肿和肺源性心脏病等。

3. 辅助检查

(1) 痰液涂片检查:在显微镜下可见较多嗜酸粒细胞。

(2) 肺功能检查:哮喘发作时呈阻塞性通气功能障碍,第 1 秒用力呼气量(FEV_1)、1 秒率($FEV_1/FVC\%$)和最高呼气流量(PEF)均下降;残气量和残气量占肺总量比值增加等。其中以 $FEV_1/FVC\%<70\%$ 或 $FEV_1<80\%$ 正常预计值为判断受限的最重要指标。缓解期上述通气功能指标可渐恢复。

(3) 胸部 X 线检查:哮喘发作时两肺透亮度增加,呈过度充气状态,缓解期多无明显异常。出现并发症时可有相应的 X 线表现。

(4) 变应原检测:①血清特异性 IgE 增高。②变应原皮试:在哮喘缓解期用可疑变应原作皮肤划痕或皮内试验,用于寻找变应原和脱敏治疗。

(5) 动脉血气分析:哮喘发作时可有不同程度低氧血症,重症哮喘气道阻塞严重时 $PaCO_2$ 升高,出现呼吸性酸中毒或合并代谢性酸中毒。

(三) 治疗要点

哮喘目前无特效治疗方法,现采用综合治疗措施,通过消除病因和应用支气管舒张药物保持呼吸道通畅,以控制哮喘急性发作,预防复发。 **考点:**急性发作时治疗

1. 消除病因 脱离变应原是防治哮喘最有效的方法。

2. 药物治疗 ①控制药物:需长期每天使用,主要通过抗炎作用使哮喘得到临床控制,其中包括糖皮质激素(简称激素)、白三烯调节剂、长效 β_2 受体激动剂、缓释茶碱等。②缓解药物:按需使用,能迅速解除支气管痉挛,包括速效吸入 β_2 受体激动剂、全身用激素、吸入性抗胆碱能药物、短效茶碱及短效口服 β_2 受体激动剂等。

(1) 激素:是目前最有效的控制气道炎症、降低气道高反应性的药物。①吸入:能直接作用于呼吸道,所需剂量较小,是目前哮喘长期治疗的首选药物。适用于轻中度哮喘急性发作时的治疗,常用药物有倍氯米松、布地奈德、氟替卡松等。②口服:常用泼尼松、泼尼松龙。用于吸入激素无效或需要短期加强治疗的病人。③滴注:重度或严重哮喘发作时,应及早静脉给药。可用琥珀酸氢化可的松或甲泼尼龙。

(2) β_2 受体激动剂:主要通过激动气道的 β_2 肾上腺素受体,激活腺苷酸环化酶,减少肥大细胞和嗜碱粒细胞脱颗粒和介质的释放舒张气道平滑肌,缓解哮喘症状。①短效 β_2 受体激动剂:是缓解轻、中度急性哮喘症状的首选药物,也可用于运动性哮喘。常用的药物如沙丁胺醇和特布他林等。首选吸入给药,也可口服和静脉给药。②长效 β_2 受体激动剂:有福莫特罗和

沙美特罗,作用时间 12 小时以上。适用于夜间哮喘和运动诱发哮喘的预防和治疗。

近年来推荐联合吸入激素和长效 β_2 受体激动剂治疗哮喘,具有协同的抗炎和平喘作用,尤其适合于中至重度持续哮喘病人的长期治疗。

(3) 白三烯调节剂:可减轻哮喘症状,减少哮喘的恶化。常用药物有:孟鲁司特钠、扎鲁司特。服用方便,尤适用于阿司匹林哮喘、运动性哮喘和伴有过敏性鼻炎的哮喘。

(4) 茶碱类药物:具有舒张支气管平滑肌作用、强心、利尿、扩张冠状动脉、兴奋呼吸中枢和呼吸肌等作用。轻至中度哮喘口服,重度及危重病人静脉给药。

(5) 抗胆碱药:阻断迷走神经通路,降低迷走神经兴奋性而舒张支气管平滑肌。单用异丙托溴胺定量气雾吸入,与 β_2 受体激动剂联合吸入,尤其是适用于夜间哮喘及多痰的病人。

(6) 抗 IgE 治疗:可应用于血清 IgE 水平增高的哮喘病人。

(四) 主要护理诊断及合作性问题

1. 低效性呼吸型态　与哮喘发作时支气管痉挛导致通气障碍有关。
2. 清理呼吸道无效　与支气管痉挛和疲乏、痰液黏稠、无效性咳嗽有关。
3. 焦虑/恐惧　与呼吸困难反复发作伴濒死感有关。
4. 潜在并发症:低氧血症、酸碱平衡失调、呼吸衰竭。

(五) 护理措施

1. 休息和体位　发作时绝对卧床休息,协助病人取舒适的半卧位或坐位。有明确过敏原者,应尽快脱离过敏原。

2. 饮食护理　给予清淡、易消化、足够热量的富含维生素的流质或半流质食物,帮助病人寻找并忌食与其哮喘发作有关的食物,如忌食鱼、虾、蟹、牛奶、蛋类等易过敏食物;戒烟、酒。哮喘发作时,鼓励病人每日饮水 2000~3000ml,必要时遵医嘱静脉补液,以防痰栓形成阻塞气道,并保持大便通畅。

3. 病情观察　①一般状态:严密观察病人生命体征及意识状态、面容、皮肤黏膜有无发绀。监测血气分析、血电解质和酸碱平衡状况,严重哮喘发作者还应准确记录液体出入量等。②临床表现:呼吸困难的程度、呼吸道是否通畅等,监测呼吸音及肺部哮鸣音变化,监测动脉血气分析结果、肺功能指标等。③并发症:如病人出现意识障碍、呼吸及心率明显加快、胸腹反常运动、呼吸无力、发绀明显、说话不连贯、大汗淋漓、心率增快、奇脉、哮鸣音反而减弱、呼吸音减弱或消失等,则提示病情严重或出现并发症,应迅速通知医生并配合抢救。

4. 用药护理　①糖皮质激素:吸入给药主要为口咽部念珠菌感染、声音嘶哑、咽部不适等。吸入激素后立即漱口、洗脸并做好口腔护理,选用干粉吸入剂或加用储雾器可减少上述不良反应,叮嘱病人遵医嘱吸入药量。②静脉或口服激素时可引起医源性肾上腺皮质功能亢进,并可有高血糖、高血压、溃疡出血、骨质疏松等不良反应。口服激素宜在饭后进行,以减轻对胃肠道的刺激;停用激素时应按医嘱逐渐减量,病人不能自行停药或减量。注意血糖和血压的变化,观察病人有无呕血、黑便现象,监测血清电解质。③ β_2 受体激动剂:应按需间歇使用,不宜长期、单一使用,宜与吸入激素等抗炎药物配伍。可有骨骼肌震颤、低血钾、心律失常、头痛、心悸等不良反应,心功能不全、高血压、甲亢病人慎用。④茶碱类药物:主要导致胃肠道、心脏和中枢神经系统的毒性,可引起恶心、呕吐、头痛、失眠、心律失常等不良反应,严重者可导致室性心动过速、抽搐甚至死亡。口服茶碱类药物宜饭后服用,出现中枢神经系统兴奋而致失眠时,可适当用镇静药物对抗,静注药物浓度不宜过高,速度不宜过快,以免引起严重副作用。⑤抗胆碱药:常用气雾剂吸入给药,不良反应较少,偶见口干、口苦感。⑥其他:白三烯调节剂可有轻微胃肠道反应,少数有皮疹、血管性水肿、转氨酶升高,停药后可恢复;色苷酸钠可有咽喉不适、胸闷、偶见皮疹,孕妇慎用;酮替芬有镇静、头晕和嗜睡等不良反应,应慎用于高空作业、驾驶员、操作精密仪器者;免疫疗法可能诱发严重哮喘和全身过敏反应,故应在有急救条件的医院进行,并密切观察病情。避免使用阿司匹林、吲哚美辛、普萘洛尔等诱发或加重哮喘的药物。

　　5. 指导吸入器的使用方法　应用吸入器,可方便治疗和确保用量准确,常用定量雾化吸入器和干粉吸入器。使用方法:①定量雾化吸入器(图 2-3-2):打开定量雾化吸入器的盖子,摇匀药液,病人深呼气至不能再呼时张开口,将定量雾化吸入器的喷嘴置于口中用双唇包住,然后以深而慢的方式用口吸气,同时用手指按压喷药,至吸气末屏气 10 秒钟(以使较小的雾粒到达细小支气管远端发挥最佳疗效)后再慢慢呼气。休息 3 分钟后,可再重复 1 次。②干粉吸入器都保装置(图 2-3-3):使用时,先旋松盖子并拔出,一手握住瓶体使之直立,另一手握住瓶底盖,先右转尽量将旋柄拧到底,再向左转回至原来的位置,听到"咯"的一声备用。吸入前先呼气(不可对着吸嘴呼气),然后用双唇含住吸嘴,仰头用力深吸气、屏气 5～10 秒钟,同时盖好盖子。如吸入的是糖皮质激素,在吸药后需用清水漱口,以免药粉黏附在口腔黏膜上诱发口咽部念珠菌感染。

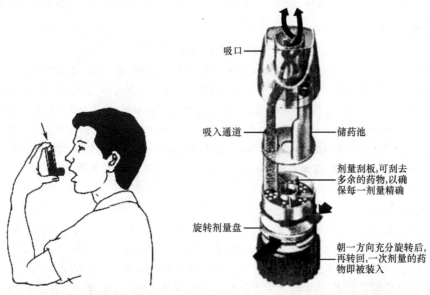

吸口

吸入通道　　　　储药池

剂量刮板,可刮去
多余的药物,以确
保每一剂量精确

旋转剂量盘

朝一方向充分旋转后,
再转回,一次剂量的药
物即被装入

图 2-3-2　定量雾化吸入器　　　图 2-3-3　定量干粉吸入都保装置

　　6. 呼吸困难的护理　①氧疗:呼吸困难严重、有明显发绀或动脉血氧分压降低的病人可给予氧疗,鼻导管或面罩供氧,氧流量一般为 1～3L/min,可根据病情和动脉血气分析结果及时进行调整,氧气宜温暖湿化,避免引起气道干燥痉挛。②保持呼吸道通畅:指导病人深呼吸和有效咳嗽,协助翻身、拍背;痰液黏稠者可定时用 0.9% 氯化钠加抗生素和稀化痰液的药物雾化吸入促进排痰,不宜用超声波雾化吸入,较多的颗粒过小雾滴易进入肺泡或过饱和的雾液进入支气管使支气管痉挛导致哮喘加重;必要时需协助建立人工气道进行机械通气,做好相应的护理。

(六) 健康教育

　　1. 知识指导　向病人及家属介绍哮喘的基本知识,使病人及家属了解哮喘的诱因、控制发作及治疗的方法,进行预防发作指导。

　　(1) 避免诱因:居住环境空气流通、清新,温度、湿度适宜。不宜在室内放置花草、地毯

考点:预防
发作指导

等,不宜用羽毛制品,不养宠物,应注意避免房间内尘埃飞扬或吸入刺激性物质;避免用阿司匹林、吲哚美辛、普萘洛尔等药物;避免食用能引起过敏的食物如鱼、虾等;避免冷空气刺激,戒烟或避免被动吸烟,预防呼吸道感染;保持有规律的生活和乐观情绪,防止情绪激动,教会病人建立良好的健康生活方式。

（2）药物预防:①色甘酸钠:为肥大细胞膜稳定剂,对预防运动或过敏原诱发的哮喘最有效。可雾化吸入或干粉吸入给药,一般在 4 周内见效,如用药 8 周无效应弃用。②酮替芬:能抑制肥大细胞释放介质,对季节性哮喘和轻症哮喘有效,发作前 2 周开始服用,口服 6 周无效停用,主要副作用有镇静、头晕、口干、嗜睡等,慎用于高空作业、驾驶员、精密仪器操纵者。

2. 生活指导　向病人说明发病与精神因素和生活压力的关系,指导病人避免身心过劳,增强战胜疾病的信心;积极参与适当的体育锻炼以增强体质。

3. 治疗指导　告知病人哮喘发作的先兆表现及发作时的自我处理方法。外出时要随身携带吸入剂和病历卡;一旦出现鼻咽部发痒、干咳、打喷嚏、胸闷等先兆症状,应立即停止活动,离开变应原环境;气促者使用随身携带的吸入剂,如仍呼吸困难者要去医院就诊。

4. 监测病情指导　有条件者可应用峰流速仪监测峰流速值(PEFR),并将每日的症状、用药情况和 PEF 值等记入哮喘日记。PEFR 测定是发现早期哮喘发作最简便易行的方法。

链　接

峰流速仪的临床应用

峰流速仪是目前国际上通用、简易、能在家中使用的测定肺功能的仪器。主要是测量呼气峰流速(PEFR),也就是用力呼气时,气流通过气道的最快速率。能早期发现发作,还能判断哮喘控制的程度,指导治疗。使用方法是取站立位,手拿峰流速仪,注意不要妨碍游标移动,并确认游标位于标尺的基底部。深吸气后将峰流速仪放入口中,用嘴唇包住吹气口,尽可能快而用力地呼气,注意不要将舌头放在吹气口内。再重复检查 2 次,选择三次的最高数值。PEFR 80% ~ 90% 为安全区,哮喘控制理想;50% ~ 79% 为警告区,表明病情加重,需增加快速缓解药物;50% 以下为危险区,需立即就医。

案例 2-3-1 分析

1. 临床诊断　支气管哮喘急性发作期。

2. 主要护理问题　低效性呼吸型态;清理呼吸道无效;潜在并发症:低氧血症、呼吸衰竭等。

3. 重度　根据严重呼气性呼吸困难 6 小时;口服氨茶碱及泼尼松未见好转;面色苍白,口唇发绀,神情紧张,端坐呼吸,大汗,喘息,说话单字表达;血气分析:PaO_2 52mmHg;$PaCO_2$ 55mmHg 判断。

（蒋　渝）

第 4 节　肺　炎

案例 2-4-1

病人,男性,46 岁,私营业主。3 天前淋雨后出现寒战,继之出现持续高热,诉头晕、头痛,全身乏力、肌肉酸痛,咳嗽、咳铁锈色痰,痰液黏稠不易咳出,咳嗽和深呼吸时感胸痛,活动后有轻度气急。

问题:1. 初步诊断是什么?

2. 主要护理问题是什么?

3. 主要护理措施有哪些?

(一) 概述

肺炎(pneumonia)是指终末气道、肺泡和肺间质的炎症,可由病原微生物、理化因素、免疫损伤、过敏及药物引起,以细菌性肺炎最多见,也是最常见的感染性疾病之一。在抗生素应用之前,细菌性肺炎对儿童及老年人威胁极大,抗生素曾一度明显地降低了肺炎的病死率,但近年来,尽管使用强力抗生素和有效疫苗,病死率还有所上升。据世界卫生组织(WHO)统计,肺炎至今仍然是人类的十大死亡原因之一。我国每年肺炎病人约 300 万例,其中约有 13 万人死于肺炎,居各种死亡病因的第五位。

1. 病因　正常的呼吸道免疫防御机制使气管隆凸以下的呼吸道保持无菌。是否发生肺炎取决于两个因素:病原体和宿主因素。如果病原体数量多、毒力强和(或)宿主呼吸道局部和全身免疫防御系统损害,即可发生肺炎。

2. 发病机制　病原体侵入的途径包括空气吸入、血行播散、邻近感染部位蔓延和上呼吸道定植菌的误吸等;导致机体防御机制下降的因素有吸烟、酗酒、年老体弱、长期卧床、意识不清、吞咽和咳嗽反射障碍,存在慢性基础疾病,长期使用肾上腺糖皮质激素、免疫抑制剂或抗肿瘤药物及接受机械通气或大手术等。病原体直接抵达下呼吸道后不断繁殖,引起肺泡毛细血管充血、水肿,肺泡内纤维蛋白渗出及细胞浸润。

3. 分类

(1) 按病因学分类:分为细菌性肺炎、病毒性肺炎、非典型病原体(如军团菌、支原体和衣原体等)所致肺炎、真菌性肺炎、其他病原体所致肺炎和理化因素所致肺炎等,其中细菌性肺炎尤其是肺炎球菌性肺炎约占其80%。病因学分类对治疗有决定性意义。**考点**: 肺炎的分类

(2) 按解剖学分类:①大叶性(肺泡性)肺炎:病原体先在肺泡引起炎症,经肺泡间孔向其他肺泡扩散,逐渐累及整个肺段至肺叶。典型表现为肺实质炎症,通常并不累及支气管;病原体多为细菌,尤以肺炎链球菌多见;X 线胸片显示肺叶或肺段的实变阴影。②小叶性(支气管性)肺炎:病原体经支气管入侵,依次引起细支气管、终末细支气管及肺泡的炎症。常继发于支气管炎、支气管扩张、上呼吸道病毒感染及长期卧床的病人;病原体可为肺炎链球菌、葡萄球菌、病毒、肺炎支原体、军团菌等;以肺下叶受累较常见,无肺实变征象;X 线胸片显示为沿肺纹理分布的不规则斑片状阴影,边缘密度浅而模糊。③间质性肺炎:肺间质为主的炎症,主要累及支气管壁、支气管周围组织和肺泡壁。可由细菌、支原体、衣原体、病毒或卡氏肺囊虫等引起;呼吸道症状和体征常较轻;X 线表现为一侧或双侧肺下部的不规则条索状阴影,从肺门向外伸展,可呈网状,其间可有小片肺不张阴影。

(3) 按感染环境分类:①社区获得性肺炎:是指在医院外罹患的感染性肺实质炎症,包括有明确潜伏期的病原体感染,入院后在平均潜伏期内发病的肺炎。肺炎链球菌为最主要的病原体。②医院获得性肺炎:是指病人入院时不存在,也不处于潜伏期,于入院48 小时后及出院 48 小时内发生的肺炎。其中以呼吸机相关性肺炎最为多见,治疗和预防困难,误吸口咽部定植菌是医院获得性肺炎最主要的发病机制。常见病原体为铜绿假单胞菌、大肠埃希菌、肺炎克雷白杆菌、肺炎链球菌、流感嗜血杆菌、金黄色葡萄球菌等。

(二) 护理评估

1. 健康史　有无易并发肺炎的慢性疾病如 COPD、营养不良、糖尿病等;有无受凉、疲劳、淋雨及呼吸道防御功能受损等诱因;评估病人是否吸烟、酗酒,有无长期使用糖皮质激素或其他免疫抑制剂,有无实施机械通气、各种导管等侵入性操作,有无身体其他部位感染灶等。

2. 临床表现

(1) 肺炎链球菌肺炎:由肺炎链球菌感染引起的肺实质炎症,约占社区获得性肺炎的半　**考点**: 临床表现

数,典型病变呈大叶性分布。发病前常有受凉、淋雨、疲劳、醉酒和病毒感染史,有上呼吸道感染的前驱症状。①症状:突然起病,以高热、寒战、咳嗽、咳铁锈色痰(或痰中带血)及胸痛为典型临床症状,体温在数小时内升至 39~40℃,发热高峰在下午或傍晚或呈稽留热。②体征:急性病容,口角和鼻周有单纯疱疹,呼吸浅快,口唇微绀。早期肺部无明显异常,肺实变时患侧呼吸运动减弱,触觉语颤增强,叩诊呈浊音,听诊支气管呼吸音等肺实变体征。

(2) 葡萄球菌肺炎:由葡萄球菌引起的急性肺部化脓性炎症,常发生于有慢性基础疾病或免疫功能受损的病人,病情较重,若治疗不当,病死率较高。①起病急骤,寒战、高热等毒血症状明显,体温高达 39~40℃;胸痛、咳嗽、脓性痰,痰量多,痰中可带血或呈脓血状。②早期可无阳性体征,与严重的中毒症状和呼吸道症状不平行,其后出现两肺散在湿啰音和肺实变体征,发生气胸或脓气胸时有相应体征。③病情严重者早期即可出现周围循环衰竭。

(3) 革兰阴性杆菌肺炎:由肺炎克雷白杆菌、嗜肺军团杆菌、铜绿假单胞菌、流感嗜血杆菌、大肠埃希菌等引起的肺部炎症,是医院获得性肺炎的常见类型。多见于年老体弱、营养不良、慢性呼吸系统疾病及机体免疫功能低下者。①症状:有发热、咳嗽、咳痰、胸痛、气急、发绀、心悸等症状,严重者可出现休克和呼吸衰竭。不同细菌感染痰液不同:克雷白杆菌感染痰液呈砖红色胶冻样;铜绿假单胞菌感染痰液呈绿色脓性;嗜肺军团杆菌感染痰液呈带少量血丝的黏痰或血痰等。②体征:基础疾病的体征,湿啰音和肺实变征等。

(4) 肺炎支原体肺炎:由肺炎支原体引起的呼吸道和肺部的急性炎症,常同时有咽炎、支气管炎和肺炎。支原体肺炎约占非细菌性肺炎的 1/3 以上或各种原因引起肺炎的 10%。①症状:起病缓慢,有发热、乏力、头痛、咽痛、食欲不振、肌肉酸痛等全身症状;偶伴胸骨后疼痛,肺外表现常见,如斑丘疹、多形红斑等;咳嗽多呈阵发性刺激性呛咳,少量白色黏液痰。②体征:咽部充血,颈部淋巴结肿大等,肺部体征常不明显。

(5) 病毒性肺炎:是由上呼吸道病毒感染向下蔓延所致的肺部炎症。大多发生于冬春季节,可暴发或散发流行。①症状:起病较急,发热、头痛、全身酸痛、倦怠等表现较突出,有咳嗽、少痰或白色黏液痰、咽痛等呼吸道症状;小儿或老年人易发生重症病毒性肺炎,表现为呼吸困难、发绀、嗜睡、精神委靡,甚至发生休克、心力衰竭、呼吸衰竭或急性呼吸窘迫综合征等并发症。②体征:胸部体征不明显,严重者有呼吸浅速、心率增快、发绀,肺部干、湿啰音。

(6) 真菌性肺炎:多继发于长期应用广谱抗菌药物、糖皮质激素及免疫抑制剂而致机体免疫功能低下者,或因长期留置导管、插管等诱发,是最常见的深部真菌病。①肺念珠菌病:表现为畏寒、高热,咳白色泡沫样黏痰或呈胶胨状,有酵臭味,有时咯血。②肺曲霉病:以干咳、胸痛常见,可有咯血,病变广泛时出现气急、呼吸困难甚至呼吸衰竭。

(7) 并发症:①中毒性肺炎(休克型肺炎):严重脓毒血症或毒血症病人易发生感染性休克,尤其是老年人,常发生在病程的 72 小时,尤其第 1 个 24 小时内,表现为脉压变小、血压降低、四肢厥冷、出冷汗、面色苍白、脉搏细数、少尿或无尿、意识模糊等,消化道可出现肠胀气和肠麻痹等表现,呼吸系统表现不突出。②其他并发症:胸膜炎、脓胸、心包炎、脑膜炎和关节炎等。

3. 辅助检查 ①血液检查:细菌性肺炎,血白细胞计数及中性粒细胞比例多明显增高,并有核左移现象,细胞内可见中毒颗粒。②病原学检查:痰液涂片及痰培养、血液及胸腔积液培养等可找到致病菌。病毒性肺炎需行下呼吸道分泌物或肺活检标本培养分离病毒,真菌性肺炎可行痰液和组织真菌培养。③胸部 X 线检查:肺纹理改变,肺部炎症阴影和胸腔积液征象等。④免疫学检查:对支原体肺炎和病毒性肺炎的诊断有重要作用。

(三) 治疗要点

1. 抗感染治疗 肺炎治疗的主要环节,正确合理选用抗感染药物是关键。可根据患病环境和当地流行病学资料或根据细菌培养和药敏试验结果,选择敏感的抗菌药物(表2-4-1)。一般对于青壮年和无基础疾病的社区获得性肺炎,常选用青霉素类、第1代头孢菌素和对呼吸系统感染有显著疗效的喹诺酮类药物;老年人、有基础疾病的社区获得性肺炎,常选用第2、3代头孢菌素、β-内酰胺类/β-内酰胺酶抑制剂和喹诺酮类,可联合大环内酯类和氨基糖苷类;医院获得性肺炎,常用药物有第2、3代头孢菌素、β-内酰胺类/β-内酰胺酶抑制剂、喹诺酮类和碳青霉烯类。对重症肺炎的治疗应首选广谱的强力抗菌药物,并要足量、联合用药。

(1) 肺炎球菌肺炎:首选青霉素G,用药途径及剂量可根据病情轻重和有无并发症而定。对青霉素过敏或耐药者,可用喹诺酮类、头孢菌素类药物,多重耐药菌株感染者选用万古霉素。疗程通常为2周,或在退热后3天停药,也可由静脉用药改为口服,维持数日。

(2) 葡萄球菌肺炎:选用敏感的抗菌药物的同时强调早期清除和引流原发病灶。因金黄色葡萄球菌对青霉素G多耐药,故可选用耐青霉素酶的半合成青霉素或头孢菌素,如苯唑西林钠、氯唑西林、头孢呋辛钠等,临床选择抗菌药物时可参考细菌培养的药敏试验。

表 2-4-1　呼吸系统常用抗生素的主要作用、不良反应和注意事项比较

药名	主要作用	不良反应	注意事项
青霉素G	G⁺球菌、螺旋体感染等	过敏反应,局部刺激	常规过敏试验,临时配制
苯唑西林	耐青霉素G细菌感染	过敏反应	皮试阴性后再用
氨苄西林	G⁺和G⁻菌感染	过敏反应	青霉素过敏者禁用
头孢氨苄 头孢噻肟	G⁺菌感染	过敏反应,胃肠反应抑制维生素K合成,引起出血、肾脏损害	不宜与抗凝剂、氨基糖苷类合用,观察尿液改变
庆大霉素 卡那霉素 阿米卡星	对多数G⁻菌有作用,对铜绿假单胞杆菌有特效	听神经损害,肾脏损害	老年人、肾功能不良者慎用或减量,孕妇慎用,监测听力变化及尿液改变
红霉素	G⁺菌感染	胃肠反应,静脉滴注过快可引起局部疼痛或血栓性静脉炎	肝功能不良者慎用,不能用0.9%氯化钠稀释,进食前后1小时服药,不宜酸性饮食
林可霉素	G⁺菌感染	胃肠反应	肝、肾功能不良者慎用
诺氟沙星 氧氟沙星 环丙沙星	对G⁻、G⁺菌、铜绿假单胞菌、淋球菌有作用	胃肠反应,神经系统症状	肝、肾功能不良者、有惊厥史者慎用,小儿孕妇禁用
磺胺甲噁唑 磺胺异噁唑	多数对G⁺和G⁻菌有抑制作用	过敏反应、偏酸性尿液中析出结晶引起血尿、尿闭等,造血系统损害	用药前询问过敏史,服药期间多饮水并碱化尿液,长期用药者定期血液检查
甲硝唑	厌氧菌、滴虫感染	胃肠反应,少数可有皮疹、膀胱炎、肢体麻木	孕妇、哺乳期妇女、中枢神经性疾病、血液病病人禁用
两性霉素B	全身性深部细菌感染	肝肾损害、贫血等,静脉滴注过快可引起惊厥、心律失常,甚至心搏骤停	不能用0.9%氯化钠溶解,饮食中补钙、钾,限钠,溶药时不能过分振荡药液
氟康唑	白色念珠菌、隐球菌感染	胃肠反应,皮疹,肝肾损害,血液系统损害	孕妇、哺乳期妇女、周岁以内小儿禁用

（3）革兰阴性杆菌肺炎：抗菌药物宜大剂量、长疗程、联合用药，以静脉滴注为主。抗菌治疗前应尽可能进行细菌培养和药敏试验，以利于抗菌药物的调整。①克雷白杆菌肺炎：常用第2、3代头孢菌素联合氨基糖苷类抗菌药物。②军团菌肺炎：首选药物为红霉素，也可加用利福平。③铜绿假单胞菌肺炎：可应用第3代头孢菌素、氨基糖苷类和喹诺酮类等。

（4）肺炎支原体肺炎：为自限性疾病，早期应用适当抗菌药物可减轻症状、缩短病程，首选大环内酯类如红霉素，对大环内酯类不敏感者可选用喹诺酮类。

（5）病毒性肺炎：以对症治疗为主，如充分休息，足量使用维生素及蛋白质等。如果没有明确的细菌感染证据，一般不宜应用抗菌药物预防性治疗。对于有免疫缺陷或应用免疫抑制剂者，尽早使用抗病毒药物有利巴韦林、阿昔洛韦、奥司他韦、金刚烷胺等。

（6）真菌性肺炎：肺念珠菌病轻症去除诱因后会渐好转，病情严重者用氟康唑等抗真菌的药物；肺曲霉病主要是预防威胁生命的大咯血，必要时手术治疗和抗真菌、糖皮质激素等药物治疗。

2. 抗休克　发生感染性休克时，应抗休克、抗感染治疗；补充血容量，纠正酸中毒，应用血管活性药和糖皮质激素等措施进行抗休克治疗；同时足量联合抗生素抗感染。

3. 对症、支持治疗　包括卧床休息，保证每日足够热量、蛋白质和维生素摄入，鼓励多饮水，清除呼吸道分泌物，保持气道通畅；有明显胸痛，可用少量镇痛剂以缓解疼痛；烦躁不安者可用小剂量镇静剂；有低氧血症或发绀时应吸入氧气。

（四）主要护理诊断及合作性问题

1. 清理呼吸道无效　与肺部感染、痰液黏稠、疲乏有关。

2. 体温过高　与细菌感染引起体温调节障碍有关。

3. 气体交换受损　与肺部炎症导致呼吸膜受损，气体弥散障碍有关。

4. 疼痛　与肺部炎症累及胸膜有关。

5. 潜在并发症：感染性休克。

（五）护理措施

1. 休息　急性期应卧床休息，以降低机体的耗氧量；重症病人尽量将治疗和护理集中在同一时间内完成，减少探视，以保证病人有足够的休息时间；安置病人半卧位或高枕卧位，以有利于呼吸，缓解呼吸困难；病室应保持安静舒适、温湿度适宜。

2. 饮食护理　给予高热量、高蛋白、高维生素、易消化的流质或半流质饮食，以补充机体消耗；少食多餐，并避免食用产气食物，以防腹胀造成膈肌上抬而影响呼吸运动；鼓励适当多饮水，以补充发热、出汗、呼吸急促所丢失的水分，利于排痰；脱水严重者应遵医嘱补液，但对老年或有心脏病病人需注意补液不可过多、过快，以免诱发急性肺水肿。

3. 病情观察　①一般状态：定时测量生命体征及面色、神志、尿量等变化。②临床表现：观察咳嗽、痰液的变化；呼吸困难、胸痛等有无好转。③并发症：如病程延长，或经治疗后发热不退，或体温退后复升，多表示并发症存在。如出现烦躁、少尿、发绀、体温骤降、脉搏细速、血压下降等休克性肺炎表现，应立即告知医生且配合医生抢救。

4. 用药护理　严格按医嘱应用抗菌药物，注意药物浓度、配伍禁忌、滴数和用药间隔时间。用药前详细询问过敏史，并在用药前做皮肤过敏实验。用药期间应注意观察疗效和药物的不良反应。烦躁不安、谵妄者可遵医嘱给地西泮或水合氯醛，禁用抑制呼吸的镇静药。药物治疗48~72小时后应对病情进行评估，如出现体温下降，症状改善，白细胞逐渐降低或恢复正常等，为治疗有效的表现，如用药72小时后病情仍无改善，应及时报告医生并作相应处理。

5. 休克性肺炎的抢救配合

（1）休息和体位：将病人置在重症监护病房,绝对卧床休息,取休克体位(中凹位),注意保暖(忌用热水袋),并给予心理支持。

（2）吸氧：给予高流量吸氧,并保持呼吸道通畅,以改善缺氧状况。

考点：休克型肺炎的抢救配合

（3）病情观察：密切观察生命体征、尿量、神志及皮肤温、湿度,注意休克症状是否改善,并记录于特别护理单。当病人神志逐渐清醒、表情平静、皮肤转红、脉搏慢而有力、呼吸平稳而规则、血压回升、尿量增多、皮肤及肢体变暖,则提示病情已好转。

（4）用药护理：迅速建立静脉通路(通常需建立 2 条静脉通路),必要时静脉切开,按医嘱进行静脉扩容,应用血管活性药物、碱性溶液、糖皮质激素等抗休克和抗菌药物,注意输液速度不宜过快以防发生肺水肿,可根据中心静脉压监测来调整滴速,若中心静脉压<5cmH_2O 可放心输液,达到 10cmH_2O 时则输液要慎重。

（六）健康教育

1. 知识指导　向病人及家属介绍本病的基本知识,积极治疗慢性呼吸系统疾病,注意避免酗酒、吸烟、受寒等诱发因素,纠正吸烟等不良习惯,防止上呼吸道感染。对年老体弱、免疫功能减退(如糖尿病、慢性肺疾病等)的病人,可注射疫苗以提高机体免疫力。

2. 生活指导　指导病人保证充足的睡眠,注意锻炼身体,特别要加强防寒锻炼,避免过度劳累;增加营养的摄入,以增强机体抗病能力。

3. 用药及复查指导　对出院后需继续用药的病人应做好用药指导,告之复诊时间及复诊时应携带的有关资料。

案例 2-4-1 分析

1. 临床诊断　肺炎。

2. 主要护理问题　清理呼吸道无效;体温过高;疼痛:头痛、肌肉酸痛。

3. 主要护理措施　①休息:急性期应卧床休息。②饮食:给予高热量、高蛋白、高维生素、易消化的流质或半流质饮食,少食多餐,多饮水。③病情观察:生命体征及面色、神志、尿量等一般状态;呼吸困难、胸痛咳嗽、痰液等临床表现;休克性肺炎等并发症。④严格按医嘱应用抗菌药物,注意药物浓度、配伍禁忌、副作用、滴数和用药间隔时间。⑤对症护理:高热护理;患侧卧位减轻胸痛。

（蒋　渝）

第 5 节　支气管扩张症

案例 2-5-1

病人,女性,28 岁。反复咳嗽、咳大量脓性痰、时有痰中带血或小量咯血10余年,近 2 天因受凉后出现发热、咳嗽加剧,痰量增多,痰液混有血液而就诊。T 39℃,P 114 次/分,R 26 次/分,BP 100/70mmHg,消瘦,表情紧张,左下肺闻及粗湿啰音。实验室检查:WBC 12.5×10^9/L,N 0.90。

问题:1. 初步诊断及诊断依据是什么?

2. 主要护理问题有哪些?

◇◇◇◇◇◇◇◇◇◇◇◇◇◇◇◇◇◇◇◇◇◇◇◇◇◇◇◇◇◇

（一）概述

支气管扩张症(bronchiectasis)大多继发于急、慢性呼吸道感染和支气管阻塞后,反复发生支气管炎症,致使支气管壁结构破坏,引起支气管异常和持久性的扩张。主要临床表现为慢性咳嗽,咳大量脓痰和(或)反复咯血。近年来,随着对急、慢性呼吸道感染的有效治疗,发病率有所降低。好发于儿童和青年。

考点:病因　　1.支气管-肺组织感染和阻塞　本病的病因主要是支气管-肺组织感染和阻塞,两者相互影响,促使本病的发生和发展。婴幼儿麻疹、百日咳、支气管肺炎感染是支气管-肺组织感染和阻塞所致的支气管扩张最常见的原因。反复感染破坏了支气管管壁各层组织,削弱了管壁的支撑作用,在咳嗽时管腔内压增高及呼吸时胸腔内压的牵引,逐渐形成支气管扩张。

2.支气管先天性发育障碍和遗传因素　支气管先天性发育障碍如巨大气管-支气管症、Kartagener综合征、先天性软骨缺失症、与遗传因素有关的肺囊性纤维化、遗传性 α_1-抗胰蛋白酶缺乏症等均可伴有支气管扩张,较少见。

上述病因会损伤气道清除机制和防御功能,使其清除分泌物能力下降,易发生感染。而细菌的反复感染可使气道内充满炎性介质和病原菌的黏稠液体而扩大、形成瘢痕和扭曲;支气管壁血管增多,并伴有相应支气管动脉扩张和支气管动脉与肺动脉吻合,形成血管瘤,为反复咯血的主要原因。支气管扩张发生于有软骨支撑的支气管近端分支,扩张的支气管呈柱状、囊状或不规则状。支气管扩张好发于下肺,尤以左下肺多见(左下叶支气管细长,与主气管的夹角大,受到心脏血管的压迫,引流不畅,易发生感染)。继发于肺结核则多见于上肺叶。

(二) 护理评估

1.健康史　评估病人幼儿时期有无麻疹、百日咳、支气管肺部感染史;评估病人有无反复发作的呼吸道感染;评估病人发病前有无诱发因素,如酗酒、吸烟、过度劳累、情绪激动、紧张不安等。

2.临床表现

考点:临床表现　　(1)慢性咳嗽、大量咳痰:咳嗽常为阵发性,晨起或卧床时咳嗽,痰量增多;伴有厌氧菌感染时痰液有恶臭。①体位改变时咳嗽、咳痰加剧:蓄积在支气管扩张部位的分泌物,随体位变化发生移动,刺激支气管黏膜引起咳嗽和排痰。②性状:呼吸道感染急性发作时,黄绿色脓痰明显增多。③痰量:严重程度可用痰量估计:轻度<10ml/d,中度 10~150ml/d,重度>150ml/d。④痰液静置分层:上层为泡沫,中层为混浊黏液,下层为脓性物和坏死组织。⑤合并厌氧菌感染时痰液有臭味。

(2)反复咯血:大多数病人有反复咯血,量不等,可有痰中带血、小量咯血、大量咯血,咯血量与病情严重程度、病变范围有时并不一致。"干性支气管扩张"病人以反复咯血为唯一症状,平时无咳嗽、脓痰等呼吸道症状,其病变通常位于引流良好的上叶支气管。

(3)反复肺部感染:同一肺段反复发生肺炎且迁延不愈,与扩张的支气管引流差有关。

(4)慢性感染症状:反复感染者可有发热、乏力、食欲减退、消瘦、贫血等表现。

(5)体征:早期或干性支气管扩张病人多无明显肺部体征,病变重或继发感染时,可闻及下胸部及背部固定而持久的局限性粗湿啰音,结核病引起的支气管扩张,其啰音常位于肩胛间区;慢性病人可伴有杵状指(趾)。

3.辅助检查

考点:影像学检查　　(1)影像学检查:①胸部 X 线检查:可见下肺纹理增多或增粗,典型者可见多个不规则的蜂窝状透亮阴影或沿支气管的卷发状阴影,有感染时阴影内出现液平面。②胸部 CT 检查:可显示管壁增厚的柱状扩张或成串成簇的囊状改变。高分辨率 CT 能够显示次级肺小叶为基本单位的肺内细微结构,已取代支气管造影,成为支气管扩张的主要诊断方法。③支气管碘油造影:可明确支气管扩张的部位、形态、范围和病变严重程度,仅用于准备外科手术的病人。

(2)纤维支气管镜检查:可明确出血、扩张或阻塞部位,还可进行局部灌洗、活检等检查。

(3)痰液检查:痰液涂片或细菌培养可发现致病菌,且可进行药敏试验,以指导临床选用抗菌药物。

（三）治疗要点

治疗原则是控制感染,促进痰液引流,必要时手术治疗。①控制感染:有发热、咳脓痰等急性感染征象时需应用抗生素。②改善气流受限:用可改善气流受限并帮助清除分泌物,对伴有气道高反应及可逆性气流受限的病人有明显效果。③清除气道分泌物:应用祛痰药、支气管舒张药以及振动、拍背和体位引流等物理治疗等,以保护呼吸道通畅。④咯血治疗:少量咯血,可对症治疗或口服卡巴克洛(安络血)、云南白药。以安慰病人、消除紧张、卧床休息为主,可用氨基己酸、氨甲苯酸(止血芳酸)、酚磺乙胺(止血敏)、等约物止血;大量咯血,可静脉使用垂体后叶素,并应防治窒息,对反复大咯血,内科治疗无效时应选择手术治疗。⑤外科治疗:病变较局限、经内科治疗无效,仍有反复大咯血或感染者,可考虑手术切除病变肺段或肺叶。

（四）主要护理诊断及合作性问题

1. 清理呼吸道无效　与痰多黏稠、体位不当、无效性咳嗽有关。

2. 有窒息的危险　与痰液黏稠、大咯血有关。

3. 焦虑/恐惧　与疾病迁延、反复发作大咯血有关。

（五）护理措施

1. 休息和体位　急性感染或病情严重者应卧床休息。病人取舒适体位,指导进行有效咳嗽。指导病人进食高蛋白、高热量、高维生素的清淡、易消化饮食,避免冰冷食物诱发咳嗽。

2. 饮食护理　提供高热量、高蛋白、富含维生素的饮食;鼓励病人饮水 1500~2000ml/d,以利于痰液排出;少食多餐,避免刺激;过冷或过热及食物均易诱发咯血,故咯血期间食物以温凉为宜;加强口腔护理,咳痰后以清水漱口,以祛除痰臭、增进食欲。

3. 病情观察　观察病人生命体征是否平稳;痰液的色、质、量、气味及与体位的关系,注意有无咯血、咯血量和性状;观察有无呼吸困难及缺氧情况,警惕窒息等并发症的表现,备好抢救药品和物品以配合抢救。

4. 用药护理　遵医嘱应用抗菌、祛痰及支气管舒张等药物,注意观察药物疗效及副作用。

（六）健康教育

1. 知识指导　向病人及家属介绍支气管扩张的发生、发展与呼吸道感染、支气管阻塞密切相关,指导其积极防治呼吸道感染,尤其是儿童期的麻疹、百日咳、支气管肺炎和肺结核等。使其及时清除上呼吸道慢性病灶(如龋齿、扁桃体炎、鼻窦炎),避免受凉,劝告病人戒烟。

2. 生活指导　说明加强营养对机体康复的作用,促使病人主动摄取必需的营养素,以增强机体的抗病能力。鼓励参加适当的体育锻炼,以增强机体免疫力和抗病能力。注意生活规律、劳逸结合,避免过度活动或情绪激动而诱发咯血。

3. 病情监测和治疗指导　让病人学会自我监测病情,掌握体位引流方法,使病人及家属了解体位引流与抗菌药物治疗同样重要。

案例 2-5-1 分析

1. 临床诊断　支气管扩张并发肺炎。诊断依据:患者,28 岁,反复咳嗽、咳大量脓性痰、咯血 10 余年;受凉后发热、咳嗽咳痰和咯血加剧;T 39℃,P 114 次/分,R 26 次/分;WBC 12.5×10⁹/L,N 90%。

2. 主要护理问题　清理呼吸道无效;体温过高;恐惧;营养失调;低于机体需要量等。

（蒋　渝）

第6节　慢性支气管炎、慢性阻塞性肺疾病

一、慢性支气管炎

（一）概述

考点：概念

慢性支气管炎（chronic bronchitis）简称慢支，是气管、支气管黏膜及其周围组织的慢性非特异性炎症。临床上以咳嗽、咳痰为主要症状，或有喘息，每年发病持续3个月或更长时间，连续2年或2年以上，并排除具有咳嗽、咳痰、喘息症状的其他疾病。可并发阻塞性肺气肿、慢性肺源性心脏病等。慢支是严重危害人民健康的常见病，多发生于中老年人，患病率随着年龄增长而增加，患病率也与地区有关，北方高于南方，农村高于城市，山区高于平原。

慢性支气管炎确切的病因尚不清楚，但与下列因素有关。

考点：病因

1. 吸烟　吸烟为最重要的环境发病因素，吸烟者患慢性支气管炎是非吸烟者的2~8倍，烟草中的尼古丁、焦油和氢氰酸可损伤支气管上皮细胞，使纤毛运动减退，巨噬细胞吞噬功能降低，导致气道净化能力下降；副交感神经功能亢进，引起支气管平滑肌痉挛，腺体肥大，黏液分泌增多，气流受限；氧自由基产生增多，诱导中性粒细胞释放蛋白酶，抑制抗胰蛋白酶系统，破坏肺弹力纤维，引发肺气肿的形成。

2. 感染　病毒、细菌、支原体等呼吸道感染是慢性支气管炎起病、加重和复发的基本原因。常见的病毒有鼻病毒、流感病毒、副流感病毒、腺病毒和呼吸道合胞病毒等；常见的细菌有肺炎球菌、流感嗜血杆菌、甲型链球菌及奈瑟球菌等。

3. 职业粉尘和化学物质　如烟雾、变应原、工业废气及室内空气污染等，浓度过高或时间过长，均能促进慢支的发病。

4. 空气污染　大气中的烟雾、粉尘、有害气体（二氧化硫、二氧化氮、氯气、臭氧等）慢性刺激，可引起支气管黏膜损伤、纤毛清除功能下降、分泌物增加，为细菌入侵创造条件。

5. 其他　部分慢支病人的发病还与免疫、年龄、气候等因素有关。

慢性支气管炎咳痰、喘息与气道净化能力下降、气道阻力增加有关，其发病机制主要与以下因素有关：①直接因素：烟草中的化学物质（焦油、尼古丁和氢氰酸等）、感染及有害气体不仅能损伤支气管上皮细胞，使纤毛运动减退、巨噬细胞吞噬功能降低，气道净化能力下降，易致感染，而且还会促使支气管黏液腺和杯状细胞增生肥大，黏液分泌增多，气道阻力增加。②间接因素：冷空气刺激支气管：使纤毛运动减弱和（或）局部血循环障碍，易于继发感染；机体免疫功能下降：容易造成呼吸道反复感染。

（二）护理评估

1. 健康史　评估有无长期吸烟史，烟雾、粉尘、有害气体等理化刺激因素和螨虫、寄生虫、花粉等过敏因素及有无病毒、细菌感染等诱发急性发作的因素。

考点：临床表现

2. 临床表现　慢性支气管炎起病缓慢，病程较长，常在冬、春寒冷季节发作或加重，夏季气候转暖时多可自行缓解，反复急性发作可使病情加重。

（1）症状和体征：①咳嗽：以清晨咳嗽为主，睡眠时有阵咳或排痰，合并感染时咳嗽加重。重症病人咳嗽频繁，长年不断。②咳痰：一般为白色黏液或浆液泡沫痰，偶可带血，清晨起床后咳痰较多。急性发作或伴有细菌感染时，呈黄色脓痰及痰量增加。③喘息或气急：喘息明显者称为喘息性支气管炎，部分病人可伴发支气管哮喘。若伴肺气肿时可表现为劳动或活动后气急。④体征：早期可无体征。急性发作期可闻及干、湿啰音，咳嗽后可减少或消失，如伴发哮喘可闻及广泛性哮鸣音并伴呼气延长。

（2）分型及分期：①分型：单纯型，主要表现为慢性咳嗽、咳痰；喘息型，除慢性咳嗽、咳痰外，出现喘息，伴有哮鸣音。②分期：急性发作期，指在 1 周内出现脓性痰，痰量明显增加，双肺可闻及湿啰音或伴有发热等炎症表现，或"咳"、"痰"、"喘"等症状任何一项明显加剧；慢性迁延期，指有不同程度的"咳"、"痰"、"喘"症状迁延达 1 个月以上者；临床缓解期，经治疗后临床缓解，症状基本消失或偶有轻微咳嗽、少量痰液，保持 2 个月以上者。

（3）并发症：常并发阻塞性肺气肿、慢性肺源性心脏病等。

3. 辅助检查　①血白细胞计数：急性发作或继发细菌感染时，血白细胞总数和中性粒细胞增多；喘息型，血嗜酸粒细胞增多。②痰液检查：涂片或培养可查到致病菌；喘息型常见多量嗜酸粒细胞。③X 线检查：早期胸片多无异常，晚期由于反复发作引起支气管壁增厚，细支气管或肺间质炎症细胞浸润或纤维化，表现为 X 线胸片显示肺纹理增粗、紊乱。

（三）治疗要点

1. 急性发作期、慢性迁延期治疗　治疗以控制感染、祛痰平喘为主。①根据病原菌药物敏感试验选用抗生素，常用 β 内酰胺类/β 内酰胺酶抑制剂、第二代头孢菌素、大环内酯类、喹喏酮类等，可全身用药或雾化吸入，以消除炎症。②对症处理，给予祛痰药和支气管舒张药，以降低痰液黏度，促进支气管纤毛运动，常用盐酸氨溴索、羧甲司坦、氨茶碱、沙美特罗、福莫特、罗溴己新（必嗽平）、鲜竹沥等。

2. 临床缓解期　戒烟和避免环境污染等诱发因素，加强体育锻炼，提高机体免疫力，预防呼吸道感染，防止病情的发生和发展。

（四）主要护理诊断及合作性问题

1. 清理呼吸道无效　与无效咳嗽、支气管痉挛、痰液黏稠有关。

2. 潜在并发症：阻塞性肺气肿、慢性肺源性心脏病。

（五）护理措施

1. 休息与活动　①环境：提供整洁、舒适、安静的休息环境，减少不良刺激。每日通风 2 次，每次 15~20 分钟，必要时地面洒水，保持室内空气新鲜、洁净，温度、湿度适宜。②原则：急性发作期卧床休息；慢性迁延期少活动多休息；临床缓解期加强锻炼，增强体质，预防复发，但要避免剧烈运动。③避免刺激：外出时戴口罩，注意保暖，避免尘埃、烟雾等有害气体刺激，不宜进出空气污染的公共场所。

2. 饮食护理　给予高蛋白、高热量、高维生素易消化饮食，避免油腻、辛辣等刺激性食物，鼓励病人多饮水，有助于痰液稀释和排出；少食多餐，不宜过饱；提供适合病人口味的食物及适宜的进餐环境，增加营养。

3. 病情观察　①一般状态：观察病人生命体征、神志等。②临床表现：观察病人咳、痰、喘症状、发作时间及诱因，尤其是痰液的性质、量和颜色等是否缓解。③并发症：观察有无劳动或活动后气急等肺气肿的表现；有无出现咳痰不畅、呼吸困难症状加重等窒息先兆。如出现以上表现立即报告医生，并配合抢救。

4. 用药护理　遵医嘱使用抗菌药、支气管舒张药、镇咳、祛痰、平喘药，并观察疗效和副作用。

（1）抗生素类药：抗生素一般不与其他药物配伍使用，一般不用高渗溶液配置，含有抗生素的溶液不宜加温使用。①青霉素类：用药前必须询问过敏史，有过敏史或过敏体质者慎用。初次用药或用药过程中更换批号或停药 2 天以上再次使用应作皮试。青霉素水溶液不稳定，应现配现用。②头孢菌素类：头孢菌素类与青霉素类之间有部分交叉过敏反应，对青霉素类过敏者慎用头孢菌素类。头孢菌素类药物可抑制肠道细菌合成维生素 K，用药期间要注意观察病人有无出血倾向。用头孢菌素类药物不要饮酒及含酒精的饮料，以免引起呼吸困难、心动过速、腹痛、恶心、呕吐等不良反应。③大环内酯类：口服胃肠道反应明显，宜餐后服用，不能与酸性药同服，用药期间要多饮水。静脉用药时刺激性强，应稀释后缓慢静脉滴注以减少刺激。④喹诺酮类：可影响软骨发育，孕妇、未成年儿童应避免使用。

（2）镇咳药：可待因为麻醉性中枢性镇咳药，直接抑制延髓咳嗽中枢而镇咳，有恶心、呕吐、便秘等副作用，可因抑制咳嗽而加重呼吸道阻塞，并有成瘾性；喷托维林是非麻醉中枢性镇咳药，无成瘾性，副作用有口干、恶心、腹胀、头痛等。对年老体弱无力咳痰或痰量较多者，应以祛痰为主，不宜选用可待因等强镇咳剂，以免抑制呼吸中枢及加重呼吸道阻塞和炎症，导致病情恶化。

（3）祛痰药：溴己新可使痰液黏度降低，偶见恶心、转氨酶增高，胃溃疡者慎用；盐酸氨溴索不良反应较轻。

5. 排痰护理

考点：排痰护理

（1）指导有效咳嗽、排痰：有助于气道远端分泌物排出。适用于神志清醒、能咳嗽的病人。方法：①坐位咳痰：双脚着地坐于椅上，身体前倾，双手环抱枕头于腹部，或坐于床上，上身前倾，膝盖弓起，双手抱膝或在腹部置一枕头，用双上肢夹紧，先做深而慢的腹式呼吸5~6次，于深吸气末短暂屏气，使气体在肺内得到最大的分布，增强气道内的压力，扩张小气道，随之两手挤压腹部支持物（腿或枕头，间接升高膈肌）的同时，连续咳嗽数次将痰液咳到咽部附近，再用力咳嗽将痰液排出体外。②卧床咳痰：协助体弱病人取俯卧屈膝位，利用膈和腹肌收缩，以增加腹压利于排痰。③经常变换体位，鼓励病人深吸气、屏气、咳嗽、排痰。④胸痛时咳痰：指导病人咳嗽时用双手按压胸痛处，以减轻胸痛，必要时给予止痛药缓解疼痛。

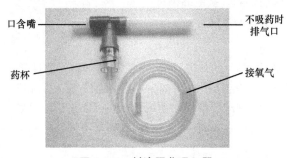

图 2-6-1　射流雾化吸入器

（2）湿化气道：适用于痰液黏稠而不易咳出者。①保持体液平衡是最有效的祛痰措施，鼓励病人多饮水，每日饮水1500ml以上，同时注意湿润空气，使痰液湿化。②雾化吸入：有超声雾化和氧驱动雾化吸入器。为避免雾化吸入时吸入氧浓度较低，目前临床常用氧驱动雾化吸入器（图2-6-1）。常用雾化吸入液体为蒸馏水、0.9%氯化钠、糜蛋白酶、抗生素等。糜蛋白酶有分解肽键作用，可使黏稠的痰液稀化，便于咳出，但要现配现用，注意使用氧驱动雾化吸入器时氧气湿化瓶内不能装湿化液。③蒸汽吸入：加热湿化剂，形成蒸汽，雾滴较大，不宜达到深部气道。④气管内滴入：仅适用于昏迷或气管切开的病人，可将糜蛋白酶、0.9%氯化钠、抗生素混合溶液从气管切开处或环甲膜处保留的塑料细管内间歇向气管内滴入。

注意事项：①避免气道湿化过度，以免干稠的分泌物过度湿化后过度膨胀，使支气管部分阻塞变成完全阻塞，应给予拍背协助排痰，必要时使用吸痰机吸痰，防止窒息。②雾化量要适度，量过小达不到湿化目的，量过大可引起黏膜水肿、气道狭窄、阻力增加，诱发支气管痉挛。③雾化温度应控制在35~37℃，温度过高会引起气道灼伤，温度过低可诱发哮喘。④每次雾化时间不宜过久，一般不超过20分钟。⑤治疗完毕，消毒用物，防止交叉感染。

（3）翻身、叩背：适用于长期卧床、久病体弱、排痰无力的病人。每1~2小时改变体位1次，便于痰液引流。必要时用手或"自动叩击器"（图2-6-2）在胸廓肺区处进行叩击。使痰液松动，利于咳出。

图中标注：口含嘴、不吸药时排气口、药杯、接氧气

1）胸部叩击：①叩击部位用单层薄布保护胸廓。②叩击应避开乳房、心脏、骨突、拉链、纽扣处。③叩击时病人取侧卧位，叩击者将5个手指的指腹并拢，向掌心微弯曲，手背拱起呈空心掌状（图2-6-3），以手腕力量，从肺底自下而上、由外向内、迅速而有节律地叩拍胸壁，震动气道。④叩击力量要适中，以不感到疼痛为宜，叩击时发出一种空而深的拍击音则表明手法正确。⑤叩击过程中，鼓励病人咳嗽，以利于痰液排出。

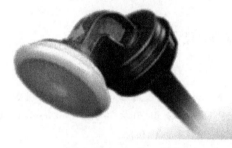

图2-6-2　自动叩击器

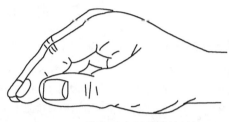

图2-6-3　胸部叩击时手掌的形状

2）胸壁震荡：在胸部叩击后，操作者双手重叠，手掌置于相应的胸廓部位，吸气时手掌随胸廓扩张慢慢抬起，不施加任何压力，从吸气最高点开始，在整个呼气期手掌紧贴胸壁，施加一定压力轻柔地震荡（即快速、均匀地收缩和松弛前臂和肩膀）5~7次，每一部位重复6~7个呼吸周期。

3）注意事项：①胸部叩击和震荡时，用力要适中，以病人无不适感为宜。②每次以5~15分钟为宜，应安排在餐后2小时至餐前30分钟完成，以免引起呕吐。③雾化吸入或协助病人翻身后进行叩击和震荡，有利于痰液排出。④操作时，注意观察病人的反应，如呼吸、面色、咳痰量、生命体征、肺部呼吸音及啰音变化等，出现异常时立即停止。

（4）机械吸痰：适用于无力咳出黏稠痰液、排痰困难或意识不清者。经病人口、鼻腔、气管插管或气管切开处进行负压吸痰。每次抽吸时间不超过15秒，2次吸痰间隔时间在3分钟以上。在吸痰前、中、后适当提高吸入氧的浓度，以免因吸痰引起低氧血症。

（5）体位引流：适用于合并支气管扩张或肺脓肿，痰液较多的病人。参见本章第12节呼吸系统诊疗技术的护理相关内容。

6. 心理护理　本病为慢性疾病，病人心理负担较重，容易产生急躁、悲观等不良心理问题。告知病人本病是一个长期过程，引导病人以积极的心态对待疾病，对待病人要热情、温和、耐心，要理解、同情病人及家属。

（六）健康教育

1. 知识指导　指导病人及家属了解本病基本知识，积极配合治疗，减少急性发作。

（1）戒烟：劝导吸烟病人戒烟，指出戒烟能减轻咳嗽、咳痰，让病人乐意戒烟，安排与戒烟成功者交流经验，树立戒烟的决心和信心，与病人及家属共同制订戒烟计划，家属督促执行。指导戒烟的方法，首先要清除工作场所、家中的储备烟，避免接触吸烟人群或环境。告知病人戒烟期间应多饮水，以排除体内积蓄的尼古丁，参加文体活动或外出旅游，以分散注意力；指出尼古丁完全撤离约需2~4周，戒烟第1周最困难，可出现坐立不安、烦躁、头痛、腹泻及体重增加等戒断症状，一定要坚持下去，必要时贴戒烟膏，以减轻戒断症状，减轻戒烟痛苦。

（2）防寒保暖：预防感冒，改善环境卫生，加强劳动保护，避免烟雾、粉尘和刺激性气体。

2. 生活指导

（1）活动：根据病情指导病人进行散步、慢跑、太极拳等体育锻炼，可增加耐寒训练如冷水洗脸、冬泳等，以不感到疲劳为度，避免劳累，努力做到自我照顾与参加正常的社交活动。

（2）适当饮食：宣传摄取足够营养的重要性，鼓励病人摄取高蛋白、高热量、高维生素易消化饮食，少食多餐，增强机体抵抗力。

3. 用药指导　指导病人遵医嘱合理用药，不能随意的停减、增加药物。观察药物疗效及不良反应。偶尔咳少量黏液样痰时，可以不用抗生素，平时不必常规应用抗生素预防感染。

4. 病情监测指导　以便及时了解病情进展情况及有无并发症发生。能进行自我检测，发现咳嗽、咳痰、喘息加重等异常情况，能及时就诊。

二、慢性阻塞性肺疾病

案例 2-6-1

病人，男性，75 岁，咳嗽、咳痰 20 余年，6 年前出现逐渐加重的呼吸困难。近 2 周因受凉咳嗽、气喘加重，伴发热。吸烟史 30 余年。体格检查：T 38.5℃，P 116 次/分，R 30 次/分，BP 136/76mmHg，桶状胸，双肺呼吸音减弱，可闻及湿啰音。血白细胞 $12×10^9$/L，中性粒细胞 0.85。

问题：1. 初步诊断及诊断依据有哪些？

　　　2. 主要护理问题是什么？

　　　3. 如何协助病人排痰？

（一）概述

考点：COPD 概念　慢性阻塞性肺疾病（chronic obstructive pulmonary disease，COPD）简称慢阻肺，是以持续气流受限为特征的可以预防和治疗的疾病，其气流受限呈进行性发展，与气道和肺组织对香烟烟雾等有害气体或有害颗粒的异常慢性炎症反应有关。肺功能检查对确定气流受限有重要意义。COPD 是呼吸系统常见病，因肺功能减退，严重影响病人的生活质量，病死率较高。

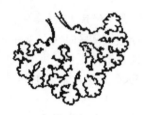　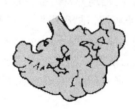

正常肺泡　　　　　　　　肺气肿肺泡

图 2-6-4　肺气肿肺泡与正常肺泡对比示意图

慢阻肺与慢支、肺气肿密切相关。慢支是在排除具有咳嗽、咳痰、喘息症状的其他疾病的基础上病人咳嗽、咳痰或有喘息每年发病持续 3 个月并连续 2 年以上者。慢性阻塞性肺气肿（chronic obstructive pulmonary emphysema），简称肺气肿，是指肺部终末细支气管远端气腔出现异常持久的扩张（图 2-6-4），并伴有肺泡壁和细支气管的破坏，而无明显的肺纤维化。当慢支、肺气肿病人肺功能检查出现持续气流受限时则诊断为慢阻肺；如病人只有慢支、肺气肿，而无持续气流受限，则不能诊断为慢阻肺。肺气肿常与慢支晚期并存，肺气肿晚期可发展为 COPD，并发慢性肺源性心脏病、Ⅱ型呼吸衰竭等。

慢性支气管炎是导致阻塞性肺气肿，进而发展成 COPD 最主要的原因，引起慢性支气管炎的各种因素如吸烟、感染、大气污染、职业性粉尘和有害气体的长期吸入、过敏等，均可引起阻塞性肺气肿，其中吸烟是主要因素。慢性支气管炎晚期黏膜萎缩，气管周围纤维组织增生，管腔僵硬、塌陷，形成气道阻力增加；吸气时支气管舒张，气体尚能进入肺泡，但呼气时，由于胸腔内压力增高使细支气管受压塌陷，气体排出受阻，产生活瓣样作用，气体吸入多，呼出少，肺泡内积聚大量气体，肺泡明显膨胀和压力增高；肺泡壁毛细血管受压，供血量减少，肺组织营养障碍，引起肺泡壁弹性减退；烟草、烟雾等使氧自由基增多，诱导中性粒细胞释放蛋白酶，抑制抗蛋白酶系统，破坏肺弹力纤维，促使肺气肿形成（图 2-6-5）。

慢阻肺特征性病理生理改变是持续气流受限致肺通气功能障碍。肺气肿时，肺泡周围的

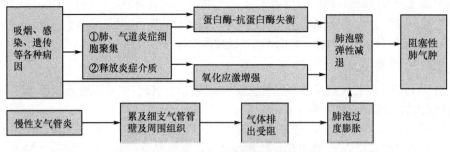

图 2-6-5　肺气肿发病机制示意图

毛细血管因受肺泡膨胀挤压、肺大泡使肺泡间毛细血管断裂而数量减少,导致肺泡间血流量减少,而肺区仍可通气,结果使生理无效腔增大;部分肺区虽有血流灌注,但肺泡通气不足,不能参与气体交换,导致气体弥散面积减少,通气/血流比例失调,换气功能障碍。通气和换气功能障碍发展到不完全可逆时,可引起缺氧和二氧化碳潴留,最终出现呼吸衰竭。

（二）护理评估

1. 健康史　评估有无慢性支气管炎、支气管扩张、支气管哮喘、肺纤维化等病史及急性呼吸系统感染史。

2. 临床表现　起病缓慢,病程较长。

（1）症状和体征:①在原有咳嗽、咳痰、喘息等慢支症状的基础上,出现逐渐加重的呼吸困难。因本病主要影响小气道,所以表现为呼气性呼吸困难。日常活动或休息时也感到气促,是 COPD 的标志性症状。早期仅在体力劳动或上楼时有气急,逐渐发展为平地活动、甚至静息时也感气急,严重时生活难以自理等。②早期体征不明显。随着病情发展,可出现典型肺气肿体征:视诊,桶状胸（图 2-6-6）,呼吸运动减弱;触诊,双侧语颤减弱或消失;

考点:COPD 症状体征

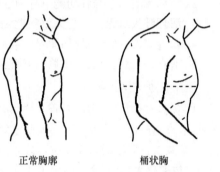

正常胸廓　　桶状胸

图 2-6-6　正常胸廓与桶状胸对比

叩诊,过清音、心浊音界缩小或不易叩出,肺下界和肝浊音界下移;听诊,呼吸音减弱、呼气延长,心音遥远,并发感染时肺部有湿啰音;晚期,颈、肩部辅助呼吸肌参与呼吸运动,表现为身体前倾,口唇发绀等。③合并呼吸道感染时,支气管分泌物增多,加重通气障碍,呼吸困难加重,甚至发生呼吸衰竭。④晚期,有食欲减退、体重下降等。

（2）病程分期:①急性加重期:短期内咳嗽、咳痰、气短和（或）喘息加重、痰量增多,呈脓性或黏液脓性,伴发热等症状。②稳定期:指咳嗽、咳痰、气短等症状稳定或症状轻微。

（3）并发症:自发性气胸、慢性肺源性心脏病、慢性呼吸衰竭、肺部急性感染等。

3. 辅助检查

（1）肺功能检查:是判断气流受阻的主要客观指标,对阻塞性肺气肿诊断、严重程度评价、疾病进展、预后及治疗反应等有重要意义。①FEV_1/FVC（第 1 秒钟用力呼气容积占用力肺活量的百分比值）与 FEV_1% 预计值（第 1 秒钟用力呼气容积占预计百分比）,分别是评价气流受限的敏感指标和评估 COPD 严重程度的良好指标,吸入支气管舒张药后 $FEV_1/FVC <$ 0.70% 及 $FEV_1 < 80$% 预计值,可确定为持续气流受限。②肺总量（TLC）、功能残气量（FRC）和残气量（RV）增加,肺活量（VC）减低,表明肺过度通气有参考价值。

考点:COPD 肺功能检查

（2）X 线检查:两肺野透亮度增加,胸腔前后径增大,心影狭长。膈肌降低,膈面变平。

（3）血常规：红细胞和血红蛋白增多；合并细菌感染时，白细胞总数和中性粒细胞增多。

（4）动脉血气分析：早期无变化，随着病情发展至 COPD 后，可见动脉血氧分压（PaO_2）降低，二氧化碳分压（$PaCO_2$）升高，并可出现呼吸性酸中毒，pH 降低。

（三）治疗要点

1. 治疗目的　防止疾病发展和症状反复加重，防治并发症；增进肺泡通气量，改善呼吸功能；提高病人的工作能力和生活质量。

2. 治疗措施　①避免诱因：戒烟，避免粉尘、烟雾等有害气体的吸入，积极治疗慢性支气管炎。②控制呼吸道感染：急性发作期应根据痰液细菌培养及药敏试验或临床经验选用有效的抗生素，如 β-内酰胺类/β-内酰胺酶抑制剂、第 2 代头孢菌素类、大环内酯类、喹诺酮类等。③对症治疗：应用 $β_2$ 肾上腺素受体激动剂、茶碱类药等舒张支气管药物，必要时加用糖皮质激素，以解除支气管痉挛；应用盐酸氨溴索等祛痰剂促进痰液排出；给予低流量、低浓度持续吸氧，以纠正低氧血症。④康复治疗：缓解期呼吸肌功能锻炼和长期家庭氧疗，以提高生活质量和生存率。

（四）主要护理诊断及合作性问题

1. 气体交换受损　与气道阻塞、肺组织弹性降低、通气/血流比例失调致通气和换气功能障碍有关。

2. 活动无耐力　与肺功能下降引起慢性缺氧、活动时供氧不足有关。

3. 清理呼吸道无效　与无效咳嗽、痰液黏稠有关。

4. 营养失调：低于机体需要量　与呼吸道感染致消耗增加而摄入不足有关。

5. 潜在并发症：自发性气胸、肺部感染、呼吸衰竭等。

（五）护理措施

考点：休息和活动、合理给氧

1. 休息和体位　①环境：保持空气清新、温暖、湿润，避免各种环境致病因素，如吸烟、寒冷、粉尘或刺激性气体等。不去人群密集处，防止感冒。②原则：严重呼吸困难病人应卧床休息，尽量减少自理活动。③体位：协助病人抬高床头、半卧位或端坐位（呼吸困难程度越重，所需卧位角度越大）。每 2 小时改变 1 次体位，辅以叩背以利痰液的清除。

2. 饮食护理　①原则：给予高热量、高蛋白、高维生素的易消化饮食，以补充消耗，增强体质，必要时可采用胃肠插管供养或静脉输注给养。多食富含纤维素食品，保持大便通畅。②多饮水：足够的水分可以保证呼吸道黏膜湿润，有利于痰液稀释和排出，应鼓励病人多饮水。③少刺激：避免辛辣、刺激性食物，戒烟酒；避免进食汽水、萝卜、豆类等胀气食物，以免影响膈肌运动而加重呼吸困难。④少食多餐：以免因饱胀而引起呼吸不畅。

3. 病情观察　①一般状态：观察生命体征、神志等。②临床表现：观察并记录病人咳嗽、咳痰、呼吸困难、肺部啰音等表现是否好转。③并发症：注意有无自发性气胸、肺部感染、肺心病、呼吸衰竭等发生，有变化及时报告医生并配合处理。

4. 用药护理　按医嘱给予抗感染药物、支气管舒张药、祛痰剂，并注意观察疗效和副作用。避免随意使用止咳药、安眠药、镇静药等，以免抑制呼吸和咳嗽反射。

5. 合理给氧　可提高动脉血氧分压、纠正缺氧和改善呼吸功能。注意吸氧浓度不可过高，因 COPD 病人易伴二氧化碳潴留，此时，呼吸中枢对二氧化碳刺激不敏感，主要通过缺氧刺激外周化学感受器反射性兴奋呼吸中枢，若吸氧浓度较高可削弱缺氧的刺激作用，抑制呼吸，加重二氧化碳潴留，严重时可导致呼吸停止。

（1）方法：给予低流量（1~2 L/min）低浓度（25%~29%）持续（持续吸氧 10~15 小时以上）吸氧。熟睡时呼吸中枢兴奋性降低或上呼吸道阻塞而缺氧加重，故睡眠时不宜停止吸氧。

（2）氧疗指征：$PaO_2 < 60mmHg$ 给予持续低流量吸氧，使 PaO_2 维持在 $60 \sim 65mmHg$ 而无 CO_2 潴留加重，达到既改善组织缺氧，又可防止因解除缺氧状态而抑制呼吸中枢的目的。

（3）观察氧疗效果：如吸氧后呼吸困难缓解，发绀减轻，心率减慢表示氧疗有效；如果意识障碍加深或呼吸过度表浅、缓慢，可能为二氧化碳潴留加重，应及时调整氧浓度和氧流量。

（4）注意事项：①保持吸入氧气的湿度和温度，以免干燥、寒冷的氧气刺激呼吸道，引起支气管痉挛。②妥善固定输送氧气的导管、面罩、气管导管等，且保持清洁与通畅，使病人舒适和防止交叉感染。③告知病人及家属不要擅自停止吸氧或变动氧流量，病室内严禁明火。

6. 协助排痰　缺氧和二氧化碳潴留最重要的护理措施是排痰护理，以便保持呼吸道通畅，有利于二氧化碳排出，氧气吸入。参见"慢性支气管炎病人的护理"。

7. 心理护理　COPD 病人往往有慢性支气管炎病史多年，心理负担较重，病情加重后容易引起急躁、恐惧、悲观等不良心理问题，对待病人热情、温和、耐心、理解、同情、宽容病人，鼓励病人以积极的心态对待疾病。密切关注情绪低落病人，以防意外。

（六）健康教育

1. 知识指导　向病人介绍本病基本知识，主动地避免病因、诱因。

（1）戒烟：使病人明白吸烟是最主要的病因，戒烟是预防 COPD 的重要措施，在疾病的任何阶段戒烟都有益于防止 COPD 的发生和发展。

（2）保持健康生活方式：改善生活和工作环境，避免有害粉尘、刺激性气体吸入，预防呼吸道感染（如避免到人群聚集处，食醋熏蒸房间等），注意防寒保暖，提高耐寒能力（如凉水洗脸等），积极治疗原发病。

考点：LTOT、呼吸肌锻炼

（3）积极防治婴幼儿和儿童期的呼吸系统感染：有助于减少成年后 COPD 的发生。

2. 生活指导

（1）合理休息与活动：指导病人取上身前倾位（图 2-6-7）：增加横膈的呼吸效益，减轻呼吸肌负担。持之以恒地进行力所能及的体育锻炼，如散步、打太极拳等，增强体质，提高机体免疫力。鼓励病人生活自理，避免劳累。

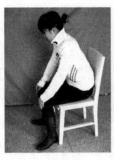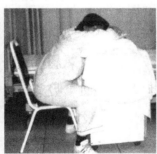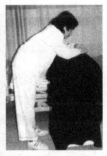

图 2-6-7　肺气肿病人上身前倾位

（2）改善营养：宣传摄取足够营养的重要性，鼓励病人摄取高热量、高蛋白、高维生素食物，少食多餐，避免产气食物，以免饱胀引起呼吸不畅。

3. 治疗指导　指导病人遵医嘱用药，不能随意的停减、增加药物，观察药物疗效及不良反应。

（1）应用能量节省技术：尽量节省体力，避免不必要的耗氧，减轻呼吸困难。①活动前做好计划安排，准备好日常家务杂事或活动所需的物品或资料，放在活动时要用该物品的地方。②尽量取坐位，且靠近工作场所，减少不必要的伸手或弯腰动作。移动物品时用双手，搬动笨重物体时用推车。工作中尽量采用左右活动，避免不必要的前后活动。③工作节拍快慢适度,轻重工作交替进行,动作要缓慢。④活动中经常间歇休息,工作 1 小时至少休息 10 分钟。

（2）指导长期家庭氧疗（LTOT）:LTOT 的主要指征是 $PaO_2<55mmHg$;方法是持续低流量（1~2L/min）吸氧,每天吸氧时间在 15 小时以上;目标是使 PaO_2 维持在 60~65mmHg,而无 CO_2 潴留加重;LTOT 有助于提高病人的生活质量。

4. 监测病情指导　指导病人和家属进行自我病情监测,如气促、咳嗽、咳痰等症状明显或出现并发症表现时,及时就医,以防病情恶化。

5. 呼吸功能锻炼　缓解期指导病人加强呼吸肌的锻炼,变浅而快的低效呼吸为深而慢的有效呼吸。

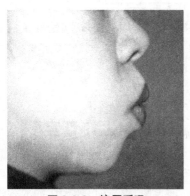

图 2-6-8　缩唇呼吸

（1）缩唇式呼吸法:嘱病人用鼻吸气,然后将口唇缩成吹笛子状慢慢呼气（图 2-6-8）。吸与呼之比为1:2或1:3。缩唇大小程度和呼气流量,以能使距口唇 15~20cm 处与口唇相同高度水平的蜡烛火焰随气流倾斜而不熄灭为宜。每日训练 2 次,每次 10~15 分钟。熟练后可增加训练次数及时间,随时训练。缩唇呼吸训练可增加呼气时气道内压力,防止小支气管过早塌陷,以利肺泡气体排出,减少肺内残气量。

（2）腹式呼吸（图2-6-9）:通过增加膈肌和腹肌活动改善呼吸功能。①体位:以半卧位、膝半屈曲体位最适宜。若立位应上半身略向前倾,可使腹肌放松。②方法:初练者一只手放在胸部,另一只手放在腹部,以便感知胸腹起伏。用鼻吸气并尽量将腹部向外膨起,屏气 1~2 秒钟以使肺泡张开,进入肺的空气均匀分布,然后用口慢慢呼出气体。③时间:吸与呼之比及训练次数、时间同缩唇呼吸。

（3）缩唇腹式呼吸:是将缩唇呼吸与腹式呼吸结合进行,是 COPD 稳定期时改善肺功能的最佳方法,见图 2-6-10。

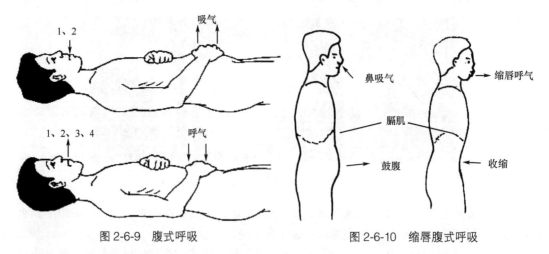

图 2-6-9　腹式呼吸　　　　　　　　　图 2-6-10　缩唇腹式呼吸

案例 2-6-1 分析

1. 初步诊断及诊断依据　①该病人有反复慢性咳嗽、咳痰病史,每年发病持续 3 个月以上,连续超过 2 年,符合慢支诊断标准;②6年前出现逐渐加重的呼吸困难,桶状胸,呼吸音减弱;③近 1 周有严重呼吸道感染。故初步诊断为:慢性支气管炎、阻塞性肺气肿合并急性呼吸道感染。

2. 主要护理问题　①清理呼吸道无效;②气体交换受损;③体温过高。

3. 协助排痰措施　①鼓励多饮水。②超声雾化吸入法湿化呼吸道、稀释痰液。③指导有效咳嗽的方法,辅以胸部叩击与胸壁震荡。

（陆一春）

第 7 节　慢性肺源性心脏病

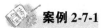

案例 2-7-1

病人,男性,67 岁,吸烟 30 余年,慢性咳嗽、咳痰 15 余年,气短 3 年,因受凉气短加重 2 天就诊。体格检查:T 36.3℃,P 96 次/分,R 20 次/分,BP 130/85mmHg,神志清,胸廓呈桶状,双肺叩诊过清音,触觉语颤减弱,肺泡呼吸音减弱。肺动脉瓣区第 2 心音亢进,三尖瓣区可闻及收缩期杂音,心尖冲动位于左侧第 5 肋间锁骨中线外 1.0cm。血白细胞 $11.0×10^9/L$,N 78%。X 线胸片:双肺透亮度增加,肺动脉扩张。

问题:1. 临床诊断及诊断依据是什么?

　　2. 首优护理诊断是什么?

　　3. 如何氧疗? 为什么?

（一）概述

慢性肺源性心脏病(chronic pulmonary heart disease)简称肺心病(cor pulmonale),是由支气管-肺组织、胸廓或肺血管慢性病变引起的肺血管阻力增加、肺动脉压力增高,进而导致右心室扩张和(或)肥厚,伴或不伴右心衰竭的心脏病,并排除先天性心脏病和左心病变引起者。**考点**:概念

慢性肺心病是我国呼吸系统的常见病之一,患病率随年龄的增长而增加,并存在地区差异,北方高于南方,农村高于城市,但男女无明显差异。此外,吸烟者比不吸烟者的患病率显著增高。本病在冬、春季节和气候骤变时,易出现急性发作。临床常将慢性肺心病分为急性加重期(肺、心功能失代偿期)和缓解期(肺、心功能代偿期)。

1. 病因

(1) 支气管、肺疾病:COPD 最常见,占 80% ~ 90%。其次为支气管哮喘、支气管扩张、重症肺结核、尘肺、慢性弥漫性肺间质纤维化等。

(2) 胸廓运动障碍性疾病:较少见。各种原因导致的严重胸廓或脊椎畸形及神经肌肉疾病等,均可引起胸廓活动受限,支气管扭曲或变形,肺组织受压,导致肺功能受限,气道引流不畅,肺部反复感染及进而并发肺气肿或肺纤维化等,最终发展为慢性肺心病。

(3) 肺血管疾病:更少见。各种肺血管炎以及原因不明的原发性肺动脉高压,均可使肺小动脉狭窄、阻塞,肺血管阻力增加,从而加重右心室负荷,最终发展成慢性肺心病。

(4) 其他:原发性肺泡通气不足、睡眠呼吸暂停综合征等,可产生低氧血症,使肺血管收缩从而导致肺动脉高压,引起慢性肺心病。

2. 发病机制　见图 2-7-1。**考点**:发病机制

(1) 肺动脉高压形成:是慢性肺心病发生的先决条件及根本原因。

1) 功能因素:缺氧、二氧化碳潴留和呼吸性酸中毒导致肺血管收缩、痉挛,缺氧是肺动脉高压形成最重要的因素,缺氧使肺组织中血管活性物质的含量发生变化,收缩血管的物质如前列腺素、白三稀、5-羟色胺、血管紧张素等增多;缺氧使平滑肌细胞膜对 Ca^{2+} 的通透性增加、细胞内 Ca^{2+} 含量增高、肌肉兴奋-收缩偶联效应增强,直接使肺血管平滑肌收缩升高肺动脉

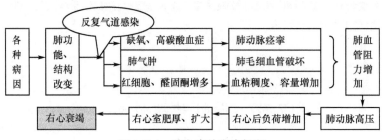

图 2-7-1　肺心病的发病机制

压;高碳酸血症时,H^+产生过多,使血管对缺氧的收缩敏感性增强。

2) 解剖因素:①COPD引起肺小动脉血管炎,使管腔狭窄甚至闭塞。②肺气肿压迫和破坏肺泡毛细血管。③慢性缺氧致肺血管重塑,即管壁平滑肌细胞、内膜弹力纤维及胶原纤维增生。④肺小动脉血栓形成等。在肺动脉高压形成过程中功能因素较解剖因素更重要。

3) 血液黏稠度增加和血容量增多:慢性缺氧引起的继发性红细胞增多致血液黏稠度增加,缺氧引起的醛固酮分泌增多、肾小动脉收缩致血容量增多,均使肺动脉压升高。

(2) 右心病变:肺动脉高压使右心室后负荷加重,表现为右心室肥厚、扩大甚至衰竭。

(3) 其他重要脏器的损害:缺氧和高碳酸血症可导致脑、肝、肾、胃肠、内分泌系统、血液系统等重要器官的病理改变,引起多器官的功能损害。

(二) 护理评估

1. 健康史　评估病人有无 COPD 及其他慢性支气管、肺、胸廓或肺血管疾病史,有无急性呼吸道感染等导致病情加重的诱发因素。

2. 临床表现　在原有支气管、肺、胸廓疾病的基础上逐步出现肺、心功能衰竭及其他器官受损的征象。急性发作期与缓解期交替出现,肺、心功能损害随急性发作次数的增加而加重。

考点: 肺心功能失代偿期临床表现

(1) 肺、心功能代偿期:①原发病的表现:如咳嗽、咳痰、心悸、呼吸困难等症状,发绀和肺气肿的体征等。②肺动脉高压:如 $P_2 > A_2$。③右心室肥厚:三尖瓣区收缩期杂音,剑突下心脏搏动增强等。

考点: 肺性脑病

(2) 肺心功能失代偿期:①呼吸衰竭:是失代偿期最重要的表现,常因急性呼吸道感染诱发。严重呼吸功能不全导致二氧化碳潴留和缺氧引起的神经精神症状称肺性脑病,轻者表现为头痛、兴奋不安、睡眠紊乱(夜间失眠、白天嗜睡)等,甚至出现表情淡漠、神志恍惚、谵妄等症状,重者可呈昏迷状态,常有明显发绀及球结膜充血水肿,皮肤潮红、多汗等二氧化碳潴留的表现;严重时,出现颅内压升高的表现,视网膜血管扩张、视盘水肿,病理反射阳性。②心力衰竭:以右心衰竭为主,右心衰竭严重程度与呼吸衰竭程度呈正相关。气促、发绀明显,并有心悸、食欲不振、腹胀、恶心等;颈静脉怒张、肝大伴压痛、肝颈回流征阳性,下肢水肿,重者可有腹水,少数病人可出现肺水肿和全心衰竭表现。

(3) 并发症:肺性脑病、水、电解质、酸碱平衡紊乱、心律失常、休克、消化道出血、DIC 等,肺性脑病是肺心病死亡的主要原因。

3. 辅助检查

(1) 血液检查:红细胞计数和血红蛋白浓度可升高,并发细菌感染时,血白细胞总数和中性粒细胞增多,部分病人可有肝肾功能改变和血清钾、钠、氯、钙、镁等电解质变化。

(2) X 线检查:除肺、胸基础疾患的 X 线征象外,尚有肺动脉扩张、肺动脉段明显突出、右心室增大征象,皆为诊断肺心病的重要依据。

(3) 心电图检查:主要表现为右心室肥大改变(电轴右偏、重度顺钟向转位等)、肺型 P

波、低电压、右束支传导阻滞等,是诊断肺心病的参考条件。

（4）血气分析:肺心病失代偿期可出现低氧血症或合并高碳酸血症,如 $PaO_2<60mmHg$,$PaCO_2>50mmHg$ 时,表示发生呼吸衰竭。

（5）超声心动图检查:肺动脉增宽,右心室增大,右心室壁增厚等,可诊断为慢性肺心病。

（6）其他:肺功能检查对早期或缓解期病人有一定意义。痰液细菌学检查对急性加重期病人的抗菌药物选择有指导作用。

（三）治疗要点

1. 急性加重期

（1）控制感染:参考痰菌培养、药物敏感试验或感染环境和痰液涂片革兰染色选用抗菌药物。社区获得性感染以革兰阳性菌占多数,医院获得性感染则以革兰阴性菌常见,或选择二者兼顾的抗生素。常用青霉素类、氨基糖苷类、喹诺酮类、头孢菌素类等。考点:急性加重期治疗

（2）控制呼吸衰竭:通畅气道,改善呼吸功能,纠正缺氧和二氧化碳潴留,控制呼吸衰竭:详见慢性呼吸衰竭病人的护理。

（3）控制心力衰竭:①首先抗感染:一般在有效控制感染、改善呼吸功能后,心力衰竭即可得到改善,如未能明显改善可适当选用利尿剂、正性肌力药和慎用血管扩张药。②应用利尿剂:以缓慢、小量、间歇为原则,以免引起血液浓缩、痰液黏稠、气道阻塞及低钾血症,如氢氯噻嗪、呋塞米等。③正性肌力药:肺心病病人长期处于慢性缺氧状态,对洋地黄类药物的耐受性低,疗效较差,且易出现心律失常,故用药剂量宜小,同时应选用作用快、排泄快的药物如毒毛花苷 K 或毛花苷 C 缓慢静脉注射,且用药前需注意纠正缺氧和低钾血症,不宜以心率作为衡量洋地黄类药物的应用和疗效考核指征,以免发生药物毒性反应。④血管扩张药:宜慎用,因减轻右心前、后负荷效果不明显,且可能引起动脉血氧分压降低和二氧化碳分压升高。

2. 临床缓解期　采用中西医结合治疗,增强病人的免疫功能;去除诱因,减少或避免急性加重期的发生;通过长期家庭氧疗和调节免疫功能等措施,尽可能改善肺功能和心功能。

（四）主要护理诊断及合作性问题

1. 气体交换受损　与低氧血症、CO_2 潴留、肺血管阻力增高有关。

2. 清理呼吸道无效　与呼吸道感染、痰黏稠有关。

3. 体液过多　与右心功能不全引起水钠潴留有关。

4. 活动无耐力　与肺、心功能衰竭致氧的供需失调有关。

5. 潜在并发症:肺性脑病、电解质紊乱、心律失常、休克、消化道出血等。

（五）护理措施

1. 休息与活动　①环境:提供安静、舒适的休息环境,室内保持温度和湿度适宜。②原则:功能代偿期可安排适当活动,但以不使病人感到疲劳为度;功能失代偿期,需绝对卧床休息,并予以生活护理。③体位:根据病情可取有利于病人呼吸并可促进下肢静脉回流的体位,若有胸、腹水可取半卧位。④安全:对情绪烦躁,神志不清的病人,需设专人护理,加床栏以保证其安全;对长期卧床病人应定时协助其翻身并加强皮肤护理。

2. 饮食护理　①低盐限水:根据病情适当限制液体摄入,伴有水肿和少尿的病人,每天输液量不宜超过 1000ml,速度不超过 30 滴/分。②适量纤维素:提供含有适当纤维素、清淡易消化的饮食,防止便秘和加重心脏负担。

3. 病情观察　①一般状态:观察病人的生命体征、尿量、神志等。②临床表现:观察咳嗽、咳痰情况,注意痰液的色、质、量以及能否顺利咳出;有无呼吸困难及其程度,有无呼吸衰竭;有无心悸、胸闷、腹胀、尿少、水肿等右心衰竭的表现及其程度。③并发症:定期监测动脉血气

分析的变化,注意病人神志变化,有无夜间兴奋不安、表情淡漠等肺性脑病的征象,并观察有无其他并发症表现。

4. 用药护理　遵医嘱给予抗菌药物、支气管舒张药、呼吸兴奋剂等药物治疗,必要时还要应用抗心衰药物等。用药过程中应注意观察疗效并注意其不良反应。

5. 氧疗护理　给予持续低流量(1～2L/min)、低浓度(25%～29%)持续 15 小时以上氧疗,避免高浓度吸氧抑制自主呼吸,从而减少通气量,进一步加重二氧化碳潴留。严重呼吸困难病人需进行机械通气时,需做好相应的护理。

(六) 健康教育

1. 知识指导　向病人和家属介绍本病的发生、发展等有关知识,指导病人积极防治原发病,避免诱因,如积极戒烟,避免粉尘等各种呼吸道刺激,居室保持通风,注意保暖,避免去人群聚集、通风不良的公共场所等,以尽可能减少其反复发作的次数。

2. 生活指导　①休息与活动:在病情缓解期应根据自身肺功能和心功能情况,进行适当的体育锻炼如散步、慢跑、太极拳等,以增强机体的免疫功能,运动强度以不感到疲劳为度,并指导病人进行呼吸功能锻炼和适当的耐寒锻炼等。②加强营养,以保证机体康复需要。

3. 监测病情指导　告知病人及家属病情变化的征象,如有体温升高,呼吸困难加重,咳嗽剧烈,咳痰不畅,尿量减少,水肿明显或是出现发绀加重、神志淡漠、兴奋不安、睡眠紊乱等,均提示病情加重,需及时就医诊治。

4. 用药指导　指导病人和家属知晓用药的名称、剂量、用法,遵医嘱服药;遇有咳嗽、咳痰加重,要在医生指导下用药,不能随便增减药量或自己使用抗生素,以防止二重感染。

案例 2-7-1 分析

1. 临床诊断及诊断依据　慢性肺源性心脏病(肺心功能代偿期)。①COPD:有吸烟史;慢性咳嗽、咳痰的慢支病史和气短等 COPD 症状;桶状胸,双肺叩诊过清音,触觉语颤减弱,肺泡呼吸音减弱的肺气肿体征;透亮度增加 X 线表现。②肺动脉高压:肺动脉瓣区第 2 心音亢进,肺动脉扩张的 X 线表现。③右心肥大:三尖瓣区可闻及收缩期杂音,心尖冲动位于左侧第 5 肋间锁骨中线外 1.0cm。上述 3 条符合肺心病诊断。目前无明显感染征象,也无呼吸衰竭和右心衰竭的表现,故初步诊断为肺心病(肺心功能代偿期)。

2. 首优护理诊断　气体交换受损　与低氧血症、CO_2潴留增高有关。

3. 氧疗　给予持续低流量(1～2L/min)、低浓度(25%～29%)持续 15 小时以上氧疗,避免高浓度吸氧抑制自主呼吸而减少通气量,进一步加重二氧化碳潴留。

(陆一春)

第 8 节　呼 吸 衰 竭

(一) 概述

呼吸衰竭(respiratory failure)简称呼衰,是各种原因引起的肺通气和(或)换气功能严重障碍,以致在静息状态下亦不能维持足够的气体交换,最终导致低氧血症伴或不伴高碳酸血症,从而引起一系列病理生理改变和相应临床表现的综合征。在海平面、静息状态、呼吸空气条件下,动脉血氧分压(PaO_2)<60mmHg 伴或不伴二氧化碳分压($PaCO_2$)>50mmHg,可诊断为呼吸衰竭。

1. 病因　肺通气和肺换气的任何一个环节的严重病变,都可导致呼吸衰竭。①气道阻塞性病变:气管-支气管的炎症、痉挛、肿瘤、异物、纤维化瘢痕,如 COPD、重症哮喘等。②肺组织病变:如肺炎、肺气肿、严重肺结核、弥散性肺纤维化、肺水肿、矽肺等。③肺血管病变:肺栓塞、肺血管炎等。④胸廓和胸膜病变:胸部外伤造成连枷胸、严重的自发性或外伤性气胸等。⑤呼吸中枢及神经肌肉病变:脑血管疾病、颅脑外伤、脑炎以及镇静催眠剂中毒,可直接或间接抑制呼吸中枢;重症肌无力、有机磷中毒等均可损害神经-肌肉传导系统。

2. 发病机制　呼吸衰竭由以下机制先后参与或并存下引起肺通气和(或)换气过程发生障碍所致。

呼吸衰竭发病机制如图 2-8-1。

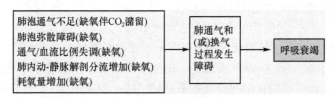

图 2-8-1　呼吸衰竭发病机制

(1)肺泡通气不足:健康成人在静息状态下呼吸时,有效肺泡通气量约为 4L/min。呼吸驱动力减弱、生理死腔增加、气道阻力增加均可导致通气不足。肺泡通气不足可引起 PaO_2 下降(缺 O_2)、$PaCO_2$ 上升(CO_2 潴留)。常见于 COPD 等。

(2)肺泡弥散障碍:主要与肺泡弥散面积减少,肺泡膜增厚和通透性降低,肺泡膜两侧气体分压差减小,气体弥散系数降低,血液与肺泡接触时间短,心排量减少,血红蛋白量少,肺泡通气与血流比例失调有关。因 CO_2 弥散能力为 O_2 的 20 倍,故弥散障碍主要影响氧的交换,以低氧血症为主。常见于间质性肺疾病等。

(3)通气/血流比例失调:通气/血流比例是指每分钟肺泡通气量与每分钟肺毛细血管总血液量之比。正常成人在静息状态下通气/血流为 4L/5L=0.8,才能保证有效的气体交换(图2-8-2)。通气/血流比例失调,通常仅导致低氧血症,而无 CO_2 潴留。①部分肺泡通气不足:由于 COPD 等病变并非均匀分布,病变严重部位通气明显减少,而血流未相应减少,通气/血流<0.8,使流经该区肺动脉的静脉血未经充分氧合便掺入肺静脉中,产生功能性动-静脉分流,以缺氧为主。②部分肺泡血流不足:当肺栓塞等肺血管发生病变时,使部分肺泡血流量减少,通气/血流>0.8,肺泡通气不能被充分利用,生理死腔增大又称无效腔样通气,出现缺氧。

(4)肺内动-静脉解剖分流增加:肺动脉内的静脉血未经氧合直接流入肺静脉,主要导致缺氧。常见于肺动-静脉瘘等。

(5)耗氧量增加:正常人通过增加通气量以防缺氧,若同时伴有通气功能障碍,则会出现严重的低氧血症。常见于发热、寒战、抽搐、严重哮喘等。

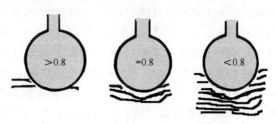

图 2-8-2　通气/血流比例示意图

3. 分类

(1)按照动脉血气分类:①Ⅰ型呼吸衰竭:缺氧为主。$PaO_2<60mmHg$,$PaCO_2$ 降低或正常。常见于肺换气功能障碍(通气/血流比例失调、弥散障碍、肺内动-静脉解剖分流增加)疾病,如严重肺部感染性疾病、间质性肺疾病、急性肺栓塞等。②Ⅱ型呼吸衰竭:又称为高碳酸性呼吸衰竭。表现为缺氧伴 CO_2 潴留,$PaO_2<60mmHg$,$PaCO_2>50mmHg$。常见于肺通气功能障碍性疾病,如 COPD 等。

（2）按照发病急缓分类：①急性呼吸衰竭：常由某些突发的致病因素引起，如创伤、休克、电击、药物中毒、急性气道阻塞等，使肺通气和（或）换气功能迅速、严重障碍，短时间内引起呼吸衰竭，机体不能迅速代偿，若抢救不及时，常可危及生命。②慢性呼吸衰竭：临床多见。常见于慢性疾病，如 COPD、肺结核、间质性肺疾病、神经肌肉病变等，其中 COPD 最常见。慢性呼吸衰竭表现为呼吸功能损害逐渐加重，早期机体能进行代偿，晚期失代偿。在诱因作用下慢性呼吸衰竭病人病情迅速加重，称为慢性呼吸衰竭急性加重。

（3）按照发病机制分类：①通气性呼吸衰竭：即泵衰竭，表现为Ⅱ型呼吸衰竭。②换气性呼吸衰竭：即肺衰竭，表现为Ⅰ型呼吸衰竭。

4. 低氧血症和高碳酸血症对机体的影响

考点：低氧血症和高碳酸血症对机体的影响

（1）中枢神经系统：①低氧血症：脑细胞对缺 O_2 十分敏感，通常完全停止供氧 4～5 分钟即可引起不可逆的脑损害。缺氧程度决定缺氧对中枢神经系统的影响程度（表 2-8-1）和发生速度，急性缺氧可引起头痛、烦躁不安、谵妄、抽搐、精神错乱等；慢性缺氧症状缓慢。②高碳酸血症：CO_2 轻度增加时间接引起皮质兴奋，出现失眠、烦躁不安、言语不清、精神错乱；CO_2 潴留抑制皮质活动，表现为嗜睡、昏迷、抽搐和呼吸抑制，这种由缺氧和 CO_2 潴留引起的精神神经症候群称肺性脑病（又称 CO_2 麻醉）。缺 O_2 和 CO_2 潴留均会使脑血管扩张，血流量增加，导致颅内压增高，进一步加重脑组织缺氧而造成恶性循环。

表 2-8-1　缺氧程度对中枢神经系统的影响

PaO_2(mmHg)	临床表现
<60	注意力不集中、智力和视力轻度减退
<40~50	头痛、烦躁不安、定向力和记忆力障碍、嗜睡、谵妄、精神错乱
<30	神志丧失甚至昏迷
<20	数分钟出现神经细胞的不可逆损伤

（2）呼吸系统：低氧（PaO_2<60mmHg）主要通过颈动脉体和主动脉体化学感受器的反射作用兴奋呼吸中枢，若缺 O_2 缓慢加重时，这种反射性兴奋作用迟钝，当 PaO_2 明显降低时（PaO_2<30mmHg），对呼吸中枢有抑制作用。长期慢性缺 O_2 时，呼吸中枢易受呼吸抑制药物的影响，故慢性呼吸衰竭病人要慎用镇静药、止痛药、麻醉药、安眠药。$PaCO_2$ 急剧升高可使呼吸加深加快，但长期严重的 CO_2 潴留，使中枢化学感受器产生适应而反应差，当 $PaCO_2$>80mmHg 时，会抑制呼吸中枢和出现麻醉效应。慢性呼吸衰竭时，主要依靠缺氧对颈动脉体和主动脉体的兴奋作用反射刺激呼吸，若吸入高浓度氧，使这种缺氧兴奋呼吸的作用减弱，肺通气量反而下降，所以 CO_2 潴留病人应给予低浓度氧疗，以防止呼吸抑制，加重 CO_2 潴留。

（3）循环系统：缺 O_2 和 CO_2 潴留均可刺激心脏，使心率加快、心搏量增加、血压上升，缺氧时肺小动脉收缩、肺循环阻力增加，导致肺动脉高压，使右心负荷加重；长期缺 O_2 可使心肌变性、坏死和收缩力降低，导致心力衰竭；缺 O_2、CO_2 潴留还可引起严重心律失常。CO_2 潴留时，四肢浅表静脉和毛细血管扩张，表现为皮肤潮红、温暖、多汗和 CO_2 潴留面容（面部潮红、温暖、多汗、球结膜充血、水肿等）。

（4）细胞代谢、酸碱平衡和电解质：严重缺 O_2 时，体内三羧酸循环、氧化磷酸化作用和有关酶活性受抑制，能量效率降低，无氧酵解增加使乳酸在体内堆积，导致代谢性酸中毒。

（5）肝、肾功能：缺 O_2 可直接或间接引起丙氨酸氨基转移酶升高；当 PaO_2<40mmHg、$PaCO_2$>65mmHg、pH 明显下降时，肾血管痉挛，肾血流减少，引起肾功能障碍，表现为少尿和氮质血症。

（6）血液系统：慢性缺氧时，红细胞生成素增加，刺激骨髓引起继发性红细胞增多，使血液黏稠度增加，易引起 DIC 等并发症。

一、慢性呼吸衰竭

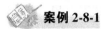案例 2-8-1

　　病人，男性，73 岁。因"COPD、Ⅱ型呼吸衰竭"入院，护士发现该病人呈谵妄状态，夜间烦躁不安，明显呼吸困难。体格检查：唇、舌、口周皮肤及指端发绀，皮肤多汗，球结膜充血水肿，病理反射阳性。
问题：1. 该病人可能发生了什么病情变化？
　　　 2. 主要护理措施有哪些？

（一）概述

　　慢性呼吸衰竭是指在原有慢性呼吸系统疾病和神经肌肉系统疾病的基础上，呼吸功能损害逐渐加重，发展为呼吸衰竭。

　　常由支气管-肺疾病引起，如 COPD、严重肺结核、肺间质纤维化、肺尘埃沉着症、广泛胸膜肥厚、胸廓畸形、胸部外伤或手术及神经肌肉病变等，其中以 COPD 最常见。急性呼吸道感染是引起慢性呼吸衰竭失代偿表现最常见的诱因，其他诱因有镇静安眠药、麻醉剂对呼吸中枢的抑制，CO_2 潴留病人给氧浓度过高及耗氧量增加的病变，如高热、寒战、手术、甲亢等。

（二）护理评估

　　1. 健康史　了解原有慢性支气管-肺疾病、胸膜肥厚、胸廓畸形、胸部外伤或手术及神经肌肉病变等病史和诊治经过；询问本次发病的可能诱因，有无受凉感冒、吸氧不当、手术、创伤、使用镇静药、麻醉剂等。

　　2. 临床表现　除导致呼吸衰竭基础病的表现外，其临床表现主要与缺氧和二氧化碳潴留有关。

　　（1）呼吸困难：是最早、最突出的症状。常表现为胸闷、呼吸费力、喘息等，呼吸频率、节律和幅度均可发生变化。病情较轻时，表现为呼吸费力、呼气延长，严重时发展为浅快呼吸；发生 CO_2 潴留进而发展到 CO_2 麻醉时，转为浅慢呼吸或潮式呼吸。①呼气性呼吸困难：COPD、哮喘等小气道病变所致，呼气延长，常伴有哮鸣音。②混合性呼吸困难：肺实质炎症、胸廓运动受限等引起，吸气和呼气同样费力，呼吸浅快。

考点：临床表现

　　（2）发绀：是缺氧的典型表现。当动脉血氧饱和度低于 90% 或周围循环毛细血管血液中还原血红蛋白绝对值增多>50g/L 或 SaO_2 <90% 时，可出现口唇、指甲、舌头等处发绀。发绀受多种因素影响，如红细胞增多者发绀明显；贫血者虽有缺氧，但发绀不明显甚至不出现；严重休克时，末梢循环差者，即使 PaO_2 正常，也可出现发绀。

　　（3）精神、神经症状：缺氧的主要表现为头痛及智力、定向功能障碍。轻度 CO_2 潴留出现兴奋症状，包括失眠、烦躁或睡眠倒错（夜间失眠、白天嗜睡）等，此时禁用镇静或催眠药，以免加重 CO_2 潴留；病情进一步加重可出现 CO_2 麻醉表现（肺性脑病），有神志淡漠、肌肉震颤或扑翼样震颤、间歇抽搐、昏睡甚至昏迷等，并有锥体束征阳性、腱反射减弱或消失等。

　　（4）循环系统症状：CO_2 潴留使体表静脉充盈，皮肤充血、温暖多汗，血压升高及心排血量增多，脉搏洪大，心率增快，搏动性头痛。晚期严重缺氧和酸中毒，可使心肌损害，引起心律失常，周围循环衰竭，血压下降等。

　　（5）消化和泌尿系统症状：严重缺氧可导致丙氨酸氨基转移酶与血尿素氮升高，尿中出现蛋白、红细胞和管型；严重缺氧和 CO_2 潴留可引起胃肠黏膜充血、水肿、糜烂、渗血或应激性溃疡,导致上消化道出血。

3. 辅助检查

考点:血气分析

(1) 血气分析:为主要诊断依据。①呼吸衰竭时 $PaO_2<60mmHg$ 和(或)$PaCO_2>50mmHg$。②酸碱度:pH>7.45 为失代偿性碱中毒,pH<7.35 为失代偿性酸中毒。③剩余碱(BE):正常值范围在(0±2.3)mmol/L,为机体代谢性酸碱失衡的定量指标。代谢性碱中毒时,BE 正值增大;代谢性酸中毒时,BE 负值增大。④二氧化碳结合力(CO_2CP):正常值范围在 22~32mmol/L,在一定程度上反映呼吸性酸中毒的严重程度。呼吸性酸中毒或代谢性碱中毒时 CO_2CP 升高;代谢性酸中毒或呼吸性碱中毒时 CO_2CP 降低。

(2) 血液检查:①血清钾、钠、氯、钙、镁均降低,也可出现高钾。②红细胞计数和血红蛋白浓度可升高。血液黏稠度增加。③并发细菌感染时,血白细胞总数和中性粒细胞增多。

(3) 痰液细菌学检查:对急性加重期病人抗菌药物的选择有指导作用。

(4) 其他:肺功能、肝功能、肾功能可有相应变化。胸部 X 线等有助于病因诊断。

(三) 治疗要点

1. 保持呼吸道通畅 气道通畅是纠正缺氧和二氧化碳潴留的先决条件,包括清除呼吸道内分泌物,应用支气管舒张药缓解支气管痉挛等,必要时采用气管插管和气管切开以建立人工气道等。

2. 氧疗 参见本病护理措施。

3. 改善通气 为纠正缺氧和二氧化碳潴留最重要的措施。

(1) 机械通气:可缓解呼吸肌疲劳,增加通气量,有利于改善肺的氧合功能,是抢救严重呼吸衰竭病人生命的重要措施。

(2) 呼吸兴奋剂:通过刺激呼吸中枢或外周化学感受器,增加呼吸频率和潮气量以改善通气。常用呼吸兴奋剂有尼可刹米、洛贝林、多沙普仑、阿米三嗪等。注意事项:①适用于以中枢抑制为主、通气量不足引起的呼吸衰竭病人。以肺换气功能障碍为主的呼吸衰竭病人不宜使用。②使用呼吸兴奋剂必须以呼吸道通畅为前提,以免呼吸肌疲劳而加重 CO_2 潴留。③脑缺氧、脑水肿未纠正而出现频繁抽搐者慎用。④不可突然停药。

4. 纠正酸碱平衡失调和电解质紊乱 ①呼吸性酸中毒:是本病最常见的酸碱失衡。为 CO_2 潴留所致,通过积极改善通气来促使 CO_2 排出,慎用碱性药物。②代谢性酸中毒:多为低氧血症所致的乳酸血症性酸中毒,主要是通过改善缺氧来纠正,若 pH<7.20 应给予碱性药物。③代谢性碱中毒:慢性呼吸性酸中毒时,机体常以增加碱储备来进行代偿,当机械通气等方法迅速纠正呼吸性酸中毒时,增加的碱储备会导致代谢性碱中毒,应及时补充氯化钾、精氨酸等进行纠正。④电解质紊乱:及时纠正低血钾、高血钾、低血氯、低血钠等电解质紊乱。

5. 控制感染 呼吸衰竭急性加重的常见诱因为呼吸道感染,且慢性呼吸衰竭病人多为年老体弱、反复住院治疗,发生院内获得性感染机会较多,病原菌大多为革兰阴性杆菌、耐甲氧西林金黄色葡萄球菌和厌氧菌,并且细菌的耐药性明显增高。可根据药敏试验选择有效的抗生素,或根据临床经验选用广谱高效的抗菌药物如第 3 代头孢菌素、氟喹诺酮类、哌拉西林等。

6. 防治合并症 防治上消化道出血、右心衰竭、心律失常、休克和多器官功能衰竭等。

(四) 主要护理诊断及合作性问题

1. 气体交换受损 与通气不足、呼吸功能受损等有关。

2. 清理呼吸道无效 与感染引起呼吸道分泌物增多、咳嗽无力、意识障碍等有关。

3. 生活自理能力缺陷 与意识障碍有关。

4. 潜在并发症:水、电解质紊乱、上消化道出血、肺性脑病。

（五）护理措施

1. **休息与活动**　①安排病人住呼吸监护病房或单人病室,协助病人取舒适卧位,如半卧位或坐位,以利呼吸。②明显低氧血症的病人应限制活动量,必要时卧床休息,以降低耗氧量。

2. **饮食护理**　慢性呼吸衰竭病人呼吸困难明显,呼吸肌做功增加,能量消耗增加,机体消耗处于负氮平衡,营养支持对于提高呼吸衰竭抢救成功率及病人生活质量均有重要意义。①给予高蛋白、高脂肪、低碳水化合物及适量维生素和微量元素,易消化、无刺激的饮食。②能经口进食者给予半流质或流质,应少食多餐以保证足够的能量;危重病人不能自主进食应常规鼻饲流质,必要时给予静脉高营养。

3. **病情观察**　①一般状态:监测生命体征、神志、皮肤、24 小时出入液量等。②临床表现:观察发绀、呼吸改变、球结膜充血、水肿、皮肤温暖多汗、血压升高等是否缓解。③并发症:如无神志改变、夜间躁动不安、肌肉震颤、间歇抽搐的肺性脑病表现及消化道出血、休克等其他并发症,及时发现配合医生处理。④监测动脉血气分析值,及时了解尿常规、血电解质检查等结果。

4. **用药护理**　①使用呼吸兴奋剂:用呼吸兴奋剂时要保持呼吸道通畅,静脉滴注速度不宜过快。注意观察神志、呼吸频率和节律及其他症状,若病人出现恶心、呕吐、烦躁、心悸、面色潮红,肌肉震颤等现象,提示呼吸兴奋剂过量,需要减慢滴速或停药,并及时通知医生。②镇静剂:Ⅱ型呼吸衰竭病人常因缺氧或二氧化碳潴留引起烦躁不安、夜间失眠而白天嗜睡等,此时禁忌应用镇静催眠药,以免加重 CO_2 潴留,诱发肺性脑病。

5. **氧疗护理**　氧疗是改善低氧血症的主要手段。吸氧有利于提高肺泡内氧分压、$PaCO_2$ 和 SaO_2,减轻组织损伤,恢复脏器功能,提高机体耐受力。

考点:氧疗护理

（1）给氧方法:氧疗方法有鼻导管、鼻塞、面罩、气管内和呼吸机给氧,最常用的给氧方法是鼻导管吸氧。慢性呼吸衰竭以Ⅱ型呼吸衰竭多见,在保证迅速提高 PaO_2 到 60mmHg 或 SaO_2 达 90% 以上的前提下,尽量降低吸氧浓度,以防止缺氧纠正过快,削弱缺氧对呼吸中枢的兴奋作用,加重二氧化碳潴留。Ⅱ型呼吸衰竭采取持续低流量(1~2L/min)、低浓度(25%~29%)持续给氧;Ⅰ型呼吸衰竭可给予较高流量、较高浓度(>50%)吸氧。

（2）观察用氧效果:吸氧后出现呼吸困难缓解,发绀减轻,心率减慢,表示氧疗有效;如果意识障碍加深或呼吸过度表浅、缓慢,可能为二氧化碳潴留加重。结合动脉血气分析的监测结果及时调节吸氧流量和浓度,以防止发生氧中毒和二氧化碳麻醉。

（3）注意事项:向病人及家属说明氧疗的重要性,告诫不得擅自停止供氧或变动氧流量;输送氧气的导管、面罩、气管导管等应妥善固定使病人舒适;保持吸入氧气的湿化,以免对呼吸道产生刺激和形成黏液栓加重气道阻塞;保持供氧设备的清洁与通畅,防止交互感染。

6. **肺性脑病的护理**　①休息和安全:病人绝对卧床休息,有意识障碍者,给予床栏及约束带进行安全保护,必要时专人护理。②吸氧:保持呼吸道通畅,给予持续低流量(1~2L/min)、低浓度(25%~29%)持续给氧,防止高浓度吸氧抑制呼吸加重二氧化碳潴留。③病情观察:定期监测动脉血气分析、生命体征、神志等,注意头痛、烦躁不安、表情淡漠、神志恍惚、精神错乱、嗜睡和昏迷等症状是否缓解。④用药护理:遵医嘱应用呼吸兴奋剂、抗感染等治疗,观察药物的疗效和不良反应;禁用麻醉药或镇静安眠药防呼吸抑制;做好机械通气的护理。⑤心理支持。

🕮 链　接

镇静安眠药与肺性脑病

慢性呼吸衰竭病人多存在 CO_2 潴留,CO_2 轻度增加时出现兴奋症状,如失眠、烦躁、躁动,随着 CO_2 潴留的加重,很快出现中枢抑制症状,此时禁忌用麻醉药或镇静安眠药,以防抑制呼吸中枢,加重 CO_2 潴留,诱发肺性脑病。

(六)健康教育

1. 知识指导　向病人及家属讲解疾病的发生机制、诱发因素、发展和转归,使病人理解康复保健的意义与目的,避免慢性呼吸衰竭急性加重的诱因,如预防上呼吸道感染,戒烟,避免劳累、情绪激动、吸入刺激性气体等不良因素等。教会病人和家属呼吸运动锻炼的方法,如缩唇呼吸、腹式呼吸等,以改善通气功能。

2. 生活指导　①指导病人制定合理的活动与休息计划,教会病人减少耗氧量的活动与休息方法,活动量以不出现呼吸困难、心率增快为宜。②指导病人合理安排膳食,加强营养,达到增强体质,提高机体抗病能力的目的。

3. 病情监测指导　注意病情进展情况,能进行自我检测,如有咳嗽加剧、痰液增多、颜色变黄、呼吸困难加重或出现神志改变等病情变化时,能及早就医。

4. 治疗指导　指导病人遵医嘱正确用药,熟悉药物的用法、剂量和注意事项等;指导病人保持呼吸道通畅技术,如湿化气道、有效咳嗽咳痰、翻身、拍背、体位引流等;指导病人长期家庭氧疗及呼吸功能锻炼,提高病人的自我护理能力,加速康复,延缓肺功能恶化。

二、急性呼吸衰竭

(一)概述

急性呼吸衰竭是某些突发的致病因素引起肺通气和(或)换气功能迅速、严重障碍,短时间内引起呼吸衰竭。若抢救不及时,常可危及生命。

常见病因:①呼吸系统疾病:如严重呼吸系统感染、急性呼吸道阻塞性病变、重度或危重哮喘、各种病因引起的急性肺水肿、胸部外伤或手术损伤、自发性气胸和急剧增加的胸腔积液,导致肺通气和(或)换气功能障碍。②呼吸中枢受抑制:如急性颅内感染、颅脑损伤、脑血管疾病(脑出血、脑梗死)等直接或间接抵制呼吸中枢。③神经-肌肉传导系统受损:如重症肌无力、有机磷中毒等损害了神经-肌肉传导系统引起通气不足。

(二)护理评估

1. 健康史　了解有无严重呼吸系统感染、急性呼吸道阻塞、重症哮喘、急性肺水肿、胸部外伤等导致肺通气和(或)换气功能障碍、颅脑疾病呼吸中枢受抑制及神经-肌肉传导系统受损的病史和诊治经过。

2. 临床表现　与慢性呼吸衰竭临床表现大致相似,但以下几个方面略有不同:①呼吸困难:是最早、最突出的表现,常有上呼吸道梗阻,为吸气性呼吸困难,表现为三凹征。常见中枢性呼衰,呼吸节律改变尤其明显,如陈-施呼吸、毕奥呼吸等。②发绀:是缺氧的典型表现,可见口唇、指甲等处突然发绀,但伴有严重贫血者发绀不明显或不出现(还原血红蛋白的量超过 50g/L 才出现发绀)。③精神、神经症状:迅速出现精神错乱、躁狂、昏迷、抽搐等急性缺氧表现。④循环系统表现:早期心率增快,晚期突然的严重低氧血症、酸中毒可迅速引起心肌损害或周围循环衰竭,使血压下降,心律失常,甚至心脏停搏。⑤其他:肝、肾功能突然异常,突然发生应激性溃疡,导致上消化道出血。

3. 辅助检查　与慢性呼吸衰竭类同,不再复述。

(三)治疗要点

重症病人常需安排在 ICU 病房,集中人力、物力抢救;立即给予心电、血压、呼吸监护,记录出入量;遵医嘱给予对症治疗;预防多器官功能衰竭综合征。

1. 保持呼吸道通畅　①昏迷者置仰卧位,头后仰,托起下颌并将口打开。②清除气道内分泌物及异物。③必要时建立人工气道:有简便人工气道、气管插管及气管切开三种方法,气管内导管是重建呼吸通道最可靠的方法。

2. 氧疗　Ⅰ型呼吸衰竭氧合功能障碍而通气功能基本正常,较高浓度($>35\%$)给氧能迅速缓解低氧血症而不会引起CO_2潴留;对于有高碳酸血症的急性呼吸衰竭,常需要机械通气治疗,以减少CO_2潴留。

3. 改善通气　①呼吸兴奋剂:适用于以中枢抑制为主、通气量不足引起的呼吸衰竭,不宜用于肺炎、肺水肿、弥漫性肺纤维化等病变引起的以肺换气功能障碍为主所导致的呼吸衰竭病人。②机械通气。

4. 纠正酸碱平衡失调和电解质紊乱。

5. 病因治疗　是治疗急性呼吸衰竭的根本所在。

6. 其他重要脏器功能的监测与支持治疗。

(四)主要护理诊断及合作性问题

1. 气体交换受损　与呼吸衰竭有关。

2. 有感染的危险　与使用呼吸机有关。

3. 急性意识障碍　与缺氧、二氧化碳潴留有关。

4. 生活自理能力缺陷　与意识障碍有关。

5. 潜在并发症:水、电解质紊乱,上消化道出血。

护理措施和健康教育与慢性呼吸衰竭类同,不再复述。

(陆一春)

三、急性呼吸窘迫综合征

(一)概述

急性呼吸窘迫综合征(acute respiratory distress syndrome,ARDS)指各种肺内和肺外致病因素引起的急性弥漫性肺损伤进而发展的呼吸衰竭。临床表现为呼吸窘迫、顽固性低氧血症和呼吸衰竭。死亡率较高,死亡原因主要与多器官功能衰竭有关。

考点: ARDS概念

1. 病因　ARDS 的病因尚不清楚,现认为有以下 2 类因素。①肺内因素:有重症肺炎等生物性因素;吸入毒气、烟尘、胃内容物、氧中毒等化学性因素;肺挫伤、放射性损伤等物理性因素等造成对肺的直接损伤。在导致直接肺损伤的原因中,国内以重症肺炎最常见,国外以胃内容物吸入占首位。②肺外因素:有严重休克、脓毒症、神经系统病变、弥散性血管内凝血、尿毒症、糖尿病酮症酸中毒、严重非胸部创伤、大面积烧伤、大量输血、急性胰腺炎、药物或麻醉品中毒等造成对肺的间接损伤。

2. 发病机制　ARDS 发病机制错综复杂,至今仍未完全阐明。ARDS 可能是全身炎症反应的肺部表现,也是机体正常炎症反应过度表达的结果。在肺泡毛细血管水平由细胞和体液介导的急性炎症反应,由炎症细胞的迁移、聚集及炎症介质的释放,作用于肺泡毛细血管膜导致通透性增高,引起肺泡膜损伤、肺毛细血管通透性增加和微血栓形成,造成肺泡上皮细胞损伤、肺泡表面活性物质减少或消失,导致小气道陷闭或肺泡萎陷不张,加重肺水肿和肺不张,从而引起严重通气/血流比例失调、肺内分流和弥散障碍,肺的氧合功能障碍,造成顽固性低氧血症和呼吸窘迫。

3. 病理改变 ARDS 主要病理改变是肺广泛性充血水肿和肺泡内透明膜形成,病理过程可分渗出期、增生期和纤维化期 3 个阶段,常重叠存在。主要病理生理改变以肺容积减少、肺顺应性降低和严重通气/血流比例失调为主。

(二) 护理评估

1. 健康史 评估有无引起 ARDS 的各种高危致病因素,如重症肺炎、严重休克、肺挫伤、严重非胸部创伤、烧伤、肺脂肪栓塞、吸入有毒气体、误吸胃内容物、溺水、氧中毒、大量输血、DIC、急性胰腺炎、药物中毒、妊娠高血压综合征等。了解既往有无慢性心肺疾病史。

2. 临床表现 除原发病的临床表现外,主要表现为严重低氧血症和急性进行性呼吸窘迫。ARDS 多于原发病起病后 72 小时发生,几乎不超过 7 天。

考点:呼吸困难特点

(1) 除原发病的相应症状和体征外,最早出现呼吸加快,并呈进行性加重的呼吸困难、发绀、气促(呼吸频率>35 次/分)、严重的低氧血症,常伴有烦躁、焦虑、出汗等。其呼吸困难的特点是呼吸窘迫(呼吸深快、费力,常感到胸廓紧束、严重憋气),氧疗不能改善上述症状。

(2) 早期体征可无异常,或仅在双肺闻及少量细湿啰音;中期可闻湿啰音;晚期除闻及广泛湿啰音外,多可闻及水泡音,可有管状呼吸音,还可出现叩诊浊音及实变体征。

3. 辅助检查

考点:动脉血气分析

(1) 动脉血气分析:典型改变为 PaO_2 降低<60mmHg, $PaCO_2$ 降低<35mmHg,pH 升高;氧合指数 PaO_2/FiO_2(吸入氧的分数值)降低(正常值 400~500)≤200 是诊断 ARDS(≤300 可诊断为肺损伤)的必要条件。

(2) X 线表现:早期无异常或仅边缘模糊的肺纹理增多,继而出现斑片状阴影并渐融合成大片状的磨玻璃或实变浸润阴影,其演变过程符合肺水肿的特点,快速多变;后期可出现肺间质纤维化改变。

(3) 床边肺功能监测:ARDS 时肺顺应性降低,表现为肺容量、肺活量、残气、功能残气均随病情加重而减少,无效腔通气量比例(V_D/V_T)增加,但无呼气流速受限。顺应性的改变,对严重性评价和疗效判断有一定的意义。

(4) 血流动力学测定:肺动脉压增高、肺动脉楔压(PAWP)增加。若 PAWP>18mmHg,提示左心衰竭。

(三) 治疗要点

改善肺氧合功能,纠正缺氧,生命支持,保护器官功能,防治并发症和治疗基础病。

1. 积极治疗原发病 原发病治疗是 ARDS 治疗的首要原则和基础。感染是导致 ARDS 的常见原因,也是首位高危因素,宜选择广谱抗生素治疗。

2. 纠正缺氧 迅速纠正缺氧是抢救最重要的措施。采取有效措施,尽快提高 PaO_2。一般需高浓度(>50%)给氧,使 PaO_2≥60mmHg 或 SaO_2≥90%。轻症者可使用面罩给氧,但多数病人需使用机械通气。

3. 机械通气 ARDS 时,宜尽早使用机械通气辅助呼吸,目的是维持适当的气体交换,减少呼吸做功,使呼吸窘迫改善,从而避免严重并发症。早期轻症病人可试用无创正压通气,无效或病情加重时尽快行气管插管或气管切开,给予有创机械通气。ARDS 的机械通气推荐采用肺保护性通气策略,即呼气末正压(PEEP)和小潮气量。

4. 维持体液平衡 在保证组织器官灌注和血压稳定的前提下,液体出入量宜处于轻度负平衡状态(-500ml 左右),可使用强效利尿剂促进水肿消退。ARDS 的早期除非有低蛋白血症,否则不宜输胶体液。对于创伤出血多者,最好输新鲜血;用库存 1 周以上的血时,应加用微过滤器,以免发生微栓塞而加重 ARDS。

5. 营养支持与监护 ARDS 时机体处于高代谢状态,应补充足够的营养。静脉营养可引起感染和血栓形成等并发症,应提倡全胃肠营养,不仅可避免静脉营养的不足引起的感染和血栓形成等并发症,而且能够保护胃肠黏膜,防止肠道菌群移位。ARDS 病人应动态监测呼吸、循环、水电解质、酸碱平衡等,以便及时调整治疗方案。

6. 其他治疗 可酌情使用糖皮质激素、表面活性物质和一氧化氮等。

（四）主要护理诊断及合作性问题

1. 气体交换受损 与肺毛细血管炎症性损伤、通透性增加,肺广泛性充血水肿、肺泡内透明膜形成、肺顺应性降低有关。

2. 潜在并发症:多器官功能衰竭。

（五）护理措施

1. 休息 ①安置病人于 ICU 实施特别监护,保持病室空气清新,定时进行通风换气和空气、地面消毒,且防止受凉。②给予端坐位,绝对卧床休息。

考点:氧疗和机械通气的护理

2. 饮食护理 机体处于高代谢状态,应补充足够营养。静脉营养感染和血栓形成,应提倡全胃肠营养。给予高蛋白、高热量,富含维生素、微量元素、易消化、无刺激的流质或半流质饮食,以维持机体能量需要。鼓励神志清醒的病人自行进食,昏迷病人给予鼻饲,必要时胃肠外静脉高营养。

3. 病情观察 观察生命体征、神志、尿量,特别注意呼吸困难程度、发绀情况,注意每小时尿量变化,准确记录 24 小时出入液量;遵医嘱及时送检血气分析和生化检测标本。

4. 对症护理 ①合理用氧:迅速纠正低氧血症是抢救 ARDS 最重要的措施。遵医嘱给予高浓度($>50\%$)、高流量($4 \sim 6L/min$)氧气吸入,以提高氧分压($PaO_2 > 60mmHg$ 或 $SaO_2 \geq 90\%$),多数病人需要机械通气。在给氧过程中氧气应充分湿化,防止气道黏膜干裂受损。注意记录吸氧方式、氧浓度、氧流量和时间,观察氧疗效果和副反应,防止发生氧中毒。②加强口腔、皮肤护理,防止并发症。③加强人工气道和机械通气护理,参见本章 12 节。

5. 心理护理 病人处于极度恐惧状态,且无法进行语言交流。对神志清醒使用机械通气的病人,应通过语言或非语言的方式与其加强沟通,给予心理支持,稳定病人情绪。

（六）健康教育

1. 知识指导 向病人及家属介绍本病基本知识,阐明积极治疗原发基础疾病的重要性;纠正不良的生活习惯,吸烟者应戒烟;预防呼吸道感染。使其能主动配合治疗、护理。

2. 生活指导 让病人知道加强营养、合理膳食以提高抗病能力;适当运动,注意劳逸结合,锻炼运动强度以不感到疲劳为度;

3. 治疗指导 教会病人相关的自我护理和自我保健的知识和能力。

案例 2-8-1 分析

1. 临床诊断及诊断依据 该病人为肺性脑病。①该病人有 COPD、Ⅱ 型呼吸衰竭的原发病;②有发绀,皮肤温暖、多汗、球结膜充血、水肿等缺氧、CO_2 潴留表现;③特别是有夜间烦躁不安、谵妄的神志改变和病理反射阳性等神经系统表现符合肺性脑病诊断。

2. 主要护理措施 ①休息和安全:绝对卧床休息,有意识障碍者给予床栏及约束带注意安全。②吸氧:给予持续低流量($1 \sim 2L/min$)、低浓度($25\% \sim 29\%$)持续给氧并保持呼吸道通畅,防止高浓度吸氧抑制呼吸加重二氧化碳潴留。③病情观察:监测血气分析、生命体征、神志等,注意烦躁不安和意识障碍是否缓解。④治疗护理:遵医嘱应用呼吸兴奋剂、抗感染等治疗,观察疗效和不良反应;慎用镇静剂防呼吸抑制;做好机械通气的护理。⑤心理支持。

（王小娟）

第 9 节 肺 结 核

 案例 2-9-1

病人,女性,30 岁。咳嗽、咳痰 1 年余,痰中带血 2 周,时有胸闷,晚间盗汗。发病以来食欲减退、消瘦明显。体格检查:T 38℃,P 90 次/分,R 25 次/分,BP 100/70mmHg。精神较差,右锁骨下闻及细湿啰音。痰液涂片抗酸染色,见分枝杆菌;胸片显示右锁骨下片絮状阴影,边缘模糊。农民工,对疾病不了解。

问题:1. 初步诊断及诊断依据是什么?

2. 主要护理问题有哪些?

(一)概述

肺结核(pulmonary tuberculosis)是结核分枝杆菌引起的肺部慢性传染性疾病。临床上有低热、盗汗、消瘦、乏力等全身症状及咳嗽、咯血等呼吸道症状。结核菌可侵入全身多个器官,但以肺部最为常见。

肺结核在 21 世纪仍然是严重危害人类健康的主要传染病,在全球所有的传染性疾病中,结核病已成为成年人的首要死因,是全球关注的公共卫生和社会问题,也是我国重点控制的主要疾病之一。新中国成立以来,我国结核病总疫情虽有明显下降,但结核病人数仍居世界第二位,全球约 20 亿人口曾受到结核分枝杆菌的感染,其中我国约占 5.5 亿,被世界卫生组织(WHO)列为仅次于印度的第 2 位结核病高负担、高危险性国家。针对结核病全球性恶化趋势,WHO 将每年 3 月 24 日定为"全球防治结核病日",以提醒公众加深对结核病的认识;同时积极推行全程督导短程化学治疗策略(DOTS)作为国家结核病规划的核心内容。

1. 结核菌 属分枝杆菌属,分为人型、牛型、非洲型和鼠型 4 类,人肺结核的致病菌 90% 以上是人型结核分枝杆菌,少数为牛型和非洲型分枝杆菌。因其涂片染色具有抗酸性,故又称抗酸杆菌。结核菌为需氧菌,其适宜温度为 37℃ 左右,合适酸碱度为 pH 值为 6.8~7.2。生长缓慢,增殖一代需 14~20 小时,生长成可见菌落一般需 4~6 周。结核杆菌对干燥、冷、酸、碱等抵抗力强,在干燥环境中可存活数月或数年,在室内阴湿处能生存数月,低温条件下(-40℃)可存活数年;用氢氧化钠或硫酸处理痰液时,结核杆菌仍可存活。但结核分枝杆菌在烈日下曝晒 2~7 小时、紫外线照射(10W 紫外线灯、距离 0.5~1m)30 分钟或煮沸 100℃、5 分钟,即可被杀灭;常用杀菌剂中,70% 酒精最佳,接触 2 分钟即可将其杀死,而 5% 苯酚则需要 24 小时。最简便有效的杀菌方法是将痰液吐在纸上直接焚烧。

2. 感染途径 呼吸道传播是结核菌的主要感染途径。传染源主要是痰中带菌的继发性肺结核病人,尤其是未经治疗者。主要通过咳嗽、喷嚏、大笑、大声谈话等方式将含有结核分枝杆菌的微滴排到空气中,经飞沫传播是最重要的传播途径,经消化道或皮肤等其他感染途径传播已罕见;婴幼儿、老年人、HIV 感染者、免疫抑制剂使用者、慢性疾病病人等免疫力低下者,是结核病的易感人群。

3. 人体的反应性 人体感染结核分枝杆菌后发病与否及病变的性质、范围等,与结核分枝杆菌的菌量、毒力和人体的免疫状态、变态反应有关。

(1)免疫力:人体对结核分枝杆菌的自然免疫力是非特异性的,接种卡介苗或感染结核分枝杆菌后所获得的免疫力则具有特异性,人体对结核病的主要免疫保护机制是细胞免疫,能将入侵的结核分枝杆菌杀死或制止其扩散,使病灶愈合。人体遭受大量毒力强的结核分枝杆菌侵袭而人体免疫力又低落时,感染后才能发病。

（2）变态反应：结核杆菌侵入人体后 4~8 周，身体组织对结核菌及其代谢产物所发生的敏感反应，属于第Ⅳ型（迟发型）变态反应。可通过结核菌素试验来测定。结核病变态反应表现为病灶局部溃疡、坏死、经久不愈等一系列对机体损伤的表现。

（3）初次感染与再次感染：初次感染结核菌后，若机体免疫力低下，细菌被吞噬细胞携至淋巴结（淋巴结肿大），并可向全身播散（菌血症）。但再次感染（受过轻微结核菌感染或已接种过卡介苗），机体已有相当的免疫力，不易引起淋巴结肿大，不易发生全身播散，常表现为局部组织反应剧烈，病灶多为渗出性，甚至干酪样坏死、液化而形成空洞或钙化。初次感染结核菌所致的肺结核病，常称为原发性肺结核，多见于小儿，细菌往往从病灶被吞噬细胞携至淋巴管再到肺门淋巴结，形成原发综合征。抵抗力下降时易引起血行播散。再次感染结核菌所致的肺结核病，常称为继发性肺结核，多发生在曾受过结核菌感染的成年人，此时人体对结核菌具有一定的免疫与变态反应，当机体免疫力下降时，潜伏在肺内的细菌重新活跃而发病，也可因再感染而发病，但病灶部位多在肺尖，结核菌一般不波及淋巴结，亦少引起血行播散。

（4）基本病理改变：为炎性渗出、增生和干酪样坏死。①渗出：表现为组织充血、水肿和白细胞浸润。②增生：多在结核分枝杆菌数量较少而机体抵抗力较强时或在病变恢复阶段发生，表现为典型的结核结节，由淋巴细胞、上皮样细胞、朗汉斯细胞或成纤维细胞组成，是结核病的特征性病理变化，"结核"也因此得名。③干酪样坏死：多在结核分枝杆菌毒力强，感染菌量多，机体超敏反应增强，抵抗力低下的情况下发生，在结核结节中间发生干酪样坏死，细胞混浊肿胀，发生脂肪变性、坏死。干酪灶含结核菌量大，传染性强，肺组织坏死已不可逆。

4. 发病机制　见图 2-9-1。

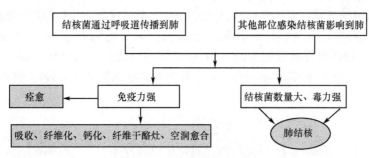

图 2-9-1　肺结核的发病机制

（二）护理评估

1. 健康史　主要询问家族史、个人健康史和疫苗接种等情况，有无与结核病人密切接触史，如与结核病人同室居住、学习或工作史；有无引起机体免疫功能降低的病情，如麻疹、糖尿病、艾滋病、营养不良、慢性疾病或使用糖皮质激素、免疫抑制剂等；有无生活不规律、过度疲劳、酗酒、严重精神创伤、妊娠、分娩等诱发因素；了解既往结核病史及诊断、治疗经过。

2. 临床表现

（1）全身症状：为午后低热、盗汗、乏力、食欲减退、体重减轻等全身毒性症状。发热为常见症状，多于午后或傍晚开始（潮热），次晨降至正常，若病灶进展播散时，可有寒战和不规则高热等。育龄妇女可有面颊潮红、月经失调或闭经等表现。　　**考点：**临床表现

（2）呼吸系统症状：咳嗽、咳痰 2 周以上或痰中带血是肺结核常见的可疑症状。①咳嗽、咳痰：肺结核最常见的症状。早期多为干咳或少量黏液痰，合并支气管结核时，可为刺激性咳嗽，

有空洞形成时,痰量增多,继发细菌感染时,痰液呈脓性。②咯血:约 1/3～1/2 的病人可出现咯血,多数为炎性病灶的毛细血管扩张可致痰中带血或小量咯血;若小血管损伤或来自空洞的血管破裂,可引起中等量以上的咯血;大血管损伤可大量咯血(24h 咯血量在 500ml 以上,或一次咯血量>300ml),甚至发生失血性休克;大咯血时若血块阻塞大气道可引起窒息;咯血量与病变严重程度不一定成正比,咯血后持续高热常提示病灶播散。③胸痛:结核病变累及壁层胸膜时可出现针刺样胸痛,随呼吸运动和咳嗽加重,患侧卧位可减轻。④呼吸困难:干酪性肺炎、大量胸腔积液和晚期病变范围较大的病人可有不同程度的呼吸困难,甚至发绀。

(3)体征:①肺部病灶小或位置深者,多无异常体征;肺结核好发于上叶尖后段,肩胛间区或锁骨上下部位听到细湿啰音,对诊断肺结核有一定的价值;当肺部渗出病变范围较大或有干酪样坏死或空洞形成或有结核性胸膜炎时,可出现相应的肺实变、肺空洞和胸腔积液体征;当肺有广泛纤维条索形成或胸膜粘连增厚时,患侧胸廓塌陷,气管向患侧移位,对侧有代偿性肺气肿。②少数青少年女性病人可累及四肢大关节,受累关节附近可见间歇出现的结节性红斑或环形红斑等类似风湿热样表现,称"结核性风湿症"。

3. 临床类型　2004 年我国实施新的结核病分类标准将结核分为 6 型。

考点:临床类型

(1)原发型肺结核(Ⅰ型):为原发结核感染所致的临床病症,包括原发综合征及胸内淋巴结结核。多见于儿童、少年,多有结核病家庭接触史。无症状或症状轻微。抵抗力强时大多数病灶可自行吸收或钙化。X 线胸片显示肺部原发病灶、淋巴管炎及局部淋巴结炎,呈哑铃状阴影,称原发综合征(图 2-9-2A)。

(2)血行播散型肺结核(Ⅱ型):包括急性血行播散型肺结核(急性粟粒型肺结核)及亚急性、慢性血行播散型肺结核。急性血行播散型肺结核多见于婴幼儿和青少年,常同时伴有原发型肺结核;儿童常由原发型肺结核发展而来,成人更多是由肺结核病灶破溃,大量结核菌进入血液循环所引起。起病急,持续高热,中毒症状严重,虽然病变侵及两肺,但极少有呼吸困难,同时伴有结核性脑膜炎;X 线胸片见双肺均匀分布的粟粒状阴影(图 2-9-2B)。亚急性或慢性血行播散型肺结核,起病较缓,症状较轻,无明显中毒症状,X 线胸片示双上、中肺野大小不等、密度不同和分布不均的粟粒状或结节状阴影,新鲜渗出和陈旧硬结、钙化病灶共存。

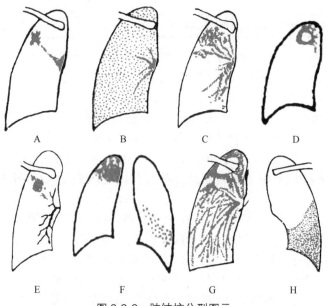

图 2-9-2　肺结核分型图示

（3）继发型肺结核（Ⅲ型）：包括浸润性肺结核、纤维空洞性肺结核和干酪样肺炎等。多见于成人，病程长、易复发，病变轻重相差较大，干酪样坏死、液化、空洞形成、支气管播散与病灶周围纤维化并存。X线表现呈多态性，好发在肺上叶尖后段和下叶背段。痰结核菌检查常为阳性。继发型肺结核容易出现空洞和排菌，有传染性，是结核病防治工作的重点。

1）浸润性肺结核：是最常见的继发型肺结核。当人体免疫力低下时，肺部病灶内潜伏的结核菌重新繁殖，形成以渗出为主，伴有程度不同的干酪样病灶，称浸润型肺结核（内源性复发）。少数与排菌病人接触再感染而发生浸润型肺结核（外源性重染）。病灶部位多在锁骨上下，X线显示为片状、絮状阴影，边缘模糊（图2-9-2C）。

2）空洞性肺结核：肺内结核菌量大，病灶可呈干酪样坏死、液化、进而形成空洞（图2-9-2D），临床表现为发热、咳嗽、咳痰和咯血，病人痰中多带菌，病菌从支气管播散。但经有效治疗后，可以达到空洞愈合，使痰中结核菌阴性。

3）结核球：干酪样坏死灶周围形成纤维包膜，或空洞的引流支气管阻塞，空洞内干酪物质不能排出，凝成直径在2~4cm之间的球形病灶，称"结核球"，易与肺癌混淆（图2-9-2E）。

4）干酪样肺炎：多发生于机体免疫力低下又遭受大量结核分枝杆菌感染病人，呈大片干酪样坏死；病情呈急性进展，出现高热、呼吸困难等严重毒性症状，痰菌阳性；X线表现为大叶性密度均匀的磨玻璃状阴影，其间有虫蚀样空洞，周边有播散病灶，临床上称为干酪性（或结核性）肺炎（图2-9-2F）。

5）纤维空洞性肺结核：病程迁延，病情反复。X线胸片见肺单侧或双侧有纤维厚壁空洞和广泛纤维增生，伴有支气管播散和明显的胸膜增厚，纤维收缩使肺门向上牵拉、肺纹理呈垂柳状阴影，纵隔向患侧移位，健侧呈代偿性肺气肿（图2-9-2G）。由于空洞长期不愈，痰中结核菌始终阳性，成为肺结核的重要传染源，常并发肺心病。

（4）结核性胸膜炎（Ⅳ型）：包括结核性干性胸膜炎、结核性渗出性胸膜炎和结核性脓胸。干性胸膜炎胸痛明显，可闻及胸膜摩擦音；渗出性胸膜炎有胸闷、气促，但胸痛减轻，大量胸腔积液可有呼吸困难，胸水呈草黄色或血性为渗出液，胸水中可查到抗酸杆菌（图2-9-2H）。

（5）其他肺外结核：按部位和脏器命名，如肾结核、肠结核等。

（6）菌阴肺结核：菌阴肺结核为3次痰涂片及1次培养阴性的肺结核。

4. 辅助检查

（1）痰结核分枝杆菌检查：是确诊肺结核的主要方法，也是制订化疗方案，考核治疗效果，加强隔离的主要依据。通常初诊送3份痰标本（清晨痰、夜间痰和即时痰），复诊送2份痰标本。无痰病人采用痰诱导技术获取痰标本。有直接涂片法、集菌涂片法、培养法（痰培养是肺结核诊断的金指标）等，聚合酶链反应（PCR）技术快速、简便，可使标本中微量结核菌DNA加以扩增，有助于提高涂片或培养的阳性率，但易出现假阳性或假阴性。

考点：结素试验的方法、判断标准和意义

（2）影像学检查：胸部X线检查是早期发现和诊断肺结核的首选方法，对临床分型、确定病变部位、范围、性质和选择治疗方法、判断疗效具有重要价值。病变多分布在上叶尖后段或下叶背段。浸润、干酪样变和空洞形成，均考虑为活动性病灶。计算机X线摄影（CR）和数字X线摄影（DR）等新技术广泛应用于临床，可增加层次感和清晰度。CT能提高分辨率，对病变的细微特征进行评价，早期发现肺内粟粒阴影和减少微小病变的漏诊。

（3）结核菌素（简称结素）试验：主要用于检出结核分枝杆菌的感染而非检出结核病，有旧结素和结核菌纯蛋白衍生物2种。

1）旧结素（old tuberculin，OT）：是结核分枝杆菌的代谢产物，由结核菌培养滤液制成，主要含有结核蛋白，OT抗原不纯可引起非特异性反应。①OT试验方法：取1：2000的OT稀释液0.1ml（5IU）在前臂内侧做皮内注射，经48~72小时观察局部反应。②结果判断：如皮肤硬

结直径<5mm为阴性反应（−），5～9mm为弱阳性反应（＋），10～19mm为阳性反应（＋＋），>20mm或局部起水泡、组织坏死为强阳性反应（＋＋＋）。

2）结素的纯蛋白衍生物（PPD）：从OT滤液中提取结核蛋白精制而成，不产生非特异性反应。目前多采用PPD，在前臂屈侧中部皮内注射0.1ml（5U）PPD，硬结平均直径≥5mm为阳性反应。

3）临床意义：①成人结素试验阳性仅表示曾受过结核分枝杆菌感染或接种过卡介苗，并不表示一定患病。②成人阴性反应可视为无结核分枝杆菌感染，但某些情况结素反应可呈假阴性：结核感染后4～8周以内处于变态反应前期。免疫力下降和变态反应暂时受抑制，如应用糖皮质激素或免疫抑制剂，严重结核病和危重病人，淋巴细胞免疫系统缺陷，严重营养不良等。③结素试验对婴幼儿的诊断价值大于成人，3岁以下婴幼儿呈强阳性反应时，即使无症状也应视为活动性结核病，应进行治疗。如果2年内结素反应从<10mm增加至>16mm时，可认为有新的结核感染。

（4）其他：纤维支气管镜检查及取活组织做病理检查有重要诊断价值；血沉增快可有活动性肺结核；严重病例有继发性贫血，血红蛋白可下降。

（三）治疗要点

考点：常用抗结核药和主要不良反应

1. 化学治疗（简称化疗）　合理使用敏感的抗结核药物对结核病的控制起着决定性的作用，是治愈结核病的主要方法，活动性肺结核病人均需进行化疗，抗结核药物是化学治疗的主要药物。理想的抗结核药物应具有杀菌、灭菌（或较强的抑菌作用）和防止耐药菌产生的作用，毒性低，不良反应少，价廉，使用方便，药源充足，口服或注射后药物能在血液中达到有效浓度，并能渗入吞噬细胞、腹腔或脑脊液内，疗效迅速而持久。

（1）化疗原则："早期、规律、全程、适量、联合"。①早期：指发现和确诊结核后立即给药治疗，早期以A菌群为主，生长代谢旺盛，病灶血流丰富，药效好。②规律：严格按照化疗方案规定的用药方法按时用药，不漏服，不随意停药，不自行更改方案，以免产生耐药性。③全程：按治疗方案完成规定疗程，以提高治愈率、减少复发率。④适量：严格根据不同病情及不同个体给予适当的药物剂量，以保证疗效和减少药物的不良反应。⑤联合：根据病情及抗结核药物的作用特点，同时采用多种抗结核药物联合治疗，以增强和确保疗效、减少和防止耐药菌的产生。

（2）化疗药物：常用抗结核药剂量、不良反应等见表2-9-1。

表2-9-1　常用抗结核药物及主要不良反应

药名（缩写）	抗菌特点	每日剂量（g）	主要不良反应	用药注意
异烟肼（H，INH）	全杀菌剂早期杀菌	0.3	周围神经炎，偶有肝损害	周围神经炎服维生素B_6避免与抗酸同时服用
利福平（R，RFP）	全杀菌剂对C群有独特杀菌作用	0.45～0.6*	肝损害，过敏反应，流感样症候群	体液及分泌物会呈橘红色，使隐形眼镜永远变色；能加速口服避孕药、降糖药、茶碱等药物的排泄，使药效降低或失效；妊娠3个月内忌用，超过3个月慎用。转氨酶一过性升高，保肝观察，出现黄疸停药
链霉素（S，SM）	半杀菌剂对巨噬细胞外碱性环境有杀菌作用	0.75～1.0△	听力障碍，眩晕，肾损害，过敏	注意听力和平衡检查、监测尿常规和肾功能变化（用药前和用药后每1～2月1次）听力和肾功能不良要慎用或不用

续表

药名(缩写)	抗菌特点	每日剂量(g)	主要不良反应	用药注意
吡嗪酰胺(Z, PZA)	半杀菌剂对巨噬细胞内酸性环境B菌杀菌作用	1.5~2.0	肝损害、高尿酸血症、胃肠反应	监测 ALT、血尿酸的变化；注意关节疼痛、皮疹等
乙胺丁醇(E, EMB)	抑菌剂	0.75~1.0**	视神经炎	检查视觉灵敏度和颜色鉴别力(用药前和用药后每1~2个月1次)
对氨基水杨酸钠(P,PAS)	抑菌剂	8~12***	肝损害，胃肠道反应，过敏	监测 ALT 的变化

注：* 体重<50kg 用 0.45，≥50kg 用 0.6，S、Z 用量亦按体重调节；** 前 2 个月 25mg/kg，其后减至 15mg/kg；
*** 每日分 2 次服用(其他药物均为每日 1 次)；△老年人每次 0.75g。

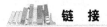
链　接

肺结核用药方法

1. 间歇化学治疗　实验室研究发现结核菌与抗结核药物接触一定时间后，需要经过若干天后，结核菌才开始生长繁殖，这个间隔的天数称为延缓生长期。如异烟肼和利福平与结核菌接触 24 小时后，可分别有 6~9 天、2~3 天的延缓生长期。所以大多数抗结核药物可使用间歇用药的可能性(但氨硫脲没有延缓生长期，不能间歇用药)。

2. 顿服　抗结核药物血中高峰浓度的杀菌作用优于经常性维持低血药物浓度水平的情况。每天 1 次顿服要比每天分 2 次以上服药所产生的血药浓度高峰高 3 倍，且临床研究结果已证实顿服抗结核药物的效果优于分次口服。

3. 全程督导化疗　指每次用药都必须在医务人员的直接面视下进行，若未能按时用药，则在 24 小时内采取补救措施予以补上，全部药品由医务人员掌握。提高治疗依从性，保证规律用药，显著提高治愈率，降低复发率，减少死亡率，WHO 积极推行的治疗策略。

(3) 标准化学治疗方案：①为了解决滥用抗结核药物、化疗方案不合理造成的治疗效果差、费用高、治疗期过长或过短、药物浪费等问题，肺结核及肺外结核必须采用标准化学治疗方案。②标准化学治疗方案分两个阶段，即 2 个月强化(初始)期和 4~6 个月的巩固期。强化期通常联合 3~4 种杀菌药，约在 2 周之内传染性病人经治疗转为非传染性，症状得以改善。巩固期药物减少，但仍需灭菌药，以清除残余菌并防止复发。采用全程督导化疗管理。

1) 初治涂阳肺结核治疗方案：含初治涂阴有空洞形成或粟粒型肺结核每日用药方案：①强化期：异烟肼、利福平、吡嗪酰胺和乙胺丁醇，每日顿服，2 个月。②巩固期：后 4 个月用异烟肼、利福平每日顿服，4 个月。简写为 2HRZE/4HR。

间歇用药方案：①强化期：用异烟肼、利福平、吡嗪酰胺和乙胺丁醇，隔日 1 次或每周 3 次，2 个月。②巩固期：异烟肼、利福平，隔日 1 次或每周 3 次，4 个月。简写为 $2H_3R_3Z_3/4H_3R_3$(每个药名右侧的下标"3"表示每周 3 次)。

2) 复治涂阳肺结核治疗方案：每日用药方案：①强化期：异烟肼、利福平、吡嗪酰胺、链霉素、乙胺丁醇，每日顿服，2 个月。②巩固期：异烟肼、利福平、乙胺丁醇每日顿服，4~6 个月。若巩固治疗 4 个月痰菌未转阴，可继续延长治疗期 2 个月。简写为 2HRZSE/4~6HRE。

间歇用药方案：①强化期：异烟肼、利福平、吡嗪酰胺、链霉素和乙胺丁醇，隔日 1 次或每周 3 次，2 个月。②巩固期：异烟肼、利福平和乙胺丁醇，隔日 1 次或每周 3 次，6 个月。简写为 $2H_3Z_3S_3E_3/6H_3R_3E_3$。

3) 初治菌阴肺结核治疗方案：每日用药方案：①强化期：异烟肼、利福平、吡嗪酰胺，每日

1 次,前 2 个月用。②巩固期:后 4 个月用异烟肼、利福平每日顿服,简写为 2HRZ/4HR。

间歇用药方案:①强化期:异烟肼、利福平、吡嗪酰胺,隔日 1 次或每周 3 次,2 个月。②巩固期:异烟肼、利福平,隔日 1 次或每周 3 次,4 个月,简写为 $2H_3R_3Z_3/4H_3R_3$。

2. 对症治疗

(1) 结核症状:低热、盗汗等结核毒性症状在有效抗结核治疗 1~2 周多能缓解,不需特殊处理;中毒症状较重或大量胸腔积液不能很快吸收时,可在联合应用有效抗结核药同时加用糖皮质激素。激素可以减轻炎症和过敏反应,减少纤维组织形成和胸膜粘连。

(2) 咯血:①小量咯血:经卧床休息、心理支持,多可自行停止。对情绪过于紧张、刺激性咳嗽较剧烈者,可适当应用镇静剂和镇咳药,如地西泮、可待因等,年老体弱、肺功能不全者需慎用,以免抑制咳嗽反射和呼吸中枢;同时应用氨基己酸、氨甲苯酸(止血芳酸)、酚磺乙胺(止血敏)、卡络柳钠(安络血)等药物止血。②大量咯血:绝对卧床休息,首先用垂体后叶素 5~10U 加入 25% 葡萄糖液 40ml 中缓慢静脉注射,然后以 0.1U/(kg·h) 的速度静脉滴注给药,可收缩小动脉,减少肺血流量,从而减轻咯血。必要时可经采用支气管动脉栓塞法止血。

3. 手术治疗　适用于标准化疗后无效的多重耐药的厚壁空洞、大块干酪灶、结核性脓胸、支气管胸膜瘘病人以及大咯血经保守治疗无效者。

(四) 主要护理诊断及合作性问题

1. 知识缺乏:缺乏结核病消毒、隔离及治疗、预防知识。

2. 营养失调:低于机体需要量　与代谢增加、食欲下降、摄入减少有关。

3. 活动无耐力　与结核毒血症有关。

4. 体温过高　与结核菌引起肺部感染有关。

5. 有传播感染的危险　与痰菌阳性的结核病人随痰液排出有关。

6. 有孤独的危险　与结核病病人实施呼吸道隔离有关。

7. 潜在并发症:大咯血、窒息。

(五) 护理措施

1. 隔离与消毒　肺结核是近距离的飞沫传播,预防传染最主要的措施是控制传染源。①痰菌阳性者应呼吸道隔离,最好住院治疗,至少要独居一室,居室、生活用品、食具、衣物等定期采取物理或化学方法进行消毒,室内保持良好通风;病人离开病室应戴口罩,避免与他人面对面讲话,防止飞沫传播。②注意个人卫生:严禁随地吐痰,可将痰吐入纸盒或纸袋中,焚烧处理,或将痰液吐入有 1% 含氯消毒液的有盖容器中混合浸泡消毒 1h 后弃去;接触痰液的双手须用流水清洗;咳嗽、喷嚏时用双层纸遮掩口鼻。③日常用具消毒:餐具用后应先煮沸 5min 再清洗,剩余饭菜煮沸 10min 后弃去;便器、痰具用 1% 含氯消毒剂浸泡消毒 1h 后再清洗;被褥、书籍可在日光下暴晒 6 小时以上。④在开放性肺结核(即排菌者)的家庭内,对结素试验阳性且与病人密切接触的成员、结素试验新近转为阳性的儿童可服用异烟肼预防。未受过结核菌感染的新生儿、儿童及青少年应接种卡介苗。

2. 休息与活动　①保持病室空气流通,阳光充足,环境整洁、安静、舒适,以利病人休息、睡眠和心情愉悦;痰菌阳性的肺结核病人最好安排住单间,每天紫外线照射消毒。②有高热、中毒症状明显及咯血者应卧床休息;随着症状减轻,病情进入恢复期可适当增加户外活动,加强体质锻炼,如散步、打太极拳、做操等,提高机体的抗病能力。③痰菌阴性的轻症病人在坚持化疗的同时,开始正常的工作或参与社会活动,但应注意劳逸结合,保证充足休息,活动量以不引起不适为度。

3. 饮食护理　肺结核是一种慢性消耗性疾病,足够营养对满足机体基本需要、增强修复能力非常重要。①给予高热量、高蛋白、富含维生素的食物,如鱼、肉、蛋、牛奶、豆制品、新鲜蔬菜、水果等;避免烟、酒及刺激性食物。②由于机体代谢增加和盗汗,使体内水分消耗量增加,应鼓励病人多饮水,每日不少于 1500～2000ml,必要时静脉补液,以保证机体代谢的需要和促进体内毒素的排泄。③大量咯血者暂禁食,小量咯血者宜进少量凉或温的流质饮食,多食含纤维素食物,以保持大便通畅,避免排便时腹压增加而诱发再度咯血。

4. 病情观察　注意血压、脉搏、呼吸、瞳孔、体重、意识状态等方面的变化,注意结核表现是否缓解;严密观察咯血的量、颜色、性质、出血的速度及有无烦躁不安等窒息先兆等并发症,发现异常立即通知医生,并配合积极处理。

5. 用药护理　肺结核的主要治疗方案是化疗,病人能否坚持化疗是治疗肺结核的关键。**考点:** 药物借助宣传手册、录像以及用药时间表等多种手段对病人及家属进行治疗方案及药物不良反应 不良反应指导。

(1) 全程督导短程化疗:帮助病人适应并坚持完成治疗方案,提高治疗依从性,保证规律用药,提高治愈率,降低复发率和减少耐药病例的发生。

(2) 提高服药依从性:反复强调坚持规则、合理化疗的重要性,鼓励病人坚持全程化疗,正确用药,建立按时服药的好习惯。目前抗结核药一般采用顿服,为提高病人服药依从性提供了方便。告诉病人未经医生允许,不可因任何原因而自行停药。制定切实可行的计划,保证病人药物充足,帮助病人分析治疗过程中可能会出现的问题,用安排家属、保健人员提醒、监督服药,有条件时可配吃药提醒器(图 2-9-3)等方法有效解决忘记服药、不按时服药问题。

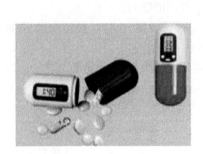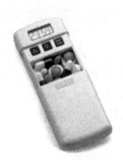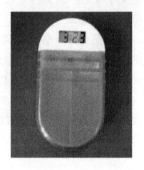

图 2-9-3　吃药提醒器

(3) 识别药物不良反应:抗结核药物治疗周期长(至少 6 个月),易发生副反应,对机体影响较大。用药时要注意观察病人有无黄疸、肝区不适、胃肠反应、眩晕、耳鸣、皮疹、末梢神经发麻等情况,发现异常及时与医师联系,进行相应处理。强调一旦出现药物不良反应需及时与医生沟通后按医嘱进行调整,不要自行停药,以防止治疗失败和诱发产生耐药菌株。

6. 咯血护理

(1) 静卧休息:咯血者应静卧休息,避免不必要的交谈;大量咯血时应绝对卧床休息;协助病人取患侧卧位,以利于健侧通气。

(2) 饮食护理:大量咯血者暂禁食,小量咯血者宜进少量凉或温的流质饮食;避免饮用浓茶、咖啡、酒等刺激性饮料;多饮水及多食富纤维素食物,以保持大便通畅,防止因用力排便而加重或诱发咯血。

(3) 病情观察:观察和记录咯血量、生命体征及尿量的改变;观察病人的表情、神志,注意有无大咯血突然减少或终止,出现气促、胸闷、烦躁不安或紧张、恐惧、大汗淋漓、颜面青紫,甚至意识障碍的窒息表现,立即报告医生并配合抢救。

(4) 用药护理:按医嘱选用止血药物,常首选垂体后叶素,可收缩小动脉,减少肺血流量而止血;注意可致子宫、冠状动脉收缩,冠心病、高血压及孕妇忌用;静脉滴注垂体后叶素时速度勿过快,以免引起恶心、便意、心悸、面色苍白等不良反应。使用止血药物、补液、输血,输液速度不宜过快,以免肺循环压力增高,再次引起血管破裂而咯血。

(5) 窒息的抢救配合:咯血窒息是咯血致死的主要原因,一旦出现应立即抢救:①首要措施是解除呼吸道阻塞;应立即置病人于头低脚高俯卧位,轻拍背部以利于血块排出;迅速用机械吸引,以清除呼吸道内积血和血块,对口及上呼吸道上端的血块用手挖出;必要时配合医生行气管插管或气管镜直视下吸取血块。②气道通畅后,若病人自主呼吸未恢复,应行人工呼吸、机械辅助通气,给予高流量吸氧,按医嘱应用呼吸中枢兴奋剂。

(6) 心理支持:陪伴和安慰病人,解释放松心情有利于止血,防止因紧张、恐惧而引起声门痉挛,鼓励病人轻轻咳出积在气管内的血液,必要时按医嘱给予镇静剂,解除紧张情绪;嘱病人不可屏气,防止咯血不畅引起气道阻塞导致窒息发生。

(六) 健康教育

1. 知识指导　宣传结核病的基本知识,让病人和家属学会结核病消毒隔离技术,与结核病人密切接触者应去医院进行有关检查。早期发现病人并登记管理,给予及时、正规的治疗是预防结核病疫情的关键。宣传结核病的传播途径及消毒、隔离重要性,指导病人采取积极的预防方法和有效的消毒、隔离措施,并能自觉遵照执行。

2. 生活指导　指导合理安排生活,强调休息和营养对疾病康复的重要性,避免劳累、情绪波动及呼吸道感染,戒烟、戒酒,加强体育锻炼,增强体质。鼓励有条件的病人选择空气新鲜、气候温和的海滨、湖畔疗养,以促进身体康复和增加抵抗疾病的能力。

3. 用药指导　告知家属在结核病全程化疗过程中应发挥积极地督导管理作用,督促病人按医嘱规律、全程服药,以提高治疗成功率;介绍结核病用药过程中可能出现的不良反应,及早发现药物毒副作用,一旦出现须随时就医;密切关注治疗效果,彻底治愈肺结核。

4. 病情监测指导　能进行自我检测,指导病人定期复查胸片、肝肾功能或痰结核分枝杆菌检查,以了解病情变化,及时调整治疗方案。

(陆一春)

案例 2-9-1 分析

　　1. 初步诊断及诊断依据　继发型肺结核,浸润型肺结核。①有结核病的全身及呼吸系统症状。胸部 X 线显示结核病灶,痰液涂片找到结核分枝杆菌。符合肺结核的诊断。②胸部 X 线显示右锁骨下絮状阴影,边缘模糊,属于继发型肺结核中的浸润性肺结核。③有结核毒血症状、痰菌阳性、X 线显示病灶不稳定,提示是活动性肺结核。

　　2. 主要护理问题　①营养失调:低于机体需要量;②知识缺乏:缺乏结核病消毒、隔离及治疗、预防知识;③有传播感染的危险。

第 10 节　原发性支气管肺癌

(一) 概述

原发性支气管肺癌(primary bronchogenic carcinoma)简称肺癌(lung cancer),为起源于支气管黏膜或腺体的恶性肿瘤。世界卫生组织公布的资料显示,肺癌的发病率和死亡率均居全球癌症首位,男女患病率为 2.3∶1,发病年龄高峰在 60~79 岁,并由于早期诊断不足使预后差,我国肺癌已成为癌症死亡的首位病因。目前随着诊断方法的进步、新化疗药物及靶向治疗药物的出现等,生存率有所提高。

1. 病因和发病机制　尚未明确,但通常认为与下列因素有关。

(1) 吸烟:大量研究结果表明,吸烟是肺癌死亡率进行性增加的首要原因。烟雾中的尼古丁、苯并芘、亚硝胺和少量放射性元素等均有致癌作用,尤其容易导致鳞状上皮细胞癌和未分化小细胞癌。与不吸烟者比较,吸烟者发生肺癌的危险性平均高 9~10 倍,重度吸烟者至少可达 10~25 倍。开始吸烟的年龄越小,吸烟年限越长,吸烟量越大,肺癌的发病率和死亡率越高。被动吸烟或环境吸烟也是肺癌的病因之一,丈夫吸烟的非吸烟妻子中,发生肺癌的危险性是夫妻均不吸烟家庭中妻子的 2 倍。而戒烟后,肺癌发病的危险性逐年减少,戒烟 1~5 年后减半,戒烟 15 年后发病率相当于不吸烟者。

(2) 职业致癌因子:已被确认的致肺癌职业因素包括石棉、砷、煤焦油、芥子气、三氯甲醚、烟草的加热产物以及铀、镭等放射性物质衰变时产生的氡和氡子气,电离辐射和微波辐射等。

(3) 空气污染:有室内小环境和室外大环境污染。室内小环境污染如被动吸烟、烹调时的烟雾、室内用煤、接触煤烟或其不完全燃烧物等;室外大环境污染有城市中汽车废气、工业废气、公路沥青都有致癌物质存在,其中主要是苯并芘。城市肺癌的发病率明显高于农村,大城市比中、小城市发病率高,表明环境污染与肺癌也有关。

(4) 电离辐射:来源于自然界和医疗照射的电离辐射,如中子和 α 射线等均可引起肺癌,如日本原子弹受害幸存者中,肺癌的发病率明显高于一般人群。

(5) 饮食与营养:研究表明较少适用含 β 胡萝卜素的绿色、黄色和橘黄色蔬菜、水果,可增加肺癌发生的危险性,对正在吸烟和既往吸烟者明显。

(6) 其他:肺结核病人发生肺癌的危险性是正常人群的 10 倍,病毒感染、真菌毒素等也与肺癌发生有关;此外,遗传和基因改变也是肺癌发生的相关因素,肺癌可能是一种外因通过内因发病的疾病。

2. 肺癌的分类

(1) 按解剖学部位:①中央型肺癌:发生在段支气管至主支气管的肺癌,位置靠近肺门者,约占 3/4,多见鳞状上皮细胞癌、小细胞肺癌。②周围型肺癌:发生在段支气管以下的肺癌,位置在肺的周围部分,约占 1/4,多见腺癌。　**考点:** 肺癌的分型和转移途径

(2) 按组织学分类:①非小细胞肺癌:包括鳞状上皮细胞癌(鳞癌,最常见)、腺癌、大细胞癌和腺鳞癌、类癌、肉瘤样癌、唾液腺型癌等。②小细胞肺癌:包括燕麦细胞型、中间细胞型、复合燕麦细胞型。典型的小细胞癌常位于肺中心部,支气管镜检常为阳性,易侵犯血管,诊断时大多已有肺外转移。

3. 转移途径　原发性肺癌的转移途径较多,主要有以下三种。

(1) 直接扩散:癌肿沿支气管管壁并向支气管腔内生长,可造成支气管腔内部分或全部阻塞;亦可直接扩散侵入邻近肺组织,并穿越肺叶间裂侵入相邻的其他肺叶。还可侵犯胸壁、胸内其他组织和器官。

(2) 淋巴结转移:常见的扩散途径。癌细胞经支气管和肺血管周围的淋巴管,先侵入邻近的肺段或肺叶支气管周围的淋巴结,然后达到肺门或气管隆嵴下淋巴结,或侵入纵隔和气管旁淋巴结,最后累及锁骨上前斜角肌淋巴结和颈部淋巴结。纵隔和气管旁以及颈部淋巴结转移一般发生在肺癌同侧,但也可以在对侧,即所谓交叉转移。肺癌侵入胸壁或膈肌后,可自腋下或主动脉旁淋巴结转移。

(3) 血行转移:多发生在肺癌的晚期。癌细胞直接侵入肺静脉,然后经左心随体循环血流转移到全身各处器官和组织,常见的有肝、骨骼、脑、肾上腺等。

(二) 护理评估

1. 健康史　评估病人是否有接触致癌因子的病史:有无长期吸烟史,有无接触职业致癌因子、电离辐射,有无从事空气污染严重的职业等;评估病人有无肺癌的家族史,患肿瘤家庭成员的年龄、肿瘤的种类和治疗效果。

考点:临床
表现

2. 临床表现　与肺癌的部位、大小、是否压迫、侵犯邻近器官以及有无转移等密切相关。

(1) 原发肿瘤表现

1) 咳嗽:最常见的早期症状,常为无痰或少痰的刺激性干咳,当肿瘤引起支气管狭窄时可加重咳嗽,多为持续性、呈高音调金属音咳嗽或刺激性呛咳,肺泡细胞癌可有大量黏液痰。继发感染时,痰量增多,呈黏液脓性。

2) 痰血或咯血:多见于中央型肺癌,肿瘤向管腔内生长者可有间断或持续性痰中带血;如癌肿侵蚀大血管,可引起大咯血。

3) 喘鸣和气急:肿瘤向管腔内生长,或转移到肺门淋巴结引起支气管阻塞,有呼吸困难、气短、喘息、偶尔表现为局限性哮鸣音。

4) 发热:多数发热是由于肿瘤引起的阻塞性肺炎,抗生素治疗效果不佳。

5) 体重下降:肿瘤发展到晚期,由于肿瘤毒素和消耗等原因,可引起消瘦、恶病质。

(2) 肺外胸内扩展表现:①胸痛:约半数病人出现模糊或难以描述的胸痛或钝痛,是肿瘤细胞侵犯所致。如侵犯胸膜,则产生不规则的钝痛或隐痛,在呼吸、咳嗽时加重;如侵犯肋骨和胸壁,有压痛点,而与呼吸、咳嗽无关。②声音嘶哑:肿瘤侵犯或压迫喉返神经(多见于左侧)所致。③吞咽困难:肿瘤侵犯或压迫食道所致。④胸水:有10%的病人有不同程度的胸水,常表现为血性胸水,通常提示肿瘤转移累及胸膜及肺淋巴回流受阻。⑤上腔静脉阻塞综合征:肿瘤侵犯或压迫上腔静脉,导致面部、颈部和上肢水肿及胸前部淤血和静脉曲张,可引起头痛、头昏或眩晕。⑥Horner 综合征:位于肺尖部的肺癌又称肺上沟癌(Pancoast 癌),可压迫颈交感神经,引起患侧眼睑下垂、瞳孔缩小、眼球内陷、同侧额部与胸壁无汗或少汗,称Horner 综合征;若压迫臂丛神经可出现以腋下为主、向上肢内侧放射的火灼样疼痛,在夜间尤甚。

(3) 胸外转移表现:①中枢神经系统转移:常有颅内高压征象,如头痛、呕吐及共济失调、偏瘫、复视、脑神经麻痹、精神异常等。②骨转移:可致骨痛或病理性骨折。③腹部转移:部分小细胞癌可转移到胰腺,表现为胰腺炎或阻塞性黄疸。其他细胞类型的肺癌也可转移到胃肠道、肾上腺和腹膜后淋巴结,多无临床症状,依靠 CT 等辅助检查诊断。④淋巴结转移:锁骨上淋巴结转移是肺癌转移的常见部位,也可转移至腋下淋巴结。

(4) 胸外表现:指肺癌非转移胸外表现,不是肿瘤直接作用或转移引起的,可以出现于肺癌发现前后,或称为副癌综合征(paraneoplastic syndrome)。包括:肥大性肺性骨关节病、异位促性腺激素、库欣综合征、分泌抗利尿激素所致的低钠、低渗、异位副甲状腺激素所致高钙血症、类癌综合征等。

3. 辅助检查

(1) 影像学检查:胸部 X 线检查、CT、MRI 是发现和诊断支气管肺癌最基本和最重要的方法。X 线胸片提示肺癌的直接征象是肺内块状阴影,呈分叶状,周边有细毛刺样放射,可有空洞;CT 能显示普通 X 线检查不能发现的小病灶和识别肿瘤有无侵犯邻近器官,MRI 在明确肿瘤与大血管之间的关系优于 CT。

(2) 细胞学检查:痰液脱落细胞检查是最简单有效的早期诊断方法之一。一般收集上午9~10 时深部咳出的新鲜痰液送检,标本次数以 3~4 次为宜,非小细胞癌的阳性率高。

(3) 纤维支气管镜检查:早期诊断肺癌的方法之一,尤其适用于中央型肺癌。可直接窥视支气管和细支气管情况,取可疑组织做病理检查,刷检、冲洗,做细胞学检查。

(4)其他:如开胸活检、胸水癌细胞检查、淋巴结活检、放射性核素扫描检查等。

(三)治疗要点

治疗方案主要根据肿瘤的组织学决定。小细胞肺癌首选化疗或放化疗综合治疗。非小细胞肺癌外科手术或放疗可根治,但对化疗的反应较小细胞肺癌差。

1. 手术治疗　根据病情选择肺叶切除、肺段切除或楔形切除,扩大手术适应证,缩小手术切除范围和气管隆突成形术是当今肺癌治疗的新进展。

2. 放疗　放射治疗是局部杀伤癌肿病源的一种方法,分根治性和姑息性 2 种。对小细胞肺癌治疗效果较好,其次为鳞癌。目前常用于病变范围广泛,出现远处转移或因全身情况不良,不适于施行手术治疗者,以改善症状和延长寿命。放射治疗亦可与手术治疗综合应用提高疗效。

3. 化疗　未分化小细胞肺癌最敏感,疗效最好,鳞癌次之,腺癌敏感度最低。术前行支气管动脉内插管用抗癌灌注治疗,亦可缩小癌源,提高切除率。常用化疗药物有依托泊苷(VP-16)、顺铂(DDP)、卡铂(CBP)、环磷酰胺(CTX)、阿霉素(ADM)、长春新碱(VCR)、异环磷酰胺(IFU)、去甲长春碱(NVB)、吉西他滨(GEM)、紫杉醇(TXL)、丝裂霉素(MMC)、长春地辛(VDS)等。

4. 其他疗法　包括对症治疗、中医治疗、冷冻治疗、支气管动脉灌注及栓塞治疗、经纤支镜电刀切割癌体或行激光治疗,以及经纤支镜引导腔内置入放疗源作近距离照射等,对缓解病人的症状和控制肿瘤的发展有较好效果。

(四)主要护理诊断及合作性问题

1. 疼痛　与恶性肿瘤细胞浸润有关。

2. 营养失调:低于机体需要量　与恶性肿瘤消耗巨大、化疗药物反应有关。

3. 恐惧　与肺癌的确诊及预感到治疗对机体功能的影响和死亡威胁有关。

4. 潜在并发症:肺部感染、呼吸衰竭、化疗药物毒性反应、放射性食管炎、放射性肺炎。

(五)护理措施

1. 休息与体位　有咯血、胸痛症状者,应让其舒适体位充分休息。并进行心理支持。

2. 饮食护理　宣传增加营养与促进健康的关系;给予高热量、高蛋白、高维生素、易消化的饮食;食物的色、香、味适合病人的饮食习惯,尽可能安排病人与他人共同进餐;进餐前休息片刻,少量多餐;依据不同病情采取喂食、鼻饲或静脉补充营养,以增强病人的抗病能力。

3. 病情观察　①一般状态:生命体征、神志、皮肤黏膜、体重、尿量、营养状态等。②临床表现:原发肿瘤、肿瘤转移的症状及胸外表现是否缓解。③并发症:化疗前应密切观察血象变化,警惕感染发生,观察有无严重的化疗、放疗不良反应。

4. 化疗的护理　合理选择静脉,保证静脉通畅,保护静脉,防止药液外渗;观察疗效和注意有无药物不良反应,如有无恶心呕吐、食欲不振等消化道反应;监测血象,注意骨髓抑制程度,预防感染,加强口腔、皮肤护理,当白细胞计数$<1\times10^9/L$ 时,应予以保护性隔离;有无脱发、出血性膀胱炎、高尿酸血症、肝肾功能损害、心脏毒性反应等。

5. 放疗的护理　①向病人讲明放疗的目的、方法和注意事项,以解除思想顾虑。嘱病人不能将涂在皮肤放射部位上的标记擦去,照射时协助病人取一定体位,不能随便移动。②皮肤护理:避免抓伤、压迫和衣服摩擦损伤皮肤,皮肤清洁可用温水和柔软的毛巾轻轻蘸洗,忌用肥皂,不可涂酒精、碘酒、红汞、油膏,避免阳光照射或冷热刺激,照射部位的皮肤禁用胶布,表皮脱屑时,切勿用手撕剥。③放射性食管炎的处理:注意保持口腔的清洁,给予流质或半流质食物,进食后喝温水冲洗食管,避免刺激性食物;有咽下疼痛时,可口服氢氧化铝凝胶,疼痛难忍者可口含利多卡因溶液或服用利多卡因凝胶。④放射性肺炎的处理:协助病人进行有效排痰,适当给予镇咳药,遵医嘱给予抗生素和糖皮质激素治疗,呼吸困难者予以吸氧。

6. 疼痛护理 ①疼痛评估:评估疼痛的部位、性质和程度;疼痛加重或减轻的因素;影响病人表达疼痛的因素;疼痛持续、缓解、再发的时间等。②减少诱发和加重因素:提供安静的环境,调整舒适的体位;小心搬动病人,避免拖、拉动作;指导、协助胸痛病人用手或枕头护住胸部,以减轻深呼吸、咳嗽或变换体位所引起的胸痛;预防上呼吸道感染,尽量避免咳嗽,必要时给止咳剂,指导腹式呼吸和缩唇呼吸等。③控制疼痛:物理止痛:按摩、针灸、穴位或局部冷敷;药物止痛:按医嘱用止痛药物应注意按时给药、尽量口服给药、按三阶梯止痛方案给药(图2-10-1),且观察疗效及药物不良反应,指导使用自控镇痛泵(PCA)的方法。

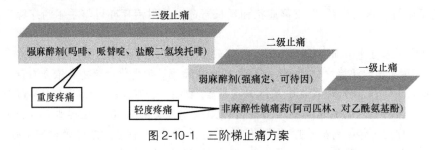

图 2-10-1 三阶梯止痛方案

7. 心理护理 护理人员应配合家属注意评估病人心理状态,确诊后根据病人心理承受力和家属意见,决定是否告知真实病情,对于心理承受能力差的病人要适当隐瞒病情,指导家属协同采取保护性措施,以防病人精神崩溃,影响治疗。及时发现病人的心理改变,多倾听、多交流,鼓励其以积极心态面对疾病。争取家庭、社会支持,转移病人注意力,让病人感受到家庭、亲友的关爱,激发其珍惜生命、热爱生活的热情,增强对治疗的信心,充分调动机体的潜在力量,与疾病作斗争。增强病人对治疗效果和未来生活的信心。

(六) 健康教育

1. 知识指导 对病人和家属宣传防癌知识,讲述肺癌的病因,宣传吸烟、被动吸烟对机体的危害,提倡不吸烟或戒烟,禁止公共场所吸烟;宣传防治慢性肺部疾病对肺癌防治的积极意义。对肺癌高危人群,如 40 岁以上吸烟的男性,需定期进行胸部 X 线检查,尤其反复呼吸道感染、久咳不愈、咯血、痰者应提高警惕,以求早诊早治。

2. 生活指导 指导病人在病程中和康复阶段合理安排休息,避免劳累和较重体力活动,避免呼吸道感染;阐明增加营养与促进健康的关系,指出饮食中应注意动、植物蛋白合理搭配,解释氨基酸的平衡有助于抑制癌肿的发展,锌和镁对癌细胞有直接抑制作用,维生素 A 及其衍生物 β 胡萝卜素能够抑制化学致癌物诱发的肿瘤,而食物中维生素 A 含量少或血清维生素 A 含量低时,患肺癌的危险性增高。告知化疗期间饮食宜少量多餐,避免过热、粗糙、酸、辣等刺激性食物,以防损伤胃肠黏膜。

3. 治疗指导 督促病人和家属配合完成化疗、放疗的治疗计划及如化疗间歇期的免疫治疗及中药治疗,需继续化疗时,要告知下次化疗时间及注意事项,并做必要的准备。已发生癌肿转移时,要指导对症处理的措施。

4. 病情监测指导 能进行自我检测,叮嘱病人出院后需定期复诊,以及时了解病情变化,有利于治疗方案的调整,巩固疗效。

(蒋 渝)

第 11 节　综合归纳呼吸系统疾病常见症状和体征的护理

一、咳嗽与咳痰

咳嗽是一种反射性防御动作,可借以清除呼吸道分泌物和气道内的异物。频繁、剧烈的咳嗽对人体不利,可影响工作与休息,甚至诱发呼吸道出血和自发性气胸。咳痰是借助支气管黏膜上皮纤毛运动、支气管平滑肌的收缩及咳嗽反射,将气管、支气管黏膜或肺泡的分泌物从口腔排出体外的动作。咳嗽无痰为干咳。

1. 咳嗽的特征　不同特征咳嗽的临床意义见表 2-11-1。

表 2-11-1　咳嗽特征与疾病的关系

咳嗽特征	临床意义
干咳或刺激性咳嗽	见于上呼吸道炎症、气管异物、胸膜炎、支气管肿瘤等
慢性连续性咳嗽	见于慢性支气管炎、支气管扩张、肺脓肿和空洞型肺结核等
突发性咳嗽	见于气管异物、吸入刺激性气体等
发作性咳嗽	见于百日咳、支气管内膜结核及咳嗽变异型哮喘等
夜间咳嗽加剧	见于左心衰竭、肺结核
咳嗽声音嘶哑	见于声带炎症或肿瘤压迫喉返神经
金属音咳嗽	见于支气管癌,纵隔肿瘤、主动脉瘤等压迫气管
鸡鸣样咳嗽	见于百日咳、会厌炎及喉炎等

2. 痰液的性质　见表 2-11-2。

表 2-11-2　痰液特征与疾病的关系

痰液特征	临床意义
白色黏液痰	见于急性支气管炎、支气管哮喘、肺炎球菌肺炎初期等
黄色脓性痰	见于慢支急性发作期、支气管扩张、肺脓肿,且常于变动体位时咳嗽加剧、排痰量较多
铁锈色痰	见于典型肺炎球菌性肺炎等
砖红色胶冻样痰	见于克雷白杆菌性肺炎等
粉红色泡沫血痰	见于肺水肿等
黄绿色痰	见于铜绿假单胞菌感染
血痰(咯血)	见于肺结核、支气管扩张、肺癌、肺脓肿等
恶臭痰	提示厌氧菌感染

3. 痰液的检查　见表 2-11-3。

表 2-11-3　痰液检查与疾病的关系

痰液检查	临床意义
痰涂片找菌	多用于呼吸系统感染性疾病的诊断
痰培养	检查时间较长,多用于 COPD、肺炎、支扩、肺结核等呼吸系统感染性疾病的诊断,是确诊呼吸系统感染性疾病的金指标
痰药敏试验	能迅速出结果,指导呼吸系统感染性疾病的治疗
痰抗酸杆菌检查	有助于肺结核诊断
痰脱落细胞检查	多用于肺癌病理检查

4. 咳嗽、咳痰的伴随表现　见表 2-11-4。

表 2-11-4　咳嗽、咳痰及伴随表现与疾病的关系

咳嗽、咳痰伴随表现	临床意义
清晨起床或夜间刚躺下时咳嗽加剧并咳出大量脓痰	慢性支气管炎、支气管扩张等
发热、与呼吸有关的患侧胸痛、胸膜摩擦音	干性胸膜炎等
发热、呼吸困难,X 线胸片提示胸腔有积液	胸腔积液等
神志改变	肺性脑病等
极度呼吸困难,咳大量粉红色泡沫血痰,双肺布满湿啰音	急性左心衰竭等
局部肺实变体征、湿啰音,X 线胸片提示大片状阴影	大叶性肺炎等
局部湿啰音,X 线胸片提示小片状阴影	小叶性肺炎、肺结核等
大量脓痰	支气管扩张、肺脓肿等
刺激性呛咳、持续性高音调金属音、持续性痰中带血	支气管肺癌等

表 2-11-5　咯血量的估计

程度	临床表现
少量	24 小时咯血量<100ml,或仅表现为痰中带血
中等量	24 小时咯血量 100～500ml
大量	24 小时咯血量>500ml 或 1 次咯血量在 300ml 以上

二、咯　　血

咯血是指喉及喉部以下呼吸道和肺组织出血,经口排出的表现。大咯血可并发窒息、失血性休克。

1. 咯血量的估计　见表 2-11-5。
2. 咯血与呕血的鉴别　见表 2-11-6。
3. 咯血并发症及抢救措施对比　见表 2-11-7。

表 2-11-6　咯血与呕血的鉴别

项目	咯血	呕血
病因	肺结核、支气管扩张、肺癌、肺炎、肺脓肿、风心病二尖瓣狭窄等	消化性溃疡、肝硬化、食管胃底静脉曲张、胃癌等
出血前症状	喉部痒感、胸闷、咳嗽等	上腹部不适、恶心、呕吐等
出血方式	咯出	呕出,可呈喷射状
出血的颜色	鲜红暗红、棕色,量大为鲜红色血中混有痰、泡沫	混有食物残渣、胃液
酸碱反应	碱性	酸性
黑便	无,若咽下可有	有,呕血停止后仍持续数日
出血后痰性状	痰中带血,常持续	数日无痰

表 2-11-7　咯血的并发症及抢救措施对比

并发症	临床表现	抢救措施
窒息	咯血突然减少或终止,有烦躁不安或紧张、恐惧、气促、胸闷、大汗淋漓、颜面青紫,重者出现意识障碍	解除呼吸道阻塞:①置头低脚高俯卧位,轻拍背部;②挖出或吸出口、咽、喉、鼻部血块;③必要时配合医生行气管插管或气管切开
失血性休克	大咯血后,出现脉搏增快、血压下降、四肢湿冷、烦躁不安、少尿等	抗休克:扩容、纠酸、血管活性药物、糖皮质激素止血:首选垂体后叶素缓慢静注或静脉滴注

三、肺源性呼吸困难

呼吸困难是指病人自觉空气不足,呼吸费力,客观检查有呼吸频率、深度与节律的异常,严重者出现鼻翼扇动、张口呼吸或端坐呼吸。肺源性呼吸困难是指呼吸系统疾病引起的通气、换气功能障碍,导致缺氧和(或)二氧化碳潴留而出现的呼吸困难。

1. 肺源性呼吸困难的类型　见表 2-11-8。

2. 呼吸困难程度　根据病人日常生活自理能力、体力活动与呼吸困难的关系,将呼吸困难分为 5 度,见表 2-11-9。

3. 呼吸困难伴随表现　见表 2-11-10。

4. 呼吸困难的氧疗比较　见表 2-11-11。

表 2-11-8　肺源性呼吸困难类型及临床意义比较

类型	特点	临床意义
吸气性呼吸困难	吸气显著费力,严重者有胸骨上窝、锁骨上窝和肋间隙明显凹陷(三凹征),伴干咳及高调吸气性喉鸣	大气道受阻:如喉头水肿、气管异物等
呼气性呼吸困难	呼气费力、呼气缓慢、呼气延长,伴哮鸣音	小气道受阻:COPD、支气管哮喘、慢支等
混合性呼吸困难	吸气、呼气均费力,呼吸浅快,伴呼吸音减弱或消失,有病理性呼吸音	呼吸面积减少:重症肺炎、重症肺结核、大量胸腔积液、气胸和广泛胸膜肥厚等

表 2-11-9　呼吸困难程度区分表

程度	表现
Ⅰ度	日常生活能自理;无气促;中、重度体力活动时出现气促
Ⅱ度	日常生活能自理;轻度气促-与同龄健康人同等速度平地行走无气促,但在登高或上楼时出现气促
Ⅲ度	日常生活能自理;中度气促-与同龄健康人同等速度平地行走时气促,须停下休息、喘气
Ⅳ度	日常生活自理能力差,有显著呼吸困难,活动时需要他人帮助;以自己的步速平地行走 100m 或数分钟即感呼吸困难
Ⅴ度	日常生活不能自理,完全需要他人帮助;说话、洗脸、穿脱衣服,甚至休息时都感到呼吸困难

表 2-11-10　呼吸困难伴随表现

伴随表现	临床意义
患侧胸痛	大叶性肺炎、急性胸膜炎、自发性气胸等
发热	呼吸道感染性疾病,如支气管感染、肺炎、肺结核
哮鸣音	支气管哮喘、心源性哮喘
严重发绀、大汗、面色苍白、四肢厥冷、脉搏细速、血压下降	病情严重的表现

表 2-11-11　氧疗比较

缺氧程度	CO_2 潴留	氧疗方法
一般缺氧,PaO_2 50~60mmHg	无	流量(2~4L/min)、浓度(29%~37%)
严重缺氧,PaO_2 <50mmHg	无	间歇高流量(4~6L/min)、高浓度(37%~45%)、短时间
缺氧,PaO_2 <60mmHg	$PaCO_2$ >50mmHg	持续低流量(1~2L/min)、低浓度(25%~29%)

四、胸　　痛

胸痛是各种刺激因素刺激胸部的感觉神经纤维产生痛觉冲动,传至大脑皮质痛觉中枢而引起的胸部疼痛。

1. 胸痛部位和临床特点比较　见表 2-11-12。
2. 胸痛辅助检查　见表 2-11-13。
3. 胸腔积液的临床意义　见表 2-11-14。

表 2-11-12　胸痛部位和临床特点比较

疾病	部位	特点
带状疱疹	沿肋间神经呈带状分布	呈刀割样、烧灼样或触电样剧痛
胸膜病变	患侧胸部	胸膜炎隐痛、钝痛或刺痛,呼吸、咳嗽时加剧,屏气时减轻;自发性气胸屏气或剧烈咳嗽时突然发生撕裂样剧烈胸痛,伴气急、发绀
肺尖部肺癌	肩部和腋下,向上肢内侧放射	呈隐痛,进行性加剧
心绞痛 心肌梗死	胸骨体上段或中段之后,向左肩和左臂内侧放射	劳力和精神紧张时诱发,呈压迫性不适或紧缩、发闷、堵塞、缩窄感,休息或含服硝酸甘油后缓解

表 2-11-13　胸痛辅助检查

辅助检查	临床意义
血常规检查,白细胞情况	判断有无并发感染
胸部 X 线检查或 CT 检查	确定病变在胸腔还是腹腔及病变范围、性质
心电图检查	排除心脏疾病
痰液涂片、痰培养	确定病原体
胸腔积液检查	病因诊断

表 2-11-14　胸腔积液的临床意义

胸腔积液性质	临床意义
血性	常见于肺癌、肺结核
草绿色	常见于肺结核
脓性	脓胸
找到抗酸杆菌	结核性胸膜炎
找到细菌	脓胸、大叶性肺炎、感染性胸膜炎
找到癌细胞	肺癌
颜色清亮、未找到病原菌(漏出液)	右心衰竭、严重低蛋白血症

五、呼吸系统疾病常见症状和体征护理总结

呼吸系统疾病常见症状和体征护理见表 2-11-15。

表 2-11-15　呼吸系统疾病常见症状和体征护理

症状和体征	主要护理问题	护理重点
咳嗽与咳痰	清理呼吸道无效	①环境:空气新鲜,室温 18~22℃,湿度 50%~70% ②饮食:高热量、高蛋白、高维生素,免刺激,少量多餐;多饮水,>1500ml/d ③协助排痰:有效咳嗽;湿化呼吸道;胸部叩击与胸壁震荡;体位引流;机械吸痰
咯血	①恐惧 ②潜在并发症:窒息	①休息:绝对卧床休息;患侧卧位 ②饮食:大咯血暂禁食;少量咯血少量凉或温流质,免刺激,多饮水及多食高纤维素 ③止血 ④窒息的抢救:头低脚高俯卧位;挖出或吸出呼吸道血块,解除呼吸道阻塞

续表

症状和体征	主要护理问题	护理重点
肺源性呼吸困难	气体交换受损	①休息:抬高床头、身体前倾坐位或半坐卧位 ②吸氧:CO_2潴留:持续低流量(1~2 L/min)、低浓度(25%~29%) ARDS 和 I 型呼衰:面罩高浓度(>50%)、高流量(4~6L/min) ③呼吸兴奋剂的不良反应 ④机械通气的护理
胸痛	疼痛:胸痛	①胸膜炎胸痛:患侧卧位 ②减少肺活动度:呼气末用宽胶布固定患侧胸部 ③按医嘱给予镇痛剂和镇静剂

(陆一春)

第 12 节 呼吸系统常用诊疗技术的护理

一、胸腔穿刺术

胸腔穿刺术(简称胸穿)是从胸腔内抽取积液或积气的操作。

【适应证】

1. 胸腔积液性质不明者,抽取积液检查,协助诊断。

2. 胸腔内大量积液或气胸者,以排除积液或积气,缓解压迫症状,避免胸膜粘连增厚。

3. 向胸腔内注射药物,辅助治疗。

【禁忌证】

1. 有严重出血倾向,血小板明显减少或用肝素、双香豆素等进行抗凝治疗者。

2. 大咯血、严重肺结核及肺气肿者。

3. 不能合作的病人也相对禁忌,必要时可给予镇静剂或行基础麻醉后进行胸膜腔穿刺。

【方法】

1. 体位 抽液时,协助病人反坐靠背椅上,双手交叉放于椅背上,头伏臂上;或半卧位,病侧上肢置于头颈部(图 2-12-1)。

2. 确定穿刺点 胸腔积液一般取患侧肩胛线或腋后线第 7~8 肋间隙或腋中线第 6~7 肋间隙,气胸一般取患侧锁骨中线第 2 肋间隙或腋前线第 4~5 肋间隙处进针(图 2-12-1)。

3. 穿刺方法 常规消毒穿刺点,戴手套,铺洞巾;检查胸穿物品是否通畅、衔接紧密,用血管钳将乳胶管夹闭;术者用注射器抽取麻药对穿刺点进行皮内、皮下、胸膜壁层进行麻醉;术者左手示指和拇指固定穿刺部位的

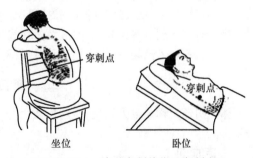

图 2-12-1 胸腔穿刺体位及穿刺点

皮肤,右手将穿刺针在局部麻醉处沿下位肋骨上缘缓慢刺入胸壁直达胸膜(图 2-12-2);连接注射器,在护士协助下抽取胸腔积液或气体;穿刺过程中保持密闭且避免损伤脏层胸膜,防止发生气胸;操作完毕拔出穿刺针并压迫穿刺点片刻(1~2min),覆盖无菌纱布用胶布固定。

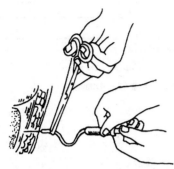

图 2-12-2　胸腔穿刺手法

【护理】

1. 术前护理

（1）用物准备:常规消毒物品、无菌胸穿包(接有乳胶管的胸穿针、5ml、50ml 注射器、7 号针、血管钳 2 把、洞巾、纱布、试管)、无菌手套、局麻药、治疗用药、胶布、量杯等。治疗气胸者另准备人工气胸抽气箱,需胸腔闭式引流者另准备胸腔闭式引流装置。

（2）病人准备

1）评估病人的文化水平、心理状态以及对该项技术的认识程度;指导病人及家属了解胸腔穿刺的目的、过程、注意事项、可能出现的意外或并发症,征得家属的理解和签字同意。

2）指导病人练习穿刺体位,并告知病人操作过程中保持穿刺体位,不能随意移动、咳嗽、深呼吸等,以损伤肺组织;咳嗽频繁者可酌情给镇咳药。

3）做普鲁卡因皮试;排大小便;静卧 15~30 分钟。

2. 术中护理

（1）病情观察:穿刺过程中应密切观察病人的脉搏、面色等变化,以判定病人对穿刺的耐受性。注意询问病人有无异常感觉,如病人有任何不适,应减慢或立即停止抽吸。如有头晕、面色苍白、出冷汗、心悸、胸部剧痛、刺激性咳嗽等"胸膜反应"情况,立即停止抽液,协助病人平卧,密切观察血压以防休克,必要时按医嘱皮下注射 0.1% 肾上腺素 0.5ml。

（2）抽取液体量

1）控制抽吸量:首次排液量不宜超过 600ml,抽气量不宜超过 1000ml,以后每次抽液量不应超过 1000ml,诊断性抽液 50~100ml。抽液抽气不可过快、过多,防止抽吸过多过快使胸腔内压骤然下降,以防纵隔复位太快,产生头晕、面色苍白、出冷汗、心悸、血压下降等不良反应;或发生复张后肺水肿或循环衰竭、纵隔移位等意外。

2）两次抽吸间隔:时间一般为 5~7 天,积液量大时可每周抽 2~3 次,如为脓胸,每次应尽量抽尽。

3. 术后护理

（1）休息:嘱病人静卧,24 小时后方可淋浴,以免穿刺部位感染。鼓励病人深呼吸,以促进肺膨胀。

（2）记录:记录抽液、抽气时间,抽出液体的色、质、量及病人的生命体征等情况。

（3）观察病情:观察病人呼吸、脉搏情况,注意有无气胸、血胸、肺水肿及胸腔感染等并发症。注意观察穿刺点有无渗血、渗液及炎症表现,如出现红、肿、热、痛、发热等及时通知医生。

（4）胸腔注入药物:嘱病人稍活动,以便药物在胸腔内混匀。

二、体位引流术

体位引流又称为重力引流,是利用重力作用使支气管、肺内分泌物排出体外的治疗护理技术。

【适应证】

1. 支气管扩张、肺脓肿、肺结核等有大量痰液而排除不畅者。

2. 支气管碘油造影术前后。

【禁忌证】

1. 呼吸功能不全、有明显呼吸困难和发绀者。

2. 近 1~2 周内有大咯血者。

3. 严重心血管疾病或年老体弱而不能耐受者。

【护理】

1. 术前护理

（1）用物准备：靠背架、小饭桌、痰杯、纱布、漱口水。

（2）病人准备：评估病人的文化水平、心理状态以及对该项技术的认识程度；解释体位引流的目的、过程和注意事项，以取得病人的配合；痰液黏稠者，引流前 15 分钟遵医嘱给予雾化吸入 0.9% 氯化钠加庆大霉素、α-糜蛋白酶等药物，以降低痰液黏稠度，提高引流效果。

2. 术中护理

（1）确定体位：根据病变部位协助病人采取正确的引流体位，原则上使病灶处于高位，引流支气管开口向下（图 2-12-3），不宜刻板执行，以病人能接受又易于排痰的体位为最佳。

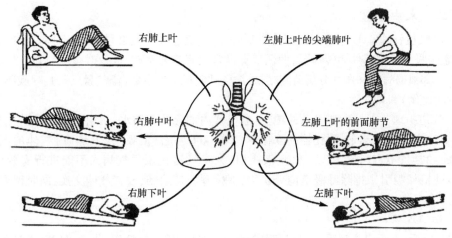

右肺上叶　　　左肺上叶的尖端肺叶

右肺中叶　　　左肺上叶的前面肺节

右肺下叶　　　左肺下叶

图 2-12-3　体位引流

（2）引流时间：根据病变部位、病情，每日 1~3 次，每次 15~20 分钟，餐前进行。

（3）协助排痰：引流过程中鼓励病人进行有效咳嗽和排痰，对体质虚弱无力咳嗽者，可辅以胸部叩击和胸壁震荡等措施，以提高引流效果，必要时采取抽吸技术来清除分泌物。

（4）病情观察：注意观察病人的反应，如发现病人出现面色苍白、发绀、头晕、心悸、呼吸困难、咯血等情况，应立即停止引流，通知医生处理。

3. 术后护理　安置病人休息，给予清水或漱口液漱口，以减少呼吸道感染机会。记录排出的痰量、颜色、性质和气味，必要时送检。复查生命体征和肺部呼吸音及啰音的变化，观察治疗效果。

三、机 械 通 气

机械通气是在病人自然通气和（或）氧合功能出现障碍时，利用机械装置（主要是呼吸机）使病人恢复有效通气并改善氧合的方法。根据是否建立人工气道分为有创机械通气和无创机械通气。

【适应证】

1. 治疗呼吸衰竭和呼吸暂停

（1）严重的急、慢性呼吸衰竭：①如 COPD、重症哮喘、中枢神经系统或呼吸肌疾病所致的严重通气不足。②严重肺部感染，ARDS 所致的严重换气功能障碍等。

（2）心肺复苏。

2. 预防呼吸衰竭的发生或加重　如心、胸外科手术后,使用呼吸机帮助减轻因手术创伤而加重的呼吸负担,以减轻心肺功能和体力上的负担,缓解呼吸困难症状。

【禁忌证】　机械通气治疗无绝对的禁忌证。正压通气的相对禁忌证为:未经引流的张力性气胸或纵隔气肿、大咯血、急性心肌梗死、低血容量性休克未补足血容量前、重症肺大疱等。

【护理】

（一）术前护理

1. 用物准备　准备好清洁、功能完好的呼吸机及供氧设备。

2. 病人准备　①评估病人的文化水平、心理状态以及对该项技术的认识程度。②使用呼吸机前,与病人或家属进行沟通,做必要的解释,阐明机械通气的目的或作用。

（二）术中护理

1. 呼吸机管理　①使用时注意呼吸机与人工气道连接口是否紧密、合适,防止脱落或漏气,观察呼吸机机械部件运转情况,发现节奏异常或音响异常时,应及时排除故障,以保证病人安全。②根据病情和血气分析监测结果,调整呼吸机工作参数(潮气量、压力、呼吸频率、呼与吸时间比例)和氧浓度。

2. 气道护理　①加强呼吸道的湿化:湿化器内加无菌蒸馏水,禁用0.9%氯化钠或加入药物,要注意防止水蒸干;湿化器的水温保持在50℃左右,使吸入(气道口)气体的温度维持在35~37℃,不宜超过40℃。②痰液吸引:人工气道正压通气病人不能进行有效咳嗽,必须借助机械吸引来排除呼吸道内分泌物,保持呼吸道通畅,改善气体交换,同时留取痰标本检查。

3. 病情观察

（1）呼吸:有无自主呼吸,呼吸与呼吸机是否同步,呼吸的频率、节律、深度、类型及两侧呼吸运动的对称性,两侧呼吸音性质,有无啰音。

（2）心率、血压:若出现血压明显或持续下降伴心率增快,应及时报告。

（3）意识:意识障碍程度减轻,表明通气状况改善;若出现烦躁不安、自主呼吸与呼吸机不同步,多为通气不足;如病人病情一度好转,胸廓起伏良好,突然出现兴奋、多语,甚至抽搐,应警惕通气过度引起的碱中毒。

（4）体温:发热常提示感染。体温升高使氧耗量和CO_2产出增加,应酌情调节通气参数;高热时还应适当降低湿化器的温度,有利于呼吸道的散热。

（5）皮肤、黏膜及周围循环状况:皮肤潮红、多汗和浅表静脉充盈,提示CO_2潴留尚未改善;若缺氧改善,发绀则减轻;颈静脉充盈、怒张,常与气胸、气管切开有关。

（6）出入量:准确记录24h出入量,尤其是尿量,以了解心脏、肾功能及体液平衡情况。

（7）痰液:观察痰液的性状、量,为肺部感染的治疗提供依据。

（8）检查腹部胀气及肠鸣音情况:如面罩机械通气者,人机配合欠佳,病人吞入过多的气体,气管插管或气管切开导管气囊漏气,均可引起腹胀;肠鸣音减弱,应警惕低钾血症。

4. 监测通气量　①通气量合适的标志:吸气时能看到胸廓起伏,自发呼吸与呼吸机合拍,听诊肺呼吸音清楚,生命体征恢复正常并稳定,神志清晰,表情安适。②通气不足的表现:二氧化碳潴留加重,出现血压上升、心率加快、出汗、烦躁、外周表浅静脉充盈。③通气过度的表现:二氧化碳排出过多,可出现呼吸性碱中毒症状,表现为血压骤降,心律失常及谵妄、昏迷、抽搐等。一旦出现通气异常,应立即与医生联系做出处理,及时防治机械呼吸治疗的并发症。

（三）停机前后护理

从准备停机开始,一直到完全停机,拔除气管插管后的一段时间。做好本阶段的护理可帮助病人安全、顺利脱离呼吸机。

1. 心理支持　长期接受呼吸机治疗的病人,易对呼吸机产生依赖,撤机是个艰难的过程,担心停用呼吸机后病情反复,故反对撤机的病人常见。撤机前要向病人及家属解释撤机的重要性和必要性:①应告知病人机体已具备自主呼吸的能力,不合理地延长呼吸机疗程对康复不利,使其认识到及时停用呼吸机治疗的必要性。②解释呼吸机的撤除过程是平稳过渡、十分安全,以消除其恐惧心理,以利于顺利撤除呼吸机。

2. 按步骤有序撤机　具备完全脱离呼吸机的能力后,须按以下 4 个步骤进行,即:撤离呼吸机→气囊放气→拔管→拔管后继续吸氧。严密观察撤机反应,确保撤机安全。

3. 呼吸机的终末消毒与保养　停用呼吸机后按呼吸机说明书要求,拆卸管道（包括主机内部的管道系统及传感器）,进行彻底的清洁和消毒,然后再按原结构重新安装、调试备用。

四、纤维支气管镜检查术

纤维支气管镜检查术是将纤维支气管镜经鼻或口腔插入气管、支气管、各叶、段支气管进行检查的方法。

【适应证】

1. 协助诊断　应用纤维支气管镜采取呼吸道的组织或分泌物协助疾病的诊断,如原因不明的 X 线阴影、肺不张、阻塞性肺炎、支气管狭窄或阻塞、胸腔积液、刺激性咳嗽、咯血、喉返神经或膈神经麻痹等。

2. 局部治疗　应用纤维支气管镜引流呼吸道分泌物,进行支气管肺泡灌洗,去除异物,摘除息肉,局部止血及用药,扩张狭窄支气管或激光治疗等。

3. 现场抢救　作为气管插管的引导,用于急诊抢救。

【禁忌证】

1. 严重心、肺、肝、肾功能不全,呼吸衰竭,频发心绞痛,全身极度衰竭者。

2. 主动脉瘤有破裂危险者;2 周内有支气管哮喘发作或大咯血者;出、凝血机制严重障碍者。

3. 麻醉药过敏,而又无其他药物代替者。

4. 哮喘发作者。

【护理】

1. 术前准备

（1）用物准备:纤维支气管镜、吸引器、活检钳、细胞刷、冷光源、注射器、2% 利多卡因、阿托品、肾上腺素、50% 葡萄糖液、0.9% 氯化钠,必要时准备氧气和心电监护仪等。

（2）病人准备:①向病人说明检查目的及有关配合事项。②检测血小板和出凝血时间,摄胸片,必要时做心电图和血气分析。③禁食 4 小时,术前 30 分钟按医嘱口服地西泮 5 ~ 10mg,肌内注射阿托品 0.5mg,静注 50% 葡萄糖 40ml（糖尿病者除外）。

2. 术中护理

（1）用 2% 利多卡因做咽喉喷雾麻醉。

（2）安置病人取仰卧位,头部向后仰,使口喉与气管成一直线;配合医生选择经口或鼻插管,并经纤维支气管镜滴入麻醉剂做黏膜表面麻醉;配合做好吸引、活检、治疗等措施。

3. 术后护理

（1）术后禁食 3~4 小时,麻醉消失后方可进食,以防误吸。进食温凉流质或半流质饮食。

（2）密切观察病人有无发热、声嘶或咽喉疼痛、胸痛、呼吸道出血等表现。如呼吸道出血量多时,应及时通知医生配合处理。

（3）鼓励病人轻咳出痰液,如有声嘶或咽喉疼痛,给予雾化吸入,及时留取痰标本送检。

（4）按医嘱常规应用抗生素,预防呼吸道感染。

（5）鼓励病人轻轻咳出痰液和血液,及时留取痰标本送检。如有声嘶或咽喉疼痛,可给予雾化吸入。

五、动脉血气分析术

采取动脉血进行酸碱度、二氧化碳分压、氧分压、碳酸氢盐、氧饱和度等的分析过程,称动脉血气分析。能客观地反映呼吸衰竭的性质和程度,是判断有无缺氧和(或)二氧化碳潴留的最可靠的方法。对指导氧疗、机械通气各种参数的调节及纠正电解质和酸碱失衡均有重要价值。

【适应证】

1. 呼吸功能衰竭。

2. 心、肺复苏后,对病人的继续监控。

3. 进行机械通气辅助治疗的病人。

【禁忌证】 无绝对禁忌证。有出血倾向的病人,谨慎应用。

【护理】

1. 术前准备

（1）用物准备:1ml 无菌注射器、每毫升含 1500 单位肝素溶液 1 支、橡皮塞、消毒静脉穿刺盘。

（2）病人准备:向病人说明穿刺的目的和术中注意事项。

2. 术中配合

（1）部位和体位:穿刺点可选股动脉、肱动脉或桡动脉。常选用桡动脉,病人手心向上,手腕轻度过伸;选用股动脉,病人平卧,穿刺侧下肢外展,充分暴露穿刺部位,动脉搏动最强处为进针点。

（2）穿刺:①肝素液湿润注射器内壁,用注射器抽取少量肝素溶液,来回推动针芯,使肝素溶液涂布注射器内壁,然后针尖朝上,排弃注射器内多余的肝素溶液和空气。②常规消毒局部皮肤和左手示指、中指,用左手示指和中指固定动脉,右手持注射器由远端沿血管走行,从示指和中指之间垂直或与皮肤呈 30°角进针。③进入动脉血管后,血液借助动脉压推动针芯上移,采血量 1ml 左右。在穿刺过程中尽量避免气泡进入,采血后立即排尽气泡并用橡皮塞或木塞封住针头,以免空气混入。④吸痰后 20 分钟体内血气和酸碱值才恢复,此时方可采集血气分析的标本。

3. 术后护理

（1）按压针头:采血拔针头的同时,用消毒干棉签按压穿刺点 2~5 分钟,其力度以摸不到脉搏为宜,以防止局部出血。如有凝血机制障碍或服用抗凝剂、溶栓治疗的病人应延长压迫时间直至确无出血方可松手离开。

（2）详细填写化验单:注明吸氧方法和浓度,呼吸机的参数以及采血时间。

（3）立即送检:以免影响测定结果。

（陆一春）

目 标 检 测

A₁ 型题

1. 急性上呼吸道感染主要由哪种病原微生物感染引起
   A. 真菌　　　　　　　B. 细菌
   C. 病毒　　　　　　　D. 支原体
   E. 原虫

2. 急性上呼吸道感染可引起的最严重的并发症是
   A. 急性鼻窦炎　　　　B. 中耳炎
   C. 气管-支气管炎　　　D. 心肌炎
   E. 口角炎

3. 哮喘急性发作常见的诱因是
   A. 花粉　　　　　　　B. 尘螨
   C. 感染　　　　　　　D. 阿司匹林
   E. 碳酸饮料

4. 哮喘持续状态是指严重哮喘持续时间达
   A. 6 小时　　　　　　B. 10 小时
   C. 12 小时　　　　　　D. 20 小时
   E. 24 小时

5. 依支气管哮喘病人居住环境要求,下列哪项是允许的
   A. 悬挂化纤布料窗帘　B. 铺垫全毛地毯
   C. 使用羽毛枕头　　　D. 放置鲜花
   E. 饲养小狗

6. 与支气管哮喘发作有关的免疫球蛋白是
   A. IgA　　　　　　　 B. IgG
   C. IgE　　　　　　　 D. IgD
   E. IgM

7. 控制哮喘急性发作症状时首选
   A. 沙丁胺醇　　　　　B. 氨茶碱
   C. 喘定　　　　　　　D. 泼尼松
   E. 色甘酸钠

8. 目前治疗支气管哮喘最有效的药物是
   A. β 受体激动剂　　　B. 茶碱类
   C. 白三烯调节剂　　　D. 抗胆碱药
   E. 糖皮质激素

9. 支气管哮喘重度发作的首选药物是
   A. 氨茶碱　　　　　　B. 普萘洛尔
   C. 糖皮质激素　　　　D. 色甘酸钠
   E. 沙丁胺醇

10. 氨茶碱应用的护理哪项错误
    A. 不宜肌内注射
    B. 饭后服用可减轻胃肠道反应

C. 静脉注射浓度不宜过高
    D. 注射时间不宜超过 10 分钟
    E. 急性心肌梗死及血压降低者禁用

11. 支气管哮喘发作时,禁用的药物是
    A. 吗啡　　　　　　　B. 氨茶碱
    C. 异丙肾上腺素　　　D. 肾上腺素
    E. 色甘酸钠

12. 哮喘重度发作时防治痰栓阻塞小支气管最重要的措施是
    A. 多饮水　　　　　　B. 静脉输液
    C. 雾化吸入　　　　　D. 气管切开吸痰
    E. 静脉注射氨茶碱

13. 按病因学分类,临床上最常见的肺炎是
    A. 细菌性肺炎　　　　B. 病毒性肺炎
    C. 支原体肺炎　　　　D. 真菌性肺炎
    E. 衣原体肺炎

14. 肺炎球菌肺炎病人首选的治疗是
    A. 青霉素 G　　　　　B. 链霉素
    C. 氯霉素　　　　　　D. 大庆霉素
    E. 四环素

15. 提示中毒性肺炎病人病情严重的表现是
    A. 尿量增加　　　　　B. 烦躁不安
    C. 体温升高　　　　　D. 脉搏加快
    E. 脉压变小

16. 肺炎病人咳大量黄色脓痰,最有可能提示感染的是
    A. 肺炎链球菌　　　　B. 金黄色葡萄球菌
    C. 冠状病毒　　　　　D. 白色念珠菌
    E. 肺炎支原体

17. 中毒性肺炎常见的病原体是
    A. 病毒　　　　　　　B. 革兰阴性杆菌
    C. 肺炎支原体　　　　D. 肺炎球
    E. 金黄色葡萄球菌

18. 肺炎球菌性肺炎临床特征不包括
    A. 寒战高热　　　　　B. 咳嗽并咳铁锈色痰
    C. 胸痛　　　　　　　D. 肺实变体征
    E. 大量脓痰

19. 肺炎球菌肺炎典型的表现中不包括
    A. 寒战　　　　　　　B. 高热
    C. 咳嗽　　　　　　　D. 咳铁锈色痰
    E. 反复咯血

20. 普通型肺炎与休克型肺炎最主要的鉴别点是
    A. 发热程度　　　　　B. 白细胞总数

C. 呼吸困难程度　　D. 有无末梢循环衰竭

E. 起病缓急

21. 肺炎病人若高热骤降在常温下提示
    A. 体温恢复正常　　B. 休克先兆
    C. 病情趋于平稳　　D. 出现循环衰竭
    E. 抗生素应用效果

22. 提示中毒性肺炎病人病情严重的表现是
    A. 尿量增加　　　　B. 烦躁不安
    C. 体温升高　　　　D. 脉搏加快
    E. 脉压变小

23. 支气管扩张最常见的原因是
    A. 肺结核
    B. 肿瘤压迫
    C. 肿囊性纤维化
    D. 严重的支气管-肺感染和支气管阻塞
    E. 支气管内结石

24. 支气管扩张病人出现反复咯血有窒息的危险。
    病人最可能出现的心理反应是
    A. 抑郁　　　　　　B. 悲伤
    C. 恐惧　　　　　　D. 愤怒
    E. 震惊

25. 通过兴奋 β_2 肾上腺素能受体缓解支气管痉挛
    的药物是
    A. 氨茶碱　　　　　B. 麻黄碱
    C. 阿托品　　　　　D. 肾上腺素
    E. 沙丁胺醇

26. 支气管扩张病人的最基本护理措施是
    A. 促进排痰　　　　B. 预防咯血窒息
    C. 保持口腔卫生　　D. 加强营养
    E. 增强体质

27. 干性支气管扩张的唯一症状是
    A. 慢性咳嗽
    B. 大量浓痰
    C. 咯血
    D. 咳痰与体位变化有关
    E. 呼吸困难

28. 支气管扩张大咯血病人最危险且最常见的并
    发症是
    A. 严重贫血　　　　B. 休克
    C. 窒息　　　　　　D. 继发感染
    E. 发热

29. 护理支气管扩张病人最重要的措施是
    A. 促进排痰　　　　B. 预防咯血窒息
    C. 超声雾化吸收　　D. 使用抗菌药物
    E. 使用支气管舒张药

30. 支气管扩张病人发生咯血时护理措施错误
    的是
    A. 取平卧位头偏向一侧
    B. 静卧休息尽量少翻身
    C. 保持大便通畅
    D. 病人应取患侧卧位
    E. 咯血不止时嘱病人屏气以利止血

31. 慢性支气管炎发生发展的重要因素是
    A. 感染　　　　　　B. 吸烟
    C. 大气污染　　　　D. 过敏因素
    E. 气候寒冷

32. 慢性支气管炎的最突出症状是
    A. 反复发热　　　　B. 反复咳嗽咳痰
    C. 少量咯血　　　　D. 胸部刺痛
    E. 间断喘息

33. 年老体弱、痰多的慢性支气管炎病人祛痰镇咳
    尽量避免使用
    A. 氯化铵　　　　　B. 溴己新
    C. 可待因　　　　　D. 喷托维林
    E. 复方甘草合剂

34. 协助慢性支气管炎病人排痰措施不包括
    A. 指导有效咳嗽　　B. 拍背与胸壁震荡
    C. 湿化呼吸道　　　D. 体位引流
    E. 吸氧

35. 最易并发阻塞性肺气肿的疾病是
    A. 慢性支气管炎　　B. 支气管哮喘
    C. 慢性肺脓肿　　　D. 支气管扩张
    E. 肺结核

36. COPD 发生气流阻塞的主要原因是
    A. 大气道阻塞　　　B. 小气道病变
    C. 双肺哮鸣音　　　D. 桶状胸
    E. 肺纹理增粗

37. COPD 急性发作期病人,长期卧床,咳痰无力,
    为促进排痰,护士给予胸部叩击,叩击方法中,
    错误的是
    A. 病人取侧卧位
    B. 叩击顺序由外向内
    C. 叩击顺序由下而上
    D. 叩击者的手扇形张开
    E. 叩击者手指向掌心微弯曲

38. 导致肺心病发生的最根本原因是
    A. 肺动脉高压　　　B. 缺氧
    C. 二氧化碳潴留　　D. 肺血管重构
    E. 肺血管痉挛

39. 肺心病并发呼吸衰竭病人缺氧的典型表现是

A. 呼吸困难　　　　B. 发绀

C. 意识障碍　　　　D. 肺功能下降

E. 球结膜水肿

40. 慢性肺源性心脏病急性加重期病人应慎用

A. 镇静剂　　　　B. 祛痰剂

C. 解痉平喘药　　　D. 呼吸兴奋剂

E. 抗感染药物

41. 肺性脑病不能用高浓度吸氧,主要是因为

A. 缺氧不是主要因素

B. 可引起氧中毒

C. 可解除颈动脉窦的兴奋性

D. 促使二氧化碳排出过快

E. 诱发代谢性碱中毒

42. 肺心病的预防不包括

A. 提倡戒烟

B. 增强免疫力

C. 减少有害物质的吸入

D. 预防感染

E. 多睡少动

43. 慢性呼吸衰竭缺氧的典型表现是

A. 发绀　　　　B. 呼吸困难

C. 烦躁不安　　　D. 心率增快

E. 定向力障碍

44. Ⅱ型呼吸衰竭病人特有的临床表现是

A. 严重发绀　　　B. 心率增快

C. 球结膜充血　　　D. 血压下降

E. 精神症状

45. 呼吸衰竭的诊断标准是

A. $PaO_2<30mmHg,PaCO_2>80mmHg$

B. $PaO_2<40mmHg,PaCO_2>70mmHg$

C. $PaO_2<50mmHg,PaCO_2>60mmHg$

D. $PaO_2<60mmHg,PaCO_2>50mmHg$

E. $PaO_2<70mmHg,PaCO_2>40mmHg$

46. 慢性呼吸衰竭的病人,医嘱给予洛贝林静脉滴注,提示病人可能存在

A. 心功能衰竭　　　B. 外周循环衰竭

C. 尿量减少　　　D. 呼吸中枢抑制

E. 严重感染

47. 慢性呼吸衰竭的护理措施不正确的是

A. 安排病人在监护室

B. 保持病人呼吸道通畅

C. 遵医嘱正确使用抗生素

D. 对昏迷病人给予鼻饲提供营养

E. 给予高流量、高浓度持续吸氧

48. 呼吸衰竭病人保持呼吸道通畅的重要措施是

A. 清除积痰　　　B. 使用呼吸兴奋药

C. 合理给氧　　　D. 纠正酸碱平衡

E. 控制呼吸道感染

49. 在我国引起 ARDS 最常见的直接肺损伤原因是

A. 重症肺炎

B. 急性呼吸道阻塞性疾病

C. 氧中毒

D. 吸入有毒烟雾

E. 放射性肺损伤

50. 诊断 ARDS 必备的条件是

A. $PaO_2<60mmHg$　　B. 常规吸氧反复无效

C. $PaCO_2<35mmHg$　　D. $PaO_2/FiO_2≤200$

E. 肺顺应性降低

51. ARDS 给氧护理的氧浓度至少应

A. >40%　　　　B. >45%

C. >50%　　　　D. >55%

E. >60%

52. 不属于肺结核症状的是

A. 午后低热　　　B. 盗汗

C. 食欲减退　　　D. 乏力

E. 体重增加

53. 成人最常见的结核病是

A. 原发型肺结核　　B. 血行播散型肺结核

C. 继发型肺结核　　D. 结核性胸膜炎

E. 肺外结核

54. 结核菌素试验注射后,观察结果的时间为

A. 12 小时　　　B. 12~24 小时

C. 24~48 小时　　D. 48~72 小时

E. 72 小时后

55. 应用抗结核药物短程治疗的时间是

A. 1~3 个月　　　B. 3~6 个月

C. 6~9 个月　　　D. 9~12 个月

E. 12~18 个月

56. 最容易引起听神经损害的抗结核药物是

A. 异烟肼　　　B. 利福平

C. 链霉素　　　D. 吡嗪酰胺

E. 乙胺丁醇

57. 利福平的正确口服方法是

A. 三餐前　　　B. 三餐后

C. 早晨空腹顿服　　D. 三餐后及临睡前

E. 临睡前一次

58. 易引起周围神经炎的抗结核药物为

A. 异烟肼　　　B. 利福平

C. 对氨基水杨酸　　D. 链霉素

E. 乙胺丁醇

59. 预防肺结核流行的最重要措施是
    A. 加强营养　　　　B. 接种卡介苗
    C. 加强登记管理　　D. 做好痰的处理
    E. 隔离和有效治疗排痰病人

60. 处理肺结核病人的痰液最简易的方法是
    A. 煮沸 1 分钟
    B. 70% 乙醇接触 2 分钟
    C. 阳光下暴晒 2 小时
    D. 痰液用纸包裹后直接焚烧
    E. 来苏尔消毒 2~12 小时

61. 肺结核咯血病人宜取患侧卧位是为了
    A. 放松身心
    B. 减轻胸痛
    C. 有利引流
    D. 防止病灶向对侧扩散
    E. 避免窒息

62. 关于肺结核病人咯血时的护理措施的叙述，不正确的是
    A. 绝对卧床休息
    B. 消除紧张情绪
    C. 轻咳将血排出，不可屏气
    D. 健侧卧位，轻拍病人后背刺激咳嗽
    E. 发现窒息先兆时立即报告医生

63. 与支气管肺癌发病密切相关的最重的危险因素是
    A. 大气污染　　　　B. 长期吸烟
    C. 在石棉矿工作　　D. 遗传因素
    E. 慢性肺部疾病

64. 支气管肺癌最常见的早期症状是
    A. 发热　　　　　　B. 大量脓臭痰
    C. 刺激性呛咳　　　D. 胸闷、气急
    E. 胸痛

65. 原发性支气管肺癌最常见的早期特征性症状是
    A. 咳嗽　　　　　　B. 发热
    C. 咯血　　　　　　D. 胸痛
    E. 呼吸困难

66. 下列哪项不是支气管肺癌肿瘤压迫产生的症状
    A. 吞咽困难
    B. 声音嘶哑
    C. 上腔静脉阻塞综合征
    D. Homer 综合征
    E. 肥大性骨关节病

67. 生长快、转移早、恶性度高、对放化疗敏感的肺癌是
    A. 鳞癌　　　　　　B. 小细胞癌
    C. 大细胞癌　　　　D. 腺癌
    E. 支气管肺泡癌

68. 肺癌侵犯交感神经结出现霍纳综合征的主要表现为
    A. 头、面部水肿
    B. 满月脸、向心性肥胖
    C. 声音嘶哑
    D. 上眼睑下垂、瞳孔缩小
    E. 吞咽困难

69. 关于咳痰量下列说法不正确的是
    A. 痰量增减可反映病情变化
    B. 痰量多提示病情严重
    C. 痰量骤减表明炎症得到控制
    D. 治疗后痰量明显减少，表明炎症被控制
    E. 痰量骤减可能是排痰不畅

70. 痰液黏稠不易咳出时首选的护理措施是
    A. 指导有效咳嗽　　B. 湿化呼吸道
    C. 胸部叩击　　　　D. 体位引流
    E. 机械吸痰

71. 吸气性呼吸困难多见于
    A. 支气管哮喘　　　B. COPD
    C. 气胸　　　　　　D. 气管异物
    E. 重症肺炎

72. 以呼气性呼吸困难为主要表现的是
    A. 急性喉炎
    B. 肺炎
    C. 慢性支气管炎
    D. 支气管哮喘和肺气肿
    E. 胸腔积液

73. 咯血护理的错误措施是
    A. 取平卧位头偏向一侧
    B. 静卧休息尽量少翻身
    C. 保持大便通畅
    D. 肺结核咯血病人应取患侧卧位
    E. 咯血不止时嘱病人屏气以利止血

74. 大咯血是指 24 小时咯血量超过
    A. 100ml　　　　　B. 200ml
    C. 300ml　　　　　D. 400ml
    E. 500ml

75. 大咯血的病人不宜
    A. 咳嗽　　　　　　B. 屏气
    C. 绝对卧床　　　　D. 少交谈

E. 禁食水

76. 胸腔穿刺放液首次放液量一般不超过

   A. 600ml　　　　　B. 800ml

   C. 1000ml　　　　D. 1200ml

   E. 1400ml

77. 属于胸腔穿刺术后护理的内容是

   A. 向病人说明穿刺目的

   B. 注意观察穿刺处有无渗血或液体流出

   C. 用止血钳协助固定穿刺针

   D. 做好普鲁卡因皮试

   E. 观察有无头晕、面色苍白、出冷汗等情况

78. 体位引流的禁忌是

   A. 大咯血者　　　　B. 痰液黏稠者

   C. 频繁咳嗽者　　　D. 咳黄色脓痰者

   E. 体弱者

79. 不宜进行体位引流的病人是

   A. 支气管扩张者

   B. 高血压病人

   C. 慢性支气管炎病人

   D. 肺脓肿病人

   E. 支气管碘液造影前后病人

A$_2$型题

80. 病人,男性,25 岁,突然畏寒,发热伴胸痛 1 天,胸透见右中肺有大片炎性阴影,诊断为肺炎球菌性肺炎。若病人 T 40.5℃,脉搏细弱,血压 90/60mmHg,在观察病情中特别警惕发生

   A. 晕厥　　　　　　B. 昏迷

   C. 心律失常　　　　D. 休克

   E. 惊厥

81. 病人,男性,40 岁,因寒战高热、咳嗽、胸痛,来院急诊。胸透右上肺有云絮状阴影。查痰肺炎球菌(+),该病人血常规可出现

   A. 嗜酸粒细胞增加　B. 淋巴细胞增加

   C. 中性粒细胞增加　D. 大单核细胞增加

   E. 嗜碱性细胞增加

82. 病人,男性,75 岁,因肺炎引起体温 39.3℃,对其高热护理时尽量不采用的一项是

   A. 头部置冰袋　　　B. 温水擦浴

   C. 酒精擦身　　　　D. 鼓励饮水

   E. 口服退热药

83. 病人,男性,50 岁,重症肺炎并发感染性休克入院。护士配合抢救时实施静脉输液的过程中错误的是

   A. 尽快建立两条静脉通道

   B. 妥善安排输液顺序

   C. 输液量宜先少后多

   D. 输入血管活性药物时应根据血压随时调整滴速

   E. 保持输液通畅,防止药液外渗

84. 病人,女性,65 岁,有慢支病史 5 年,近 3 天因受凉咳嗽加重,痰液黏稠不易咳出,首选的护理措施是

   A. 指导有效咳嗽　　B. 湿化呼吸道

   C. 胸部叩击　　　　D. 体位引流

   E. 机械吸痰

85. 病人,女性,70 岁。慢性支气管炎 15 年,常在冬春寒冷季节发作咳嗽、咳痰。护士指导病人呼吸和排痰时的错误措施是

   A. 先行 5~6 次深呼吸

   B. 连续咳嗽数次将痰咳到咽部附近

   C. 于深呼气末屏气

   D. 再迅速用力咳嗽将痰排出

   E. 对无力排痰者,辅以胸部叩击

86. 病人,女性,70 岁,诊断为慢性阻塞性肺疾病,宜选用的饮食为

   A. 低盐低脂饮食

   B. 清淡易消化饮食

   C. 低盐饮食

   D. 高热量、高蛋白饮食

   E. 少渣半流

87. 病人,男性,65 岁。确诊 COPD 多年,加重 1 周入院。现痰多不易咳出,昼睡夜醒,头痛、烦躁。晨间护理时发现病人神志淡漠,应考虑为

   A. 呼吸性碱中毒　　B. 痰液阻塞

   C. 肺性脑病先兆　　D. 休克早期

   E. 脑疝先兆

88. 病人,女性,75 岁。COPD 病人进行腹式呼吸锻炼时,护士应予以纠正的动作是

   A. 吸气时腹部尽力挺出

   B. 呼气时腹部尽力缩紧

   C. 鼻吸口呼

   D. 慢吸气

   E. 快呼气

89. 病人,女性,55 岁,因肺心病急诊入院。急诊给予静脉输入抗生素,吸氧,现准备用平车送入病区,护送途中下列哪项是错误

   A. 护送中注意保暖　B. 安置合适卧位

   C. 注意安全　　　　D. 注意观察病情

   E. 暂停输液、吸氧

90. 病人,男性,70 岁,门诊以慢性肺源性心脏病

收入院。查:呼吸困难,发绀,尿量减少,双下肢水肿。该病人输液量每日不应超过

A. 600ml　　　B. 800ml
C. 1000ml　　D. 1200ml
E. 1500ml

91. 病人,男性,72岁。肺心病,下肢水肿,气喘严重并呈端坐呼吸,护士为警惕此病人出现肺性脑病,应特别注意观察
A. 体温　　　　B. 饮食状况
C. 姿势和步态　D. 意识状态
E. 皮肤、黏膜

92. 病人,男性,68岁。被人搀扶步入医院,分诊护士见其面色发绀,口唇呈黑紫色,呼吸困难,家属称其"肺心病又发作"。需立即对其进行的处理时
A. 为病人挂号
B. 不作处理,等待医生到来
C. 吸氧,测量血压
D. 叩背
E. 让病人去枕平卧于平车上

93. 病人,男性,62岁,诊断"COPD,Ⅱ型呼吸衰竭,肺性脑病"。护理人员应避免使用哪项处理措施
A. 持续低流量给氧　B. 静脉滴注抗生素
C. 肌内注射呋塞米　D. 烦躁时使用镇静剂
E. 口服解痉平喘类药物

94. 病人,男性,69岁,以"肺心病"入院治疗。护士对病人进行身体评估发现下列症状,其中提示其右心功能不全的是
A. 口唇发绀　　　B. 呼吸急促
C. 表情痛苦　　　D. 肝颈回流征阳性
E. 双肺底可闻及散在湿啰音

95. 某慢性呼吸衰竭病人在使用呼吸机过程中,突然出现血压骤降,心律失常,昏迷抽搐,护士应立即
A. 加大氧流量　　B. 增加呼吸频率
C. 复查动脉血气　D. 应用呼吸兴奋剂
E. 检查气道有无阻塞

96. 病人,男性,72岁。因"呼吸衰竭"收住入院。该病人应用辅助呼吸和呼吸兴奋剂过程中,出现恶心、呕吐、烦躁、面颊潮红、肌肉颤动等现象,考虑为
A. 肺性脑病先兆　B. 呼吸兴奋剂过量
C. 痰液壅塞　　　D. 通气量不足
E. 呼吸性碱中毒

97. 病人,男性,60岁,因"呼吸衰竭"住院进行氧疗中呼吸困难缓解、心率减慢、发绀减轻,表明
A. 缺氧不伴有二氧化碳潴留
B. 缺氧伴有二氧化碳潴留
C. 加用呼吸兴奋药
D. 需调整给氧浓度和流量
E. 氧疗有效,维持原治疗方案

98. 病人,男性,62岁。因慢性阻塞性肺疾病合并慢性呼吸衰竭入院治疗,现病情缓解准备出院。出院指导中不妥的是
A. 应适当散步做操
B. 坚持腹式呼吸锻炼
C. 定时进行深呼吸咳嗽
D. 长期规则服用抗生素
E. 预防受凉感冒

99. 病人,女性,68岁,诊断为COPD合并呼吸衰竭。在呼吸机辅助呼吸时,突然出现烦躁不安、皮肤潮红、温暖多汗、球结膜充血。护士即
A. 提高吸氧浓度
B. 增加呼吸频率
C. 检查呼吸道是否通畅
D. 停止吸氧
E. 关闭呼吸机

100. 病人,男性,75岁,诊断为Ⅱ型呼吸衰竭,表现为呼吸困难明显,血气分析:PaO_2 50mmHg,$PaCO_2$ 76mmHg,护士为该病人进行氧疗时氧流量和给氧浓度为
A. 2L/min,28%　　B. 3L/min,32%
C. 4L/min,36%　　D. 5L/min,40%
E. 6L/min,44%

101. 病人,男性,39岁。近日来咳嗽,食欲减退,四肢乏力。入院时病人面色晦暗,消瘦,结核菌检查结果为阳性,诊断为肺结核。病人呈现的面容属于
A. 急性面容　　　B. 慢性面容
C. 病危面容　　　D. 二尖瓣面容
E. 贫血面容

102. 病人,女性,43岁。肺结核2年。现使用链霉素抗结核治疗,用药期间应注意监测
A. 肝功能　　　　B. 心功能
C. 肾功能　　　　D. 肺功能
E. 胃肠功能

103. 病人,女性,46岁,咳嗽,咳痰,痰液黏稠,不易咳出,对此提出的护理诊断是
A. 活动无耐力　　B. 气体交换受损

C. 清理呼吸道无效　　D. 低效性呼吸型态

E. 知识缺乏

C. 持续高流量给氧　　D. 持续低流量给氧

E. 高压给氧

A₃ 型题

(104~106 题共用题干)

病人,男性,51 岁,教师,吸烟史 30 年,咳嗽、咳白色黏液痰 6 年,每年持续 3 个月以上,近 3 天咳嗽加剧,痰量增多,呈黏液脓性,不易咳出,背部及两肺下部听诊散在湿啰音。

104. 该病人正确的护理诊断是

A. 疼痛　　　　　　B. 活动无耐力

C. 清理呼吸道无效　D. 气体交换受损

E. 营养失调:低于机体需要量

105. 目前该病人病情处于

A. 潜伏期　　　　　B. 急性发作期

C. 慢性迁延期　　　D. 临床缓解期

E. 恢复期

106. 病人病情好转后,对其进行健康教育首先要

A. 教会缩唇呼吸

B. 嘱病人加强劳动保护

C. 嘱病人加强营养

D. 劝其戒烟

E. 指导其坚持锻炼

(107~109 题共用题干)

病人,女性,70 岁,既往有慢性支气管炎、肺气肿病史 10 年,近 1 年来出现咳嗽咳痰、心悸、气喘、呼吸困难、发绀明显、颈静脉充盈、双下肢轻肿、三尖瓣区闻及收缩期杂音。

107. 此病人诊断应为

A. 慢性支气管炎

B. 肺气肿

C. 肺心病

D. 慢性支气管炎、肺气肿

E. 慢性支气管炎、肺气肿、肺心病

108. 此病人如果做心电图检查会出现

A. 肺型 P 波　　　　B. P 波增宽

C. P 波低平　　　　D. P 波消失

E. P 波倒置

109. 护士对该病人应采取的氧疗方式是

A. 间歇高流量给氧　B. 间歇低流量给氧

(110~112 题共用题干)

病人,男性,72 岁,肺心病发作入院,表现咳嗽,呼吸困难,明显发绀,烦躁,白天嗜睡,夜间失眠,皮肤温暖多汗,心率快,下肢轻度水肿。血气分析:PaO₂ 50mmHg,PaCO₂ 69mmHg,pH 7.31。

110. 该病人目前已经出现

A. 呼吸衰竭　　　　B. 心力衰竭

C. 肺性脑病　　　　D. 休克

E. 肺部感染

111. 纠正该病人呼吸性酸中毒应首选

A. 补碱　　　　　　B. 利尿

C. 补钾　　　　　　D. 抗感染

E. 增加通气量

112. 此时切忌应用

A. 祛痰药　　　　　B. 镇静药

C. 抗生素　　　　　D. 呼吸兴奋药

E. 解痉平喘药

(113~115 题共用题干)

病人,男性,35 岁。3 个月来发热,乏力,盗汗,食欲不振。查:体重减轻,一般状况尚可。实验室检查:痰结核分枝杆菌阳性,初步诊断为肺结核收住入院。医嘱行 PPD 试验。

113. PPD 试验结果阳性的判定标准为皮肤硬结直径达

A. ≤4mm　　　　　B. 5~9mm

C. 10~19mm　　　　D. >20mm

E. >25mm

114. 此病人的护理诊断不包括

A. 体温过高　　　　B. 活动无耐力

C. 组织灌流量改变　D. 有窒息的危险

E. 营养失调:低于机体需要量

115. 护士对病人营养失调的护理措施不正确的是

A. 制订合理的饮食计划

B. 采用增进食欲的食谱

C. 检测体重变化

D. 给予高蛋白、高热量饮食

E. 给予低蛋白、低脂饮食

第 3 章 循环系统疾病病人的护理

第 1 节 概 述

循环系统是由心脏、血管和调节血循环的神经体液组成。循环系统的主要功能通过血液为全身组织器官运输氧、营养物质和激素等,并将组织代谢废物运走,以保证人体正常新陈代谢的需要。

1. 心脏 心脏是一个中空的器官,位于胸腔中纵隔内。①心脏的结构:心脏由左、右心房和左、右心室四个心腔组成。全身的静脉由上、下腔静脉口入右心房,右心房的血液经三尖瓣口流入右心室,经肺动脉瓣流入肺动脉,由肺进行气体交换后的氧合血液,经肺静脉进入左心房。左心房的血液经二尖瓣流入左心室,再经主动脉瓣口射入左心室。②心脏传导系统:包括窦房结、房室结、房室束、希氏束、左右束支及其分支和浦肯野纤维,负责心脏正常冲动的形成和传导。③心脏的血液供应:来自冠状动脉,分左、右两支,左冠状动脉又分两支,即前降支和左回旋支。

2. 血管 循环系统血管可分为动脉、静脉和毛细血管三种。动脉的主要功能是输送血液到组织器官,动脉管壁有肌纤维和弹力纤维,能在各种血管活性物质的作用下收缩和舒张,改变外周血管的阻力,又称"阻力血管"。静脉主要功能是汇集从毛细血管来的血液,并将血液送回心脏,其容量较大,占机体血液的 60%~70%,又称"容量血管"。阻力血管和容量血管对维持和调节心脏功能有重要作用。毛细血管位于小动脉与小静脉之间,呈网状分布,是血液和组织液、氧气和二氧化碳、营养物质和代谢产物等的交换场所,又称"功能血管"。

3. 调节血液循环的神经-体液 ①调节血液循环的神经有两组,即交感神经和副交感神经。交感神经兴奋时可使心率增快、心肌收缩力增强、周围血管收缩、血管阻力增加及血压增高,副交感神经兴奋时,上述表现相反。②调节血液循环的体液因素主要有肾素-血管紧张素-醛固酮系统(RAAS)、血管内皮因子、电解质、代谢产物等。其中 RAAS 是调节钠、钾平衡,血压和血容量的重要因素。血管内皮因子如前列环素、一氧化氮等具有扩张血管作用;内皮素、血管收缩因子具有收缩血管的作用。

循环系统疾病包括心脏和血管疾病,合称心血管病。随着人民生活水平的提高,饮食结构的改变及人口老龄化,我国心血管病的发病率和死亡率不断上升,已成为居民死亡的主要原因。

(刘海燕)

第 2 节 心 律 失 常

心律失常(cardiac arrhythmia)是指心脏冲动的起源、频率、节律、传导速度和激动次序的异常。正常窦性心律起源于窦房结,窦房结冲动经传导系统激动心房和心室完成 1 次完整的心动周期,其传导顺序为:窦房结→结间束(到达心房)→房室结→希氏束→房室束(左右束支)→浦肯野纤维(到达心室)。

心律失常分类:按其发生原理分为冲动形成异常和冲动传导异常;按心律失常发生时心率的快慢分为快速性心律失常和缓慢性心律失常。

(一) 分类

1. 冲动形成异常

(1) 窦性心律失常:①窦性心动过速;②窦性心动过缓;③窦性心律不齐;④窦性停搏;⑤病态窦房结综合征。

(2) 异位心律

1) 被动性异位心律:①逸搏(房性、房室交界区、室性);②逸搏心律(房性、房室交界区、室性)。

2) 主动性异位心律:①期前收缩(房性、房室交界区、室性);②阵发性心动过速(房性、房室交界区、室性);③心房扑动、心房颤动;④心室扑动、心室颤动。

2. 冲动传导异常

(1) 生理性:干扰和房室分离。

(2) 病理性:①窦房传导阻滞;②房内传导阻滞;③房室传导阻滞;④室内传导阻滞。

(3) 房室间传导途径异常:预激综合征。

(二) 发生机制

1. 冲动形成异常

(1) 异常自律性:自主神经系统兴奋性改变或其内在病变,均可导致不适当的冲动发放。此外,原来无自律性的心肌细胞(如心房、心室肌细胞)也可在病理状况下出现异常自律性,从而引起各种心律失常。

(2) 触发活动:是指心房、心室和希氏束-浦肯野组织在动作电位后产生除极活动,被称为后除极。若除极的振幅增高并达阈值,便可引起反复激动,持续的反复激动导致快速性心律失常的发生。

2. 冲动传导异常　快速性心律失常最常见的发病机制是折返。折返发生的基本条件是传导异常,包括:①心脏两个或多个部位的传导性与不应期各不相同,相互连接形成一个闭合环。②其中一条通道发生单向传导阻滞。③另一通道传导缓慢,使原先发生阻滞的通道有足够时间恢复兴奋性。④原先阻滞的通道恢复激动,从而完成一次折返激动。冲动在环内反复循环,产生持续而快速的心律失常。

一、窦性心律失常

(一) 概述

正常窦性心律的冲动起源于窦房结,频率为 60~100 次/分。心电图显示窦性心律(P 波在Ⅰ、Ⅱ、aVF 导联直立,aVR 导联倒置,PR 间期 0.12~0.20 秒)。窦性心律失常是由于窦房结冲动发放频率的异常或窦性冲动传导障碍所致的心律失常。

(二) 护理评估

1. 窦性心动过速　成人窦性心律的频率超过 100 次/分为窦性心动过速(sinus tachycardia)。

(1) 健康史:窦性心动过速可见于生理因素如健康人运动、焦虑、情绪激动、饮浓茶、饮酒及吸烟等;某些病理状态,如发热、血容量不足、贫血、甲状腺功能亢进、心力衰竭、贫血及应用肾上腺素、阿托品等药物亦可引起窦性心动过速。

（2）临床表现：通常为逐渐开始并逐渐终止，病人可有心悸、出汗、头晕、眼花、乏力等症状。

（3）心电图特征：窦性心律，频率超过 100 次/分（图 3-2-1）。

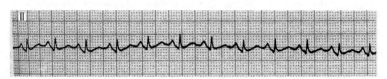

图 3-2-1　窦性心动过速

（4）治疗要点：窦性心动过速的治疗主要针对病因和去除诱发因素，如治疗心力衰竭、纠正贫血等，必要时应用药物治疗，减慢心率，如 β 受体拮抗剂（普萘洛尔等）。

2. 窦性心动过缓　成人窦性心律的频率低于 60 次/分称为窦性心动过缓（sinus bradycar-dia）。

（1）健康史：窦性心动过缓常见于健康的青年人、运动员和睡眠状态。病理性原因如冠心病、急性心肌梗死、心肌炎、心肌病、颅内压增高、甲状腺功能减退以及应用洋地黄、β 受体拮抗剂、胺碘酮等药物。

（2）临床表现：病人多无自觉症状，当心率过慢致心排血量不足时，可有胸闷、头晕甚至晕厥等。

（3）心电图特征：窦性心律，频率低于 60 次/分（图 3-2-2）。

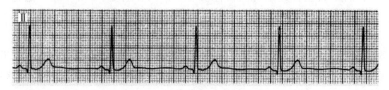

图 3-2-2　窦性心动过缓

（4）治疗要点：无症状的窦性心动过缓不需治疗，若症状明显，可用阿托品或异丙肾上腺素提高心率，但不宜长期使用，必要时安置人工心脏起搏器。

3. 窦性停搏（sinus pause）　也称窦性静止（sinus arrest），是指窦房结不能产生冲动，使心脏暂时停搏，或由低位起搏点（如房室结）发出逸搏或逸搏心律控制心室。

（1）健康史：窦性停搏多见于窦房结变性与纤维化、急性下壁心肌梗死、迷走神经张力增高，应用洋地黄、奎尼丁、胺碘酮、β 受体拮抗剂等药物过量也可导致窦性停搏。

（2）临床表现：若心脏停搏时间较长而无逸搏，病人可出现头晕、黑矇、短暂意识丧失或晕厥，严重者可发生 Adams-Stokes 综合征，甚至死亡。

（3）心电图特征：心电图表现为在规律的窦性心律中，有时在一段时间内突然无 P 波与 QRS 波出现，长的 PP 间期与正常 PP 间期不成倍数关系，窦性停搏后常出现逸搏（图 3-2-3）。

（4）治疗要点：生理性的窦性停搏不需特殊处理，去除有关因素后可自行恢复；对病理性的窦性停搏，需查清病因给予对因治疗；有晕厥史者，应及时安装人工心脏起搏器。

4. 病态窦房结综合征（sick sinus syndrome，SSS）　简称病窦综合征，是由于窦房结病变导致功能减退，产生多种心律失常的综合表现。

（1）健康史：所有影响窦房结功能的因素，如冠心病、心肌病、心肌炎、甲状腺功能减退以及迷走神经张力增高或药物影响等均可导致其功能障碍。

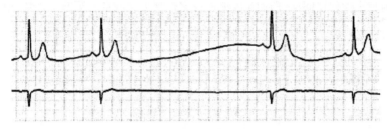

图 3-2-3　窦性停搏

（2）临床表现：心、脑等脏器供血不足的症状为主，如发作性头晕、乏力、黑矇等，严重者可发生晕厥。如有心动过速发作，则可出现心悸、心绞痛等症状。

（3）心电图表现：①明显而持久的窦性心动过缓；②窦性停搏或窦房传导阻滞；③窦房传导阻滞与房室传导阻滞并存；④心动过缓-心动过速综合征，是指心动过缓与房性快速性心律失常（心房扑动、心房颤动或房性心动过速）交替发作。

（4）病窦综合征的治疗：无症状不必治疗，需定期观察；有症状者应接受心脏起搏器治疗。

二、期 前 收 缩

（一）概述

期前收缩（premature beats）是最常见的心律失常，是一种起源于窦房结以外的起搏点提早发出冲动的异位心律。按起源部位可分为房性、房室交界性和室性三种，以室性最多见。期前收缩可表现为：①偶发（<5 次/分）或频发（>5 次/分）。②联律：二联律（每 1 次窦性搏动后有 1 个期前收缩）或三联律（每 2 次窦性搏动后有 1 个期前收缩）。③单源性（同一导联心电图上各期前收缩的形态相同）或多源性（同一导联心电图上各期前收缩的形态不同）。④RonT现象：指期前收缩的 R 波落在前一次心动周期的 T 波上。⑤成对：连续发生 2 个期前收缩。

（二）护理评估

1. 健康史

（1）评估有无引起期前收缩的诱发因素，如情绪激动、剧烈运动、过度劳累、神经紧张、过度吸烟、饮酒、饮浓茶、喝咖啡等。

（2）评估有无器质性心血管病，如心肌炎、心肌病、冠心病、高血压、肺源性心脏病、风湿性心脏瓣膜病、心力衰竭及休克等。此外，电解质紊乱及酸碱平衡失调也可引起期前收缩。

（3）评估有无药物影响，如应用洋地黄、肾上腺素及抗心律失常药物等。

2. 临床表现　偶发期前收缩可无明显不适或仅有心脏停搏感。频发期前收缩可有心悸、心前区不适和乏力等症状。除原有心脏病的体征外，心脏听诊时可在规则的心律中听见提早的心音，其后有一较长的间歇（代偿间歇），同时伴有触诊脉搏的减弱或消失。

3. 心电图特征

（1）房性期前收缩：①提前出现的房性 P′波，与窦性 P 波形态不同。②P′R 间期>0.12s。③P′波后的 QRS 形态多正常。④多为不完全性代偿间歇：即期前收缩前后窦性 P 波之间的时限小于窦性 PP 间期的 2 倍（图 3-2-4）。

（2）交界性期前收缩：①提前出现的 QRS 波群，其形态与同导联窦性心律 QRS 波群基本相同。②逆行 P′波可位于 QRS 波之前（P′R 间期<0.12 秒）、之中或之后（P′R 间期<0.20

秒）。③多为完全性代偿间期：即期前收缩前后窦性 P 波之间的时限等于正常 PP 间期的 2 倍（图 3-2-5）。

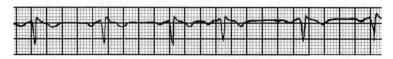

图 3-2-4　房性期前收缩

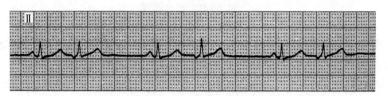

图 3-2-5　交界性期前收缩

（3）室性期前收缩：①提前出现的 QRS 波群宽大畸形，时限>0.12s。②QRS 波群前无相关的 P 波。③T 波方向多与 QRS 的主波方向相反。④多为完全性代偿间歇（图 3-2-6）。

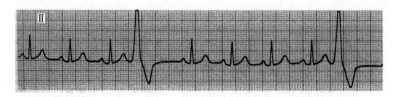

图 3-2-6　室性期前收缩

（三）治疗要点

主要针对引起期前收缩的病因进行治疗；避免诱发因素如吸烟、饮酒、咖啡、应激等；症状明显或频发期前收缩可应用抗心律失常药物，如普罗帕酮、莫雷西嗪和 β 受体拮抗剂等。

三、阵发性心动过速

（一）概述

期前收缩快速而规则地发生，连续出现 3 次或 3 次以上称为阵发性心动过速（paroxysmal tachycardia）。其特点是阵发性，突然发作和突然终止，心率快而心律规则或较规则。根据异位起搏点的部位不同，可分为房性、交界性及室性心动过速（简称室速）。由于房性与交界性心动过速因 P 波不易辨认，故统称为室上性心动过速（简称室上速）。

（二）护理评估

1. 健康史　评估有无器质性心脏病史。室上速病人多无器质性心脏病，不同性别及年龄均可发生。室速病人多伴有器质性心脏病，最常见为冠心病，其次为心肌病、心力衰竭、心脏瓣膜病以及代谢障碍、电解质紊乱等；少数见于无明显器质性心脏病或低血钾者。

2. 临床表现

（1）阵发性室上性心动过速：突然发作，突然终止，持续时间长短不一。有心悸、胸闷、头晕和焦虑不安，严重者可有晕厥。症状的轻重取决于发作时心室率的快慢及持续时间，也与原发病的严重程度有关。听诊心率多在 150~250 次/分，心律绝对规则，第一心音强度恒定。

（2）阵发性室性心动过速：常伴有血流动力学障碍而出现头晕、低血压、心绞痛、意识丧失,甚至可发生猝死。听诊心率多在 100~250 次/分,心律轻度不规则,第一心音强、弱不等。

3. 心电图特征

(1) 阵发性室上性心动过速:①连续 3 个或 3 个以上快速均齐的 QRS 波群,形态与时限和窦性心律 QRS 波群相同;②心率 150~250 次/分,节律规则;③P 波往往不易辨认;④常常伴有继发性 ST-T 改变(图 3-2-7)。

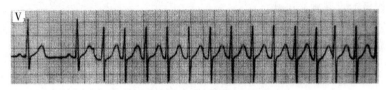

图 3-2-7　阵发性室上性心动过速

(2) 阵发性室性心动过速:①3 个或 3 个以上的室性期前收缩连续出现。②QRS 波群宽大畸形,时限>0. 12s;ST-T 波方向与 QRS 波群主波方向相反。③心室率通常为 100~250 次/分,节律规则或略不规则。④P 波与 QRS 波群无固定关系,形成房室分离,偶尔个别或所有心室激动逆传夺获心房出现逆行 P 波。⑤可出现心室夺获与室性融合波(图 3-2-8)。

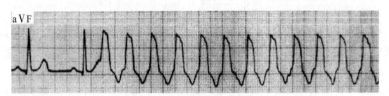

图 3-2-8　阵发性室性心动过速

(三) 治疗要点

1. 阵发性室上性心动过速

(1) 急性发作的治疗:根据病人原有心脏病、既往发作情况及对心动过速的耐受程度做出适当的处理。①刺激迷走神经:是治疗室上性心动过速的首选方法。若病人血压和心功能良好,可尝试应用。Valsalva 动作(深吸气后屏气,然后用力作呼气动作)、颈动脉窦按摩(病人取仰卧位,先按压右侧 5~10 秒,若无效再按压左侧,切忌用力过猛或双侧同时按压)、刺激咽部引起呕吐反射、将面部浸没于冰水内等方法可使心动过速终止。上述方法可反复多次使用。②药物治疗:首选腺苷静脉注射,无效可改用维拉帕米、洋地黄、β 受体拮抗剂、普罗帕酮等药物。③同步电复律:有血流动力学改变、胸痛、病情紧急时可选用同步电复律治疗。不宜电复律者,可经食道心房调搏终止室上速。④介入治疗:如射频消融术。

📚 **链　接**

射频消融术治疗阵发性室上性心动过速

病人,女性,55 岁,"阵发性室上性心动过速"反复发作 5 年,因阵发性心慌、胸闷,需每天用药,效差,还担心药物副作用,严重影响了她的生活和工作。经食管心脏超声检查显示,病人无手术禁忌证,医生为其进行了射频消融术。术后观察 1 周,病人未再发生心慌、胸闷等不适症状;再进行动态心电图检查,未出现心律失常,术后 1 个月、3 个月、6 个月及 1 年后随访复查,发现病人再无复发。射频消融治疗的效果稳定,明显地改善了病人的生活质量。

(2) 预防复发:①药物治疗:发作频繁的病人,可选用能控制发作的药物,如维拉帕米、普罗帕酮、β受体拮抗剂等。②射频消融治疗:能根治心动过速,应优先考虑应用。

2. 阵发性室性心动过速

(1)终止发作:阵发性室性心动过速病人如无显著的血流动力学障碍,首选利多卡因,50~100mg稀释后缓慢静推,无效时可重复使用,起效后以1~4mg/min静脉滴注维持,也可选用普罗帕酮或胺碘酮稀释后缓慢静推,并静脉滴注维持。有明显血流动力学障碍时首选同步电复律。同时积极治疗基础心脏病。

(2)预防发作:治疗诱发室速的各种可逆因素,如低血压、低血钾等。口服美西律、普罗帕酮、胺碘酮等药物预防发作。

四、心房扑动与心房颤动

(一)概述

心房扑动(atrial flutter)简称房扑,是指快速、规则的心房电活动。心房颤动(atrial fibrillation)简称房颤,是由心房内多个异位节律点各自以不同的速率发放冲动导致的房律紊乱,是一种常见的心律失常。房扑与房颤的病因基本相同,绝大多数见于各种器质性心脏病,最常见于风湿性心脏瓣膜病二尖瓣狭窄,其次是冠心病、甲状腺功能亢进症、心肌病,亦见于高血压性心脏病、洋地黄中毒等。偶可发生于无器质性病变而病因不明者。

(二)护理评估

1. 健康史　评估有无风心病、冠心病、高血压、甲亢等疾病,发病前有无情绪激动、手术、运动或大量饮酒等诱发因素。

2. 临床表现　症状轻重与心室率快慢有关,心室率接近正常且无器质性心脏病时,可无明显症状。心室率稍快可有心前区不适、心悸和气促。有严重心脏病且心室率极快者,可出现心绞痛、晕厥、急性肺水肿或心源性休克。心脏听诊房扑心律可规则或不规则;房颤第一心音强弱不等、心律绝对不齐,有脉搏短绌。房颤容易导致心房内血栓形成,脱落后可引起动脉栓塞,以脑栓塞为最常见并发症。

3. 心电图特征

(1)心房扑动:①P波消失,代之以连续的大锯齿状F波,F波之间无等电位线,波幅大小一致,间隔规整,频率为250~350次/分;②心室律规则或不规则,取决于房室传导比例是否恒定;③QRS波形态正常,如伴有室内差异传导或原有束支传导阻滞,可呈宽大畸形(图3-2-9)。

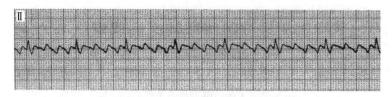

图3-2-9　心房扑动

(2)心房颤动:①P波消失,代之以大小不等、形状各异的f波,频率为350~600次/分;②心室律绝对不规则,心率100~160次/分;③QRS波形态大多正常(图3-2-10)。

(三)治疗要点

1. 病因治疗　积极治疗风心病、高血压、甲亢等,去除情绪激动、饮酒等诱发因素。

2. 抗凝治疗　房颤病人栓塞的发生率较高,对于合并瓣膜病病人,应给予抗凝治疗,预防

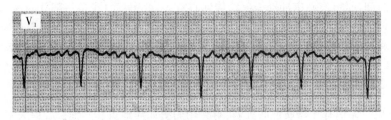

图 3-2-10　心房颤动

血栓形成。一般选用华法林、阿司匹林等药。

3. 控制心室率　房颤、房扑可选用 β 受体阻滞剂、地高辛、钙通道阻滞剂等药物减慢心室率。对于无器质性心脏病病人控制心室率<110 次/分；合并器质性心脏病病人则根据病人具体情况决定目标心率。

4. 转复心律　房颤、房扑常用心脏同步电复律、药物复律、射频消融治疗，其中以心脏同步电复律成功率最高，为首选治疗措施。药物转复心律可口服奎尼丁、胺碘酮等。

五、心室扑动与心室颤动

（一）概述

心室扑动（ventricular flutter，简称室扑）和心室颤动（ventricular fibrillation，简称室颤）分别为心室肌快而微弱的收缩或不协调的快速乱颤，其结果都是心脏排血量降低。室扑、室颤时心脏丧失了正常的排血功能，所以有心跳停止的表现，是最严重的致命性心律失常。常见于缺血性心脏病、抗心律失常药物、严重缺氧、缺血、电击伤等。

（二）临床表现

室扑、室颤时，表现意识丧失、抽搐、心音消失、脉搏消失、血压无法测到，继而呼吸停止。

（三）心电图特征

室扑无正常 QRS-T 波群，代之波幅大而规则的正弦波，频率为 150~300 次/分；室颤 QRS-T 波群完全消失，其波形、振幅、频率极不规则，频率为 250~500 次/分（图 3-2-11）。

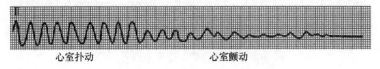

心室扑动　　　　　　心室颤动

图 3-2-11　心室扑动与心室颤动

（四）治疗要点

室扑或室颤发作时，必须争分夺秒进行抢救，按心肺脑复苏原则进行，尽快建立有效呼吸和循环，避免脑皮质神经细胞发生不可逆性损害，挽救病人生命。首选非同步电复律，进行胸外心脏按压及人工呼吸、静脉注射复苏和抗心律失常药物、必要时给予临时起搏。

六、房室传导阻滞

（一）概述

房室传导阻滞（atrioventricular block）又称房室阻滞，是指窦房结发出的冲动从心房传到心室的过程中，传导延迟或不能传导心室。根据阻滞程度不同，可分为三度：一度房室阻滞是房室间传导时间延长,但心房冲动全部能传到心室;二度房室阻滞是一部分心房激动被阻,不能传至心室;三度房室阻滞指全部冲动均不能传至心室,故又称为完全性房室传导阻滞。

房室阻滞常见于器质性心脏病,以风湿性或病毒性心肌炎最常见;也可见于冠心病、心肌病等,迷走神经兴奋常表现为短暂性房室传导阻滞;药物作用如洋地黄和其他抗心律失常药物等。

(二) 护理评估

1. 健康史 评估有无器质性心脏病,有无用药史如洋地黄和其他抗心律失常药物等。

2. 临床表现

(1) 一度房室阻滞:常无症状,听诊时心尖部第一心音减弱。

(2) 二度房室阻滞:可引起心搏脱漏,出现心悸症状,也可无症状。

(3) 三度(完全性)房室阻滞:症状取决于心室率的快慢与伴随症状,轻者心室率减慢不明显,病人可能无症状或仅感头晕、心悸、憋气等。重者心室率在 40 次/分以下,可引起晕厥、抽搐、阿-斯综合征发作或猝死。听诊心率慢而规则、偶可听到响亮的第一心音。

3. 心电图特征

(1) 一度房室阻滞:每个心房冲动都能传至心室,PR 间期>0.20s,无 QRS 波脱漏(图 3-2-12)。

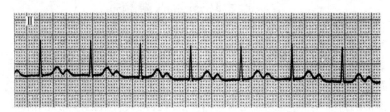

图 3-2-12 第一度房室传导阻滞

(2) 二度房室阻滞

1) 二度Ⅰ型房室阻滞:PR 间期逐渐延长,直至一个 P 波受阻不能下传心室;而后 PR 间期又缩短,之后逐渐延长直至 P 波受阻,如此周而复始,称文氏现象(图 3-2-13)。

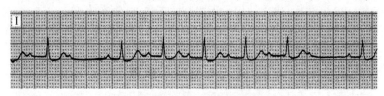

图 3-2-13 第二度Ⅰ型房室传导阻滞

2) 二度Ⅱ型房室阻滞:①突然出现 P 波后 QRS 波群脱落;②PR 间期恒定不变,下传搏动的 PR 间期时限大多正常;③若半数以上的 P 波未下传,称为高度房室传导阻滞(图 3-2-14)。

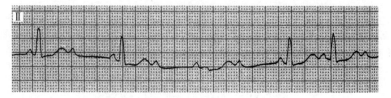

图 3-2-14 第二度Ⅱ型房室传导阻滞

(3) 三度房室阻滞:①P 波与 QRS 波群各自独立,互不相关,呈完全性房室分离,PP 间隔与 RR 间隔各有其固定规律,心房率快于心室率。②心房多在窦房结控制之下,故常可见到窦性 P 波。③QRS 波群时限、形态与频率,取决于阻滞部位,如阻滞部位高(图 3-2-15A),QRS 波群接近正常,心室率 40~60 次/分;阻滞部位低(图 3-2-15B),QRS 波群宽大畸形,心室率 40 次/分以下。

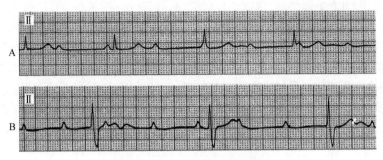

图 3-2-15　第三度房室传导阻滞

(三) 治疗要点

主要针对不同病因进行治疗。一度、二度 I 型房室阻滞预后较好,无须特殊处理。若心室率低于 40 次/分,症状明显,首选阿托品,也可选用异丙肾上腺素、泼尼松等药物治疗。二度 II 型、三度房室阻滞若心室率在 40 次/分以上,无症状,可不必治疗。若临床症状明显,尤其是有阿-斯综合征发作时,宜安置永久人工心脏起搏器。

七、心律失常病人的护理

(一) 主要护理诊断及合作性问题

1. 活动无耐力　与心律失常致心排血量减少有关。
2. 焦虑　与心律失常反复发作,对治疗缺乏信心有关。
3. 有受伤危险　与心律失常引起的心排血量减少有关。

(二) 护理措施

1. 休息与活动　①无器质性心脏病病人偶发心律失常,注意劳逸结合;②对有血流动力学改变的轻度心律失常病人应适当休息,采取高枕位,尽量避免左侧卧位,防止左侧卧位时感到心脏搏动,使不适感加重;③严重心律失常者应卧床休息,直至病情好转后再逐渐起床活动。

2. 饮食护理　给予清淡、易消化和富含营养的饮食,避免饱餐、刺激性饮料(如浓茶、咖啡等)、吸烟、酗酒等。给予高纤维素饮食,保持大便通畅,切忌用力排便,尤其是心动过缓的病人不能屏气排便,以免迷走神经兴奋而加重病情。

3. 病情观察

(1) 心电监护:对严重心律失常的病人应进行心电监护,监测心率的变化,观察心律是窦性心律还是异位心律、节律是否规则、QRS 波形是否正常或宽大畸形,以识别心律失常的类型。观察心律失常持续时间、治疗效果等,记录有无危险性心律失常的征兆如频发性、多源性、成联律的室性期前收缩成对或室性期前收缩落在前一个心搏的 T 波上(R-on-T);心率<40 次/分、心率>160 次/分;室速、室扑、室颤;二度 II 型房室传导阻滞、三度房室传导阻滞等,应及时告知医生,配合治疗。

(2) 临床表现:观察有无头晕、晕厥、心悸等症状,观察生命体征、神志、心率、心律的变化,测量脉搏和心律的时间不少于 1 分钟,心房颤动时应两人同时测量脉率和心率。

（3）观察有无 Adams-Stokes 综合征和心搏骤停：因心率过慢导致脑缺血，病人出现暂时性意识丧失，甚至抽搐，心音消失、血压测不到，为 Adams-Stokes 综合征表现，应及时抢救。

4. 用药护理　遵医嘱给予抗心律失常药，用药过程中注意观察药物疗效及不良反应。

（1）奎尼丁：可有窦性停搏、房室传导阻滞、晕厥、低血压、恶心、呕吐、腹痛、腹泻、视觉、听觉障碍等。用药前需定期测心电图、血压、心率、心律，若血压下降、QT 间期延长、心率慢或心律不规则等应暂停给药，并通知医师。因该药毒性反应较大，一般避免夜间给药。

（2）利多卡因：可致眩晕、感觉异常、意识障碍；心脏方面少数可引起窦房结抑制、房室传导阻滞等，应注意给药的剂量和速度。

（3）普罗帕酮：可引起眩晕、味觉障碍、视力模糊、胃肠道不适等；可能加重支气管痉挛；心脏方面可引起窦房结抑制、房室传导阻滞，加重心力衰竭等。餐时或餐后服用可减少胃肠道反应。

（4）胺碘酮：最严重的心外毒性为肺纤维化，转氨酶升高，偶致肝硬化；还可发生光过敏、角膜色素沉着、胃肠道反应，甲状腺功能亢进，心脏方面如心动过缓、房室传导阻滞。

（5）维拉帕米：可引起心动过缓、房室传导阻滞、低血压、抑制心肌收缩等。

（6）苯妥英钠：可引起皮疹、白细胞减少，用药期间应定期复查白细胞计数。

（7）β 受体拮抗剂：可加剧哮喘和慢性阻塞性肺疾病；可引起心动过缓、低血压等。

5. 对症护理

（1）准备抢救药物和设备：严重心律失常者床边备抢救车、抗心律失常药、除颤器、临时起搏器等，建立静脉通道，给予吸氧。

（2）心悸护理：①评估病人心悸发作诱因，如有无剧烈活动、精神紧张、吸烟、饮酒、饮咖啡或浓茶，有无使用阿托品、氨茶碱等药物；了解其既往病史。注意有无胸痛、呼吸困难、发热及晕厥等伴随症状。观察病人意识状况、生命体征、心率、心律变化。②保持环境安静、舒适，避免左侧卧位。严重心律失常引起心悸时应卧床休息，睡眠障碍者可按医嘱给予少量镇静剂。③指导病人通过深呼吸、听音乐、看电视、与人谈话等方式转移注意力，使其情绪放松。④嘱病人少食多餐，避免过饱，饮食宜清淡，避免摄入辣椒、浓茶、咖啡等刺激性的食物或兴奋性饮料，戒烟酒，保持大便通畅。

（3）晕厥护理

1）评估病人：了解病人有无病态窦房结综合征、房室传导阻滞及心脏排血受阻、心肌缺血性疾病病史；评估晕厥发生时间、地点、持续时间、与体位改变关系等。了解晕厥发生先兆、诱因及发生后感觉等。观察病人生命体征、意识及心电图的变化等。注意有无心率增快、血压下降、心音低弱或消失、抽搐、瘫痪等伴随症状。

2）晕厥发作处理：①发现头晕、黑矇等晕厥先兆时应立即平卧休息，以免摔伤。②晕厥发作时让病人立即平躺于空气流通处，头部放低改善脑供血。保持呼吸道通畅，衣领松解开，给予吸氧，注意保暖。③备齐抢救用物和药品。一旦发现脉搏消失或严重心律失常，应立即通知医生并配合医生进行抢救。

3）配合病因治疗：是治疗晕厥的根本措施，如心率显著缓慢时给予阿托品、异丙肾上腺素、人工心脏起搏等治疗，其他心律失常可遵医嘱给予抗心律失常药物治疗。

4）避免晕厥诱因：避免情绪激动、疲劳、快速变换体位、恐惧等晕厥诱因。有晕厥史的病人应注意休息，避免单独外出，发作频繁时应卧床休息。

6. 心理护理　病人往往心理负担较重，担心预后较差。如无器质性心脏病而症状明显的，要对病人进行耐心解释、安慰，说明心律失常的良性预后，减轻病人的焦虑与不安。为病人安排安静、舒适的环境，避免不良刺激。必要时可酌情使用镇静剂。

（三）健康教育

1. 知识指导　向病人及家属介绍心律失常的病因及防治知识,避免情绪紧张、过度劳累、急性感染、受凉、寒冷、刺激性食物、吸烟、饮酒、喝浓茶及咖啡等诱因。指导病人家属掌握本病应急措施。

2. 生活指导　嘱病人合理安排休息与活动,给予清淡富含维生素、营养丰富、易消化饮食,保持大便通畅。

3. 用药指导　遵医嘱用药,不得随意增减药物或停药,注意观察药物的疗效和不良反应,发现异常及时就诊。

4. 病情监测指导　告知病人和家属,教会病人和家属自测脉率的方法,定期复查心电图,按医嘱调整治疗方案。出现下列情况要及时就诊:①脉搏少于 60 次/分,并有头晕、目眩感;②脉搏超过 100 次/分,休息及放松后仍不减慢;③脉搏节律不齐,有漏搏或期前收缩 5 次/分以上;④病人平素脉搏整齐,现在脉搏节律不整;⑤应用抗心律失常药物后出现不良反应等。

（刘海燕）

第 3 节　心　力　衰　竭

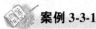

案例 3-3-1

病人,女性,50 岁,6 年来反复于劳累或受凉后出现心悸、气急,休息后缓解。曾在当地医院,诊断为"风湿性心脏瓣膜病,二尖瓣狭窄伴关闭不全",长期服用利尿剂、硝酸异山梨酯等药物。两天前受凉后胸闷、气急加重,夜间不能平卧,双下肢水肿,咳嗽、咳白色泡沫痰,查体:T 37℃,P 110 次/分,R 24 次/分,BP 110/70mmHg,端坐位,心界向两侧扩大,两肺底可闻及湿啰音,二尖瓣区闻及杂音,肝肋下 3cm,下肢轻度水肿。

问题:1. 该病人心功能几级?

　　 2. 护理评估应注意哪些要点?

　　 3. 主要护理诊断有哪些?

心力衰竭(heart failure,HF)是指各种心脏结构或功能性疾病导致心室充盈和(或)射血功能受损引起的一组临床综合征,主要表现为呼吸困难、水肿和体力活动受限。心力衰竭常根据发生的急缓分为慢性心力衰竭和急性心力衰竭,以慢性居多;按其发生的部位可分为左心衰竭、右心衰竭和全心衰竭,以左心衰竭较常见;按其发生性质可分为收缩性心力衰竭和舒张性心力衰竭,临床上大多数是收缩性心力衰竭。

一、慢性心力衰竭

（一）概述

慢性心力衰竭又称充血性心衰,为多数心血管疾病最终的归宿,也是主要的死亡原因。

1. 基本病因

（1）原发性心肌损害:①缺血性心肌损害:冠心病心肌缺血、心肌梗死为最常见原因;②心肌炎和心肌病:以病毒性心肌炎、扩张型心肌病最常见;③心肌代谢障碍性疾病,以糖尿病心肌病最常见。

（2）心脏负荷过重:①容量负荷(前负荷)过重:见于心脏瓣膜关闭不全如主动脉瓣关闭

不全、二尖瓣关闭不全使血液反流及心脏分流性疾病,如房间隔缺损、室间隔缺损、动脉导管未闭等。此外,慢性贫血、甲状腺功能亢进等全身循环血量增多的疾病也会使心脏的容量负荷增加。②压力负荷(后负荷)过重:如高血压、主动脉瓣狭窄引起左心室压力负荷增加,肺动脉高压、肺动脉狭窄引起右心后负荷增加。

2. 诱发因素

(1)感染:呼吸道感染是最常见、最重要的诱因。

(2)心律失常:主要见于各种快速性心律失常,尤以心房颤动为最重要因素;严重的缓慢性心律失常也可诱发。

(3)血容量增多:摄钠盐过多、静脉输入液体过多、过快等。

(4)劳累过度、情绪激动、妊娠和分娩、贫血、风湿活动。

(5)治疗不当:不恰当停用洋地黄类药物、利尿剂或降压药物等都可诱发心衰。

(6)原有心脏病加重,如冠心病发生心肌梗死、风湿性心脏病出现风湿活动。

3. 发病机制

(1)代偿机制:①Frank-Starling 机制:增加心脏前负荷,使回心血量增多,心室舒张末期容积增加,从而增加心脏的排血量,同时也导致心室舒张末期压力增高。②心肌肥厚:心脏后负荷增加时主要是通过心肌肥厚来增加心肌收缩力进行代偿,此种代偿方式可以使心排血量在相当长的时间内维持正常。心肌肥厚主要是心肌纤维增多而心肌细胞数目并不增多,心肌细胞处于能量的相对饥饿状态,容易发生心肌细胞缺血、坏死、纤维化,所以,心肌肥厚代偿作用也是有限的。③神经体液代偿机制:心力衰竭时,病人体内交感神经系统、肾素-血管紧张素-醛固酮系统激活,一方面通过增加心肌收缩力、提高心率、收缩血管、引起水钠潴留而维持心排血量,故临床常将心率、尿量作为心力衰竭的重要观察指标。另一方面上述系统激活对心肌有直接毒性作用,如促使心肌细胞凋亡,参与心脏重塑,加重心肌损伤和心功能恶化。

(2)心脏重塑:指在心腔扩大、心肌肥厚的代偿过程中,心肌细胞、细胞外基质、胶原纤维网等发生了变化,是心力衰竭发生发展的基本病理机制。

(3)体液因子改变:①心钠肽(ANP):主要由心房肌细胞分泌,储存在心房,具有排钠、扩张血管作用。②脑钠肽(BNP):主要由心室肌细胞分泌,储存在心室,具有排钠、利尿、扩管作用。③内皮素:由血管内皮释放,具有很强的收缩血管作用。心力衰竭时血浆 ANP、BNP 升高,其增高的程度与心衰的严重程度呈正相关,可作为评定心衰进程和判断预后的指标。内皮素升高,不仅使血管阻力增大,而且还参与心脏重塑过程。

(二)护理评估

1. 健康史 询问病人有无引起心力衰竭的有关的基本疾病,如冠心病、高血压、风湿性心脏病及心肌病等病史,了解有无导致心力衰竭的诱发因素。

2. 临床表现

(1)左心衰竭:以肺循环淤血和心排血量降低表现为主。

1)呼吸困难:不同程度的呼吸困难是左心衰竭最主要的症状。①劳力性呼吸困难:是左心衰竭最早出现的症状,主要表现为体力活动时发生或加重,休息后缓解或消失,与活动使回心血量增加,左心房压力增高,加重肺循环淤血有关。②夜间阵发性呼吸困难:病人于睡眠中突然因胸闷、憋气而惊醒,被迫坐起,呼吸深快,轻者数分钟至数十分钟后症状逐渐减轻,重者可有哮鸣音,称为心源性哮喘。与平卧时回心血量及肺血量增加、膈肌抬高致肺活量减少、夜间迷走神经张力增高及小支气管痉挛等因素有关。③端坐呼吸:病人平卧时呼吸困难加重而被迫采取半卧位或坐位,以减轻呼吸困难。④急性肺水肿:是左心衰竭呼吸困难最严重的形式。具体参见本节"急性心力衰竭"。

2）咳嗽、咳痰和咯血：咳嗽、咳痰开始常发生在夜间，坐位或立位时可减轻。痰多呈白色浆液性泡沫状痰，偶见痰中带血丝。此外，由于肺静脉长期淤血、压力升高，肺循环和支气管循环间侧支循环形成，支气管黏膜下的血管逐渐扩张、破裂，导致咯血。

3）心排血量降低症状：可出现疲倦乏力、头晕、心悸、失眠、嗜睡及少尿等。

4）体征：除原有心脏病体征外，双肺底可闻及湿性啰音，并可随体位改变而移动。常有交替脉、心脏扩大、肺动脉瓣区第二心音亢进及舒张期奔马律。

（2）右心衰竭：以体循环淤血表现为主。

1）主要症状：胃肠道与肝淤血可出现食欲减退、恶心、呕吐、腹痛及腹胀等消化道症状。

2）体征：①水肿：表现为身体低垂的部位先出现对称性凹陷性水肿，与体静脉压力升高有关，是右心衰竭的典型体征；②颈静脉征：颈静脉怒张是右心衰竭的主要体征，肝颈静脉反流征阳性，更具特征性；③肝大和压痛：肝脏因淤血而肿大，常伴有压痛，长期肝脏淤血可导致心源性肝硬化；④心脏体征：除原有心脏病的相应体征外，右心衰竭时可因右心室显著扩大而出现三尖瓣关闭不全的反流性杂音。

（3）全心衰竭：当左心衰竭发展为右心衰竭时，由于右心排血量减少，可使夜间阵发性呼吸困难等肺淤血症状减轻。

（4）心功能评估

1）心功能分级：主要根据病人的自觉活动能力分为4级（表3-3-1）。

表 3-3-1　心功能分级（NYHA，1928 年）

心功能级别	特点
Ⅰ级	心脏病病人体力活动不受限制，一般活动不引起乏力、心悸和呼吸困难等心衰症状
Ⅱ级	心脏病病人体力活动轻度受限，休息时无自觉症状，一般活动时可出现心衰症状，休息后很快缓解
Ⅲ级	心脏病病人体力活动明显受限，轻于一般活动时出现心衰症状，需休息较长时间后症状方可缓解
Ⅳ级	心脏病病人体力活动严重受限，不能从事任何体力活动，休息时亦有心衰症状，活动后则加重

2）心力衰竭分期：以心衰危险因素、心脏器质性及功能改变、心衰症状等为依据分为2个阶段和4个等级（表3-3-2）。在心衰高危阶段的A期对高危因素进行有效治疗，在B期对器质心脏病进行有效干预，从而减少或延缓进入有症状的心衰阶段（C期、D期）。

表 3-3-2　心力衰竭分期（ACC/AHA，2001 年）

心衰分期	依据和特点
心衰高危阶段	
A 期	有发生心力衰竭的高危因素但无心脏结构异常或心衰表现
B 期	有心肌重塑或心脏结构异常，但无心力衰竭表现
心衰阶段	
C 期	目前或既往有心力衰竭表现，包括射血分数降低和射血分数正常两类
D 期	需要特殊干预治疗的难治性心力衰竭

3）6分钟步行试验：是评定慢性心力衰竭病人运动耐力的简单、安全方法。要求病人在平直走廊里尽可能快的行走，6分钟步行距离<150m 为重度心力衰竭；150~425m 为中度心力衰竭，426~550m 为轻度心力衰竭。

3. 辅助检查

（1）X 线检查：左心衰竭见左心室增大，伴肺门阴影增大；右心力衰竭见右心室增大，伴肺动脉高压时肺动脉段凸出，也可伴胸腔积液影。

（2）超声心动图：可显示各心腔大小变化、心瓣膜结构及心功能情况，是判断病变性质、部位的最主要检查方法。

（3）放射性核素检查：放射性核素心血池显影有助于判断心室腔大小、计算射血分数和左心室最大充盈速率，反映心脏舒张功能。

（4）有创性血流动力学检查：对急重症心力衰竭病人，可经静脉插漂浮导管直至肺小动脉，测量各部位压力及血液含氧量，计算心脏指数（CI）及肺小动脉楔压（PCWP）等，可反映左心功能。中心静脉压（CVP）可反映右心功能。

（三）治疗要点

心力衰竭的治疗目标是防止和延缓心衰的发生发展，缓解临床症状，提高运动耐力，改善生活质量，降低病死率。

1. 病因治疗　①基本病因治疗：如控制血压，通过介入及手术治疗改善冠心病的心肌供血，手术治疗心瓣膜病等；②消除诱因：如控制感染，对快速心律失常如房颤应尽快控制心室率，纠正贫血，治疗甲状腺功能亢进，避免输液过多、过快，避免过度劳累和情绪激动等。

2. 药物治疗

（1）利尿剂：是心力衰竭治疗中唯一能够控制体液潴留的最常用药物，通过排钠排水，可缓解淤血症状，减轻水肿。常用药物有：①排钾利尿剂：利尿作用强。包括噻嗪类利尿剂（氢氯噻嗪、氯噻酮等）、袢利尿剂（呋塞米等）。②保钾利尿剂：利尿作用较弱。包括螺内酯（安体舒通）、氨苯蝶啶、阿米洛利等，保钾利尿剂常与排钾利尿剂合用。

（2）肾素-血管紧张素-醛固酮系统抑制剂：①血管紧张素转换酶抑制剂（ACEI）：抑制肾素-血管紧张素-醛固酮系统，达到扩血管作用。具有改善心力衰竭淤血症状、延缓心衰进展、改善远期预后和降低死亡率的目的。常用药物有卡托普利等。②血管紧张素受体阻滞剂（ARB）：主要通过选择性阻断血管紧张素 Ⅱ 受体，达到类似 ACEI 作用，当 ACEI 副作用较大时，可换用 ARB。常用药物有氯沙坦、缬沙坦等。③醛固酮受体拮抗剂：此类药作为保钾利尿剂，能阻断醛固酮效应，抑制心室重塑，改善心衰远期预后。常用药物有螺内酯。

（3）β 受体拮抗剂：抑制交感神经兴奋对心力衰竭代偿中的不利影响，长期应用 β 受体拮抗剂，可减轻症状，改善预后，降低死亡率、住院率。常用药物有美托洛尔、比索洛尔等。

（4）正性肌力药：①洋地黄类药物：可增强心肌收缩力，增加心排血量，减慢心率与传导，增加迷走神经兴奋作用，从而改善心力衰竭病人的血流动力学变化，常用药物有地高辛、毒毛花苷 K、毛花苷丙。②非洋地黄类正性肌力药物：β 受体兴奋剂与磷酸二酯酶抑制剂，前者可增强心肌收缩力、扩张血管，而心率加快不明显，利于心衰的治疗，常用药物如多巴胺、多巴酚丁胺。后者激活 Ca^{2+} 通道使 Ca^{2+} 内流而增强心肌收缩力，常用药物如米力农、氨力农等。

（四）主要护理诊断及合作性问题

1. 气体交换受损　与左心衰竭致肺循环淤血有关。

2. 体液过多　与右心衰竭致体循环淤血、水钠潴留有关。

3. 活动无耐力　与心力衰竭致心排血量下降有关。

（五）护理措施

1. 休息与活动　休息可降低心脏负荷，有利于心功能恢复，可根据病人心功能分级决定活动量。

Ⅰ级:不限制一般的体力活动,适当参加体育锻炼,但必须避免剧烈运动和重体力劳动。

Ⅱ级:适当限制体力活动,增加午睡时间,强调下午多休息,可不限制轻体力工作和家务劳动。

Ⅲ级:严格限制一般的体力活动,每天有充分的休息时间,以卧床休息为主;但日常生活可以自理或在他人协助下自理。

Ⅳ级:绝对卧床休息,取坐位或半卧位。将病人所需用物如茶杯、眼镜等置于伸手可及处,照顾其在床上或床旁使用便器。

2. 饮食护理　给予低热量、低盐、清淡、易消化、产气少、富含维生素和纤维素的食物。①低热量:以 5021~6270kJ/d 为宜,可降低基础代谢,减轻心脏负荷。②低盐:<5g/d。限制含钠量高的食品如腌制品、海产品、罐头等,但在应用排钠利尿剂时可适当放宽钠盐的摄入,以免引起低钠血症。水肿明显病人,在限盐同时还应限制水分摄入量。③根据血钾水平调整饮食。应用排钾利尿剂时,可适当补充水果、蘑菇等含钾丰富食物,或必要时遵医嘱补充钾盐,以口服补钾较好,宜饭后服用或与果汁同饮以减少胃肠道反应。④少量多餐、避免过饱等。⑤保持大便通畅。饮食中增加纤维食物,必要时给予缓泻剂,以保持大便通畅,但禁忌大量不保留灌肠。

3. 病情观察　观察病人的呼吸、心率及节律的变化,观察呼吸困难的程度、咳嗽、咳痰及乏力、恶心及腹胀等心力衰竭症状的变化情况,监测发绀的程度及肺部啰音的变化;注意每日出入液体是否平衡,定期测量体重,观察水肿的消长情况,注意观察有无呼吸道感染、下肢静脉血栓形成等并发症表现;定期监测血电解质及酸碱平衡情况。

4. 用药护理　遵医嘱使用利尿剂、肾素-血管紧张素-醛固酮系统抑制剂、β 受体拮抗剂、正性肌力药等,并观察疗效和副作用。

(1) 利尿剂:长期使用利尿剂最常见的副作用是电解质紊乱,特别是高血钾或低血钾,可导致严重后果,应注意监测。准确记录 24 小时液体出入量和体重变化,以了解利尿的效果,利尿剂给药时间一般选择早晨或日间为宜,避免夜间排尿过频而影响病人的休息。注意观察药物不良反应:①排钾利尿可引起低钾血症,应注意观察有无乏力、腹胀、心悸、肠鸣音减弱等低钾表现,监测血钾的变化,注意心电图是否 U 波增高。排钾利尿剂还影响血脂、血糖、血尿酸代谢,低血钾、痛风病人禁用。②保钾利尿剂可有高钾血症等不良反应,应注意血钾情况,必要时进行心电监护,肾功能不全者禁用保钾利尿剂。

(2) 肾素-血管紧张素-醛固酮系统抑制剂:ACEI 从小剂量起始,逐渐加量,开始用药 1~2 周内监测肾功能与血钾,后定期复查。其副作用主要有低血压、血管神经性水肿、肾功能一过性恶化、干咳和高血钾等;若病人出现不能耐受的干咳、血管神经性水肿时,可改用 ARB。

(3) β 受体拮抗剂:从小剂量开始,逐渐加量达最大耐受剂量并长期维持;应避免突然停用,因可致临床症状恶化。β 受体拮抗剂禁用于支气管哮喘、严重心动过缓、二度及以上房室传导阻滞、重度急性心衰等,用药期间应注意监测心率和血压。

(4) 正性肌力药

1) 洋地黄类药物:①地高辛:0.125~0.25mg 起始并维持。②毛花苷丙:每次 0.2~0.4mg,稀释后缓慢静脉注射,适用于急性心力衰竭或慢性心力衰竭加重时。洋地黄制剂治疗剂量与中毒剂量接近,易发生中毒。其毒性反应主要有:①胃肠道表现:最早、最常见。先有食欲不振,继之恶心、呕吐。②神经系统表现:视力模糊、黄视、绿视、头痛、头晕等。③心脏表现:是洋地黄中毒最严重的表现。主要表现为各类心律失常,其中最常见的是室性期前收缩,常表现为二联律。其次是房性期前收缩、心房颤动及房室传导阻滞等。快速心律失常伴有传导阻滞是洋地黄中毒的特征性表现;心电图 ST-T 呈"鱼钩样"改变,见于长期服用洋地黄制剂病人,是洋地黄效应,非洋地黄中毒。

护士给药前向病人解释洋地黄治疗的必要性,告知中毒表现,取得病人配合。应注意观察病人有无洋地黄中毒表现,应严格遵医嘱按时、按量给药,定期监测地高辛浓度。一旦发生中毒,立即协助处理。首先报告医生停用洋地黄和排钾类利尿剂;遵医嘱给予补充钾盐和运用抗心律失常药物。快速型心律失常首选苯妥英钠或利多卡因,缓慢型心律失常可用阿托品治疗或安置临时起搏器。

2) 非洋地黄类药物:短期使用,慢性心力衰竭加重时,可帮助病人渡过难关。

5. 对症护理

(1) 保持大便通畅:心力衰竭病人因长期卧床、进食减少、肠道淤血、排便方式改变及焦虑等因素,容易引起便秘。用力排便可导致心脏负荷加重,诱发心力衰竭。应指导病人严禁用力排便,养成每日定时排便的习惯,多食富含纤维素的食品,经常做腹部顺时针按摩,必要时给缓泻剂治疗等。

(2) 心源性呼吸困难护理:①评估病人:评估心功能级别。监测生命体征、神志、尿量,准确记录出入量。观察病人呼吸困难程度,发绀有无减轻,是否伴有咳嗽、咳粉红色泡沫样痰。监测血气分析、血氧饱和度。②指导休息与活动:环境安静、舒适,根据心功能调整活动量。严重呼吸困难时协助病人采取半卧位或端坐位,注意体位的舒适与安全。③低盐限水饮食。④合理用氧:一般病人氧流量为 2~4L/min;急性肺水肿病人氧流量为 6~8L/min,并用 20%~30% 乙醇湿化;肺心病病人氧流量为 1~2L/min。并保持呼吸道通畅。⑤用药护理:遵医嘱给予强心、利尿、扩血管及解痉平喘等药物,观察药物疗效,注意有无不良反应。静脉输液时应严格控制输液速度,一般为 20~30 滴/分。

(3) 水肿护理

1) 评估病人水肿的特点:即水肿起始部位、时间、程度、范围、进展的速度、压之是否凹陷及与饮食、体位、活动的关系。晨起餐前、排尿后测量体重、腹围,记录 24 小时出入量。观察生命体征、颈静脉充盈程度,注意有无胸水征及腹部移动性浊音等。

2) 嘱病人多休息:轻度水肿限制活动,严重水肿卧床休息,伴胸水或腹水的病人宜采取半卧位。

3) 饮食护理:给予低盐限水饮食,根据病情适当补充蛋白质。

4) 皮肤护理:①保持皮肤清洁、干燥。指导病人穿宽松、柔软、透气性好的棉质内衣。②严重水肿者可使用气垫床。男病人会阴部明显水肿时可用支架支托,下肢水肿可抬高下肢,伴胸水及腹水者可取半卧位。③经常按摩骨隆突处和受压部位,促进皮肤血液循环。④协助或指导病人每 2 小时翻身 1 次,给病人翻身或协助病人使用便盆时注意动作应轻巧,切勿强行拖、拉、拽病人,以免擦伤皮肤。⑤用热水袋保暖时水温不宜太高,防止烫伤。⑥肌内注射时应深部注射,严重水肿者穿刺后延长按压时间。⑦若发现破损皮肤处有组织液外渗情况,需局部严密消毒,用无菌纱布遮盖,以防继发感染。

6. 常见并发症的预防和护理　①给病人安排适宜的休养环境,定期通风,注意保暖,保持呼吸道通畅,预防肺部感染。②心功能改善后鼓励病人尽早活动。长期卧床的病人应协助其翻身、按摩肢体、做肢体的被动活动或主动运动。用温水浸泡下肢,预防静脉血栓形成。③注意观察有无栓子脱落引起动脉栓塞的症状。

7. 心理护理　慢性心力衰竭是心血管病的晚期表现。病人多情绪低落、焦虑、绝望,增加交感神经兴奋性,使心率加快,心脏负荷进一步增加,心力衰竭加重。护理人员应注意多给病人心理支持,减轻病人焦虑,增强治疗信心。必要时遵医嘱给予小剂量镇静药。

(六) 健康教育

1. 知识宣传

(1) 向病人及家属介绍本病基本知识,使其对影响本病的诱因有所了解,能注意防寒保暖。避免过度劳累、情绪激动,防止便秘。避免摄取过多钠盐,不暴饮暴食。育龄妇女避孕或在医生指导下妊娠、分娩。

(2) 让病人明确治疗、护理目的,主动配合休息、饮食、用药、观察护理。

(3) 使病人高度重视本病,但又不过分紧张。能积极配合治疗原发病,防止心力衰竭反复发生。

2. 生活指导

(1) 休息:指导病人合理安排活动与休息,避免重体力劳动和剧烈运动,如擦地、登梯、快走等。活动量以不出现心悸、气急为原则。心功能恢复后可从事轻体力劳动或工作,并循序渐进地进行运动锻炼,如打太极拳、散步等,提高活动耐力。注意保障睡眠。

(2) 饮食:注意控制水盐的摄入,给予富含营养、高纤维素、高维生素、低热量、清淡易消化饮食,少量多餐,避免刺激性食物,戒烟酒。

3. 用药指导　指导病人遵医嘱用药:不随意加减药物,不随意停药;告诉病人药物名称、剂量、方法、不良反应,教会病人自我监测用药情况,如服用洋地黄类制剂时要自我监测脉率,若脉率<60 次/分,有厌食、恶心、呕吐或色视时,应暂时停药,及时就诊;注意扩血管、利尿剂等药物不良反应。

4. 病情监测指导　能进行自我检测,准确测量尿量、脉律,发现异常及时就诊。定期门诊随访,了解病情进展情况。

二、急性心力衰竭

(一) 概述

急性心力衰竭是指心力衰竭急性发作或急性加重的一种临床综合征。

急性左心衰竭的常见病因:①急性弥漫性心肌损害:由于弥漫性心肌损害,导致心肌收缩无力,左心排血量急剧下降,肺静脉压力陡升而发生急性肺循环淤血,引起急性左心衰竭,如广泛的急性心肌梗死、急性心肌炎等。②急性而严重的心脏负荷增加:突然严重二尖瓣狭窄、高血压急症等,后者是急性左心衰竭最常见的病因。静脉输液过快、过多,瓣膜穿孔、腱索断裂等。③严重心律失常:在原有心脏病变基础上持续发作的快速性心律失常(心率>180 次/分),使左心室充盈严重障碍或重度心动过缓(心率<35 次/分)使左心排血量显著减少,导致肺循环压力突然升高,引起急性肺水肿。

(二) 护理评估

1. 健康史　评估有无急性弥漫性心肌损害和急性心脏负荷过重,有无血压突然急剧升高、严重心律失常、静脉输液过多、过快等诱发因素。

2. 临床表现

(1) 症状:突发极度呼吸困难,强迫坐位,呼吸频率达 30~40 次/分。表情恐惧,面色灰白,唇指青紫,大汗淋漓,烦躁不安,可有濒死感觉。同时频繁咳嗽,咳大量粉红色泡沫样痰。严重者可因脑缺血而致神志模糊。

(2) 体征:两肺布满湿性啰音和哮鸣音;心率增快,心尖部第一心音减弱,可闻及舒张期奔马律,肺动脉瓣区第二心音亢进。晚期血压常持续下降,表现为休克。

3. 辅助检查　胸部 X 线显示早期肺门血管阴影模糊,肺水肿时双侧肺门可见蝶形大片云雾阴影,重度肺水肿可见大片绒毛状阴影。血流动力学监测显示肺毛细血管嵌压(PCWP)明显增高,心脏指数(CI)降低。

(三) 治疗要点

1. 体位　协助病人取端坐位,双腿下垂,以减少静脉回心血量。

2. 吸氧　立即给予高流量(6~8L/min)吸氧,加入 20%~30% 乙醇湿化,降低肺泡内泡沫及气管内泡沫的表面张力,使泡沫破裂,改善肺通气。病情较重时可用呼吸机辅助呼吸,一般采用呼气末正压通气(PEEP),增加肺泡内压,有利于气体交换,对抗肺泡内液体渗透。

3. 镇静　首选吗啡缓慢静脉注射。吗啡可使病人镇静,还能扩张小血管,减轻心脏负荷。但老年人慎用呼吸抑制禁用。使用中注意有无呼吸抑制、心动过缓等。

4. 快速利尿　常用呋塞米 20~40mg 静脉推注,2 分钟内推完。呋塞米除利尿作用外,还有扩张静脉作用,有利于肺水肿的缓解。应用时应注意记录尿量。

5. 扩张血管　降低外周阻力,减少回心血量,减轻心脏负荷。

(1) 硝普钠:扩张小动脉、小静脉。①静脉滴注一般剂量 12.5~25μg/min,用输液泵控制输注速度,严密监测血压变化,根据血压逐步调整剂量。②静脉用药后 2~5 分钟起效,作用仅维持 3~5 分钟,所以需现配现用。③硝普钠在体内迅速代谢为氰化物,尤其肾功能不好者更易中毒,用药时间不宜连续超过 24 小时。④硝普钠遇光易分解变性,颜色由淡棕色变为蓝色、绿色、暗红色。所以要避光应用,发现溶液变色应停止使用。

(2) 硝酸甘油:扩张小静脉,减少回心血量,静脉滴注起始剂量 10μg/min,每 10 分钟调整一次,每次增加 5~10μg,以收缩压在 90~100mmHg 为度。使用硝酸甘油时要严格控制输注速度,严密监测血压。注意有无心动过速、面色潮红、头痛、呕吐等不良反应。

6. 洋地黄类药　毛花苷 C 首剂可给 0.4mg 稀释后缓慢静脉注射,最适用于心房颤动伴快速心室率的急性左心衰竭的病人。

7. 其他药物　①平喘:氨茶碱可解除支气管痉挛,并有增强心肌收缩、扩张外周血管作用。②糖皮质激素:减轻肺毛细血管通透性从而减轻肺水肿。常用地塞米松静脉滴注。

(四) 主要护理诊断及合作性问题

1. 气体交换受损　与急性肺水肿有关。

2. 恐惧　与极度呼吸困难有关。

(五) 护理措施

1. 休息与活动　指导病人绝对卧床休息,取端坐位,双腿下垂,必要时轮流结扎四肢,以减少回心血量。

2. 吸氧和饮食　①吸氧:立即给予高流量 6~8L/min 吸氧,加入 20%~30% 乙醇湿化,并保持呼吸道通畅;②饮食:病情稳定后给予低盐限水、易消化、清淡饮食,少食多餐,避免进食产气食物,以免影响膈肌活动加重呼吸困难。

3. 观察病情　严密观察病人意识、生命体征、心电监护、咳嗽、咳痰量及色、肺部啰音变化、皮肤颜色及温度、尿量等变化,监测血气分析结果,严格记录出入量。

4. 用药护理　建立两条静脉通路,遵医嘱给予强心、扩血管、镇静、利尿、平喘等药物抢救,控制输液量及速度,并观察疗效和不良反应,及时记录。

5. 对症护理　加强基础护理,如口腔护理、预防压疮护理等。

6. 心理护理　抢救时护理人员应镇静、操作熟练,使病人产生信任感和安全感。应守护在病人身旁,安慰病人,向病人做简要解释,消除病人紧张、恐惧心理。注意语言简练,以免影响病人休息。

(六) 健康教育

向病人家属介绍急性心力衰竭的诱因,积极治疗原有心脏病有关知识。在静脉输液前应主动向医护人员说明病情,以便输液时控制输液量及速度。告之病人及家属出院后如何密切观察病情变化情况,如何避免诱因,如何坚持控制血压。发现异常立即到医院诊治。

案例 3-3-1 分析

1. 该病人心功能 IV 级。

2. 护理评估应注意　①健康史:病人有"风湿性心脏瓣膜病,二尖瓣狭窄伴关闭不全"6 年;本次发病前有受凉的病史。②临床表现:主要有心悸、气急夜间不能平卧,双下肢水肿,咳嗽、咳白色泡沫痰等症状;体征有心界向两侧扩大,两肺底可闻及湿啰音,二尖瓣区闻及杂音,肝肋下 3cm,下肢轻度水肿。

3. 主要护理诊断　①气体交换受损　与左心衰竭致肺循环淤血有关;②体液过多　与右心衰竭致体循环淤血、水钠潴留有关;③活动无耐力　与心力衰竭致心排血量下降有关。

(刘海燕)

第 4 节　心脏瓣膜病

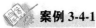**案例 3-4-1**

患者,女性,32 岁。劳累后心悸、气促 2 年,1 周前受凉后加重,夜间不能平卧,并咳少量粉红色泡沫痰 2 天入院。检查:T 37.6℃,P 96 次/分,R 24 次/分,BP 120/80mmHg,半卧位,两颊暗红,唇绀,咽红,颈静脉怒张,心尖搏动向左下移位,心律绝对不规则,心率 110 次/分,心尖部闻及 4/6 级向左腋下传导的收缩期杂音及隆隆样舒张期杂音伴震颤。两肺底湿啰音。腹微隆,移动性浊音阳性,肝肋下 3cm,质韧,无触痛,下肢明显凹陷性水肿。血白细胞计数 9×10⁹/L,中性 0.80。18 岁时曾患"风湿热"。

问题:1. 初步诊断是什么?

2. 如何对病人进行健康教育?

(一) 概述

心脏瓣膜病(valvular heart disease)是指心脏瓣膜存在结构和(或)功能异常。由风湿炎症所致瓣膜损害称为风湿性心脏病,简称风心病,为临床上常见的心脏病之一,近年来发病率有下降趋势,以 20~40 岁人群较常见,女性多于男性。病变可累及一个瓣膜,也可累及两个以上瓣膜,后者称多瓣膜病。

由于风湿性心脏炎反复发作使瓣叶增厚、变形、瓣叶交界面相互粘连,形成瓣膜口狭窄。如瓣膜变硬、缩短以及腱索粘连、融合缩短,使瓣膜在收缩期不能正常关闭,形成瓣膜关闭不全。临床症状和体征多在风湿热后 10~40 年出现。

瓣膜口狭窄和关闭不全可造成血流动力学的改变及心脏负荷加重:①正常二尖瓣口面积为 4~6cm²。当瓣口面积减小 1.5~2.0 cm² 为轻度狭窄;1.0~1.5 cm² 为中度狭窄;<1.0cm² 为重度狭窄。二尖瓣狭窄时,心室舒张期血液自左心房流入左心室时受限,使左心房压力升高,左心房与左心室之间的压力阶差增加,压力扩大,超过代偿极限,导致肺循环淤血,引起肺动脉高压、右心室负荷过重,直至右心衰竭。②二尖瓣关闭不全:收缩时,左心室部分血液经关闭不全的二尖瓣口反流入左心房,使其容量增加,左心房代偿性扩张;在左心室舒张时,反流入左心房的血液与肺静脉至左心房的血液汇总流入左心室,使左心室前负荷加重,逐渐出现肺淤血、左心衰竭,晚期出现肺动脉高压,导致右心室肥厚、右心衰竭。③主动脉瓣狭窄:正常主动脉瓣口面积为 3~4cm²。当瓣口面积≤1.0 时,左心室与主动脉之间收缩期的压力阶差明显;同时左心室射血受阻,引起左心室肥厚,最后导致左心衰竭;由于左心排血量减少,使外周组织灌注不足,出现心肌、脑缺血等症状。④主动脉瓣关闭不全:舒张期,主动脉内血液在心室舒张期反流入左心室,长期左心室容量增加,引起左心室肥厚扩张,最终导致左心衰竭;同

时主动脉反流致舒张压降低,脉压增加,可引起周围血管征,由于冠状动脉灌流减少,引起心肌缺血发生心绞痛。

(二) 护理评估

1. 健康史　评估有无风湿热和反复溶血性链球菌感染所致的咽、扁桃体炎病史;有无呼吸道感染、劳累、情绪激动及心律失常等加重病情的诱因。

2. 临床表现

(1) 二尖瓣狭窄

1) 症状:①呼吸困难:为最常见和最早出现的症状,多先有劳力性呼吸困难,随病程进展,出现夜间阵发性呼吸困难、端坐呼吸,甚至发生急性肺水肿,常因劳累、感染、精神紧张、妊娠或心房颤动等诱发或加重。②咳嗽:多在夜间睡眠时及劳累后出现,为干咳无痰或泡沫痰。③咯血:可为痰中带血、血性痰或大咯血。急性肺水肿时咳粉红色泡沫痰。④压迫症状:左心房扩大和左肺动脉扩张可压迫左喉返神经,引起声音嘶哑;压迫食管可引起吞咽困难。

2) 体征:①二尖瓣面容:面颊紫红、口唇轻度发绀,见于重度二尖瓣狭窄。②心尖区舒张中晚期隆隆样杂音,二尖瓣狭窄的特征性杂音,常伴舒张期震颤;如瓣膜有弹性和活动度较好时,心尖区可出现第一心音亢进及开瓣音。③肺动脉高压与右心室扩大的体征,如肺动脉瓣第2心音亢进与分裂、三尖瓣区全收缩期吹风样杂音,三尖瓣区可触及收缩期抬举样搏动。

(2) 二尖瓣关闭不全

1) 症状:早期无明显症状。病变严重时,可出现心乏力、心悸、胸闷,晚期可出现呼吸困难,且病情可急剧加重。急性肺水肿及咯血较二尖瓣狭窄少见。发展至晚期可出现右心衰竭的表现,如食欲减退、腹胀、水肿及肝大等,在右心衰出现后,左心衰竭的症状反而减轻。

2) 体征:心尖区全收缩期吹风样杂音向左腋下传导是特征性体征;心尖部第1心音减弱,肺动脉瓣区第2音亢进及分裂;心尖搏动呈抬举性,向左下移位,心界向左下扩大。

(3) 主动脉瓣狭窄

1) 症状:症状轻者可多年无症状,较严重者可出现心绞痛、晕厥和心力衰竭典型的主动脉瓣狭窄常见的三联征,劳力性呼吸困难为常见的首发症状。

2) 体征:心尖搏动有力呈抬举性;主动脉瓣第一听诊区可闻及粗糙而响亮的喷射性收缩期吹风样杂音为特征性体征,伴收缩期震颤;心尖搏动有力呈抬举样,位置正常或向左下移位;脉搏细弱而持续,收缩压和脉压下降。

(4) 主动脉瓣关闭不全

1) 症状:早期多无症状,或仅有心悸、心前区不适及头部动脉搏动感等。随着病情进展,可出现左心衰竭的表现。心绞痛发作较主动脉狭窄时少见。晕厥罕见,改变体位时可出现头晕或眩晕。

2) 体征:①胸骨左缘第3、4肋间可闻及舒张期高调叹气样递减型杂音,为其特征性体征。明显的主动脉瓣关闭不全,可在心尖区听到舒张期隆隆样杂音(Austin-Flint杂音),与大量主动脉血反流,左心室舒张压增高,使二尖瓣处于半关闭状态有关。②心尖搏动向下移位,搏动有力呈抬举样;心浊音界向左下扩大,心浊音区呈靴形。③严重主动脉瓣关闭不全时,收缩压升高、舒张压降低,脉压增大,可出现周围血管征,如颈动脉搏动明显、随心脏搏动的点头征(De Musset征)、毛细血管搏动征、水冲脉及股动脉枪击音(Traube征)。

(5) 并发症:①心律失常:以心房颤动最常见。②充血性心力衰竭和急性肺水肿:充血性心力衰竭是晚期常见并发症及主要死亡原因;急性肺水肿为重度二尖瓣狭窄的严重并发症,如不及时抢救,可危及生命。③血栓栓塞:大多数发生在伴有心房颤动的病人,心房内栓子脱落后引起动脉栓塞,其中以脑栓塞最多见。④感染:感染是心力衰竭最常见的诱因。肺部感染最多见,泌尿道及消化道感染亦常见,也可并发感染性心内膜炎,但少见。

3. 辅助检查

(1) X 线检查:①二尖瓣狭窄中度以上时,心影可见左心房增大、肺动脉段突出及右心室增大征象,心脏呈梨形;②二尖瓣关闭不全时,轻度可无明显异常发现,严重者左心房及左心室增大,肺动脉干凸出,钡餐造影右前斜位见食管向右向后移位;③主动脉瓣狭窄时,早期心影正常,后期左心室增大,主动脉弓受长期血流喷射影响有狭窄后扩张。④主动脉瓣关闭不全时,左心室增大,升主动脉结扩张,心影呈靴形。

(2) 超声心动图:是确诊心瓣膜病的重要方法,可确定病因及判断病变严重程度。①二尖瓣狭窄:M 型示“城墙样”改变;二维超声心动图和彩色多普勒血流显像可直接观察二尖瓣活动度、瓣口狭窄程度和瓣膜增厚等情况,测定二尖瓣口面积,判断狭窄严重程度等。超声心动图是诊断二尖瓣狭窄最可靠的方法。②二尖瓣关闭不全:脉冲多普勒超声和彩色多普勒血流显像可确诊二尖瓣反流,对诊断二尖瓣关闭不全的敏感性达 100%。二维超声可显示二尖瓣结构的形态,有助于明确病因。③主动脉瓣狭窄:主动脉瓣增厚,开放速度减慢及幅度较小,左心室室壁增厚,于主动脉瓣可测出收缩期湍流频谱。④主动脉瓣关闭不全,二维超声显示瓣膜和主动脉根部形态改变;脉冲多普勒超声和彩色多普勒血流显像在左心室内全舒张期反流束,为最敏感的确诊方法,可判断病变严重程度。

(3) 心电图检查:①二尖瓣狭窄:左心房肥大时 P 波增宽有切迹,P 波>0.12 秒,称“二尖瓣型 P 波”。②二尖瓣关闭不全:部分有左室肥厚伴继发性 ST-T 改变。③主动脉狭窄和关闭不全:均可出现左室肥厚伴继发性 ST-T 改变。

(4) 其他:放射性核素检查,有助于判断心室大小、心脏室腔的收缩、舒张功能,评估反流程度;心导管检查,可同步测定左心室与主动脉内压力并计算压差。

(三) 治疗要点

早期进行内科治疗,必要时进行介入和外科治疗。治疗原则是控制病情进展,防止风湿活动,改善心功能,减轻症状,防治并发症。①预防和治疗风湿活动:长效青霉素 120 万 U 肌内注射,每月 1 次,口服抗风湿药物如阿司匹林等。②防治并发症:心房颤动、心力衰竭处理见本章第 2 节和第 3 节;栓塞,应用溶栓疗法或抗凝治疗;并发呼吸道感染或感染性心内膜炎时,针对病原菌积极抗感染治疗。③介入治疗:二尖瓣狭窄可采用经皮球囊二尖瓣分离术。④外科治疗:可进行瓣膜分离术、瓣膜成形术或瓣膜置换术等。

(四) 主要护理诊断及合作性问题

1. 气体交换受损　与风心病合并心衰肺淤血有关。
2. 活动无耐力　与氧的供需失调或心律失常有关。
3. 焦虑　与担心疾病预后及影响工作、生活与前途有关。
4. 潜在并发症:心功能不全、栓塞、心房颤动、亚急性感染性心内膜炎等。

(五) 护理措施

1. 休息与活动　根据心功能情况合理安排休息与活动。风湿活动病人应卧床休息,待血液化验正常,发热、关节痛等症状基本消失后,可逐渐增加活动。心功能代偿期做一些力所能及的活动和锻炼,以不出现症状为度,若出现呼吸困难、胸痛、心悸、疲劳等不适,应立即停止活动并给予吸氧,并以此作为限制最大活动量的指征。心功能失代偿期以卧床休息为主,但卧床时间不应过久,可适当进行四肢伸展活动,以免导致静脉血栓形成和栓子脱落引起栓塞。

2. 饮食护理　鼓励病人多进高热量、高蛋白、高维生素、清淡易消化食物;适当多吃些新鲜蔬菜、水果和粗纤维食物,避免因大便干结;少量多餐,不宜过饱;有心力衰竭者应限制钠盐及水的摄入。

3. 用药护理　风湿性心瓣膜病病人出现并发症时,根据病情可选用抗生素、洋地黄、利尿剂、抗心律失常药、抗凝药等药物,应密切观察疗效和药物副作用。

4. 病情观察　①观察生命征:尤其注意对心率、心律及脉搏频率、节律的观察。②观察风湿活动:风心病可因风湿活动的反复发作而加重,故应注意观察有无发热、关节疼痛、皮肤环形红斑和皮下结节等风湿活动的表现。③观察并发症:如心力衰竭、心律失常、栓塞、亚急性感染性心内膜炎、肺部感染的表现。一旦发生,立即告知医生并积极配合处理。

5. 对症护理　①预防风湿活动:注意保暖,避免潮湿、受寒,防止呼吸道感染。②警惕栓塞发生:避免长时间久蹲、久坐、盘腿,以防下肢静脉血栓形成;观察栓塞发生征兆,若偏瘫、语言不清提示脑栓塞;肢体剧痛伴皮肤颜色改变提示肢体栓塞;剧烈腰痛提示肾栓塞;突然剧烈胸痛伴呼吸困难提示肺栓塞等。合并房颤者服阿司匹林,防止附壁血栓形成。若有附壁血栓形成,应避免剧烈运动或突然改变体位,以免附壁血栓脱落,引起栓塞。③心力衰竭和亚急性感染性心内膜炎护理:见本章第3节和第7节。④关节炎护理:病变关节应制动、保暖,并用软垫固定,避免受压和碰撞。可局部热敷或按摩,增加血液循环,减轻疼痛。必要时遵医嘱使用止痛剂,如阿司匹林等。

6. 特殊治疗的护理　对准备施行经皮球囊二尖瓣分离术或瓣膜成形术、瓣膜置换术的病人,应做好术前准备。

7. 心理护理　解除病人思想顾虑和恐惧感,保持积极的心态配合治疗和护理。

(六) 健康教育

1. 知识指导　告诉病人及家属本病的病因和病程进展特点,说明本病治疗的长期性,鼓励病人树立信心。对于有手术适应证的病人,要劝病人择期手术,提高生活质量。育龄妇女应根据心功能情况在医生指导下,控制好妊娠与分娩时机。对于病情较重不能妊娠与分娩者,做好病人及家属的思想工作。

2. 生活指导

(1) 合理休息与活动:指导病人协调好活动与休息的关系,教育亲属理解并支持病人避免重体力劳动。但在心功能允许情况下,可进行适量的轻体力活动或工作。病情稳定时,酌情体育锻炼,提高抵抗力。

(2) 合理饮食:加强营养,给予富含营养、维生素的清淡、易消化饮食。心力衰竭者应给予低盐限水饮食,切忌食用盐腌制品。服用排钾利尿剂者多食用含钾高的水果,如香蕉、橘子等。

(3) 避免潮湿、阴暗:保持室内干燥、空气流通、温暖,阳光充足,注意保暖,防止风湿复发。

3. 用药指导

(1) 积极防治链球菌感染性疾病:如扁桃体炎、猩红热、丹毒和龋齿等。避免呼吸道感染,一旦发生感染立即就诊,抗菌治疗。教育病人坚持按医嘱用药,按时注射苄星青霉素,预防链球菌感染,防治风湿活动。

(2) 术前治疗:如需拔牙或做其他小手术,最好在风湿热活动静止后2~4个月进行。并告诉医生自己有风湿性心脏病,以便手术前后应用抗生素预防感染,避免并发感染性内心膜炎,注意防止心力衰竭。

（3）用药指导：告诉病人所用药物的名称、用法、疗效及副作用，遵医嘱服药的重要性。提供使用药物的书面材料，强调定期门诊复查，6~12 个月内复查一次，防止病情进展。瓣膜置换术后终身服用抗凝剂。

4. 定期复查　教会病人及亲属自我护理及病情观察的方法。定期门诊随访，了解瓣膜及心功能情况，了解有无并发症。

案例 3-4-1 分析

　　1. 初步诊断　风心病二尖瓣狭窄并关闭不全、房颤，上呼吸道感染、全心衰竭、心功能 IV 级。
　　2. 健康教育　①说明本病治疗的长期性，树立其信心；②休息与活动：绝对卧床休息，好转后逐渐增加活动量，以不出现症状为度；③饮食：低盐限水，富含营养和维生素的清淡易消化饮食，少量多餐；④防治链球菌感染和风湿活动，避免受凉；⑤用药指导：告诉病人所用药物的名称、用法、疗效及副作用，遵医嘱服药。

（刘海燕）

第 5 节　冠状动脉粥样硬化性心脏病

冠状动脉粥样硬化性心脏病（coronary atherosclerotic heart disease，简称冠心病），指冠状动脉粥样硬化使血管腔狭窄或阻塞和（或）因冠状动脉功能性改变（痉挛）导致心肌缺血缺氧或坏死而引起的心脏病，统称为冠状动脉性心脏病，也称缺血性心脏病。冠心病是动脉粥样硬化引起器官病变的最常见类型，是严重危害人类健康的常见病。

动脉粥样硬化病因尚未完全明了，流行病学调查显示主要的易患因素有：

1. 年龄、性别　多见于 40 岁以上中、老年人，男性多见，女性在更年期后发生率增加，近年来发病年龄有年轻化趋势。　**考点：病因**

2. 血脂异常　血脂异常是动脉粥样硬化最重要的危险因素。表现为总胆固醇（TC）、甘油三酯（TG）、低密度脂蛋白（LDL）、极低密度脂蛋白（VLDL）增高，高密度脂蛋白（HDL）降低，其中以 TC 及 LDL 增高最受关注。高密度脂蛋白增高对延缓动脉粥样硬化有一定作用。

3. 高血压　血压增高与动脉粥样硬化关系十分密切，高血压者患本病较血压正常者高 3~4 倍。

4. 吸烟　吸烟可以导致动脉壁氧含量不足，吸烟者与不吸烟者比较，发病率与死亡率高 2~6 倍，吸烟是仅次于高脂血症、高血压的动脉粥样硬化第三大危险因素。

5. 糖尿病和糖耐量异常　当糖尿病和糖耐量异常时，动脉粥样硬化发生率明显增高，且病变进展迅速。冠心病是 2 型糖尿病最常见的死亡原因。

6. 其他　肥胖、体力劳动少、高脂高热量高胆固醇高盐饮食、遗传因素、A 型性格等。

危险因素损伤冠状动脉内膜，脂质透入动脉内膜产生单核细胞源性泡沫细胞、平滑肌细胞源性泡沫细胞，内膜形成纤维帽。粥样物质和纤维帽共同形成纤维粥样斑块（动脉斑块），凸入动脉腔内，引起管腔狭窄，或者增大的纤维帽使内膜破裂，血小板黏附、聚集形成血栓，使冠状动脉狭窄，导致冠状动脉血流在短时间内减少，引起心肌缺血缺氧从而发生冠状动脉粥样硬化性心脏病。

根据冠状动脉的病变部位、范围、血管阻塞程度、心肌缺血的速度、程度及范围的不同，1979 年 WHO 将冠心病分为 5 型：隐匿型冠心病、心绞痛型冠心病、心肌梗死型冠心病、缺血性心肌病型冠心病、猝死型冠心病。

近年来，临床医学家将本病分为急性冠脉综合征（ACS）和慢性冠脉病（CAD）两大类。前者包括不稳定型心绞痛、非 ST 段抬高性心肌梗死、ST 段抬高性心肌梗死、冠心病猝死。后者包括稳定型心绞痛、冠脉正常的心绞痛、无症状性心肌缺血和缺血性心力衰竭。本节重点介绍"心绞痛"和"急性心肌梗死"。

一、心绞痛病人的护理

案例 3-5-1

病人,男性,55 岁,工程师,糖尿病 10 年,高血压 8 年,与家人争吵后突发剧烈压榨样胸痛 5 分钟,含服硝酸甘油缓解疼痛。入院查体:T 36.2℃,P 72 次/分,R 18 次/分,BP 120/80mmHg,24 小时动态心电图示心绞痛发作时 ST 段压低,T 波低平或倒置。

问题:1. 初步诊断及诊断依据是什么?

2. 首优护理诊断是什么?

3. 主要护理措施有哪些?

考点:概念

(一) 概述

心绞痛(angina pectoris)是由于冠状动脉粥样硬化,心肌负荷增加导致心肌急剧的、暂时性的缺血与缺氧,引起以发作性的胸骨后压榨性疼痛为主要特点的临床综合征。

冠状动脉粥样硬化是心绞痛最基本的病因。心肌能最大限度利用冠状动脉中的氧,当氧的需求再增加时,只能依靠增加冠状动脉血流量来提供。冠状动脉粥样硬化使冠状动脉狭窄或痉挛,导致冠状动脉血流量增加受限。当心脏负荷突然增加如情绪激动等可以使心肌耗氧量增加,心肌对血液的需求增加,心肌血液供求之间矛盾加深,心肌血液供给不足,引发心绞痛。

(二) 护理评估

1. 健康史   评估有无心脏病史、心绞痛发作史、家族史,有无高血压、高血脂、高血糖、吸烟等危险因素,有无体力活动、情绪激动、饱餐、便秘、寒冷、饮酒等诱因。

2. 临床表现

考点:典型心绞痛发作的特点

(1) 稳定型心绞痛:又称劳力性心绞痛,是临床上最常见的一种类型,心绞痛病情较稳定,发作的诱因、频度大致相同,持续时间相仿,每次发作时疼痛的部位、性质、程度和缓解方法无明显改变。

1) 症状:心绞痛以发作性胸痛为主要临表现,疼痛的特点为:①部位:主要在胸骨体上段或中段之后,可波及心前区,甚至横贯前胸,界限不清。常放射至左肩、左臂内侧达无名指和小指。一般每次发作的疼痛部位相对固定。②性质:胸痛典型表现为压榨样、发闷、窒息感或紧缩感,也可为烧灼样痛或钝痛,偶有濒死的恐惧感。发作时,病人被迫停止原来的活动,直至症状缓解。③持续时间:一般持续 3~5 分钟,不超过 15 分钟。④诱因:常在体力活动或情绪激动时发生,也可由饱餐、便秘、寒冷、吸烟、心动过速或过缓、血压过高或过低、休克等诱发。⑤缓解方式:经休息或舌下含硝酸甘油后几分钟内缓解。

2) 体征:平时一般无异常体征。心绞痛发作时常见心率增快、血压升高、表情焦虑、面色苍白、皮肤湿冷。有时心尖部出现第四或第三心音奔马律及暂时性心尖部收缩期杂音。

(2) 不稳定型心绞痛:是指存在临床上的不稳定性和进展至心肌梗死高度危险性的心绞痛,胸痛的部位、性质与稳定型心绞痛相似,但具有下述特点之一:①恶化型心绞痛:原为稳定型心绞痛,在 1 个月内发作的频率增加、程度加重、时限延长、诱发因素变化、硝酸类药物缓解作用减弱。②初发型心绞痛:过去未发生过心绞痛,1 个月内新发生的心绞痛,并因较轻的负荷所诱发;或有过稳定型心绞痛已数月未发,再次发生的时间未到 1 个月。③自发性心绞痛:是指休息状态下或轻微活动时诱发的心绞痛,如卧位心绞痛、中间综合征及常在清晨或夜间发作的和发作时 ST 段抬高的变异型心绞痛。

3. 辅助检查

(1) 心电图检查:是发现心肌缺血、诊断心绞痛最常用的检查方法。①常规心电图(图 3-5-1):静息状态时,心电图可在正常范围或非特异性的 ST-T 改变、陈旧性心梗改变、心律失常;心绞痛发作时,可出现暂时性心肌缺血性 ST 段压低 0.1mV 以上、T 波低平或倒置,发作缓解后可逐渐恢复;变异型心绞痛发作时出现 ST 段抬高。②运动负荷试验:运动中出现典型心绞痛,心电图改变以 ST 段水平型或下斜型压低 0.1mV 以上,持续 2 分钟为运动试验阳性标准。③24h 动态心电图:连续记录 24h 心电图,心绞痛发作时,可发现 ST 段压低、T 波低平或倒置等心肌缺血性改变和各种心律失常,与活动、症状之间的关系等。

考点:心电图特点

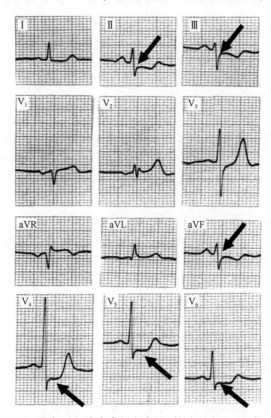

图 3-5-1　稳定型心绞痛常规心电图(箭头所指为 ST 段压低)

(2) 冠状动脉造影:是诊断冠心病的“金标准”,具有确诊价值。通过选择性的冠状动脉造影可明确冠状动脉及其分支的狭窄部位、程度等,并指导治疗、判断预后。若冠状动脉管腔直径缩小 70% 以上时,将严重影响心肌供血。

(3) 放射性核素检查:利用放射性核素铊心肌显像可明确心肌缺血区的部位和范围,对心肌缺血诊断较有价值。

(4) 其他检查:二维超声心动图、心肌超声造影、螺旋 X 线计算机断层显像冠状动脉三维重建、磁共振冠状动脉造影等,均有助于冠状动脉病变的诊断。

（三）治疗要点

考点：发作
时处理

1. 治疗原则　避免诱发因素,改善冠状动脉供血,降低心肌耗氧,减轻症状,治疗动脉粥样硬化,预防心绞痛复发及心肌梗死、猝死。

2. 稳定型心绞痛

（1）发作时：①立即停止活动、就地休息。②应用作用较快、能扩张冠状动脉和周围血管的硝酸酯制剂,如硝酸甘油 0.3~0.6mg 舌下含化,1~2 分钟开始起作用、约 30 分钟后作用消失;或硝酸异山梨酯 5~10mg 舌下含化,2~5 分钟见效,作用维持 2~3 小时。

（2）缓解期：①避免诱因：如调节饮食、戒烟禁酒、减轻精神负担、避免重体力活动等。②β 受体拮抗剂：能抑制心脏 β 肾上腺素能受体,达到减慢心率、降低血压、减弱心肌收缩力、减少心肌氧耗,而预防心绞痛,降低心绞痛死亡和心肌梗死的风险。常用药物有美托洛尔、阿替洛尔、比索洛尔及纳多洛尔等。③硝酸酯制剂：能扩张冠状动脉,改善冠状动脉供血。如硝酸异山梨酯缓释片、单硝酸异山梨酯、长效硝酸甘油片或用 2% 硝酸甘油油膏或橡皮膏贴片涂或贴在前胸或上臂皮肤,可预防夜间心绞痛发作。④钙离子阻滞剂：通过抑制钙离子进入细胞内,抑制心肌细胞兴奋-收缩偶联中钙离子的利用,抑制心肌收缩、减少心肌耗氧,扩张冠状动脉、解除冠脉痉挛、改善心肌供血,扩张周围血管、减轻心脏负荷和降低血黏度、改善心肌微循环,达到缓解心绞痛。常用药物有维拉帕米、硝苯地平缓释剂、地尔硫草等,此类药更适用于伴有高血压的患者。⑤其他治疗：包括抑制血小板聚集药物,如阿司匹林、双嘧达莫等;调血脂药物,如他汀类药物如洛伐他汀、辛伐他汀等;中医中药,如苏合香丸、苏冰滴丸、宽胸丸、保心丸等,针灸、穴位按摩等;介入治疗血管重建,如经皮冠状动脉介入治疗（PCI）和冠状动脉旁路移植术（CABG）;外科手术治疗,如主动脉-冠状动脉旁路移植等。

3. 不稳定型心绞痛

（1）发作期：①卧床休息 1~3 天,床边 24 小时心电监测,有呼吸困难者给氧。②舌下含化硝酸酯类药物以缓解疼痛,每隔 5 分钟 1 次,共用 3 次,接着用硝酸甘油或硝酸异山梨酯静脉滴注;或口服 β 受体阻滞剂（无低血压）、静脉滴注艾司洛尔或硫氮草酮。

（2）缓解期：①应用钙拮抗剂效果最好,可与硝酸酯类药物同用,硝苯地平也可与 β 受体拮抗剂同服;②应用阿司匹林、氯吡格雷等药物,可有效防止血栓形成、阻止病情向心肌梗死发展;③病情严重、药物治疗效果不佳者,可采用介入治疗或外科手术治疗。

（四）主要护理诊断及合作性问题

1. 疼痛　与心肌缺血、缺氧有关。
2. 活动无耐力　与心肌氧的供需失衡导致心肌缺血、缺氧有关。
3. 知识缺乏：缺乏心绞痛诱发因素以及预防心绞痛发作的知识。
4. 潜在并发症：心肌梗死。

（五）护理措施

考点：休息
与活动、饮食
护理、用药
护理

1. 休息与活动　①心绞痛发作时：应立即停止活动,协助病人采取坐位或平卧位,指导病人缓慢深呼吸并给予安慰,缓解其紧张焦虑的情绪;②缓解期：一般不需要卧床休息,可以指导病人合理安排休息与活动,保证充足的休息时间;③不稳定型心绞痛：应嘱卧床休息 1~3 天,保证充足的睡眠;④运动锻炼：合理运动有助于减轻心肌缺血程度,提高心脏缺氧的耐受性,减轻症状。建议稳定型心绞痛病人每天有氧运动 30 分钟,每周运动不少于 5 天,活动量以不引起病人胸闷、气急等不适为宜。若出现不适应立即进行停止活动,必要时给予含服硝酸甘油等处理。

2. 饮食护理　给予低热量、低盐(<5g/d)、低脂、低胆固醇、高纤维素、高维生素、适量蛋白质、清淡易消化的饮食,少量多餐,避免过饱、进餐过快,避免刺激性食物(浓茶、咖啡、辛辣刺激食物等),戒烟限酒。

3. 病情观察　注意发作时疼痛的部位、性质、程度、持续时间、缓解方式。观察发作时心率、心律、血压、脉搏,如出现心绞痛发作频繁、疼痛持续时间延长或不易缓解,或有面色苍白、大汗、恶心呕吐、心率减慢、血压波动、呼吸急促、烦躁不安等表现时,应警惕急性心肌梗死的发生,应立即进行心电监护和报告医生,以便及时明确病情变化,及早采取相应的措施。

4. 用药护理　①心绞痛发作时,舌下含服硝酸甘油或硝酸异山梨酯,舌下需保留唾液,有助药物溶解,嚼服起效更快;②观察用药效果,硝酸甘油用药后1~2分钟,硝酸异山梨酯用药2~5分钟开始起效,如果疼痛持续15~30分钟或连续含服3次后仍未缓解,应及时通知医生,并协助寻找病因,注意所用药物是否失效,应警惕急性心肌梗死的发生;③观察药物不良反应,服药后出现头晕、头胀、面红、心悸、头部跳动感等症状,不影响治疗,应向病人解释,偶有血压下降、体位性低血压,服药时应平卧片刻;④静脉滴注硝酸甘油时,滴注速度宜慢,并嘱病人及家属不可擅自调节滴速,以免造成低血压。

5. 心理护理　心绞痛发作时护士应守护在病人身旁,安慰病人。病情稳定时要耐心地向病人解释疾病性质、预后及治疗方案,有利于病人正确认识疾病,缓解病人紧张、焦虑的情绪,病人能积极配合治疗,积极改变不良生活习惯,减少心绞痛发作的诱因,减少心绞痛的发作,增加病人战胜疾病的信心。

(六) 健康教育

1. 知识指导　向病人和家属介绍本病基本知识,使其正确认识本病,积极配合治疗,防止或制止心绞痛发作。避免过度劳累、剧烈活动、情绪激动、饱餐、寒冷等。如心绞痛发作频繁、程度加重、持续时间延长、用硝酸甘油不易缓解等应及时通知医护人员。

2. 生活指导　生活规律,饮食合理,劳逸结合,坚持适当的体育锻炼,避免久坐和久卧。鼓励心绞痛病人适当运动,保证充足的睡眠;讲解饮食的重要性,鼓励病人按疾病要求合理饮食,多吃蔬菜、水果,保持大便通畅,养成良好的生活习惯。心绞痛病人不宜在饱餐或饥饿状态下洗澡,且洗澡时间不宜过长、水温不宜过高或过低,浴室门不要上锁,以免发生意外耽误抢救。

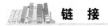 链　接

冠心病的三级预防

一级预防为病因预防:针对健康人群和未发病的危险人群的预防,对多种危险因素在源头的综合控制,改变不健康的生活方式是最基本的措施,重点进行3个干预即干预血糖、干预血脂、干预血压。二级预防为临床预防:指已经患有冠心病者采用药物或非药物措施以预防复发或病情加重。三级预防为并发症预防:预防或延缓冠心病并发症的发生和发展。

3. 用药指导　①指导病人将硝酸甘油片置于固定位置,并告知病人及家属,外出时随身携带硝酸甘油片,以备发作时及时含服。硝酸甘油片应放于棕色瓶内避光保存,注意有效期,每6个月需更换1次。②赶路、上高楼、演讲前、大便前、寒冷、顶风行走、饱食、劳累时,可预防性舌下含服硝酸甘油片,预防心绞痛发作。

4. 监测病情指导　定期进行心电图、血糖、血脂等检查。发现急性心肌梗死先兆应立即运送病人到医院就诊,切忌搀扶病人步行就诊。

案例 3-5-1 分析

1. 初步诊断　冠心病,心绞痛。根据此病人病历:①男性,55 岁,糖尿病、高血压病史,职业是工程师,脑力劳动频繁,因情绪激动发病;②压榨样胸痛 5 分钟,含服硝酸甘油缓解疼痛;③心电图示心绞痛发作时 ST 段压低,T 波低平或倒置。故初步诊断为冠心病,心绞痛型。

2. 首优护理诊断　胸痛　与心肌缺血缺氧有关。

3. 主要护理措施　①即刻休息;②含服硝酸甘油;③给予低热量、适量蛋白、低胆固醇、低盐、高维生素、清淡易消化饮食;④观察病人疼痛特点、病情变化。⑤安抚病人情绪。

二、急性心肌梗死

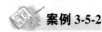

案例 3-5-2

患者,男性,67 岁。心绞痛病史 7 年,发作时舌下含硝酸甘油 2~5 分钟缓解,早晨饱餐后,突感心前区剧烈疼痛,服用硝酸甘油 2 小时未缓解,急诊入院。心电图检查:ST 段弓背上抬,Q 波宽而深。

问题:①初步诊断及诊断依据。②首优护理诊断是什么?③主要护理措施是什么?

（一）概述

考点:概念

急性心肌梗死(acute myocardial infarction,AMI)是指在冠状动脉病变的基础上,发生冠状动脉供血急剧减少或中断,使相应的心肌发生严重而持久的缺血、缺氧,导致心肌坏死。临床表现为突发持久而剧烈的胸骨后疼痛、发热、白细胞计数、血清心肌坏死标记物增高以及心电图特征性、进行性改变,可发生心律失常、休克和心力衰竭。急性心肌梗死是一种较常见、危及生命的严重心脏疾病,属冠心病的严重类型。

考点:最基本病因、诱因

1. 病因　冠状动脉粥样硬化是最基本的病因。90% 以上的急性心肌梗死由冠状动脉粥样硬化引起。冠状动脉栓塞(血栓、气体栓塞、心内膜炎时含有细菌的赘生物脱落引起栓塞等)、冠状动脉口堵塞(主动脉夹层动脉瘤等)、冠状动脉炎、冠状动脉痉挛、先天冠状动脉畸形等也可导致急性心肌梗死。

2. 动脉粥样斑块破裂及血栓形成的诱因　①晨起 6~12 时交感神经兴奋性增加、机体应激反应性增强、心血管活动增加,使冠状动脉张力增高;②高脂饱餐后,血脂增高,血液黏稠度增高;③重体力活动、情绪激动、血压剧升、用力排便时,心脏负荷明显增加;④休克、脱水、出血、外科手术或严重心律失常,致心排血量骤降,冠状动脉血流锐减。

3. 发病机制　急性心肌梗死冠状动脉病变最常见部位为左冠状动脉前降支,可引起左心室前壁、下侧壁、心尖部、室间隔的前 2/3 心肌,右室前壁一小部分及二尖瓣乳头肌病变。大多数心肌梗死是由于管腔内不稳定的粥样斑块破溃、出血、血栓形成而使管腔闭塞。部分病人是由于粥样斑块内或其下发生出血或血管持续痉挛,使管腔完全闭塞导致急性心肌梗死。

（二）护理评估

1. 健康史　评估病人有无心绞痛发作史,是否存在家族史、高血压、高血脂、糖尿病、肥胖等危险因素;有无劳累、情绪激动、吸烟、寒冷、饱餐、突发血压迅速增高、用力排便、休克、脱水、出血、手术、严重心律失常等诱因。

2. 临床表现

考点:临床表现

（1）先兆表现:半数以上的急性心肌梗死病人于发病前数日有乏力、胸部不适、活动心悸、气急、烦躁、心绞痛发作较以往频繁,持续时间较长,程度严重,硝酸甘油疗效差等症状。心电图显示 ST 段一过性抬高或降低,T 波高大或明显倒置,此时应警惕病人近期内有发生急性心肌梗死的可能。

（2）症状

1）疼痛：为最早、最突出的症状，多发生于清晨。典型的急性心肌梗死表现为突然发作的难以忍受的胸骨后压榨样、窒息样或烧灼样疼痛，诱因多不明显，疼痛部位和性质与心绞痛相似，但疼痛程度较心绞痛更为剧烈，持续时间更久，可长达数小时甚至数天，有时放射至咽喉、下颌、左上肢或后背。胸痛时常伴严重窒息感、冷汗、乏力、恶心、呕吐、面色苍白、烦躁不安、恐惧、濒死感，休息和含服硝酸甘油治疗无效。少数病人无疼痛，起病即为休克或急性心力衰竭。

2）全身症状：一般在梗死后 1~2 天出现，表现为发热、心动过速、白细胞增多、血沉增快，体温多在 38℃ 左右，持续约 1 周，主要由于坏死组织被机体吸收所致。

3）消化道症状：疼痛剧烈时常伴有恶心、呕吐、上腹胀痛、肠胀气，严重者可有呃逆。与迷走神经受坏死心肌刺激和心排血量降低致胃肠道血液灌注不足有关。

4）心律失常：75%~95% 病人发生心律失常，多发生在起病 1~2 天，24 小时内发病率最高，是急性心肌梗死病人死亡最主要的原因，与梗死灶心肌缺血、缺氧，使心肌电生理紊乱及自律性增高有关。心律失常中以室性心律失常最多见，尤其以室性期前收缩更常见。频发、多源、成对、联律、有 R-on-T（R 在 T 波上）现象的室性期前收缩或阵发性室性心动过速常为心室颤动的先兆。心室颤动是急性心肌梗死病人 24 小时内死亡的主要原因。前壁心肌梗死易发生室性心律失常，下壁心肌梗死易发生房室传导阻滞。

5）低血压或休克：疼痛时常有血压下降，未必是休克。若疼痛缓解，收缩压仍低于80mmHg，有烦躁不安、面色苍白、皮肤湿冷、脉搏细弱、大汗淋漓、尿量减少、反应迟钝甚至昏迷，则为休克。休克多在起病后数小时至 1 周内发生，约 20% 的病人会发生。主要与心肌广泛坏死，左心室排血量急剧下降，或剧烈胸痛引起神经反射性周围血管扩张及呕吐、大汗、摄入不足所致血容量不足等原因有关。

6）心力衰竭：发生率为 32%~48%，主要是急性左心衰竭，病人出现呼吸困难、咳嗽、发绀、烦躁、不能平卧等症状。严重者可继发右心衰竭，出现颈静脉怒张、水肿等表现。与急性心肌梗死后心脏收缩力显著减弱且不协调、心室顺应性降低有关。

（3）体征：轻型病人常无明显体征。较重者可表现面色苍白、肢端发凉、皮肤冷汗等。心率增快或变慢，心尖部可闻及舒张期奔马律，心音减低。几乎所有病人都有血压下降。病情严重者合并心力衰竭或休克时可有相应的体征出现。

（4）并发症

1）乳头肌功能失调或断裂：是本病最常见的并发症。系二尖瓣乳头肌因缺血、坏死所致，出现收缩功能障碍，发生二尖瓣脱垂或关闭不全。轻者经治疗可恢复，严重者可导致心力衰竭甚至死亡。

2）心脏破裂：少见，常在起病 1 周内发生，是严重的致命的并发症。常因心室游离壁破裂造成心包积血，引起急性心包填塞而猝死，偶因室间隔破裂，引起心力衰竭和休克而在数日内死亡。

3）栓塞：多发生在起病后 1~2 周，若为左心室附壁血栓脱落所致，可引起脑、肾、四肢或脾等动脉栓塞。若由下肢静脉血栓脱落所致，主要引起肺动脉栓塞。

4）心室壁瘤：主要见于左心室，表现为左侧心界扩大，心脏搏动范围较广，有收缩期杂音。由于心室壁丧失了正常的收缩功能，可引起。室壁瘤易引起心力衰竭或附壁血栓。

5）心肌梗死后综合征：多发生于急性心肌梗死后数周或数月。表现为反复出现心包炎、胸膜炎、肺炎等症状，可能是机体对坏死物质产生过敏反应所致。

考点：心电图、血清心肌坏死标志物

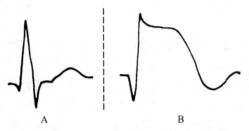

图 3-5-2　典型急性心肌梗死心电图

3. 辅助检查

（1）心电图：为诊断急性心肌梗死的最快捷、最方便、最简单的方法，能确定其部位及范围，有助于估计病情演变和预后。

1）特征性改变（图 3-5-2）：①在面向坏死区周围的心肌损伤区的导联上出现 ST 段弓背向上抬高，反映心肌损伤；②在面向心肌坏死区的导联上出现宽而深的异常 Q 波，反映心肌坏死；③在面向损伤区周围的心肌缺血区的导联上出现 T 波倒置，反映心肌缺血。

2）动态演变：①超急性期，起病数小时内，可尚无异常或出现异常高大两肢不对称的 T 波。②急性期，起病后数小时，ST 段明显抬高，弓背向上，与直立的 T 波相连形成单项曲线；出现病理性 Q 波，同时 R 波减低。③亚急性期，抬高的 ST 段可在数日至 2 周内逐渐回到基线水平，T 波平坦或倒置。④慢性期，T 波倒置加深，逐渐变浅、平坦，部分可在数月或数年后恢复直立，也可永久存在，Q 波大多永久存在。

3）病灶定位：可根据有特征性改变的导联来判断急性心肌梗死的部位（表 3-5-1）。如 V_1 至 V_3 导联示前间壁心肌梗死；V_1 至 V_5 导联示广泛前壁心肌梗死（图 3-5-3）；Ⅰ、aVL 导联示高侧壁心肌梗死；Ⅱ、Ⅲ、aVF 导联示下壁心肌梗死（图 3-5-4）。V_7 至 V_8 导联示正后壁心肌梗死。心肌梗死定位，见图 3-5-5。

表 3-5-1　ST 段抬高性心肌梗死的心电图定位诊断

导联	前间壁	局限前壁	前侧壁	广泛前壁	下壁	下间壁	下侧壁	高侧壁	正后壁
V_1	+			+		+			
V_2	+			+		+			
V_3	+	+		+		+			
V_4		+		+					
V_5		+	+	+			+		
V_6			+				+		
V_7			+				+		+
V_8									+
aVR									
aVL	±	+	±	−	−	−	−	+	
aVF	…	…	…	+	+	+			
Ⅰ	±	+	±	−	−	−	−	+	
Ⅱ	…	…	…	+	+	+			
Ⅲ	…	…	…	+	+	+			

注："+"为正面改变，表示典型 ST 段抬高、Q 波及 T 波变化；"−"为反面改变，表示 QRS 主波向上、ST 压低及与"+"部位的 T 波方向相反的 T 波；"±"为可能有正面改变；"…"为可能有反面改变。

（2）实验室检查：血清心肌坏死标志物测定（表 3-5-2）。心肌坏死后，心肌细胞可释放肌酸激酶（CK）、天门冬酸氨基转移酶（AST）、乳酸脱氢酶（LDH）。CK 的同工酶（CK-MB）主要存在于心肌中，正常人血清中无 CK-MB，故 CK-MB 增高对判断心肌坏死的临床特异性较高。

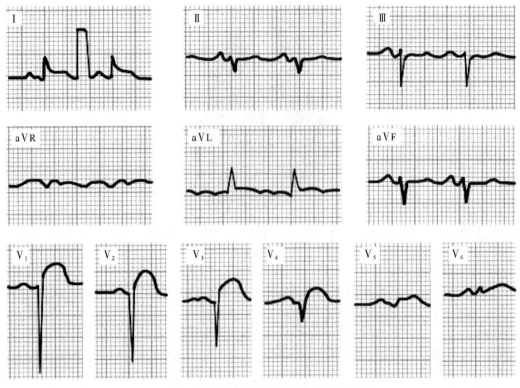

图 3-5-3　急性前壁心肌梗死的心电图

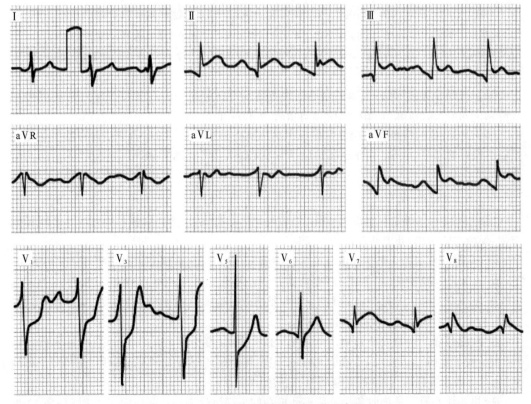

图 3-5-4　急性下壁心肌梗死的心电图

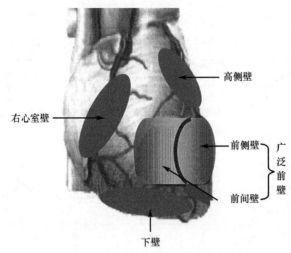

图 3-5-5　心肌梗死定位示意图

表 3-5-2　血心肌坏死标记物测定的临床意义

检查项目	开始升高	高峰	恢复正常	临床意义
肌红蛋白	2 小时	12 小时	24~48 小时	出现最早,十分敏感,特异性不强
肌钙蛋白 I(cTnI)	3~4 小时	11~24 小时	7~10 天	出现较迟,特异性很高,持续时间长
肌钙蛋白 T(cTnT)	3~4 小时	24~48 小时	10~14 天	对判断有无新的梗死不利
肌酸激酶同工酶(CK-MB)	4 小时	16~24 小时	3~4 天	不如 cTnI、cTnT 敏感,对早期诊断有较重要的价值
肌酸激酶(CK)	6~10 小时	12 小时	3~4 天	敏感性较差,有诊断参考价值
天门冬酸氨基转移酶(AST)	6~10 小时	24 小时	3~6 天	敏感性较差,有诊断参考价值
乳酸脱氢酶(LDH)	6~10 小时	2~3 天	1~2 周	敏感性较差,有诊断参考价值

（3）一般检查:起病 1~2 天后血白细胞增高 10×10^9~20×10^9/L,中性粒细胞增多,嗜酸粒细胞减少或消失。血沉加快,C 反应蛋白增高,可持续 1~3 周。

（4）其他:放射性核素心肌显像可检出急性期心肌梗死的部位和范围。超声心动图能确定心肌梗死的部位、范围,了解心室壁运动和左心室功能,有助于诊断室壁瘤和乳头肌功能失调。

（三）治疗要点

考点:溶栓治疗、解除疼痛、心律失常治疗

治疗原则:尽早使心肌血液再灌注,挽救濒死的心肌,防止梗死面积扩大和缩小心肌梗死范围,保护心脏功能,处理并发症,防止猝死。

1. 一般治疗　立即收住冠心病重症监护病房（CCU）,绝对卧床休息。严密监测心电、呼吸、血压、意识、尿量变化,必要时可行血流动力学监测;通过面罩或鼻塞给氧,一般为 2~4L/min 持续吸入;入院后若无禁忌证立即让患者嚼服肠溶阿司匹林,首次剂量为 150~300mg,每天 1 次, 3 天后再改为 75~150mg/d,每天 1 次长期服用。

2. 解除疼痛　选择以下药物解除疼痛:①哌替啶（度冷丁）50~100mg 肌内注射或吗啡 5~10mg 皮下注射,必要时 1~2 小时再注射一次,以后每 4~6 小时可重复应用,注意防止呼吸抑制;②疼痛较轻者可用可待因、罂粟碱、硝酸酯类药物等。

3. 再灌注心肌　是抢救急性心肌梗死成功的关键治疗之一。起病 3~6 小时(最多 12 小时)内使闭塞的冠状动脉再通,心肌得到再灌注,缩小心肌坏死范围,对梗死后心肌重塑有利,可以改善预后。

(1) 经皮冠状动脉介入治疗(PCI):有条件的医院对具备适应证的病人应尽快实施直接PCI,可获得更好的治疗效果。

(2) 溶栓治疗:在无禁忌证情况下,溶栓治疗越早,效果越好。治疗目的是用纤溶酶激活剂激活血栓中纤溶酶原,使之转变为纤溶酶而溶解冠状动脉血栓,使闭塞的冠状动脉再通,心肌得到再灌注。常用制剂:链激酶(SK)、尿激酶(UK)和重组组织型纤溶酶原激活剂(rt-PA)等。可静脉或冠状动脉内给药,其中冠状动脉内给药溶栓效果更好,药品需要剂量更少,但须先行冠状动脉造影。

(3) 紧急主动脉-冠状动脉旁路移植术:PCI 失败或溶栓治疗无效时,有条件可争取 6~8 小时内实施主动脉-冠状动脉旁路移植术。

4. 消除心律失常　心律失常是引起急性心肌梗死病情加重及死亡的重要原因,必须及时消除。①室颤尽快采用非同步直流电复律。②室性期前收缩或室性心动过速,立即给予利多卡因 50~100mg 静注,每 5~10 分钟重复一次,直至室性心律失常消失或总量达 300mg 后以 1~3mg/min 静脉滴注维持,稳定后改为口服药物治疗。③缓慢性心律失常可用阿托品 0.5~1mg 肌内注射或静注。严重时应尽早安装临时心脏起搏器。④室上性快速心律失常可选用维拉帕米、地尔硫草、美托洛尔、洋地黄类制剂、胺碘酮等,必要时用同步直流电复律。

5. 控制休克　在血流动力学监测下,给予补充血容量,应用升压药、血管扩张剂、纠正酸中毒等抗休克处理。

6. 治疗心力衰竭　在严格休息、镇痛、吸氧基础上,用利尿剂、血管扩张剂减轻心脏前、后负荷。急性心肌梗死 24 小时内应避免使用洋地黄类制剂,右心室梗死的病人慎用利尿剂。

7. 其他治疗　①抗凝疗法:多在溶栓后用肝素、阿司匹林、氯吡格雷(波立维)等,防止梗死范围扩大或再梗死。②β 受体拮抗剂、钙通道阻滞剂、血管紧张素转换酶抑制剂可改善心肌缺血灌注,改善预后。③极化液:氯化钾 1.5g、胰岛素 8~12U 加入 10% 葡萄糖溶液 500ml 中静脉滴注,可促进心肌细胞摄取和代谢葡萄糖,恢复心肌细胞膜的极化状态,有利于心肌收缩,减少心律失常。

(四) 主要护理诊断及合作性问题

1. 疼痛　与心肌缺血性坏死有关。
2. 恐惧　与剧烈疼痛造成的濒死感或处于陌生的监护室环境中有关。
3. 活动无耐力　与心功能下降导致机体缺血缺氧有关。
4. 有便秘的危险　与长时间卧床和排便习惯改变有关。
5. 潜在并发症:心律失常、心源性休克、猝死、血栓形成。

(五) 护理措施

1. 休息与活动　合理休息能减轻心脏负荷,减少耗氧量,防止病情加重。①发病 12 小时内绝对卧床休息,进食、翻身、洗漱、擦身、排便等日常生活由护理人员帮助解决,保持安静,限制探视。②若无并发症,24 小时内应鼓励病人在床上活动肢体。③第 3 天在床边活动,第 4~5天起逐步增加活动直至 1 周内每天 3 次步行,每次步行 100~150m。对有并发症者应适当延长卧床休息时间,直至并发症得到控制,病情稳定 7 天后按上述活动计划进行活动。 **考点:** 护理措施

2. 饮食护理　起病后 4~12 小时给予流质饮食,以减轻胃扩张,以后随病情的缓解逐渐过渡到符合冠心病饮食原则的半流食、软食、普食,注意少量多餐。

3. 病情观察　①CCU 监护:起病 3~5 天病人应安置在冠心病监护病房,连续监测心电

图、呼吸、血压、尿量和意识状态，必要时监测肺毛细血管压和静脉压，监测有无心肌坏死标志物及酶学变化、电解质紊乱和酸碱失衡等情况。心电监护，如发现频发、多源、联律、成对、有R-on-T现象的室性期前收缩，或室性心动过速、严重的房室传导阻滞时，应警惕发生室颤或心脏骤停，立即通知医生并配合抢救。②临床表现观察：注意心绞痛发作的状况，判断有无梗死面积扩大、病情加重的变化；观察有无严重心律失常引起的心排血量下降等症状；有无咳嗽、气急、肺部湿啰音等心力衰竭表现；有无烦躁不安、皮肤湿冷、呼吸加快、脉搏细速、血压下降等心源性休克出现；一旦出现上述表现，应立即通知医生并配合处理。③并发症观察：注意有无乳头肌功能失调或断裂、心脏破裂、室壁瘤、栓塞等并发症的发生。

4. 用药护理　迅速建立静脉通路，保证输液通畅。遵医嘱应用吗啡、哌替啶等镇痛药，应用吗啡时注意有无呼吸抑制。静脉滴注或使用微量泵注射硝酸甘油时，严格控制速度，注意观察血压、心率等变化。

5. 溶栓护理

（1）溶栓前：询问病人是否有溶栓禁忌证，协助医生做好溶栓前血常规、出凝血时间和血型等检查。

（2）溶栓中：迅速建立静脉通路，遵医嘱正确应用溶栓药物。注意观察有无不良反应：寒战、发热、皮疹等过敏反应；低血压（收缩压低于90mmHg）；出血（出血应紧急处理）。

（3）溶栓疗效观察：下列指标可间接判断溶栓：①2小时内胸痛消失；②2小时内抬高的ST段回落50%以上；③2小时内出现再灌注心律失常，如窦性心动过缓、加速性室性自主心律等；④cTnI或cTnT峰值提前至发病后12小时内，血清CK-MB酶峰值提前出现。上述条件中以②和④最重要。也可根据冠状动脉造影直接判断。

6. 便秘护理　便秘是急性心肌梗死最容易忽视的护理问题。指导急性期病人采取通便措施：①合理饮食：及时增加食用富含纤维素的食物如水果、蔬菜；无糖尿病者每天清晨给予蜂蜜20ml加温开水同饮；注意饮水。②腹部按摩：顺时针按压腹部，或给予适当腹部震荡，以促进肠蠕动。③缓泻剂：无腹泻情况下遵医嘱常规使用，以防止用力排便加重病情。④便椅使用：床边使用便椅比床上使用便盆更为舒适，在病情允许的情况下多使用便椅，且注意屏风遮挡。⑤排便困难处理：立即通知医务人员，或使用开塞露或低压灌肠，不能用硫酸镁等作用较强的泻药以及大量不保留灌肠排便，严禁病人自己用力排便。

7. 心理护理　护士多与病人沟通，介绍冠心病监护室环境，解释负性情绪对疾病的影响。护士应做好病人及家属的安慰工作，关心体贴病人，使病人产生信任和安全感。当病人胸痛剧烈时，护士可增加陪伴时间，安抚病人，保持情绪稳定。

（六）健康教育

考点：自我监测、发病时的急救方法、早期康复锻炼

1. 知识指导　向病人及家属介绍冠心病相关知识，使其能积极配合治疗原发病，如高血压、高脂血症、糖尿病等疾病；避免各种诱发因素，如紧张、劳累、情绪激动、便秘、感染、饱餐、寒冷等。

2. 生活指导

（1）早期康复锻炼：急性心肌梗死病人后6～8周，进入恢复期，可进行康复锻炼；自行料理日常生活；逐渐增加活动量，参加力所能及的活动，如散步、慢跑、骑自行车、打太极拳等；活动过程中应注意观察是否有胸痛、心悸、呼吸困难、脉搏增快，注意心律、血压及心电图的改变，一旦发现异常应停止活动，并及时就诊。

（2）注意洗浴、如厕安全：不在饱餐或饥饿时洗浴，水温不宜过高、过低，洗浴时间不宜过长。洗浴、如厕时不必锁门，必要时有人陪同。保持大便通畅，不可用力排便。鼓励病人注意饮水，多食富含纤维素食物，必要时用缓泻剂、润肠剂等。

（3）合理安排生活：调整膳食结构,禁烟酒及刺激性食物;肥胖者应控制总热量,适当活动,调整心态,保持情绪稳定。

3. 用药指导　告知病人家属本病的急救方法：①立刻就地休息,身心放松。②联系医院或急救中心,立即运送病人到医院就诊,切忌搀扶病人步行就诊。③有条件时,就诊前给予吸氧、含服硝酸甘油等处理;指导病人观察所服药物的作用及不良反应。随身常备硝酸甘油等扩张冠状动脉的药物。

4. 病情监测指导　指导病人进行自我检测：注意胸痛规律、程度、持续时间,警惕不明原因的胸闷、烦躁、冷汗、恶心、呕吐等情况,发现异常,能及时就诊。定期门诊复诊,了解病人病情,以便针对性治疗。

案例 3-5-2 分析

1. 初步诊断　冠心病,急性心肌梗死。诊断依据：①男性,67 岁,心绞痛史 7 年,有饱餐诱因;②突感心前区剧烈疼痛,服用硝酸甘油 2 小时未缓解;③心电图检查示 ST 段弓背上抬,其后 Q 波宽而深。

2. 首优护理诊断　胸痛　与心肌缺血缺氧有关。

3. 主要护理措施　①绝对卧床休息;②低热量、低胆固醇、低盐、高维生素、清淡易消化流质饮食;③遵医嘱给予止痛、溶栓等治疗;④心电监护及观察病情,重点监护有无严重心律失常,出现时配合医生抢救;⑤吸氧、保持大便通畅及心理支持。

（马　琼）

第 6 节　原发性高血压

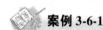

案例 3-6-1

病人,男性,56 岁,机关干部。有烟酒嗜好 20 余年,腹型肥胖。主诉反复头痛、头晕 1 个月。连续 3 天测血压在 160~170/90~100mmHg。神志清楚,焦虑不安。体检：T 36.2℃,P 90 次/分,R 24 次/分,BP 170/100mmHg,双肺呼吸音清晰,心界不大,心律齐,未闻及杂音。其余检查未见异常。

问题：1. 初步诊断及诊断依据是什么?

2. 主要护理诊断是什么?

（一）概述

原发性高血压（primary hypertension,简称高血压）是指原因不明,以体循环动脉血压升高为特征,伴有或不伴有重要脏器如心、脑、肾等器官的病理及功能改变的全身性疾病。是多种心、脑血管疾病的重要病因和危险因素,是心血管疾病死亡的主要原因之一。

考点：高血压诊断及分级标准

我国高血压患病率总体呈明显上升趋势,但知晓率、治疗率、控制率很低。高血压患病率存在地区、城乡和民族差别,北方高于南方,沿海高于内地,城市高于农村,高原少数民族地区患病率较高。

高血压定义：在未用抗高血压药情况下收缩压 ≥140mmHg 和（或）舒张压≥90mmHg。根据血压升高水平,又将高血压分为 1~3 级,血压分类和标准见表3-6-1。

表 3-6-1　血压分类和标准

类别	收缩压（mmHg）	舒张压（mmHg）
正常血压（理想血压）	<120	<80
正常高值	120~139	80~89
高血压	≥140	≥90
1 级高血压（轻度）	140~159	90~99
2 级高血压（中度）	160~179	100~109
3 级高血压（重度）	≥180	≥110
单纯收缩期高血压	≥140	<90

注：当收缩压与舒张压分别属于不同级别时,以较高级别归类

原发性高血压的病因和发病机制：原发性高血压的病因尚未完全阐明，目前认为与遗传和环境因素交互作用的结果。①遗传因素：高血压有明显的家庭聚集性，约 60% 高血压病人有家庭史。父母都有高血压，子女发病的概率高达 46%，主要为基因显性遗传和多基因关联遗传。高血压的发生率、血压高度、并发症发生以及其他有关因素如肥胖等也都具有遗传性。②环境因素：如高钠盐、高蛋白、高脂（饱和脂肪酸摄入过多、饱和脂肪酸与不饱和脂肪酸比值升高）、低钾、低叶酸（血浆同型半胱氨酸水平增高）、低钙等饮食和饮酒等，都可引起血压升高；长期精神应激（精神高度紧张、心理压力大、焦虑、失眠、视觉、噪声刺激等）也可引起高血压，故城市脑力劳动者的高血压患者多于体力劳动者，城市居民较农村居民患病率高。③其他：如肥胖、超重、抽烟、男性、药物（口服避孕药、麻黄碱、肾上腺皮质激素、非甾体消炎药、甘草等）、睡眠呼吸暂定低通气综合征者，患高血压机会多。

目前认为，高血压的发生与下列机制有关：①神经机制：血浆儿茶酚胺浓度升高，最终使交感神经功能系统活性亢进，引起阻力小动脉收缩增强，使血压升高。②肾脏因素：各种原因引起肾脏水、钠潴留，增加心排血量，血管平滑肌细胞内钠水平增高又可导致细胞内钙离子浓度升高，使血管收缩反应增强，导致外周血管阻力升高，血压升高。③激素机制：肾素-血管紧张素-醛固酮系统（RAAS）激活，血管紧张素Ⅱ（AT-Ⅱ）是 RAAS 的主要效应物质，有强烈升高血压的作用。④血管机制：血管壁内皮细胞生成、释放的一氧化氮（NO）、内皮素等血管活性物质影响动脉管壁弹性，增加血管收缩反应和血管阻力。⑤胰岛素抵抗（机体组织对胰岛素处理葡萄糖能力减退的一种病理生理反应）造成继发性高胰岛素血症，使肾脏对水钠的重吸收增加，交感神经系统活性亢进，动脉弹性减退而使血压升高。此外，长期高血压及伴随的危险因素促进动脉粥样硬化的形成与发展，引起全身小动脉病变，导致心、脑、肾等重要靶器官发生缺血、缺氧、形态改变等。

（二）护理评估

1. 健康史　询问病人有无高血压家族史；有无长期摄入高蛋白、高脂、高盐饮食；有无烟酒嗜好；了解病人个性特征、职业、人际关系，是否从事脑力劳动，或从事精神紧张度高的职业和长期噪声环境中工作；有无肥胖、心脏病、肾脏疾病、糖尿病、高脂血症及痛风等病史；用药情况。

2. 临床表现

（1）症状和体征：大多起病隐袭，病程缓慢。早期多无症状，很多病人在体检测血压时或出现心、脑、肾等并发症时方被发现。常见症状有头痛、头晕、心悸、注意力不集中、烦躁、易怒、失眠、乏力等，典型高血压头痛在血压下降后即可消失。血压受季节、昼夜或情绪等因素影响，冬季血压较高、夏季较低，夜间血压较低、清晨起床后血压迅速升高。体征有主动脉瓣区第 2 心音亢进、收缩期杂音或收缩早期喀喇音，以及头颈部动脉搏动。

（2）恶性或急进型高血压：病情急骤发展，舒张压持续≥130mmHg，有头痛、视力模糊、眼底出血、渗出和视盘水肿，肾脏损害突出，持续蛋白尿、血尿、管型尿；病情进展迅速，预后差，如不及时治疗，常死于肾衰竭、脑卒中或心力衰竭。

（3）高血压急症：是指短时期内（数小时或数天）血压突然和明显升高，舒张压>130mmHg 和（或）收缩压>200mmHg，伴有心、脑、肾、眼底或大动脉的严重功能障碍或不可逆损害。①高血压危象：在高血压程中，因紧张、疲劳、寒冷、突然停用抗高血压药等诱因，小动脉发生强烈痉挛，血压急骤上升，影响重要脏器血液供应而产生危急症状，出现头痛、烦躁、恶心、呕吐、心悸、气急、胸闷、眩晕、视力模糊等严重症状，常伴心绞痛、心功能不全等。②高血压脑病：发生于重症高血压病人，过高的血压突破了脑血流自动调节范围，脑组织血流灌注过多而引起脑水肿，出现弥漫性剧烈头痛、呕吐、意识障碍、精神错乱，严重者抽搐、昏迷。

（4）并发症：①心脏损害：长期持续的高压导致左心室后负荷增加，左心室肥厚、扩大、发生心室"重构"，称高血压心脏病，最终导致充血性心力衰竭；高血压促进动脉粥样硬化的发生和发展，常同时合并有冠心病，发生心绞痛、心肌梗死、心律失常等。②脑损害：可并发多种急性脑血管疾病，如脑出血、短暂性脑缺血发作、脑血栓形成、腔隙性脑梗死等。③肾损害：长期持久血压升高使肾细小动脉硬化，引起肾单位萎缩、消失，导致进行性肾硬化，出现蛋白尿、肾功能损害，可致慢性肾衰竭。④主动脉夹层：高血压可促其形成，病人突然发作剧烈持久的胸背部不能耐受的撕裂性疼痛，伴有虚脱表现但血压下降不明显甚至增高，脉搏细速或消失，两侧肢体脉搏和血压明显不等，重者可发生休克、猝死。⑤眼：视网膜小动脉痉挛、狭窄、渗出、出血、视盘水肿。

3. 危险分层　见表 3-6-2。

（1）主要危险因素：①男性>55 岁，女性>65 岁；②吸烟；③高胆固醇血症；④早发心血管疾病家族史（一级亲属发病年龄<50 岁）。

（2）次要危险因素：高密度脂蛋白（HDL）下降、低密度脂蛋白（LDL）升高、腹型肥胖或体重指数（BMI）>28、糖耐量异常、缺乏体力活动、高纤维蛋白溶酶原血症等。

（3）用于分层的靶器官损害：表现为左心室肥厚、颈动脉内膜中层厚度增加或粥样斑块、血肌酐轻度升高、微量蛋白尿等。

（4）用于分层的并发症：心脏疾病、脑血管疾病、肾脏疾病、血管疾病和高血压性视网膜病变。

表 3-6-2　高血压危险分层标准

危险因素和病史	血压分级（mmHg）		
	1 级（收缩压 140~159 或舒张压 90~99）	2 级（收缩压 160~179 或舒张压 100~109）	3 级（收缩压≥180 或舒张压≥110）
无其他危险因素	低危	中危	高危
1~2 个危险因素	中危	中危	极高危
≥3 个危险因素，或糖尿病，或靶器官损害者	高危	高危	极高危
有并发症	极高危	极高危	极高危

4. 辅助检查

（1）常规检查：尿常规、血糖、血脂、血清电解质、肾功能等，有助于发现相关危险因素，了解高血压对靶器官的损害程度。　**考点：**辅助检查

（2）其他检查：①心脏相关检查：心电图检查可见左心室肥大、劳损；X 线检查可见主动脉弓凸出、左室增大；超声心动图提示左室壁厚、左室大。②眼底检查：有助于了解高血压严重的程度。③24 小时动态血压监测：有助于判断血压升高严重程度，了解血压昼夜节律，指导降压治疗，以及评价降压药物疗效。

（三）治疗要点

目前尚无原发性高血压根治方法，常采用综合治疗措施，使血压降至正常或接近正常，预防或延缓并发症的发生，降低病死率和病残率。血压控制目标：普通高血压病人血压<140/90mmHg；糖尿病、慢性肾病、心衰或病情稳定的冠心病合并高血压病人血压<130/80mmHg；老年人收缩压降至 140~150mmHg，舒张压降至 90mmHg 以下，但不低于 65~70mmHg。应尽早将血压逐渐降至目标值，并非越快越好。

考点: 常用降压药物及高血压急症治疗

1. 非药物治疗　适合于所有高血压病人。见本节护理措施。
2. 降压药治疗　对象:①高血压 2 级或以上者;②非药物治疗无效者(监测血压及其他危险因素低危 3~12 个月、中危 3~6 个月无改善);③高血压危险分层为高危或极高危者;④高血压合并糖尿病或并发症或靶器官损害者。
(1) 常用 5 类降压药物及不良反应:见表 3-6-3。

表 3-6-3　常用降压药物及不良反应

药物类别		药物名称	不良反应及禁忌证
利尿剂	噻嗪类	氢氯噻嗪 氯噻酮	低钾、低钠、低氯及高尿酸血症,痛风病人禁用噻嗪类
	襻利尿剂	呋塞米	低钾、低钠、低氯及高尿酸血症
	保钾类	氨苯蝶啶 螺内酯	血钾增高、加重氮质血症,不宜与血管紧张素转换酶抑制剂合用,肾功能不全者禁用
β 受体拮抗剂		美托洛尔 阿替洛尔 普萘洛尔 倍他洛尔	支气管痉挛、抑制心肌收缩、心动过缓、房室传导阻滞
钙通道阻滞剂		硝苯地平	头痛、面部潮红、心率增快、下肢水肿
血管紧张素转换酶抑制剂(ACEI)		卡托普利 依钠普利	刺激性干咳、血钾升高、皮疹、味觉异常
血管紧张素 II 受体拮抗剂(ARBs)		氯沙坦 缬沙坦	血钾升高,轻微而短暂的头晕、皮疹、腹泻等

(2) 常用降压药物作用特点

1) 利尿剂:无并发症高血压的首选药。主要通过排钠、减少细胞外容量、降低外周血管阻力,达到降压作用。适用于轻、中度高血压。

2) 血管紧张素转换酶抑制剂(ACEI):主要通过抑制血管紧张素转换酶,使血管紧张素 II 生成减少,达到降压作用,还具有改善胰岛素抵抗、减少蛋白尿的作用,尤其适用于合并肥胖、糖尿病及心、肾病变的高血压病人。

3) 血管紧张素 II 受体拮抗剂(ARBs):主要通过选择性阻断血管紧张素 II 受体,达到降压作用。不引起干咳而治疗依从性高,也适用于合并肥胖、糖尿病及心、肾病变的高血压病人。

4) β 受体拮抗剂:通过抑制中枢和周围性 RAAS,抑制心率和心肌收缩力,使心排血量减少,达到降压作用。其降压起效迅速、作用强,适用于心率较快的中、青年病人或合并心绞痛者。

5) 钙通道阻滞剂(CCB):主要通过阻滞细胞外钙离子进入血管平滑肌细胞内,减弱兴奋-收缩偶联,降低血管阻力,达到降压作用。其降压起效迅速、作用较强,持续时间短,一般每天需服用 3 次。适用于合并糖尿病、冠心病、外周血管病、老年人等。

(3) 降压药的选择及应用:①高血压一旦确诊,需终生规则服药,不宜频繁更换降压药;②选药注意个体化,摸索适应个体的最佳方案是有效治疗的关键;③小剂量开始,逐渐增加药量,逐渐降压,以免影响脏器供血;④ 2 级及以上高血压主张联合用药;⑤尽量选择长效制剂,每日用药 1 次,避免血压波动,提高用药依从性;⑥所选降压药需副作用小,不影响生活质量。

3. 高血压急症药物治疗　①迅速降压:首选静脉滴注硝普钠,也可用硝酸甘油、尼卡地平等。严密监测血压下调整剂量,使血压迅速下降。②控制性降压:为避免血压急骤下降导致心、脑、肾等重要脏器血流灌注减少,在迅速降压的前提下还要注意控制降压速度,即开始 24小时内血压降低 20%~25%,48 小时内血压不低于 160/100mmHg,以后 1~2 周再将血压逐步降到正常。以免影响重要器官的供血;主动脉夹层,应将收缩压迅速降低为 100~120mmHg 或更低。③对症处理:有脑水肿时给予静脉滴注甘露醇等脱水剂,以降低颅内压;有烦躁、抽搐时,给予镇静剂如地西泮、巴比妥类药肌内注射或水合氯醛保留灌肠等。

（四）主要护理诊断及合作性问题

1. 疼痛:头痛　与高血压脑血管痉挛有关。
2. 活动无耐力　与心功能减退有关。
3. 有受伤的危险　与头晕和视力模糊有关。
4. 知识缺乏:缺乏高血压相关知识。
5. 潜在并发症　心力衰竭、脑血管意外、肾衰竭。

（五）护理措施

1. 休息与活动　①酌情运动:血压稍高者可进行一般活动,但避免劳累,保证足够睡眠;血压较高,症状较多或有并发症的病人要卧床休息,避免身心过度劳累。②运动方式:有慢跑、步行、健身操、打太极拳、散步等有氧运动。可根据年龄、体质、血压情况选择运动方式。③运动量:一般每周运动 3~5 次,每次持续 20~60 分钟。运动不可过量,要劳逸结合,避免快跑、举重、球类比赛等剧烈运动。④运动时若出现头晕、心悸、呼吸困难等症状应就地休息。　考点:护理措施

2. 饮食护理　给予病人低盐、低脂、低胆固醇、低热量、高钾、高钙、高维生素、高纤维素饮食:①低盐:食盐摄入量<6g/d,不吃腌制品。②低脂、低胆固醇:减少食用油摄入,不吃肥肉和动物内脏。③低热量:肥胖者应控制总热量,不吃煎炸食物,少吃糖类和甜食,加强运动,以减轻体重,将 BMI 尽可能控制在<24,对改善胰岛素抵抗、糖尿病、血脂异常和左心室肥厚均有益。④高钾、高钙、高维生素:每天吃新鲜蔬菜和水果、牛奶,必要时补充叶酸制剂。⑤高纤维素:多吃粗粮,多吃新鲜蔬菜和水果,以保持大便通畅。

3. 病情观察　最重要的病情观察是观察血压变化和用药后降压反应。注意病人头痛、头晕、心悸、失眠等症状,若发现病人出现心悸、气急、夜间不能平卧、咳出粉红色泡沫痰,提示存在左心功能衰竭;若出现血压急剧升高、剧烈头痛、呕吐、烦躁不安、大汗、视物模糊、意识障碍及肢体运动障碍等,提示高血压急症或脑血管意外,立即报告医生并配合抢救。

4. 用药护理　①提高服药依从性:在医生指导下调整用药,增减剂量。不可漏服、少服、多服、停服降压药。告诉病人自行调整降压药剂量,将导致血压波动,比持续高血压对脏器的危害更大。鼓励病人遵医嘱坚持终身服药。②服药方法:服缓释或控释降压药时,嘱病人要吞服,不可嚼服。降压药最佳服药时间为每日 7:00、15:00、19:00。睡前不宜服用降压药,以免诱发脑卒中。③预防体位性低血压:告知病人某些降压药可能导致体位性低血压,改变体位时动作要缓慢,以免发生意外;出现头晕、眼花、恶心、眩晕时,应立即平卧,以增加回心血量,改善脑部血液供应。④注意观察药物副作用:如排钾利尿剂和袢利尿剂,主要不良反应是低钾血症和影响血脂、血糖、血尿酸代谢,潴钾利尿剂则可引起高血钾;β 受体阻滞剂的主要不良反应是心动过缓、传导阻滞、低血压,甚至使心衰加重,当心率低于 50 次/分时,应暂停给药;钙通道阻滞剂的主要不良反应是心率增快、面部潮红、头痛和下肢水肿等;血管紧张素转换酶抑制剂等主要副作用是刺激性干咳和血管性水肿,停用后可消失。

5. 高血压急症的抢救配合 ①休息:绝对卧床休息,抬高床头 15°~30°。避免一切不良刺激和不必要的活动,避免屏气或用力排便,协助生活护理;②吸氧:4~5L/min,保持呼吸道通畅;③观察病情:观察和记录生命体征、尿量、神志等病情变化,做好血压、心电、呼吸等监测;④用药护理:立即建立静脉通道,遵医嘱用硝普钠等迅速降压,甘露醇脱水等治疗,注意疗效;⑤安全护理:病人意识障碍时应加床栏,防止坠床,并防止唇舌咬伤及皮肤损害。若必须起床,动作要慢,行走时要有人搀扶等。

(六)健康教育

1. 知识指导 向病人和家属讲述高血压知识,使其高度重视本病,但又不过分紧张。了解高血压的危险因素,避免血压升高诱因;避免情绪激动、身心劳累、噪声环境;适当保暖;避免便秘、用力咳嗽、屏气、剧烈运动等,以防脑血管意外。

2. 生活指导 指导病人坚持有氧运动,注意饮食控制与调节、禁烟限酒,以控制体重。保持乐观稳定的情绪,酌情参加社会活动、集体活动,注意劳逸结合。生活中避免突然改变体位或长时间站立;不用过热的水洗澡或蒸汽浴。

3. 用药指导 帮助病人做好长期治疗的思想准备,遵医嘱坚持药物治疗,不擅自增减和中断用药,提高用药依从性,注意观察药物不良反应。

4. 病情监测指导 指导病人和家属做到:①定期自测血压:做到"四定",即定时间、定部位、定体位、定血压计;测量血压前应休息 20~30 分钟,不要吸烟、饮浓茶、咖啡及其他刺激性饮料;血压计"0"点应与心脏、肱动脉在同一水平上,即坐位时平第 4 肋软骨,仰卧位时平腋中线;为偏瘫病人测量应选择健侧肢体测量。②高血压急症应急处理:立即给予头高卧位休息、避免激动、用力,立即服用降压药,立即送往医院就诊等。③定期复查:了解血压控制、靶器官受损情况。④就诊:发现胸痛、水肿、鼻出血、血压突然升高、心悸、剧烈头痛、视物模糊、恶心呕吐、肢体麻木、偏瘫、嗜睡、昏迷等异常情况时,随时就诊。

案例 3-6-1 分析

1. 初步诊断及诊断依据 ①该病人连续 3 天测血压均在(160~170)/(90~100)mmHg,符合高血压 2 级诊断标准;②该病人至少具有 3 个高血压危险因素(男性年龄>55 岁、吸烟史、腹型肥胖),尚无明显心、脑、肾等并发症,故高血压危险分层属高危;③无继发性高血压证据。故初步诊断为原发性高血压 2 级(高危)。

2. 主要护理问题 ①疼痛:与高血压脑血管痉挛有关;②有受伤的危险:与头晕和视力模糊有关;③潜在并发症:心力衰竭、脑血管意外、肾衰竭。

（曾艳丽）

第 7 节 感染性心内膜炎

 案例 3-7-1

病人,男性,48 岁,心脏杂音病史 20 年,发热 6 周住院。查体:睑结膜见瘀点,心尖部闻及双期杂音。超声心动图检查示二尖瓣增厚、回声增强,二尖瓣狭窄并关闭不全,二尖瓣叶可见赘生物。化验类风湿因子(+),血培养两次草绿色链球菌(+)。拟给予 β 内酰胺类药物治疗。

问题:1. 初步诊断及诊断依据是什么?

2. 主要护理问题是什么?

（一）概述

感染性心内膜炎（infective endocarditis，IE）是心脏内膜的微生物感染，伴赘生物的形成。赘生物为大小不等、性状不一的血小板和纤维素团块，内含大量微生物和少量炎细胞。心壁内膜、瓣膜、腱索、间隔缺损部位均易发生感染，瓣膜为最常受累部位。根据病程分为急性和亚急性两类，见表 3-7-1。

考点：概念

表 3-7-1　感染性心内膜炎分类

特征	急性感染性心内膜炎（AIE）	亚急性感染性心内膜炎（SIE）
中毒症状	明显	轻
病程	短，数天至数周引起瓣膜损害缓慢	长，数周至数月引起瓣膜损害
感染迁移	多见	少见
病原体	金黄色葡萄球菌	草绿色链球菌

感染性心内膜炎又可以分为自体瓣膜心内膜炎、人工瓣膜心内膜炎、静脉药瘾者心内膜炎。

1. 病因　①病原微生物：几乎所有病原微生物均可引起感染性心内膜炎。急性感染性心内膜炎（AIE）常由金黄色葡萄球菌引起，亚急性感染性心内膜炎（SIE）常由草绿色链球菌引起。②心血管病变：大多数感染性心内膜炎常发生于伴器质性心脏病的病人，常累及风心病的心瓣膜，也可见于先天性心脏病、老年退行性心脏瓣膜病以及人工心瓣膜置换术后等。

考点：病因

2. 诱因　上呼吸道感染、拔牙、扁桃体摘除术以及心导管检查或心脏手术等是常见诱因。

3. 发病机制　病原微生物可在咽峡炎、扁桃体炎、上呼吸道感染或拔牙、扁桃体摘除术、器械检查时侵入血流，近几年无器质性心脏病的病人发生感染性心内膜炎明显增加，可能与创伤性检查、治疗增多，以及毒瘾者使用未经消毒的注射器等有关。从短暂性菌血症的发生至症状出现之间的时间多在 2 周以内。

（二）护理评估

1. 健康史　询问有无心瓣膜病、先天性心脏病、心肌病、肺源性心脏病、甲亢性心脏病及二尖瓣脱垂症等病史。近期内有无上呼吸道感染、咽峡炎、扁桃体炎及身体其他部位感染史。是否做过拔牙、导尿、泌尿系器械检查、心导管检查及心脏手术。有无静脉药瘾。

2. 临床表现

（1）全身症状：发热是最常见的症状。多呈弛张型低热，体温 37.5～39℃，AIE 多表现为高热，常伴有头痛、背痛、乏力、食欲不振、面色苍白等。

考点：全身症状及心脏表现

（2）心脏受累的表现：①心脏杂音：心脏杂音性质和强度易发生变化是本病特征，甚至出现新杂音，与赘生物的生长、分裂、脱落有关。②其他表现：可见心力衰竭、心律失常等。心力衰竭是 SIE 最常见的死亡原因。

（3）皮下黏膜改变：多为非特异性，可能是微血管炎和微栓塞引起的周围微血管受损所致，近年已不多见。

1）瘀点和瘀斑（痕点）：瘀斑最常见。多见于病程长者，可出现在任何部位，多分布于上腔静脉引流区如锁骨上皮肤、口腔黏膜、眼结膜等。

2）Janeway 损害：较少见。多表现为手掌或足底的无压痛小结节或斑点状出血，以 AIE 多见，见图 3-7-1。

3）Osler 结节：较少见。主要见于 SIE，表现为分布于手指或足趾末端的掌面，足底或大小鱼际处,呈红色或紫色痛性结节,略高出皮肤,见图 3-7-2。

　　4）Roth 斑:较少见。主要见于 SIE,为视网膜的卵圆形出血斑,中心呈白色,见图 3-7-3。

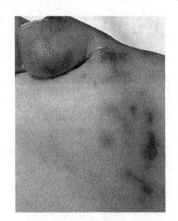

图 3-7-1　Janeway 损害

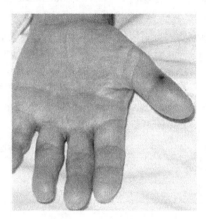

图 3-7-2　Osler 结节

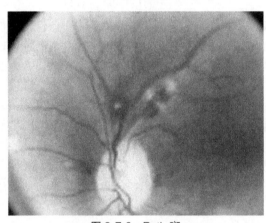

图 3-7-3　Roth 斑

　　5）指、趾甲下可见线状出血。

　　（4）动脉栓塞:多见于病程后期。可发生于脑、肾、脾、肺、冠状动脉、肠系膜动脉、肢体动脉等处。其中脑栓塞的发生率最高。

　　（5）非特异症状:SIE 可有脾大、贫血、杵状指/趾。①脾大多见于病程>6 周的病人;②贫血较常见,尤其多见于亚急性感染性心内膜炎,与感染影响到骨髓有关;③部分病人可见杵状指/趾。

　　（6）并发症

　　1）心脏受损:心力衰竭:最常见,以主动脉瓣受损病人最多见;心肌脓肿,常见于急性病人,以瓣膜周围特别是主动脉瓣环多见;急性心肌梗死,多见于急性主动脉瓣感染时,冠状动脉内有细菌性动脉瘤所致;化脓性心包炎,常见于急性感染性心内膜炎病人;心肌炎等。

　　2）细菌性动脉瘤:多见于亚急性感染性心内膜炎病人。

　　3）迁移性脓肿:如肝、脾、骨髓、神经系统脓肿等,多见于急性感染性心内膜炎病人。

　　4）神经系统受损:约有 1/3 病人发生,脑栓塞占其中 1/2,最常累及的是大脑中动脉及其分支;化脓性脑膜炎主要见于急性病人;还可见脑细菌性动脉瘤、脑出血、中毒性脑病、脑脓肿等。

　　5）肾脏受损:肾动脉栓塞、肾梗死多见于急性病人;肾小球肾炎常见于亚急性病人;肾脓肿较少见。

　　3. 辅助检查

考点:血培养及超声心动图检查

　　（1）血液检查:①血培养:是诊断本病的最重要、最有价值的方法。2 周内未用过抗生素的病人阳性率可达 95%。血培养阳性率与使用抗生素、采血或培养技术有关。②血象:SIE 常有正常细胞性贫血,AIE 多无贫血。白细胞计数正常或轻度升高,可有核左移。③红细胞沉降率升高。

　　（2）尿液分析:可见镜下血尿和轻度蛋白尿,若肾梗死可见肉眼血尿。弥漫性肾小球肾炎可出现大量蛋白尿及红细胞管型。

　　（3）免疫学检查:主要以循环中免疫复合物出现最多见(80%),病程>6 周的 SIE 病人可有类风湿因子阳性,25% 病人有高丙种球蛋白血症。若并发肾小球肾炎,血清补体可降低。上述免疫异常表现在感染治愈后可消失。

（4）心电图检查:有助于急性心肌梗死、室内或房室传导阻滞的诊断。

（5）影像学检查:①X 线检查:脓毒性肺栓塞所致肺炎可见肺部多处小片状阴影;左心衰竭可见肺淤血或肺水肿征;主动脉细菌性动脉瘤可见主动脉增宽。②超声心动图检查:赘生物常附着在瓣膜上,超声心动图可显示原发的心脏病变及赘生物所引起的瓣膜和心脏功能损害。食管超声检测敏感性高达 95% 以上,可检出 <5mm 的赘生物。

（三）治疗要点

1. 抗病原微生物治疗　为最重要的治疗。用药原则:①早期:在连续送 3~5 次血培养后即可开始治疗;②足量:联合用杀菌剂、大剂量、长疗程（4~6 周）。③静脉给药为主:保证高而稳定的血药浓度;④病原微生物不明时,急性者选用广谱抗生素如萘夫西林加氨苄西林加庆大霉素等,亚急性者选用青霉素加庆大霉素;⑤培养出病原微生物后,应根据致病菌对药物的敏感程度选择抗生素。 考点:治疗要点

2. 手术治疗　内科治疗病情稳定后,有手术指征可考虑手术。以清除药物难以治愈的病原体感染病灶,同时为抗生素的选择提供直接依据。

（四）主要护理诊断及合作性问题

1. 体温过高　与感染有关。

2. 营养失调:低于机体需要量　与长期发热致机体消耗过多有关。

3. 焦虑　与病情反复、疗程长、出现并发症有关。

4. 潜在并发症:栓塞、心力衰竭、心律失常。

（五）护理措施

1. 休息与活动　病情严重时应卧床休息,随着病情好转逐渐进行活动。若有心力衰竭,应根据心功能指导病人休息与活动。

2. 饮食护理　注意补充液体,给予高热量、高蛋白、高维生素易消化的半流质或软食。

3. 病情观察　①一般状态:观察皮肤黏膜、营养、生命体征等变化,特别是每 4~6 小时测体温 1 次。②临床表现:注意心律、血压、心脏杂音等表现;有无意识改变、肢体活动障碍、突发剧烈疼痛等脏器栓塞表现;有无周围血管受损体征,如瘀点和瘀斑、Janeway 损害、Osler 结节、Roth 斑、指或趾甲下线状出血等。③并发症:注意有无心力衰竭、心肌脓肿、细菌性动脉瘤、迁移性脓肿等,如出现及时通知医生,并配合处理。

4. 血培养标本的采集　采集血培养标本对本病诊断、治疗十分重要,是本病护理的重要内容。①解释:告诉病人及家属为提高血培养结果的准确率,反复多次抽血及采血量较多,有暂时停用抗生素的必要性,以取得病人的理解和配合。②未用过抗生素 SIE 病人:入院后第一日,每间隔 1 小时采血 1 次,共 3 次,待次日培养结果再开始抗生素治疗,若次日培养结果未见细菌生长,再次重复采血 3 次后,开始抗生素治疗。③已应用抗生素病人:应在停药后 2~7 天采血。④急性病人:入院后立即采血,在 3 小时内每间隔 1 小时采血 1 次,共取 3 次血标本后,按医嘱开始抗生素治疗。⑤本病菌血症为连续性,不需要在体温正在升高之时采血。采血前要严格消毒皮肤,采血后严格消毒培养基瓶塞,用酒精灯火苗消毒局部空气。每次取静脉血 10~20ml。 考点:血培养标本的采集

5. 心理护理　本病病程长,病情易反复,病人常存在焦虑心理,应耐心告知病人本病基本知识,进行必要的安慰、解释,使病人心中有数,解除思想顾虑。

（六）健康教育

1. 知识指导　向病人介绍本病基本知识,使其知道本病的预防及治疗关键是病因预防。

若有心脏瓣膜病、心血管畸形应注意口腔卫生,在有创手术前后应使用青霉素进行预防。病人能高度重视本病,但又不过分紧张。

2. 生活指导　指导病人防寒保暖,注意卫生,加强营养,注意适度活动,增强机体抵抗力。

3. 用药指导　①在进行有创检查、治疗时,如施行口腔手术前向医生说明自己有感染性心内膜炎病史,以便医生常规给以抗生素预防。②告知病人本病病原菌往往隐藏在赘生物内和皮下,需要坚持大剂量长疗程应用抗生素才能杀灭病菌,提高病人用药依从性。

4. 病情监测指导　能进行自我检测,监测体温变化,注意有无栓塞表现,发现异常情况,能及时就诊。定期复查,了解病情进展情况,减少并发症的发生。

案例 3-7-1 分析

1. 初步诊断及诊断依据　①血培养两次草绿色链球菌(+);②超声心动图发现赘生物。故初步诊断为:感染性心内膜炎。

2. 主要护理问题　①体温过高与感染有关;②潜在并发症:栓塞、心力衰竭、心律失常;③营养失调:低于机体需要量　与长期发热致机体消耗过多有关。

(曾艳丽)

第 8 节　心 肌 疾 病

心肌疾病是指不明原因(遗传病因较多见)的、以心肌病变导致心肌机械和(或)心电功能障碍、表现为心室肥大或扩张的一组异质性疾病。1995 年,WHO 和国际心脏病学会将心肌病分为:扩张型心肌病、肥厚型心肌病、限制型心肌病、致心律失常型右心室心肌病、不定型心肌病。其中以扩张型心肌病最常见,其次是肥厚型心肌病。以下重点阐述扩张型心肌病和肥厚型心肌病。

一、扩张型心肌病

(一) 概述

扩张型心肌病(dilated cardiomyopathy,DCM)是一类以左心室或双心室扩大伴收缩功能障碍为特征的心肌病。该病较为常见,病因多样,约半数病因不详。临床表现为心脏扩大、心力衰竭、心律失常、血栓栓塞及猝死。本病预后差,确诊后 5 年生存率约 50%。

考点:病因　病因与发病机制不完全清楚,部分病人有家庭遗传性。可能病因包括感染、非感染的炎症、中毒、内分泌和代谢异常等有关。①感染因素:近年认为本病与病毒、细菌致各种心肌损害有关,尤其以柯萨奇病毒 B 感染最为密切;②炎症:肉芽肿性心肌炎如结节性和巨细胞性心肌炎,在心肌活检中有淋巴细胞、单核细胞和大量嗜酸性细胞浸润;③其他:药物中毒、酒精中毒、内分泌和代谢异常、自身免疫反应致心肌损害也可导致本病;④家族遗传:本病有家族性发病趋势,主要为常染色体显性遗传。

(二) 护理评估

考点:临床表现　1. 健康史　询问家族中有无心肌病病人。发病前有无病毒感染、酒精中毒及代谢异常等情况。有无情绪激动、高强度运动、高血压等诱因。

2. 临床表现

扩张型心肌病常有心脏扩大、心力衰竭、心律失常、栓塞四大临床表现。

(1) 症状:起病隐匿,病程进展缓慢,就诊时往往已有全心力衰竭(如心悸、气促、端坐呼吸、水肿、肝大等),病情较重。部分病人伴有心律失常、栓塞,容易猝死。

（2）体征：①心脏扩大为主要体征。心浊音界向两侧扩大，常可听到第三或第四心音，心率快时呈奔马律，常可听到各类心律失常所致的心音节律改变。②全心衰竭体征。③栓塞征象，本病常引起心、脑、肾等脏器栓塞，与附壁血栓形成有关。

3. 辅助检查

（1）X 线检查：心脏明显扩大，呈普大型，心胸比>0.5，有肺淤血表现。

（2）心电图检查：缺乏诊断特异性。常见心室增大，各种心律失常，ST-T 改变，少数病人可见病理性 Q 波。

考点：超声心动图检查

（3）超声心动图：是诊断和评估扩张型心肌病最常用的重要手段。早期有心腔轻度扩大，以左心室扩大显著，后期表现为各心腔均扩大、室壁薄、室壁运动弱、有二尖瓣及三尖瓣反流情况，提示心肌收缩力下降。

（4）其他检查：如心内膜活检、心脏放射性核素、心导管检查等，均有助于检查。

二、肥厚型心肌病

（一）概述

肥厚型心肌病（hypertrophic cardiomyopathy，HCM）是一种遗传性心肌病，以左心室非对称肥厚为解剖特点，是青少年运动猝死的主要原因（图 3-8-1）。根据左心室流出道是否梗阻分为梗阻性与非梗阻性。室间隔肥厚程度较重，收缩期引起左室流出道明显梗阻者，称梗阻性肥厚型心肌病（图 3-8-2），反之为非梗阻性肥厚型心肌病。

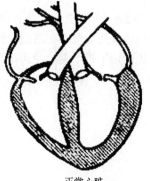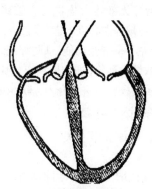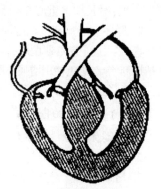

正常心脏　　　　　　　扩张型心肌病　　　　　　　肥厚型心肌病

图 3-8-1　正常心脏和肥厚型心肌病示意图

肥厚型心肌病为常染色体显性遗传，具有遗传异质性。目前已发现至少 18 个疾病基因和 500 种以上变异，约占肥厚型心肌病病例的一半，其中最常见的基因突变为 β-肌球蛋白重链及肌球蛋白结合蛋白 C 的编码基因。肥厚型心肌病的表现呈多样性，与致病的突变基因、基因修饰及不同的环境因子有关。

（二）护理评估

1. 健康史　询问家族中有无心肌病病人。发病前有无情绪激动、高强度运动、高血压等诱因。

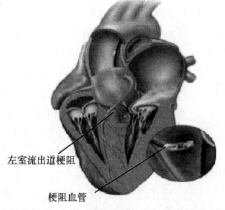

左室流出道梗阻

梗阻血管

考点：症状和体征

图 3-8-2　梗阻性肥厚型心肌病图示

2. 临床表现

（1）症状：最常见的症状劳力性呼吸困难和乏力,劳力性呼吸困难可达90%,夜间阵发性呼吸困难少见。1/3病人有劳力性胸痛。最常见的持续性心律失常是房颤。部分病人有晕厥,常于运动时出现,与室性心律失常有关。该病是青少年运动猝死的主要原因。

（2）体征：心脏轻度增大,可闻及第四心音。流出道梗阻的病人可在胸骨左缘第3~4肋间闻及较粗糙的喷射性收缩期杂音。心尖部也常可闻及收缩期杂音。减弱心肌收缩力或增加心脏后负荷的因素如使用β-受体拮抗剂、下蹲致杂音减弱。增强心肌收缩力或减轻心脏后负荷的措施,如含服硝酸甘油、做Valsalva动作可杂音增强。

3. 辅助检查

（1）心电图：左心室肥厚及ST-T改变,伴有各类心律失常。

（2）超声心动图：是临床最主要的诊断手段。可见左心室壁、室间隔均为非对称性肥厚,室间隔活动度差,梗阻性病人左室流出道狭窄。

（3）心导管检查：心室舒张末期压力上升。

（4）心内膜心肌活检：心肌细胞畸形肥大,排列紊乱。

（三）治疗要点

1. 扩张性心肌病　无特效治疗方法,治疗原则是保护心肌,改善心肌代谢,对症治疗(治疗心力衰竭和心律失常)。心力衰竭时同一般心力衰竭处理,应以减轻心脏前、后负荷治疗为主,易发生洋地黄中毒,应慎用洋地黄制剂;近年发现长期持续使用β受体阻滞剂可延缓病症病情进展;对长期严重心衰内科治疗无效可考虑进行心脏移植术。

2. 肥厚型心肌病　治疗原则是减轻左心流出道梗阻,防止心动过速及维持正常窦性心律,缓解症状,尽可能逆转心肌肥厚,改善左心室舒张功能,预防猝死。目前主张用β受体阻滞剂和钙离子拮抗剂治疗;避免使用增强心肌收缩力药物(如洋地黄),以免加重流出道梗阻;避免使用硝酸酯类药物,以免减少左心室容量。对重度梗阻可进行介入、消融或手术治疗,以消除肥厚的心肌。

（四）主要护理诊断及合作性问题

1. 活动无耐力　与心力衰竭、心律失常有关。

2. 气体交换受损　与心力衰竭有关。

3. 疼痛:胸痛　与肥厚心肌氧耗增加、冠状动脉供血不足有关。

4. 焦虑　与疾病呈慢性经过、治疗效果不明显、病情日益加重有关。

5. 潜在并发症:栓塞、晕厥、猝死、心律失常、心力衰竭等。

（五）护理措施

1. 休息与活动　根据心功能指导有心力衰竭症状者休息与活动。给予症状重者半卧位、吸氧。嘱病人避免劳累、情绪激动、饱餐、寒冷及烟酒刺激。梗阻性肥厚型心肌病病人要避免剧烈运动,以免心排血量急剧减少而晕厥或猝死。

2. 饮食护理　给予高蛋白、高维生素、富含纤维素的清淡饮食,少量多餐,避免饱餐,戒烟酒。心力衰竭时给予低盐限水饮食。防止因饮食不当所致便秘。

3. 病情观察　①观察生命体征、监测心电变化,准确记录出入量;②注意有无心力衰竭、心律失常、心绞痛、头晕、晕厥、缺氧等情况,发现异常,及时通知医生。

4. 对症护理　胸痛:①发作时可下蹲或握拳;②吸氧;③遵医嘱使用β受体阻滞剂,禁用硝酸酯类药物;④避免诱因。

5. 心理护理　多与病人交谈,帮助病人消除不良情绪,解除病人思想顾虑。避免情绪激动使交感神经兴奋性增加、心肌耗氧增加而加重病情。

（六）健康教育

1. 知识指导　向病人介绍本病基本知识,使其能够做到高度重视本病,但又不过分紧张,能主动配合治疗、护理。

考点：健康教育

2. 生活指导　①限制体力活动,无论有无症状都要注意休息;②梗阻性肥厚型心肌病病人要避免屏气、持重、剧烈运动、情绪激动、突然立起等;③避免心力衰竭加重的诱因:如过度劳累、呼吸道感染等;④给予高蛋白、高维生素、富含纤维的清淡、易消化饮食。

3. 用药指导　指导病人遵医嘱用药,告诉所用药物名称、剂量、用法、副作用以及本病禁用、慎用药物。

4. 病情监测指导　能进行自我检测,发现水肿明显、尿量减少、食欲减退、心悸、胸闷、胸痛、脉搏异常、头晕等异常情况,能及时就诊;定期复查了解心功能情况,积极防治并发症。

（曾艳丽）

第 9 节　病毒性心肌炎

案例 3-9-1

病人,女性,25 岁,2 周前发热,伴流涕及咽喉部疼痛,2 天来心慌、胸闷、气促。心电图示普遍导联 ST-T 改变,Ⅲ度房室传导阻滞;化验血沉增快,CPK 增高。

问题：1. 初步诊断及诊断依据是什么?

2. 主要护理问题是什么?

（一）概述

病毒性心肌炎(viral myocarditis)是指嗜心肌病毒感染引起的以心肌非特异性间质性炎症为主要病变的心肌炎。本病为感染性心肌疾病最常见类型。多数病人有病毒感染史。临床观察 1 个月异常体征消失者属轻症,重症病程长达 3 个月。多数病人可完全恢复健康。

考点：病因

多种病毒均可引起心肌炎,其中以柯萨奇 B 病毒最常见(占 30%~50%),其他常见的病毒有艾柯(ECHO)病毒及脊髓灰质炎病毒;此外,人类腺病毒、流感病毒、风疹病毒、单纯疱疹病毒、脑炎病毒、肝炎病毒及 HIV 病毒等,也能引起心肌炎。

病毒对心肌的直接损害是心肌炎发病的主要机制,病毒介导的免疫损伤(主要是 T 细胞免疫)作用以及多种细胞因子与一氧化氮等介导的心肌损害和微血管损伤均可损害心肌组织的结构及功能。

（二）护理评估

1. 健康史　询问病人发病前有无病毒感染史;有无细菌感染、营养不良、寒冷、酗酒、过度疲劳及妊娠等诱因。

考点：临床表现

2. 临床表现　临床表现的轻重取决于病变的广泛程度与部位,重者可至猝死,轻者几乎无症状,诊断较难,故病理诊断远比临床发病率为高。

(1) 症状:①多数病人在发病前 1~3 周有发热、全身倦怠、恶心、呕吐、腹泻等呼吸道或肠道病毒感染的症状。②病毒感染后 3 周内出现不能用一般感染原因解释的与心脏相关的表现,包括严重乏力、头晕、心悸、胸闷、心前区疼痛等,严重者可出现呼吸困难、水肿,甚至发生 Adams-Stokes 综合征(阿-斯综合征)。大多数以心律失常为主诉或常见症状。

(2) 体征:常见与发热程度不成比例的心动过速,并可出现期前收缩、心房颤动,心尖区第 1 心音明显减弱、第 3 心音或心脏杂音、舒张期奔马律、心包摩擦音、心脏扩大,或肺部啰音、颈静脉怒张、肝脏肿大、心源性休克等。

3. 辅助检查

(1) 心肌损伤的参考指标:心肌肌钙蛋白 I 或肌钙蛋白 T、CK-MB 明显增高;以及 C 反应蛋白可升高、血沉加快、血清转氨酶增高等。

(2) 心电图:①ST-T 变化:S-T 段呈水平型或下斜型下移≥0.05mV 或 ST 段异常抬高或出现 Q 波;T 波倒置或低平;②各种心律失常:以室性期前收缩和房室传导阻滞最常见。

(3) 影像学检查:①心脏核共振:对心肌炎诊断有较大价值。典型表现为延迟增强扫描可见心肌片状强化。②X 线检查:可有心影扩大;合并心包炎时可呈烧瓶样改变。③超声心动图:左心室增大、室壁运动减弱、左心室收缩功能减退或附壁血栓等。

(4) 病毒学检查:从心内膜、心肌、心包或心包穿刺液检测出病毒、病毒基因片段或病毒蛋白抗原,或病毒抗体检测或病毒特异性 IgM 检测获得阳性结果,均是病毒感染的可靠证据。

(三) 治疗要点

目前尚无特异性治疗。①对症治疗:积极治疗心力衰竭,谨慎应用洋地黄类药物,从小剂量开始;应用抗心律失常药治疗频发期前收缩等心律失常,必要时临时性心脏起搏器;及时控制休克。②抗病毒治疗:如利巴韦林、阿昔洛韦等药物,以及板蓝根、连翘、大青叶等中草药控制病毒感染。③慎用糖皮质激素:不主张早期使用(尤其是发病最初 10 天内),有房室传导阻滞、严重心力衰竭、心源性休克或有自身免疫情况时可短期使用。④中西结合治疗:黄芪、牛磺酸、辅酶 Q_{10}、辅酶 A、三磷腺苷、环磷腺苷、细胞色素 C 等,以及免疫核糖核酸、转移因子、干扰素等治疗,具有调节免疫和改善心功能等作用。

(四) 主要护理诊断及合作性问题

1. 活动无耐力　与心肌受损、心律失常有关。
2. 焦虑　与担心疾病对身体危险有关。
3. 潜在并发症:心律失常、心力衰竭。
4. 知识缺乏:缺乏疾病防治知识。

(五) 护理措施

1. 休息与活动　休息是病毒性心肌炎康复最重要的护理措施。能减轻心脏负荷,减少心肌耗氧,有利于心肌恢复。急性期需卧床休息 3~6 个月,直至症状消失,心电图、心肌酶恢复正常后方可逐渐增加活动量。活动时以不出现心悸、气促、胸闷等表现为控制活动量的标准。1 年内不从事重体力劳动和妊娠。

2. 饮食护理　给予高蛋白、高维生素、清淡易消化饮食;心力衰竭时给予低盐限水饮食;体温过高者酌情多饮水,以补充丢失液体;禁烟酒、浓茶、咖啡。少食多餐,尤其注意晚餐少食。

3. 病情观察　急性期注意监测生命体征的变化;观察有无呼吸困难、咳嗽、颈静脉怒张、水肿、奔马律等表现;发现心力衰竭、心电异常如 ST-T 下移、Q-T 间期延长、U 波、心律失常等,立即通知医生,并配合治疗。

4. 用药护理　遵医嘱给予洋地黄和对抗心律失常的药物治疗,注意疗效和不良反应,静脉输液需严格控制输液的量和速度。

5. 心理护理　向病人说明本病的发展过程及预后,告诉病人经过治疗大多数病人可以痊愈。耐心解释卧床休息的必要性,给予心理疏导,使病人安心养病。

（六）健康教育

1. 知识宣传　向病人介绍本病基本知识,使其重视本病,但又不过分紧张,能主动配合治疗和护理。注意防寒保暖,预防感冒,适当锻炼,增强机体抵抗力。

2. 生活指导　指导病人出院后至少休息 3~6 个月,1 年内避免重体力劳动和妊娠;指导病人多食新鲜蔬菜、水果,摄取营养丰富易消化食物,避免刺激饮食,戒烟酒,限制钠盐,避免咖啡等刺激性食物或刺激性饮料。

3. 病情监测指导　能进行自我检测,发现心悸、气促、脉律异常、水肿、尿量减少、乏力、食欲减退等异常情况,能及时就诊。定期复查,注意有无并发症。

案例 3-9-1 分析

1. 初步诊断及诊断依据　①年轻病人,上呼吸道感染两周后发生心慌胸闷等症状,伴有心电图及心肌酶学异常改变。②有助于病毒性心肌炎的诊断证据主要是:病毒感染的证据(血清病毒中和抗体、补体结合反应阳性),心肌受损的证据(CK-MB、LDH、AST 增高),炎症反应的证据(C 反应蛋白增加)。因此该病人首先考虑心肌炎的发生。

2. 主要护理问题　①活动无耐力:与心肌受损、心律失常有关;②潜在并发症:心律失常、心力衰竭。

（曾艳丽）

第 10 节　心 包 疾 病

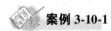
案例 3-10-1

病人,女性,69 岁。近 1 年来逐渐出现上楼、上坡时胸闷、气短,间断出现下肢水肿。入院查体:血压 150/110mmHg,半卧位,双侧颈静脉怒张,双肺呼吸音粗,双肺底可闻及细湿啰音。心率 112 次/分,律不齐,无杂音。全身高度水肿,腹膨隆,腰骶部、双下肢重度水肿。心电图:快速房颤。急查血常规、电解质、肾功能、心肌酶、白蛋白正常,肌钙蛋白阴性。血脂:低密度脂蛋白 1.16mmol/L。血气分析:pH 7.422,$PaCO_2$ 34.3mmHg,PaO_2 69mmHg,SaO_2 97%。B 超:下腔静脉扩张,双侧胸腔积液。胸片:肺淤血,左下肺感染,双侧胸腔积液。穿刺证实胸腔积液为漏出液。CT:双侧胸腔积液,以右侧为著,右侧中叶炎性病变并右下肺局限性膨胀不全。心影增大,心包钙化。明确诊断:缩窄性心包炎。

问题:1. 诊断依据是什么?

2. 主要护理问题是什么?

心包疾病是由感染、肿瘤、代谢性疾病、尿毒症、自身免疫性疾病、外伤等引起的心包病理性改变。包括原发感染性心包炎症、非感染性心包炎(代谢性疾病、自身免疫性疾病、尿毒症、肿瘤等)。按病程可分为急性心包炎、慢性心包炎、粘连性心包炎、亚急性渗出性缩窄性心包炎、慢性缩窄性心包炎等。临床上以急性心包炎、慢性缩窄性心包炎最常见。

一、急性心包炎

（一）概述

急性心包炎(acute pericarditis)是心包脏层和壁层发生的急性炎症。由于心包炎常是某种疾病表现的一部分或为其并发症,故常被原发病所掩盖,但也可单独存在。根据病理变化可分为纤维蛋白性心包炎和渗出性心包炎。

1. 病因　最常见病因为病毒感染,其他包括细菌、自身免疫病、肿瘤侵犯心包、尿毒症、心

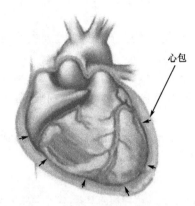

心包

图 3-10-1　急性渗液性心包炎

肌梗死后综合征心包炎、主动脉夹层、胸壁外伤及心脏手术后。也有原因不明称特发性心包炎。约 1/4 病人可复发,少数反复发作。

2. 发病机制　正常情况下心包脏层、壁层之间是个封闭性囊袋,心包内面光滑,有 15～50ml 液体润滑。①炎症早期:主要是纤维蛋白性心包炎。渗出物以纤维蛋白、白细胞及少量内皮细胞组成,表现为心包内面粗糙、不光滑。②炎症晚期:主要是渗液性心包炎。渗出物为黄而清的液体,偶为混浊不清、化脓性或血性液体,液量从 100～3000ml 不等,心包压急骤上升,影响心室舒张充盈,使静脉压升高,出现急性心脏压塞的表现(图 3-10-1)。一般积液在数周至数月内吸收,吸收后可伴有心包壁层与脏层粘连、增厚、缩窄。

(二) 护理评估

考点: 纤维蛋白性心包炎和渗液性心包炎的临床表现

1. 健康史　评估有无病毒感染及其他感染史;有无自身免疫性、肿瘤、代谢性疾病及心肌梗死病史;有无外伤或放射性损伤等。

2. 临床表现

(1) 纤维蛋白性心包炎

1) 症状:心前区疼痛是最主要的症状,呈尖锐性、持续性的刺痛。常与呼吸有关,因呼吸、咳嗽、吞咽、变换体位而加重,可放射到颈部、左肩、左臂及左肩胛骨,也可达上腹部,以非特异性心包炎尤为明显,结核性较少见。

2) 体征:心包摩擦音是特异性体征,以胸骨左缘第 3～4 肋间、坐位时身体前倾、深吸气时最明显,可持续数小时至数周,随心包渗液增多而消失。

(2) 渗液性心包炎

1) 症状:呼吸困难是最突出的症状。严重呼吸困难时病人可呈端坐呼吸,身体前倾,伴胸闷、面色苍白。当大量心包积液压迫毗邻器官时可产生声音嘶哑、吞咽困难等。

2) 体征:心尖冲动减弱或消失,心浊音界向两侧扩大,并随体位而改变,心率快,心音低钝而遥远。大量心包积液时,左肩胛骨下叩诊浊音可闻及因左肺受压引起的支气管呼吸音,称心包积液征(Ewart 征)。积液迅速时可表现为急性循环衰竭、休克、脉压变小。

3) 心脏压塞:①快速心包积液:引起急性心脏压塞,出现气促、心动过速、血压下降、脉压变小、大汗淋漓、四肢冰冷、神志恍惚,甚至急性循环衰竭、休克等。因动脉压极度降低,奇脉不明显。②心包积液形成较慢:引起亚急性或慢性心脏压塞,表现为体循环静脉淤血(颈静脉怒张、肝大、腹水、下肢水肿)和奇脉。

(3) 其他临床表现:发热、乏力、烦躁、心悸或原发性疾病的表现。

(4) 并发症:①复发性心包炎:是本病最难处理的并发症,表现为反复发病并伴严重的胸痛,多见于急性非特异性心包炎;②缩窄性心包炎:常发生于结核性心包炎、化脓性心包炎、创伤性心包炎之后。

3. 辅助检查

考点: 超声心动图和心包穿刺

(1) 血液检查:因原发病不同而异,细菌感染性心包炎常有白细胞计数增加、血沉增快等。

(2) X 线检查:当心包积液量超过 300ml 时,可见心脏阴影向两侧增大,典型者呈"三角烧瓶心",心脏搏动减弱或消失。肺部无明显充血而心影显著增大是心包积液的 X 线特征。

(3) 心电图:除 aVR 导联外,皆呈 ST 段抬高弓背向下,T 波低平、倒置,无病理性 Q 波,大量心包积液时 QRS 波群低电压。

（4）超声心动图：对诊断心包积液迅速可靠。心包积液时可见明显的液性暗区。心包压塞时舒张期右心房、右心室塌陷。

（5）心包穿刺：心包积液时可心包穿刺抽液寻找致病原因，明确液体性质，协助病因诊断，缓解压迫症状。必要时在心包腔内给予抗生素或化疗药物等。

（6）心包镜及心包活检：有助于病因诊断。

二、慢性缩窄性心包炎

（一）概述

慢性缩窄性心包炎（constrictive pericarditis），指心脏被致密厚实的纤维化心包所包裹，使心脏舒张期充盈受限而产生一系列循环障碍的临床征象。多继发于急性心包炎。 **考点：**病因

慢性缩窄性心包炎的病因我国以结核占首位，多由于结核性急性心包炎未积极治疗演变而来，其次为急性非特异性心包炎、化脓性或创伤性心包炎演变而来。放射性心包炎和心脏直视手术后引起者逐渐增多。少数与心包肿瘤有关。部分病人病因不明。

主要病理改变是急性心包炎随着渗液逐渐吸收，心包出现弥漫的或局部的纤维组织增生、增厚、粘连、壁层与脏层融合钙化，使心脏及大血管根部受限。

（二）护理评估

1. 健康史　评估有无结核、病毒感染等病史，有无自身免疫性疾病、肿瘤及代谢性疾病史，有无外伤或放射性等物理因素及心肌梗死等。 **考点：**临床表现

2. 临床表现

（1）症状：劳力性呼吸困难是慢性缩窄性心包炎最早的症状，与活动时心排血量减少及肺静脉压增高有关。病人可有乏力、纳差、腹胀、体重减轻等症状。也可有心绞痛样胸痛。

（2）体征：①体循环静脉压增高：有颈静脉怒张、肝大、腹水、下肢水肿、发绀等。与心力衰竭相反，本病腹水常比皮下水肿出现得早、明显得多。②心包叩击音：发生在第二心音后的额外心音，与舒张期血液流入心室受到限制引起心室壁振动有关。③Kussmaul 征：吸气时腔静脉和右心房压力不下降，颈静脉更加充盈。④其他：心率快，脉搏细弱无力，收缩压降低，脉压小。心浊音界正常或稍大，心尖冲动减弱或消失，心音减低，无杂音。

3. 辅助检查

（1）心电图：T 波低平或倒置，QRS 低电压。常有窦性心动过速和房颤。

（2）影像学检查：①CT 和 CMR：对本病的诊断价值优于超声心动图，能定量心包增厚程度。②超声心动图：超声心动图诊断本病的敏感性较低，典型表现为心包增厚、钙化，室壁活动减弱等。③X 线检查：X 线心影大小可正常，部分病人有心包钙化影，腔静脉扩张。

（3）右心导管检查：中心静脉压（CVP）、右心房压力（RAP）、肺动脉压（PAP）、肺毛细血管楔嵌压（PCWP）等增高。心排血量（CO）减少。

（三）治疗要点

1. 急性心包炎的治疗　①病因治疗：细菌感染性心包炎用抗生素；非感染性，积极治疗原发病；非特异性心包炎用非甾体消炎药、糖皮质激素治疗；复发性心包炎用秋水仙碱治疗。②对症治疗：如镇痛、吸氧。大量心包积液，有心包压塞症状者，行心包穿刺或心包切开引流术。

2. 慢性缩窄性心包炎治疗　积极治疗原发病，早期施行心包切除术是唯一有效的治疗方法。

三、心包炎病人的护理

（一）主要护理诊断及合作性问题

1. 气体交换受损　与肺淤血、肺组织受压有关。
2. 疼痛:心前区疼痛　与心包纤维蛋白性炎症有关。
3. 心排血量减少　与大量心包积液妨碍心室舒张充盈有关。
4. 体液过多　与体循环淤血有关。
5. 潜在并发症:心包压塞。

（二）护理措施

考点: 心包穿刺的护理

1. 休息与活动　①休息:有低排血症状时,应指导病人注意卧床休息;②卧位:取半卧位或前倾位等舒适体位,以缓解呼吸困难症状。
2. 饮食护理　给予高热量、高蛋白、高维生素、易消化饮食,有心力衰竭时应限制钠盐和液体摄入。
3. 病情观察　密切观察生命体征,注意呼吸困难、发绀程度,注意有无心脏压塞、胸痛、原发疾病加重等表现。准确记录出入液量,注意有无低钾表现。
4. 心包穿刺护理　见本章 12 节心包穿刺术。
5. 心理护理　加强与病人沟通,树立病人治疗信心,保持病人情绪稳定,以积极的心态配合治疗、护理。

（三）健康教育

考点: 生活指导

1. 知识指导　告诉病人本病的病因及发病机制,耐心解释遵医嘱治疗重要性。告诉病人大部分急性心包炎经治疗均能痊愈,慢性缩窄性心包炎若及早实施手术,能有效地改善症状,树立病人战胜疾病的信心。
2. 生活指导　指导病人加强营养,心力衰竭时应给予低盐限水饮食。注意休息,适当活动,增强机体抵抗力。注意防寒保暖,防止呼吸道感染。
3. 用药指导　告诉病人遵医嘱用药,勿擅自增减药物,注意药物不良反应。
4. 病情监测指导　教会病人和家属计数脉搏、测量血压等自我病情监测的方法,能了解病情情况,定期复查,注意并发症发生。

案例 3-10-1 分析

1. 诊断依据　①胸痛、心包摩擦音,或呼吸困难、心包积液、心脏压塞等典型临床表现。②心电图、X 线、超声心动图检查结果。③必要时心包穿刺、心包活检。
2. 主要护理问题　①气体交换受损与肺淤血、肺组织受压有关;②疼痛:心前区疼痛与心包纤维蛋白性炎症有关;③心排血量减少:与大量心包积液妨碍心室舒张充盈有关;④体液过多与体循环淤血有关;⑤潜在并发症:心包压塞。清理呼吸道无效。

（曾艳丽）

第 11 节　综合归纳循环系统疾病常见症状和体征的护理

一、心源性呼吸困难

1. 机制　各种心血管疾病→左心衰竭→肺淤血(甚至肺水肿)→ 通气、换气功能障碍→

PaO_2下降、$PaCO_2$升高→心源性呼吸困难。

2. 程度　心源性呼吸困难按其渐进性严重程度表现为：

劳力性呼吸困难 → 夜间阵发性呼吸困难→端坐呼吸。

3. 临床类型　见表3-11-1。

表 3-11-1　三种心源性呼吸困难特点

类别	临床表现特点	机制
劳力性呼吸困难	左心衰最早出现、最常见的症状 体力活动时发生或加重，休息后缓解或消失	体力活动增加了回心血量，加重了肺淤血
夜间阵发性呼吸困难 （心源性哮喘）	左心衰典型症状 常发生在夜间睡眠中突然憋醒，被迫坐起，咳嗽，咳血性泡沫样痰，有哮鸣音	睡眠平卧时回心血量增多，加重了肺淤血；膈高位，肺活量减少；夜里迷走神经张力增高，小支气管收缩
端坐呼吸	左心衰严重症状 休息时发生，不能平卧 依病情轻重被迫采取高枕卧位、半坐卧位或端坐位，甚至还需下肢下垂	严重肺淤血的病人，有效气体交换少，靠坐位增高减轻肺淤血，以减轻呼吸困难 坐位越高提示心力衰竭程度越重

二、心源性水肿

1. 机制

（1）右心功能不全→体循环静脉淤血→有效循环血量减少→肾血流量减少→继发醛固酮分泌增多→水钠潴留→水肿。

（2）静脉淤血→静脉压升高→毛细血管静脉端静水压增高→组织液生成增加→回吸收减少→水肿。

（3）肝淤血、胃肠道淤血→白蛋白合成减少→继发性低蛋白血症→血浆胶体渗透压下降。

2. 特点　水肿为下垂性、凹陷性、全身性。从身体下垂部位开始，以踝内侧、胫前部明显，逐渐延及全身，多呈可凹陷性水肿。久病卧床者出现背部、骶尾部及会阴部水肿，可合并胸水、腹水和心包积液。

3. 并发症　水肿部位长期受压和营养不良，水肿液外渗、皮肤破溃、软组织损伤、压疮。

三、心前区疼痛

1. 疼痛部位　心前区或胸骨前疼痛。

2. 病因　心绞痛、心肌梗死是引起心前区疼痛最常见的病因，其次是心包炎、胸膜炎等。

3. 类型鉴别　见表3-11-2。

表 3-11-2　心前区疼痛鉴别

疾病	疼痛特点
心绞痛	位于胸骨后，呈压榨样痛，体力活动或情绪激动时诱发，休息或含服硝酸甘油可缓解
急性心肌梗死	疼痛多无明显诱因，程度较心绞痛重，呈持续性剧痛，伴血压、心律改变，休息或含服硝酸甘油不缓解
急性心包炎	疼痛可因呼吸或咳嗽而加剧，呈持续性刺痛，持续时间较长
急性主动脉夹层动脉瘤	多见于胸骨后或心前区撕裂样剧痛或烧灼样痛，可向背部放射
心血管神经官能症	短暂心前区针刺样疼痛，多不固定，与体力活动无关，多在负性情绪下发作，伴神经衰弱症状
梗阻性肥厚型心肌病	含服硝酸甘油无效甚至加重

四、心　悸

1. 概念　心悸是指病人自觉心跳或心慌,并伴有心前区不适感。

2. 常见病因　有心律失常;器质性心脏病;甲亢、贫血、发热、低血糖反应等全身性疾病;健康人在强体力劳动、精神紧张、大量饮酒、浓茶和咖啡,使用药物如阿托品、咖啡因、氨茶碱、肾上腺素等。

五、心源性晕厥

1. 概念　指心脏疾病引起的心排血量骤减或中断,使脑组织暂时性缺血、缺氧而导致的突发的可逆性短暂意识丧失。

2. 常见病因　严重心律失常(最常见的病因)、主动脉瓣狭窄、急性心肌梗死等引起急性心源性脑缺血综合征、高血压脑病等。

3. 晕厥类型　见表 3-11-3。

表 3-11-3　晕厥鉴别

类型	原因和表现
晕厥	一过性脑缺血、缺氧引起的急性而短暂的意识丧失状态;突然发作,意识丧失时间短暂(一般 1~2 分钟);突然倒地,可反复发作
心源性晕厥	①心律失常:最常见,多发生于病窦综合征、三度房室传导阻滞、阵发性心动过速及心室颤动等 ②急性心脏排血受阻:主动脉瓣狭窄、梗阻性肥厚型心肌病、左房黏液瘤、心脏压塞等 ③心肌病变:心肌炎、急性心肌梗死等
Adams-Stokes 综合征	最严重的心源性晕厥 心排血量突然严重下降导致的晕厥,病情危险的征兆
反射性晕厥	心血管迷走神经兴奋、直立性低血压、咳嗽性、排尿性等
其他原因晕厥	脱水、低血糖、重度贫血、过度换气

六、循环系统疾病常见症状和体征护理总结

循环系统疾病常见症状和体征护理总结,见表 3-11-4。

表 3-11-4　循环系统疾病常见症状和体征护理

症状和体征	主要护理问题	护理重点
心源性呼吸困难	①活动无耐力 ②气体交换受损	①休息:按心功能合理安排;②体位:夜间睡眠应保持高枕卧位或半卧位,必要时双腿下垂坐位;③吸氧:中流量(2~4L/min)、保持呼吸道通畅
心源性水肿	①体液过多 ②有皮肤完整性受损的危险	①低盐限水:盐<2g/d,总入量<1000ml /d(前 1 日尿量加 500ml 左右);②观察利尿剂的不良反应,定期检测血清电解质;③记录出入液量,每日测体重、腹围;④皮肤护理,如使用热水袋取暖,水温 40~50℃
心前区疼痛	疼痛:心前区疼痛	①休息;②给氧;③遵医嘱用硝酸酯类、吗啡、溶栓剂等治疗
心悸	焦虑	①休息:严重心律失常绝对卧床休息,但应避免左侧卧位;②饮食:少量多餐,避免过饱,禁饮浓茶、酒和咖啡刺激性食物,戒烟;③抗心律失常药物,注意观察疗效及不良反应;④必要时心电监护
心源性晕厥	①有受伤的危险 ②心排血量减少	①有头昏、黑矇等先兆时,就地减低体位免摔伤; ②晕厥发作时:去枕平卧于空气流通处,松开衣领 ③按医嘱用药

(陆一春)

第 12 节　循环系统常用诊疗技术的护理

一、心脏起搏术

　　心脏起搏技术是心律失常介入治疗的重要方法之一。心脏起搏器是一种医用电子仪器,它通过发放一定形式的电冲脉,刺激心脏,使之激动和收缩,即模拟正常心脏的冲动形式和传导,以治疗由于某些心律失常所致的心脏功能障碍。起搏治疗的主要目的就是通过不同的起搏方式纠正心率和心律的异常,提高病人的生存质量,减少病死率。

　　【方法】　临床工作中常根据电极导线植入的部位将起搏器类型分为:①单腔起搏器;②双腔起搏器;③三腔起搏器。常用的起搏方法有两种(以 VVI 型起搏器为例):①临时心脏起搏:将双极电极导管经外周静脉穿刺(常用股静脉,其次是贵要静脉、锁骨下静脉)送入右心室心尖部,将电极接触到心内膜,起搏器置于体外。该法适用于急需起搏救治或需"保护性"应用的病人,放置时间不宜过长,以免发生感染。②植入式心脏起搏:将单极电极导管从头静脉或锁骨下静脉、颈外静脉送至右心室心尖部,将起搏器埋藏于前胸壁胸大肌皮下,该方法适用于需长期起搏的病人。

　　【适应证】

　　1. 伴有临床症状的任何水平的完全或高度房室传导阻滞。

　　2. 束支-分支水平阻滞,间歇发生二度Ⅱ型房室传导阻滞,有症状者。

　　3. 窦房结功能障碍,心室率<50 次/分,有明确的临床症状。

　　4. 病态窦房结综合征或房室传导阻滞,间歇发生心室率<40 次/分,或有长达 3 秒的 RR 间隔,虽无症状,也应植入起搏器。

　　5. 由于颈动脉窦过敏引起的心率减慢,心率或 RR 间隔达到上述标准,伴有明确症状者,起搏器治疗有效。

　　6. 有窦房结功能障碍及/或房室传导阻滞的病人,必须采用具有减慢心率的药物治疗时,为了保证适当的心室率,应植入起搏器。

　　【护理】

　　1. 术前护理

　　(1) 用物准备:心脏起搏器、抢救设备和急救药品。

　　(2) 病人准备:①向病人介绍手术的必要性和安全性、手术过程、方法和注意事项,以解除思想顾虑和精神紧张。必要时手术前应用镇静剂,保证充足的睡眠。②遵医嘱做抗生素皮试,术前 2 小时内应用抗生素。③手术部位常规备皮。一般放置临时起搏器备皮范围为双侧腹股沟及会阴部,埋藏式起搏器备皮范围是左上胸部(包括颈部和腋下)。备皮时动作应轻柔,勿损伤皮肤,注意保护病人隐私,备皮完毕协助病人清洗干净。④术前停用抗凝剂。⑤建立静脉通路,备齐一切抢救设备及药品。

　　2. 术中护理　严密监测心率、心律、呼吸、血压的变化,发现异常及时通知医生。关注病人的感受,了解病人术中疼痛情况及其他不适主诉,并做好安慰解释工作,帮助病人顺利配合手术。

　　3. 术后护理

　　(1) 心电监护:遵医嘱给病人持续心电监护 48~72 小时,了解病人植入起搏器的类型及起搏频率。密切观察病人心率及心律的变化,注意有无电极移位的发生。

　　(2) 休息与活动:术后卧床休息,防止电极脱位。埋藏式起搏病人卧床休息 1~3 日,术侧肢体不宜过度活动,勿用力咳嗽,避免做旋转、外展等大幅度运动。临时起搏者需绝对卧床,术侧肢体避免屈曲和活动过度。卧床期间协助生活护理。

(3)伤口护理与观察:起搏器局部伤口包扎后,沙袋压迫 6~8 小时,每日更换伤口敷料,注意观察伤口有无渗血、红肿等情况,有异常及时通知医生。

(4)预防感染:术后给予抗生素 2~3 日,预防感染,注意观察体温变化。

（曾艳丽）

二、心脏电复律

心脏电复律(cardioversion)又称电除颤,指短时间内向心脏通以高压强电流,使心肌瞬间同时除极,消除异位快速性心律失常,使之恢复为窦性心律的方法。分为:①同步电复律:同步触发装置利用心电图中的 R 波触发放电,使电流刺激落在心室肌的绝对不应期,避免诱发心室颤动,适用于心室颤动以外的各种快速性心律失常,如心房颤动、心房扑动,室上性及室性心动过速等的复律;②非同步电复律:不启用同步触发装置,可在任何时间放电,仅用于心室颤动和扑动的转复。

【适应证】

1. 心室颤动和扑动是心脏电复律的绝对指针。

2. 心房颤动或扑动伴血流动力学障碍者。

3. 药物或其他方法治疗无效或有严重血流动力学障碍的室性心动过速、阵发性室上性心动过速及预激综合征伴快速心律失常者。

【禁忌证】

1. 心脏明显增大及心房内有新鲜血栓形成或近 3 个月内有栓塞史。

2. 伴高度或完全性房室传导阻滞的心房颤动或扑动。

3. 伴病态窦房结综合征的异位快速性心律失常。

4. 洋地黄中毒、低钾血症时,暂时不宜心脏电复律。

【护理】

1. 术前护理

(1)用物准备:电复律器、0.9% 氯化钠、导电糊、纱布垫、地西泮及各种复苏设备,如氧气、吸引器、心电监护设备和抢救药品。

(2)病人准备:①向择期复律的病人介绍电复律的目的及必要性、大致过程、可能出现的不适和并发症,取得其合作。②遵医嘱做好各项术前检查,如电解质。③遵医嘱停用洋地黄类药物 24~48 小时,给予改善心功能、纠正低钾血症和酸中毒的药物。有心房颤动者复律前应给予抗凝治疗。④遵医嘱电复律前 1~2 天口服奎尼丁,预防转复后复发,服药前做心电图,观察 QRS 波时限及 QT 间期变化。⑤复律术前应禁食 6 小时,以避免复律过程中发生恶心和呕吐。⑥排空膀胱,以免复律过程出现尿失禁。

2. 术中配合

(1)病人仰卧于绝缘的硬板床上,松开衣领,有义齿取下,建立静脉通道,吸氧。连接除颤器和心电监护器,行同步电复律时,术前描记 12 导联心电图,选 R 波高耸的导联进行示波观察同步性能。

(2)遵医嘱应用地西泮 0.3~0.5mg/kg 缓慢静脉滴注,至病人进入睫毛反射开始消失的深度。麻醉过程中严密观察病人的呼吸。

(3)充分暴露其前胸,将 2 个均匀涂满导电糊或包以湿盐水纱布的电极板,分别置于胸骨右缘第 2、3 肋间(心底部)和心尖部(图 3-12-1),2 个电极板之间的距离应大于 10cm,电极板应紧贴皮肤和有一定的压力。按心律失常类型选择同步或非同步电复律,按需要量充电:心房颤动 100~200J,心房扑动 50~100J,室上性心动过速 100~150J,室性心动过速 100~200J,心室颤动 200~360J。

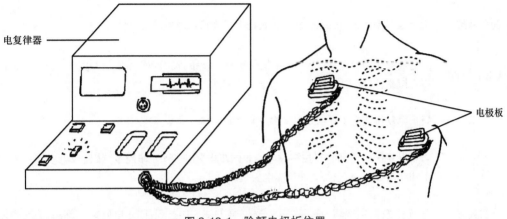

图 3-12-1　除颤电极板位置

(4) 准备放电时操作人员和其他人员不能再接触病人、病床和连接病人的仪器,以免触电。

(5) 放电后立即进行心电监测,观察心律是否已转复为窦性心律,若未转复,可在 3~5 分钟后重复放电,心室颤动可重复多次,但同步电复律时一般连续电击不超过 3 次。

3. 术后护理

(1) 绝对卧床休息 1~2 天,清醒后 2 小时内避免进食,以免恶心、呕吐。

(2) 持续心电监护 24 小时,注意心律、心率变化。密切观察神志、瞳孔、呼吸、血压、皮肤及肢体活动情况,及时发现有无因电击而致的各种心律失常及栓塞、局部皮肤灼伤、肺水肿等并发症,并配合医生处理。

(3) 给病人和家属指导虽然电复律较药物复律快、成功率高,但无维持窦性心律的作用,只有坚持用药才能维持复律疗效,防止复发。

【操作流程】

病人准备 → 解释目的、消除顾虑、告诉如何配合。停用洋地黄类药物 1~2 天,纠正低钾和酸中毒。口服奎尼丁 1~2 天,预防转复后复发。房颤有栓塞者抗凝治疗 2 周。术前禁食 4~6 小时。排大小便。建立静脉通路

↓

环境准备 → 环境清洁、无尘,室温不低于 20℃。注意遮挡

↓

医务人员准备 → 洗手、戴口罩、戴帽子

↓

物品准备 → 电复律器(除颤器)、心电图血压监护仪、氧气、吸引器、抢救车、抢救药(如抗心律失常药)、气管插管、呼吸机、临时起搏器等

↓

安置体位 → 病人仰卧于硬木板床上,勿与金属导电物相接。取下义齿,松解衣扣与腰带。非操作人员远离床边

↓

↓

连接心电图、监护仪,记录常规心电图

↓

测血压、吸氧

↓

配合麻醉 → 给予地西泮 0.3～0.5mg,直到病人处于朦胧状。观察病人呼吸

↓

安置电极板→ 两电极板涂满导电糊或包 0.9% 氯化钠浸湿纱布,置于胸骨偏右及心尖部,见图 3-12-1。用力按紧,以减少阻抗

↓

充电 → 同步电复律充电 150～200J,室颤充电 300～350J

↓

放电 → 同步电复律打开"同步"按钮放电。非同步电复律打开"非同步"按钮放电。当病人躯干和四肢抽动一下后,立即移去电极板

↓

观察心电示波 → 若仍未复律,室颤病人间隔 3～5 分钟,再重复上述过程;同步电复律,可根据情况增加电功率,再次电复律

↓

监护 → 在原位继续心电监护,每 30 分钟记录心电监护仪上的心率、心律、血压 6 次。监护总时间至少 24 小时

病人清醒后送回病房

↓

整理用物,记录

(陆一春)

三、心电监护

心电监护是通过显示屏连续观察监测心脏电活动情况,以及时发现严重心律失常的一种无创监测方法。它避免了普通心电图只能简单观察描记心电图当时短暂的心电活动情况的不足,可适时观察病情,提供可靠的有价值的心电活动指标,并指导实时处理。因此,对有心电活动异常的病人有重要使用价值。

心脏监护系统可以是单独一台主机,也可多台分机组成网络,设置总监护站。可以是导线连接,也可以通过无线遥测。记录部分可自动或由监护人员控制。可由监护系统按预置数值自动将异常情况[如心率<60 次/分、>100 次/分和(或)心律失常]报警并记录下来,供专业人员参考分析使用。监护系统的电极板放置部位与常规心电图检查不同,临床常称为监测导联。监测导联放置部位应满足以下条件:①P 波清晰、明显(若是窦性节律);②QRS 波振幅要清晰并达到一定幅度,以便触发心率计数和报警;③不妨碍电除颤等抢救操作。

【适应证】

1. 心肺复苏过程中及复苏成功后应监测心律、心率变化,直至稳定为止。

2. 心律失常高危者及时发现严重心律失常、预防猝死和指导治疗。

3. 危重症心电监护如急性心肌梗死,心肌炎、心肌病、心力衰竭、心源性休克、严重感染、电解质和酸碱平衡失调(尤其钾、钠、钙、镁)多系统脏器衰竭和心脏手术后等。

4. 某些诊断、治疗操作如气管插管、心导管检查、心包穿刺时,均可发生心律失常,导致猝死,必须进行心电监护。

【禁忌证】　心电监护无绝对禁忌证。

【护理】

（一）术前护理

1. 用物准备　心电监护仪、导联线、配套血压计袖带、SPO_2 传感器、电极片、75% 乙醇棉球、监护记录单、治疗碗、弯盘、治疗车等。

2. 病人准备　介绍心电监护的目的及必要性、大致过程、可能出现的不适,取得其合作。

（二）术中护理

1. 正确定位　安置舒适体位,暴露胸部,正确定位。

（1）三导联电极片放置位置（图 3-12-2）：RA（白色）电极——安放在锁骨下,靠近右肩；LA（黑色）电极——安放在锁骨下,靠近左肩；LL（红色）电极——安放在左下腹。

（2）五导联电极片放置位置：右上（RA）——胸骨右缘锁骨中线第 1 肋间；右下（RL）——右锁骨中线剑突水平处；中间（C）——胸骨左缘第 4 肋间；左上

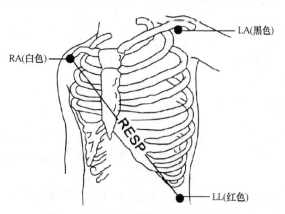

图 3-12-2　心电监护电极片粘贴位置

（LA）——胸骨左缘锁骨中线第 1 肋间；左下（LL）——左锁骨中线剑突水平处。

2. 粘贴电极片　用 0.9% 氯化钠棉球擦拭病人胸部贴电极处皮肤,粘贴电极片时应贴紧、贴平,以减少皮肤阻抗。定期观察病人粘贴电极片处的皮肤,定时更换电极片和电极片位置,防止皮肤过敏和破溃。

3. 调试监护仪　连接心电导联线,屏幕上出现心电图波；选择 P、QRS、T 波显示较清晰的导联,调节振幅；根据病情设定测量间隔时间及各报警值限,打开报警系统；调至主屏,监测异常心电图并记录。

4. 其他监测　必要时同时进行血压、呼吸、体温、指脉氧等监测。

（三）注意事项

1. 在监护中出现报警如示波屏上显示一条线或血氧饱和度不显示应考虑是否为电源线发生故障、病人心跳停止、电极或探头脱落。

2. 病人静卧,电极片要贴紧病人皮肤；监护仪要离墙放置；其他仪器与监护仪要有一定距离,排除干扰因素。

3. 心电监护仪置放固定位置,通风,避免阳光直射。用干布定期擦除尘埃,保持屏幕清洁。

4. 保护电极及导线　电极导线应从颈部或胸前引出,不能从腋下引出,防止翻身时牵拉、脱落。对躁动病人应当固定好电极和导线,避免电极脱位以及导线打折缠绕。病人更换体位时,心电导联线不能弯曲过度防止导联线断裂,妥善保护导联线。

【操作流程】

病人准备 → 解释目的、消除顾虑、告诉病人如何配合

↓

环境准备 → 环境清洁、无尘,有电源插座,室温不低于20℃。注意遮挡

↓

医务人员准备 → 洗手、戴口罩、戴帽子

↓

物品准备 → 监护仪、导联线、监护电极片、导电膏、弯盘、监护记录单、剃毛用具、肥皂水等

↓

病人取平卧位

↓

清洁放电极片处皮肤 → RA(白色)电极——安放在锁骨下,靠近右肩。LA(黑色)电极——安放在锁骨下,靠近左肩。LL(红色)电极——安放在左下腹。见图3-11-2

↓

粘贴电极片 → 将电极片与电极导线连接,粘贴电极片

↓

开始监护 → 打开心电监护仪,调整心率上下报警界限、心电波形大小等参数观察

↓

监测心率、心律

↓

整理用物,记录

(陆一春)

四、心导管检查术

心导管检查是由外周血管将心导管送入心脏和体内一些重要的血管,用以准确地作出心脏解剖畸形的诊断。心导管检查术包括右心导管检查与选择性右心造影、左心导管检查与选择性左心造影,其目的是明确诊断心脏和大血管病变的部位与性质、病变是否引起了血流动力学改变及其程度,为采用介入性治疗或外科手术提供依据。

【适应证】

1. 先天性心脏病　复杂性先心病需要准备的解剖和生理的评价;左向右分流性先心病伴有肺动脉高压;先心病术后的临床评价。

2. 大血管病变　主动脉弓及侧支病变,肺动脉、肺静脉和冠状动脉病变的评价。

3. 室壁瘤　了解瘤体的大小与位置。

4. 心内电生理检查及心肌活检。

【禁忌证】　一般只有相对禁忌证而无绝对禁忌证。

1. 感染性疾病如感染性心内膜炎、败血症、肺部感染等。

2. 严重出血性疾病。

3. 外周静脉血栓性静脉炎。

4. 严重肝肾损害者。

【方法】 一般采用 Seldingers 经皮穿刺法,局麻后自股静脉、上肢贵要静脉或锁骨下静脉(右心导管术)或股动脉、肱动脉(左心导管术)插入导管到达相应部位。整个检查均在 X 线透视下进行,并做连续的心电和压力监测。动脉穿刺成功后应注入肝素 3000U,随后操作每延长 1 小时追加肝素 1000U。

【术前护理】

1. 用物准备 无菌心导管,静脉切开包,穿刺法插管时备穿刺针,导引钢丝、扩张管及其外鞘,测压管或压力检测及描记器,无菌巾,血氧分析器材及药品,心血管造影剂,监护仪,急救器材如氧气、电复律器、吸引器、心电监护设备和抢救药品。

2. 病人准备 ①心理护理:术前向病人及家属介绍心导管检查的目的、方法和手术的安全性,以解除病人的思想顾虑和缓解病人的精神紧张,必要时术前晚可适当服用安眠镇静药地西泮 5mg,以便充分休息。②完善检查:指导并协助病人完成必要的实验室检查如出凝血时间、肝肾功能、胸片、超声心动图等。③皮肤准备:会阴部及两侧腹股沟进行常规备皮。④用药准备:根据病情及预防感染的需要,遵医嘱进行药物过敏试验。并与术前 0.5~2 小时给病人应用合适的抗生素。⑤动脉观察:穿刺动脉者应检查两侧足背动脉搏动情况并标记,以便与术中、术后对照观察。⑥配合训练:在医护人员的指导下,进行必要的术前配合训练,如吸气和屏气、咳嗽训练和床上排尿训练等。⑦饮食护理:成人术前 4 小时禁食、禁水。小儿全麻者术前 6 小时禁食,4 小时禁水,适当补液。

【术中护理】

1. 严密监测生命体征、心律、心率变化,准确记录压力数据,出现异常及时通知医生并配合处理。

2. 因病人采取局麻,在整个检查过程中神志始终是清醒的,因此,尽量多陪伴在病人身边,多与病人交谈,分散其注意力,以缓解对陌生环境和仪器设备的紧张焦虑感。同时告知病人出现任何不适应及时告诉医护人员。

【术后护理】

1. 观察生命体征 注意病人的体温、脉搏、血压和神志变化,如发现血压低或伴有恶心、呕吐和大汗者,立即通知医师,采取相应的治疗措施。

2. 观察穿刺局部情况 术后平卧,静脉穿刺者局部沙袋压迫 4 小时,术侧肢体制动 4~6 小时,卧床 12 小时;动脉穿刺者压迫止血 30 分钟后,以弹力绷带加压包扎,用 1kg 左右沙袋压迫 6~8 小时,穿刺侧肢体制动 12 小时,卧床 24 小时。术侧肢体伸直,注意观察敷料有无渗血。术侧足背动脉搏动及皮肤颜色、温度,及时了解有无栓塞发生。卧床期间做好生活护理。

3. 预防感染 一般用青霉素 640 万 U 静脉滴注,连续 3 日。

4. 生活护理 全麻术后病儿,应去枕平卧,头偏向一侧,注意观察呼吸,防止分泌物过多阻塞气道,待病儿苏醒后,方可进食水。指导病儿适当多饮水,促进造影剂排泄。排尿困难者进行诱导,无效时可导尿。

五、心导管射频消融术

心导管射频消融术是一种非外科手术消除导致快速心律失常异常电通路的方法。通过心导管将射频电流引入心脏内,以消蚀特定部位的心肌细胞、消除病灶。射频电流是一种 $30kHz \sim 1.5MHz$ 的高频电磁波,射频电流通过组织时能产生阻抗热,作用于局部心肌组织时可导致凝固性坏死。其创伤范围小,因而并发症少,安全有效。

【适应证】

1. 发作频繁和(或)药物治疗无效的房室折返性或房室结折返性心动过速。

2. 伴有心房颤动且心室率快速的预激综合征。

3. 持续性心房扑动。

4. 药物治疗不能满意控制心室率的心房颤动。

5. 持续性单形性室速。

【禁忌证】 同心导管检查术。

【方法】 用经皮穿刺下肢(股静脉、股动脉)、颈部(颈内静脉)和(或)胸部(锁骨下静脉)血管的方法将电极导管沿血管放置于心腔内行电生理检查以明确诊断和所消融的部位。选用大头导管引入射频电流。消融左侧房室旁路时,大头导管经股动脉逆行置入;消融右侧房室旁路或改良房室结时,大头导管经股静脉置入。确定电极到位后,能量 5~30W 放电 10~60 秒。

【术前护理】

1. 用物准备 无菌心导管,静脉切开包,穿刺法插管时备穿刺针,导引钢丝、扩张管及其外鞘,相应的器材,急救器材如氧气、电复律器、吸引器、心电监护设备和抢救药品。

2. 病人准备 ①向病人及家属讲解手术的目的、益处和可能的危险;②常规行出凝血时间、肝肾功能及超声心动图等检查;③停用所有抗心律失常药物至少 5 个半衰期;④常规颈部、腋下和双侧腹股沟行清洁备皮;⑤术前最后一餐进食少量易消化饮食,术前 6 小时禁食水;⑥备好便器,练习床上排尿,去导管室前排空尿液;⑦去导管室前为病人建立静脉留置通路,以便术中维持静脉通路和随时注射药物。

【术中护理】

1. 严密监护病人血压、呼吸、心律、心率等变化,密切观察有无心脏压塞、心脏穿孔、房室传导阻滞或其他严重心律失常等并发症,并积极协助医生进行处理。

2. 做好病人解释工作,如药物、发放射频电能引起的不适症状,或者由于术中靶点选择困难导致手术时间长等,以缓解病人紧张与不适,帮助病人顺利配合手术。

【术后护理】

1. 术后护理 同心导管检查术外,应注意房颤消融者因抗凝治疗,需适当延长卧床时间,防止出血。

2. 病情监测 术后每日复查心电图,遵医嘱使用抗凝药物,注意有无局部出血、血肿。观察病人有心慌、气急、恶心、胸痛等症状及时通知医师,以便早期发现血气胸、血栓栓塞、房室传导阻滞、心脏压塞等并发症。

3. 出院指导 术后 2~3 日可出院,但不要负重和剧烈运动。1~2 周即可进行相对正常的生活和工作。1~2 个月可恢复完全正常的生活和工作。

(曾艳丽)

六、冠状动脉造影术

选择性冠状动脉造影术(SCA)是目前诊断冠心病最可靠和最主要的手段之一,它可提供冠状动脉病变的部位、性质、范围、侧支循环状况等的准确资料,有助于选择最佳治疗方案。

【适应证】 凡疑有冠状动脉病变者:

1. 心绞痛药物疗效差,明确动脉病变情况以考虑介入性治疗或旁路移植手术。

2. 胸痛似心绞痛而不能确诊者。

3. 中老年病人心脏增大、心力衰竭、心律失常、疑有冠心病而无创性检查未能确诊者。

【禁忌证】

1. 严重心功能不全。

2. 外周动脉血栓性脉管炎。

3. 造影剂过敏。

4. 严重心动过缓者应在临时起搏保护下手术。

5. 电解质紊乱,尤其是低钾血症未纠止者。

【方法】　将心导管经皮穿刺插入股动脉、肱动脉或桡动脉,推送至主动脉根部,使导管顶端进入左、右冠状动脉开口,注入造影剂而使其显影。常用的造影剂为 76% 泛影葡胺及其他非离子型碘造影剂如优维显。

【术前护理】　除与心导管检查术相同外,术前需训练床上排尿及连续咳嗽动作;术前 6 小时禁食水,但正常服药。

【术中护理】　同心导管检查术外,应注意:①告知病人如术中有心悸、胸闷等不适,立即通知医生;②重点监测导管定位时、造影时极有可能出现再灌注心律失常时的心电及血压变化,发现异常,及时报告医生并采取有效措施。

【术后护理】　除与心导管手术基本相同外,术后动脉穿刺部位按压 30 分钟以彻底止血,加压包扎,沙袋压迫 6 小时,术侧肢体制动 12 小时,注意观察穿刺部位有无出血、血肿及足背动脉搏动情况,观察心率、血压及心电图变化。

（曾艳丽）

七、经皮腔内冠状动脉成形术及冠状动脉内支架置入术

经皮穿刺腔内冠状动脉成形术(PTCA)是用以扩张冠状动脉内径,解除其狭窄,使相应心肌供血增加,缓解症状,改善心功能的一种非外科手术方法,是冠状动脉介入治疗的基本手段。冠状动脉内支架置入术是在 PTCA 基础上发展而来的,目的是为防止和减少 PTCA 后急性冠状动脉闭塞和后期再狭窄,以保持血流通畅。

【适应证】

1. PTCA 的适应证

(1) 冠状动脉不完全狭窄,狭窄程度在 75% 以上。

(2) 冠状动脉单支或多支孤立、向心性、局限性、长度<15mm 的无钙化病变。

(3) 有临床症状的 PTCA 术后再狭窄。

(4) 新近发生的单支冠状动脉完全阻塞。

(5) 冠状动脉旁路移植血管再狭窄病变。

2. 冠状动脉内支架置入术的适应证

(1) 冠状动脉支起始或近端病变。

(2) 由 PTCA 治疗引起的冠状动脉急性闭塞、血管内膜撕裂和弹性回缩病变。

(3) 血管内径≥3.0mm。

【禁忌证】

1. PTCA 的禁忌证

(1) 冠状动脉僵硬或钙化性、偏心性狭窄。

（2）慢性完全阻塞性伴严重钙化的病变。

（3）多支广泛性弥漫性病变。

（4）冠状动脉病变狭窄程度≤50%或仅有痉挛者。

（5）无侧支循环保护的左主干病变。

2. 冠状动脉内支架置入术的禁忌证　无绝对禁忌证。但有出血倾向者,血管直径≤2.0mm,主要分支血管的分叉部、血管严重迂曲的病变不宜选用。

【方法】　先做冠状动脉造影,再用指引导管将带球囊导管置入,通过细钢丝引至狭窄病变处,以1∶1稀释的造影剂注入球囊,加压,使之扩张膨胀,待血管已经扩张后逐渐减压,回抽造影剂,将球囊抽成负压状态撤出。冠状动脉内支架置入术即在 PTCA 术后将金属支架置入病变的冠状动脉内,支撑其管壁。支架的大小依血管直径来选择,以1∶1为宜。

【术前护理】　基本与冠状动脉造影相同。但做 PTCA 及支架置入术前必须口服抗血小板聚集药物如阿司匹林、波立维等,停用抗凝剂如低分子肝素。

【术中护理】　同冠状动脉造影术外,应注意:①球囊扩张时可有胸闷、心绞痛发作的症状,应做好安慰解释工作,并给予相应处置;②重点监测导管定位时、造影时、球囊扩张时极有可能出现再灌注心律失常时的心电及血压变化,发现异常,及时报告医生并采取有效措施。

【术后护理】

1. 病情监测　持续心电监护24小时,严密观察有无心律失常、心肌缺血、心肌梗死等急性期并发症。定期监测血小板、出凝血时间的变化。

2. 一般护理　①术后即可进易消化清淡饮食,但避免过饱;鼓励病人多饮水,以加速造影剂的排泄。②加强生活护理,保证病人日常生活需要。③24小时指导病人逐渐增加肺活量,起床、下蹲时动作应缓慢,不要突然用力,术后1周内避免抬重物,防止穿刺部位再出血。1周后有可能恢复日常生活与轻体力工作。

3. 预防感染　常规应用抗生素3~5日,预防感染。

4. 防止出血　一般于术后4小时拔除动脉鞘管,按压穿刺部位30分钟以彻底止血,以弹力绷带加压包扎,沙袋压迫6小时,右下肢制动24小时,防止出血。如病情严重,一般于拔管后1小时根据出凝血时间决定使用肝素进行抗凝治疗,为了保证剂量准确,需用输液泵控制滴速。并注意观察有无出血倾向,如穿刺点渗血、牙龈出血、血尿、便血等。指导病人不要用硬、尖物剔牙,挖鼻孔或耳道。

5. 术后负性效应的观察与护理

（1）腰酸、腹胀:多数由于术后平卧、术侧下肢伸直24小时的体位所致。应告诉病人起床活动后会自然消失,可适当活动另一侧肢体,严重者可适当按摩腰背部以减轻症状。

（2）穿刺局部出血或血肿:嘱病人术侧下肢保持伸直位,须在拔管后24小时方可活动;病人咳嗽及需用力小便时压紧穿刺点;术后严密观察伤口情况,如有出血应重新包扎;对于局部血肿及淤血者,可用50%硫酸镁湿热敷或理疗。

（3）栓塞:栓子可来源于导管或导丝表面的血栓,或因操作不当致粥样硬化斑块脱落等。因此,术后应注意观察双下肢足背动脉搏动情况、皮肤颜色、温度、感觉改变,下床活动后肢体有无疼痛或跛行等,发现异常及时通知医师。

（4）尿潴留:系因病人不习惯床上解小便而引起。护理人员应训练病人床上排便;做好心理疏导,解除床上排便时的紧张心理;诱导排尿如用温水冲洗会阴部、听流水声、热敷等,或按摩膀胱并适当加压。以上措施均无效时可行导尿。

（5）低血压:为伤口局部加压引发血管迷走反射所致,少数为硝酸甘油滴速过快引起。

应密切观察血压变化;学会判断迷走反射性低血压,常表现为血压下降伴心率减慢、恶心、呕吐、出冷汗,严重时心跳停止。一旦发生则立即报告医师,给予阿托品1mg静注。静脉滴注硝酸甘油时要严格控制滴速,并监测血压。

(6)造影剂反应:极少数病人注入造影剂后出现皮疹或寒战感觉,经使用地塞米松后可缓解。肾功能损害及严重过敏反应罕见。

(7)心肌梗死:由于病变处血栓形成导致急性闭塞所致。故术后要经常了解病人有无胸闷、胸痛症状,并注意有无心肌缺血的心电图表现。

6. 用药指导　继续按医嘱服用硝酸酯类、钙通道阻滞剂、ACEI类药物,继续口服抗血小板聚集药物,如阿司匹林、波立维、噻氯匹啶等。

7. 定期随访　PTCA术后3~6个月约有30%的病人发生再狭窄,故应定期门诊随访。

(曾艳丽)

八、心包穿刺术

心包腔穿刺术主要用于对心包积液性质的判断与协助病因的诊断,同时通过穿刺抽液可以减轻病人的临床症状。对于某些心包积液,如化脓性心包炎,经过穿刺排脓、冲洗和注药尚可达到一定的治疗作用。

【适应证】　心脏压塞和未能明确病因的渗出性心包炎。

【方法】

1. 体位　病人取坐位或半卧位。

2. 确定穿刺点　目前,多在穿刺术前采用心脏超声定位,决定穿刺点、进针方向和进针的距离。通常采用的穿刺点为剑突与左肋弓缘夹角处进针或心尖部穿刺点,采用后者进针时,根据横膈位置高低,一般在左侧第5肋间或第6肋间心浊音界内2.0cm左右进针。

3. 穿刺方法　常规消毒穿刺点,术者及助手均戴无菌手套、铺洞巾。自皮肤至心包壁层以2%的利多卡因做局部麻醉。术者持穿刺针穿刺,助手以血管钳夹持与其连接的导液橡皮管。在心尖部进针时应使针自下而上,向脊柱方向缓慢刺入;剑突下进针时,应使针体与腹壁呈30°~40°,向上、向后并稍向左刺入心包腔后下部。待针尖抵抗感突然消失时,示针已穿过心包壁层,同时感到心脏搏动,此时应稍退针少许,以免划伤心脏。助手立即用血管钳夹住针体固定其深度,术者将注射器接于橡皮管上,尔后放松橡皮管上止血钳,缓慢抽吸。

【术前护理】

1. 用物准备　无菌穿刺盘1套,心包穿刺包1个。

2. 病人准备　①应向病人说明手术的意义和必要性,讲述危险性并签知情同意书;解除思想顾虑,询问病人是否有咳嗽,必要时术前用少量镇静剂。②术前需行心脏超声检查,以确定积液量与穿刺部位。心包穿刺术有一定危险性,应由有经验医师操作或指导,并应在心电监护下进行穿刺,较为安全。③操作前开放静脉通道,备静脉用阿托品,以备术中发生迷走反射时用。

【术中护理】　嘱病人勿剧烈咳嗽或深呼吸,穿刺过程中有任何不适立即告诉医护人员。严格无菌操作,抽液过程中注意随时夹闭胶管,防止空气进入心包腔;抽液要缓慢,每次抽液量不超过300ml,以防急性右室扩张。一般第一次抽液量不宜超过100ml,若抽出鲜血,立即停止抽吸,密切观察有无心脏压塞症状出现。记录液体量、性质,按要求及时送检。准备好抢救器材和药品;注意观察病人的反应和主诉,如有异常,应及时协助医生处理。

【术后护理】 拔出穿刺针后,穿刺部位覆盖无菌纱布、压迫数分钟,用胶布固定。穿刺后 2 小时内继续心电、血压监测,嘱病人休息,并密切观察生命体征变化。心包引流者需做好引流管的护理。

(曾艳丽)

 目 标 检 测

A₁型题

1. 心脏正常窦性心律的起搏点是
   A. 心房   B. 窦房结
   C. 房室结   D. 希氏束
   E. 左心室

2. 下列因素中,可能引起窦性心动过缓的是
   A. 缺氧   B. 发热
   C. 失血性贫血   D. 甲亢
   E. 高钾

3. 不符合室性早搏心电图特征的是
   A. 提前出现 P′,形态与窦性 P 波略异,P′R 间期≥0. 12s
   B. 提前出现 QRS 波群形态异常,时限≥0. 12s
   C. 提前出现的 QRS 波群之前无相关 P 波
   D. T 波与 QRS 波群主波方向相反
   E. 代偿间歇完全

4. 心室颤动的脉搏特点是
   A. 快而规则
   B. 慢而规则
   C. 快而不规则
   D. 不规则,并与心率不一致
   E. 消失而摸不到

5. 终止室性阵发性心动过速发作的首选药为
   A. 苯妥英钠   B. 普鲁卡因胺
   C. 利多卡因   D. 普萘洛尔
   E. 奎尼丁

6. 下列心律失常中哪项较严重
   A. 室性心动过速
   B. 室上性心动过速
   C. 偶发室性期前收缩
   D. 房性期前收缩
   E. 心房颤动

7. 心房颤动最常发生于
   A. 风心病二尖瓣狭窄
   B. 扩张型心肌病
   C. 甲状腺功能亢进
   D. 高血压性心脏病

E. 冠状动脉硬化性心脏病

8. 在心电图上,一度房室传导阻滞与其他较严重房室传导阻滞间最根本区别是
   A. P-R 间期延长 B. 心室律不整齐
   C. 心率大于 40 次/分 D. QRS 波无脱漏
   E. S-T 段和 T 波变化

9. 下列哪项引起左心室前负荷加重
   A. 二尖瓣狭窄   B. 主动脉瓣关闭不全
   C. 主动脉瓣狭窄 D. 肥厚性心肌病
   E. 肺动脉高压

10. 下列哪项引起左室后负荷(压力负荷)加重
    A. 高血压   B. 二尖瓣关闭不全
    C. 主动脉瓣关闭不全 D. 甲亢性心脏病
    E. 贫血

11. 下列心律失常中哪项最易诱发心衰
    A. 窦性心动过缓,心率 56 次/分
    B. 二度Ⅱ型房室传导阻滞,心率 60 次/分
    C. 室性早搏 3 次/分
    D. 房室交界性早搏 5 次/分
    E. 心房颤动,心室率 120 次/分

12. 慢性心力衰竭诱发因素中哪项最常见
    A. 心律失常
    B. 感染
    C. 过度劳累或情绪激动
    D. 摄取钠过多或补液过量过快
    E. 严重贫血或大出血

13. 左心衰竭一般不出现下列哪项体征
    A. 心浊音界扩大 B. 第一心音减弱
    C. 舒张期奔马律 D. 颈静脉怒张
    E. 两肺底湿啰音

14. 心功能的评估是依据
    A. 病程长短
    B. 心脏大小,病理性杂音
    C. 水肿程度
    D. 病人自觉的活动能力
    E. 有无并发症

15. 护士给病人使用洋地黄类药物前,应测量

A. 体温　　　　　　　B. 脉搏

C. 呼吸　　　　　　　D. 血压

E. 体重

16. 护士评估心衰水肿的治疗效果,首先依靠哪项指标

A. 指凹性水肿　　　　B. 测量腹围

C. 定期测量体重　　　D. 评估尿量

E. 病人的卧位

17. 长期使用噻嗪类利尿剂,最常出现的不良反应是

A. 低钾血症　　　　　B. 高钙血症

C. 低钠血症　　　　　D. 脱水症

E. 氮质血症

18. 慢性心力衰竭病人病情好转出院。病人做出以下哪项陈述,表明其还没有充分了解出院指导

A. 如果我睡不好觉,只能坐起来才能睡着,我应当来复诊

B. 如果我呼吸越来越急,我应当来复诊

C. 如果我饮食没变化,但是体重越来越重,我应当来复诊

D. 如果我把开的药都吃完了,病情没什么变化,我应当来复诊

E. 如果我咳嗽、发烧,应当先把剩下的抗生素吃掉,然后来复诊

19. 风湿性心脏病最常见的并发症是

A. 心律失常

B. 栓塞

C. 亚急性感染性心内膜炎

D. 充血性心力衰竭

E. 合并肺部感染

20. 以下哪项不是周围血管征

A. 脉压增宽　　　　　B. 水冲脉

C. 短绌脉　　　　　　D. 毛细血管搏动

E. 股动脉枪击音

21. 二尖瓣面容的特点是

A. 两颊部蝶形红斑

B. 两颊部紫红,口唇发绀

C. 两颊黄褐斑

D. 午后两颊潮红

E. 面部毛细血管扩张

22. 风心病二尖瓣狭窄病人合并右心衰竭时,下列表现可减轻的是

A. 发绀程度　　　　　B. 肺淤血程度

C. 颈静脉怒张　　　　D. 水肿程度

E. 肝脏肿大程度

23. 二尖瓣狭窄病人并发哪种心律失常最易有血栓形成

A. 阵发性心动过速　　B. 频发房性早搏

C. 频发室性早搏　　　D. 心房颤动

E. 房室传导阻滞

24. 主动脉瓣关闭不全最重要的体征是

A. 心尖冲动向左下移位

B. 脉压增大

C. 水冲脉

D. 主动脉瓣第二听诊区舒张期吹风样杂音

E. 主动脉瓣区第一心音减弱

25. 确诊二尖瓣狭窄的最可靠的辅助检查是

A. 心电图　　　　　　B. X 线摄片

C. 超声心动图　　　　D. 肺动脉瓣狭窄

E. 三尖瓣关闭不全

26. 风心病二尖瓣关闭不全最重要的体征是

A. 心尖冲动向左下移位

B. 心尖区全收缩期粗糙的吹风样杂音

C. 左心室增大

D. 第一心音减弱

E. 肺动脉瓣区第二心音亢进

27. 下列哪种风心病容易发生心绞痛,晕厥

A. 二尖瓣狭窄　　　　B. 二尖瓣关闭不全

C. 主动脉瓣狭窄　　　D. 肺动脉瓣狭窄

E. 三尖瓣关闭不全

28. 直接导致风湿性心脏病病人死亡的最常见病因是

A. 动脉栓塞　　　　　B. 心律失常

C. 心力衰竭　　　　　D. 呼吸道感染

E. 并发感染性心内膜炎

29. 冠心病的临床类型不包括

A. 隐匿型　　　　　　B. 心绞痛型

C. 肥厚型心肌病型　　D. 心肌梗死型

E. 猝死型

30. 典型心绞痛不常发生于

A. 卧位时　　　　　　B. 寒冷时

C. 激动时　　　　　　D. 饱餐时

E. 吸烟时

31. 心绞痛发作的典型部位在

A. 心尖部

B. 心前区

C. 剑突附近

D. 胸骨体中上段之后部

E. 胸骨体中下段之后部

32. 关于心绞痛疼痛特点的叙述,错误的是
    A. 阵发性前胸、胸骨后部疼痛
    B. 劳累或情绪激动时发作
    C. 可放射至心前区与左上肢
    D. 持续时间长,像针刺刀扎样痛
    E. 持续数分钟,为压榨性疼痛

33. 控制心绞痛发作的首选药物是
    A. 地西泮　　　　　B. 双嘧达莫
    C. 阿司匹林　　　　D. 复方丹参
    E. 硝酸甘油

34. 急性心肌梗死所致心律失常发生率最高的时间为急性心梗后
    A. 头 24 小时内　　　B. 1~3 天
    C. 4~7 天　　　　　D. 2 周以内
    E. 1 个月以内

35. 急性心肌梗死出现下列哪种心律失常时最需要紧急处理
    A. 窦性心动过缓
    B. 二度 I 型房室传导阻滞
    C. 房性期前收缩
    D. 心房颤动
    E. 多源性室性期前收缩

36. 急性前壁心肌梗死易发生的心律失常类型为
    A. 室上性心动过速　　B. 房室传导阻滞
    C. 房性期前收缩　　　D. 心房颤动
    E. 快速室性心律失常

37. 对冠心病有确诊价值的检查项目是
    A. 心电图检查
    B. 放射性核素检查
    C. 冠状动脉造影
    D. 冠状动脉内超声显像
    E. 二维超声心动图

38. 缓解急性心肌梗死时的疼痛宜用
    A. 休息和吸氧　　　B. 硝酸甘油
    C. 亚硝酸异戊酯　　D. 异山梨酯
    E. 吗啡

39. 对急性心肌梗死病人给予吸氧的主要目的是
    A. 改善心肌缺氧,减轻疼痛
    B. 预防心源性休克
    C. 减少心律失常
    D. 防止心力衰竭
    E. 促进坏死组织吸收

40. 心肌梗死急性期,不正确的护理措施是
    A. 严格控制输液量和滴速,维持静脉畅通
    B. 饮食应低钠、低脂、少量多餐

C. 限制探视
D. 便秘时给予开塞露塞肛、硫酸镁导泻或灌肠
E. 备好急救药品

41. 根据血压水平的定义和分类,血压 130/88mmHg 属于
    A. 正常血压　　　　B. 正常高值
    C. 1 级高血压　　　D. 2 级高血压
    E. 3 级高血压

42. 在原发性高血压发病中占主导地位的因素是
    A. 水钠潴留
    B. 肾素-血管紧张素-醛固酮系统
    C. 胰岛素抵抗
    D. 高级神经中枢功能紊乱
    E. 血管内皮功能异常

43. 在高血压的治疗中,限制食盐摄入是指食盐摄入量为
    A. <10g/d　　　　B. <8g/d
    C. <6g/d　　　　D. <4g/d
    E. <2g/d

44. 高血压的治疗原则中错误的是
    A. 早期长期终身治疗
    B. 个体化
    C. 使用有效而副作用较小的药物
    D. 注意纠正心血管病的危险因素
    E. 症状缓解后立即停药

45. 扩张型心肌病最主要特点是
    A. 以心肌肥厚为主
    B. 以心腔扩大为主
    C. 心衰控制后,心腔可缩小
    D. 心衰纠正后杂音明显增强
    E. 心尖区舒张期隆隆样杂音

46. 引起病毒性心肌炎较多见的病毒是
    A. 柯萨奇病毒　　　B. 流感病毒
    C. 疱疹病毒　　　　D. 埃可病毒
    E. 冠状病毒

47. 病毒性心肌炎若出现大量心包积液,采取的治疗措施哪项不正确
    A. 减少活动以减少渗出
    B. 利尿剂
    C. 心包穿刺引流
    D. 大剂量抗生素
    E. 激素

48. 急性渗出性心包炎病人最常见的症状是
    A. 心前区疼痛　　　B. 呼吸困难

C. 吞咽困难　　　D. 血压升高

E. 脉短绌

49. 急性非感染性心包炎的常见病因不包括
   A. 自身免疫性　　B. 结核性
   C. 肿瘤性　　　　D. 外伤性
   E. 内分泌及代谢性

50. 引起亚急性自发瓣膜心内膜炎最常见的致病菌是
   A. 草绿色链球菌　　B. 肺炎球菌
   C. 淋球菌　　　　　D. 流感嗜血杆菌
   E. 金黄色葡萄球菌

51. 缩窄性心包炎病人出现心衰的原因是：
   A. 原发性心肌损害　B. 心室前负荷过重
   C. 心室前后负荷过重　D. 心室舒张充盈受限
   E. 房室传导异常

A₂ 型题

52. 有一心脏病病人,休息时无呼吸困难;扫地、洗衣时感心悸、气促,休息片刻后可好转。对该病人的活动量应如何限定
   A. 日常活动照常,不必限制
   B. 可起床稍事活动,增加睡眠时间
   C. 卧床休息,限制活动量
   D. 严格卧床休息
   E. 半卧位或坐位,日常生活均需他人照顾

53. 病人,男性,55 岁。因心力衰竭使用洋地黄进行治疗,治疗期间的下列医嘱中,护士应对哪项提出质疑和核对
   A. 氯化钾溶液静脉滴注
   B. 0.9%氯化钠静脉滴注
   C. 5%葡萄糖溶液静脉滴注
   D. 葡萄糖酸钙溶液静脉滴注
   E. 乳酸钠溶液静脉滴注

54. 病人,女性,50 岁。因心力衰竭入院,诊断为心功能Ⅱ级。病人应表现为
   A. 不能从事任何体力活动
   B. 日常活动后出现呼吸困难,休息后缓解
   C. 轻微活动后有呼吸困难,休息后不易缓解
   D. 一般活动不引起疲乏,呼吸困难
   E. 休息时即有呼吸困难

55. 病人,男性,55 岁。因心力衰竭收住入院。采用地高锌治疗,护士查房是病人主诉食欲明显减退,视力模糊,护士测心率 50 次/分,最可能的原因是
   A. 心力衰竭加重　　B. 颅内压增高
   C. 心源性休克　　　D. 低钾血症

E. 洋地黄中毒

56. 临床上抢救急性肺水肿,给病人吸氧时,常在湿化瓶中加酒精的目的是
   A. 增强痰液稀释作用
   B. 扩张肺泡毛细血管床
   C. 抑制肺泡内细菌生长
   D. 去泡沫改善通气
   E. 兴奋呼吸中枢

57. 风湿性心脏病病人,夜间突然憋醒,被迫坐起,咳嗽、气急,咳粉红色泡沫痰,不正确的护理是
   A. 坐位,双腿下垂
   B. 持续低流量吸氧
   C. 流质饮食
   D. 按医嘱毛花苷 C 静脉推注
   E. 按医嘱氨茶碱缓慢静脉推注

58. 慢性风心病心力衰竭病人,长期低盐饮食及利尿类药物治疗后,出现疲乏、食欲减退、淡漠、嗜睡等,应首先考虑
   A. 左心衰竭加重　　B. 洋地黄类药物中毒
   C. 电解质紊乱　　　D. 继发感染
   E. 消化不良

59. 病人,女性,25 岁,患风心病房颤已 4 年,住院中突然出现偏瘫,头痛,首先考虑
   A. 心力衰竭　　　　B. 风湿活动
   C. 感染性心内膜炎　D. 脑栓塞
   E. 洋地黄中毒

60. 1 位新入院风心病心力衰竭病人,半卧位卧床月余,临床表现如下,你认为哪项与长期卧床关系最密切
   A. 心悸　　　　　　B. 呼吸困难
   C. 便秘　　　　　　D. 尿少
   E. 乏力

61. 病人,女性,26 岁,风心病二尖瓣狭窄并关闭不全 5 年,1 个月前曾作扁桃腺摘除术,目前持续发热已 10 天,并有贫血及脾大,应考虑
   A. 风湿活动
   B. 脾栓塞
   C. 合并亚急性细菌性心内膜炎
   D. 并发病毒性肝炎
   E. 败血症

62. 某病人饱餐后不久感到胸骨后疼痛、大汗,查体:血压 80/50mmHg,面色苍白,烦躁不安。护士紧急准备首选的检查是
   A. B 超检查　　　　B. X 线检查

C. 心电图检查　　　D. 心肌酶测定

E. 血常规检查

63. 病人,男性,56 岁,与别人争吵时突感心前区不适,持续 3~5 min,经休息后缓解。此病人措施应除外

A. 随身带保健盒　　　B. 保持情绪稳定

C. 保持大便通畅　　　D. 饭后活动

E. 避免寒冷刺激

64. 病人,男性,50 岁,因高血压 3 年,血压控制不好,来医院就诊,护士给其进行健康教育时,讲解原发性高血压最严重的并发症是

A. 脑出血　　　B. 充血性心力衰竭

C. 肾衰竭　　　D. 冠心病

E. 糖尿病

65. 病人,男性,50 岁,诊为心绞痛,责任护士讲解硝酸甘油用药知识,不妥的是

A. 首次服药应卧位或坐位服药,以防发生直立性低血压

B. 该药应舌下含服,不可吞服或嚼服

C. 出现搏动性头痛需立即停药

D. 常见不良反应有头面部皮肤潮红、搏动性头痛等

E. 该药可扩张外周血管,减轻心脏负担

66. 病人,女性,50 岁。急性心肌梗死入院 2 小时因病情恶化死亡。最可能的死因是

A. 心源性休克　　　B. 急性右心衰竭

C. 心脏破裂　　　D. 心律失常

E. 脑缺氧

67. 病人,女性,56 岁。急性广泛前壁心肌梗死,经治疗疼痛缓解,但病人烦躁不安,血压 80/60mmHg,脉搏 120 次/分钟,尿量每小时 20ml。此情况为

A. 病情好转　　　B. 心力衰竭

C. 肾衰竭　　　D. 心源性休克

E. 心律失常

68. 病人,男性,58 岁。冠心病史 6 年,因心绞痛急诊入院。病人情绪紧张,主诉乏力,食欲不振。医嘱:药物治疗绝对卧床休息。护士评估病人存在的健康问题,需要首先解决的是

A. 焦虑　　　B. 生活自理缺陷

C. 疲乏　　　D. 疼痛

E. 便秘

69. 病人,男性,64 岁。突感心前区憋闷,有严重窒息感,伴恶心、呕吐及出冷汗,休息及含服硝酸甘油不能缓解,最可能是

A. 急性胰腺炎　　　B. 急性胆囊炎

C. 急性胃炎　　　D. 急性心肌梗死

E. 心肌炎

70. 病人,男性,42 岁。诊断高血压 3 年。性情温和,体态匀称。平素面食为主,饮食清淡,喜食咸菜等腌制食品。目前对其最主要的饮食护理指导是

A. 低脂饮食　　　B. 低磷饮食

C. 低钠饮食　　　D. 低蛋白饮食

E. 低纤维素饮食

71. 病人,女性,50 岁。初诊为高血压,目前血压维持在 145/85mmHg。护士在评估中发现病人嗜好下列食物。护士应指出,其中最不利于控制高血压的食物是

A. 猪肝　　　B. 鲫鱼

C. 瘦肉　　　D. 河虾

E. 竹笋

72. 护士准备按医嘱给病人注射毛花苷丙 0.1mg,西地兰针剂的剂型是 0.4mg/2ml。护士应该注射的毫升数是

A. 0.1ml　　　B. 0.2ml

C. 0.3ml　　　D. 0.4ml

E. 0.5ml

73. 病人,男性,50 岁,高血压 2 年。体态肥胖,无烟酒嗜好。为减轻病人体重,适宜的运动是

A. 散步　　　B. 举重

C. 冬泳　　　D. 攀岩

E. 跳绳

74. 病人,男性,30 岁,农民。患病毒性心肌炎经治疗康复后出院。出院医嘱要求病人出院后限制活动 6 个月。询问为何不能下地干农活。护士向病人解释合理休息的主要原因是

A. 减少疲劳感

B. 减轻精神压力

C. 减少心肌耗氧量

D. 恢复体力,增强体质

E. 增加战胜疾病的信心

75. 病人,男性,30 岁。以心包积液入院。体检时最不可能出现的体征是

A. 颈静脉怒张　　　B. 肝脏肿大

C. 奇脉　　　D. 动脉血压升高

E. 脉压减小

76. 病人,男性,40 岁,患急性心包炎、心包积液 2 个月余,近几日出现咳嗽、活动后气促,有心绞

痛样胸痛。体检:有颈静脉怒张、肝大、腹水、下肢水肿、心率增快,可见 Kussmanl 征。考虑诊断为

A. 急性心包炎　　　　B. 缩窄性心包炎

C. 亚急性心包炎　　　D. 渗出性心包炎

E. 纤维蛋白性心包炎

77. 心包炎病人做出下列哪项表述时,护士应对其加强饮食教育

A. 医院的饭太淡,我带了几个咸鸭蛋

B. 我的身体正在恢复,要每天吃点鱼和肉

C. 每天饭菜量必须足够,不能饿着

D. 我每天都要吃一些新鲜水果

E. 要多吃蔬菜,不然会便秘

78. 病人,男性,40 岁,患急性心包炎。在进行心包穿刺抽液时,病人出现面色苍白,脉搏增快,血压下降。心电图显示频发室性期前收缩。正确的处理措施是

A. 减慢抽液速度　　　B. 夹闭胶管

C. 准备抢救药物　　　D. 立即通知医生

E. 安慰病人

A₃型题

(79、80 题共用题干)

病人,女性,25 岁,患风心病二尖瓣狭窄合并心力衰竭入院,入院后给予地高辛等药物治疗。

79. 地高辛的主要药理作用是

A. 减慢心率

B. 利尿

C. 增强心肌收缩力

D. 扩张动、静脉减轻心脏负荷

E. 心排血量增加

80. 在服药过程中,出现哪种情况应考虑洋地黄中毒

A. 脉率减至 80 次/分　B. 脉律已规则

C. 体重减轻　　　　　D. 水肿消退

E. 震颤抽搐

(81、82 题共用题干)

病人,男性,49 岁,患风湿性心脏病,因发生感染,心功能Ⅲ级入院,给予抗感染和抗心衰治疗。现出现乏力、腹胀、心悸,心电图出现 U 波增高。

81. 目前病因出现的并发症可能是

A. 高钾血症　　　　　B. 低钾血症

C. 高钠血症　　　　　D. 低钠血症

E. 代谢性酸中毒

82. 病人出院后,预防链球菌感染的措施应该是

A. 坚持锻炼,防止呼吸道感染

B. 注意个人卫生,多休息

C. 高营养饮食,限制钠盐

D. 减轻心理压力,增强康复信心

E. 定期复查,必要时做血细菌培养

(83~86 题共用题干)

病人,女性,60 岁,3 小时前胸骨后压榨样疼痛发作,伴呕吐、冷汗及濒死感入院。护理体检:神清,心率 112 次/分,律齐,交替脉,心电图检查显示有急性广泛性前壁心肌梗死。

83. 此病人存在的最主要护理问题是

A. 疼痛　　　　　　　B. 心排血量减少

C. 体液量过多　　　　D. 潜在心律失常

E. 潜在感染

84. 在监护过程中护士发现病人烦躁不安,面色苍白,皮肤湿冷。脉细速,尿量减少。应警惕发生

A. 严重心律失常　　　B. 急性左心衰竭

C. 心源性休克　　　　D. 并发感染

E. 紧张,恐惧

85. 急性心肌梗死病人发生左心衰竭的主要原因是

A. 肺部感染　　　　　B. 心脏负荷加重

C. 房室传导阻滞　　　D. 情绪激动

E. 心肌收缩力减弱

86. 急性心肌梗死 24h 内应禁用的药物是

A. 呋塞米　　　　　　B. 利多卡因

C. 硝酸甘油　　　　　D. 洋地黄

E. 尿激酶

(87~89 题共用题干)

病人,男性,67 岁。因冠心病入院。在静脉输液中出现胸闷、呼吸困难、咳嗽、咳粉红色泡沫痰。

87. 该病人发生了

A. 发热反应　　　　　B. 急性肺水肿

C. 静脉炎　　　　　　D. 空气栓塞

E. 过敏反应

88. 此时,护士应为病人采取的卧位是

A. 去枕仰卧位　　　　B. 左侧卧位

C. 端坐位,两腿下垂　D. 休克卧位

E. 头低足高位

89. 给氧时,护士应选择的吸氧流量为

A. 1~2L/min　　　　B. 3~4L/min

C. 5~6L/min　　　　D. 6~8L/min

E. 9~10L/min

(90~92 题共用题干)

病人,女性,59 岁。突发剧烈压榨样胸痛、呕

吐伴窒息感 3 小时入院。查心率 86 次/分,血压 85/60mmHg,心电图示 $V_1 \sim V_4$ 导联 ST 段呈弓背向上抬高,律不齐。

90. 该病人最可能的诊断为
　　A. 肺源性心脏病　　B. 心律失常
　　C. 心源性休克　　　D. 病毒性心肌炎
　　E. 急性心肌梗死

91. 该病人的处理原则,下列哪项不妥
　　A. 心电监护　　　　B. 消除恶性心律失常
　　C. 扩容升压　　　　D. 抗凝治疗
　　E. 减轻疼痛

92. 该病人出现何种心律失常,需立即消除
　　A. 二度 I 型房室传导阻滞
　　B. 室性心动过速
　　C. 室上性心动过速
　　D. 窦性心动过缓
　　E. 房颤

(93、94 题共用题干)

病人,男性,65 岁,高血压史 5 年,间断服用降压药,血压波动在 140 ~ 160/90 ~ 100mmHg,不重视,随意服药。近 3 天来劳累过度,1 天来剧烈头痛、恶心,头晕,血压达 200/120mmHg。急诊医生确诊为高血压,住院治疗 5 天后症状消失,血压恢复至 140/90mmHg。

93. 病房责任护士经上述护理评估后,认为目前病人的主要护理诊断是
　　A. 有受伤危险　　　B. 活动无耐力
　　C. 疼痛　　　　　　D. 知识缺乏
　　E. 潜在并发症:脑血管意外

94. 责任护士向病人讲述服用降压药的注意事项,下列哪项不妥
　　A. 联合用药可增强疗效,减少副作用
　　B. 应遵医嘱服药,不可自行增减或停药
　　C. 服药期间可以不采用非药物治疗
　　D. 注意防止体位性低血压
　　E. 降压药需长期服用,不可停药

(95、96 题共用题干)

病人,女性,25 岁。风湿性心脏瓣膜病 5 年。不明原因持续发热 1 个月余,体温波动在 37.5 ~ 38.5℃ 之间,应用多种抗生素治疗无效,今晨以"感染性心内膜炎"收入院。

95. 现遵医嘱行血培养检查。抽取血培养标本时间的选择,正确的是
　　A. 第 1 日间隔 1h 采血,共 3 次,体温升高时采血
　　B. 第 1 日间隔 1h 采血,共 3 次,无需体温升高时采血
　　C. 第 1 日间隔 1h 采血,共 3 次,寒战时采血
　　D. 入院 3 小时内采血,间隔 1h,共 3 次
　　E. 停用抗生素 2 ~ 7 天后采血,无需体温升高时采血

96. 入院后心脏彩超检查示二尖瓣有一大小约 10mm×10mm 赘生物。据此,护士最应预防和关注的是
　　A. 心力衰竭　　　　B. 肺部感染
　　C. 动脉栓塞　　　　D. 出血
　　E. 深静脉血栓

第 4 章　消化系统疾病病人的护理

第 1 节　概　　述

消化系统由消化道(食管、胃、肠)和消化腺(肝、胆、胰)及相应的神经体液调节系统组成(图4-1-1),其作用是协力完成食物的消化和吸收。

一、消化器官及功能

1. 食管　食管约起于第6颈椎平面,上连咽部,下端在膈下与贲门相连接,长约25cm,是连接咽和胃的通道,负责将来自口腔的食团和唾液通过周期性收缩等运送到胃内。食管有3处生理性狭窄,常为瘢痕性狭窄、憩室、肿瘤等病变的好发区域。3处为:在食管上端(有环咽肌围绕食管的入口);在主动脉和左支气管横跨食管即主动脉弓水平;食管下端即食管穿过膈的裂孔处。

2. 胃　胃位于腹腔左上方,为一弧形囊状器官,上连食管,入口为贲门,出口为幽门,连接十二指肠,分为贲门部、胃底、胃体和幽门部4部分(图4-1-2),胃壁由黏膜层、黏膜下层、肌层和浆膜层组成。黏膜层由功能不同的细胞组成:①主细胞分泌胃蛋白酶原,壁细胞分泌盐酸和内因子。盐酸能激活胃蛋白酶原转变为胃蛋白酶使蛋白质消化分解成多肽,并能杀灭细菌;内因子可促进维生素 B_{12} 吸收。②黏液细胞

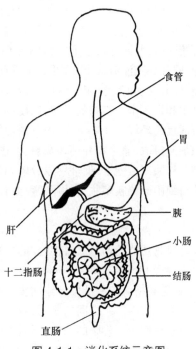

图 4-1-1　消化系统示意图

分泌碱性黏液,中和胃酸保护胃黏膜。此外,幽门部腺体中的 G 细胞,具有内分泌功能,分泌的促胃液素能促进壁细胞和主细胞分泌胃酸和胃蛋白酶原。胃是储存和消化食物的重要脏器,具有运动和分泌两大功能,通过胃的蠕动和胃液分泌,对食物进行器械性和化学性消化形成食糜,并控制胃内容物排空进入十二指肠。

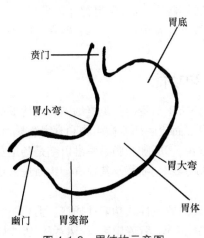

图 4-1-2　胃结构示意图

3. 肠　分为小肠和大肠:①小肠包括十二指肠、空肠和回肠,是食物消化和吸收的主要场所。食物中的蛋白质、脂肪、糖类经各种消化酶的作用,分解成氨基酸、脂肪酸和葡萄糖后被肠壁吸收。空肠吸收葡萄糖、氨基酸、脂肪酸和水溶性维生素;十二指肠和空肠上段吸收铁离子;回肠吸收维生素 B_{12} 和内因子。十

二指肠与空肠的连接处被 Treitz 韧带所固定,Treitz 韧带是上、下消化道的分界线。②大肠分为盲肠(包括阑尾)、结肠(包括升结肠、横结肠、降结肠、乙状结肠)和直肠 3 部分,主要功能为吸收水分、电解质和肠内细菌产生的维生素,并为消化后的食物残渣提供暂时的储存场所和将其浓缩成粪便排出体外。

4. 肝脏　由门静脉和肝动脉双重血液供应,是人体内最大的消化腺,主要功能有:①生成胆汁:胆汁是肝细胞生成后由胆道系统运输和排泄至十二指肠;②物质代谢:合成糖类、蛋白质、脂质、维生素及某些凝血因子;③解毒功能:具有对细菌、毒素、血氨和化学物质的解毒作用、药物及激素的灭活作用。

5. 胆道系统　包括肝内和肝外胆管、胆囊及肝胰壶腹括约肌(Oddi 括约肌)。胆管的作用是运输和排泄胆汁,胆囊的作用是储存和浓缩胆汁。

6. 胰腺　为一个狭长的腺体,位于腹膜后壁,分头、颈、体、尾四部。胰管与胆总管汇合成肝胰壶腹,共同开口于十二指肠乳头,在开口处有 Oddi 括约肌环绕。进食时 Oddi 括约肌松弛,胆汁和胰液流入十二指肠,不进食时 Oddi 括约肌收缩。胰腺具有外分泌和内分泌 2 种功能:外分泌功能为分泌胰液(胰淀粉酶原、胰脂肪酶原、胰蛋白酶原和糜蛋白酶原),主要作用是中和进入十二指肠的胃酸,以使肠黏膜免受酸的侵蚀,也给小肠内多种消化酶活动提供了最适宜的环境(pH 7~8)。内分泌功能有:胰岛中的 B 细胞最多,分泌胰岛素,使全身各种组织加速摄取、储存和利用葡萄糖,促进糖原合成,抑制葡萄糖异生使血糖降低;胰岛中的 A 细胞分泌胰高血糖素,促进糖原分解和葡萄糖异生使血糖升高;D 细胞分泌生长抑素;还有少数胰岛细胞分泌胰多肽、促胃液素、血管活性肠肽等。

二、胃肠功能的调节

胃肠功能的调节通过神经和内分泌完成。①胃肠道的运动、分泌、血流及免疫功能都受自主神经和肠神经系统(enteric nervous system,ENS)支配,丘脑下部是自主神经的皮层下中枢,也是联络大脑和低位神经的重要环节;肠神经系统(ENS)是位于从食道至肛门整个消化道环形肌与纵形肌之间的肌间神经丛和黏膜下的神经丛,它可直接接受胃肠腔内的各种信号而独立行使调节胃肠的功能,同时也受中枢神经调节,在调控胃肠道的运动、分泌、血液和水、电解质转运上都发挥重要作用。所以胃肠道动力的调节,有赖于中枢神经系统、自主神经系统和肠神经系统(ENS)的完整性以及它们之间的协调。②胃肠道激素(存在于胃肠道及肝胆的内分泌细胞及 ENS 内的多肽活性物质,又称脑-肠肽)对消化道正常生理功能的维持也是必不可少的,它作为激素和神经递质双重身份,既可影响远处器官,也可传递神经信号与冲动,还可调节邻近或自身细胞,各胃肠激素之间、胃肠激素与胃肠各种细胞、组织、器官之间相互协调才能维持正常功能。

三、胃肠道免疫结构和功能

主要体现在:①胃肠道黏膜表面的生理结构和广泛分布于黏膜内的免疫细胞共同构成的黏膜屏障,形成了胃肠道免疫系统的第 1 道防线,在黏膜表面接触病原微生物和有害物质时,起着抵御病原体侵入肠壁和维持人体正常防御功能的作用;②肝脏和肠系膜淋巴结是肠道免疫系统的第 2 道防线,起着生物过滤作用,防止从肠道来的毒素、细菌及其他有害物质进入血管和淋巴管进而波及全身。

消化系统疾病主要包括食管、胃、肠、肝、胆、胰等脏器的器质性或功能性病变。消化系统疾病的病因复杂,包括感染、外伤、理化因素、大脑皮质功能失调、营养缺乏、代谢紊乱、吸收障碍、肿瘤、自身免疫、遗传和医源性因素等。消化系统疾病属于常见病,在我国肝癌和胃癌分别占恶性肿瘤死因的第 3 位和第 2 位,胃肠病和肝病引起的疾病负担占所有疾病负担的十分之一。多数消化系统疾病为慢性病程,易造成严重的消化吸收功能障碍,也可因发生急性病症如出血、昏迷等而危及生命。

(陆一春)

第 2 节 胃 炎

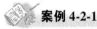
案例 4-2-1

病人,男性,30 岁,中午与朋友聚餐时大量饮白酒,后出现上腹隐痛不适,解黑便 2 次,总量约 450g,前来就诊。查:T 36.7℃,P 88 次/分,R 22 次/分,BP 110/70mmHg,表情恐惧。辅助检查:胃镜可见胃窦部黏膜有糜烂、出血。

问题:1. 初步诊断及诊断依据是什么?

2. 主要护理问题有哪些?

3. 饮食护理措施有哪些?

胃炎(gastritis)是指不同病因引起的胃黏膜炎性病变,是最常见的消化道疾病之一。按临床发病缓急和病程的长短,一般将胃炎分为急性和慢性两大类型。

一、急 性 胃 炎

(一) 概述

急性胃炎(acute gastritis)是由多种病因引起的急性胃黏膜炎症,也称急性糜烂性胃炎。其主要病理改变为胃黏膜充血、水肿、糜烂和出血,病变可局限于胃窦、胃体或弥漫分布于全胃。

1. 常见病因

(1) 急性应激:各种严重的脏器病变、严重创伤、大手术、大面积烧伤、颅脑病变和休克,**考点**:病因甚至精神心理因素等均可引起胃黏膜糜烂、出血,或发生应激性溃疡,导致大出血。

(2) 药物:最常见的是非甾体抗炎药(NSAID),如阿司匹林、吲哚美辛等。NSAID 主要抑制胃黏膜内前列腺素的合成,从而减弱胃黏膜的屏障功能。此外,某些抗生素、抗肿瘤药、铁剂或氯化钾口服液等均可刺激或损伤胃黏膜上皮层。

(3) 乙醇:乙醇具有亲脂性和溶脂性能,可直接破坏黏膜屏障而导致黏膜糜烂和出血。

(4) 创伤和物理因素:剧烈恶心或干呕、放置胃管、胃镜下各种止血技术(如激光、电凝)、息肉摘除等微创手术以及大剂量放射线照射均可引起胃黏膜糜烂、溃疡。

2. 发病机制 见图 4-2-1。

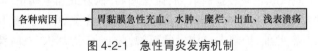

图 4-2-1 急性胃炎发病机制

(二) 护理评估

1. 健康史 详细询问病人有无服用非甾体抗炎药,是否服用某些抗肿瘤药、铁剂和氯化钾口服液等;有无严重的脏器病变、严重创伤、大面积烧伤、大手术、颅脑病变、休克及不良精神心理因素等;有无大量饮酒等致病因素。

2. 临床表现　多数病人症状不明显。有症状者主要表现:①急性糜烂出血性胃炎,多以

考点:临床
表现

突发的呕血和(或)黑便为首发症状,是上消化道出血的常见病因之一,占所有上消化道出血原因的 10% ~25%。大量出血可引起晕厥或休克,持续少量出血可导致贫血。②服用 NSAID 引起的急性胃炎,多数症状轻微,如上腹部不适或隐痛,或无明显症状,或被原发病掩盖,不发生急性上消化道出血。体征:上腹部可有不同程度的压痛。

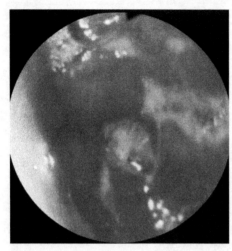

图 4-2-2　急性糜烂出血性胃炎的胃黏膜表现

3. 辅助检查

(1)胃镜检查:是确诊的依据。镜下可见胃黏膜多发性糜烂、出血、浅表溃疡,表面可附有黏液和炎性渗出物,见图 4-2-2。

(2)粪便检查:粪便隐血试验阳性。

(三)治疗要点

针对病因和原发疾病采取防治措施。药物引起立即停药,并服用抑酸剂如 H$_2$ 受体拮抗剂(如西咪替丁)、质子泵抑制剂(如奥美拉唑)或胃黏膜保护剂(如硫糖铝、米索前列醇等)。有急性应激者在积极治疗原发病的同时,可使用抑制胃酸分泌的药物,以预防急性胃黏膜损害的发生。若发生上消化道大量出血,参见本章第7节"上消化道出血"相关内容。

(四)主要护理诊断及合作性问题

1. 疼痛:胃痛　与胃黏膜的炎性病变有关。

2. 知识缺乏:缺乏有关本病的病因及防治知识。

(五)护理措施

考点:饮食
护理

1. 休息与活动　急性发病时注意休息,减少活动。急性应激引起者应卧床休息。

2. 饮食护理　进食应定时、有规律,不可暴饮暴食,避免辛辣刺激食物。一般给予少渣、温凉半流质饮食,少量多餐,每日 5~7 次。如有少量出血可给牛奶、米汤等流质中和胃酸,有利于胃黏膜的修复。急性大出血或呕吐频繁时应禁食,可静脉补充营养。

3. 病情观察　观察病人有无上腹部不适、腹胀、恶心、呕吐和食欲减退等消化道表现。监测粪便隐血检查,观察有无上消化道出血的征象,如呕血和(或)黑便等,以及观察生命体征、尿量、末梢循环情况,注意有无出血性休克发生。

4. 用药护理　避免使用 NSAID 等对胃肠道刺激较强的药物。必要时指导病人正确服用抑酸剂、胃黏膜保护剂等药物,观察药物的疗效及不良反应。

5. 上消化道大量出血护理　参见本章第7节"上消化道出血"相关内容。

6. 心理护理　紧张、焦虑可使血管收缩,血压增高,诱发或加重病情,所以护理人员应向病人耐心说明有关急性胃炎的基本知识,使其认识到消除紧张、焦虑心理,保持轻松愉快心情对疾病康复的重要性。此外,护理人员应经常巡视,关心、安慰病人,及时清除血迹、污物,以减少对病人的不良刺激,增加其安全感。

(六)健康教育

1. 知识指导　向病人及家属介绍急性胃炎的发病知识和预防方法。

2. 生活指导　注意饮食卫生,进食要有规律,避免过冷、过热、辛辣等刺激性食物及浓茶、咖啡等刺激性饮料;戒烟酒。保持轻松愉快的心情。

3. 用药指导　指导病人就诊时主动告诉医生胃炎病史,尽量避免使用对胃肠道黏膜有刺激的药物,若必须使用,最好同时服用制酸剂、胃黏膜保护剂。

二、慢 性 胃 炎

(一) 概述

慢性胃炎(chronic gastritis)是由多种病因引起的胃黏膜慢性炎症,以幽门螺杆菌感染引起的胃黏膜慢性炎症最常见。发病率在各种胃病中占首位,男性稍多于女性,任何年龄均可发病。

考点:慢性胃炎分类

1. 分类　根据病变部位不同可分为:①胃窦炎:多由幽门螺杆菌(Hp)感染引起;②胃体炎:多与自身免疫有关;③全胃炎:可由 Hp 感染所致。我国目前采用的是国际上新悉尼系统分类方法,将慢性胃炎分为非萎缩性(以往称浅表性)胃炎、萎缩性胃炎和特殊类型胃炎 3 大类。萎缩性胃炎又分为多灶萎缩性胃炎和自身免疫性胃炎。

2. 常见病因

(1) Hp 感染:目前认为 Hp 感染是慢性胃炎最主要的病因。Hp(图 4-2-3)经口进入胃内,部分可被胃酸杀灭,部分附着于胃窦部黏液层,通过其鞭毛结构,可在胃内黏液层中自由活动,并依靠其黏附素与胃黏膜上皮细胞紧密接触,直接侵袭胃黏膜;Hp 分泌尿素酶,能分解尿素产生氨中和胃酸,既形成了有利于 Hp 定居和繁殖的中性环境,又损伤了上皮细胞;Hp 能产生细胞毒素使上皮细胞空泡变性,造成黏膜损害和炎症;Hp 的菌体胞壁还可作为抗原诱导自身免疫反应。

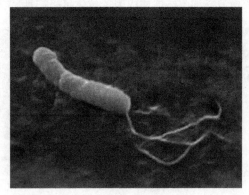

考点:慢性胃炎最主要的病因是 Hp 感染

图 4-2-3　幽门螺杆菌

(2) 自身免疫:自身免疫性胃炎以富含壁细胞的胃体黏膜萎缩为主。病人血液中存在壁细胞抗体和内因子抗体,破坏壁细胞,使胃酸分泌减少乃至缺失,还可影响维生素 B_{12} 的吸收,导致恶性贫血。

(3) 十二指肠-胃反流:削弱胃黏膜的屏障功能而损害胃黏膜。

(4) 其他:老年胃黏膜退行性变、长期消化不良、营养缺乏等也可使胃黏膜容易受损。

3. 发病机制　见图 4-2-4。

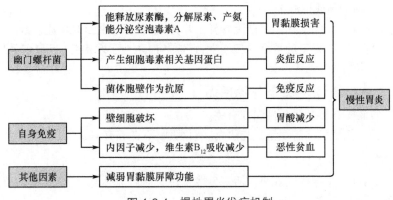

图 4-2-4　慢性胃炎发病机制

（二）护理评估

1. 健康史　详细询问病人有无恶性贫血；有无十二指肠液反流；是否长期摄食粗糙或刺激性食物、酗酒、高盐饮食；是否经常服用非甾体类抗炎药等药物；有无慢性右心衰竭、肝硬化门静脉高压症等可引起胃黏膜淤血缺氧的疾病。

2. 临床表现　慢性胃炎进展缓慢，病程迁延，70%～80%缺乏特异性症状。部分病人表现为上腹部隐痛不适、饱胀、烧灼感、反酸、嗳气、食欲不振、恶心、呕吐等，症状常与进食或食物种类有关。恶性贫血病人可出现全身衰弱、明显厌食、贫血和体重减轻，一般消化道症状较少，体征多不明显。

考点：辅助检查

3. 辅助检查　①胃镜及胃黏膜活组织检查：是最可靠的确诊方法。胃镜下慢性萎缩性胃炎黏膜呈颗粒状，黏膜血管显露，色泽变淡，皱襞细小（图4-2-5）。慢性非萎缩性胃炎表现为黏膜红黄相间、黏膜皱襞肿胀、粗糙。在胃镜的基础上进行活组织检查，明确病变类型，并可做 Hp 检测。②幽门螺杆菌检测：见本章第3节相关内容。③血清学检查：自身免疫性胃炎病人血清壁细胞抗体或内因子抗体可呈阳性，维生素 B_{12} 水平明显低下。

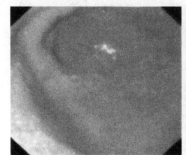
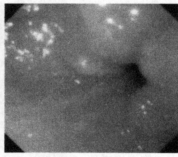
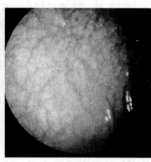

正常胃黏膜　　　　　　　浅表性胃炎　　　　　　　萎缩性胃炎

图 4-2-5　正常胃黏膜与慢性胃炎胃黏膜比较

考点：对因、对症处理

（三）治疗要点

1. 根除 Hp 治疗　具体方案参见本章第3节"消化性溃疡"相关内容。

2. 对症处理　根据病因给予对症处理。如因服非甾体类抗炎药引起，应停药，并给予抗酸剂或用硫糖铝等胃黏膜保护药；胆汁反流者，可用氢氧化铝凝胶等吸附或考来烯胺等；胃动力减弱者，应用促胃肠动力药，如多潘立酮（吗丁啉）、西沙比利等。促胃肠动力药应在餐前1小时及睡前1小时服用，不宜与阿托品等解痉剂合用；胃酸缺乏者，可应用胃蛋白酶合剂；胃酸增高者可应用抑酸剂或抗酸剂。

3. 自身免疫性胃炎的治疗　目前无特异治疗方法，有恶性贫血时可注射维生素 B_{12}。

4. 手术治疗　对于肯定的重度异型增生，宜选择预防性手术治疗，目前多采用内镜下胃黏膜切除术。

（四）主要护理诊断及合作性问题

1. 疼痛：腹痛　与胃黏膜炎性病变有关。

2. 营养失调：低于机体需要量　与厌食、消化吸收不良等有关。

（五）护理措施

考点：饮食护理

1. 休息与活动　指导病人规律生活。急性发作时应卧床休息，病情缓解时，可参加正常活动，进行适当的锻炼，避免过度劳累。

2. 饮食护理

（1）饮食原则：鼓励病人养成良好的饮食习惯，少量多餐，定时定量，细嚼慢咽，给予高热量、高蛋白、高维生素及易消化的饮食，避免摄入过冷、过热、粗糙和辛辣刺激性食物和饮料，戒烟酒。剧烈呕吐、呕血时应禁食。

（2）食物选择：向病人及家属说明饮食对促进慢性胃炎康复的重要性，指导病人及家属根据病情选择易消化的食物种类，如胃酸低者可酌情食用浓肉汤、鸡汤、山楂及食醋等刺激胃酸分泌；高胃酸者可食用清淡的菜泥、牛奶、面包等；病情加重时可给予无渣、半流质温热饮食。指导病人及家属注意改进烹调技巧，粗粮细做，软硬适中，注意食物的色、香、味搭配，以增进病人食欲。

（3）进餐环境：提供清洁、舒适的进餐环境。保持口腔清洁舒适，鼓励病人晨起、睡前、进餐前刷牙或漱口。

（4）营养状况评估：观察并记录病人每日进餐次数、量、品种，了解其摄入的营养素能否满足机体需要。定期测量体重，监测血红蛋白、血清蛋白等有关营养指标的变化情况。

3. 观察病情　密切观察病人腹痛的部位、性质，呕吐物及大便的颜色、量和性质的变化，观察病人用药前后症状改善情况，以便及时发现病情变化。

4. 用药护理　遵医嘱应用根除 Hp 感染治疗以及应用抑酸剂、胃黏膜保护剂时，应注意观察药物疗效及不良反应。多潘立酮偶可引起惊厥、肌肉震颤等锥体外系症状，应饭前服用，且不宜与阿托品等解痉剂合用。莫沙必利有腹泻、腹痛、口干等不良反应。

5. 腹痛护理　指导病人采用转移注意力、做深呼吸等方法缓解疼痛；采用热水袋敷胃部，以解除胃痉挛，减轻疼痛；可用针灸内关、合谷、足三里等穴位来缓解疼痛。

6. 心理护理　病人常因病情反复、病程迁延表现出焦虑、烦躁等情绪，护理人员应鼓励病人以积极的态度配合治疗。采用转移注意力、听音乐、做深呼吸等方法使其精神放松，减轻焦虑。告知病人本病经过正规治疗是可以逆转的，对于异型增生，经严密随访，即使有恶变及时手术也可以获得满意的疗效，帮助病人树立信心，消除焦虑心理，配合治疗。

（六）健康教育

1. 知识指导　向病人及家属讲解本病的有关知识，指导其避免诱发因素及自我护理的方法。

2. 生活指导　指导病人保持身心愉快，坚持有规律的生活；注意饮食卫生，养成良好的饮食习惯，摄取清淡富有营养的易消化食物，食物应多样化，注意补充多种营养物质，保证摄入足量的蛋白质及维生素，少吃腌制、富含硝酸盐和亚硝酸盐的食物，避免过冷、过热、辛辣刺激性食物和饮料，定时定量，细嚼慢咽，避免刺激性食物，戒除烟酒；要指导病人注意饮食卫生，餐前便后洗手，避免粪-口或口-口等主要传播途径传播 Hp 感染。

3. 用药指导　指导病人坚持按医嘱用药，介绍可能出现的药物不良反应。避免使用对胃黏膜有刺激的药物，如阿司匹林、吲哚美辛、糖皮质激素等。

4. 病情监测指导　指导病人定期门诊随访，发现异常及时复诊，尤其是有肠上皮化生和非典型增生时，应定期做胃镜和病理检查，以便早期发现病情变化，及早治疗。

案例 4-2-1 分析

1. 初步诊断及诊断依据　①大量饮白酒；②上腹隐痛不适，解黑便 2 次；③胃镜可见胃窦部黏膜有糜烂、出血。故初步诊断为急性胃黏膜病变（急性糜烂出血性胃炎）。

2. 主要护理诊断　①知识缺乏：缺乏有关本病的病因及防治知识；②疼痛：腹痛　与胃黏膜炎症病变有关；③有体液不足的危险　与上消化道出血有关。

3. 饮食护理措施　①进食应定时、有规律,不可暴饮暴食,避免辛辣刺激食物;②一般给予少渣、温热半流质饮食,少量多餐,每日 5~7 次;③因有少量出血可给牛奶、米汤等流质中和胃酸,有利于胃黏膜的修复。

(王　刚)

第 3 节　消化性溃疡

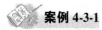 **案例 4-3-1**

病人,男性,45 岁,反复中上腹疼痛 2 年余。疼痛呈烧灼感,常于夜间痛醒,进食后疼痛缓解。近日来症状有所加重,有焦虑情绪。查体:T 36.7℃,P 88 次/分,R 22 次/分,BP 110/70 mmHg。胃镜检查发现十二指肠球部黏膜充血水肿。

问题:1. 初步诊断及诊断依据是什么?
　　　2. 主要护理诊断是什么?
　　　3. 应用抑制胃酸药物的注意事项有哪些?

(一) 概述

考点:概念

消化性溃疡(peptic ulcer,PU)主要指发生在胃和十二指肠黏膜的慢性溃疡,即胃溃疡(gastric ulcer,GU)和十二指肠溃疡(duodenal ulcer,DU)。因溃疡的形成与胃酸/胃蛋白酶的消化作用有关,故称消化性溃疡。消化性溃疡是全球性常见疾病,约有 10% 的人患过此病,可发生于任何年龄,DU 好发于青壮年,GU 的发病年龄一般较 DU 约迟 10 年。男性发病率远远高于女性。秋冬和冬春之交是本病的好发季节。

1. 常见病因

考点:病因和发病机制

(1) Hp 感染:是消化性溃疡的主要病因。

(2) 药物:NSAID、糖皮质激素、化疗药物、西罗莫司等药物均可引发溃疡。NSAID 除了直接作用于胃、十二指肠黏膜引起损伤外,还可引起胃肠黏膜生理性前列腺素 E 合成不足,削弱了后者对胃、十二指肠黏膜的防御和修复功能。NSAID 引起的溃疡,以 GU 较 DU 多见。

(3) 胃酸和胃蛋白酶:胃酸、胃蛋白酶是胃液的主要成分,消化性溃疡的最终形成是由于胃酸/胃蛋白酶对黏膜自身消化所致,胃蛋白酶活性依赖酸性环境,当 pH 上升到 4 以上时,胃蛋白酶就失去活性,所以胃酸在消化性溃疡中起决定作用,是溃疡形成的直接原因。胃酸分泌过多在 DU 的发病机制中起主要作用。

(4) 其他因素:下列因素也可能对消化性溃疡的发生有不同程度的影响:①遗传因素:部分消化性溃疡病人有该病的家族史,提示可能的遗传易感性;②胃排空障碍:研究发现,胃排空增快可使十二指肠球部酸负荷增大,而胃排空延迟及食糜停留过久可持续刺激胃窦 G 细胞,使促胃泌素分泌增加;③诱因:应激、吸烟、进食无规律、长期精神紧张、焦虑、过度劳累等是消化性溃疡发生的常见诱因。

2. 发病机制　溃疡发生机制是黏膜侵袭因素和防御因素失平衡的结果,胃酸在溃疡形成中起关键作用。GU 以黏膜屏障功能降低为主要机制,DU 则以高胃酸分泌起主导作用。胃、十二指肠黏膜的自身防御因素包括黏液/碳酸氢盐屏障、黏膜屏障、黏膜血流量、细胞更新、前列腺表皮因子等。

(二) 护理评估

1. 健康史　详细询问病人有关疾病的诱因和病因,有无喜食过冷、过热及过于粗糙、辛辣等刺激性食物的习惯;是否长期服用阿司匹林、吲哚美辛等非甾体抗炎药;有无严重的脏器病变、严重创伤、大面积烧伤、大手术、颅脑病变、休克及不良精神刺激等;家庭有无溃疡病者;是否嗜烟酒;有无慢性胃炎病史;发病是否与天气变化、饮食不当或情绪激动等有关。

2. 临床表现

（1）症状

1）上腹部疼痛:是本病的主要症状,疼痛性质可表现为胀痛、剧痛、钝痛、灼痛、饥饿样不适等,具有慢性病程、周期性发作、节律性上腹部疼痛三大特点,其疼痛性质、部位、疼痛时间等根据溃疡部位的不同而有其特点（表 4-3-1）。部分病人可无腹痛症状或症状较轻,而仅表现为无规律性的上腹隐痛不适,或以出血、穿孔等并发症为首发症状。

考点: 上腹部疼痛特点

表 4-3-1　GU 和 DU 腹痛特点的比较

	胃溃疡（GU）	十二指肠溃疡（DU）
疼痛部位	中上腹或剑突下和剑突下偏左	中上腹或中上腹偏右处
疼痛发作时间	多在餐后 1 小时内发生,经 1~2 小时后逐渐缓解,又称"餐后痛"	常在餐后 2~4 小时开始出现,即空腹痛,也可发生在夜间,即夜间痛
疼痛性质	多呈灼痛、胀痛	多呈灼痛、饿痛或饥饿样不适感
疼痛节律	进食-疼痛-缓解	疼痛-进食-缓解

2）其他症状:本病除上腹疼痛外,还可有反酸、嗳气、上腹饱胀、恶心、呕吐、食欲减退等消化不良症状。

（2）体征:发作期上腹部可有局限性压痛,DU 可偏右,GU 可偏左（GU 和 DU 的鉴别见表 4-3-2）。缓解期则无明显体征。

表 4-3-2　GU 和 DU 的鉴别

	胃溃疡（GU）	十二指肠溃疡（DU）
发病率	较低	较高
常见部位	胃角或胃窦、胃小弯	十二指肠球部
发病年龄	中老年	青壮年
胃酸分泌	正常或降低	增多
发病机制	主要是防御/修复因素减弱	主要是侵袭因素增强
Hp 检出率	80%~90%	90%~100%
疼痛特点	餐后 1 小时疼痛-餐前缓解-进餐后 1 小时再疼痛;午夜痛	餐前痛-进餐后缓解-餐后 2~4 小时再疼痛-进食后缓解;午夜痛多见
出血	不易发生	易发生
癌变	少数	几乎没有

（3）特殊类型的消化性溃疡:①复合溃疡:胃与十二指肠球部同时有溃疡,DU 常先发生于 GU,易发生幽门梗阻;②幽门管溃疡:上腹痛节律性不明显,药物疗效差,易发生幽门梗阻、出血、穿孔等并发症;③球后溃疡:发生在十二指肠球部远端的溃疡,午夜痛和背部放射痛多见,易并发出血;④无症状溃疡:多见于 NSAID 引起的溃疡,老年人多见,常以出血、穿孔等并发症为首发症状;⑤老年消化性溃疡:多见 GU,位于胃体上部或胃底,溃疡较大,症状不典型,易误诊为胃癌;⑥巨大溃疡:是指溃疡的直径大于 2cm,易发生穿孔,应注意与恶性溃疡鉴别。

考点:并发症

3. 并发症

(1) 出血:是最常见的并发症,DU 比 GU 易发生。

(2) 穿孔:是最严重的并发症。包括:①溃破入腹腔引起急性弥漫性腹膜炎:最为常见,常因饮酒、劳累、服用 NSAID 等诱发,表现为突发的剧烈腹痛,大汗淋漓,烦躁不安,服用抑酸剂不能缓解,疼痛多自上腹开始迅速蔓延至全腹,腹肌紧张呈板样僵直,有明显压痛和反跳痛、肝浊音界消失等急性弥漫性腹膜炎的体征。②溃破穿孔并受阻于毗邻实质脏器:如肝、胰、脾等,称穿透性溃疡,发生较慢,腹痛变得顽固而持续,如穿透至胰腺,腹痛放射至背部,血淀粉酶升高。③穿入空腔脏器形成瘘管:DU 可穿破胆总管,GU 可穿破入十二指肠或横结肠,可通过钡餐或 CT 确定。

(3) 幽门梗阻:主要由 DU 或幽门管溃疡引起。临床表现常有明显上腹胀痛,餐后加重,呕吐后稍减轻,呕吐物可为酸腐味的宿食;严重呕吐可有脱水和低氯低钾性碱中毒,常继发营养不良;腹部可有振水音、胃蠕动波等体征。

(4) 癌变:少数 GU 可发生癌变。长期 GU 病史、年龄在 45 岁以上,严格内科治疗 4~6 周症状无好转,上腹部节律性疼痛消失,粪便隐血试验持续阳性者,应怀疑癌变。

4. 辅助检查

(1) 胃镜检查:是确诊消化性溃疡的首选方法,可直接观察溃疡部位、病变大小、性质,并可在直视下取活组织做病理检查和 Hp 检测。胃镜下可见消化性溃疡常呈圆形、椭圆形或线形,边缘光滑,底部有灰黄色或灰白色渗出物,溃疡周围黏膜有充血、水肿,皱襞向溃疡集中(图 4-3-1)。GU 多在胃角和胃窦小弯,DU 多发生在球部(图 4-3-2)。

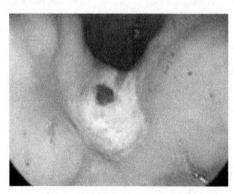

图 4-3-1 胃镜下消化性溃疡灶

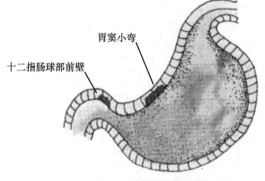

十二指肠球部前壁

胃窦小弯

图 4-3-2 消化性溃疡好发部位示意图

(2) X 线钡餐检查:适用于对胃镜检查有禁忌或不愿接受胃镜检查者。龛影是溃疡的直接 X 线征象,有确诊价值。局部压痛、胃大弯侧痉挛性切迹、十二指肠球部激惹和畸形等是间接征象,提示溃疡可能(图 4-3-3)。

(3) Hp 检测:Hp 检测结果有助于治疗方案的选择。①侵入性方法包括快速尿素酶测定、组织学检查和 Hp 培养等;②非侵入性方法常用^{13}C-或^{14}C-尿素呼气试验。常作为根除治疗后复查的首选方法。

(4) 大便隐血试验:隐血试验阳性提示消化性溃疡有活动,若 GU 病人持续阳性,应怀疑有癌变的可能。

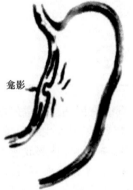

龛影

图 4-3-3 胃溃疡钡剂造影龛影示意图

考点:治疗要点

(三) 治疗要点

治疗目标为消除病因、控制症状、促进溃疡愈合、防止复发和避免并发症。针对病因的治疗如根除幽门螺杆菌,有可能彻底治愈溃疡病,是近年消化性溃疡治疗的一大进展。治疗消化性溃疡的药物可分为抑制胃酸分泌的药物和保护胃黏膜的药物两大类,主要起缓解症状和促进溃疡愈合的作用,常与根除 Hp 治疗配合使用。

1. 抑制胃酸分泌 疗程通常 4~6 周。

(1) H_2 受体拮抗剂(H_2RA):主要通过选择性竞争结合 H_2 受体,使壁细胞分泌胃酸减少。常用药物有西咪替丁、雷尼替丁、法莫替丁等,多用于根除 Hp 疗程完成后的后续治疗。

(2) 质子泵抑制剂(PPI):使 H^+-K^+-ATP 酶不可逆失活,抑酸作用强而持久,促进溃疡愈合速度快,溃疡愈合率高,此外还可增强抗 Hp 抗生素的作用。常用药物有奥美拉唑、兰索拉唑、泮托拉唑等。

2. 根除 Hp 消化性溃疡无论初发或复发、活动或静止、有无合并症,均应予根除 Hp 治疗。根除 Hp 不但可促进溃疡愈合,而且可预防溃疡复发。因常用于根除 Hp 治疗的抗生素需要联合 PPI 抑制胃酸后才能发挥其抗菌作用,故常采用 1 种 PPI+2 种抗生素或 1 种铋剂+2 种抗生素进行 Hp 根除治疗(表 4-3-3),疗程 7~14 天。对有并发症和经常复发的消化性溃疡病人,在治疗结束后至少 4 周应复检 Hp。

表 4-3-3 根治幽门螺杆菌的常用药物

抗生素	克拉霉素、阿莫西林、甲硝唑、替硝唑、喹诺酮抗生素、呋喃唑酮、四环素
PPI	埃索美拉唑、奥美拉唑、兰索拉唑、泮托拉唑,雷贝拉唑
铋剂	枸橼酸铋钾、果胶铋、碱式碳酸铋

3. 保护胃黏膜

(1) 胃黏膜保护剂:包括枸橼酸铋钾和前列腺素类药物。铋剂分子量较大,在酸性环境中呈胶体状,与溃疡基底面的蛋白形成蛋白-铋复合物,阻断胃酸/胃蛋白酶自身消化,此外还可通过包裹 Hp 菌体,干扰 Hp 代谢而发挥杀菌作用;前列腺素类药物如米索前列醇,具有抑制胃酸分泌、增加胃、十二指肠黏膜黏液及碳酸氢盐分泌,增加黏膜血流等作用,主要用于 NSAID 导致溃疡的预防。

(2) 弱碱性抗酸剂(抗酸剂):常用铝碳酸镁、氢氧化铝凝胶、硫糖铝等。具有中和胃酸,短暂缓解疼痛,但不能促进溃疡愈合,由于能促进前列腺素合成,增加黏膜血流量、刺激胃黏膜分泌碳酸氢盐,目前更多被视为黏膜保护药。

4. 手术治疗 对于大量出血经内科治疗无效、急性穿孔、瘢痕性幽门梗阻、胃溃疡恶变者以及经内科严格治疗无效的顽固性溃疡,均应及时选择手术治疗。

(四) 主要护理诊断及合作性问题

1. 疼痛:腹痛 与胃、十二指肠溃疡有关。
2. 营养失调:低于机体需要量 与疼痛致摄入量减少及消化吸收障碍有关。
3. 知识缺乏:缺乏消化性溃疡的病因及防治知识。
4. 潜在并发症:上消化道出血、穿孔、幽门梗阻、癌变。

(五) 护理措施

1. 休息与活动 溃疡活动期病人或症状较重或大便隐血试验阳性者应卧床休息,以缓解疼痛等症状。溃疡缓解期可适当活动,劳逸结合,避免过度劳累。

2. 饮食护理

(1) 良好饮食习惯:定时定量,少食多餐,每天进餐 4~5 次,避免餐间零食和睡前进食,细嚼慢咽。规律进餐能使胃酸分泌有规律;少食多餐可中和胃酸,减少胃的饥饿性蠕动,同时可 **考点**:饮食护理避免过饱所引起的胃窦部扩张增加促胃液素的分泌;细嚼慢咽能减少对消化道过强的机械刺激,同时咀嚼还可增加唾液分泌,具有稀释和中和胃酸的作用。

(2)合理选择食物:宜选用营养丰富、清淡、易消化的食物,以利促进胃黏膜修复和提高抵抗力;主食选择如稀饭、面条等,面食柔软易消化、含碱能中和胃酸。牛奶还有抗幽门螺杆菌黏附作用和抑制幽门螺杆菌产生细胞空泡毒素等作用,但其所含钙质可刺激胃酸分泌,故应适量饮用,不宜过多食用,且宜在两餐之间适量饮用;脂肪到达小肠时能刺激小肠分泌抑胃液素抑制胃酸分泌,但同时又引起胃排空减慢、胃窦扩张致胃酸分泌增多,故脂肪摄取应适量。

(3)饮食禁忌:避免生冷、辛辣、粗糙、油炸等对胃黏膜有较强机械刺激的食物及浓肉汤、浓茶、浓咖啡、浓醋等刺激性食物和饮料。戒烟酒。

(4)恶心、呕吐剧烈者暂禁食,可静脉维持营养,并按医嘱正确使用镇吐药,待症状缓解后逐步由流质、半流质、软饭,直至恢复正常饮食。

3. 病情观察　①一般状态:注意生命体征、营养状态等。②临床表现:观察病人腹痛的规律和特点,包括腹痛的部位、程度、持续时间、诱发因素,与饮食的关系等。③并发症:有无突发性腹部剧痛;有无放射痛、恶心、呕吐等伴随症状及腹部体征的变化;注意大便的颜色、性状及量的变化,以及早发现并发症。

4. 用药护理　根据医嘱给予药物治疗,并注意观察药效及不良反应。

考点:用药护理

(1)抗酸药:应在两餐之间和睡前服用,在胃内容物将近排空或完全排空后发挥其抗酸作用。片剂应嚼服,乳剂给药前应充分摇匀。避免与奶制品、酸性食物及饮料同时服用,防止形成络合物。氢氧化铝凝胶能阻碍磷的吸收,引起磷缺乏症,表现为食欲不振、软弱无力等症状,甚至可导致骨质疏松,长期大量服用还可引起便秘,对长期便秘者可与镁制剂交替使用。铝碳酸镁易引起腹泻,用药期间要加强观察。

(2)H_2RA:应在餐中或餐后即刻服用,也可将一天的剂量于睡前顿服,若需同时服用碱性抗酸药,两药应间隔 1 小时以上。若静脉给药应注意控制速度,速度过快易导致低血压和心律失常。西咪替丁不良反应较多,影响肝、肾功能和血象,用药期间要注意监测肝、肾功能和血常规。雷尼替丁和法莫替丁不良反应较少。

(3)PPI:奥美拉唑可引起个别病人头晕,特别是初次用需减少活动,避免开车或其他需高度集中注意力的工作。兰索拉唑的主要不良反应包括荨麻疹、皮疹、瘙痒、头痛、口苦、肝功能异常等。泮托拉唑的不良反应较少,偶可引起头痛和腹泻。

(4)其他药物:①硫糖铝、胶体铋剂(得乐等药),应在餐前 1 小时与睡前服用。该类药在酸性环境下能与溃疡面上带正电荷的渗出蛋白质相结合形成保护膜,并刺激局部内源性前列腺素的合成,保护黏膜。②制酸药需在服用硫糖铝前半小时或服后 1 小时服用。③硫糖铝主要不良反应是便秘。④短期服用胶体铋剂除有舌苔和粪便变黑外很少有其他不良反应,长期服用可造成铋在体内大量堆积引起神经毒性,故不宜长期应用。胶体铋剂不得与牛奶、抗酸药物同服,以免影响药效。⑤米索前列醇的常见不良反应是腹泻。此外,还可引起子宫收缩,故孕妇忌用。⑥用阿莫西林前注意询问是否有青霉素过敏史。甲硝唑应餐后服用,以减轻胃肠道反应。

5. 腹痛的护理　帮助病人认识和去除病因,对服用 NSAID 者,若病情允许应停药,若必须服用药,可遵医嘱换用对胃黏膜刺激小的药物;避免暴饮暴食和食用刺激性食物;对嗜烟酒者,应与病人共同制订切实可行的戒烟戒酒计划,并督促其执行;指导病人缓解疼痛的方法,如 DU 病人常表现为空腹痛或夜间痛,指导病人随身带碱性食物(如苏打饼干等),在疼痛前或疼痛时进食,或服用制酸剂;也可采用局部热敷或针灸止痛。

6. 并发症护理 ①急性穿孔和瘢痕性幽门梗阻时,应立即遵医嘱做好手术准备,行外科手术治疗。②急性幽门梗阻时,做好呕吐物的观察与处理,指导病人禁饮水,行胃肠减压,保持口腔清洁,遵医嘱静脉补充液体,并做好抗生素的用药护理。幽门梗阻的病人不宜用抗胆碱能、解痉药,因可减少胃肠运动,加重梗阻症状。③上消化道大出血护理参见本章第7节"上消化道出血病人的护理"相关内容。

7. 心理护理 消化性溃疡的病人往往因疼痛刺激或并发出血,产生紧张、焦虑等不良情绪,通过神经内分泌机制加重胃十二指肠黏膜下血液循环障碍,加重溃疡。故应多与病人交谈,使病人了解本病的诱发因素、疾病过程和治疗效果,增强病人治疗信心,克服紧张、焦虑心理。

(六)健康教育

1. 知识指导 告知病人定期复诊,向病人和家属讲解引起和加重消化性溃疡病的相关因素,指导病人保持乐观情绪,积极配合治疗。

2. 生活指导 指导病人纠正不良生活习惯,规律生活,合理安排工作和休息,避免劳累,提高对环境的适应能力。戒烟酒,避免刺激性食物,养成良好的生活习惯。

3. 用药指导 指导病人遵医嘱按时、正确服用药物,介绍常用药物的不良反应及预防措施。慎用 NSAID 等对胃肠刺激较大的药物。

4. 病情监测指导 教会病人自我监测病情的方法,观察腹痛的部位和性质,定期复查,若发现疼痛规律改变、黑便、腹胀明显加重等异常情况,应及时就诊。

案例 4-3-1 分析

1. 初步诊断及诊断依据 消化性溃疡,十二指肠球部溃疡。①反复中上腹疼痛2年余,疼痛呈烧灼感,常夜间痛醒,进食后疼痛缓解;②胃镜发现十二指肠球部溃疡。

2. 主要护理诊断 ①疼痛:腹痛 与十二指肠溃疡有关;②知识缺乏:缺乏有关消化性溃疡的病因及防治知识;③潜在并发症:上消化道出血、肠穿孔。

3. 抑酸药的注意事项 ①抗酸药饭后1小时和睡前服,片剂嚼服,乳剂给药前摇匀。避免与奶制品、酸性食物及饮料同服防络合物形成。氢氧化铝凝胶能阻碍磷的吸收,长期服用引起便秘,可与镁剂交替使用。铝碳酸镁易引起腹泻,用药期间要加强观察。②H_2RA 餐中、餐后服用或睡前顿服,需同时服用碱性抗酸药,两药应间隔1小时以上。若静脉给药应注意控制速度,防低血压和心律失常。西咪替丁注意监测肝、肾功能和血常规。③PPI:奥美拉唑可头晕,初用需减少活动,避免开车等高度集中注意力的工作。兰索拉唑有荨麻疹、皮疹、瘙痒、头痛、口苦、肝功能异常等。

（王　刚）

第4节 肝 硬 化

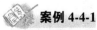

案例 4-4-1

病人,男性,53岁。乙型肝炎病史10年。乏力、纳差2个月余,腹胀、少尿半月。病人精神紧张,担心癌变。查:T 36.7℃,P 88次/分,R 22次/分,BP 110/70 mmHg。消瘦,神志清楚,肝病面容,巩膜轻度黄染,肝掌(+),左颈部可见3枚蜘蛛痣,腹部膨隆,腹壁可见静脉曲张,血流方向以脐为中心呈放射状,脾肋下2cm,移动性浊音(+),双下肢轻度水肿。

问题:1. 初步诊断及诊断依据是什么?
　　2. 主要护理问题有哪些?
　　3. 腹水的护理措施有哪些?

（一）概述

考点：概念、主要病因和病理特征

肝硬化（hepatic cirrhosis）是由一种或多种原因引起的、以肝组织弥漫性纤维化、假小叶和再生结节为组织学特征的进行性慢性肝病。起病隐匿、发展缓慢，早期无明显症状，后期因肝脏变形硬化、肝小叶结构破坏和血液循环途径显著改变，临床以肝功能减退和门静脉高压为主要表现，常并发上消化道出血、肝性脑病、继发感染等而死亡。肝硬化是常见病，发病高峰年龄为 35~50 岁，男性多见。

1. **常见病因** 引起肝硬化的病因很多，在我国以病毒性肝炎最常见，欧美国家则以慢性酒精中毒多见。①病毒性肝炎：乙型肝炎病毒（HBV）感染为最常见的病因，其次是丙型肝炎病毒（HCV）感染。从病毒性肝炎发展成肝硬化短至数月，长达数十年。②慢性酒精中毒：长期大量饮酒，乙醇及其中间代谢产物（乙醛）对肝脏的毒性作用可导致酒精性肝炎，继而发展为肝硬化。③药物或化学毒药：反复接触小剂量工业毒物如四氯化碳、磷、砷等，或长期服用某些对肝脏有毒的药物，甲基多巴、双醋酚汀、异烟肼等，均可导致中毒性肝炎而演变成肝硬化。④胆汁淤积：肝外胆管阻塞或肝内胆汁淤积，高浓度的胆酸和胆红素损伤肝细胞，使肝细胞发生变性、坏死，逐渐发展为肝硬化。⑤循环障碍：慢性充血性心力衰竭、缩窄性心包炎、肝静脉和（或）下腔静脉阻塞等致肝细胞长期淤血，肝细胞缺氧、变性、坏死和结缔组织增生，最后逐渐发展成肝硬化。⑥自身免疫性肝炎：可进展为肝硬化。⑦遗传和代谢性疾病：遗传性或代谢性疾病使某些物质或其代谢产物沉积于肝，引起肝细胞坏死、纤维组织增生发展成肝硬化。⑧血吸虫病：反复或长期感染血吸虫者，虫卵及其毒性产物沉积于肝脏汇管区，引起纤维组织增生，导致肝纤维化和门静脉高压，称为血吸虫性肝纤维化。⑨营养障碍：长期食物中营养不足或不均衡、多种慢性疾病导致的脂肪肝都可发展为肝硬化。⑩隐源性肝硬化：发病原因不明导致的肝硬化。

2. **发病机制** 见图 4-4-1。

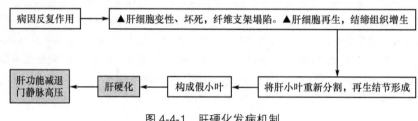

图 4-4-1　肝硬化发病机制

3. **病理** 肝的大体形态表现为肝脏变形，早期肿大、晚期明显缩小，重量减轻，质地变硬，外现呈灰褐色，表面有弥漫性大小不等的结节和塌陷区，切面可见肝正常结构消失。分为小结节性肝硬化（最常见）、大结节性肝硬化和大小结节混合性肝硬化。

（二）护理评估

1. **健康史** 评估有无慢性病毒性肝炎、是否长期大量饮酒，有无长期反复接触如四氯化碳、磷、砷等化学毒物或长期服用如双醋酚汀、甲基多巴等对肝脏有损害的药物；有无慢性心力衰竭、胆道疾病史、慢性肠道感染及长期或反复血吸虫感染等病史。

考点：失代偿期临床表现

2. **临床表现** 起病与病程发展一般均较缓慢，可潜伏数年至 10 年以上。临床上一般将肝硬化分为肝功能代偿期和肝功能失代偿期，但两期界限不明显。

代偿期：早期症状较轻，缺乏特异性，不易察觉。以乏力、食欲不振为主要表现，可伴有腹胀、纳差、腹泻等。常因劳累而出现症状，经休息或治疗而缓解。肝脾轻度肿大，质变硬，肝功能多正常或轻度异常。

失代偿期:主要表现为肝功能减退和门静脉高压的症状和体征。

(1) 肝功能减退

1) 营养不良:一般状况较差,可有消瘦乏力,精神不振,皮肤干枯粗糙、水肿等。

2) 消化吸收不良:食欲减退是最常见的症状,进食后常感上腹部饱胀不适、恶心或呕吐,对脂肪和蛋白质耐受性差,稍进油腻肉食易引起腹泻。

3) 黄疸:半数以上病人有皮肤、巩膜黄染,尿色深。当肝细胞有进行性或广泛性坏死、肝功能衰竭时,黄疸持续加重,多为肝细胞性黄疸。

4) 出血倾向和贫血:常有鼻出血、牙龈出血、皮肤紫癜、胃肠出血等倾向。女性病人常有月经过多,主要与肝脏合成凝血因子减少、脾功能亢进致血小板减少以及毛细血管脆性增高有关。由于营养不良、肠道吸收障碍、胃肠失血和脾功能亢进等因素,病人常有不同程度的贫血。

5) 内分泌功能紊乱:①性激素代谢:由于肝脏功能减退对雌激素的灭活下降,使雌激素增多,通过负反馈导致雄激素和糖皮质激素减少。表现为男性病人有性欲减退、睾丸萎缩、乳房发育、毛发脱落等;女性病人常有月经失调、闭经、不孕等。此外,在病人面部、颈、胸、背、上肢等上腔静脉引流部位可见蜘蛛痣和(或)血管扩张,在手掌大鱼际、小鱼际及指端腹侧有红斑,称为肝掌。②抗利尿激素:肝脏功能减退对醛固酮、抗利尿激素灭活功能减弱,而致水肿、尿量减少,促进腹水形成和加重。③肾上腺皮质功能:肝硬化时肾上腺皮质激素合成减少,促黑素细胞激素增加,可表现为面部和暴露部位皮肤色素沉着、面色灰暗或面色黝黑,称肝病面容。④甲状腺激素:肝硬化病人血清总 T_3、游离 T_3 降低,游离 T_4 正常或偏高。

(2) 门静脉高压

1) 腹水:是肝硬化失代偿期最突出的表现,是肝功能减退和门静脉高压的共同结果。大量腹水时可见腹部隆起,状如蛙腹,可发生脐疝,横膈抬高可引起呼吸困难、心悸。部分病人可伴有胸腔积液,以右侧多见,称为肝性胸水。腹水形成的机制:①门静脉压力增高:可导致腹腔脏器毛细血管床静水压增高,组织液回吸收减少而漏入腹腔,是腹水形成的主要原因;②低白蛋白血症:由于肝脏合成白蛋白能力减退及蛋白质摄入和吸收障碍,血清白蛋白降低,当白蛋白低于 30g/L 时,血浆胶体渗透压下降,有效滤过压升高,血管内液外渗;③淋巴液生成过多:肝静脉回流受阻时,肝内淋巴液生成增多,超过胸导管引渡能力,大量淋巴液自肝包膜和肝门淋巴管渗出至腹腔;④抗利尿激素和醛固酮增多:肝功能减退对抗利尿激素和醛固酮灭活能力下降,导致抗利尿激素和醛固酮增多,引起水钠重吸收增加;⑤有效血容量不足:肾小球滤过率下降,排钠、排尿量减少,加重腹水。

2) 侧支循环建立和开放:是门静脉高压的特征性表现。持续门静脉高压,使来自消化器官和脾的回心血液流经肝脏受阻,致门腔静脉建立多个侧支循环。临床上重要的侧支循环有:①食管和胃底静脉曲张,是反映肝硬化门静脉高压最客观的指标,也是肝硬化病人上消化道出血的主要原因;②腹壁静脉曲张,表现为脐周与腹壁可见纡曲的静脉,以脐为中心向上、向下延伸,外观呈水母头状(图 4-4-2);③痔静脉扩张,是门静脉系的直肠上静脉与下腔静脉系的直肠中、下静脉吻合,有时扩张形成痔核,破裂时引起便血(图 4-4-3)。

3) 脾大及脾功能亢进:脾大是肝硬化门静脉高压较早出现的体征,为长期淤血所致,多为轻、中度肿大,上消化道出血时脾脏可暂时缩小。疾病晚期可伴有脾功能亢进,病人血液中红细胞、白细胞、血小板减少,易并发感染及出血。

(3) 肝脏情况:早期可触及肿大的肝脏,质硬,表面尚光滑,边缘钝;晚期肝脏缩小、质地坚硬、呈结节状(图 4-4-4)。

(4) 并发症:①上消化道出血:是最常见的并发症。由于食管下段或胃底静脉曲张破裂引起突然大量呕血和黑便,易诱发肝性脑病或导致出血性休克。②肝性脑病:是本病最严重 **考点:** 并发症

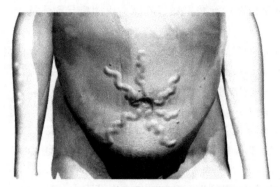

图 4-4-2　腹壁和脐周静脉曲张

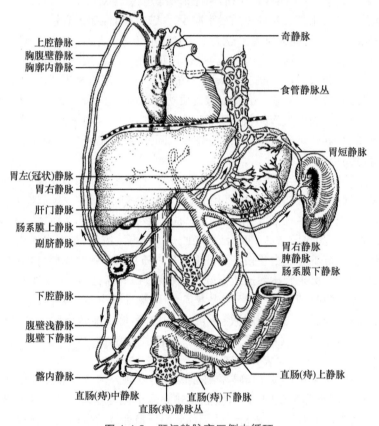

图 4-4-3　肝门静脉高压侧支循环

的并发症,也是最常见的死亡原因。③感染:肝硬化病人抵抗力低下、门腔静脉侧支循环开放等因素,易并发感染,如肺炎、胆道感染、败血症和自发性腹膜炎等。自发性腹膜炎多为革兰阴性杆菌感染,表现为发热、腹痛、腹水迅速增长、腹胀、腹膜刺激征等,严重时可发生中毒性休克。④肝肾综合征:指发生在严重肝病基础上的肾衰竭而肾脏本身无明显器质性损害,又称为功能性肾衰竭。系循环血量不足导致肾小球滤过率下降引起,表现为自发性少尿或无尿、氮质血症、稀释性低钠血症和低尿钠。⑤肝肺综合征:是指严重肝病基础上的低氧血症。⑥原发性肝癌:若病人短期内出现肝脏迅速增大、持续性肝区疼痛、肝表面发现肿块、腹水增加且呈血性等情况,应考虑并发原发性肝癌。⑦电解质和酸碱平衡紊乱:常见的电解质和酸碱平衡紊乱有低钠、低钾、低氯血症、代谢性碱中毒等,与长期低钠饮食、大量利尿和大量放腹水等有关。

3. 辅助检查

（1）血常规：代偿期多正常，失代偿期常有不同程度的贫血。脾功能亢进时，白细胞、血小板计数亦减少。

（2）尿常规：失代偿期可有蛋白尿、血尿、管型尿。有黄疸时尿中可出现尿胆红素、尿胆原增加。

（3）肝功能检查：代偿期正常或轻度异常，失代偿期多有异常。重症病人血清胆红素增高，胆固醇酯低于正常。转氨酶轻、中度增高，以 ALT 升高明显，但

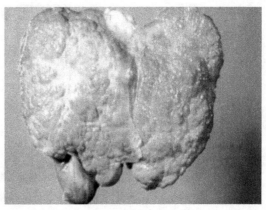

图 4-4-4　硬化的肝脏

肝细胞严重坏死时 AST 升高更明显。血清白蛋白降低，球蛋白增高，A/G 降低或倒置。凝血酶原时间可有不同程度延长，且注射维生素 K 不能纠正。

（4）免疫学检查：血清 IgG 显著增高；T 淋巴细胞数低于正常；病毒性肝炎肝硬化者，乙型、丙型和丁型病毒性肝炎血清标记物可呈阳性反应。部分病人还可出现非特异性自身抗体，如抗核抗体、平滑肌抗体等。

（5）腹水检查：一般为漏出液。若并发自发性腹膜炎、结核性腹膜炎时，腹水为渗出液。血性腹水应警惕癌变，需做脱落细胞学检查。

（6）影像学检查：①X 线钡餐：显示食管静脉曲张者虫蚀样或蚯蚓状充盈缺损，纵行黏膜皱襞增宽（图 4-4-5）；胃底静脉曲张可见菊花瓣样充盈缺损。②超声显像、CT 和 MRI：显示脾静脉和门静脉增宽、肝脾大小和质地变化情况、腹水情况。

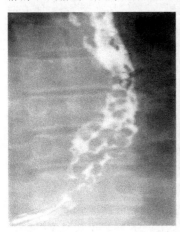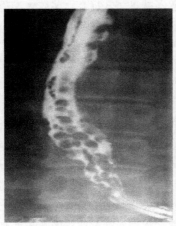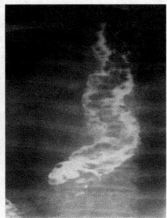

图 4-4-5　食管静脉曲张（X 线食管吞钡检查所见）

（7）内镜检查：①胃镜可观察到食管、胃底静脉曲张，是诊断门静脉高压的最可靠指标（图 4-4-6）；②腹腔镜：可直接观察肝脏、脾脏情况，还可在直视下对病变明显处进行穿刺做活组织检查。

（8）肝穿刺活组织检查：具有确诊价值，假小叶形成是诊断本病的金指标，适用于代偿期肝硬化的早期诊断。

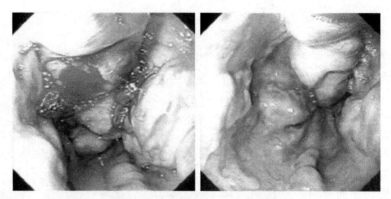

图 4-4-6　食管静脉曲张（胃镜图像）

（三）治疗要点

本病目前无特效治疗。肝硬化代偿期病人治疗主要是延缓肝功能失代偿、预防肝细胞肝癌；失代偿期以对症治疗、改善肝功能和防治并发症为主，终末期可行肝移植。

1. 保护或改善肝功能　去除或减轻病因损害：①抗病毒治疗，抗 HBV 治疗常用药物有阿德福韦、恩替卡韦等，需长期应用；②避免应用对肝脏有损害的药物，以减轻肝脏代谢负担；③保护肝细胞，胆汁淤积时，对肝功能会造成损伤，可通过微创手术解除胆道梗阻，口服熊去氧胆酸、腺苷蛋氨酸等减少对肝细胞膜的破坏。

2. 门静脉高压症及其并发症治疗

考点：腹水
的治疗

（1）腹水处理：①休息和限制水、钠摄入。②利尿剂：是目前临床最常用的治疗方法。常用保钾利尿剂如螺内酯和排钾利尿剂如呋塞米、氢氯噻嗪。联合用药可起协同作用和减少电解质紊乱，腹水消退后利尿剂逐渐减量。③提高血浆胶体渗透压：定期输注血浆、新鲜血或白蛋白，既有利于腹水的消退，也有利于全身状况和肝功能的改善。④难治性腹水的治疗：大量排放腹水加输注白蛋白，继续使用适量利尿剂；经颈静脉肝内门体分流术（TIPS，用介入手段在肝内的门静脉分支与肝静脉分支间建立分流通道），常用于门静脉压增高明显的难治性腹水，因易诱发肝性脑病不宜作为治疗腹水的首选方法。

（2）并发症治疗：①食管胃底静脉曲张破裂出血：急救措施包括积极止血、防治失血性休克、预防感染和肝性脑病。②自发性细菌性腹膜炎：早期、足量和联合应用对革兰阴性杆菌有效的抗菌药物，同时静脉输注白蛋白。③肝性脑病：见本章第 6 节。④肝肾综合征：治疗目的是促进肾功能恢复，提高生存率。常用血管活性药加输注白蛋白；TIPS，肝移植等治疗。⑤肝肺综合征：无有效内科治疗，给氧可改善症状，肝移植是唯一的治疗选择。

3. 手术治疗　各种断流、分流术和脾切除术等，一般用于食管胃底静脉曲张破裂大出血各种治疗无效而危及生命者，或食管胃底静脉曲张破裂大出血后用于预防再出血特别是伴有严重脾功能亢进者。肝移植是治疗晚期肝硬化的最佳选择。

（四）主要护理诊断及合作性问题

1. 营养失调：低于机体需要量　与肝功能减退、门静脉高压引起食欲减退、消化和吸收障碍有关。

2. 体液过多　与门静脉高压、低蛋白血症及水钠潴留有关。

3. 有皮肤完整性受损的危险　与皮肤水肿、皮肤瘙痒有关。

4. 潜在并发症：上消化道出血、肝性脑病、功能性肾衰竭。

（五）护理措施

1. 休息与活动　代偿期可参加轻体力工作，减少活动量，避免过度疲劳。失代偿期应多卧床休息，可适当活动，活动以不感到疲劳、不加重症状为度。卧床时尽量取平卧位，以增加肝、肾的血流量，有助于肝细胞的修复。

2. 饮食护理　合理饮食是改善肝功能、维持和改善营养状况、延缓病情进展的基本措施。①原则：给予高蛋白、高热量、高维生素、清淡易消化饮食，热量以碳水化合物为主，蛋白质摄入量以病人可耐受为宜，应选用高生物效价的蛋白饮食，如鸡蛋、牛奶、鱼、鸡肉、瘦猪肉等，多食新鲜蔬菜和水果，保证维生素的摄取，可给予胰酶助消化。②腹水者低盐限水：有腹水时给予低盐或无盐饮食，氯化钠 1.0~2.0g/d，进水量限制在 1000ml/d 左右。避免食用如咸肉、酱菜等高钠食物；适量添加食醋、柠檬剂等，以增进食欲。③食管胃底静脉曲张者：选择软食，避免食用粗糙、坚硬、带刺鱼、带骨鸡和刺激性强的食物，进餐时细嚼慢咽，破裂药物应碾成粉末，以免诱发食管胃底静脉曲张破裂出血；戒除烟酒，以免加重肝损害。④合并肝性脑病：有先兆时应严格限制蛋白质摄入或禁食蛋白质，待病情好转后再逐渐增加蛋白质摄入量，并应选择植物蛋白，如豆制品。

链　接

饮酒与肝病

长期大量饮酒可使肝内血管收缩、血流减少以及酒精代谢氧耗增加，导致肝功能恶化。乙醇摄入量计算公式：乙醇的克数 = 饮酒量(ml)×0.8×酒精度数(%)。一般情况下有长期饮酒史 ≥5 年，折合酒精量 ≥40g/d，女性 ≥20g/d；或 2 周内有大量饮酒史，折合酒精量 >80g/d 即可发生酒精性肝损害。单纯饮酒不进食或同时饮用不同的酒易发生酒精性肝病，每天摄入乙醇 80g 达 10 年以上者，可因慢性酒精中毒发展为酒精性肝硬化。

3. 病情观察　①一般状态：生命体征，皮肤黏膜，尿量，神志，体重及营养状况等。②临床表现：注意病人全身营养情况、消化道症状、血液系统、内分泌失调等肝功能减退的表现，脾大、侧支循环建立及腹水等门静脉高压表现是否改善。③并发症：注意观察呕吐物及粪便颜色、血压和脉搏变化，以及早发现上消化道出血；有无性格和行为的改变、智力及定向力障碍、烦躁不安、嗜睡、扑翼样震颤等肝性脑病表现；有无少尿、无尿、血尿素氮和肌酐增高等功能性肾衰竭表现；有无发热、腹痛、咳嗽等继发感染的表现；对进食量不足、呕吐、腹泻、长期应用利尿剂、大量放腹水的病人，应密切监测电解质及酸碱平衡情况；注意观察有无短期肝脏迅速肿大、持续肝区疼痛、血性腹水等癌变表现。如出现以上并发症及时汇报医生，配合给予相应处理。

4. 腹水护理　①休息：轻度腹水取平卧位，并抬高下肢，以增加肝、肾血流量减轻水肿；大量腹水者可取半卧位，使膈肌下降，有利于改善呼吸困难和心悸症状；阴囊水肿者用托带托起阴囊，以利于水肿消退。②限制水、钠摄入：避免食用如咸肉、酱油、含钠味精、罐头食品、松花蛋、香肠、啤酒等高钠食品；对应用排钾利尿剂者，可适当放宽钠盐摄入量，以免发生低钠血症。③观察病情：准确记录出入量，定期测量腹围、体重，观察腹水消退情况，教会病人正确的测量和记录方法，以便自我护理和保健。④用药护理：遵医嘱使用螺内酯和呋塞米，使用利尿剂期间应注意维持水、电解质和酸碱平衡，利尿速度不宜过快，以每日体重减轻不超过 0.5kg 为宜。⑤做好腹腔穿刺放腹水的术前准备、术中配合及术后护理；对疑有自发性细菌性腹膜炎时，应在床边做腹水细菌培养，以提高培养阳性率。⑥避免腹内压骤增：对大量腹水病人因腹压较高，应避免如剧烈咳嗽、呕吐、打喷嚏、用力排便等腹内压骤增的因素，以免诱发脐疝或加重脐疝。

5. **皮肤护理** ①保持床单及皮肤的清洁、干燥。每日用温水擦洗皮肤,避免用力搓擦。病人衣着应宽大柔软,易吸汗,床铺平整。②骶尾部、足部及其他水肿部位可用软垫或棉垫支撑,协助定时翻身,减少局部长期受压,促进血液循环,预防压疮。③有黄疸时皮肤往往瘙痒,注意不可抓挠皮肤,以防继发感染。④阴囊水肿者可用托带托起阴囊,以利水肿消退。

6. **心理护理** 肝硬化病程漫长,症状复杂多变,且久治不愈,尤其进入失代偿期,病人常产生消极悲观、愤怒、绝望等不良情绪。故应注意与病人交谈,鼓励病人说出其内心感受和忧虑,给予精神上的安慰和支持。向病人及家属介绍治疗有效的病例,提供新的医疗信息,以增加治疗的信心。指导病人家属在情感上关心和支持病人,减轻病人的心理压力。

(六)健康教育

1. **知识指导** 向病人说明身心两方面休息对疾病康复的重要性,生活起居有规律,保证足够的休息和睡眠。保持心情愉快和情绪的稳定,树立治疗的信心。

2. **生活指导** 向病人及家属说明饮食治疗的意义及原则,切实遵循饮食治疗原则和计划;不宜进行重体力活动及高强度体育锻炼。

3. **用药指导** 指导病人严格遵医嘱用药,不可擅自用药,以免加重肝脏的负担和造成肝功能损害。应向病人介绍所用药物名称、剂量、给药方法和注意事项,教会其观察药物疗效和不良反应。如服用利尿剂期间出现软弱无力、心悸等症状时,提示低钠、低钾血症,应及时就医。

4. **病情监测指导** 指导病人和家属学会识别病情变化,及时发现并发症,如出现性格、行为改变等肝性脑病前驱症状,或呕血、黑便等上消化道出血时,及时就诊。帮助病人认识复查的重要意义,指导病人定期门诊复查肝功能等辅助检查项目,了解病情进展情况。

案例 4-4-1 分析

1. *初步诊断及诊断依据* ①乙肝病史 10 年;②乏力、纳差 2 个月余,腹胀、少尿半月;③消瘦,肝病面容,巩膜黄染,肝掌(+),左颈部蜘蛛痣,腹膨隆,腹壁静脉曲张,脾大,移动性浊音(+),双下肢水肿。以上表现符合肝硬化的诊断,故初步诊断为肝硬化失代偿期。

2. *主要护理问题* 体液过多;营养失调:低于机体需要量;潜在并发症:上消化道出血等;焦虑等。

3. *腹水护理* ①卧床休息为主,取半卧位;②饮食:低盐限水;③测体重、腹围,记出入量;④避免增加腹内压如剧咳;⑤穿戴宽松柔软;⑥遵医嘱使用利尿剂,注意水、电解质和酸碱平衡,利尿速度以体重减轻<0.5kg/d 为宜;⑦腹腔穿刺和腹水浓缩回输的护理。

(王 刚)

第 5 节 原发性肝癌

(一)概述

原发性肝癌(primary carcinoma of the liver)是指源于肝细胞或肝内胆管上皮细胞的恶性肿瘤,是我国常见恶性肿瘤之一,死亡率在恶性肿瘤中占第 2 位,全世界每年平均约有 25 万人死于肝癌,我国占其中的 45%。发病率有上升趋势,本病多见于中年男性,40~50 岁为高峰年龄段,男女之比为 5:1。

考点:主要病因

1. **原发性肝癌的病因** 尚未完全肯定,根据高发地区流行病学调查,可能与下列因素有关:①病毒性肝炎:慢性病毒性肝炎是原发性肝癌最主要的病因,我国肝癌病人中 90% 有乙型肝炎病毒(HBV)感染的背景。HBV 感染→慢性肝炎→肝硬化→肝癌是最主要的发病机制,西方国家以 HCV 感染常见,也多循上述机制进展到肝癌,部分病人在慢性肝炎阶段就可发展为肝癌。②食物和饮水:长期大量饮酒导致酒精性肝病,引起纤维化及肝硬化过程都可能引起肝癌。HBV 及 HBV 感染者经常饮酒,加速肝硬化的形成和发展,促进肝癌的发生。长期进食霉变食物(粮食受黄曲霉毒素污染)或含亚硝胺食物、食物缺乏微量元素及饮用藻类毒素污染的池塘水,都与肝癌的发病密切相关。③毒物和寄生虫:亚硝胺类、偶氮芥类、有机氯农药等化学物质是可疑的致癌物质。血吸虫及华支睾吸虫感染等,也均易导致肝癌。④遗传因素:肝癌的发病有家庭聚集现象,既与遗传易感性有关,也与家庭饮食习惯及生活环境有关。

2. 原发性肝癌的发病机制　以上病因使肝细胞在损伤后再生修复过程中,基因突变,增殖和凋亡失衡;各种致癌因素也可促使癌基因表达,抑癌基因受抑;慢性炎症及纤维化过程中的活跃血管增殖,为肝癌的发生创造了重要条件。

3. 病理

(1)大体病理形态分型:①块状型:最多见,癌块直径在 5~10cm,呈单个、多个或融合成块,超过 10cm 为巨块型(图 4-5-1)。圆形多见,质硬,呈膨胀性生长,易发生坏死穿孔,引起肝破裂。②结节型:为大小和数目不等的癌结节,直径一般不超过 5cm,与周围界限不清,多数伴有肝硬化。单个癌结节

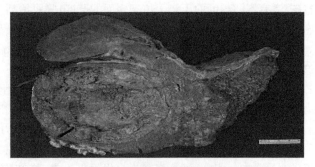

图 4-5-1　原发性肝癌(巨块型)

直径小于 3cm 或相邻 2 个癌结节直径之和小于 3cm 者称小肝癌。③弥漫型:最少见,米粒至黄豆大小的癌结节弥漫分布于全肝,肉眼不易与肝硬化区别。肝大不明显,甚至肝缩小,常死于肝功能衰竭。

(2)组织学分型:①肝细胞型:占肝癌的 90%,癌细胞由肝细胞发展而来。②胆管细胞型:少见,由胆管上皮细胞发展而来。③混合型:最少见,具有肝细胞癌和胆管细胞癌 2 种结构。

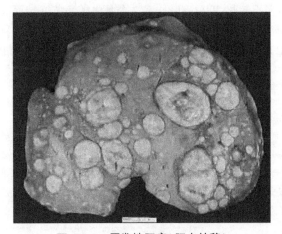

图 4-5-2　原发性肝癌(肝内转移)

(3)转移途径

1)肝内转移:是肝癌转移最早和最常见的转移途径。肝癌侵犯门静脉及其分支并形成癌栓,脱落后在肝内引起多发性转移灶(图 4-5-2)。

考点: 转移途径

2)肝外转移:①血行转移:最常见转移至肺,其次为胸膜、肾上腺、肾脏及骨转移;②淋巴转移:以肝门淋巴结转移最多见,也可转移至胰、脾、主动脉旁淋巴结及锁骨上淋巴结;③种植转移:少见,肝表面脱落的癌细胞可种植在腹膜、膈、胸腔等处引起血性腹水、胸水,女性可发生卵巢转移。

(二)护理评估

1. 健康史　评估病人有无病毒性肝炎,尤其是慢性乙型和丙型肝炎及肝硬化病史;有无

进食被黄曲霉毒素污染的食物及进食亚硝胺食物等;了解有无饮用池塘水及饮酒等情况;有无相关疾病家族史。

考点: 临床表现和肿瘤标记物

2. 临床表现　原发性肝癌起病隐匿,早期多无症状,临床症状明显者,病情多属中、晚期。如经甲胎蛋白(AFP)普查检出的早期肝癌可无症状和体征,称亚临床肝癌。

(1) 症状和体征

1) 肝区疼痛:肝癌最常见的症状,50%以上病人有肝区疼痛,多呈持续性胀痛或钝痛,与肿瘤生长快速,肝包膜被牵拉有关;如病变侵犯膈,疼痛可牵涉右肩或右背部;若肿瘤生长缓慢,可无疼痛或仅有轻微钝痛;当肝表面的癌结节破裂,可突然发生剧烈腹痛,并迅速延及全腹出现急腹症表现,如出血量大则可引起休克。

2) 肝脏肿大:肝脏呈进行性肿大是本病的重要体征,质坚硬,表面凹凸不平,边缘钝而不整齐,常有不同程度的压痛。位于膈面的肝癌,膈肌抬高为其主要表现而肝下缘难以触及;肝癌突出于右肋弓下或剑突下时,上腹局部隆起或饱满,最易触到肿大的肝癌。

3) 黄疸:在晚期肝癌中出现,主要是癌肿压迫或侵犯胆管、或肝门转移性淋巴结肿大压迫胆管造成阻塞所致。

4) 肝硬化征象:可有脾大,静脉侧支循环和腹水等肝硬化表现,并出现腹水迅速增多且为难治性,如出现血性腹水多系癌肿侵犯肝包膜或向腹腔破溃引起,也可因腹膜转移所致。

5) 全身性表现:有进行性消瘦、发热、食欲不振、乏力、营养不良和恶病质等。

6) 伴癌综合征:指肝癌病人由于癌肿本身代谢异常或癌组织对机体影响而引起的内分泌代谢异常的一组症候群,表现为自发性低血糖、红细胞增多症及高血钙、高血脂、类癌综合征等。

(2) 并发症:①肝性脑病:是肝癌终末期最严重的并发症,约1/3病人因此死亡;②上消化道出血;③癌结节破裂出血;④继发感染。

3. 辅助检查

(1) 肿瘤标记物检测:①甲胎蛋白(AFP):广泛用于原发性肝癌的普查、诊断、疗效判断和预测复发。AFP大于500μg/L持续4周以上或由低浓度持续升高不降或在200μg/L以上持续8周,在排除妊娠、肝炎和生殖腺胚胎瘤的基础上,可确立原发性肝细胞癌的诊断。部分肝炎、肝硬化病人AFP可呈低浓度阳性,但多不超过200μg/L,并在2个月内随病情好转而同步下降。②其他肝癌标志物:有血清岩藻糖苷酶(AFu)、γ-谷氨酰转移酶同工酶Ⅱ(GGT₂)、异常凝血酶原(APT)、碱性磷酸酶同工酶(ALP-I)、M₂型丙酮酸激酶(M₂-PyK)等,有助于AFP阴性的原发性肝癌的诊断。

链　接

甲胎蛋白与原发性肝癌

甲胎蛋白(AFP)是在胚胎早期由肝脏合成的一种糖蛋白。出生后AFP的合成很快受到抑制;当肝细胞或生殖腺胚胎组织发生恶性病变时,有关基因重新被激活,使原已丧失合成AFP能力的细胞又重新开始合成,故原发性肝癌病人AFP呈阳性。而妊娠、病毒性肝炎、肝硬化、生殖胚胎瘤、胃癌、胰腺癌等AFP也可阳性,但滴度多低于300μg/L;只有出现高滴度的AFP或病程中进行性持续升高,才提示原发性肝癌。有10%~30%的原发性肝癌AFP可为阴性。

(2) 影像学检查:①超声显像:是目前肝癌筛查的首选检查方法,具有方便易行、价格低廉、准确无创伤的优点。可显示直径2cm以上的肿瘤,对肝癌的早期定位诊断有较大价值。②增强CT/MRI:可更客观及更敏感地显示肝癌,1cm左右的肝癌检出率可达80%以上;MRI为非放射性检查,可在短期内重复进行,能三维成像清楚显示肝细胞癌内部结构特征(图4-5-3),诊断肝癌更优于 CT。③肝血管造影:当增强 CT/MRI 对疑为肝癌的小病灶难以确诊时,选择性肝动脉造影是肝癌诊断的重要补充手段,对直径 1～2cm 的小肝癌,肝动脉造影可以更清楚地作出诊断,阳性率达90%以上。

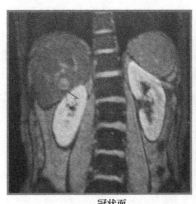 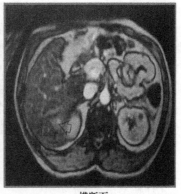

冠状面　　　　　　　　　　　　横断面

图 4-5-3　原发性肝癌(MRI 图像)

(3) 肝穿刺活体组织检查:在超声或 CT 引导下穿刺吸取肝组织检查是确诊肝癌最可靠的方法,并有助于肝癌的组织分型。

(三) 治疗要点

考点:治疗方法的选择

肝癌对化疗和放疗不敏感,常用的治疗方法有手术治疗、肝移植、血管介入、射频消融术等。肝癌治疗性切除术是目前治疗肝癌最有效的方法之一,虽然目前手术技术可以切除一些大肝癌,但术后残留肝是否能维持病人的生命需求,是决定手术成败的关键。

1. 手术治疗　我国肝癌病人大多合并有肝硬化使其肝脏储备能力下降。吲哚氰绿15分钟滞留率(ICG-R15)是反映肝脏储备能力的灵敏和准确指标,对界定合适的肝切除具有重要意义。慢性肝炎 ICG-R15 多在 15%～20%,慢性活动性肝炎、肝硬化失代偿平均为 35% 左右,肝癌病人术前 ICG-R15>20%,手术风险增大。

2. 局部治疗　①肝动脉化疗栓塞治疗:为肝癌非手术治疗方法中的首选措施。方法是经皮股动脉穿刺,在 X 线透视下将导管插到肝固有动脉或其分支,注射抗肿瘤药和栓塞剂碘化油。每4～6周重复1次,经2～5次治疗,肝癌明显缩小后,再进行手术切除。②无水酒精注射疗法(PEI):适用于肿瘤直径小于 3cm,结节数在 3 个以内伴有肝硬化而不能手术治疗者。③物理疗法:常用方法有微波组织凝固技术、射频消融、高功率聚焦超声治疗、激光等。

3. 肝移植　对于肝癌合并肝硬化病人,肝移植可将整个病肝切除,是治疗肝癌和肝硬化的有效手段。但若已有血管侵犯及远处转移,则不宜进行肝移植。

4. 药物治疗　HBV 感染病人在手术、局部治疗或肝移植后,均需口服抗病毒药物。肝移植前使用免疫抑制剂。

(四) 主要护理诊断及合作性问题

1. 疼痛:肝区痛　与肝癌增长迅速、牵拉肝包膜或肝动脉栓塞术后产生栓塞后综合征有关。

2. 营养失调:低于机体需要量　与癌肿对机体的慢性消耗、疼痛和心理反应导致食欲减退、化疗导致胃肠反应有关。

3. 恐惧　与担心治疗效果和预后有关。

4. 潜在并发症:上消化道出血、肝性脑病、癌结节破裂出血、继发感染。

（五）护理措施

1. **休息和活动**　病人有明显症状时应注意休息；如体力许可，可适当活动或参加部分工作，以增加信心。

2. **饮食护理**　向病人解释合理饮食，维持良好的营养状态对疾病康复的重要意义，给予高蛋白、高热量、高维生素、易消化的饮食，鼓励病人多进食；对食欲不振者，尽量选择和满足病人喜爱的食物种类和烹调方式，以增进病人的食欲；对恶心、呕吐明显者，可在口腔护理或使用止吐剂后，采用少食多餐、尽量增加摄入量；出现腹水时，控制钠水的入量，记录每日的出入量，每日测量和记录腹围情况，定期检测血清电解质；肝癌晚期进食困难时，遵医嘱静脉补充营养，维持机体代谢需要；有肝性脑病倾向者，应减少或控制蛋白的摄入量，以免诱发肝性脑病。

3. **病情观察**　观察生命体征、神志等一般状态；观察疼痛的程度、性质、部位及伴随症状；注意观察上消化道出血、肝性脑病、癌结节破裂出血、感染等并发症的征象，以利于早期发现、及时处理。

4. **肝动脉化疗栓塞治疗的护理**

考点：肝动脉化疗栓塞治疗的护理

（1）术前护理：①解释治疗的必要性、方法和效果，以减轻对治疗的疑虑，积极配合治疗；②术前检查肝肾功能、凝血时间、血常规、心电图、B超等。③双侧腹股沟区备皮，触摸足背动脉搏动，做普鲁卡因与碘过敏试验，禁食禁水4小时，术前30分钟肌内注射地西泮。

（2）术后护理：①压迫止血：穿刺部位加压止血15分钟后再加压包扎，回病房后穿刺侧肢体伸直24小时，沙袋压迫6小时，3天内密切注意穿刺部位有无血肿及渗血情况。②术后营养：术后禁食2~3天，逐渐过渡到流质、半流质饮食，少量多餐，以减轻恶心、呕吐；术后1周，注意补充葡萄糖和蛋白质，保持液体平衡，如血清白蛋白低于25g/L，应遵医嘱静脉输注白蛋白。③观察和处理：密切观察腹痛、发热、恶心、呕吐等表现，右上腹疼痛系栓塞治疗后肝脏水肿、肝包膜张力增大所致，疼痛多在48小时后缓解，如疼痛明显可遵医嘱给予镇痛剂；术后4~8小时常有体温升高，系机体对坏死组织的吸收反应，一般为低热至中等度热、持续约1周，中度以上发热者可给予冰袋或吲哚美辛栓剂塞肛处理；恶心、呕吐多发生在治疗1天以后，系抗癌药对胃肠黏膜的直接毒性所致，应密切注意呕吐物的性状和量、电解质平衡情况，并给予相应的护理。

5. **疼痛护理**　提供舒适、安静的环境，以减轻病人压抑感和心理刺激；合理安排休息，安置舒适的体位如坐位或半卧位；鼓励病人参与合适的娱乐活动，以分散或转移注意力，如聊天、看书报、看电视、听音乐等；指导病人采取相应的保护措施，如咳嗽时用手轻按住肝区等；体检、诊疗、护理操作时动作宜轻柔，以减轻病人的痛苦；对上述措施效果不佳或中、重度以上疼痛者，可根据WHO疼痛三阶梯止痛法，遵医嘱给予非麻醉性镇痛药（阿司匹林、吲哚美辛）、弱麻醉镇痛药（可待因、布桂嗪）或强麻醉镇痛药（吗啡、哌替啶），并配合使用辅助性镇静剂如地西泮，以提高镇痛效果。

6. **心理护理**　评估病人的承受能力、文化修养、心理状态等，根据病程中出现的不同心理问题给予心理疏导和心理支持。主动关心、体贴、帮助病人、多与病人沟通以及时了解病人的心理活动和对治疗、护理的要求，尊重、同情、理解病人的心态变化，尽量满足病人对诊疗和护理的要求。重视亲属的情绪对病人心理支持所起的作用，关心和安慰家属，使其保持稳定的情绪和平衡的心态，给病人多点亲情、温情，使病人能顺利接受治疗和护理。

（六）健康教育

1. **知识指导**　进行全民宣传和普及肝癌的预防知识，向病人和家属讲述肝癌的常见病因，注意饮食、饮水卫生，不吃霉变的食物，应用肝炎疫苗预防肝炎，有肝炎、肝硬化病史者和肝癌高发区人群应定期体格检查,做 AFP 测定、B 超检查,以期早期发现,及时诊断。

2. 生活指导　指导病人生活规律,注意劳逸结合,保持乐观情绪,建立健康生活方式,有条件者可参加社会性抗癌组织活动,增加心理支持;指导病人合理营养,以高蛋白、适当热量、高维生素为宜,避免高脂、高热量和刺激性食物,戒烟酒。

3. 用药指导　指导病人按医嘱服药,介绍药物可能出现的不良反应,忌服损伤肝脏的药物。

4. 病情监测指导　指导病人进行自我观察,嘱病人及家属注意有无水肿、体重减轻、出血倾向、黄疸和疲倦等症状,必要时及时就诊,定期复查。

(陆一春)

第 6 节　肝 性 脑 病

案例 4-6-1

病人,男性,62 岁,乙肝病史 20 年。腹胀、腹水、双下肢水肿 1 年。5 天前出现昼睡夜醒。昨天食鸡蛋后出现言语不清,答非所问。查:T 36℃,P 80 次/分,R 16 次/分,Bp 100/70mmHg,嗜睡,不能准确回答问题,注意力及计算力减退,定向力差。消瘦,慢性肝病面容,巩膜黄染,扑翼样震颤(+),腹壁可见静脉曲张,脾肋下 2cm,腹部移动性浊音(+),双下肢可见瘀斑。

问题:1. 初步诊断及诊断依据是什么?

2. 主要护理问题是什么?

3. 肝性脑病的诱因有哪些?

肝性脑病(hepatic encephalopathy,HE)是严重肝病或门-体分流引起的,以代谢紊乱为基础的中枢神经系统功能失调综合征。临床表现轻者可仅有轻微的智力减退,严重者出现意识障碍、行为失常及昏迷。 **考点:**肝性脑病概念

(一) 概述

1. 病因及诱因　大部分由肝硬化引起,部分可由改善门静脉高压的门体分流手术引起,小部分见于重症肝炎、暴发性肝衰竭、严重胆道感染及妊娠期急性脂肪肝等。常见的诱因有消化道出血、高蛋白饮食、大量排钾利尿和大量放腹水、催眠镇静药和麻醉药、便秘、感染、低血糖、大手术、分娩尿毒症等。 **考点:**常见诱因

2. 发病机制　肝性脑病的发病机制迄今尚未完全明确,目前主要有如下学说:

(1) 氨中毒:氨中毒是肝性脑病的重要发病机制。肾脏和肌肉均可产氨,但消化道是氨产生的主要部位。肠道氨来源于:①谷氨酰胺在肠上皮细胞代谢后产生氨;②肠道细菌对含氮物质(摄入的蛋白质及分泌的尿素)的分解产生氨。体内氨以非离子型氨(NH_3)和离子型氨(NH_4^+)两种形式存在,两者的互相转化受 pH 梯度影响。氨在肠道的吸收主要以 NH_3 弥散入肠黏膜,当结肠内 pH>6 时,NH_3 大量弥散入血;pH<6 时,则 NH_3 从血液转至肠腔,随粪便排泄。健康的肝脏可将门静脉输入的氨转变为尿素和谷氨酰胺,使之极少进入体循环。肝功能衰竭时,肝脏对氨的代谢能力明显减退;当有门体分流存在时,肠道的氨不经肝脏代谢而直接进入体循环,血氨增高。前述的许多诱因均可致氨的生成和吸收增加,使血氨更进一步增高。 **考点:**氨中毒

氨在 HE 中的致病作用是基于以下两个事实:一是 90% 的 HE 病人动脉血氨明显升高;二是降低血氨的措施对部分 HE 病人有效。游离的 NH_3 有毒性,且能透过血脑屏障。氨对脑功能的影响是多方面的:①干扰脑细胞三羧酸循环,使大脑细胞的能量供应不足;②增加了脑对

中性氨基酸如酪氨酸、苯丙氨酸、色氨酸的摄取,这些物质对脑功能具抑制作用;③星形胶质细胞合成的谷氨酰胺增加,进而导致脑水肿;④氨还可直接干扰神经的电活动。

(2) 神经递质的变化:①γ-氨基丁酸/苯二氮䓬 GABA/BZ 神经递质:大脑神经元表面 GABA 受体与 BZ 受体及巴比妥受体紧密相连,组成 GABA/BZ 复合体,共同调节氯离子通道。复合体中任何一个受体被激活,均可导致氯离子内流,而使神经传导被抑制。在氨的作用下,星形胶质细胞 BZ 受体表达上调,引发肝性脑病。②假性神经递质:正常时兴奋性神经递质和抑制性神经递质保持平衡。兴奋性神经递质有儿茶酚胺中的多巴胺和去甲肾上腺素、乙酰胆碱、谷氨酸和天冬氨酸等。食物中的芳香族氨基酸如酪氨酸、苯丙氨酸等经肠菌脱羧酶的作用分别转变为酪胺和苯乙胺。肝功能衰竭时,对酪胺和苯乙胺的清除发生障碍,此两种胺可进入脑组织,在脑内经 β 羟化酶的作用分别形成 β-羟酪胺和苯乙醇胺,它们的化学结构与去甲肾上腺素相似,但不能传递神经冲动或作用很弱,因此称为假性神经递质。当假性神经递质被脑细胞摄取并取代了突触中的正常递质,则神经传导发生障碍。③色氨酸:正常情况下色氨酸与白蛋白结合不易通过血脑屏障,肝病时白蛋白合成降低,加之血浆中其他物质对白蛋白的竞争性结合造成游离的色氨酸增多,游离的色氨酸可通过血脑屏障,在大脑中代谢生成 5-羟色胺(5-HT)及 5-羟吲哚乙酸,二者都是抑制性神经递质,参与肝性脑病的发生。肝性脑病早期睡眠异常及昼夜节律改变与色氨酸代谢异常有关。

(二) 护理评估

1. 健康史 详细询问病人有无肝炎、肝硬化及肝癌等病史,有无长期服用损害肝脏的药物,是否行门-腔静脉分流手术,有无嗜酒史;近期有无上消化道出血、感染、大量利尿、放腹水、高蛋白饮食、便秘、使用镇静剂及麻醉药等因素。尚应询问有无精神病病史。

考点:肝性脑病分期及各期的主要特点

2. 临床表现 肝性脑病的临床表现常因原有肝病的性质、肝细胞损害的轻重缓急以及诱因的不同而很不一致。急性肝性脑病常见于暴发性肝炎所致的急性肝衰竭,病人往往无明显诱因便在起病数周内进入昏迷直至死亡。慢性肝性脑病常见于肝硬化和(或)门-腔静脉分流手术后的病人,常有明显诱因。一般根据意识障碍程度、神经系统表现和脑电图改变,将肝性脑病由轻到重分为 5 期。

0 期(潜伏期):又称轻微肝性脑病,无性格改变和行为异常,无神经系统病理征,脑电图正常,只在心理测试或智力测试时有轻微异常。

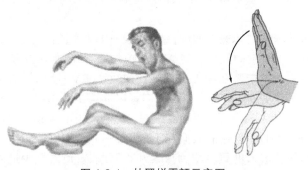

图 4-6-1 扑翼样震颤示意图

1 期(前驱期):轻度性格改变和精神异常,表现为焦虑、欣快激动、淡漠少言、睡眠倒错、健忘等。能准确回答问题,但吐词不清且较缓慢。可有扑翼样震颤。扑翼样震颤是肝性脑病中最具特征的体征,嘱病人平伸手指(五指张开)及腕关节时,腕关节突然屈曲,然后又迅速伸直,加上震颤多动,类似鸟的翅膀在扇动,故称扑翼样震颤(图 4-6-1)。此期病人脑电图多正常。

2 期(昏迷前期):表现为嗜睡、行为异常(如衣冠不整或随地便溺)、定向力和理解力均减退,对时间、地点、人物的概念混乱,不能完成简单的计算和智力构图,言语不清、书写障碍。病人有明显的神经系统体征,如腱反射亢进、肌张力增高、Babinski 征阳性。扑翼样震颤存在。

脑电图有特征性异常。

3 期(昏睡期):以昏睡和精神错乱为主,病人大部分时间呈昏睡状态,但可唤醒,醒后尚可应答,但常有神志不清和幻觉。各种神经体征持续或加重,肌张力增高,腱反射亢进,锥体束征常阳性。仍有扑翼样震颤,脑电图明显异常。

4 期(昏迷期):神志完全丧失,不能唤醒。浅昏迷时,对疼痛刺激尚有反应,腱反射和肌张力仍亢进。深昏迷时,各种反射消失,肌张力降低,瞳孔散大。扑翼样震颤无法引出。脑电图明显异常。

以上各期的分界常不清楚,前后期临床表现可有重叠,其程度可因病情发展或治疗好转而变化。

3. 辅助检查

(1) 血氨:急性肝性脑病血氨多正常 22~44μmol/L,慢性肝性脑病血氨常升高。

考点:血氨和脑电图

(2) 脑电图:脑电图提示较明显的脑功能改变,对诊断和预后的判断有重要价值。但脑电图的改变特异性不强,尿毒症、呼吸衰竭、低血糖亦可有类似改变;对 0 期和 1 期肝性脑病的诊断价值较小。

(3) 诱发电位:是大脑皮质或皮质下层接受各种刺激后所产生的电位。主要用于轻微肝性脑病的诊断。

(4) 简易智力测验:目前认为智力测验对于诊断轻微肝性脑病最有意义。检测内容包括书写、构词、画图、搭积木、用火柴梗搭五角星等。常规使用的是数字连接试验,其结果容易计量,便于随访。但受年龄、教育程度的影响。

(5) 影像学检查　急性肝性脑病病人行头部 CT 或 MRI 检查可发现脑水肿。慢性肝性脑病病人可发现不同程度的脑萎缩。

(三) 治疗要点

本病尚无特效疗法,常采用综合治疗措施。

1. 消除诱因　包括纠正电解质和酸碱平衡紊乱,特别是低钾性碱中毒;控制感染和上消化道出血,及时清除肠道积血;慎用镇静剂及避免损伤肝的药物,防治便秘、避免大量蛋白质饮食,及时纠正低血糖。

2. 营养支持治疗　开始数天限制蛋白质饮食,食物以碳水化合物为主,神志清楚后,可逐渐增加蛋白质。同时保证热能的供应和各种维生素的补充,酌情输注血浆或者白蛋白。

3. 减少肠内毒物的生成与吸收

(1) 清洁肠道:可用乳果糖、乳梨醇或 25% 硫酸镁口服或鼻饲导泻,0.9% 氯化钠或弱酸性溶液清洁灌肠,适用于上消化道出血或便秘病人。

考点:减少氨的生成、促进氨的代谢、调节神经递质的措施

(2) 乳果糖或乳梨醇:乳果糖口服后在结肠被细菌分解为乳酸、乙酸而降低肠道内 pH 值,使肠道细菌产氨减少,同时可减少氨的吸收,促进血液中的氨渗入肠道排出体外。乳果糖及乳梨醇可显著改善肝性脑病的症状,可用于各期肝性脑病及轻微肝性脑病的治疗。乳果糖剂量为 30~60g/d 或乳梨醇 30~45g/d,口服或鼻饲;也可用乳果糖稀释至 33.3% 保留灌肠。

(3) 抑制肠道细菌生长:口服新霉素或甲硝唑,也可选用利福昔明等,抑制肠道产尿素酶的细菌生长,减少氨的生成。

(4) 益生菌制剂:口服不产尿素酶的有益菌,抑制产尿素酶的细菌生长,减少氨的生成。常用嗜酸乳杆菌(乐托尔)、酪酸梭菌(常乐康)等制剂。

4. 促进体内氨的代谢

(1) L-鸟氨酸-L-天冬氨酸、鸟氨酸-α-酮戊二酸:能促进体内的尿素循环(鸟氨酸循环)

而降低血氨,改善症状,前者不良反应为恶心、呕吐、腹胀等,停药后可自动消失,后者疗效稍差。

(2)其他:谷氨酸钠或钾、精氨酸等药物理论上具降血氨作用,以往曾在临床上广泛应用,但至今尚无证据肯定其疗效,且这类药物对水电解质、酸碱平衡有较大影响,故近年临床已很少使用。

5. 调节神经递质

(1)GABA/BZ复合体拮抗剂:氟马西尼为BZ受体的拮抗剂,可以拮抗内源性苯二氮䓬所致的神经抑制,对部分3~4期病人具有促醒作用。

(2)减少或拮抗假性神经递质:支链氨基酸制剂是以亮氨酸、异亮氨酸、缬氨酸等为主的一种复合氨基酸,可竞争性抑制芳香族氨基酸进入大脑,减少假性神经递质的形成,其疗效尚有争议,但对不能耐受蛋白质食物的病人,有助于改善其氮平衡。

6. 其他治疗 ①人工肝:用分子吸附剂再循环系统可清除肝性脑病病人血液中有毒物质,对肝性脑病有一定暂时性的疗效,可赢得时间为肝移植做准备,尤适用于急性肝功能衰竭病人。②肝移植:是肝性脑病晚期的一种有效的治疗手段。

(四)主要护理诊断及合作性问题

1. 意识障碍 与血氨增高、大脑功能紊乱有关。

2. 有受伤的危险 与肝性脑病致精神异常、烦躁不安有关。

3. 营养失调:低于机体需要量 与肝功能减退、消化吸收障碍及限制蛋白质摄入等有关。

4. 照顾者角色困难 与病人意识障碍、照顾者缺乏有关知识及经济负担过重等有关。

(五)护理措施

1. 休息 肝性脑病病人应绝对卧床休息,昏迷病人取仰卧位,头略偏一侧,保持呼吸道通畅。

考点:饮食护理

2. 饮食护理 ①低蛋白或禁蛋白:对1~2期肝性脑病病人可限制蛋白质<20g/d;对3~4期肝性脑病病人发病开始数日内禁食蛋白质;病人神志清醒后,逐步增加蛋白质饮食,20g/d,以后每3~5天增加10g,但短期内不超过40~50g/d;选择植物蛋白(如豆制品等)为宜,因植物蛋白含支链氨基酸较多,芳香氨基酸较少,且含非吸收性纤维素较多,有利于肠菌酵解产酸而促进氨的排出。②充足热量:以碳水化合物为主供给足够的热量,可口服蜂蜜、葡萄糖、果汁、稀饭、面条等;昏迷病人以鼻饲25%葡萄糖液供给热量,以减少体内蛋白质分解。因糖类可促使氨转变为谷氨酰胺,从而降低血氨。③高维生素:补充各类维生素如维生素C、维生素B_2、维生素K、维生素A、维生素D、维生素E等,由于肝硬化病人胆汁排出量不足导致脂溶性维生素吸收减少,所以要特别注意从非口服途径补充脂溶性维生素,但不宜用维生素B_6。④腹水者:应低盐限水。

3. 病情观察 ①一般状态:监测并记录生命体征、意识、瞳孔、尿量。②临床表现:注意肝性脑病的早期征象,如病人有无反常的冷漠或欣快,理解力和近期记忆力减退,行为异常(如哭泣、叫喊、当众便溺等)以及扑翼样震颤等;观察病人思维及认知的改变,可通过刺激或定期唤醒等方法评估病人意识障碍的程度;定期复查血氨、肝肾功能及血电解质的变化,有情况及时协助医师进行处理。③并发症:重度肝性脑病特别是暴发性肝功能衰竭病人,常并发脑水肿和多器官功能衰竭,需安置在重症监护病房,严密监护,警惕各种并发症。

考点:用药护理

4. 用药护理 ①乳果糖:有轻泻作用,在肠道内产气较多易出现腹胀、腹痛、恶心、呕吐,也可引起电解质紊乱,多从小剂量开始,应注意观察,保证病人服药后的排便为2次/天。②新霉素:可引起听力或肾损害,用药不宜超过1个月。定期监测听力和肾脏功能。③谷氨酸钾和谷氨酸钠:应根据血清钠、钾浓度和病情而定。病人有肝肾综合征、少尿、无尿时慎用或禁用谷氨酸钾,以防血钾过高。严重水肿、腹水、心力衰竭、脑水肿的病人需慎用谷氨酸钠;应用谷氨酸钾和谷氨酸钠时,静脉滴速不宜过快,否则可出现流涎、呕吐、面色潮红等反应。④甲硝唑:口服可有明显的胃肠道反应,宜饭后服用。

5. 避免诱因 应协助医师迅速去除本次发病的诱发因素,并注意避免其他诱发因素。①避免使用镇静药、催眠药、镇痛药及麻醉剂(如吗啡、哌替啶、苯二氮䓬、巴比妥类)等,因其可直接抑制大脑的呼吸中枢,造成缺氧。脑细胞缺氧又可降低脑对氨毒性的耐受性。若病人出现烦躁、抽搐时,可试用异丙嗪、氯苯那敏(扑尔敏)等抗组胺药。②避免快速利尿和大量放腹水;及时处理严重的呕吐和腹泻,以防止有效循环血容量减少、大量蛋白质丢失及低钾血症,避免加重肝脏损害和意识障碍。③防治感染:有感染时应遵医嘱及时、准确地应用抗生素,以有效控制感染。④防止大量输液,过多液体可引起低血钾、稀释性低钠血症、脑水肿等,从而加重肝性脑病。⑤保持大便通畅,防止便秘。便秘使含氨、胺类和其他有毒物质在结肠中接触时间延长,增加毒物的吸收。肝性脑病病人可采用灌肠和导泻的方法清除肠内毒物。灌肠常用 0.9% 氯化钠或弱酸性溶液如稀醋酸溶液或 0.9% 氯化钠 100 ~150ml 加食醋 30ml 灌肠,既清除肠道积血、积便,又使肠腔保持偏酸环境,利于血中 NH_3 进入肠腔与 H^+ 合成 NH_4^+ 随粪便排出。禁用肥皂水等碱性溶液灌肠,因碱性溶液灌肠,肠腔内的 NH_3 易进入血液,反而加重病情。⑥积极预防和控制上消化道出血,上消化道出血是肝性脑病的重要诱因之一,上消化道出血可使肠道产氨增多,从而使血氨增高而诱发本病,故出血停止后也应灌肠和导泻,以清除肠道内积血,减少氨的吸收。⑦禁食或限食者,警惕并及时纠正低血糖。因葡萄糖是大脑产生能量的重要燃料,低血糖时能量生成减少,脑内去氨活动停滞,氨基毒性增加。

6. 昏迷病人的护理 ①病人取仰卧位,头略偏向一侧。②保持呼吸道通畅,防止窒息。去除义齿、发夹等易脱落硬物。深昏迷病人应作气管切开以排痰,保证氧气的供给。③对烦躁病人应注意保护,必要时使用约束带,加用床档,防止发生坠床等意外。修剪病人指甲防止抓伤。④做好皮肤、黏膜的护理,定时帮助病人翻身,按摩受压部位,预防压疮。对眼睑闭合不全角膜外露的病人可用 0.9% 氯化钠纱布覆盖眼部。⑤对尿潴留或大小便失禁的病人,可行留置导尿,定时放尿并详细记录尿量、颜色、气味。⑥给病人做肢体的被动运动,防止静脉血栓形成及肌肉萎缩。

7. 心理护理 若病人神志清楚,护理人员应多与病人交流和沟通,耐心解释肝硬化、肝性脑病的有关知识,帮助病人树立战胜疾病的信心和勇气,能够主动配合治疗、护理。尊重病人的人格,切忌嘲笑病人的异常行为。

(六) 健康教育

1. 知识指导 向病人和家属介绍肝性脑病的有关知识,帮助认识导致肝性脑病的诱发因素,以及肝性脑病发生时的早期征象。鼓励病人树立战胜疾病的信心,积极配合治疗。

2. 生活指导 根据病情,适当活动,保证充足的睡眠。与病人和家属一起制订合理的饮食方案,避免进食过量蛋白质及粗糙食物;戒烟酒;保持大便通畅;避免受凉、感冒,预防感染。

3. 用药指导 提醒病人及家属在医生指导下用药,特别是有腹水需长期应用利尿剂的病人,不能随意增减利尿剂用量,防止电解质和酸碱平衡紊乱而诱发肝性脑病。慎用或避免使用对肝脏有损害的药物,如镇静药、催眠药、含氮药等。

4. 病情监测指导 及时掌握病变进展情况。若有肝性脑病先兆、消化道出血等异常情况应随时急诊。

案例 4-6-1 分析

1. 初步诊断及诊断依据　初步诊断:肝性脑病。诊断依据:①乙肝病史20年。②腹胀、腹水、双下肢水肿1年。有昼睡夜醒、言语不清、答非所问。③嗜睡,不能准确回答问题,注意力及计算力减退,定向力差。消瘦、慢性肝病面容、巩膜黄染、扑翼样震颤(+),腹壁可见静脉曲张,脾肋下2cm,腹部移动性浊音(+),双下肢可见瘀斑。

2. 主要护理问题　意识障碍;照顾者角色困难;营养失调:低于机体需要量。

3. 去除诱因　①避免用镇静药、催眠药、镇痛药、麻醉剂、含氮药以及损害肝脏药。有烦躁、抽搐遵医嘱小量使用异丙嗪等抗组胺药。②避免快速利尿和大量放腹水,及时处理呕吐和腹泻,防止水、电解质紊乱和酸碱失衡、蛋白质丢失。③防止感染。如发生感染,应遵医嘱及时、准确地应用抗生素,有效控制感染。④防大量输液引起低血钾、稀释性低钠血症、脑水肿等加重肝性脑病。⑤防便秘,用灌肠和导泻清除肠内毒物。⑥防治上消化道出血;上消化道出血者及时清除肠道内积血。⑦禁食或限食者,及时纠正低血糖。

(王　刚)

第7节　上消化道出血

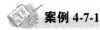 案例 4-7-1

病人,男性,56岁,肝硬化10余年。近日食欲明显减退,黄疸加重。今晨因剧烈咳嗽突然呕咖啡色液体约1200ml,黑便2次,伴头晕、眼花、心悸。急诊入院。查体:神志清楚,面色苍白,血压80/60mmHg,心率110次/分。

问题:1. 主要护理诊断是什么?

2. 如何判断继续或再次出血?

(一) 概述

考点:概念、常见病因

上消化道出血是指屈氏韧带以上的消化道,包括食管、胃、十二指肠、胰、胆等部位的出血,胃空肠吻合术后的空肠病变所致的出血亦属此范围。上消化道大量出血是指数小时内失血量超过1000ml或占循环血量的20%,常伴有急性周围循环衰竭。本病是临床常见的急症,抢救不及时可危及病人生命。

上消化道出血的病因很多,上消化道疾病及全身性疾病均可引起。临床上最常见的病因为消化性溃疡,此外,食管胃底静脉曲张、急性糜烂出血性胃炎、胃癌也较常见。现将上消化道出血的病因归纳如下:

1. 上消化道疾病　①食管疾病:食管炎、食管癌、食管溃疡、各种物理和化学性的食管损伤。②胃、十二指肠疾病:消化性溃疡、胃泌素瘤、急性糜烂出血性胃炎、胃癌、胃血管异常、胃黏膜脱垂、急性胃扩张、胃扭转、急性糜烂性十二指肠炎、胃手术后病变如吻合口溃疡、吻合口或残胃黏膜糜烂等。③空肠疾病:胃空肠吻合术后的空肠溃疡、Crohn病等。

2. 门静脉高压引起食管-胃底静脉曲张破裂出血　各种病因引起的肝硬化,门静脉炎、门静脉血栓形成、门静脉受邻近肿块压迫等引起门脉高压等。

3. 上消化道邻近器官或组织的疾病　胆囊或胆管结石、胆囊或胆管癌、胆道蛔虫病、肝脓肿、肝癌、肝动脉瘤破入胆道、胰腺癌、急性胰腺炎并发脓肿破溃、主动脉瘤、肝或脾动脉瘤破裂、纵隔肿瘤或脓肿破入食管。

4. 全身性疾病　白血病、再生障碍性贫血、血小板减少性紫癜、血友病、弥散性血管内凝血、过敏性紫癜、动脉粥样硬化、遗传性出血性毛细血管扩张症、尿毒症、系统性红斑狼疮、流行性出血热、钩端螺旋体病等。各种严重病引起的应激状态下产生的急性糜烂出血性胃炎和溃疡形成统称为应激相关胃黏膜损伤，也属于导致上消化道出血的全身性疾病。

(二) 护理评估

1. **健康史**　详细询问病人有无慢性胃病史、慢性肝炎、肝硬化、胆道疾病、胰腺疾病病史及消化道手术史；了解病人有无饮食不当、过度劳累、精神紧张和服用阿司匹林、保泰松、肾上腺皮质激素等损害胃黏膜的药物史或酗酒史；询问病人最近有无重大创伤、颅脑疾病、休克、严重感染等应激情况；有无血吸虫的长期接触史；询问病人既往有无呕血、便血史及治疗情况等。

2. **临床表现**　上消化道出血的临床表现取决于病变的性质、部位、出血量、出血速度，并与病人的身体代偿状况有关。　**考点：临床表现**

(1) 呕血与黑便：是上消化道出血的特征性表现。上消化道出血均有黑便，但不一定有呕血。出血部位在幽门以上者常呕血和黑便，幽门以下者可仅有黑便，但幽门以上病变出血量少而速度慢亦可只有黑便，而幽门以下部位若出血量大、速度快，血液反流入胃也可表现为呕血。呕血时若出血量少，血液在胃内停留时间长，血液经胃酸作用形成正铁血红素，呈黑色或咖啡色；若上消化道出血量大，未经胃酸充分混合即呕出，则为鲜红或有血块吐物。上消化道出血时，血红蛋白中的铁与肠内硫化物作用形成硫化铁，粪便黑而黏稠发亮，称为柏油样便；如果上消化道出血量大、速度快、肠蠕动强，血液在肠内停留时间短，可有紫红或鲜红色血便，酷似下消化道出血。

(2) 失血性周围循环衰竭：上消化道大量出血由于循环血容量迅速减少而导致失血性周围循环衰竭，其程度轻重因出血量大小和失血速度快慢而异。病人可有头晕、乏力、心悸、口渴、出汗、黑矇及晕厥等一系列组织缺血的表现。出现失血性休克时，表现为面色苍白、四肢厥冷、脉搏细速、血压下降、脉压变小、呼吸急促、口唇发绀、心率加快、烦躁不安或神志不清、少尿或无尿等。

(3) 贫血：急性大出血后均有失血性贫血(为正细胞正色素性贫血)，表现为血红蛋白浓度、红细胞计数与血细胞比容下降，但在出血的早期无明显变化，在出血后 3~4 小时以上，组织液渗入血管内，使血液稀释，才出现贫血。

(4) 发热：多数病人在出血 24 小时内出现低热，但一般不超过 38.5℃，持续 3~5 天降至正常。可能与周围循环衰竭导致体温调节中枢功能障碍有关。

(5) 氮质血症：①上消化道大出血后，肠道内蛋白质被细菌分解以氨的形式被吸收，在肝脏转化成大量尿素氮，超过肾脏排泄能力，使血中尿素氮浓度升高，称为肠源性氮质血症。②大出血致周围循环衰竭、心排血量不足，肾血流量及肾小球滤过率下降，可致血中尿素氮浓度升高，称为肾源性氮质血症。③肠源性氮质血症和肾源性氮质血症往往同时存在，使大出血后数小时血尿素氮开始升高，24~48 小时达高峰，一般不超过 14.3mmol/L，3~4天恢复正常。

3. **辅助检查**

(1) 实验室检查：急性大出血后测定红细胞、白细胞和血小板计数、血红蛋白浓度、红细胞比容，肝功能、肾功能及大便隐血等，对估计出血量、动态观察有无活动性出血、判断治疗效果及协助病因诊断均有帮助。　**考点：胃镜检查**

(2) 胃镜检查：是上消化道出血病因诊断的首选检查方法。出血后 24~48 小时内进行紧急内镜检查，可以直接观察出血部位，明确出血病因，同时也可对出血灶进行止血治疗。必要时可以在胃镜直视下取活组织，作相应的病理诊断。

(3) X 线钡餐造影检查：目前已为胃镜检查取代，主要用于不宜或不愿进行胃镜检查者。一般在出血已经停止及病情基本稳定后数天进行。

(4) 其他检查：放射性核素扫描、选择性腹腔动脉造影、经皮穿刺门静脉造影等可帮助发现出血部位,并同时进行介入治疗。B超检查有助于胆道、胰腺出血的诊断与鉴别。

考点: 止血措施　（三）治疗要点

上消化道大出血病情紧急,变化快,甚至可危及生命。当收缩压低于90mmHg,心率>120次/分时,应采取积极措施进行抢救。治疗原则是积极补充血容量,纠正水、电解质失衡,预防和治疗失血性休克,给予止血治疗,同时积极进行病因诊断和治疗。

1. 一般急救措施　病人应卧床休息,呕血时头偏向一侧,休克时取仰卧中凹位;保持呼吸道通畅,必要时吸氧;活动性出血期间禁食;监测病人生命体征、尿量及神志变化,呕血与黑便情况;定期复查血红蛋白浓度、红细胞计数、血细胞比容与血尿素氮;必要时行中心静脉压测定。

2. 迅速补充血容量　①尽快建立有效的静脉输液通道,迅速补充血容量,在配血过程中,可先输平衡液或葡萄糖盐水。②改善急性失血性周围循环衰竭的关键是要输血,一般输浓缩红细胞,严重活动性大出血考虑输全血,肝硬化病人宜输新鲜血,否则容易诱发肝性脑病。输血量视病人周围循环动力学及贫血改善而定,尿量是有价值的参考指标。③输液开始时宜快,但应注意避免因输血、输液过快、过多而引起肺水肿,原有心脏病或老年病人必要时可在中心静脉压指导下调节输液速度、输液量或输血量。④补充血容量有效指标为:收缩压>100mmHg,HR<100次/分,CVP 5~12cmH$_2$O,尿量>30ml/h。

3. 止血措施

(1) 非静脉曲张上消化道出血:指除了食管胃底静脉曲张破裂出血之外的其他病因引起的上消化道出血,以消化性溃疡出血最常见。

1) 抑制胃酸分泌药物:消化性溃疡和急性胃黏膜损伤引起的出血,可常规给予H$_2$受体拮抗剂或质子泵抑制剂,急性出血期应静脉途径给药。可提高及维持胃内pH,有利于血小板聚集及凝血过程。常用药物有西咪替丁、法莫替丁、奥美拉唑、兰索拉唑等。

2) 内镜止血:常用于有活动性出血或暴露血管的溃疡。方法包括注射药物(常用0.1%肾上腺素溶液)、电凝、血管夹钳夹等。

3) 介入治疗:内镜止血不成功时,可在选择性肠系膜动脉造影找到出血病灶的同时给予血管栓塞治疗。

4) 手术治疗:经积极的内科治疗仍出血不止危及生命时,应及时选择手术治疗。

5) 口服止血药物:消化性溃疡及急性胃黏膜病变出血,可口服止血药物后,让病人缓慢变换体位,使药物充分接触创面,达到止血目的。如去甲肾上腺素8mg加入冷0.9%氯化钠100~150ml中,分次口服或胃管注入,可使出血的小血管收缩而止血;凝血酶2000~4000U加入0.9%氯化钠或冷开水10~15ml中口服,可促使创面血液凝固。

(2) 食管胃底静脉曲张破裂出血

1) 药物:尽早给予血管活性药物如生长抑素、奥曲肽、特利加压素及垂体加压素,能减少门静脉血流量,降低门静脉的压力而止血。生长抑素及奥曲肽短期使用几乎没有严重不良反应,已成为治疗食管、胃底静脉曲张破裂出血的最常用药物。特利加压素止血效果更好,且不良反应少,使用方便,但价格昂贵。垂体加压素使内脏小血管收缩从而降低门静脉压力,以达到止血效果。垂体加压素易引起血压升高、心律失常等,故应缓慢滴注,密切观察血压、心律,对老年病人应同时使用硝酸甘油,可减轻该药的不良反应。

2) 内镜直视下止血:是目前治疗食管胃底静脉曲张破裂出血的重要手段。上消化道出血量中等以下,应紧急采用内镜直视下注射液态栓塞胶到曲张静脉。

3) 气囊压迫止血:药物治疗无效时暂时使用,为后续止血起"桥梁"作用。三(四)腔二囊管压迫止血效果肯定,但由于病人痛苦、并发症多、停用后早期再出血率高等问题,目前临床已很少使用。见本章第14节。

4) 手术治疗:大量出血经内科积极治疗无效时,可行外科急诊手术治疗,但并发症多,死亡率高。

5) 介入治疗:在选择性肠系膜动脉造影找到出血灶的同时进行血管栓塞治疗。用于无法进行内镜治疗、手术治疗的严重上消化道大出血病人。

(四) 主要护理诊断及合作性问题

1. 体液不足 与上消化道大出血有关。

2. 活动无耐力 与失血性周围循环衰竭有关。

3. 有窒息的危险 与呕出血液反流入气管或三(四)腔二囊管阻塞气道有关。

4. 恐惧 与上消化道大出血威胁生命有关。

5. 潜在并发症:失血性休克。

(五) 护理措施

1. 休息与体位 上消化道大出血时绝对卧床休息,取平卧位并略抬高下肢,保证脑部供血;呕吐时头略偏向一侧,防止窒息或误吸;必要时可用负压吸引器清除气道内分泌物、血液或呕吐物,保持呼吸道通畅。出血停止后 24 小时酌情轻度活动。

考点:护理措施

2. 饮食护理 ①温凉流质:少量出血可给予温凉、清淡流质,可减少胃收缩运动、中和胃酸,有急利于溃疡愈合。②禁食:适用于急性上消化道大出血、伴恶心、呕吐或食管胃底静脉曲张破裂出血者,食管胃底静脉曲张破裂出血的病人,即使少量出血也需禁食,血止后 1~2 天逐渐进营养丰富、易消化、无刺激性半流质、软食,少量多餐,逐渐过渡到正常饮食。③其他:对食管胃底静脉曲张破裂出血者还需限制钠和蛋白质摄入,避免坚硬、粗糙及刺激性食物,注意细嚼慢咽,防止损伤曲张的血管引起再次出血。

3. 观察病情

(1) 病情监测:密切观察病人生命体征、神志、尿量,准确记录出入量,可通过观察其循环状态判断出血程度,如由平卧位改为坐位时,血压下降幅度>15~20mmHg、心率增快>10 次/分等常提示循环血容量不足。若收缩压<90mmHg、心率>120 次/分,伴有面色苍白、皮肤湿冷、烦躁不安等,提示严重大出血导致的休克,应及时报告医生。注意了解红细胞计数、红细胞压积、血红蛋白、网织红细胞计数、血尿素氮及血清电解质变化情况等。

(2) 估计出血量:详细询问呕血和(或)黑便的发生时间、次数、量及性状,以便估计出血量和速度。①粪便隐血试验阳性提示每日出血量在>5ml 以上;②出现黑便提示每日出血量>50ml;③出现呕血,提示胃内积血量>250ml;④一次出血量<400ml,一般不引起全身症状;⑤一次出血量>400ml,可引起头晕、心慌、乏力等全身症状;⑥短时间内出血量>1000ml,可出现急性周围循环衰竭的表现,严重者引起失血性休克。

(3) 继续或再次出血的判断:①反复呕血,甚至呕吐物由咖啡色转为鲜红色;②黑便次数增多且便质稀薄,或排出黑红色甚至鲜红色便,伴有肠鸣音亢进;③周围循环衰竭的表现经充分补液、输血而未见明显改善,或暂时好转后又恶化,血压波动,中心静脉压不稳定;④在补液足量、尿量正常的情况下,血尿素氮持续或再次升高;⑤血红蛋白浓度、红细胞计数与血细胞比容继续下降,网织红细胞持续升高;⑥门静脉高压的病人,原有脾大,在出血后常暂时性缩小,如不见脾恢复亦提示有继续出血。

(4) 出血停止依据:大便次数减少,每天 1~2 次成形便。补液不多,生命体征平稳。

4. 用药护理 ①立即建立静脉通道,遵医嘱尽快实施输血、输液和各种药物的抢救治疗,并观察治疗的效果及不良反应。②输液速度开始要快,必要时根据中心静脉压调整输液速度和量,避免因输血、输液过多、过快而引起急性肺水肿或诱发再次出血。③肝病病人忌用吗啡、巴比妥类药物,应输新鲜血,因库存血含氨高,易诱发肝性脑病。④垂体加压素可引起血压升高、心律失常、心肌缺血、腹痛等,故用来止血时,应注意滴速,并观察不良反应。高血压、冠心病及妊娠病人忌用。

5. 三(四)腔二囊管的应用与护理   见本章第14节。

6. 心理护理   消化道出血病人,特别是大出血者,常表现出紧张、恐惧和无助,所以护理人员要安慰、体贴病人。操作时动作要迅速、敏捷、熟练、轻稳,增强病人的信任感。及时清除血迹,消除病人紧张、恐惧心理。

(六) 健康教育

1. 知识指导   向病人及家属讲解上消化道出血的病因、诱因、预防、治疗和护理知识,以减少再度出血的危险。若病人出现头晕、心悸、黑便,应立即卧床休息,保持安静,减少身体活动;呕吐时取侧卧位,头偏向一侧以免误吸,并及时送往医院诊治。

2. 生活指导   生活起居要有规律,不要过度劳累,保持乐观情绪,避免精神紧张。注意饮食卫生和饮食规律,给予营养丰富、易消化饮食,避免过饥或暴饮暴食,避免过热、过冷、粗糙、刺激性食物。戒烟、酒。

3. 治疗指导   告诫病人遵医嘱坚持治疗肝脏疾病或溃疡病,指导病人掌握正确的用药方法,讲解药物作用及可能出现的不良反应,观察药物疗效及副作用。避免服用对胃黏膜有刺激的药物,如阿司匹林、吲哚美辛、糖皮质激素等药物。肝病病人禁用吗啡、巴比妥类等对肝脏有损害的药物。

案例 4-7-1 分析

1. 主要护理诊断   ①体液不足   与上消化道大出血有关;②潜在并发症:肝性脑病、失血性休克;③恐惧   与上消化道大出血威胁生命有关。

2. 继续或再次出血的判断依据   ①反复呕血,甚至呕吐物由咖啡色转为鲜红色;②黑便次数增多且便质稀薄,或排出黑红色甚至鲜红色便,伴有肠鸣音亢进;③周围循环衰竭的表现经充分补液、输血而未见明显改善,或暂时好转后又恶化,血压波动,中心静脉压不稳定;④在补液足量、尿量正常的情况下,血尿素氮持续或再次升高;⑤血红蛋白浓度、红细胞计数与血细胞比容继续下降,网织红细胞持续升高;⑥门静脉高压的病人,原有脾大,在出血后常暂时性缩小,如不见脾恢复亦提示有继续出血。

(王   刚)

第 8 节   急性胰腺炎

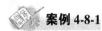   **案例 4-8-1**

病人,男性,56 岁。4 小时前饮酒时突然出现上腹中部剧烈刀割样疼痛,向腰背部带状放射。伴反复呕吐,呕吐物为胃内容物,混有胆汁。急诊入院体检:痛苦貌,T 39℃,BP 85/50mmHg,P 124 次/分,脐周皮肤呈青紫色,全腹肌紧张,压痛、反跳痛,肠鸣音消失,白细胞 16×10^9/L,中性粒细胞比例 0.90,血清淀粉酶 600U/L(Somogyi 法)。既往有胆石症病史 5 年。

问题:1. 临床问及诊断依据是什么?

2. 主要护理问题是什么?

3. 如何进行病情观察?

(一) 概述

急性胰腺炎(acute pancreatitis,AP)是多种病因导致胰酶在胰腺内被激活后引起胰腺组织自身消化、水肿、出血甚至坏死的炎症反应。临床主要表现为急性上腹痛、恶心、呕吐、发热、血淀粉酶或脂肪酶增高,重症常继发感染、腹膜炎和休克等并发症。本病可见于任何年龄,但以青壮年居多。

1. 病因 引起急性胰腺炎的病因较多,我国以胆道疾病常见,西方国家以大量饮酒所致多见。 **考点**:常见病因

(1) 胆道疾病:胆石症、胆道感染或胆道蛔虫是引起急性胰腺炎的主要原因,尤以胆石症最常见,又叫胆源性胰腺炎。大多数胰管和胆总管汇合成共同通道开口于十二指肠壶腹部,当胆石嵌顿、胆系感染、蛔虫阻塞等因素导致壶腹部狭窄和(或)Oddi 括约肌水肿、痉挛,十二指肠壶腹部出口梗阻,胆管内压力超过胰管内压力时,胆汁可通过"共同通道"逆流入胰管,激活胰酶引起急性胰腺炎;或胆石移行过程中损伤胆管或胆道炎症反射性地引起 Oddi 括约肌松弛,使十二指肠液反流入胰管,激活胰酶引起急性胰腺炎;或胆道炎症时细菌毒素、游离胆酸、非结合胆红素等通过胆胰间淋巴管交通支扩散到胰腺,激活胰酶,引起急性胰腺炎。

(2) 胰管阻塞:胰管结石、蛔虫钻入胰管、胰管狭窄、胰头或十二指肠壶腹部被肿瘤压迫、Oddi 括约肌痉挛等均可引起胰管阻塞,当胰液分泌旺盛时胰管内压过高,使胰管小分支和胰腺腺泡破裂,胰液和消化酶渗入间质被组织液激活,引起急性胰腺炎。

(3) 酗酒和暴饮暴食:大量饮酒和暴饮暴食均可引起胰液分泌增加、刺激 Oddi 括约肌痉挛、十二指肠乳头水肿,使胰液排出受阻,引起急性胰腺炎。

(4) 其他:腹腔手术(特别是胰、胆或胃手术)、腹部钝性创伤、穿透性创伤、十二指肠镜逆行胰胆管造影等,可直接或间接造成胰腺或胰胆管的损伤而引起胰腺炎;任何原因引起的高钙血症(甲状旁腺肿瘤、维生素 D 过多等)和高脂血症(家族性高脂血症等),都可能损伤胰腺组织引起急性胰腺炎;某些急性传染病(流行性腮腺炎、传染性单核细胞增多症等),可继发急性胰腺炎,症状轻,随感染痊愈而消退;某些药物(噻嗪类利尿剂、糖皮质激素、四环素)等,可能诱发急性胰腺炎。此外,尚有 8% ~ 25% 的病人病因不明称特发性胰腺炎。

2. 发病机制 急性胰腺炎的发病机制尚未完全阐明。现在认为在上述病因的作用下,无活性的酶原(胰蛋白酶原、糜蛋白酶原、前弹性蛋白酶、前磷脂酶、激肽释放酶原等)被激活成具有活性的酶,使胰腺自身消化,发生组织水肿、坏死与溶血,甚至引起休克;进而累及周围组织如腹膜、胃肠道、胸膜等。

3. 病理类型 急性胰腺炎的病理类型分为急性水肿型和急性坏死型两型。急性水肿型约占 90% 以上,大体上可见胰腺肿大、水肿、充血和炎性细胞浸润,可有轻微的局部坏死;急性坏死型表现为胰腺呈红褐色或灰褐色、有新鲜出血区,较大范围的脂肪坏死灶,坏死灶的周围有炎性细胞浸润。常见静脉炎和血栓。病程稍长者可并发胰腺脓肿、假性囊肿等。

(二) 护理评估

1. 健康史 评估有无胆石症、胆道感染或胆道蛔虫病等胆道疾病史,有无腹部外伤、手术、内分泌与代谢疾病、流行性腮腺炎等急性传染病史等,发病前有无暴饮暴食、大量饮酒、高脂肪餐或使用噻嗪类利尿药、糖皮质激素药物等诱发因素。

2. 临床表现 起病急骤,临床表现轻重与其病因、病理类型及治疗是否及时有关。轻症急性胰腺炎临床多见,症状轻,预后好;重症急性胰腺炎病情重,变化快,常有休克,预后差,并发症多,病死率高。 **考点**:症状、体征和临床分型

(1) 症状

1) 腹痛:为本病的主要表现和最早出现的症状,常于胆石症发作后不久或暴饮暴食、饮酒后突然发生。疼痛多位于中上腹部,向腰背部呈带状放射,弯腰抱膝位可减轻。程度轻重不一,可为钝痛、刀割样痛、钻痛或绞痛,呈持续性,有阵发性加剧。轻症急性胰腺炎腹痛较

轻,一般在 3~5 天内缓解;重症急性胰腺炎延续时间较长,当渗液扩散发生弥漫性腹膜炎时,引起全腹疼痛;极少数年老体弱病人可有轻微腹痛或无腹痛。

2) 恶心、呕吐与腹胀:起病时常伴恶心、呕吐,多在进食后发生,呕吐物为食物和胆汁甚至血液,呕吐后腹痛并不减轻。常同时有腹胀,甚至引起麻痹性肠梗阻。

3) 发热:轻症病人为中度发热,一般持续 3~5 天;重症者发热程度较高,如持续发热 1 周不退或逐日升高伴白细胞升高者,应考虑有胰腺脓肿或胆道感染等继发感染。

4) 低血压或休克:主要原因为有效血容量不足,缓激肽类物质引起周围血管扩张、并发消化道出血等。常见于重症急性胰腺炎,在起病数小时内发生,表现为烦躁不安、面色苍白、皮肤湿冷、脉搏加快、血压下降等,休克大多为逐渐发生,极少数突然出现,甚者可猝死。

5) 水电解质酸碱平衡及代谢紊乱:轻症表现为轻重不等的脱水、低血钾、呕吐频繁者有代谢性碱中毒;重症病人有明显脱水和代谢性酸中毒,并可出现明显低钙血症(系大量脂肪组织坏死,分解出的脂肪酸与钙结合成脂肪酸钙和刺激甲状腺分泌降钙素所致),偶尔可发生糖尿病酮症酸中毒或高渗性昏迷。

(2) 体征

1) 轻症急性胰腺炎:腹部体征较轻,与腹痛程度不相称。表现为上腹部轻度压痛,无腹肌紧张及反跳痛,可有腹胀和肠鸣音减少。

2) 重症急性胰腺炎:①急性痛苦病容,脉搏快、呼吸急促、血压下降。②上腹部压痛显著,出现腹膜炎时压痛可遍及全腹,并有肌紧张及反跳痛;并发肠麻痹时则有明显腹胀、肠鸣音减弱甚至消失。③胰液渗入腹腔或经腹膜后间隙进入胸腔时,可出现血性腹水、胸水;少数病人胰酶、坏死组织及出血沿腹膜间隙与肌层渗入腹壁下,可使两侧胁腹部皮肤出现暗灰蓝色(Grey-Turner 征)、脐周围皮肤呈青紫色(Cullen 征)。④还可出现手足抽搐(低血钙)、黄疸(胆总管或壶腹部结石阻塞、胰头水肿压迫胆总管、胰腺脓肿、假囊肿压迫胆总管)、上腹部肿块(胰腺脓肿或假性囊肿)等。

(3) 并发症:见于重症急性胰腺炎。①局部并发症:常见有胰腺脓肿和假性囊肿等。②全身并发症:有不同程度的多器官功能衰竭,如 ARDS、急性肾衰竭、心力衰竭、心律失常、消化道出血、胰性脑病、败血症及真菌感染,以及暂时性高血糖、慢性胰腺炎等。

3. 辅助检查

(1) 血象:白细胞增高,可达到 $10×10^9 \sim 20×10^9/L$,重症急性胰腺炎常超过 $20×10^9/L$,并伴有中性粒细胞核左移。

(2) 淀粉酶测定:是诊断急性胰腺炎最常用的实验室检查项目。①血清淀粉酶:在起病后 2~12 小时开始升高、48 小时后开始下降,持续 3~5 天。血清淀粉酶超过正常值 3 倍可确诊本病,但其升高的程度不一定反映病情的轻重,重症急性胰腺炎血淀粉酶正常或降低。胆石症、胆囊炎、消化性溃疡穿孔、肠梗阻等急腹症,血清淀粉酶也可升高,但不超过正常值的 2 倍。②尿淀粉酶:升高比血清淀粉酶稍迟,常在发病后 12~24 小时开始升高,3~4 天达高峰,下降较慢,可持续 1~2 周。

(3) 血清脂肪酶:起病后 24~72 小时开始升高,可持续 7~10 天,其敏感性和特异性均略优于血清淀粉酶。

(4) C 反应蛋白(CRP):CRP 是组织损伤和炎症的非特异性标志物,有助于监测急性胰腺炎的严重性,在胰腺坏死时 CRP 明显升高。

(5) 血液生化检查:①血钙:重症急性胰腺炎血钙可暂时性下降(血钙<2mmol/L),低血钙的程度与临床严重程度平行,若血钙明显下降(血钙<1.5mmol/L)且持续数天,提示预后不良。②其他:暂时性血糖升高常见,如空腹血糖持续高于 10mmol/L,反映胰腺组织坏死,提示

预后不良;重症病人血清白蛋白降低、血尿素氮升高,提示预后不良;此外,可有血清 AST、LDH 增加,血清蛋白下降。

（6）影像学检查:①腹部 B 超检查:是首选的影像学诊断方法,用作常规初筛检查,可查及胰腺增大、胰内及胰周回声异常和胰管扩张,并可发现胆管结石、胆总管扩张,以及诊断有无腹水、胰腺脓肿和假性囊肿。②CT 腹部扫描:对胰腺炎的诊断、鉴别诊断和判断胰腺炎的严重程度具有重要意义。

（三）治疗要点

急性胰腺炎的治疗目标:抑制胰液分泌、减轻腹痛和减少并发症。

1. 轻症急性胰腺炎内科治疗　①禁食及胃肠减压:减少胰液的分泌,可减轻疼痛、呕吐及腹胀。②静脉输液:静脉输液和补充电解质,以补足血容量和维持水电解质酸碱平衡。③止痛:腹痛剧烈者常用哌替啶;禁用吗啡,以免引起 Oddi 括约肌痉挛而加重病情。④抗生素:我国大多急性胰腺炎与胆道疾病有关,针对革兰阴性菌和厌氧菌感染,选用喹诺酮类及抗厌氧菌类抗菌药物。⑤抑酸治疗:静脉给予 H_2 受体拮抗剂或质子泵抑制剂,通过抑制胃酸而间接抑制胰腺分泌。

2. 重症急性胰腺炎内科治疗

（1）监护:安置病人入重症监护病房。

（2）禁食和营养支持:重症急性胰腺炎常需绝对禁食数周,禁食期间采用全胃肠外营养（TPN）,以减少胰液分泌、减轻胃肠负担和补充代谢需要。营养底物的搭配为:脂肪乳占总热量供应的 60%,氨基酸占供热量 10%,葡萄糖占供热量 30%。待胃肠蠕动恢复、腹胀消失,如无肠梗阻时,应尽早进行空肠插管,实施肠内营养（EN）,以维持肠道黏膜功能,防止肠道内细菌移位引起胰腺坏死合并感染。

（3）维持水电解质酸碱平衡和有效血容量:积极补充液体和电解质,每 24 小时补液量应达到 2500~3500ml,补液速度和量应根据中心静脉压与治疗反应进行调整,同时给予氯化钾3.0g/d、10% 葡萄糖酸钙 10~30ml/d,酌情补充 5% 碳酸氢钠溶液以纠正代谢性酸中毒;必要时给予白蛋白、血浆代用品和输注鲜血。

（4）镇痛:及时缓解剧烈腹痛十分重要,可避免加重休克和发生胰-心反射而导致猝死,常用哌替啶 50mg 加阿托品 1mg 肌内注射,最有效的止痛措施为应用自控镇痛泵（PCA）进行疼痛自控疗法。

（5）控制感染:感染是重症急性胰腺炎病人的死亡原因,预防和控制感染是降低死亡率的关键。应早期常规使用抗生素以预防胰腺坏死合并感染,宜选用对肠道移位细菌（大肠埃希菌、假单胞菌、金黄色葡萄球菌等）敏感,且对胰腺有较好渗透性的抗生素,如喹诺酮类或亚胺培南,同时联合应用甲硝唑。

（6）抑制胰酶活性:仅适应于重症急性胰腺炎早期。常用药物有抑肽酶 20 万~50 万 U/d,分 2 次静脉滴注;加贝脂 100~300mg 溶于葡萄糖盐水溶液中,以 2.5mg/(kg·h)速度静脉滴注。

（7）减少胰液分泌:应用生长抑素及类似物,可抑制胰液分泌、抑制胰酶的合成和分泌。常用生长抑素 250μg/h 或奥曲肽 25~50μg/h,持续静脉滴注 3~7 天。

3. 并发症治疗　急性出血坏死性胰腺炎伴腹腔内大量渗液或急性肾衰竭者,可采用腹膜透析;ARDS 除药物治疗外,可作气管切开和应用呼吸机辅助通气;并发糖尿病者应用胰岛素治疗。

4. 其他治疗　①内镜下 Oddi 括约肌切开术:适用于胆源性胰腺炎合并胆道梗阻或胆道感染者,可紧急进行胆道减压、引流和去除胆石梗阻,是治疗和预防胰腺炎发展的重要的非手术疗法。②中医中药:单味中药生大黄,复方制剂清胰汤、大承气汤等,均对急性重症胰腺炎有一定的疗效。③外科治疗:适用于内科治疗无效并出现下述病情者,包括胰腺坏死合并感染、胰腺脓肿、胰腺假性囊肿、胆道梗阻或感染，诊断未明确且疑有腹腔脏器穿孔或肠坏死。

（四）主要护理诊断及合作性问题

1. 疼痛:腹痛　与胰腺及其周围组织炎症、水肿、出血坏死有关。
2. 体温过高　与胰腺炎症、坏死和继发感染有关。
3. 有体液不足的危险　与恶心、呕吐、禁食、胃肠减压有关。
4. 恐惧　与剧烈腹痛有关。
5. 知识缺乏:缺乏预防疾病再复发的知识。
6. 潜在并发症:休克、ARDS、急性肾衰竭、水电解质酸碱平衡紊乱等。

（五）护理措施

考点:饮食护理、腹痛护理和病情观察

1. **休息和体位**　①绝对卧床休息，减轻胰腺的负担，保证睡眠，促进组织修复和体力恢复。②协助病人采取弯腰、前倾坐位或屈膝侧卧，以减轻腹痛。③剧痛导致病人辗转不宁时，要防止坠床，保证安全。

2. **饮食护理**　①禁食胃肠减压:水肿型禁食、禁饮 1~3 天，防止食物刺激胰腺分泌消化酶;口渴时可用温开水含漱或用水湿润口唇;对胃肠减压病人，每日做好口腔护理，以减轻胃肠减压管造成的口腔不适和干燥。②营养和水电解质补充:按医嘱积极补液和电解质，维持水电解质平衡，早期给予 TPN，无梗阻宜早期给予空肠插管，过渡到肠内营养(EN)。③鼻腔肠管护理:如病人禁食、禁饮在 1 周以上，可考虑在 X 线引导下经鼻腔插空肠营养管，实施肠内营养。④轻症胰腺炎经 3~5 天禁食和胃肠减压，当疼痛减轻、体温正常、白细胞计数和血、尿淀粉酶降至正常后，可给予少量低糖流质食物(水、米汤、果汁、藕粉)，忌油脂，由少食多餐开始，过渡到半流质、渐进为正常普通饮食，先给予对胰腺刺激小的糖类，慢慢增加蛋白质(每日不超过 50g)，并注意补充维生素和电解质。避免过早过多地摄入脂肪和蛋白质，切忌暴饮暴食及酗酒。

3. **病情观察**　①一般状态:严密观察生命体征、皮肤、神志及尿量变化，准确记录 24 小时出入量。②临床表现:观察腹痛部位、程度及性质有无改变，有无腹肌紧张、压痛、反跳痛，有无腹水等;观察呕吐物或(和)胃肠减压时引流物的性质和量，观察皮肤弹性，判断失水程度。③并发症:当体温持续超过 39℃，往往是重症胰腺炎的表现，提示胰腺组织继续坏死;当心率≥100 次/分、收缩压≤90mmHg、脉压≤20mmHg 时，提示血容量不足或休克;呼吸≥30 次/分时，应警惕 ARDS 的发生。④遵医嘱定时留取血、尿标本，观察血、尿淀粉酶、血清电解质的变化。

4. **用药护理**　①遵医嘱准确、及时地使用抗感染、止痛等药物，并注意观察效果和不良反应。②使用西咪替丁静脉给药时，滴注速度不宜过快，注意观察有无血压降低等异常反应和不适主诉。③使用抑制胰酶活性的药物时需注意有无过敏;加贝酯应随配随用，静脉滴注速度不宜过快，勿将药液注入血管外，多次使用时应更换注射部位，对多种药物有过敏史者及妊娠妇女和儿童禁用。④应用阿托品解痉镇痛时，需注意有无口干、心率加快、加重青光眼和排尿困难等不良反应。

5. **重症急性胰腺炎抢救配合**　①迅速建立 2 条静脉通道，遵医嘱给予快速静脉输液、血管活性药等，必要时输血或血浆，以纠正低血容量休克。②休息和体位:安置病人于休克体位或平卧位，注意保暖;备齐如静脉切开包、输液用物、血浆、氧气、人工呼吸器、气管切开包等抢救用物;并给予心理支持。③给氧，并保持呼吸道通畅。一旦发生 ARDS，应立即高浓度给氧，并配合做好气管切开、机械通气等护理。④禁食和胃肠减压:减少胰液分泌，减轻自身消化。⑤密切观察病情:生命体征、皮肤、神志及尿量变化，注意有无 ARDS、急性肾衰竭、水电解质酸碱平衡紊乱等并发症出现，并给予相应配合抢救措施。

（六）健康教育

1. **知识指导**　向病人及家属介绍本病的主要诱发因素，教育病人积极治疗胆道、胰腺疾

病,注意防治胆道蛔虫。

2. 生活指导 指出预防急性胰腺炎的最好办法是合理饮食,养成规律进食的习惯,摄取低脂、低蛋白和高碳水化合物食物,少量多餐、适度的饮酒和进食,少饮茶和咖啡,部分病人需严格戒酒。

3. 病情监测指导 教会病人自我监测病情的方法,出现剧烈腹痛时,应及时就医,防止复发。

案例 4-8-1 分析

1. 临床诊断 重症急性胰腺炎。根据:①有病因:胆石症5年;②有饮酒诱因;③胰腺炎表现:突然上腹中部剧烈刀割样疼痛,向腰背部带状放射;反复呕吐;血清淀粉酶高、血象高;④重症胰腺炎表现:全腹腹膜刺激征;肠鸣音消失;休克;脐周皮肤呈青紫色等。可作出重症急性胰腺炎的诊断。

2. 主要护理问题 ①疼痛:腹痛;②体液不足;③体温过高;④潜在并发症:ARDS、急性肾衰竭等。

3. 观察病情 ①一般状态:严密观察生命体征、皮肤、神志及尿量变化,准确记录24小时出入量。②临床表现:观察腹痛、呕吐、腹膜刺激征有无好转,判断失水程度;观察体温、休克、皮肤出血等表现有无好转。③其他并发症:观察呼吸、尿量等,注意有无器官功能衰竭等;当呼吸≥30次/分时,应警惕ARDS的发生。④遵医嘱定时留取血、尿标本,观察血、尿淀粉酶、血清电解质的变化。

(陆一春)

第9节 溃疡性结肠炎

(一)概述

溃疡性结肠炎(ulcerative colitis,UC)是一种病因不明的直肠和结肠慢性非特异性炎症性疾病。病变主要位于直肠和结肠黏膜与黏膜下层,很少穿孔。临床主要症状有腹痛、腹泻、黏液脓血便及里急后重。病程漫长,病情轻重不一,常反复发作。本病可发生在任何年龄,但以20~40岁人群多见,男女发病率无明显差别。

1. 病因 由环境、遗传、感染和免疫机制多因素相互作用所致。

(1)环境:饮食、吸烟、卫生条件、生活方式或暴露于其他尚不明确的因素等。溃疡性结肠炎的发病率有地域差别现象,首先出现在社会经济高度发达的北美、北欧,我国现发病率也较高,提示环境因素发挥着重要作用。

(2)遗传:一般认为溃疡性结肠炎是在一定的环境因素作用下由于遗传易感而发病,其遗传性与Ⅱ类组织相容复合物 HLADR2 区的基因组有关。

(3)感染:目前多认为溃疡性结肠炎的发生可能是机体存在对正常菌群的异常免疫反应所致。也可能与痢疾杆菌或溶组织阿米巴感染有关。

(4)免疫:溃疡性结肠炎病人的肠道黏膜防御功能减弱,部分对人体无害的菌群、食物等抗原进入肠黏膜,引发一系列免疫反应与炎症变化。免疫因素在本病的发病中起着重要的作用。

(5)氧自由基损伤:在肠内黄嘌呤氧化酶作用下,大量氧自由基形成,损伤肠黏膜。

(6)精神因素:应激事件、重大精神创伤后也可诱发本病。

2. 诱因 感染、精神刺激、劳累、饮食失调常为本病发作或加重的诱因。

3. 发病机制(图 4-9-1)

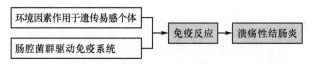

图 4-9-1 溃疡性结肠炎发病机制

（二）护理评估

1. 健康史　评估有无溃疡性结肠炎家族史及长期慢性腹泻等病史,有无不良饮食习惯、烟酒嗜好和过度劳累、精神刺激等因素。

考点: 消化系统症状和并发症

2. 临床表现　反复发作的腹泻、黏液脓血便及腹痛是溃疡性结肠炎的主要临床症状。多数起病缓慢,病程呈慢性经过,以慢性复发型多见。临床表现与病变范围、严重程度、病型及病期等有关。

（1）消化系统表现:大便的次数、便血的程度及粪质可反映病情的轻重。①腹泻和黏液脓血便:是本病活动期的重要表现。腹泻为最主要的症状,轻者每日排便 2~3 次,重者可达每日 10 余次,常伴里急后重感,为直肠炎症刺激所致。②腹痛:一般有轻或中度腹痛。腹痛多局限于左下腹或下腹部,亦可涉及全腹。疼痛在便后缓解。若并发中毒性巨结肠或腹膜炎,则腹痛持续而剧烈。③其他:可有腹胀、食欲不振、恶心呕吐等症状。④体征:轻、中型病人仅有左下腹轻压痛,重型和暴发型病人可有明显的压痛和肠型,若出现腹膜刺激征如腹肌紧张、压痛、反跳痛,肠鸣音减弱应考虑中毒性巨结肠、肠穿孔等并发症。

（2）全身表现:重者可出现衰弱、消瘦、发热、贫血、低白蛋白血症、水和电解质平衡紊乱等表现。

（3）肠外表现:肠外表现有口腔黏膜溃疡、结节性红斑、外周关节炎、坏疽性脓皮病、虹膜睫状体炎等。

（4）临床分型:根据病程、病情、范围和病期进行综合分型。①按病程经过:分为初发型(首次发作)、慢性复发型(最多见,发作期与缓解期交替)、慢性持续型(症状持续,有症状加重的急性发作)和急性暴发型(少见,急性起病,病情严重,毒血症状明显,可伴中毒性巨结肠、肠穿孔、败血症等),各型可相互转化。②按病情程度:轻型,腹泻每日 4 次以下,便血轻或无、全身症状缺失;重型,腹泻每日 6 次以上,有明显黏液血便及全身症状;中型,介于轻型和重型之间。③按病变范围:分为直肠炎、直肠乙状结肠炎、左半结肠炎、广泛性或全结肠炎。④按病期:分为活动期和缓解期。

（5）并发症:最严重的急性并发症是中毒性巨结肠,此外还可并发直肠结肠癌变、下消化道大出血、急性肠穿孔、肠梗阻等。

3. 辅助检查

（1）血液:血沉加快和 C 反应蛋白增高是活动期的标志。活动期白细胞计数可增高。重者血红蛋白明显减少,血清白蛋白下降,血电解质紊乱。

（2）粪便:肉眼观察有黏液脓血便。显微镜检查可见红细胞和脓细胞,急性发作期可见巨噬细胞。粪便病原学检查目的是排除感染性结肠炎,是本病诊断的一个重要步骤,常需反复多次进行(至少连续 3 次阴性)。

（3）纤维结肠镜:对本病诊断、确定病变范围有重要价值。可直接观察病变肠黏膜并进行黏膜活组织检查,为确诊提供依据。

（4）X 线钡剂灌肠:结肠镜检查有困难时辅以本方法。重度或暴发型病人一般不宜作此检查,以免加重病情或诱发中毒性巨结肠。

（5）自身抗体:近年研究发现,有些自身抗体与本病有关,但其敏感性和特异性尚待进一步评估。

（三）治疗要点

考点: 药物治疗

治疗目的:控制急性发作,维持缓解,减少复发,防治并发症。重症病人禁用抗胆碱能药物或止泻药物,以免诱发中毒性巨结肠。

1. 一般治疗　①休息和饮食:重型和暴发型需住院治疗,急性发作期应卧床休息,给予流质或半流质饮食,好转后给予富营养的无渣食物;病情严重时暂禁食,给完全胃肠外营养治疗,纠正水电解质平衡紊乱。②对症治疗:腹痛、腹泻时使用抗胆碱药、止泻药要慎重,需权衡利弊;重症病人禁用,以防诱发中毒性巨结肠。③抗生素治疗:适用于重症有继发感染者,静脉给予广谱抗生素,有厌氧菌感染时合用甲硝唑。

2. 药物治疗　①5-氨基水杨酸(5-ASA):5-ASA 几乎不被吸收,可抑制肠黏膜的前列腺素合成和炎症介质白三烯的形成,对肠道黏膜有显著的抗炎作用。其代表药是柳氮磺吡啶(SASP)。柳氮磺吡啶是治疗本病的首选药物,适用于轻、中型或重型经糖皮质激素治疗已有缓解者。病情缓解后仍要继续长期用药,疗程至少 3 年。SASP 的不良反应有恶心、呕吐、皮疹、粒细胞减少等。②糖皮质激素:重症和急性暴发型的首选用药,通过非特异性抗炎和免疫抑制作用,可减轻和控制结肠黏膜的炎性反应,消除症状相当迅速,对急性发作期有较好的疗效。可用泼尼松口服、重症可静脉滴注氢化可的松、甲泼尼龙等,也可用琥珀酸钠、氢化可的松或地塞米松加 0.9%氯化钠 100ml 保留灌肠。用药期间不可随意停药,防止出现反跳现象等。③免疫抑制剂:适用于糖皮质激素疗效不佳或对激素依赖的慢性持续型病人,如硫唑嘌呤、巯嘌呤等。

3. 手术治疗　并发结肠大出血、肠梗阻、肠穿孔、癌变及中毒性巨结肠时需手术治疗。

(四) 主要护理诊断及合作性问题

1. 腹泻　与肠黏膜炎症及结肠运动功能失常有关。

2. 疼痛:腹痛　与肠道炎症、溃疡有关。

3. 营养失调:低于机体需要量　与长期腹泻及吸收障碍有关。

4. 有体液不足的危险　与肠道炎症致长期频繁腹泻有关。

5. 潜在并发症:中毒性巨结肠、结肠癌变。

(五) 护理措施

1. 休息与活动　注意劳逸结合,保持心情舒畅。轻症者注意休息,减少活动量,防止劳累。重症者卧床休息,保证睡眠,减少肠蠕动,减轻腹泻、腹痛症状。

考点:饮食护理和用药护理

2. 饮食护理　①饮食以高热量、高蛋白、富含维生素、少纤维素为原则,食物宜细软、易消化、少刺激,达到既能保证足够的热量供给、维持机体代谢,又利于吸收、对肠黏膜刺激小的目的。给予稀粥、面片、细面条、鸡蛋羹等;禁食生、冷、辛辣等对胃黏膜有刺激的食品和能增加胃肠蠕动的含纤维多的食物,如多纤维蔬菜,以防止肠出血等并发症。②活动期病人,应进流质或半流质饮食,病情严重者应禁食,按医嘱给予静脉高营养,以改善全身状况,并使肠道得以休息,利于减轻炎症和控制症状。③忌食牛奶和乳制品,因其可能是本病的致敏食物。

3. 病情观察　①观察病人的生命体征以及进食情况,定期测体重、血红蛋白、血清蛋白等,以了解病人的营养状况;②观察粪便的量、性状、排便次数并记录;观察皮肤的弹性及有无脱水表现;③观察腹痛的部位、性质、程度及生命体征的变化,如腹痛性质突然改变,应注意是否发生大出血、肠梗阻、中毒性结肠扩张、肠穿孔等并发症。

4. 用药护理　①抗胆碱药或止泻药:有诱发中毒性结肠扩张的可能,特别是大剂量使用时尤为危险,应用时需注意观察腹泻、腹部压痛及肠鸣音的情况,如出现鼓肠、肠鸣音消失、腹痛加剧等情况,应及时报告医生采取相应措施。②柳氮磺吡啶:指导病人餐后服药以减轻消化道不良反应,同时应注意观察有无皮疹、粒细胞减少及再生障碍性贫血等不良反应,服药期间定期复查血象,发现异常及时报告医生处理。③糖皮质激素:除注意观察激素的副作用外,应告知病人不可随意停药和减量,以防止发生反跳现象。④免疫抑制剂:注意胃肠道反应、白细胞减少等副作用。⑤灌肠药:灌肠时指导病人尽量抬高臀部,以延长药物在肠道内的停留时间。

5. 对症护理　①腹泻:病人应注意腹部保暖,可用热水袋腹部热敷,以减弱肠道运动,减少排便次数;同时加强肛周皮肤的护理,排便后应用温水清洗肛周,保持清洁干燥,涂无菌凡士林或抗生素软膏以保护肛周皮肤和促进损伤处愈合。②腹痛:耐心解释腹痛原因,教给病人缓解疼痛的方法,如放松、转移注意力,同时遵医嘱给予药物和针灸等方法止痛。

6. 心理护理　本病常为慢性经过,病人易出现抑郁或焦虑。护理人员应耐心地作好病人的宣教工作,告知病人不良情绪会影响疾病预后,鼓励病人树立信心,积极配合治疗。

(六)健康教育

1. 知识指导　向病人介绍本病相关知识,教会其识别并尽量避免有关诱发因素,如饮食失调、过度劳累、精神紧张等。

2. 生活指导　阐明良好的心态和自我护理是缓解症状、控制病情的重要条件,指导病人正确对待疾病,学会自我护理及自我心理调节。指导病人合理安排休息,合理选择饮食,摄入足够的营养,避免多纤维及刺激性食物,忌冷食等。

3. 用药指导　嘱病人遵医嘱坚持治疗,不要随意更换或停用药物,教会病人识别药物的不良反应,出现异常情况要及时就诊。

4. 病情监测指导　定期复查,了解病情变化情况。

(武艳珍)

第 10 节　结核性腹膜炎

(一)概述

结核性腹膜炎(tuberculous peritonitis)是由结核杆菌引起的慢性弥漫性腹膜感染。多继发于体内其他部位的结核病,以腹腔内结核病灶直接蔓延为主要感染途径,如肠系膜淋巴结核、输卵管结核、肠结核等;少数病人可由活动性肺结核、骨关节结核、睾丸结核等病变血行播散引起,常伴发结核性多浆膜炎、结核性脑膜炎等。以中青年多见,女性较多见,男女之比约为1∶2。

考点:病因和感染途径　结核性腹膜炎的病理类型分为3种:渗出型、粘连型和干酪型。渗出型、粘连型多见,若2种或3种类型并存,称为混合型。

(二)护理评估

1. 健康史　评估有无肠系膜淋巴结核、输卵管结核、肠结核、肺结核、骨关节结核、睾丸结核等既往结核病史;原患结核病后是否进行正规的抗结核治疗,并了解治疗的效果;评估病人机体抵抗力情况。

考点:临床表现　2. 临床表现　结核性腹膜炎的临床表现随原发病灶、感染途径、病理类型及机体反应性的不同而异。本病的起病缓急不一,多数起病缓慢。

(1)全身症状:结核毒血症状常见,主要为发热与盗汗,以低热与中等热居多;渗出型、干酪型或合并有严重腹外结核病者可呈高热和明显毒性症状;后期有贫血、消瘦、水肿、口角炎、舌炎等营养不良的表现。

(2)腹部症状:①腹痛:多位于脐周、右下腹,有时可有全腹部疼痛。间歇性发作,痉挛性阵痛,进餐后加重,排便或排气后缓解。并发不全性肠梗阻时,可出现阵发性绞痛,如发生肠系膜淋巴结或腹腔其他结核干酪样坏死病灶溃破、或伴有肠结核急性肠穿孔时,腹痛可酷似急腹症。②腹胀:多数病人有腹胀感,多由结核毒血症状、肠功能紊乱、腹水、肠梗阻引起。③腹泻、便秘:腹泻常见,粪便呈糊状、每日不超过3~4次,与腹膜炎症刺激所致肠功能紊乱、并发溃疡性肠结核或肠曲间形成内瘘有关。粘连型可出现腹泻与便秘交替出现。

(3) 腹部体征:①腹壁柔韧感:是由于病变发展较慢,对腹膜刺激缓和且有腹膜增厚、腹壁与腹内脏器粘连,故形成腹壁柔韧而具抵抗力,不易压陷,称柔韧感,并非特征性体征。②腹部压痛及反跳痛:多数病人有轻度腹部压痛,少数干酪型病人有明显压痛及反跳痛。③腹部肿块:常位于脐周,或见于其他部位。肿块系由增厚的大网膜、肿大的肠系膜淋巴结、粘连成团的肠曲或干酪样坏死脓性物积聚而成,其大小不一,边缘不齐,有时呈结节感,伴轻微触痛。多见于粘连型及干酪型。④腹水征:少量至中等量,超过1000ml时可出现移动性浊音。

(4) 并发症:粘连型易致肠梗阻,最常见;干酪型可引起肠瘘及腹腔脓肿。

3. 辅助检查

(1) 实验室检查:①血象:病程较长且病变活动的病人,特别是干酪型或有并发症者常有轻度至中度贫血;腹腔结核病灶急性扩散者或干酪型病人的白细胞计数可增高。②红细胞沉降率:判断病变活动的简易指标,活动期一般增快,病变趋于静止时逐渐正常。③结核菌素试验(OT或PPD):呈强阳性有助于诊断本病。④腹水检查:腹水为渗出液,呈草黄色、淡血色或乳糜性,静置后有自凝块,比重超过1.018,蛋白含量在30g/L以上,白细胞计数超过500×10^6/L,以淋巴细胞为主。

(2) 腹腔镜检查:可窥见腹膜、网膜、内脏表面有散在或集聚的灰白色粟粒状结核结节,浆膜混浊粗糙,活组织检查有确诊价值。适用于诊断困难而有游离腹水的病人,如腹膜有广泛粘连则禁忌。

(3) 影像学检查:①腹部B型超声:有助于腹水和腹部肿块的诊断,并可进行腹腔穿刺抽液的定位。②胃肠X线检查:钡餐检查可发现肠粘连、肠结核、肠瘘、肠腔外肿块等征象,有辅助诊断价值;腹部X线平片可见到钙化影,提示肠系膜淋巴结结核。

(三) 治疗要点

治疗关键是及早给予规则全程的抗结核化学药物,达到早日康复、避免复发和防止并发症的目的。

1. 一般治疗 注意休息、加强营养和增强机体的抗病能力。腹痛时,可应用解痉、止痛药物;对不完全肠梗阻者,需行胃肠减压。

2. 抗结核化学药物治疗 抗结核药物选择、原则、疗程及用法参见第2章第9节。对渗出型病人,由于在抗结核治疗后,临床症状可较快地消失,可能会自行停药,对此应强调坚持全程规则治疗的重要意义;对粘连型、干酪型病人,由于大量纤维组织增生会影响药物进入病灶而达不到有效药物浓度,故应加强抗结核化学药物的联合应用,并适当延长用药的疗程。

3. 腹腔穿刺放液和注药 对大量腹水病人,可适当放腹水以减轻症状,且在腹腔内注入链霉素、醋酸可的松等药物,每周1次,以加速腹水吸收并减少粘连。

4. 糖皮质激素应用 对血行播散或结核毒血症严重的病人,在应用有效的抗结核药物治疗的基础上,亦可加用肾上腺皮质激素,以减轻中毒症状,防止肠粘连及肠梗阻发生。

5. 手术治疗 内科治疗未见好转的肠梗阻、肠穿孔、化脓性腹膜炎的病人,可行手术治疗。

（四）主要护理诊断及合作性问题

1. 体温过高　与结核病毒血症有关。

2. 疼痛:腹痛　与腹膜炎、肠结核、盆腔结核、肠梗阻、肠穿孔有关。

3. 营养失调:低于机体需要量　与结核杆菌毒性作用、消化吸收功能障碍有关。

4. 体液过多　与腹膜炎致腹水形成有关。

5. 知识缺乏:缺乏结核病的预防及治疗知识　与缺乏指导有关。

6. 潜在并发症:肠梗阻、肠穿孔、肠瘘等。

（五）护理措施

考点:饮食护理和疼痛护理

1. 休息和活动　提供舒适、安静的休息环境,保证病人充分休息,减少活动,以降低代谢,减少毒素的吸收。

2. 饮食护理　①给予高热量、高蛋白、高维生素、易于消化的食物,如新鲜蔬菜、水果、鲜奶、肉类及蛋类等。②提供舒适的进餐环境,促进病人食欲,保证营养摄入。③腹泻明显的病人应少食乳制品、富含脂肪的食物及粗纤维食物,以免加快肠蠕动,必要时遵医嘱给予止泻剂。④肠梗阻的病人应禁食,并给予完全胃肠外营养治疗。⑤注意维持水、电解质、酸碱平衡。监测体重、血红蛋白水平,了解营养状况。

3. 病情观察　①一般状态:注意生命体征、定期监测红细胞、血红蛋白、体重等营养指标,掌握营养改善的情况。②临床表现:注意观察腹痛、腹泻、排便状况、全身情况及粪便的化验检查结果,注意病情是否好转。③并发症:注意有无疼痛突然加重、压痛明显或出现便血的肠梗阻、肠穿孔等并发症表现,应及时报告医师并积极配合抢救。

4. 用药护理　按医嘱给予抗结核药物,注意观察治疗效果和不良反应,见第2章第9节肺结核相关内容。一旦发现明显的副作用,应及时报告医生和配合处理。

5. 疼痛护理　安置病人合适的体位,如仰卧或侧卧屈膝位,以减轻疼痛;指导采用非药物干预措施缓解疼痛,如分散注意力的方法(有节奏地呼吸、谈话、听音乐等)增加对疼痛的耐受性,行为方法如松弛法(按摩或温水浴、放慢节律的呼吸、或深呼吸—握紧拳头—打呵欠等);或采用热敷、按摩、针灸方法,缓解疼痛;必要时按医嘱使用镇痛药物。严密观察腹痛的性质、特点,正确评估病程进展状况。

（六）健康教育

1. 知识指导　向病人解释本病病因,配合医师积极治疗原发结核病。指导病人有关消毒、隔离等知识,防止结核病的传播,如注意个人卫生,提倡用公筷进餐及分餐制,牛奶应消毒后饮用,病人粪便等排泄物要消毒处理等。

2. 生活指导　指导病人加强身体锻炼、合理营养、生活规律、劳逸结合,保持良好心态,增强机体抵抗力。

3. 用药指导　指导病人坚持按医嘱服药,不能自行停药。同时注意药物的不良反应,如恶心、呕吐等胃肠道反应以及肝肾功能损害等。

4. 病情监测指导　定期复查以了解病情变化,以利于治疗方案的调整。

（陆一春）

第11节　肠结核

（一）概述

肠结核(intestinal tuberculosis)是由结核分枝杆菌感染引起的肠道慢性特异性感染。过去我国比较常见,近年已逐渐减少。本病多见于中青年,女性较男性多见。

1. 病因　肠结核主要由人型结核分枝杆菌引起,好发于回盲部。其感染途径如下:

（1）经口感染:是结核分枝杆菌侵犯肠道的主要途径。多因吞咽含结核分枝杆菌的痰液　**考点:** 感染
致病或经常与开放性肺结核病人共餐,忽略餐具消毒而感染等。偶见饮用未消毒的带菌牛奶　途径和好发
或乳制品而发生牛型结核分枝杆菌肠结核。结核分枝杆菌为抗酸菌,很少受胃酸影响,可顺　部位
利进入肠道而长时间停留在回盲部,感染的机会多,使结核分枝杆菌易侵犯回盲部丰富的淋
巴组织而致病。

（2）血行播散:肠外结核病灶经血行播散侵犯肠道,多见于粟粒型肺结核。

（3）直接蔓延:由腹腔内结核病灶如女性生殖器结核直接蔓延引起。

2. 发病机制　见图 4-11-1。

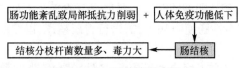

图 4-11-1　肠结核发病机制

3. 病理变化

（1）溃疡型:当感染的菌量多、毒力强而机体免疫力低下,过敏反应较高时,病变以充血、
水肿、炎症、渗出为主,进一步发展为干酪样坏死,形成溃疡。

（2）增生型:当感染的菌量少、毒力低而机体免疫力较高时,病变以增生为主,可见局部
有大量结核肉芽肿和纤维组织增生。

（3）混合型:兼有上述两种病变者。

（二）护理评估

1. 健康史　评估病人有无结核病史,了解其家属中有无结核病病人,是否经常与开放性
肺结核病人共餐,询问是否饮用过未经消毒的牛奶或乳制品。

2. 临床表现

（1）腹痛:多位于右下腹或脐周,多呈隐痛或钝痛,进食可诱发或加重,排便或肛门排气　**考点:** 临床
后疼痛可有不同程度的缓解。并发肠梗阻时,有腹部绞痛、腹胀、肠鸣音亢进等。　表现和辅助

（2）腹泻与便秘:腹泻为溃疡型肠结核的主要表现,每日 2~4 次不等,重者可达 10 余次,　检查
粪便呈糊状,不含黏液及脓血,无里急后重感。有时病人腹泻与便秘交替。增生型肠结核以
便秘为主要表现。

（3）腹部肿块:常在右下腹扪及,较固定,质地中等,伴有轻、中度压痛。

（4）全身症状:溃疡型肠结核常有结核毒血症的表现,如不同热型的长期发热、盗汗伴有
倦怠、消瘦、营养不良等,可同时有肠外结核特别是活动性肺结核的临床表现。增生型肠结核
病人一般情况较好,多不伴有全身症状及肠外结核的表现。

（5）并发症:主要见于晚期病人,以肠梗阻多见,瘘管、腹腔脓肿、肠出血、肠穿孔少见。
可因合并结核性腹膜炎而出现腹胀、腹水、腹壁柔韧感等临床表现。

3. 辅助检查

（1）血液检查:血沉明显增快,是病变活动的重要指标。溃疡型肠结核可有轻至中度
贫血。

（2）PPD 试验:强阳性有助于本病诊断。

（3）粪便隐血试验:溃疡型肠结核的粪便隐血试验可呈阳性,显微镜下可见少量脓细胞
和红细胞。

（4）X线检查:X线小肠钡剂造影对肠结核的诊断具有重要价值。并发肠梗阻时钡餐检查要慎重。钡剂在溃疡型肠结核的病变肠段呈激惹征象,排空很快,显示充盈不佳。但在病变的上、下肠段则钡剂充盈良好,称为X线钡影跳跃征象。此外,还可见肠腔狭窄、肠段缩短变形、回肠盲肠正常角度消失。

（5）结肠镜检查:为首选检查方法,可对全结肠和回肠末段进行直接观察,是本病诊断的重要依据。内镜下可见病变肠黏膜充血、水肿、溃疡形成,也可见大小及形态各异的炎性息肉、肠腔狭窄等。镜下取活体组织送病理检查具有确诊意义。

（三）治疗要点

1. 休息与营养　增强抵抗力是治疗的基础。

2. 抗结核化疗　是本病治疗的关键。治疗方案参见"肺结核"相关内容。

3. 对症治疗　腹痛可用抗胆碱能药物。严重腹泻或摄入不足者,应注意纠正水、电解质与酸碱平衡紊乱。对不完全性肠梗阻病人,需进行胃肠减压,以缓解梗阻近端肠道的膨胀与潴留。

4. 手术治疗　当肠结核并发完全性肠梗阻、急性肠穿孔、慢性肠穿孔致肠瘘形成、肠道大量出血经抢救不能止血者,需要手术治疗。

（四）主要护理诊断及合作性问题

1. 疼痛:腹痛　与肠结核及伴有肠梗阻等有关。

2. 腹泻　与溃疡型肠结核致肠功能紊乱有关。

3. 营养失调:低于机体需要量　与结核分枝杆菌毒性作用、消化吸收功能障碍有关。

4. 便秘　与肠道狭窄、梗阻或胃肠功能紊乱有关。

5. 潜在并发症:肠梗阻、肠穿孔、肠瘘、结核性腹膜炎等。

（五）护理措施

1. 休息与活动　注意休息,保证充足睡眠;病变活动期,应卧床休息,病情缓解时,指导病人适当活动,以不感到疲劳为宜。

考点:饮食护理　2. 饮食护理　给予高蛋白、高热量、高维生素易消化饮食;腹泻病人少食乳制品以及富含脂肪和粗纤维的食物,以免加快肠蠕动加重腹泻,避免生冷、不易消化的食物;便秘者应多吃含水分、纤维多的食物;肠梗阻者禁食,静脉补充营养;严重营养不良者,按医嘱静脉补充营养和维持水电解质平衡。

3. 病情观察　观察病人的生命体征,定期测量体重,评估病人的营养状况;注意观察有无发热、乏力、盗汗等毒血症状,以及腹痛、腹胀情况,以便及早发现肠梗阻、肠穿孔等并发症。

4. 用药护理　按医嘱给予抗结核药物,注意观察疗效及不良反应。

5. 对症护理　①腹痛:安置适宜的体位卧床休息,指导分散注意力缓解疼痛,必要时采用针灸、按摩等方法或按医嘱使用抗胆碱能药物止痛;肠梗阻者应实施胃肠减压,无效者需手术治疗,配合做好术前准备。②腹泻:注意腹部保暖,观察排便次数和粪便的性状,保持肛周皮肤清洁,便后局部用肥皂和温水清洗肛周皮肤,清洗后用软布轻轻拭干,必要时局部涂无菌凡士林。③便秘:指导病人养成定时排便的习惯,适当活动,排便时按摩腹部,遵医嘱给予缓泻剂和软化剂。

6. 心理护理　向病人介绍肠结核是可以治愈的疾病,指出不良心态对结核病可产生不利影响,消除其焦虑情绪,使其积极配合治疗与护理。

（六）健康教育

1. 知识指导　宣传结核病的基本知识和消毒隔离技术。

2. 生活指导　教育肠结核病人保持良好的心态,注意休息、营养和生活规律,提高抵抗力。

3. 用药指导　指导病人遵医嘱合理用药,不能随意地停减、增加药物,坚持全疗程治疗。密切观察药物疗效及不良反应。

4. 自我监测指导　嘱病人定期到医院检查,根据病情变化及时调整治疗方案,并加强自我监护,有病情变化时及时到医院就诊,以便及时发现并发症。

(武艳珍)

第 12 节　慢 性 便 秘

(一) 概述

随着人们饮食结构的改变及精神心理和社会因素等多方面的影响,便秘已成为影响现代人生活质量的重要因素之一。正常成人排便 1~2 次/日或 2~3 次/日,粪便重量为 22~35g/d,排便次数和粪便重量还常受食物种类和环境影响。便秘(constipation)是指排便次数减少,一般每周少于 3 次,伴排便困难、粪便量减少、粪便干结。一般认为便秘时间大于 12 周为慢性便秘。随着饮食结构的改变和精神心理、社会因素的影响,我国慢性便秘患病率逐渐上升。流行病学调查显示,女性患病率明显高于男性,农村患病率高于城市,随着年龄增长患病率明显增加。 **考点:**概念

1. 病因　慢性便秘可由多种疾病引起,包括胃肠道疾病、全身性疾病和神经系统病变,其中肠易激综合征(肠道对刺激的生理反应过度或反常)是最常见的原因。此外,不良生活习惯、经常服用某些药物,也容易引起便秘,如止痛药、麻醉药、肌肉松弛剂、抗惊厥剂、抗抑郁剂、抗帕金森病药、抗胆碱能药、阿片制剂、神经节阻滞剂、降压药、止酸剂(含钙剂)、利尿剂等。 **考点:**病因

2. 发病机制

(1) 病理生理原因:①机械梗阻性便秘:如肿瘤、炎症性肠病、各种原因引起的肠腔狭窄或梗阻等。②动力性便秘:可能是肌源性,也可能是神经源性。

(2) 排便机制异常:①慢通过便秘。②排出通道阻滞性便秘。③排出通道正常的便秘。与全身系统性疾病有关,如甲状腺功能减退、糖尿病、结缔组织病、帕金森病等。

(二) 护理评估

1. 健康史　评估病人有无胃肠道病变、全身疾病及神经系统疾病等病史,是否服用止痛药、麻醉剂、肌肉松弛剂及降压药等药物;评估病人的生活习惯。

2. 临床表现　慢性便秘者多无明显症状,病人可表现为左下腹胀痛,排便不畅。有的病人排便次数少于 3 次/周,严重者长达 2~4 周才排便一次,有的病人排便次数多,但排便困难,每次排便时间可长达 30 分钟以上,粪便呈球粪或羊粪状硬结,数量很少。常可在左下腹乙状结肠部位触及条索块状物。 **考点:**临床表现

3. 辅助检查

(1) 肛门直肠指检:肛门直肠指检不仅是检查有无直肠癌的重要方法,也是判断有无出口梗阻所致便秘常用的、简易的手法。

(2) 实验室检查:大便常规和隐血试验应作为慢性便秘的常规检查。若有血便、大便隐血试验阳性要考虑器质性疾病。若疑有系统性疾病,如糖尿病、甲状腺疾病、结缔组织病和神经系统疾病时,应做相应的生化和免疫检查。

(3) 影像学或内镜检查:对年龄>40岁或有癌变警报征象(便血、大便隐血阳性、贫血、消瘦、腹部包块、明显腹痛、有结肠、直肠息肉史以及结肠、直肠肿瘤家族史)者,为排除肿瘤、炎性反应等肠道疾病,可行结肠镜、结肠气钡对比造影等检查。重度便秘疑有假性肠梗阻者应拍摄腹部平片。

(三) 治疗要点

1. **饮食治疗** 增加饮水量,可以润滑肠道,防粪便干结;膳食纤维的补充是功能性便秘首选的治疗方法。因膳食纤维本身不被吸收,能使粪便膨胀,刺激结肠动力,改善症状。含膳食纤维丰富的食物有麦麸、水果、蔬菜、燕麦、胶质、玉米、纤维质、大豆、果胶等。对以便秘为主的肠易激综合征病人,应注意逐渐增加膳食纤维的含量,以免加重腹痛、腹胀。如有肠梗阻、巨结肠或巨直肠以及神经性便秘的病人,则不能用增加膳食纤维来达到通便的目的,应减少肠内容物,并定期排便。

2. **养成排便习惯** 定时排便能防止粪便堆积,这对于有粪便嵌塞的病人,尤其重要。训练前用0.9%氯化钠灌肠清洁肠道,每天2次,连续3天。经腹部平片确定肠内无粪便嵌塞后口服平衡电解质液,内含聚乙二醇可达到清肠目的。清肠后可给轻矿物油,或乳果糖使便次至少达到1次/天。同时鼓励病人于早餐或晚餐后排便,帮助病人恢复正常排便习惯,常用于治疗习惯性便秘。对直肠括约肌功能紊乱的便秘病人,应用生物反馈方法,来纠正排便时盆底肌和肛门外括约肌的不合适的收缩,但对精神抑郁的便秘病人,疗效较差。

考点:药物治疗

3. **药物治疗**

(1) 容积性泻剂:能起到膳食纤维的作用,使液体摄取增加。常用制剂有欧车前、麦麸、甲基纤维素等。用药时需注意剂量过大可导致腹胀,对怀疑肠梗阻者禁用。

(2) 润滑性泻剂:液状石蜡能软化粪便,可口服或灌肠。由于影响脂溶性维生素吸收,故以餐间服用较合适。

(3) 高渗性泻剂:指药物在肠腔内不能被吸收,使肠腔渗透压增高,增加肠内容物的含水量,软化大便,使肠内粪便体积增大,刺激肠蠕动而通便。如聚乙二醇和不吸收的糖类(乳果糖、山梨醇)混合的电解质溶液。乳果糖能酸化肠道,治疗和预防肝性脑病,特别适合有慢性肝病、肝功能不全的病人使用。

(4) 盐类泻剂:含有不被吸收的阳离子和阴离子,由于渗透压的作用,使腔内保留足够的水分,促进肠蠕动。由于此类药中部分离子可以被吸收,易引起水、盐电解质紊乱,故合并有肾功能不全、充血性心脏病的便秘者不宜使用。

(5) 刺激性泻剂:刺激肠蠕动,减少吸收。如蓖麻油、蒽醌类药物、酚酞及双醋苯啶等。长期应用可引起结肠黑变病,有增加大肠癌的危险性。

4. **手术治疗** 若病人症状严重影响工作和生活,且经过一段时间严格的非手术治疗无效,可考虑手术治疗。尤其是对先天性巨结肠病、顽固的慢通过性便秘病人,手术治疗效果较好。

(四) 主要护理诊断及合作性问题

1. **便秘** 与肠蠕动减慢或药物的副作用有关。
2. **焦虑** 与便秘治疗效果不佳有关。
3. **潜在并发症**:痔、肛裂、乙状结肠扭转、肠梗阻等。

(五) 护理措施

1. **休息与活动** 体质虚弱或腹肌、提肛肌无力的病人,应根据病人病情安排适当的运动,促进肠蠕动。也可经常练习排便动作,即正常排便时的一收一放动作,锻炼肛提肌的收缩力。

2. 饮食护理　多饮开水和吃粗纤维饮食。

（1）鼓励病人多食富含粗纤维的食物，如芹菜、豆角、白菜、水果、笋类、玉米、麦片、麸皮、大豆等，以利通便。①纤维本身不被吸收，所以能使粪便膨胀，刺激结肠蠕动。②此法对膳食纤维摄入较少的病人有效。③肠易激综合征病人应慎用此法，应逐渐增加膳食纤维的含量，避免加重腹痛、腹胀。④肠梗阻、巨结肠、巨直肠、神经性便秘的病人，不能采用此法。

（2）指导病人多饮水，每天清晨饮一杯温开水或盐水，上午或傍晚各饮一杯温热的蜂蜜水等，均可增加肠道的水分，有助于通便。少饮含咖啡因的饮料如浓茶、咖啡、可乐等。

考点：饮食护理和对症护理

3. 病情观察　注意病人排便次数、排便与就餐时间关系、粪便性质、每次排便时间、排便是否困难，尤其注意排便时有无生命体征及其他方面病情变化；观察便秘病人是否存在便血、大便隐血阳性、贫血、消瘦、腹部包块、明显腹痛等器质性疾病的症状；观察病人是否出现了肠梗阻或肠穿孔情况，若病人有肛门停止排气、腹胀明显、腹痛剧烈等表现，应立即报告医生，并协助其处理。

4. 用药护理　①告知病人长期使用缓泻药易造成生理、心理上的依赖，使肠道失去自行排便的能力。②指导或协助病人选择通便方法。③提醒病人通便后注意观察各种泻药的疗效及不良反应。④注意服药时间，口服液状石蜡宜餐间口服，以免影响脂溶性维生素吸收，不宜临睡前服用，以免吸入肺内，引起脂性肺炎。

5. 对症护理

（1）指导病人养成定时排便习惯：要求病人即使无便意，也应坚持定时排便，坚持每日定时蹲坐 10~20 分钟。提供隐蔽环境，协助病人采取最佳的排便姿势，以合理地利用重力和腹内压。

（2）排便时进行适当的腹部按摩，顺结肠行走方向作环形按摩，或叩击腹部，刺激肠蠕动，促进排便。

（3）若病人长时间未排便，应酌情指导或协助病人使用开塞露、甘油栓等简易通便方法，必要时酌情给予清洁灌肠等处理。

（4）肺气肿、心血管疾病、脑血管疾病、气胸病人不能用力排便，若有排便困难情况，请及时告诉医务人员，给予辅助处理。

6. 心理护理　导致便秘的因素很多，除饮食、滥用泻剂以外，还包括精神、心理等因素。因此，要指导病人保持乐观积极的精神状态，避免过度紧张，自我调整心态，克服焦虑情绪。

（六）健康教育

1. 知识指导　教会病人简单、正确处理便秘的方法；向病人讲述心理因素对排便的影响，指导病人保持乐观的心态，劳逸结合，不过度紧张，减少不必要的焦虑。

2. 生活指导　①养成良好的饮食习惯，注意膳食的搭配，多吃富含纤维素的食物，多喝水，少喝浓茶、咖啡等刺激性饮料。②养成良好的排便习惯，定时排便。告知高血压、心脑血管疾病的老年人排便时不能用力，以免发生意外。③适当进行运动及体育锻炼，可每日以顺时针方向按摩腹部数次，促进肠蠕动。

3. 用药指导　指导病人学会正确使用通便剂，观察药物不良反应，指导病人进行生物反馈治疗、训练排便习惯。

（武艳珍）

第 13 节   综合归纳消化系统常见症状和体征的护理

一、腹   痛

腹痛的类别及常见疾病见表 4-13-1。

表 4-13-1   腹痛类别

类别	常见疾病
急性腹痛	腹腔脏器急性炎症、空腔脏器阻塞或扩张、腹膜炎症、腹腔内血管阻塞等
慢性腹痛	腹腔脏器慢性炎症、空腔脏器张力变化、消化性溃疡、脏器包膜的牵张、胃肠神经功能紊乱等

二、腹   泻

1. 概念   腹泻是指排便次数增多,粪质稀薄,或带有黏液、脓血或未消化的食物。
2. 分类   根据病程分为急性腹泻和慢性腹泻,病程超过 2 个月者为慢性腹泻。
3. 常见病因   见表 4-13-2。

表 4-13-2   腹泻病因

病因	常见疾病
肠道原因	急性肠炎、慢性肠炎、伤寒、副伤寒、霍乱等肠道传染病。肠易激综合征等
其他原因	药物、全身性疾病、过敏、心理因素等

4. 粪便特点   见表 4-13-3。

表 4-13-3   粪便性状的特点

病因	粪便性状的特点
小肠病变	排便次数不多、粪便量多、粪质稀薄、黏液少、含油质不消化的食物
结肠病变	排便次数多、粪便量少、粪便含黏液多或带有脓血
胰源性腹泻	粪便量多、呈糊状、灰色并有油光色彩
肠易激综合征	粪便呈稀糊状、含有大量黏液而无脓血

三、恶心、呕吐

1. 概念   恶心为一种上腹不适、紧迫欲吐的感觉,常为呕吐的前驱症状,但也可单独出现;呕吐是指胃内容物或部分小肠内容物,通过胃的强烈收缩经食管反流出口腔的一种复杂的反射动作。
2. 常见病因   见表 4-13-4。

表 4-13-4   恶心、呕吐病因

病因	常见疾病
消化系统疾病	急性阑尾炎、急性肝炎、急性胆囊炎、急性胃炎、急性胰腺炎等急性炎症。慢性胃炎、胃癌、幽门梗阻、功能性呕吐、肠梗阻等慢性病变
非消化系统疾病	脑出血、脑炎、脑肿瘤、梅尼埃病、甲亢、尿毒症、糖尿病、酮症酸中毒等;洋地黄类药物、抗癌药物、有机磷农药等

3. 胃肠源性呕吐与中枢性呕吐的区别　见表4-13-5。

表4-13-5　胃肠源性呕吐与中枢性呕吐

鉴别点	胃肠源性呕吐	中枢性呕吐
病因	胃肠疾病	颅内疾病
与进食关系	有关	无关
恶心	有	无
呕吐状态	常缓慢呕出	喷射状
呕后感觉	吐后轻松感	呕后不感轻松
持续时间	吐后可暂缓解	顽固性

四、呕血与黑便

1. 概念　呕血是指上消化道(屈氏韧带以上的消化道,包括食管、胃、十二指肠)和胰腺、胆管出血,经胃从口呕出;黑便又称柏油样便,是血红蛋白与胃酸接触变性后在肠道经硫化物作用形成黑色的硫化铁随大便排出而致。

2. 呕血与咯血的鉴别　见表4-13-6。

表4-13-6　呕血与咯血的鉴别

鉴别点	呕血	咯血
颜色	棕褐色或咖啡色	鲜红色
内容物	混有食物残渣及胃液	混有痰和泡沫
酸碱性	酸性	碱性
先兆症状	上腹不适、恶心、呕吐等消化道症状	咯血前有喉痒、咳嗽、胸部压迫感等

五、消化系统疾病常见症状和体征护理总结

消化系统疾病常见症状和体征护理见表4-13-7。

表4-13-7　消化系统疾病常见症状和体征护理

症状和体征	主要护理问题	护理重点
腹痛	①疼痛:腹痛;②焦虑	①腹痛的监测;②非药物性缓解疼痛的方法;③用药护理:根据病情、疼痛性质和程度选择性给药;④心理护理
腹泻	①排便异常:腹泻;②有体液不足的危险;③营养失调:低于机体的需要量;④有皮肤完整性受损的危险	①饮食:营养丰富、低脂、少渣、易消化食物为主,避免生冷、多纤维、刺激性强的食物;②注意腹部保暖;③心理疏导;④肛周皮肤护理:排便后用温水清洗肛周皮肤,用软纸或软布擦干
恶心、呕吐	①有体液不足的危险;②营养失调:低于机体需要量	①侧卧位或仰卧位,头偏向一侧;②做好口腔护理;③呕吐停止后,供给清淡、易消化的饮食;④用药护理;⑤病情观察:观察呕吐的特点;准确记录每日出入液量;观察有无呛咳及窒息表现
呕血与黑便	①恐惧;②潜在并发症:失血性休克	见本章第7节"上消化道出血的护理"

(张　敏)

第14节　消化系统常用诊疗技术的护理

一、腹腔穿刺术

腹腔穿刺术是将腹穿针通过腹壁进入腹膜腔用于诊断或治疗的方法。

【适应证】

1. 确定腹水性质,用于腹水病因的诊断和鉴别诊断。
2. 疑有腹腔内出血,如脾破裂、异位妊娠、肝破裂等。
3. 放腹水解除或减轻大量腹水引起的呼吸困难等症状。
4. 腹腔内注药或腹水浓缩回输进行治疗。
5. 人工气腹用于诊断或治疗。

【禁忌证】

1. 肝性脑病先兆或躁动,不合作者。
2. 妊娠或卵巢肿瘤。
3. 严重肠胀气或广泛性腹膜粘连。
4. 严重电解质紊乱等。

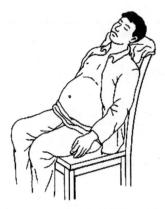

图 4-14-1　腹腔穿刺体位示意图

【护理】

1. 术前护理

（1）用物准备:①无菌腹腔穿刺包;②常规治疗消毒盘;③其他:无菌手套,多头带、油布、治疗巾,放液用胶管、米尺、大量杯、水桶等。

（2）病人准备:①解释穿刺的目的、方法及可能出现的不适,一旦出现立即告知术者;②测量腹围、血压、脉搏,检查腹部体征,以便动态观察病情;③排空尿液,防止穿刺时损伤膀胱;④做好麻醉药过敏试验。

2. 术中护理

（1）安置体位:安置病人合适的体位,轻者扶坐在靠背椅上(图 4-14-1),体弱者可取平卧位、半卧位或稍左侧卧位,屏风遮挡。

（2）确定穿刺点:协助病人暴露腹部,协助术者选择适当的穿刺点:①左下腹脐与髂前上棘连线中、外 1/3 交点,此处不易损伤腹壁动脉(图 4-14-2);②脐与耻骨联合连线中点上方 1cm,偏左或偏右 1.5cm 处,此处无重要器官且易愈合;③脐水平线与腋前线之延长线相交处,此处常用于诊断性穿刺;④B 超引导下确定穿刺部位,适用于少量积液尤其是包裹性积液时。

（3）协助穿刺:常规消毒穿刺部位皮肤,配合术者铺无菌孔巾,局部麻醉,根据穿刺目的选择不同穿刺点实施腹腔穿刺。诊断性穿刺可选用 7 号针头进行穿刺,直接用无菌的 20ml 或 50ml 注射器抽取腹水。

（4）抽液:遵医嘱抽取或引流腹水,记录放液量,留样送检。大量放腹水,用针尾连接橡皮胶管 8 号或 9 号

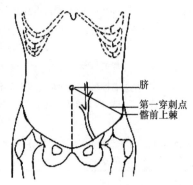

脐

第一穿刺点
髂前上棘

图 4-14-2　腹腔穿刺穿刺点示意图

针头,在放液过程中,用血管钳固定针头并夹持橡皮管,胶管上用输液夹子调整放液速度,放出的腹水要流到容器里,记录放液量。大量腹水放液时,不宜过快过多,一般为 60～80 滴/分,初次放液量不应超过 3000ml,再次放液时可适当增加,一般控制在 4000～6000ml。肝硬化病人一次放腹水不宜超过 3000ml,以免诱发肝性脑病和电解质紊乱。

(5) 拔针:放液后拔出穿刺针,在穿刺部位用无菌纱布按压 5～10 分钟,再以胶布固定。如腹压过大时,加用多头腹带加压包扎或用蝶形胶布或涂上火棉胶封闭。

(6) 病情观察:腹腔穿刺和放液过程中,应密切观察病人生命体征变化,如出现头晕、恶心、心悸、面色苍白,应报告医生立即停止穿刺和放液,并对症处理。注意放液速度不宜过快,防止腹压骤然降低,内脏血管扩张发生血压下降甚至休克等。

3. 术后护理

(1) 休息:安置病人平卧休息 8～12 小时。

(2) 观察病情:测量腹围、脉搏、血压和腹部体征,并与穿刺前比较,以了解放腹水的效果;观察穿刺点有无渗液、渗血,及时更换敷料,预防感染;密切监测体温、血压、脉搏、神志的变化,注意观察有无腹胀、腹痛及肝性脑病的先兆表现。

二、三(四)腔二囊管压迫止血术

三(四)腔二囊管(Sengstaken-Blakemore tube)压迫止血术是利用胃气囊压迫破裂的胃底曲张静脉和食管气囊压迫破裂的食管下段曲张静脉而达到紧急止血目的的一项急救技术。三腔二囊管内的 2 个气囊分别是圆形的胃气囊和椭圆形的食道气囊;3 个腔管,1 个腔管通胃气囊,充气后压迫胃底;1 个腔管通食管气囊,充气后压迫食管下段;1 个腔管通胃腔,经此腔可行吸引、冲洗和注入止血药物。四腔二囊管较三腔管多了 1 个在食管气囊上方开口的腔管,用于吸取食管气囊以上的分泌物,减少吸入性肺炎的发生。

【适应证】　适用于食管、胃底静脉曲张破裂出血,经药物不能控制出血时暂时使用,以争取时间准备其他治疗措施。

【禁忌证】　冠心病、高血压及心功能不全者慎用。

【护理】

1. 术前护理

(1) 用物准备:①三(四)腔二囊管;②弯盘、血管钳、血压计、听诊器、镊子、注射器、小纱绳、弹簧夹、棉垫、纱布、胶布、棉签、液状石蜡等;③牵引所需物品:牵引架、滑轮、拉绳、0.5kg 重牵引物等。

(2) 病人准备:①告知病人此项治疗技术的目的、方法及可能出现的不适,以消除病人的恐惧心理、取得病人的合作,同时说明操作过程中的配合方法,如插管时深呼吸和做吞咽动作;②对躁动不安者,可肌内注射地西泮 10mg 或异丙嗪 25mg。

2. 术中配合

(1) 检查:插管前分别辨认三(四)腔二囊管(图 4-14-3)的胃管、食管气囊管、胃气囊管的外口,并确认管道通畅;检查 2 个气囊有无漏气后尽量抽尽囊内气体。

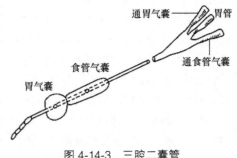

图 4-14-3　三腔二囊管

（2）安置体位：安置病人方便的体位如侧卧或头部侧转,便于唾液的排出;清洁病人的鼻腔,颌下放置棉垫。

（3）插管:在三(四)腔二囊管表面涂上润滑剂,当医生经鼻腔将三(四)腔二囊管送入胃内、插管达到65cm时,配合检查管端是否在胃内,先用注射器向胃管内充气,用听诊器在上腹部胃区听诊,听到气过水声即可确认在胃内。

（4）充气和提拉:确定管端在胃内后,协助向胃气囊内注气200~300ml、压力维持在40~50mmHg,迅速封闭管口,缓慢向外牵拉三(四)腔二囊管至感到有一定阻力,使胃气囊压迫胃底曲张出血的静脉,如压迫后呕血已止,则无需再向食管气囊充气;如胃气囊压迫后病人仍然呕血不止,且由暗红色变鲜红色,说明食管静脉曲张破裂,应在胃气囊充气的基础上再向食管气囊内充气100~150ml、使囊内压维持在30~40mmHg,封闭管口(图4-14-4)。管外端系1根细绳或绷带,经过床脚端带有滑轮的牵引架,再配重0.5kg的压力做牵引,牵引物离地面约30cm左右(图4-14-5)。

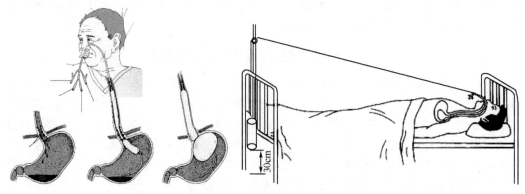

图 4-14-4　三(四)腔二囊管压迫示意图　　　　图 4-14-5　三(四)腔二囊管牵引示意图

（5）观察病情:插管、注气过程中,密切观察病情,如出现呛咳、呼吸困难、胸闷、面色改变等,及时报告医生处理。

3. 术后护理

（1）体位:安置病人于侧卧位或平卧位头偏向一侧,以防口腔分泌物流入气管;嘱病人不要将唾液、痰液咽下,以免误入气管引起吸入性肺炎。

（2）定时抽吸胃内容物:观察胃内容物的颜色和量,以判断出血是否停止;如胃内容物中有新鲜血液,说明止血效果不好,应检查牵引的松紧情况和测量气囊内压力,并予以调整。每次抽吸时,应尽量吸尽胃内积血,以减少肠内积血,防止血氨增高而诱发肝性脑病。

（3）定时放气:气囊压迫12~24小时,应放气减压,先放食管气囊内的气体,再放胃气囊内的气体,放气15~30分钟,以防止食管和胃底黏膜受压时间过久引起糜烂、坏死。同时气囊放松牵引,使胃气囊与胃底黏膜分离,并口服液体石蜡15~20ml,以防胃底黏膜粘连或坏死,30分钟后再对气囊充气加压。每2~3小时检查气囊内压1次,如压力不足及时注气增压。不可先放胃气囊的气体,以防止三(四)腔二囊管滑出引起窒息。

（4）口、鼻腔的护理:三(四)腔二囊管留置期间,每日2次用润滑剂润滑鼻腔、口唇,防止三(四)腔二囊管对鼻中隔或鼻翼产生损伤。

（5）心理支持:三(四)腔二囊管压迫止血过程中,病人痛苦多,常有明显不适,尤其是食管气囊充气者更明显,易出现焦虑或恐惧现象。护理人员应多巡视病房,陪伴病人,解释这种治疗方法的重要性和过程,安慰和鼓励病人以取得合作。

（6）注意窒息并发症：胃气囊充气不足或胃气囊破裂时食管气囊滑出阻塞喉部可引起窒息，表现为突然出现严重的呼吸困难，一旦发生应立即放出食管气囊内气体解救。

（7）拔管：气囊一般在压迫 2~3 天后拔管，压迫止血时间不宜过久，以防长期受压局部黏膜因缺血而坏死甚至穿孔。在放气减压后抽取胃液，观察出血是否已停止，如已无新鲜出血，放气观察 24 小时，如无再出血，即可拔管。拔管前先抽净 2 个气囊内的气体，嘱病人口服液体石蜡 30ml，缓慢退出三（四）腔二囊管。拔管后仍需继续密切观察，如发现出血，及时报告医生，必要时再次放置三（四）腔二囊管。

三、胃、十二指肠镜检查术

胃、十二指肠镜检查是应用最广、进展最快的内镜检查。可直接观察食管、胃及十二指肠的炎症、溃疡及肿瘤的大小、部位及范围，并可取活组织进行组织学或细胞学检查，能对疾病做出正确的诊断；也可用于食管、胃及十二指肠某些疾病的镜下治疗。

【适应证】　适应证比较广泛，一般来说所有诊断不明的食管、胃、十二指肠疾病，上消化道有无法解释的症状者均可进行此项检查。

1. 上消化道出血需查明原因者。

2. 有明显的上消化道症状，但原因不明者。

3. 疑有上消化道肿瘤。

4. 需要随访观察的病变，如消化性溃疡、慢性萎缩性胃炎、息肉、上消化道手术后。

5. 疑有胰腺、胆道系统疾病，须通过十二指肠进行逆行胰胆管造影。

6. 需内镜治疗的病变，如摘取上消化道异物、上消化道局部止血、摘除息肉、食管狭窄扩张术或食管支架的置入、胆管切开取石或引流等。

【禁忌证】

1. 严重的心、肺疾患，如急性心肌梗死、严重心律失常、心功能不全、主动脉瘤及呼吸衰竭、哮喘发作等。

2. 各种原因所致休克、昏迷等危重状态。

3. 食管、胃、十二指肠急性腐蚀性损伤或穿孔急性期；严重咽喉部疾病，如急性喉炎、咽部化脓性感染等；严重颈胸段脊柱畸形。

4. 神志不清、精神失常、癫痫发作不能配合检查者。

5. 严重凝血障碍、病毒性肝炎活动期。

【护理】

1. 术前护理

（1）用物准备：①电子或纤维胃、十二指肠镜；②其他用物：口垫、弯盘、润滑剂、镇静剂、麻醉剂、注射器、针头、甲醛固定液标本瓶、细胞刷等；③急救药品和器材等。

（2）病人准备

1）向病人介绍检查的目的、意义、方法、如何配合及可能出现的不适，以消除病人紧张、恐惧的心理，检查时放松并主动配合，了解病人有无麻醉药过敏史。

2）仔细询问病史，有无青光眼、高血压、是否有心脏起搏器、有无胃肠道传染病等，进行体格检查以排除禁忌证。检测肝炎病毒标志，对阳性者用专用胃镜检查。

3）检查前禁食 8 小时、禁烟 24 小时；有胃排空延缓者，适当延长禁食时间；有幽门梗阻者，应先抽尽胃内容物，必要时洗胃；接受胃肠钡餐检查者，3 日内不宜胃镜检查。

4）病人如有义齿，检查前须取出，以免检查过程中脱落致误吸或误咽。

5）如病人过分紧张，术前30分钟肌内注射或静脉注射地西泮5~10mg。

2. 术中护理

（1）术前5~10分钟在病人咽喉部用2%利多卡因喷雾麻醉或吞服1%丁卡因糊剂10ml，以减少呕吐反射及疼痛。

（2）协助病人取左侧卧位，双腿屈曲、头垫低枕、头稍后仰、与肩同高、使颈部放松，且松开领口及腰带。口边置弯盘，嘱病人咬紧牙垫，术中保持病人头部位置不动。

（3）当医生缓慢地将胃镜从病人口腔插入约15cm到达咽喉部时，嘱病人做吞咽动作，但不可将唾液咽下以免呛咳，应让唾液流入弯盘或用吸管吸出。如病人出现严重恶心不适，嘱病人深呼吸，放松全身肌肉，配合医师顺利插镜。配合医生将胃镜经食管、贲门至胃，推进至幽门前区，待机进入十二指肠球部，再到达十二指肠降段和乳头部。

（4）医生在边退镜边逐段观察十二指肠、胃和食管时，配合注气和抽吸，协助医师对可疑病变部位摄像、取活组织、刷取细胞涂片、抽取胃液检查及做好内镜下治疗。

（5）检查过程中密切观察病人面色、呼吸、脉搏等情况，如发生异常反应，应告知医生立即停止检查并配合处理。

（6）检查完毕退出内镜时尽量抽气，以防止病人腹胀，并手持纱布将镜身外附的黏液、血迹擦净。

3. 术后护理

（1）咽部护理：检查后出现咽痛、咽后壁异物感及声音嘶哑等，可用温水含漱，嘱病人勿用力咳嗽，以免损伤咽喉部黏膜，1~2日会自行消失。

（2）饮食护理：术后因咽喉部麻醉作用尚未消退，嘱病人不要吞咽唾液，以免呛咳。检查结束后2小时方能进食、进水，以免食物呛入肺部。当日饮食以流质或半流质为宜，行黏膜活检的病人应进温凉的饮食，以减少食物对胃黏膜创面的刺激，造成出血。

（3）腹部护理：检查后如出现腹胀，嘱病人坐起哈气或适当活动、按摩腹部，促进肠道气体排出。

（4）并发症观察与处理：检查后数日内，严密观察病人有无消化道穿孔、出血、感染等并发症，一旦发生，应及时报告医生，并积极协助处理。

（5）内镜清洗和消毒：术后彻底清洁、消毒内镜及有关器械，避免交叉感染，并妥善保管。

四、结肠镜检查术

结肠镜检查是通过肛门插入内镜（与上消化道内镜不同，见图4-14-6)，在X线监视下操作，进行肠道的直视检查，主要用于诊断大肠炎症性肠病、肿瘤、出血、息肉及其他异常等，并可在结肠镜下进行止血、切除息肉及某些肿瘤、钳取异物等内镜治疗。结肠镜分为纤维结肠镜和电子结肠镜。

【适应证】

1. 原因不明的慢性腹痛、腹泻，怀疑有直肠、结肠、盲肠及回肠末端病变。

2. 钡剂造影发现肠道内可疑病变，需进一步明确诊断。原因不明的下消化道出血。

3. 需内镜治疗的大肠息肉、肿瘤、出

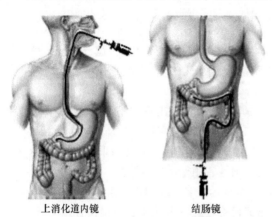

上消化道内镜   结肠镜

图4-14-6 上消化道内镜和结肠镜的位置比较

血等病变。

4. 结肠或回肠内肿物需进行病理学检查。

5. 大肠肿瘤的普查。

6. 炎症性肠病的诊断与随访。

【禁忌证】

1. 严重心肺功能不全、严重高血压、休克、高热及极度衰弱者。

2. 急性细菌性痢疾、急性憩室炎、重症溃疡性结肠炎、急性腹膜炎、腹腔脏器穿孔及腹部手术后有严重粘连者。

3. 肛门、直肠严重狭窄者。腹主动脉瘤或其他腹部疾病影响检查者。

4. 精神或心理因素不能合作者或肠道准备不完全者。

5. 女性月经期及妊娠期妇女。

【护理】

1. 术前护理

（1）用物准备：①电子或纤维结肠镜，电凝、电切治疗设备，钢丝支架等。②其他用物：弯盘、纱布、甲基硅油、注射器、0.9% 氯化钠、标本瓶、组织吸附小纸片、细胞刷等。③急救药品及器材。

（2）病人准备：①告知病人结肠镜检查的目的、方法、注意事项，解除其顾虑，取得合作。②检查前 2~3 日进少渣饮食，检查前 1 日进流质饮食，检查当日晨空腹或饮少量糖水（不能饮红糖水，以免镜检时影响观察）。③清洁肠道，采用灌肠法（检查前晚服蓖麻油 25~30ml 和 5% 葡萄糖氯化钠 1000ml，检查前 1 小时用温开水 1000ml 高位清洁灌肠 2~3 次，直至无粪渣排出为止；或于检查前 1 小时应用洗肠机清洁肠道）或导泻法（检查前 1 日晚服缓泻剂，番泻叶 10g 用 500~1000ml 沸水冲泡代茶饮；或于检查前 4~6 小时口服溶解后的硫酸镁 50g 和 5% 葡萄糖氯化钠 1500~2000ml；或于检查前 4~6 小时口服 20% 甘露醇 250ml 和 5% 葡萄糖氯化钠 1000~1500ml）。如进行高频电凝治疗，肠道准备禁用甘露醇。④必要时术前肌内注射地西泮 5~10mg、阿托品 0.5mg 或山莨菪碱（654-2）10mg，以解除病人紧张、恐惧、腹痛、腹胀等症状，有青光眼或明显前列腺肥大者忌用阿托品。

2. 术中护理

（1）安置体位：病人左侧卧位、腹部放松并屈膝，臀部和肛门尽量靠近检查台边缘，用 2% 利多卡因棉球塞肛麻醉。

（2）协助插镜：术前做直肠指检，了解有无肿瘤、狭窄、痔疮、肛裂等，并扩张肛门；护士协助在结肠镜前端涂润滑剂（一般用硅油，不可用液状石蜡，因其对肠镜可曲部有损害），嘱病人张口呼吸、放松肛门括约肌；术者以右手示指按压镜头，使镜头滑入肛门，遵照循腔进镜、少量充气、必要时钩拉、防袢、解袢的原则，逐渐缓慢插入肠镜；插镜过程中，护士应按医嘱协助病人变换体位，协助医生摄像、取活组织或刷取细胞活检等。

（3）观察病情：密切观察病人反应，如出现腹胀不适，可嘱病人缓慢深呼吸；如出现剧烈腹痛或面色苍白、呼吸及脉搏增快、血压下降等异常时，应随时报告医生停止插镜，同时快速建立静脉通道以备抢救。

3. 术后护理

（1）休息和饮食：检查结束后，病人稍休息，观察 15~30 分钟待病人无不良反应时方可离去。嘱病人注意卧床休息，做好肛门清洁护理。术后 3 天内进少渣饮食，如行息肉摘除、止血治疗者，应给予抗生素治疗、半流质饮食和适当休息 3~4 天，避免剧烈活动。

（2）术后观察：密切观察病人生命体征，注意观察腹胀、腹痛及排便情况，如腹痛明显或排血便者应留院观察；如出现剧烈腹痛、腹胀、面色苍白、脉搏增快、血压下降、大便次数增多或呈血性便时，提示肠出血、肠穿孔可能，应报告医师处理。

（3）内镜的清洗消毒：术后做好内镜的清洗消毒工作，妥善保管。

五、肝穿刺活组织检查术

肝穿刺活组织检查术（简称肝活检）是指通过穿刺采取肝组织标本，进行组织学检查或制成涂片进行细胞学检查，用以明确肝病诊断、了解肝病演变过程、观察治疗效果及判断预后的诊断技术。

【适应证】

1. 原因不明的肝大、肝功能异常。
2. 原因不明的黄疸及门静脉高压。
3. 协助明确各种肝病的诊断、了解治疗效果及判断预后。
4. 协助某些血液病的诊断。

【禁忌证】

1. 全身各器官功能衰竭。
2. 重度肝外淤积性黄疸、肝功能严重异常、有出血倾向或大量腹水。
3. 肝包虫病、肝血管瘤、肝周围组织化脓性感染。

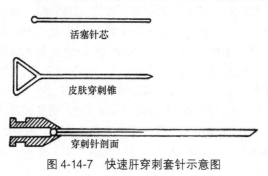

活塞针芯

皮肤穿刺锥

穿刺针剖面

图 4-14-7　快速肝穿刺套针示意图

【护理】

1. 术前准备

（1）用物准备：①肝脏穿刺包，内有快速穿刺套针（图 4-14-7）、注射器、洞巾、纱布、皮肤穿刺锥等；②常规治疗消毒盘；③其他用物：局麻药、无菌手套、无菌 0.9% 氯化钠、小砂袋、多头腹带、胶布、盛有 95% 乙醇或 10% 甲醛固定液的标本瓶、载玻片及推玻片、针座连接橡胶管等。

（2）病人准备：①解释穿刺的目的、意义、方法，消除病人的紧张情绪；②检查肝功能、凝血时间、凝血酶原时间及血小板计数，若有异常按医嘱肌内注射维生素 K 10mg，连用 3 日后复查，各项检查指标达到允许标准后方可穿刺；③验血型，以备必要时输血；④胸部 X 线检查，观察有无肺气肿、胸膜肥厚；⑤训练病人深呼吸及屏息呼吸方法（深吸气、呼气，憋住气片刻），以利术中配合；⑥情绪紧张者于术前 1 小时口服地西泮 10mg；⑦穿刺前测量血压、脉搏。

2. 术中护理

（1）体位和穿刺点：病人取仰卧位，身体右侧靠近床沿，右手置于枕后。暴露穿刺部位、确定穿刺点（取右侧腋中线第 8~9 肋间、肝实音处）；对疑诊肝癌、肝脓肿者，按 B 超定位。

（2）协助肝穿刺：常规消毒穿刺部位皮肤，铺无菌孔巾，用 2% 利多卡因由皮肤至肝包膜进行局部麻醉，用橡皮管将快速肝穿刺套针连接于 10ml 注射器上，吸入 5ml 0.9% 氯化钠备用；协助术者肝穿刺，先用穿刺锥在穿刺点皮肤上刺孔，再持穿刺针由此孔沿肋骨上缘与胸部垂直进针 0.5~1.0cm，然后将注射器内的 0.9% 氯化钠推出 0.5~1.0ml，冲出穿刺过程中可能存留在针内的皮肤或皮下组织，以防针头阻塞使穿刺失败。在穿入肝组织之前先将注射器抽成负压，嘱病人先深吸气、然后于深呼气末屏气，此时术者将穿刺针迅速刺入肝内并立即退出完成穿刺，穿刺深度不超过 6cm。

（3）伤口处理：用无菌纱布按压穿刺部位 5~10 分钟，再以胶布固定，压上小沙袋并以多头腹带束紧。

（4）标本送检：将抽吸的肝组织标本用 0.9% 氯化钠冲入弯盘内，取出后用 95% 乙醇或 10% 甲醛固定送检。

（5）观察病情：穿刺过程中，严密观察病人面色、呼吸、脉搏、血压等，如有异常应立即报告医生，停止操作并及时处理。

3. 术后护理

（1）休息：术后病人绝对卧床休息 12~24 小时，若无不适，可在术后 12 小时去除沙袋和多头腹带，24 小时后逐渐恢复活动。

（2）术后观察：密切监测血压、脉搏、呼吸的变化。开始 4 小时内，每隔 15~30 分钟测量血压 1 次，而后每 2 小时测 1 次，直至术后 24 小时。如有脉搏细速、血压下降、烦躁不安、面色苍白、出冷汗等出血征象，应立即通知医生紧急处理；注意观察穿刺点有无渗血、红肿、疼痛。若穿刺部位疼痛明显，应仔细检查原因，如果是一般组织创伤性疼痛，遵医嘱给予止痛剂；若发现气胸或胆汁性腹膜炎时，应报告医生及时处理。

（陆一春）

 目 标 检 测

1. 胃酸的主要成分是
   A. 盐酸　　　　　　B. 醋酸
   C. 碳酸氢盐　　　　D. 胃蛋白酶
   E. 糜蛋白酶

2. 十二指肠溃疡的好发部位是
   A. 十二指肠球部　　B. 十二指肠降部
   C. 十二指肠乳头处　D. 十二指肠水平部
   E. 十二指肠升部

3. 慢性胃炎的主要原因是
   A. 幽门螺杆菌感染　B. 长期服用抗生素
   C. 自身免疫因素　　D. 吸烟
   E. 应激

4. 慢性胃炎最可靠的确诊方法是
   A. 消化道症状　　　B. 胃液分析
   C. 胃镜检查　　　　D. 血清学检查
   E. 胃肠钡餐 X 线检查

5. 在我国最常见的胃炎是
   A. 浅表性胃炎　　　B. 慢性胃窦炎
   C. 慢性胃体炎　　　D. 萎缩性胃炎
   E. 肥厚性胃炎

6. 慢性胃体炎的病因是
   A. 烟酒嗜好　　　　B. 幽门螺杆菌感染
   C. 自身免疫反应　　D. 急性应激
   E. 胆汁反流

7. 符合自身免疫性胃炎表现的是
   A. 病变以胃窦部为主

   B. 较多灶萎缩性胃炎常见
   C. 抗壁细胞抗体滴度较低
   D. 易发生恶性贫血
   E. 大多由幽门螺杆菌引起

8. 对慢性胃炎病人的健康指导，说法不对的是
   A. 戒烟、戒酒
   B. 养成细嚼慢咽的习惯
   C. 避免过冷过热的食物
   D. 腹痛时口服阿司匹林
   E. 定期门诊复查

9. 男，70 岁，近日常感上腹隐痛。食欲减退、餐后饱胀，胃镜检查结果示：慢性胃炎，医嘱为口服 1%HCl，对于该病人进行的护理措施错误的是
   A. 缓解身心不适
   B. 给予富有营养、易消化饮食，并少食多餐
   C. 注意饮食卫生
   D. 忌暴饮暴食、饮烈性酒、吸烟
   E. 稀盐酸直接口服，不可稀释

10. 女性，50 岁，慢性胃炎 5 年，对此病人健康指导应告知其避免口服
    A. 链霉素　　　　　B. 庆大霉素
    C. 泼尼松　　　　　D. 多潘立酮
    E. 甲氧氯普胺（胃复安）

11. 女，慢性胃炎 5 年，医嘱为口服硫糖铝，应告知此病人硫糖铝服药的时间是
    A. 餐前 2 小时　　　B. 餐前 1 小时

C. 餐中　　　　　　　D. 餐后 1 小时

E. 餐后 2 小时

12. 引起消化性溃疡的损害因素中,起主导作用的是

　　A. 胃酸　　　　　　　B. 胃蛋白酶

　　C. 非甾体抗炎药　　　D. 饮食失调

　　E. 幽门螺杆菌

13. 胃溃疡的好发部位

　　A. 胃小弯　　　　　　B. 胃大弯

　　C. 胃底　　　　　　　D. 贲门

　　E. 幽门管

14. 胃溃疡病人上腹部疼痛的典型节律是

　　A. 疼痛—进食—缓解　B. 进食—缓解—疼痛

　　C. 缓解—疼痛—进食　D. 进食—疼痛—缓解

　　E. 疼痛—进食—疼痛

15. 消化性溃疡最具特征性的表现是

　　A. 反酸,嗳气　　　　B. 频繁呕吐

　　C. 上消化道出血　　　D. 节律性上腹痛

　　E. 黑便

16. 消化性溃疡的主要诊断依据是

　　A. 疼痛部位　　　　　B. 疼痛性质

　　C. 有无反酸　　　　　D. 胃液分析

　　E. 胃镜检查

17. 消化性溃疡病人服用制酸剂宜在

　　A. 饭前 1 小时　　　　B. 饭后 1 小时

　　C. 两餐之间　　　　　D. 每日清晨一次

　　E. 进餐时与食物同服

18. 消化性溃疡最常见的并发症为

　　A. 出血　　　　　　　B. 癌变

　　C. 穿孔　　　　　　　D. 幽门梗阻

　　E. 急性腹膜炎

19. 西咪替丁治疗消化性溃疡的机制是

　　A. 阻断 H^+-K^+-ATP 酶

　　B. 拮抗 H_2 受体

　　C. 中和胃酸

　　D. 加速胃排空

　　E. 延缓胃排空

20. 消化性溃疡发病有家族聚集现象是由于

　　A. 全家饮食高热量

　　B. 全家都饮酒

　　C. 全家都吸烟

　　D. 幽门螺杆菌有传染性

　　E. 一家食谱相同

21. 病人,男性,35 岁,诊断为消化性溃疡 2 个月,近日原有疼痛节律消失,变为持续上腹痛,伴频繁呕吐,呕吐物中含隔夜食物。该病人最可能发生的并发症是

　　A. 上消化道出血　　　B. 穿孔

　　C. 幽门梗阻　　　　　D. 癌变

　　E. 肝性脑病

22. 肝硬化最危重的并发症是

　　A. 肝性脑病　　　　　B. 原发性肝癌

　　C. 肝肾综合征　　　　D. 自发性腹膜炎

　　E. 上消化道大出血

23. 肝硬化病人肝功能失代偿期最突出的临床表现是

　　A. 食欲不振　　　　　B. 恶心、呕吐

　　C. 腹水　　　　　　　D. 乏力

　　E. 肝轻度肿大

24. 肝硬化病人不宜大量放腹水,因可导致

　　A. 肝性脑病　　　　　B. 脱水

　　C. 上消化道出血　　　D. 电解质紊乱

　　E. 蛋白质丢失

25. 肝硬化腹水病人每日进水量限制在

　　A. 1500ml　　　　　　B. 1000ml

　　C. 800ml　　　　　　 D. 500ml

　　E. 300ml

26. 肝硬化病人内分泌功能异常主要是

　　A. 雄激素增多

　　B. 雌激素增多

　　C. 肾上腺皮质激素增多

　　D. 雌激素减少

　　E. 甲状腺激素减少

27. 肝硬化腹水病人每日钠盐应限制在

　　A. 1~2g　　　　　　　B. 2~3g

　　C. 3~4g　　　　　　　D. 4~5g

　　E. 5~6g

28. 病人,男性,56 岁,肝硬化 3 年,自述乏力、食欲缺乏。体检:神志清,消瘦,轻度黄疸,腹部移动性浊音阳性。X 线钡餐示胃底-食管静脉曲张。该病人的饮食护理中不恰当的是

　　A. 高蛋白饮食　　　　B. 适量脂肪饮食

　　C. 高热量饮食　　　　D. 低盐、适当限水

　　E. 多食粗纤维和粗粮以保持大便通畅

29. 病人,男性,46 岁,为肝硬化大量腹水病人,突然出现不明原因的发热、腹痛,触诊发现腹肌紧张,有压痛,并伴轻度反跳痛,此时该病人最可能的并发症是

　　A. 上消化道出血　　　B. 肝性脑病

　　C. 自发性腹膜炎　　　D. 穿孔

E. 肝肾综合征

30. 病人,女性,58 岁。慢性肝炎 15 年,肝硬化 7 年,曾多次住院。此次因为腹水和黄疸再次入院,查:T 36.4℃,脉搏 88 次/分,呼吸 22 次/分,血压 130/80mmHg。目前该病人最主要的护理问题是:
    A. 焦虑　　　　　　　B. 恐惧
    C. 知识缺乏　　　　　D. 活动无耐力
    E. 体液过多

31. 病人,男性,67 岁,酗酒 30 多年,每日约半斤白酒。查体:肝肋下 3cm,脾脏肋下 4cm,面颈部见蜘蛛痣。化验检查外周血三系均减少,其减少的主要原因是
    A. 骨髓抑制　　　　　B. 病毒感染
    C. 消化道出血　　　　D. 肠道吸收障碍
    E. 脾功能亢进

32. 病人,女性,60 岁,肝硬化 10 年,顽固性腹水,对其较好的治疗方法是
    A. 应用利尿剂　　　　B. 甘露醇导泻
    C. 腹腔穿刺放腹水　　D. 定期输新鲜血
    E. 腹水浓缩回输

33. 病人,女性,60 岁。肝硬化 10 年伴大量腹水,现昏迷急诊平车入院。该患者应安置的体位是
    A. 中凹卧位,头偏向一侧
    B. 半卧位,头下加枕
    C. 俯卧位,膝下垫枕
    D. 左侧卧位,头下加枕
    E. 仰卧位,头偏向一侧

34. 肝性脑病最早出现的表现是
    A. 定向力障碍　　　　B. 反射亢进
    C. 性格和行为改变　　D. 巴宾斯基征阳性
    E. 昏睡

35. 假性神经递质引起肝性脑病的机制是
    A. 干扰脑的能量代谢
    B. 使脑细胞产生抑制性突触后电位
    C. 干扰脑细胞膜的功能
    D. 竞争性取代正常神经递质但其效应极弱
    E. 引起血浆氨基酸失衡

36. 关于肝性脑病错误的表现是
    A. 前驱期:轻度性格改变,可有扑翼样震颤,脑电图多数正常
    B. 昏迷前期:意识错乱,扑翼样震颤存在,脑电图异常
    C. 昏睡期:昏睡和精神错乱,扑翼样震颤可引

出,脑电图异常
    D. 昏迷期(浅昏迷):神志完全丧失,扑翼样震颤仍可引出,脑电图明显异常
    E. 昏迷期(深昏迷):神志完全丧失,扑翼样震颤无法引出,脑电图明显异常

37. 肝性脑病的诱因错误的是
    A. 上消化道出血　　　B. 高蛋白饮食
    C. 低蛋白饮食　　　　D. 感染
    E. 便秘

38. 肝性脑病病人禁用的治疗是
    A. 硫酸镁导泻　　　　B. 食醋灌肠
    C. 温水灌肠　　　　　D. 肥皂水灌肠
    E. 0.9% 氯化钠灌肠

39. 对肝性脑病病人,错误的护理措施是
    A. 低热量饮食
    B. 暂停蛋白质摄入
    C. 清除肠内积血
    D. 米醋加 0.9% 氯化钠灌肠
    E. 口服 50% 硫酸镁溶液导泻

40. 病人,男性,46 岁,有腹水,6 天前起出现呕吐、黑便,经治疗好转,近日来嗜睡,定向障碍,病人出现的可能是下列哪种情况
    A. 贫血　　　　　　　B. 失血性休克
    C. 氮质血症　　　　　D. 电解质紊乱
    E. 肝性脑病

41. 病人,女性,50 岁,肝硬化 10 年伴大量腹水,近日出现意识障碍,血氨增高,肝肾功能减退,下列治疗哪项不妥
    A. 选用谷氨酸钾,降低血氨
    B. 精氨酸静脉滴注
    C. 口服乳果糖,降低肠腔 pH,减少氨形成和吸收
    D. 静脉注射支链氨基酸,补充能量,降低血氨
    E. 忌用一切对肝、肾功能损害的药物

42. 病人,女性,肝性脑病。经治疗神志恢复后可逐渐给予蛋白质饮食,最适宜的选择
    A. 动物蛋白质　　　　B. 蔬菜、水果
    C. 碳水化合物　　　　D. 植物蛋白质
    E. 每日蛋白质在 40g 以上

43. 病人,男性,56 岁,肝硬化腹水 2 个月,3 日来神志恍惚,答非所问,行为反常,呼吸有异味。诊断为肝性脑病,医嘱用精氨酸治疗,其目的为
    A. 使肠内呈酸性,减少氨吸
    B. 抑制脑内假神经递质合成

C. 为大脑提供能量

D. 与游离氨结合,降低血氨

E. 纠正低钾和碱中毒

44. 病人,女性,50 岁,诊断为肝性脑病,医嘱用 0.9% 氯化钠加食醋溶液灌肠,其目的是

A. 纠正酸中毒

B. 使 pH 升高

C. 抑制细菌生长

D. 利于 H^+ 反渗入肠黏膜

E. 有利于血中 NH_3 溢出肠黏膜

45. 上消化道大量出血是指数小时内失血量超过

A. 200ml　　　　B. 400ml

C. 600ml　　　　D. 800ml

E. 1000ml

46. 上消化道出血最常见的原因是

A. 消化性溃疡　　B. 肝硬化

C. 胃癌　　　　　D. 急性胃炎

E. 食管癌

47. 与上消化道继续出血或再次出血不符的是

A. 肠鸣音亢进

B. 黑便次数增加

C. 尿素氮持续升高

D. 网织红细胞计数减少

E. 呕出的血液为暗红色

48. 护理消化性溃疡大出血病人时,应特别注意观察

A. 腹痛　　　　　B. 肠鸣音

C. 肛门排气　　　D. 体温

E. 血压

49. 病人,男性,36 岁,突然呕血 2000ml,伴柏油样大便,血压 60/25mmHg,心率 170 次/分,此时首先应采取的措施是

A. 准备肌内注射给予止血药物

B. 立即开放静脉补充血容量

C. 准备抗酸药物

D. 准备急查

E. 嘱病人严格卧床休息

50. 胰腺炎病人禁食的主要目的是

A. 控制饮食　　　B. 避免胃扩张

C. 减少胃液分泌　D. 减少胰液分泌

E. 解除胰管痉挛

51. 不符合急性胰腺炎腹痛特点的是

A. 刀割痛或绞痛

B. 进食后疼痛缓解

C. 向腰背部呈带状放射

D. 位于中上腹

E. 阵发性加剧

52. 以下和急性胰腺炎症状特点不符合的是

A. 常在酗酒或暴食后起病

B. 疼痛位于中上腹

C. 呈间歇发作性钻痛

D. 疼痛可向腰背部放射

E. 伴频繁呕吐

53. 急性胰腺炎病人禁食期间,不正确的护理是

A. 鼓励病人适量饮水,以防脱水

B. 做好口腔护理

C. 安慰病人

D. 协助病人取舒适体位

E. 静脉滴注适量 0.9% 氯化钠

54. 为减轻急性胰腺炎病人疼痛,可协助其采取的卧位是

A. 去枕平卧位　　B. 俯卧位

C. 屈膝侧卧位　　D. 头低脚高位

E. 半坐卧位

55. 评估急性胰腺炎病人的病情,出现哪项最能说明预后不佳

A. 体温 38℃　　　B. 腹痛

C. 手足抽搐　　　D. 黄疸

E. 合并代谢性酸中毒

56. 病人,女性,56 岁。有胆石症病史 15 年。中午饱餐后出现上腹部绞痛,同时向腰背部呈带状放射,已持续 6 小时。怀疑为急性胰腺炎,此时最具诊断意义的实验室检查为

A. 白细胞计数　　B. 血清淀粉酶测定

C. 尿淀粉酶测定　D. 血清脂肪酶测定

E. 血清谷丙转氨酶

57. 病人,男性,36 岁。既往有胆结石,今日午餐后突然出现中上腹痛,阵发性加剧,频繁呕吐,呕吐物含胆汁,呕吐后腹痛未减轻,化验血淀粉酶为 2500U/L,于今日住院治疗。护士回答病人有关饮食护理应为

A. 禁食　　　　　B. 少食多餐

C. 高脂饮食　　　D. 低蛋白饮食

E. 低纤维饮食

58. 病人,女性,42 岁。诊断为急性胰腺炎,经治疗后腹痛、呕吐基本消失,开始进食时应给予

A. 普食

B. 低脂低蛋白流质饮食

C. 高脂高蛋白流质饮食

D. 高脂低蛋白流质饮食

E. 低脂高蛋白饮食

59. 溃疡性结肠炎活动期给予
    A. 低蛋白饮食
    B. 低盐饮食
    C. 无渣流质或半流质
    D. 富含纤维素饮食
    E. 富含脂肪饮食

60. 溃疡性结肠炎所致腹泻特点
    A. 大便多呈糊状混有黏液脓血
    B. 大便多呈糊状质稀薄色鲜红
    C. 大便不成形,柏油样便
    D. 米泔水样便,伴里急后重
    E. 白陶土样便,不伴里急后重

61. 治疗溃疡性结肠炎的首选药物是
    A. 肾上腺糖皮质激素
    B. 柳氮磺吡啶
    C. 前列腺素
    D. 甲硝唑
    E. 阿莫西林

62. 溃疡性结肠炎最严重的急性并发症是
    A. 急性腹膜炎   B. 直肠癌
    C. 中毒性巨结肠   D. 机械性肠梗阻
    E. 急性肠穿孔

63. 腹部揉面感常见于
    A. 结核性腹膜炎   B. 溃疡性结肠炎
    C. 急性胰腺炎   D. 化脓性腹膜炎
    E. 胃穿孔

64. 病人,女性,25 岁,低热、盗汗、腹胀 3 个月,消瘦,闭经。查体:全腹膨隆,移动性浊音(+),腹水检查示为渗出液,最可能的疾病是
    A. 肝硬化失代偿期
    B. 慢性肾小球肾炎
    C. 结核性腹膜炎
    D. 原发性肝癌腹膜腔转移
    E. 输卵管结核

65. 肠结核最常见的感染途径是
    A. 血行播散   B. 经口感染
    C. 淋巴结扩散   D. 直接蔓延
    E. 经皮肤感染

66. 溃疡型结肠炎主要的临床症状是
    A. 黏液脓血便   B. 里急后重
    C. 便秘   D. 鲜血便
    E. 糊样便

67. 病人,女性,36 岁,近半年反复右下腹疼痛、腹泻,每日 3~4 次,钡剂检查显示回盲部有跳跃

征。该病人可能是
    A. 肠结核   B. 结核性腹膜炎
    C. 溃疡性结肠炎 D. 慢性菌痢
    E. 肝硬化腹水

68. 引起便秘的常见原因是
    A. 肠道病变   B. 全身性疾病
    C. 神经系统疾病 D. 肠易激综合征
    E. 止痛药物

69. 慢性便秘排便次数
    A. 少于 1 次/日 B. 少于 2 次/日
    C. 少于 3 次/周 D. 少于 4 次/周
    E. 少于 5 次/周

70. 预防便秘护理措施,一般不包括
    A. 多吃含纤维素食物
    B. 多喝水,少喝浓茶、咖啡等饮料
    C. 鼓励长期服泻剂
    D. 定时排便
    E. 每日以顺时针方向按摩腹部

71. 长期使用缓泻剂会导致
    A. 腹泻   B. 水、电解质紊乱
    C. 慢性便秘   D. 腹痛
    E. 穿孔

72. 腹腔穿刺护理措施错误的是
    A. 严格无菌操作
    B. 操作过程中密切观察生命体征
    C. 详细记录腹水量
    D. 放腹水的量以彻底为原则
    E. 病人大量放腹水后应绝对卧床休息

73. 有关肝硬化病人的放腹水护理下列哪项不妥
    A. 术前测量体重
    B. 术前排空膀胱
    C. 术中观察生命体征
    D. 术后缚紧腹带
    E. 术后平卧 2 小时

74. 三腔二囊管压迫止血适用于
    A. 食管胃底静脉曲张破裂出血
    B. 急性出血性糜烂性胃炎出血
    C. 胃癌出血
    D. 胆道出血
    E. 消化性溃疡出血

75. 使用三腔二囊管压迫止血时,正确的护理措施是
    A. 先向食管气囊注气再向胃气囊注气
    B. 食管气囊和胃气囊各注气 300ml
    C. 置管期间每 12 小时放气 1 次

D. 出血停止后即可拔管

E. 放气后观察 24 小时如无再出血可拔管

76. 在行纤维胃镜消毒时,宜选择的化学消毒方法是

A. 75% 乙醇擦拭

B. 2% 的戊二醛浸泡

C. 3% 过氧化氢浸泡

D. 0.2% 过氧乙酸熏蒸

E. 含有效氯 0.2% 的消毒液浸泡

(77、78 题共用题干)

病人,男性,42 岁,间歇性上腹痛 3 年,有嗳气、反酸、食欲缺乏,冬春季较常发作。近 3 天来腹痛加剧,突然呕血 200ml。

77. 该病人出血的原因,最有可能是

A. 慢性胃炎　　　　B. 消化性溃疡

C. 胃癌　　　　　　D. 胃肠道黏膜糜烂

E. 肝硬化

78. 最适宜采取何种治疗

A. 禁食

B. 流质饮食+输液+法莫替丁

C. 禁食+输血治疗

D. 禁食+输液治疗

E. 输血治疗+芬磺乙胺

(79~81 题共用题干)

病人,男性,40 岁,胃溃疡 3 年,突然上腹剧痛,面色苍白,出冷汗。查体:全腹压痛,反跳痛,肌紧张。

79. 为明确诊断,应急诊作哪项检查

A. 胃镜　　　　　　B. 钡餐检查

C. 立位腹部平片　　D. 胸部透视

E. 腹腔试验性穿刺

80. 该病人最可能发生的并发症是

A. 上消化道出血　　B. 穿孔

C. 幽门梗阻　　　　D. 癌变

E. 肝性脑病

81. 对该病人目前首先应采取的必要措施为

A. 高浓度吸氧　　　B. 使用镇痛药

C. 立即输血　　　　D. 禁食并胃肠减压

E. 立即使用抗生素

(82、83 题共用题干)

病人,男性,既往有肝硬化病史 10 余年,近 2 个月来感腹胀明显,心悸、气短,呼吸困难,查体:腹部膨隆,状如蛙腹,B 超示:大量腹水。

82. 请问病人腹水发生的主要原因是

A. 水摄入过多　　　B. 钠盐摄入过多

C. 肾衰竭　　　　　D. 心力衰竭

E. 门脉高压和血浆白蛋白降低

83. 如果给病人行腹腔穿刺放液,术后护理措施错误的是

A. 观察穿刺点有无渗液

B. 密切观察性格和意识状态的变化

C. 如有腹水外溢,及时更换敷料

D. 防止伤口感染

E. 平卧休息 4 小时

(84、85 题共用题干)

病人,女性,45 岁,肝硬化病史 6 年,近 2 天突然呕血约 1000ml,现出现嗜睡、言语不清,有扑翼样震颤,脑电图异常。

84. 根据病情推断该病人处于

A. 肝性脑病的前驱期

B. 肝性脑病的昏迷前期

C. 肝性脑病的昏睡期

D. 肝性脑病的昏迷期

E. 肝癌晚期

85. 对该病人护理措施不正确的是

A. 低热量饮食　　　B. 暂停蛋白质摄入

C. 清除肠内积血　　D. 0.9% 氯化钠灌肠

E. 口服 25% 硫酸镁溶液导泻

(86~88 题共用题干)

病人,男性,56 岁。中午饮酒后突然出现上腹中部剧烈刀割样疼痛,向腰背部呈带状放射。继而呕出胆汁,伴高热。急诊入院体检:痛苦貌,血压 85/50mmHg,脉搏 124 次/分,全腹肌紧张,压痛、反跳痛,肠鸣音消失,白细胞 $16 \times 10^9/L$,中性粒细胞比例 0.90,既往身体健康,无消化性溃疡史,有胆石症病史。

86. 考虑最可能为

A. 急性胰腺炎急性水肿型

B. 急性胰腺炎急性坏死型

C. 胆石症

D. 十二指肠溃疡穿孔

E. 急性肠梗阻

87. 若诊断明确,最先采取的措施是

A. 禁食、胃肠减压、抗休克

B. 密切观察病情变化

C. 积极抗休克治疗,暂不宜手术

D. 积极抗感染治疗

E. 解痉镇痛治疗

88. 该病人目前主要的护理诊断不包括

A. 体液过多　　　　B. 体液不足

C. 急性疼痛　　　D. 个人应对无效

E. 焦虑、恐惧

(89~91 题共用题干)

病人,女性,52 岁。低热、腹痛、腹泻 5 个月,大便成糊状、无黏液及脓血,每日 2~4 次。X 线钡剂检查发现回盲部有跳跃征。对该病人的情况首先考虑。

89. 最有可能是哪种疾病

A. 结肠癌　　　　　B. 肠结核

C. 溃疡性结肠炎　　D. 克罗恩病

E. 慢性细菌性痢疾

90. 为明确诊断,应作以下哪项检查

A. 血常规　　　　　B. 腹平片

C. 结肠镜检查　　　D. 血沉

E. 大便隐血试验

91. 治疗本病最关键的措施是

A. 纠正水、电解质与酸碱平衡紊乱

B. 手术治疗

C. 补充血容量

D. 抗结核治疗

E. 胃肠减压

(92、93 题共用题干)

病人,女性,36 岁,有肺结核病史 10 余年,近 2 年有右下腹疼痛。间歇性发作,伴有腹泻与便秘,体检:右下腹有肿块,质地中等、伴压痛。

92. 为进一步明确诊断首选检查

A. 结核菌素试验　　B. 血常规

C. 钡剂灌肠　　　　D. 纤维结肠镜

E. 腹部 B 超

93. 对病人指导不适当的是

A. 积极治疗肺结核

B. 不吞咽痰液

C. 生饮乳制品,以保证营养

D. 加强餐具消毒

E. 加强粪便消毒

第 5 章　泌尿系统疾病病人的护理

第 1 节　概　述

泌尿系统是由肾脏、输尿管、膀胱、尿道及相关的血管、神经组成。主要功能是生成尿液,排泄代谢废物,对维持机体内环境稳定起重要作用。肾脏也是一个内分泌器官,主要作用是调节血压、红细胞生成和骨骼生长等。

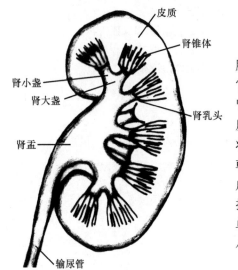

图 5-1-1　肾脏解剖结构

一、解 剖 结 构

1. 肾脏　是泌尿系统最重要的器官,位于腹膜后脊柱两侧的脂肪囊中,形似蚕豆,为实质性器官,右肾位置略低于左肾。肾脏表面有被膜,内由肾实质和肾间质组成。肾实质可以分为表层的皮质部和深层的髓质部。肾皮质内有细小的红色点状颗粒,称为肾单位。肾髓质由十余个圆锥形、底朝皮质、尖向肾门的肾锥体组成,2、3 个肾小盏合成一个肾大盏,再由几个肾大盏汇合形成肾盂,下接输尿管(图 5-1-1)。每个肾脏有约 100 万个肾单位,肾单位是肾脏结构和功能的基本单位,由肾小体及与之相连的肾小管组成。

(1)肾小体:是由肾小球和肾小囊构成的球状结构。肾小球是位于入球小动脉和出球小动脉之间的一团相互间分支又再吻合的毛细血管网,功能是滤过血液生成原尿。肾小囊分为脏层和壁层两层,脏层紧紧包住肾小球毛细血管及球内血管系膜,在脏层与壁层之间有共同的基膜。脏层、肾小球毛细血管、基底层共同构成滤过膜(滤过屏障)(图 5-1-2)。

(2)肾小管:肾小管分为近端小管、细段和远端小管三部分。近端小管、远端小管又各自分为曲部(分别称为近曲小管、远曲小管)和直部(分别称为近端小管直部、远端小管直部)两段。细段和近端、远端小管的直段组成髓袢。

(3)球旁器:球旁器位于皮质肾单位,由球旁细胞、致密斑、球外系膜细胞组成。①球旁细胞又称颗粒细胞:是入球小动脉和出球小动脉管壁中特殊分

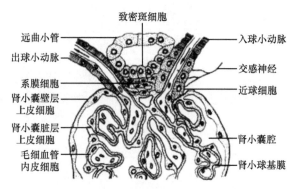

图 5-1-2　肾小球解剖结构示意图

化的平滑肌细胞,含有能合成、分泌肾素的颗粒,能分泌肾素。②致密斑:位于远曲小管起始部,由特殊分化的高柱状上皮细胞构成。致密斑能感受远曲小管内液体容量和钠浓度的变化,并将信息传至球旁细胞,调节肾素释放。③球外系膜细胞:分布在入球小动脉、出球小动脉和致密斑之间的一群细胞,具有支持作用、信息传递作用、吞噬功能(图 5-1-2)。

2. 输尿管 输尿管是位于腹膜外的 1 对肌性管道。上始于肾盂、下终于膀胱,全长 20~30cm,输尿管全长粗细不等,有 3 个狭窄部,即输尿管起始部、跨越髂血管处、膀胱壁内段,是输尿管结石易滞留之处。

3. 膀胱 为位于骨盆内耻骨联合后面的肌性囊状器官,主要是用来储存尿液,有较大的伸缩性,成人一般容量为 300~500ml。膀胱的肌层为平滑肌称逼尿肌,尿道口有较厚的环形平滑肌称膀胱括约肌(内括约肌)。膀胱三角为位于左右输尿管口和尿道内口之间的一个三角形区域,是膀胱肿瘤的好发部位。

4. 尿道 尿道为膀胱与外界相通的排尿管道。男性尿道起始于尿道内口,终于尿道外口,长 16~22cm,可分为前列腺部、膜部、海绵体部,前两者成为后尿道,后者成为前尿道。尿道有 3 个狭窄处,即尿道内口、尿道膜部、尿道外口,是尿路结石易滞留之处。女性尿道较男性尿道短、宽、直,长 3~5cm,尿道开口位于阴道口的前方,后方邻近肛门,易发生尿路逆行感染。

尿液由膀胱排出体外的动作称为排尿,排尿功能是一种反射动作。副交感神经兴奋时促进排尿,交感神经兴奋时阻止排尿。当膀胱充盈到一定程度时,膀胱壁的牵张感受器受到刺激而兴奋,冲动传入骶髓的初级排尿中枢;同时也上传到大脑皮质的高位排尿中枢,引起尿意。若环境允许,排尿活动即可发生,此时膀胱逼尿肌收缩,膀胱括约肌松弛,尿液通过尿道排出。排尿弧的任何一个部位受损,都将导致排尿异常,表现为尿失禁或尿潴留。

二、生理功能

肾脏生理功能主要是排泄代谢产物及调节水、电解质和酸碱平衡,维持机体内环境稳定。

1. 肾小球的滤过功能 是代谢产物排泄的主要方式,其中含氮性废物如尿素、肌酐等由肾小球滤过,有些有机酸如马尿酸、苯甲酸、各种胺类及尿酸等部分经肾小球滤过。肾小球滤过膜有机械屏障、电荷屏障作用。单位时间(每分钟)内双肾生成的超滤液的量称为肾小球滤过率,其大小取决于肾小球毛细血管和肾小囊内静水压、胶体渗透压、滤过面积以及滤过膜的通透性。当平均血压在 80~160mmHg 范围内波动时,由于肾血液的自身调节机制,肾小球毛细血管血压和肾小球滤过率可保持相对恒定,从而保证了机体在血流动力学变化时肾小球滤过功能稳定地进行,体内代谢产物得以继续排出,还保证了体液的平衡。

2. 肾小管重吸收和分泌功能 正常人安静时双肾的血流量大约为 1L/min,肾小球滤过的原尿能达到 180L/d,但正常人每日排出的尿量仅 1500ml 左右。①近端小管的重吸收能力最大,能将原尿中的大部分水、葡萄糖、氨基酸、蛋白质、维生素、钾、钙、钠、无机磷等重吸收入血,而代谢废物、毒物及药物不被重吸收而随尿液排出体外。②分泌和排泄功能:肾小管上皮细胞将本身产生的或血液内的物质分泌或排泄到尿液中,如 H^+、NH_3 等物质,借此调节体内电解质、酸碱平衡并排出代谢产物,维持机体内环境。③浓缩和稀释功能:集合管和远端肾小管对水有强大的调节作用,主要是在醛固酮和抗利尿激素的作用下吸收水和钠离子,调节机体的水代谢平衡。

3. 内分泌功能　　肾脏分泌的激素包括血管活性激素和非血管活性激素。①血管活性激素：包括肾素、血管紧张素、前列腺素、激肽释放酶等，作用于肾脏本身，参与肾脏的生理功能，或与其他激素共同维持血压和调节水盐代谢。肾素可将肝细胞生成的血管紧张素原转化成为血管紧张素Ⅰ，最终使血管紧张素Ⅱ、醛固酮增多，促进钠的潴留，增加血容量，使血压升高。前列腺素可扩张血管、降低外周阻力、促进肾小管钠水排出，使血压降低。②非血管活性激素：包括 1-α 羟化酶和促红细胞生成素。1-α 羟化酶使 25-羟维生素 D_3 转化为有活性的 1，25-二羟维生素 D_3，促进肾小管对钙、磷的重吸收而调节钙磷代谢。红细胞生成素能刺激骨髓红细胞增生。

感染、自身免疫反应、血管病变、代谢异常、遗传性疾病、药物、毒素、创伤、肿瘤、结石及导致肾血流量减少的因素，均可引起泌尿系统疾病，造成肾脏的损害。

近年来，免疫学、分子遗传学和分子细胞学的研究，对许多肾脏疾病的发病机制有了新的认识，为肾炎等疾病的治疗打下了坚实的基础；肾脏内分泌的研究，对阐明高血压发病机制，肾内血流调节和水、电解质代谢平衡调节的机制有着重要的意义；器械检查、影像学检查，使泌尿系统畸形、结石、肿瘤、肾囊肿、肾积水等得到明确诊断；各种血液净化技术的进步，延长了尿毒症病人的寿命和为多器官功能衰竭、严重水肿等治疗开辟了新的途径；体外碎石术，对结石下方无梗阻的肾、输尿管结石有较高的治愈率，减轻了手术创伤的痛苦。同时，经皮穿刺肾活组织检查、血液透析、肾移植等的护理水平也有了明显的提高。

（缪　捷）

第 2 节　　肾小球病概述

肾小球病指一组有相似的临床表现，如血尿、蛋白尿、水肿、高血压和不同程度的肾功能损害等，但病因、发病机制、病理改变、病程和预后不尽相同，病变主要累及双肾肾小球的疾病。大部分肾小球疾病预后较差，最终发展成肾衰竭。可分为原发性、继发性和遗传性。原发性肾小球疾病系指病因不明者；继发性肾小球疾病系指继发于系统性疾病（如系统性红斑狼疮、糖尿病、过敏性紫癜等）中的肾小球损害；遗传性肾小球疾病为遗传基因变异所致的肾小球疾病（如遗传性肾病）。原发性肾小球疾病占肾小球疾病的大多数，是我国引起慢性肾衰竭的最主要病因。本节重点介绍原发性肾小球疾病。

（一）分型

1. 原发性肾小球疾病的临床分型　　分为急性肾小球肾炎、急进性肾小球肾炎、慢性肾小球肾炎、隐匿性肾小球肾炎、肾病综合征 5 型。

（1）急性肾小球肾炎（acute glomerulonephritis）：简称急性肾炎，多发生于儿童，在起病前 1~3 周常有 β 溶血性链球菌感染病史。特点是起病急，出现血尿、蛋白尿、水肿和高血压，可伴有一过性氮质血症。本病预后良好，常在数月内临床自愈。

（2）急进性肾小球肾炎（rapidly progressive glomerulonephritis）：临床上病人多有上呼吸道感染的病史，起病急，主要表现类似急性肾小球肾炎，随病情进展出现进行性少尿或无尿，肾功能急剧转坏、急性肾衰竭为特征，病理表现为肾小球囊内大量新月体形成的一组疾病。

（3）慢性肾小球肾炎（chronic glomerulonephritis）：本病以中青年多见，男性多于女性，病情迁延、病变进展缓慢、最终将发展成慢性肾衰竭的一组肾小球疾病。临床表现呈多样化，以水肿、高血压、蛋白尿、血尿及肾功能损害为基本表现，可有不同程度的肾功能损害。

（4）无症状性血尿或（和）蛋白尿（隐匿性肾小球疾病）（asymptomatic hematuria and /or

proteinuria)：临床表现多不明显,以无症状蛋白尿(尿蛋白量<1g/d,以白蛋白为主)和(或)单纯性血尿(持续或间断镜下血尿,并偶见肉眼血尿)为临床表现的一组肾小球疾病。病人无水肿、高血压及肾功能损害。

(5)肾病综合征(nephrotic syndrome)：主要表现为"三高一低",即明显水肿、大量蛋白尿(>3.5g/d)、低蛋白血症(血浆白蛋白<30g/L)和(或)高脂血症。

2. 原发性肾小球疾病的病理分型　依据世界卫生组织(WHO)1995年制订的肾小球病病理学分类标准分为：①轻微肾小球病变(minor glomerular abnormalities)；②局灶性节段性病变(focal segmental lesions),包括局灶性肾小球肾炎(focal glomerulonephritis)；③弥漫性肾小球肾炎(diffuse glomerulonephritis),其中又分为膜性肾病、增生性肾炎和硬化性肾小球肾炎；④未分类的肾小球肾炎,不包括肾病综合征。

(二)发病机制

大多数肾小球疾病的发生与免疫介导的炎症有关。

1. 免疫炎症反应　在血液循环中形成的循环免疫复合物沉积到肾小球,或者肾小球本身形成的原位免疫复合物都会激活炎症介质引起炎症反应使肾小球发生损伤,以及自身抗体如抗中性粒细胞胞质抗体通过中性粒细胞、血管内皮细胞以及补体活化的相互作用造成肾小球的免疫炎症反应。炎症介质的激活、趋化炎症细胞,炎症细胞又可以产生炎症介质,两者共同存在导致免疫复合物介导的炎症反应持续存在和不断放大。

2. 非免疫非炎症反应　最近研究发现,肾小球毛细血管内的高压、高滤过可促进肾小球硬化,高脂血症可加重肾小球的损害。大量蛋白尿也参与了肾脏的损害过程。

(三)临床表现

1. 蛋白尿　正常人尿蛋白含量低,尿常规定性阴性。当成人尿蛋白超过150mg/d,尿蛋白定性阳性,称为蛋白尿。可以分为生理性蛋白尿和病理性蛋白尿两大类。

考点： 临床表现

(1)生理性蛋白尿：肾小球滤过膜具有分子屏障、电荷屏障作用。正常人肾小球滤过膜允许相对分子质量为<2万的蛋白质顺利通过,所以肾小球滤过生成的原尿中主要为微量小分子蛋白,如溶菌酶、β_2微球蛋白、轻链蛋白等,白蛋白(分子量为6.9万)及相对分子质量更大的免疫球蛋白含量较少。原尿中的蛋白95%以上被近曲小管重吸收,故正常人终尿中蛋白含量极低(<150mg/d)。

(2)病理性蛋白尿：当肾小球滤过膜病变,分子屏障、电荷屏障被破坏,大量蛋白被肾小球滤过膜滤过进入原尿。尿蛋白>150mg/d时,尿蛋白定性为阳性,称为蛋白尿,>3.5g/d时,称为大量蛋白尿。尿中蛋白分子越大,提示肾小球滤过膜损伤越严重。

2. 血尿　离心后尿沉渣镜检每高倍视野红细胞超过3个为镜下血尿。尿外观呈血样或洗肉水样,称肉眼血尿。肾小球病特别是肾小球肾炎,其血尿常为无痛性、全程性血尿,可呈镜下或肉眼血尿,持续性或间发性。临床上将血尿按病因分为肾小球源性和非肾小球源性。肾小球源性血尿可伴大量蛋白尿或(和)红细胞管型,新鲜尿沉渣显微镜检查可见变形红细胞。若新鲜尿中红细胞形态均正常,为非肾小球源性,可能与外伤、结石、感染、肿瘤等原因有关。

3. 水肿

(1)肾炎性水肿：主要是由于肾小球滤过率下降,而肾小管重吸收功能基本正常造成"球-管失衡"和肾小球滤过分数(肾小球滤过率/肾血浆流量)下降,导致水钠潴留。肾炎性水肿组织间隙蛋白含量高,水肿多从眼睑、颜面部等组织疏松处开始。

(2)肾病性水肿：主要由于长期、大量蛋白尿造成血浆蛋白过低,血浆胶体渗透压降低,液体从血管内渗入组织间隙,产生水肿;此外,部分病人因有效血容量减少,刺激肾素-血管紧张素-醛固酮活性增加和抗利尿激素分泌增加等,可进一步加重水钠潴留,加重水肿。肾病性水肿组织间隙蛋白含量低,水肿多从下肢部位开始,常为全身性。

4. 高血压　肾小球病常伴高血压,慢性肾衰竭病人 90% 出现高血压。持续存在的高血压会加速肾功能恶化。肾小球病高血压的发生机制:①钠、水潴留:由于各种因素导致钠、水潴留,使血容量增加,引起容量依赖性高血压;②肾素分泌增多:肾实质缺血刺激肾素-血管紧张素分泌增加,小动脉收缩,外周阻力增加,引起肾素依赖性高血压;③肾实质损害后肾内降压物质分泌减少:肾内激肽释放酶-激肽生成减少,前列腺素等生成减少,也是肾性高血压的原因之一。肾小球病所致的高血压多数为容量依赖型,少数为肾素依赖型。

5. 肾功能损害　急进性肾小球肾炎常导致急性肾衰竭,部分急性肾小球肾炎病人可有一过性肾功能损害,慢性肾小球肾炎及蛋白尿控制不好的肾病综合征病人随着病程进展至晚期常发展为慢性肾衰竭。

(缪　捷)

第 3 节　肾小球肾炎

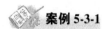

案例 5-3-1

病人,男性,30 岁。10 年前在某医院拟诊为“急性肾小球肾炎”,给予青霉素治疗,休息 2 周后痊愈出院。5 年前门诊随访发现病人尿中出现颗粒管型;现全身乏力,纳差,两下肢轻度水肿。查体:体温 36.8 ℃,脉搏 88 次/分,呼吸 20 次/分,血压 170/110mmHg。神志清,两下肢轻度水肿。尿常规:蛋白(+~++),白细胞 0~2 个/HP,红细胞 2~3 个/HP,颗粒管型 0~2 个/HP,血尿素氮 7.0mmol/L,内生肌酐清除率 84ml/min。自患病后情绪低落,常暗自流泪。

问题:1. 初步诊断是什么?
　　　2. 主要护理诊断有哪些?
　　　3. 护理要点是什么?

一、慢性肾小球肾炎

(一) 概述

慢性肾小球肾炎(chronic glomerulonephritis)简称慢性肾炎,是由多种不同病因、不同病理类型组成的一组原发性肾小球疾病。临床特点为病程长、发展缓慢,症状可轻可重,多有一个无症状尿检异常期,然后出现不同程度的水肿、蛋白尿、镜下血尿,可伴高血压和(或)氮质血症,及进行性加重的肾功能损害。

考点:病因

1. 病因　大多数慢性肾炎的病因尚不清楚,仅少数是由急性肾小球肾炎演变而来,大多数病人起病隐匿,往往起病已属慢性肾炎某些细菌和病毒感染,特别是肝炎病毒可能与慢性肾炎的发生有一定关系。慢性肾炎病情急骤恶化的诱因为感染、劳累、受凉、使用肾毒性药物、高血压、妊娠、高蛋白饮食、高脂高磷饮食等。

2. 发病机制　一般认为,免疫因素在慢性肾小球肾炎的发病过程中起重要作用,免疫介导性炎症是发病的起始因素,大部分是免疫复合物疾病。各种慢性肾炎病理类型在病变后期均有不同程度的肾小球硬化,最终发展成肾衰竭。

（二）护理评估

1. 健康史　主要询问有无急性肾小球肾炎病史,有无相关的病毒、细菌感染史。发病前有无感染、脱水、过度劳累、妊娠、应用肾毒性药物等诱发因素。

2. 临床表现　本病可发生于任何年龄,但以青中年为主,男性多于女性。多起病缓慢、隐匿。临床表现多种多样,症状轻重不一。疾病早期往往无明显临床表现,部分病人有乏力、疲倦、腰部疼痛、纳差、少尿、夜尿增多、水肿、血压轻度升高、贫血等表现。 **考点:** 临床表现

（1）蛋白尿:蛋白尿是本病必有现象,尿蛋白定量常在 1~3g/d。有些病人可出现大量蛋白尿而表现为肾病综合征,蛋白尿的持续存在可促进慢性肾炎病变进展。

（2）血尿:多数为镜下血尿,也可为肉眼血尿。

（3）水肿:多为晨起眼睑、颜面水肿和（或）双下肢轻、中度凹陷性水肿。多数与水钠潴留和低蛋白血症有关。

（4）高血压:部分病人以高血压为首发症状,常以舒张压增高为主。病人血压常有持续中度以上的高血压。血压的升高与血液中肾素和血管紧张素的增加、水钠潴留有关。

（5）肾功能损害:肾功能呈慢性进行性损害,早期肾功能正常或轻度受损,经数年或数十年,逐渐出现贫血、少尿、夜尿增多等肾衰竭表现。应激状态,如感染、劳累、失血、脱水、血压增高、应用肾毒性药物等均可导致肾功能急剧恶化,如能及时去除这些诱因,肾功能可在一定程度上有所恢复。

（6）其他:本病病人易并发感染,如尿路感染、上呼吸道感染等。多数病人伴有程度不等的肾性贫血。

3. 辅助检查

（1）尿液检查:24 小时尿蛋白定量常在 1~3g/d,尿蛋白定性为（+~+++）。尿沉渣镜检（Addis 计数）红细胞增多、可见透明管型、颗粒管型等。

（2）肾功能检查:肾功能逐渐减退,内生肌酐清除率和酚红排泄下降,尿浓缩功能减退。肾衰竭时有血尿素氮、肌酐的升高,肾小球滤过率下降。病理类型是决定肾功能进展快慢的重要因素,如系膜毛细血管性肾小球肾炎进展较快,膜性肾病进展较慢等。

（3）血液检查:可出现轻至中度的正细胞性贫血、血浆白蛋白降低、血沉增快、血免疫复合物阳性、补体正常或下降。

（4）B 超检查:双肾对称性缩小,可有结果紊乱等改变。

（5）肾活检:组织病理学检查有助于确定病理类型和预后。

（三）治疗要点

慢性肾炎的治疗以防止或延缓肾功能进行性恶化、改善或缓解临床症状、防治严重并发症为主要目的,可采用限制食物中蛋白质及磷的摄入量、使用降压药物、抗感染治疗及避免加重肾损害的因素等综合治疗措施。

1. 积极控制高血压和减少尿蛋白　高血压和蛋白尿是加速肾小球硬化、促进肾功能恶化的重要因素,积极控制高血压和减少尿蛋白是两个重要因素。力争把血压控制在<130/80mmHg;尿蛋白减少至<1.0g/d。

（1）利尿剂:慢性肾炎常有水钠潴留引起的容量依赖性高血压,应限盐<6.0g/d;选用噻嗪类利尿剂,如氢氯噻嗪等,当噻嗪类利尿剂无效或效果较差时可选用襻利尿剂,如呋塞米等。本病不宜过多、过久使用利尿剂。

（2）血管紧张素转换酶抑制药（ACEI）:具有较好的肾保护作用,该药在降低全身性高血压的同时,还可降低肾小球内压,减轻肾小球高血流动力学,降低尿蛋白,减轻肾小球硬化,从

而延缓肾衰进展,临床常用 ACEI 有卡托普利、贝那普利。

（3）钙拮抗药:治疗高血压和延缓肾功能恶化有较为肯定的疗效,ACEI 和钙拮抗药这两类药物现已作为一线降压药物。钙拮抗药能直接松弛血管平滑肌,扩张周围小动脉,降低外周血管阻力,从而使全身血压下降。常选用长效钙拮抗药氨氯地平、硝苯地平（拜心通）、尼卡地平（佩尔地平）、尼群地平等。

2. 限制食物中蛋白和磷的入量　对肾功能不全病人应及早限制食物中蛋白和磷的入量,应采用优质低蛋白饮食。

3. 其他　①糖皮质激素和细胞毒药物:一般不主张积极应用此类药。而是根据病因、病理类型等酌情使用;②抗血小板聚集:能改善微循环,延缓肾功能衰退,常用双嘧达莫、阿司匹林等。

4. 避免加重肾脏损害的因素　如感染、劳累、妊娠及肾毒性药物（如氨基糖苷类抗生素）。

（四）常用护理诊断及合作性问题

1. 体液过多　与肾小球滤过下降导致水钠潴留等因素有关。

2. 营养失调:低于机体需要量　与摄入量减少、限蛋白饮食及慢性病程消耗等有关。

3. 焦虑　与病程反复发作、治疗效果不理想、预后较差有关。

4. 潜在并发症:慢性肾衰竭。

（五）护理措施

1. 休息与活动　合理休息可减轻肾脏负担,增加肾血流量和尿量,减少蛋白尿及水肿。慢性肾炎病人要增加卧床休息时间,保持床铺、衣裤干燥平整、柔软,防止皮肤破损。长期卧床者要多活动下肢,防止静脉血栓的形成。提醒病人注意保持皮肤清洁,养成良好的卫生习惯,长期卧床的要防止压疮形成。

考点:饮食护理 2. 饮食护理　①低蛋白饮食:给予低蛋白、低磷饮食,以减轻肾小球毛细血管的高灌注、高压力和高滤过状态,延缓肾小球硬化和肾功能损害。蛋白质摄入量限制在<0.6g/(kg·d),一般提供优质蛋白如蛋、奶、瘦肉等,并加用必需氨基酸疗法。对仅有大量蛋白尿,而肾功能正常者,蛋白质摄入量可适当放宽至 0.8～1.0g/(kg·d)。②保证热量的供给:一般为125.5kJ/(kg·d),减少体内蛋白质分解,避免负氮平衡。同时要注意补充维生素和锌的摄入。③限制钠盐,注意出入液体量的平衡:根据水肿及血压升高的情况控制钠盐的摄入。注意出入液体量的平衡,按照"量出为入"的原则补充入液量,一般入液量=前一天尿量+500ml。④限磷补钙:应注意限制磷的摄入,补充钙剂注意纠正高磷低钙状态。

3. 病情观察　①一般状态:严格记录 24 小时出入量,生命体征特别是血压的变化。②临床表现:注意水肿的分布、部位、程度及消长情况;在相同条件下定期测量病人的体重、腹围,注意变化情况;复查蛋白尿、血尿等有无好转;出现异常及时通知医生处理,做好相应的配合护理。③并发症:注意有无头痛、嗜睡、食欲减退、恶心、呕吐、尿少和出血倾向等尿毒症早期表现;注意有无心悸、脉率增快、交替脉、心律失常,严重时可出现呼吸困难,夜间不能平卧、烦躁不安等心力衰竭表现;注意有无剧烈头痛、呕吐、黑矇和抽搐等高血压脑病表现。如出现以上严重征象立即报告医生并配合抢救。

4. 用药护理　准确执行医嘱,注意药物疗效及不良反应。①降压药物:在使用过程中,应定时观察血压的变化,降压不宜过快过低,以免影响肾脏的血液灌注;使病人充分认识到降压治疗对保护肾功能的作用,不可擅自调整药物的剂量或改变药物的种类,保证治疗效果;应用卡托普利等 ACEI 中应注意有无干咳、高血钾、贫血、皮疹、瘙痒、味觉减退,少数病人有粒细胞减少等不良反应。②利尿剂:长期使用可能会引起电解质紊乱（低钾、低氯血症）,在使用过程中应监测电解质的变化,还应注意监测 24 小时出入液量。③糖皮质激素:应告知病人及家属不可擅自加量、减量甚至停药。长期使用会出现库欣综合征、水钠潴留、高血压、动脉硬化、糖尿病、消化道出血、骨质疏松、继发感染等副反应。④抗血小板聚集药:使用时注意观察有无出血倾向,监测出血时间和凝血时间等。⑤细胞毒性药物:使用时病人的免疫力及机体防御能力受到很大影响,要对病人进行保护性隔离,防止继发感染。

5. 心理护理　本病病程长,病情反复发作,治疗效果差,预后不良,病人易产生精神痛苦、悲观、绝望等情绪反应。长期发病,会加重经济负担,增加病人与家属的思想负担。护士应积极主动与病人进行沟通,向病人及家属解释疾病的有关知识,消除病人紧张、焦虑的情绪,增强病人的信心。

（六）健康教育

1. 知识指导

（1）向病人介绍本病基本知识,使其了解常见的使病情急骤恶化的诱因:如感染、劳累、受凉、感冒、使用肾毒性药物、高血压、高蛋白饮食、高脂高磷饮食等。告知女性病人不宜妊娠。若因其他疾病就诊时要告诉医生肾脏病史,以便合理用药。

（2）使病人高度重视本病,但又不过分紧张,能主动配合治疗护理。告知病人慢性肾炎是进展缓慢,病程迁延的疾病,要注意控制病情,坚持合理的治疗方案,保持良好的心态,对预后起到良好的作用。

2. 生活指导　①休息:嘱病人加强休息、避免劳累,延缓肾功能减退;②饮食:向病人解释优质低蛋白、低磷、低盐、高热量饮食的重要性,合并有肾衰竭时指导病人正确选择优质低蛋白饮食,合并有水肿、高血压时指导病人低盐、限水饮食。

3. 用药指导　解释用药的目的主要是为了保护肾功能,延缓或阻止肾功能下降及减轻病情。指导病人遵医嘱合理用药,不能随意停、减、增加药物。避免应用对肾脏有损害的药物。密切观察药物疗效及不良反应。

4. 病情监测指导　能进行自我检测,了解病情变化的特点,发现水肿明显、尿量及尿液改变、乏力加重、食欲减退、血压升高等异常情况,说明疾病尚未控制,或已导致急性发作,应及时就诊。检查尿液、肾功能、血电解质及血压,以利于早期发现病情变化,得到及时治疗。

二、急性肾小球肾炎

（一）概述

急性肾小球肾炎（acute glomerulonephritis,简称急性肾炎）,是一组起病急,以血尿、蛋白尿、水肿、高血压和肾小球滤过率下降为特点的肾小球疾病,可伴有一过性氮质血症,又称为急性肾炎综合征。各年龄组均可发病,好发于儿童,男性多见。此病是自限性疾病,有自愈倾向,常在发病 8 周内症状逐渐减轻至完全恢复痊愈。

1. 病因　多由于 β-溶血性链球菌"致肾炎的菌株"（常见为 A 组 12 型和 49 型）所致,常见于上呼吸道感染（多为扁桃体炎）、猩红热、皮肤感染（多为脓疱疮）等链球菌感染后引起的免疫反应,少数与其他细菌、病毒和寄生虫感染有关。

考点: 致病菌

2. 发病机制　一般认为是机体对链球菌的某些抗原成分（如胞壁的 M 蛋白或胞浆中某些抗原成分）产生抗体,形成循环免疫复合物,随血流抵达肾脏。并沉积于肾小球基膜,进而激活补体,引起免疫和炎症反应,造成肾小球基底膜局部免疫病理损伤而致病。

（二）护理评估

1. 健康史　主要询问起病前有无急性感染病史。

2. 临床表现　发病前常有前驱感染，潜伏期为1～3周。前驱病常为链球菌所致的上呼吸道感染，如急性化脓性扁桃体炎、咽炎、淋巴结炎、猩红热等，或是皮肤感染，包括脓疱病、疖肿等。起病较急，病情轻重不一，轻者可无明显临床症状，仅表现为镜下血尿及血清补体异常，重者表现为急性肾衰竭。典型表现是水肿、血尿、高血压及不同程度的肾功能受损。

（1）水肿:为最常见和最早出现的症状。多表现为晨起眼睑水肿，面部肿胀，呈"肾炎病容"，逐渐波及躯干、双下肢，呈凹陷性水肿。严重者可出现全身性水肿、胸水和腹水。大部分病人于2～4周内自行利尿消肿。若水肿持续发展，常提示预后不良。水肿主要是由于肾小球滤过率降低，尿量减少和水钠潴留引起。

（2）血尿:几乎所有病人都有血尿。以镜下血尿为主，少数病人出现肉眼血尿，可呈洗肉水样。肉眼血尿在1～2周后即转为镜下血尿。

（3）高血压:30%～80%的病人有一过性轻、中度高血压。主要是因为水钠潴留血容量增加所致。少数为严重高血压，甚至并发高血压脑病。经积极利尿后血压很快恢复正常，若血压持续升高2周以上，无下降趋势，提示肾脏病变较严重。

3. 并发症　并发症常发生在疾病早期病情急剧进展时，或未注意休息和治疗不当时。①充血性心力衰竭:由于水钠潴留、循环血量急骤增加出现循环充血。以老年病人多见，若不及时抢救，可迅速致死。②高血压脑病:因过高的血压，尤其是舒张压的骤升，导致脑灌注过多，超过脑血管代偿性收缩机制，液体渗入脑血管周围组织，引起脑水肿所致。以儿童多见，多发生于病程早期。③急性肾衰竭:极少见，为急性肾炎死亡的主要原因，但多数可逆。急性肾炎在尿量减少的同时出现暂时性氮质血症，严重少尿或无尿者出现电解质紊乱和代谢性酸中毒及尿毒症症状。一般持续3～5天，此后，肾小球滤过功能改善，尿量增加，肾功能逐渐恢复。

4. 辅助检查

（1）尿液检查:尿中红细胞为变形性红细胞，尿沉渣中红细胞管型，是急性肾炎的重要特点。此外，Addis计数增高，其中管型主要是透明管型、颗粒管型等。尿蛋白定性试验通常为（+～++）。

（2）血清补体测定:几乎所有病人血清总补体及C3在发病初期均明显下降，8周内逐渐恢复至正常水平，是本病的重要特征。

（3）抗链球菌溶血素"O"（ASO）测定:常在链球菌感染后2～3周升高，提示近期有链球菌感染。

（4）肾功能检查:有一过性氮质血症，血尿素氮、血肌酐升高。

（5）血液检查:红细胞计数及血红蛋白可降低;血沉增快。

（三）治疗要点

本病为自限性疾病，以卧床休息、对症治疗为主。不宜应用糖皮质激素及细胞毒药物。

1. 一般治疗　①休息:急性期应卧床休息，至水肿消退、血压恢复至正常、肉眼血尿消失后可逐步增加室内活动量。②饮食:低盐饮食;肾功能正常不需限制蛋白质入量，但肾功能不全时应限制蛋白质入量，并以优质动物蛋白为主;明显少尿者应限制液体的入量。

2. 对症治疗　①利尿:经限制水钠摄入后水肿仍明显者，应适当使用利尿剂治疗;②降压:经限制水钠和应用利尿剂后血压仍不能控制者，应给予降压药治疗。

3. 控制感染灶　有上呼吸道或皮肤感染者，应选用对肾脏无毒性作用的抗生素治疗，如青霉素、头孢菌素等。对于反复发作的慢性扁桃体炎,待病情稳定后行扁桃体摘除术,手术前后 2 周需注射青霉素。

4. 透析治疗　发生急性肾衰竭且有透析指征者,如心包炎、高血钾、严重代谢性酸中毒等,应及时给予短期透析治疗,以度过危险期。

(四) 常用护理诊断及合作性问题

1. 体液过多　与肾小球滤过率下降导致水钠潴留有关。
2. 活动无耐力　与水钠潴留,血压升高有关。
3. 有皮肤完整性受损的危险　与皮肤水肿、营养不良有关。
4. 潜在并发症:充血性心力衰竭、高血压脑病、急性肾衰竭。

(五) 护理措施

1. 休息与活动　休息可减轻心脏负担,改善心功能,增加心排血量,使肾血流量增加,提高肾小球滤过率,减轻水钠潴留。急性期病人应绝对卧床休息 4~6 周,待水肿消退、肉眼血尿消失、血压恢复正常后,方可逐步增加活动量,可下床轻微活动或户外散步;3 个月内避免剧烈体力活动;尿内红细胞减少、血沉正常可上学,但需避免体育活动;Addis 计数正常后恢复正常生活。

考点: 休息与活动、饮食护理

2. 饮食护理

(1) 限制水盐摄入:尿少水肿期,为减轻水肿和心脏负担,应控制钠盐摄入,钠盐 1~2 g/d,每日入水量为前 1 日液体出量加基础需要量 500ml。待病情好转,水肿消退、血压下降后,可逐渐转为普通饮食,钠盐 3~5g/d。尿量明显减少者,还应注意控制钾盐摄入,以防高钾血症。

(2) 适量优质蛋白饮食:肾功能正常者给予正常量蛋白质摄入。氮质血症者应限制蛋白质摄入<0.6g/(kg·d)。

(3) 补充高热量及高维生素饮食:供给高糖饮食以满足病人的能量需要。

3. 观察病情　①一般状态:尿量,准确记录 24 小时出入液量,应用利尿剂时每天测体重一次,观察水肿的变化情况,每周留晨尿标本送尿常规检查 2 次,如尿量增加,肉眼血尿消失,提示病情好转;②临床表现:注意水肿、血尿、高血压的变化情况,是否好转。③并发症:注意有无烦躁不安、呼吸困难、心率增快、不能平卧、肺底湿性啰音、肝脏增大等充血性心力衰竭的表现;有无血压突然升高、剧烈头痛、呕吐、眼花等高血压脑病表现;严重少尿、无尿者有无电解质紊乱、代谢性酸中毒等急性肾衰竭表现。若出现需病人或家属及时通知并配合医生进行处理。

4. 用药护理　①利尿剂:应用前后注意观察体重、尿量、水肿变化并做好记录,尤其注意静脉注射利尿剂后有无大量利尿、脱水及电解质紊乱现象。②降压药:向病人解释使用降压药是保护肾功能,延缓或阻止肾功能下降及减轻病情的重要措施,要遵医嘱长期用药。降压时必须严密监测血压、心率和药物副作用,不能降得过低过快。高血压脑病时首选硝普钠静脉滴注,硝普钠应新鲜配制,避光使用。

5. 心理护理　告诉病人本病有自愈倾向,经积极治疗护理,常在数月内痊愈。消除病人的紧张恐惧心理,鼓励其积极配合治疗。

(六) 健康教育

1. 知识指导　①向病人介绍本病基本知识,做到既重视本病,但又不过分紧张,能主动配合治疗、护理。强调限制病人活动是控制病情进展的重要措施,尤以前 2 周最为关键。②病人应主动预防上呼吸道和皮肤感染。出院后注意保暖、加强个人清洁卫生、积极锻炼身体、增强体质,改善机体防御功能避免感染。减少和避免上呼吸道感染是预防本病的关键。③告知病人若患感冒、咽炎、扁桃体炎和皮肤感染,应及时就医治疗。必要时切除扁桃体。

2. 生活指导　急性肾炎的完全康复一般需1~2年,病情稳定后可从事一些轻体力活动,但1~2年内应避免重体力活动。

3. 用药指导　遵医嘱用药,注意观察药物不良反应。

4. 病情监测指导　能进行自我检测,发现水肿明显、尿量及尿液改变、乏力加重、食欲减退、血压升高等异常情况,能及时就诊。临床症状消失后,蛋白尿、血尿等仍可能存在,故感染后2~3周应检查尿常规,严密监测病情变化情况。

> **案例 5-3-1 分析**
>
> 1. 初步诊断　慢性肾小球肾炎,慢性肾衰竭(肾功能不全代偿期)。
> 2. 主要护理诊断及合作性问题　①体液过多;②营养失调:低于机体需要量;③焦虑;④有感染的危险;⑤潜在并发症:高钾血症、代谢性酸中毒。
> 3. 护理要点　①卧床休息;②给予高热量、高维生素、易消化的低蛋白饮食;③观察水肿的部位、程度、体重、腹围,定期监测生命体征和24小时出入液量;④遵医嘱使用药物,注意不良反应及疗效;⑤避免诱因,心理支持和对症护理。

(缪　捷)

第4节　肾病综合征

(一) 概述

肾病综合征(nephrotic syndrome,NS)是指由多种病因引起的,具有以下共同临床表现的一组综合征:①大量蛋白尿,超过3.5g/d;②低白蛋白血症,血清白蛋白小于30g/L;③高脂血症;④严重水肿。其中①、②两项为诊断所必需。

1. 病因　按病因分为原发性肾病综合征和继发性肾病综合征。本节重点讨论原发性肾病综合征。

(1) 原发性肾病综合征:是指原发于肾脏本身的肾小球疾病,如急性肾炎、急进性肾炎等疾病过程中发生的肾病综合征。

(2) 继发性肾病综合征:是指继发于全身性或其他系统疾病,如糖尿病肾病、系统性红斑狼疮性、过敏性紫癜、高血压、肾淀粉样变、类风湿性关节炎、感染及药物引起的肾病综合征。

2. 发病机制　引起原发性肾病综合征的肾小球疾病常见病理类型有微小病变型肾病、系膜增生性肾小球肾炎、系膜毛细血管性肾小球肾炎、膜性肾病及局灶性节段性肾小球硬化。

(二) 护理评估

1. 健康史　主要询问有无肾小球疾病的病史,导致肾脏病变的全身性疾病病史。

2. 临床表现

考点:临床表现

(1) 大量蛋白尿:肾病综合征病人肾小球滤过膜的屏障功能,尤其是电荷屏障受损,肾小球对血浆蛋白(多以清蛋白为主)的通透性增加,大量血浆蛋白漏出,远远超过近曲小管的回收能力,从而形成大量蛋白尿。但血浆中的大分子蛋白不能通过滤过膜,在尿液中不会出现。

(2) 低蛋白血症:尿液中丢失大量血浆蛋白,同时,蛋白分解代谢增加,肝脏合成蛋白不足,就会出现低蛋白血症。

(3) 水肿:是肾病综合征最突出的体征。主要是低白蛋白血症导致血浆胶体渗透压明显降低所致。严重水肿者常伴有腹腔、胸腔及心包腔积液,此时,病人往往有呼吸困难、腹胀,查体有腹水、胸腔积液和心包积液相应的体征。

(4) 高脂血症:高胆固醇血症最为常见,血液中三酰甘油、低密度脂蛋白(LDL)、极低密度脂蛋白(VLDL)等常可增加。与肝脏代偿合成脂蛋白增加,同时脂蛋白分解减弱有关。因血脂在血液中是以脂蛋白的形式进行运转,所以脂蛋白增高即高脂血症。

(5) 并发症

1) 感染:是肾病综合征最主要、最常见的并发症,也是导致本病复发和疗效不佳的常见原因。引起感染的主要因素是血清蛋白减少致营养不良、组织水肿使局部抵抗力降低、免疫球蛋白丢失使免疫功能紊乱、应用大量糖皮质激素或免疫抑制剂使免疫功能受到抑制等。常发生呼吸道、泌尿道、皮肤感染。

2) 血栓及栓塞:多种因素如血液浓缩、高脂血症等使肾病综合征病人血液呈高凝状态,使用利尿剂、激素等以及尿液中丢失大量的抗凝物质均可进一步加重血液的高凝状态。病人易发生血管内血栓形成和栓塞,以肾静脉血栓形成最为常见,肾静脉血栓形成直接影响肾病综合征的治疗效果和预后。

3) 急性肾衰竭:水肿导致有效循环血量减少,肾血流量下降,诱发肾前性氮质血症,经扩容、利尿后多可恢复。少数肾病综合征病人肾间质高度水肿压迫肾小管,发展为肾实质性急性肾衰竭,此时扩容、利尿无效,需进行血液透析。

4) 蛋白质及脂肪代谢紊乱:长期低蛋白可导致病人营养不良,机体抵抗力下降,儿童容易出现生长发育迟缓;免疫球蛋白减少使机体免疫力低下,易发生感染;长期高脂血症会引起动脉粥样硬化、冠心病等心血管并发症。

3. 辅助检查

(1) 尿液检查:尿蛋白定性一般为(+++～++++),24 小时尿蛋白定量测定>3.5g/d,尿沉渣检查可见颗粒管型及红细胞。

(2) 血液检查:血清蛋白低于 30g/L。胆固醇、三酰甘油、低密度脂蛋白均可升高,其中胆固醇增高最明显。血 IgG 可降低。

(3) 肾功能检查:肌酐清除率可正常或降低。血尿素氮、肌酐可正常或升高。

(4) 肾活检病理检查:可明确肾小球病变的病理类型,指导治疗及判断预后。

(5) 肾 B 超检查:双肾正常或缩小。

(三) 治疗要点

1. 一般治疗　①休息:一般无需严格限制活动,严重水肿、高血压、低血容量、体腔积液的病人需卧床休息,但应经常变化体位,减少血栓形成。②饮食:采用优质蛋白(富含必需氨基酸的动物蛋白)正常量 0.8～1.0g/(kg·d),高蛋白饮食增加肾小球高滤过,不主张应用;保证高热量饮食,不应少于 126～147kJ/(kg·d);水肿病人要限制盐的摄入(<3g/d);低脂饮食,少进富含饱和脂肪酸如动物油脂的饮食,吃富含多聚不饱和脂肪酸如植物油、鱼油及富含可溶性纤维如燕麦、米糠及豆类的饮食。

考点:肾病综合征的饮食和药物治疗

2. 对症治疗　①利尿消肿:一般病人在使用激素后,经过限制水、盐的摄入可达到利尿消肿目的。对于水肿明显,限钠、限水后仍不能消肿者,尤其是有胸水、腹水的病人,可适当选用利尿剂;②减少尿蛋白:血管紧张素转换酶抑制药(ACEI)或血管紧张素Ⅱ受体拮抗剂(ARB),除有效地降低血压外,还能通过降低肾小球内压和直接影响肾小球基膜对大分子的通透性,从而起到减少尿蛋白的作用;③防止感染:抗生素不作为预防用药,一旦发生感染应及时治疗;④降脂治疗:常用羟甲戊二酰辅酶 A 还原酶抑制剂(他汀类)。

3. 抑制免疫与炎症反应　①糖皮质激素:通过抑制免疫和炎症反应,减轻滤过膜损害,修复滤过膜,从而减少蛋白尿;抑制醛固酮和抗利尿激素分泌,利尿消肿。使用要遵循以下原则:起始剂量要足、减撤药物要慢、维持用药要久,服药半年至 1 年甚至更久。②细胞毒性药物:适用于对激素部分敏感、耐药、依赖及复发的病例。一般不作为首选或单独治疗用药。主要使用环磷酰胺。

(四) 主要护理诊断及合作性问题

1. 体液过多　与血浆白蛋白下降引起血浆胶体渗透压下降有关。
2. 营养失调:低于机体需要量　与大量蛋白丢失、食欲下降有关。
3. 焦虑　与疾病反复发作、担心预后有关。
4. 活动无耐力　与低蛋白血症有关。
5. 有皮肤完整性受损的危险　与皮肤高度水肿有关。
6. 有感染的危险　与抵抗力下降、激素及免疫抑制剂的应用有关。

(五) 护理措施

1. 休息与活动　卧床休息可减轻肾脏负担,增加肾血流量和尿量,减少水钠潴留。一般不需要严格限制活动,严重低蛋白血症、严重水肿、体腔积液时需卧床休息,直至水肿消退,症状改善。下肢水肿明显者,抬高下肢可增加静脉回流,减轻水肿。阴囊水肿者可用吊带托起。长期卧床会增加血栓形成的机会,故轻度水肿或病情稳定者应适当在床上和床旁活动,但要避免劳累。病情缓解后可逐渐增加活动量,但不宜过度,以免病情复发。

2. 饮食护理　评估饮食结构是否合理,热量是否充足,帮助病人制订饮食计划。定期测量血浆白蛋白、血红蛋白等指标,评估机体营养状态。

(1) 优质蛋白:在无肾功能不全时,若无氮质血症,可给予正常量 $0.8\sim1.0g/(kg\cdot d)$ 的优质蛋白质(即富含必需氨基酸的动物蛋白如牛奶、鸡蛋、鱼肉等),有助于缓解低蛋白血症及随之引起的一些并发症。但不宜给予高蛋白饮食,否则会使肾血流量及肾小球滤过率增高,使肾小球毛细血管处于高压状态,促使肾脏病变进展。有氮质血症:应限制蛋白质的摄入,一般给予 $0.6\sim0.8g/(kg\cdot d)$ 的蛋白,以优质蛋白为佳。

(2) 高热量:不少于 $126\sim147kJ/(kg\cdot d)$,脂肪占总热量的 $30\%\sim40\%$,饱和脂肪酸与不饱和脂肪酸比为 $1:1$,其余热量由糖分供给。

(3) 低盐限水饮食:水肿病人要限制盐的摄入 $(<3g/d)$;高度水肿而尿少者应严格控制入量,为前一日尿量加基础需要量 500ml。

(4) 低脂饮食:少进富含饱和脂肪酸如动物油脂的饮食,吃富含多聚不饱和脂肪酸如植物油、鱼油及富含可溶性纤维如燕麦、米糠及豆类的饮食。

(5) 维生素及微量元素:及时补充各种维生素及微量元素,特别是注意补充维生素 D 和钙剂。

3. 观察病情　①一般状态:观察生命体征,尤其是体温、血压的变化情况;尿量、体重、水肿、胸腹腔积液变化情况,记录 24 小时出入量。②临床表现:密切监测实验室检查结果(如尿常规、血清电解质、肾功能指标、血清蛋白等),及早发现病情变化。③并发症:注意有无呼吸道感染(咳嗽、咳痰等)、尿道感染(尿频、尿急、尿痛等)、腹膜感染(腹膜刺激征等);急性左心衰竭(呼吸困难、心悸、交替脉、咳粉红色泡沫痰等);高血压脑病(剧烈头痛、呕吐、意识障碍等)的表现。如出现及时报告医生,并配合抢救。

4. 用药护理　①糖皮质激素:注意观察激素的副作用,如库欣综合征、高血压、消化道溃疡、骨质疏松等。及时补充维生素 D 及钙剂,以免引起低钙血症。②利尿剂:注意观察治疗效果及有无不良反应发生,如低钾、低钠、低氯性碱中毒等。使用大剂量呋塞米时,应注意观察有无恶心、直立性眩晕、口干、心悸等。③细胞毒性药物:服药期间注意监测血药浓度,观察有无不良反应发生,如肝肾毒性、脱发、胃肠道反应、出血性膀胱炎等。④血浆制品:不可过多过频,因长时间的肾小球高滤过及肾小管高重吸收,有可能造成肾小球及肾小管上皮细胞的损伤,从而损害肾功能,也影响激素的疗效。

5. 对症护理

(1) 皮肤护理:注意保持皮肤的清洁、干燥,及时更换内衣;保持床铺清洁、整齐、被褥柔软;协助病人经常变换体位,避免骨隆突部位受压以免引起压疮;水肿严重时,臀部和四肢受压部位垫软垫,或用气垫床;阴囊水肿可用棉垫或吊带托起,防止皮肤受到摩擦或损伤。水肿部位应尽量避免肌肉注射,注射时用 5~6 号针头,拔针后压迫一段时间。密切观察皮肤有无发红、破溃、渗液等异常情况,发现异常及时处理。

(2) 预防感染:①病室温度、湿度适宜,定时开放门窗通风换气,每次 20~30 分钟,每日 2 次。保持病区环境清洁、舒适;②定期消毒病室空气、物品,每日紫外线消毒 1 小时;③进行各项操作时应严格遵守无菌操作原则,防止医源性感染;④若有骨髓抑制现象,给予保护性隔离,限制探视;⑤病人外出时注意保暖;⑥使用激素期间应限制探视,病人应戴口罩。

6. 心理护理　多与病人及家属交流,鼓励其说出内心感受,如害怕、忧虑等。家属多给予病人心理支持,要注意安慰病人,告诉病人经过积极治疗及康复后多数病人仍可进行正常工作、生活、学习,使其对治疗及预后有一定了解,克服悲观心理,树立战胜疾病的信心。

(六) 健康教育

1. 知识指导　向病人介绍本病基本知识,使病人能注意避免受凉、感冒,避免到人群密集的地方;能主动配合治疗、护理,观察了解药物不良反应;能注意保护皮肤,避免感染、过度劳累、情绪变化、高钠饮食等使病情加重的诱因。

2. 生活指导　①休息与活动:告诉病人注意休息,劳逸结合。既要避免劳累和剧烈运动,又要适度活动,以免发生肢体血栓等并发症。②饮食:告知病人水肿与水钠潴留的关系,教会病人及家属根据病情合理安排每日食物含盐量和饮水量,有水肿时注意限盐。注意多食蔬菜、水果,少食高蛋白质、高脂肪食物。

3. 用药指导　遵医嘱用药,勿自行减量或停用激素。让病人了解所用药物作用及不良反应。

4. 病情监测指导　教病人学会自我检测,正确测量每天出入液量、体重等评估水肿变化,密切监测肾功能的变化情况。发现水肿明显、尿量及尿液改变、乏力加重、食欲减退、血压升高等异常情况,能及时就诊。

(缪　捷)

第 5 节　尿 路 感 染

案例 5-5-1

病人,女性,28 岁,已婚。寒战、高热、全身酸痛、食欲减退 2 天,尿频、尿急、尿痛、腰痛、肾区叩击痛 1 天。病人情绪激动,烦躁不安。体检:T 39.7℃,P 102 次/分,R 32 次/分,BP 100/70mmHg。辅助检查:尿常规:镜下可见白细胞、红细胞、白细胞管型。尿细菌定量培养:菌落计数>10^8/ml。

问题:1. 初步诊断及诊断依据是什么?

　　2. 主要护理诊断及合作性问题有哪些?

　　3. 应采用哪些护理措施?

(一) 概述

尿路感染(urinary tract infection,UTI)是指各种病原微生物在尿路中生长、繁殖而引起的尿路感染性疾病。UTI 分为上尿路感染和下尿路感染。上尿路感染主要为肾盂肾炎,是尿路感染中常见类型,临床上分为急性肾盂肾炎和慢性肾盂肾炎。下尿路感染包括膀胱炎和尿道炎。本病多发于女性,男女之比为 1:10,尤以女婴、老年妇女、婚育年龄女性患病率高。

考点:病因

1. 病因　主要是革兰阴性杆菌感染,其中以大肠埃希菌最常见,占尿路感染的 85%,其次为副大肠埃希菌、变形杆菌、葡萄球菌、铜绿假单胞菌、产碱杆菌等。5%~10% 的尿路感染是革兰阳性菌引起,如粪链球菌、柠檬色和白色葡萄球菌等。偶见厌氧菌、真菌、原虫及病毒等。医院内感染、复杂或复发型尿路感染、尿路器械检查后发生的尿路感染,多为粪链球菌、变形杆菌、克雷白杆菌、铜绿假单胞菌所致。

2. 易感因素

(1) 女性:女性因尿道短直而宽,尿道口离肛门近而易被细菌污染。尤其在经期、妊娠期、绝经期和性生活后较易发生感染。

(2) 尿流不畅或尿液反流:尿路梗阻、尿流不畅是尿路感染最重要的易感因素。尿流不畅时,上行的细菌不能被及时地冲刷出尿道,易在局部停留、生长、繁殖而发生感染。最常见于尿路结石、膀胱癌、前列腺增生等各种原因所致的尿路梗阻。此外,泌尿系统结构异常肾发育不良、肾盂及输尿管畸形也可引起尿流不畅和尿液反流而易发生感染。

(3) 医源性因素:如留置导尿、膀胱镜检、尿道扩张术等引起尿道黏膜损伤,使局部防御机制破坏,并将病原菌带入尿路而致感染。

(4) 机体抵抗力低下:如糖尿病、慢性肾脏疾病及长期卧床的慢性病人,长期使用糖皮质激素等可使机体抵抗力降低而易发生尿路感染。

(5) 尿道口周围或盆腔炎症:包茎、包皮过长利于病原菌繁殖,是男性尿路感染的诱发因素。妇科炎症、细菌性前列腺炎等也是尿路感染的原因之一。

3. 发病机制

(1) 感染途径

考点:上、下尿路感染的区别

1) 上行感染:是最常见的感染途径。90% 尿路感染的致病菌来源于上行感染。正常情况下尿道口及其周围有少量细菌寄生,但一般不引起感染。当机体抵抗力下降或尿道黏膜有损伤时(如尿液高度浓缩、月经期、性生活后)或者入侵细菌毒力大,致病力强时,细菌可侵入尿道引起感染。此种途径以大肠埃希菌感染多见。

2) 血行感染:较少见。多为体内感染灶的病原菌侵入血液循环到达肾脏和尿路其他部位,引起感染。此种途径以金黄色葡萄球菌感染多见。

3) 淋巴道感染:更少见。多因盆腔、肠道炎症时,病原菌经该处淋巴管感染尿路。

4) 直接感染:偶见外伤或泌尿系统周围器官发生感染时,病原菌可直接侵入到泌尿系统,引起感染。

(2) 机体防御机制:细菌进入泌尿系统是否引起感染与机体的防御功能和细菌的致病力有关。机体防御机制包括:①排尿的冲刷作用;②尿路黏膜及其所分泌的 IgA 和 IgG 等能抵御细菌入侵;③尿液呈高浓度尿素、高渗透压、低 pH 等;④男性前列腺分泌物中含有抗菌成分;

⑤白细胞清除病菌的作用;⑥输尿管内壁及膀胱开口处黏膜的屏障作用。

(二) 护理评估

1. 健康史　询问病人有无感染、外伤、尿路结石、膀胱肿瘤、前列腺增生、输尿管畸形、多囊肾、马蹄肾膀胱输尿管反流等;有无妇科炎症、细菌性前列腺炎、留置导尿管、膀胱镜检查、尿道扩张等;有无长期使用免疫抑制剂、糖尿病、慢性肾病、慢性肝病、肿瘤等。询问病人的月经、生育史、性生活情况、既往有无类似情况发生及诊疗情况。

2. 临床表现

(1) 膀胱炎:占尿路感染 60% 以上。主要表现为膀胱刺激征(尿频、尿急、尿痛、下腹部不适等)。尿液常混浊,有异味,30%可出现血尿。一般无全身感染症状,少数病人可出现发热,但体温常不超过 38℃。体温>38℃,应考虑上尿路感染。

(2) 急性肾盂肾炎:①全身表现:起病急骤、畏寒、发热、体温多>38℃,热型多为弛张热,常伴头痛、全身不适,如疲乏无力、食欲减退、恶心、呕吐等。②泌尿系统表现:常有膀胱刺激征、腰痛(多为钝痛或酸痛)、肾区叩击痛、脊肋角压痛等。轻症病人可无明显全身表现,仅有膀胱刺激征及尿液改变。

(3) 慢性肾盂肾炎:①大多数因急性肾盂肾炎治疗不彻底发展而来。部分病人首发症状是高血压或水肿。②临床表现多不典型,病程长,迁延不愈,反复发作。③急性发作时可有全身及膀胱刺激症状,与急性肾盂肾炎相似。④部分病人尿路症状不明显,仅有低热乏力、多次尿细菌培养阳性,称为"无症状性菌尿"。⑤后期可有肾功能减退症状。

(4) 并发症:尿路感染如能及时治疗并发症很少。但伴有糖尿病和(或)存在复杂因素的肾盂肾炎可出现肾乳头坏死、肾周围脓肿等并发症。

3. 辅助检查

(1) 尿常规检查:以白细胞增多为主,尿沉渣镜检白细胞>5 个/HP 称为白细胞尿,对尿路感染诊断意义较大;部分尿路感染病人有镜下血尿,尿沉渣镜检多为红细胞>3~10 个/HP,少数急性膀胱炎可见肉眼血尿;尿蛋白多为阴性或微量,有白细胞管型,对肾盂肾炎有诊断价值。 考点:白细胞尿、白细胞管型、真性菌尿

(2) 尿细菌定量培养:是确诊尿路感染的重要依据。取清洁中段尿、导尿及膀胱穿刺尿培养,以耻骨上膀胱穿刺结果最可靠。清洁中段尿细菌定量培养 $\geq 10^5$/ml,如临床无尿路感染症状,则要求做 2 次中段尿培养,细菌数均 $\geq 10^5$/ml 且为同一菌种,称真性菌尿,可确诊尿路感染;尿细菌定量培养 $10^4 \sim 10^5$/ml 为可疑阳性,需复查;尿细菌定量培养<10^4/ml 可能为污染(留标本前没有清洁外阴;没留取中段尿;采集尿标本时有污染等)。耻骨上膀胱穿刺尿细菌定量培养有细菌为真性菌尿。

(3) 血液检查:急性肾盂肾炎血白细胞计数和中性粒细胞计数增多、核左移。血沉可增快;慢性肾盂肾炎晚期可出现持续性肾功能损害,如夜尿多、尿比重下降,内生肌酐清除率降低,血尿素氮、肌酐增高等。

(4) 影像学检查:如 B 超、腹部 X 线平片、静脉肾盂造影、逆行肾盂造影等,了解尿路情况,及时发现有无尿路梗阻、结石、反流、畸形等导致尿路感染反复发作的因素。尿路感染的急性期不宜做静脉肾盂造影,可做 B 超检查。对于反复发作尿路感染或急性尿路感染治疗后 7~10 天无效的女性进行静脉肾盂造影。男性无论首发还是复发,在排除前列腺炎和前列腺增生之后均应行尿路 X 线检查以排除尿路解剖和功能上的异常。

(三) 治疗要点

尿路感染以抗感染治疗为主,同时配合休息,多饮水,勤排尿。 考点:治疗要点

1. 用药原则　①首选对革兰阴性杆菌有效的抗生素,若治疗 3 天后症状无改善,应按药敏结果调整用药;②尿路中抗生素浓度要高;③选用肾毒性小的抗生素;④病情较重可联合用药;⑤不同类型的尿路感染,治疗方法不同。

2. 急性膀胱炎治疗　常用磺胺类、喹诺酮类、氨基糖苷类或头孢类抗生素,任选一种,连用 3 天,约 90% 的病人可治愈。若停药 7 天后,做尿培养结果阳性,应继续用抗生素治疗 2 周。

3. 急性肾盂肾炎治疗

(1) 病情较轻:口服喹诺酮类(氧氟沙星、环丙沙星等)或半合成青霉素类(阿莫西林等)或头孢菌素类(头孢呋辛等),疗程 10~14 天,约 90% 的病人可治愈。若尿培养仍阳性,应按药敏结果调整用药,再继续治疗 4~6 周。

(2) 病情较重:静脉用氨苄西林、头孢噻肟钠、头孢曲松钠或左氧氟沙星等,于退热后继续用药 3~5 天,改为口服抗生素,完成 2 周疗程。若治疗 72 小时无好转趋势,应按药敏结果更换抗生素,疗程不少于 2 周。若仍有持续发热,应考虑是否存在并发症。

4. 慢性肾盂肾炎治疗　治疗关键是寻找、去除易感因素,同时辅以抗生素治疗。①急性发作:按急性肾盂肾炎治疗。但抗生素常常需联合应用,且延长疗程,一般需治疗 2~4 周。②反复发作:在去除病因的基础上,给予联合用药,长程低剂量抑菌疗法,即每晚睡前排尿后服用小剂量抗生素 1 次,如复方磺胺甲噁唑 1~2 片、呋喃妥因 50~100mg、氧氟沙星 200mg,排列组合,每种抗生素服用 7~10 天后,服用下一种抗生素,如此反复,连用半年。

5. 妊娠期尿路感染　宜选用毒性小的抗菌药物,如阿莫西林、呋喃妥因或头孢菌素类等。急性膀胱炎治疗时间一般为 3~7 天;急性肾盂肾炎应静脉滴注抗菌药物,如半合成广谱青霉素或第三代头孢菌素,疗程为 2 周;反复发生尿路感染者,可用呋喃妥因进行长期低剂量抑菌治疗。

6. 治愈标准　停药后每周复查尿常规、尿细菌培养 1 次,共 2~3 周,均为阴性为治愈。另有观点认为症状消失、尿菌阴性,治疗结束后 2 周、6 周复查尿常规、尿细菌培养,均为阴性为治愈。

(四) 主要护理诊断及合作性问题

1. 体温过高　与细菌感染有关。
2. 排尿异常　与膀胱炎症刺激有关。
3. 知识缺乏:缺乏有关尿路感染防治知识。

(五) 护理措施

1. 休息与活动　①急性肾盂肾炎第 1 周应卧床休息,可采用屈曲位,以减轻炎症引起的肾区痛。尽量不要久站或久坐,以防肾脏下移、牵拉,加重疼痛。②慢性肾盂肾炎病人一般不宜从事重体力活动,注意增加休息和睡眠时间。

考点: 饮食护理

2. 饮食护理　给予清淡、富含营养、富含维生素、易消化的食物;多饮水(白开水或茶水),一般病人饮水量>2500ml/d,勤排尿(2~3 小时至少排尿 1 次),以达到冲洗尿路,减少细菌在尿路滞留的目的。多饮水、勤排尿是尿路感染最重要的护理措施。

3. 观察病情　检测体温、尿液性状的变化,有无腰痛加剧。如高热持续不退或体温升高,且出现腰痛加剧等,持续发热者,应考虑可能出现肾周脓肿、肾乳头坏死等并发症,需及时通知医生。

4. 用药护理　①磺胺类:易出现过敏反应、消化道反应、结晶尿等。用药前应询问病人过敏史,饭后服药。不宜与维生素 C 或其他酸类药物同服,以免产生结晶尿。②喹诺酮类:可出现消化道反应、头晕、头痛、睡眠不良,在碱性环境下易产生结晶尿等。需饭后服药,不易与碱性药同用。③氨基糖苷类:对肾脏和听神经有毒性,用药期间注意询问病人有无耳鸣、眩晕、听力减退等耳毒性症状,有无蛋白尿、管型尿、血尿、尿量改变等肾毒性症状。孕妇、老年病人及有慢性肾脏病史者禁用。④头孢类:使用前询问有无过敏史,做过敏试验,并注意观察疗效及不良反应。

5. 正确采集尿培养标本　①留取尿培养标本前用清水或肥皂水清洗外阴,不宜使用消毒液。②留取尿培养标本最佳时间为使用抗生素之前或停药后 5~7 天,并保证尿液在膀胱内停留 6~8 小时以上,以提高阳性率。留取尿培养标本前不宜多饮水。③协助病人留取10~15ml 中段尿于无菌容器内,并在 1 小时内送检,以防杂菌生长,影响检查结果。④保持容器内面、容器盖内面无菌,避免尿液污染。⑤尿潴留者用导尿管引流尿液,弃去前段后,留取尿液置于无菌容器内送检;留置导尿者先夹闭尿管 30 秒,再消毒导尿管外部及尿管口,用无菌注射器通过导尿管抽取尿液,注意避免带入消毒剂;留置尿管时间较长者,应在更换新导尿管后留取尿培养标本。 考点:正确采集尿培养标本的方法

6. 对症护理　减轻膀胱刺激征:①多饮水(茶)、勤排尿;②口服碳酸氢钠碱化尿液,不仅能减轻膀胱刺激征、抑制细菌生长、避免尿中血凝块形成,还可增强磺胺类抗菌活性,避免磺胺类药在尿路中形成结晶。用碳酸氢钠时避免同时用酸性药物;③遵医嘱应用阿托品、溴丙胺太林(普鲁本辛)等抗胆碱能类解痉药。用药期间注意有无心率过快、口干等副作用;④指导病人按摩或热敷膀胱区,以缓解疼痛。

7. 心理护理　过分紧张会加重尿频症状,要注意安慰病人,稳定其情绪。引导病人正确对待疾病,以积极的态度配合治疗,但不可操之过急。

(六) 健康教育

1. 知识指导　向病人介绍本病基本知识,使其对影响本病的病因、感染途径、易感因素有所了解,能尽量注意避免不利因素;尤其能注意避免过度劳累、会阴部不清洁等因素;对疾病预后有所了解,以积极的心态对待疾病;使病人明确治疗、护理的目的,主动配合休息、饮食、用药、观察护理;配合正确留取尿培养标本;能进行自我检测,注意体温、尿液、尿量,留意观察全身和局部反应情况,发现异常,及时就诊。

2. 生活指导

(1) 合理安排工作生活:规律生活,避免过度劳累,坚持体育锻炼,增强机体免疫力。 考点:生活指导和定期复查

(2) 合理饮食、排便:给予清淡饮食,多饮水、不憋尿、勤排尿,保持大便通畅。多饮水、勤排尿是预防尿路感染最实用、最有效的方法。

(3) 注意个人卫生:指导病人每日清洁会阴部和肛周,教会病人正确清洗外阴部的方法,特别注意月经期、妊娠期和产褥期卫生。发病若与性生活有关,嘱病人性生活后立即排尿,并口服 1 次常用量抗生素预防感染。禁止盆浴。

(4) 侵入性检查后处理:多饮水,并遵医嘱服用抗生素,预防感染发生。尽量避免尿路器械的使用,必须应用时,要严格无菌操作。若必需留置导尿管,在置管后的前 3 天给予抗生素可延迟尿路感染的发生。

(5) 指导"二次排尿":膀胱-输尿管反流者要"二次排尿",即每次排尿后数分钟,再次排尿一次,避免尿液潴留。

3. 配合治疗　告诫急性肾盂肾炎病人遵医嘱坚持药物治疗,不可将症状消失作为停药的标准,不可擅自换药、减量、过早停药。

4. 病情监测指导　停药后必须追踪观察,以免感染复发或迁延不逾发展为慢性肾盂肾炎。定期复查尿常规、尿细菌培养。注意肾功能、血电解质有无变化。了解病情进展情况及

有无并发症。

(曾艳丽)

第6节 肾 衰 竭

一、急性肾衰竭

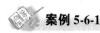
案例 5-6-1

病人,男性,30 岁,头晕、头痛、恶心、呕吐 1 周。查体:体温 36.6℃,脉搏 80 次/分,呼吸 20 次/分,血压 180/100 mmHg,神志清,两下肢明显水肿。血红蛋白 60g/L,尿蛋白(+++),蜡样管型 0~1 个/HP,尿红细胞 2~3 个/HP,CO_2CP 13mmol/L,血尿素氮 21 mmol/L,家庭经济困难,常无钱治疗。

问题: 1. 初步诊断是什么?

2. 主要护理问题有哪些?

3. 如何对病人进行健康教育?

(一)概述

急性肾衰竭(acute renal failure,ARF)是多种病因引起的短时间内(数小时至数周)肾功能急剧下降而出现的临床综合征。主要表现为含氮代谢废物蓄积、水、电解质、酸碱平衡失调及全身各系统并发症,常伴有少尿或无尿。近年来提出急性肾损伤(acute kidney injury,AKJ)的概念,AKJ 是指肾功能在 48 小时内突然减退,血肌酐(SCr)升高至绝对值>26.5μmol/L(0.3mg/dl)或 SCr 升高超过基础值的 50%,或尿量<0.5ml/(kg·h)且持续时间>6 小时。AKJ 的提出为急性肾衰竭的诊断提供了客观的标准。

考点:病因

1. 病因 急性肾衰竭有广义和狭义之分,广义的急性肾衰竭根据病因可分为肾前性、肾实质性、肾后性 3 类。狭义的急性肾衰竭指急性肾小管坏死。

(1)肾前性:指各种原因导致的肾血流灌注不足所致的肾小球滤过率下降,肾实质结构完好。①有效血容量减少:主要为各种原因的液体丢失;②心排血量减少:如充血性心力衰竭等严重心脏疾病;③末梢血管扩张或感染中毒:此时有效循环血容量重新分布,见于血压降低过快或感染中毒性休克;④肾血管收缩及肾自身调节受损:如使用去甲肾上腺素等。

(2)肾实质性:①急性肾小管坏死:是急性肾衰竭的常见原因,是最常见的急性肾衰竭类型,占急性肾衰竭的 75%~80%,大多数是可逆性的;②急性间质性肾炎;③肾小球和肾小血管疾病;④肾大血管疾病。

(3)肾后性:多见于急性尿路梗阻,如结石、肿瘤、输尿管瘢痕收缩等。其中神经源性膀胱炎是糖尿病常见合并症,严重低钾、神经节阻滞剂等引起的排尿障碍,进而引起急性肾衰竭。

2. 发病机制 急性肾衰竭的发病机制至今仍未完全阐明。传统的认识大多停留在细胞水平,即由于各种肾缺血(或中毒)因素而导致肾小管堵塞、肾小管液回漏、肾血管血流动力学的改变以及肾小球通透性改变,最终发展成急性肾衰竭。

（二）护理评估

1. 健康史　评估有无应用肾毒性药物及感染史,有无接触蛇毒、氧化汞等肾毒素史;有无严重的心力衰竭、心律失常、严重创伤、大手术、休克、烧伤、大出血、呕吐、腹泻等病史;有无尿路结石、双侧肾盂积液、前列腺增生、肿瘤等引起尿路梗阻等病史。

2. 临床表现　典型临床病程分为 3 期:起始期、维持期及恢复期。

（1）起始期:指肾脏受到缺血或中毒影响发生损伤的过程,未发生明显肾实质损伤,此阶段祛除病因可预防 ARF 的发生。一般持续数小时至几天。如病情继续发展,则进入维持期。 **考点:** 临床表现

（2）维持期:又称少尿期。典型病程 7~14 天,也可短至几天或长至 4~6 周。可表现为少尿或无尿（<400ml/d）,称少尿型 ARF,或尿量>400ml/d,称非少尿型 ARF,其病情较轻。随着肾功能减退,出现尿毒症表现。

1）全身表现:①消化系统症状:食欲减退、恶心呕吐、腹胀、腹泻等,严重者可出现消化道出血;②呼吸系统症状:咳嗽、胸痛、呼吸困难等;③循环系统症状:高血压、心力衰竭、心律失常;④血液系统:贫血和出血倾向;⑤神经系统:躁动、抽搐、谵妄、嗜睡、昏迷等;⑥感染:常见于呼吸道、泌尿道感染等。

2）水、电解质和酸碱平衡紊乱:①代谢性酸中毒:酸性代谢产物增多,而肾排酸能力降低。②高钾血症:肾排钾减少是最主要的原因,酸中毒、组织分解过快钾增多也可致血钾升高。高血钾诱发的严重心律失常是少尿期首位的死亡原因。③低钠血症:水潴留引起的稀释性低钠。④低钙血症、高磷血症:较轻,不如慢性肾衰竭明显。

（3）恢复期:进行性尿量增多是肾功能开始恢复的标志。肾小球滤过率逐渐恢复正常,开始出现利尿（尿量>400ml/d）,并可有多尿表现（达 3000~5000ml/d 或更多）,通常持续 1~3 周后,继而逐渐恢复正常。当肾小球滤过率明显增加时,血肌酐、尿素氮等随尿量增多而逐渐下降,尿毒症症状也随之好转。肾小管功能的恢复比肾小球滤过率的恢复要明显延迟,常需历时数月,甚至最终可遗留不同程度的结构和功能缺陷。

3. 辅助检查

（1）血液检查:①血浆肌酐和尿素氮进行性上升:无并发症时,血肌酐每日升高 44.2~88.4μmol/L,血尿素氮每日升高 3.6~7.1μmol/L;在高分解状态时,血肌酐每日升高 176.8μmol/L 或以上,血尿素氮每日升高 10.7~17.9μmol/L。②电解质:血钾>5.5mmol/L。血磷增高,血钠正常或偏低,血钙降低。③血气分析提示:代谢性酸中毒,pH<7.35。④轻、中度贫血,白细胞增多,血小板减少。

（2）尿液检查:①尿量:少尿期每日尿量在 400ml 以下;非少尿期尿量正常或增多。②尿常规:尿外观多混浊,尿色深。尿比重低且固定,多在 1.015 以下。尿沉渣有红细胞、白细胞、上皮细胞管型、颗粒管型等。尿蛋白质（+~+++）。③尿渗透压低于 350mmol/L,尿渗透压与血渗透压之比小于 1:1。④尿钠增高,多在 40~60ml。钠滤过排泄分数>1。⑤肾衰竭指数>2。

（3）肾活检:是重要诊断手段。对于诊断肾小球疾病、肾间质疾病及原因不明的急性肾衰具有诊断意义。

（4）影像学检查:尿路超声可排除尿路梗阻。CT、MRI 有助于明确诊断。

（三）治疗要点

1. 纠正可逆的病因　针对各种严重外伤、心力衰竭、急性失血、严重脱水等进行相应治疗,如等渗盐水扩容、输血、抗感染;停用影响肾灌注或有肾毒性的药物;及早纠正尿路梗阻。

2. 维持期

（1）维持体液平衡:限制水分摄入,采用"量出为入、宁少误多"的补液原则,每日补液量

应为显性失液量加上非显性失液量减去内生水量,可按前1日尿量加500ml(相当于每日非显性失液量减去内生水量)计算。

(2)饮食和营养:补充营养以维持机体的营养状况和正常代谢,有助于损伤细胞的修复和再生,提高成活率。AKJ病人每日所需能量应为基础能耗量的1.3倍,即147kJ/(kg·d)[35kcal/(kg·d)],主要由糖类和脂肪供应,限制蛋白质摄入[0.8g/(kg·d)],以高生物效价的优质蛋白为主。不能口服者,应静脉补充必需氨基酸及葡萄糖。尽可能减少钾、钠、氯的摄入量。

(3)防治高钾血症:高钾血症是急性肾衰竭常见的死亡原因,必须积极防治:①应减少钾的摄入量,尽量避免食入含钾多的食物和含钾或潴钾药物,如钾盐、大剂量青霉素钾盐、潴钾利尿剂等。②禁用库存血:血液经长时间保存后,红细胞因能量代谢障碍,导致细胞外钾离子浓度明显升高,保存1周以上的血液其血钾浓度可高达16mmol/L。

考点:高钾血症紧急处理

当血钾>6.5mmol/L或心电图出现QRS波明显增宽时,应给予以下措施紧急处理:①钙剂:10%的葡萄糖酸钙10~20ml稀释后缓慢静脉注射(5分钟),可对抗钾离子的作用。②11.2%乳酸钠或5%碳酸氢钠100~200ml静脉滴注,以纠正酸中毒的同时可促使钾离子向细胞内流动而降低血钾。③50%葡萄糖液50~100ml加普通胰岛素6~12U缓慢静脉注射,可促进糖原合成,使钾离子向细胞内移动。④口服聚磺苯乙烯15~30g,每日3次。⑤血液透析:以上措施无效时,最有效的降钾治疗是血液透析疗法。

(4)纠正代谢性酸中毒:代谢性酸中毒应及时治疗,如[HCO_3^-]<15mmol/L,可给予5%碳酸氢钠100~250ml静脉滴注;对严重酸中毒,应立即进行血液透析。

(5)控制感染:感染是急性肾衰竭常见的并发症和主要的死亡原因。应尽早根据细菌培养和药物敏感试验结果,选用对肾无毒性或毒性低的抗菌药物,并按肌酐清除率调整用药剂量。

(6)肾脏替代治疗:严重高钾血症(>6.5mmol/L)、代谢性酸中毒(pH<7.15)、严重氮质血症、心包炎、严重脑病、急性左心衰竭、肺水肿、容量负荷过重而利尿剂治疗无效者,都是透析的指征。透析疗法是治疗急性肾衰竭的重要措施,包括腹膜透析和血液透析。其目的是纠正水电解质和酸碱平衡紊乱,排出体内积聚的毒物,促进营养物质的摄入和损伤肾细胞的修复、再生。

3. 恢复期的治疗　①多尿开始时,重点是维持水电解质和酸碱平衡,控制氮质血症和防治各种并发症。如已进行透析治疗,应继续透析;当血肌酐和血尿素氮逐渐恢复正常后,饮食中的蛋白质摄入量也可逐渐增加,同时逐渐减少透析的频率直至停止透析;对多尿持续时间较长的病人,补液量应逐渐减少、逐渐经由胃肠道补充,以缩短多尿期;长期卧床者,注意防止呼吸道和泌尿道感染。②完全恢复正常后,无需特殊处理,定期检查肾功能,避免使用对肾有损害的药物。

(四)主要护理诊断及合作性问题

1. 体液过多　与急性肾衰竭时所致的肾小球滤过功能受损、水分控制不严有关。

2. 营养失调:低于机体需要量　与病人食欲低下、限制饮食中的蛋白质、进行透析等因素有关。

3. 有感染的危险　与饮食限制蛋白质摄入、进行透析、机体的抵抗力低下等有关。

4. 潜在并发症:高血钾、代谢性酸中毒、心力衰竭、高血压脑病、心律失常、DIC、多器官功能衰竭等。

(五)护理措施

1. 休息与活动　安置病人绝对卧床休息,以减轻肾脏负担,注意加强下肢活动,防止血栓形成。操作尽量集中进行,避免影响病人休息。保持床铺、衣裤干燥平整、柔软,防止压疮。

2. 饮食护理

(1) 优质低蛋白质饮食:限制蛋白质摄入可降低血尿素氮,减轻尿毒症症状,还有利于降低血磷和减轻酸中毒。应限制食物中蛋白质的摄入量<0.8g/(kg·d),选择高生物效价优质蛋白如瘦肉、鱼、禽类、蛋、奶类等食物,并适量补充必需氨基酸;接受血液透析的病人,按体重1.0~1.2g/(kg·d)。

考点:饮食护理

(2) 高热量:低蛋白饮食的病人需要注意提供足够的热量,以减少体内蛋白质的消耗,保证机体的正氮平衡。热量供给一般为 147kJ/(kg·d)[35kcal/(kg·d)],主要由碳水化合物和脂肪供应,如食糖、植物油等,并注意供给富含维生素 C、维生素 B 族和叶酸的食物。必要时静脉补充营养物质。

(3) 维持水、电解质平衡

1) 少尿时:严格计算 24 小时的出入液量,按照"量出为入"的原则补充入水量,实际应用中按照:每日进水量=前 1 日液体出量+500ml 计算。给予低盐、低钾饮食,钠盐摄入量<3g/d,及时纠正酸中毒。

2) 多尿时:多尿早期高钾、心力衰竭、感染等威胁生命的并发症依然存在,酌情给予低钾、低盐饮食;多尿期后期酌情补充水分,及时纠正酸中毒。做好 24 小时出入量统计。

(4) 减少钾的摄入:尽量避免食用含钾多的食物有白菜、萝卜、榨菜、橘子、香蕉、梨、桃、葡萄、西瓜等。

(5) 改善病人营养状况:必要时可给予必需氨基酸,维持正氮平衡。

3. 观察病情　对急性肾衰竭应进行严密监护,监测内容包括:①一般状态:严格记录 24 小时出入量,入液量包括饮水量、补液量、食物所含水量,出液量包括尿量、呕吐物、粪便、透析的超滤液量等;定期测量病人的生命体征;观察神志变化情况,水肿的分布、部位、特点、程度及消长情况;在相同情况下定期测量病人的体重、腹围,有无出现胸水、腹水等全身水肿的征象及水中毒或稀释性低钠血症的症状。②临床表现:尿毒物质沉积的全身表现和水、电解质、酸碱失衡的表现。③并发症:观察心、脑、肺、肝等重要器官的功能,如有无上消化道出血、心力衰竭、肺梗死、高血压脑病等表现,如头痛、嗜睡、意识障碍、共济失调、昏迷、抽搐等。④配合实验室检查:配合医生做好肾功能各项指标和血钠、血钾、血钙、血磷,血 pH 等变化的观察,进行心电监护以及早发现高钾血症,供医生对病人的病情及时作出判断和处理。

4. 用药护理　遵医嘱对心力衰竭病人使用利尿剂和血管扩张剂,观察利尿、降压的效果及副作用。发生高钾血症给予相应的抢救配合。

5. 防止感染　将病人安置单间,限制探视,做好病室的清洁消毒;注意无菌操作,透析时换药、导管消毒、更换时注意无菌操作;做好口腔、皮肤、泌尿道等部位的护理,防止局部感染;加强翻身、叩背、咳痰、湿化痰液等保持呼吸道通畅措施,防止呼吸道感染;保持局部清洁、干燥、平整。

6. 心理护理　急性肾衰竭是急危重病之一,病人可有濒死感、恐惧感。护理人员要体贴、关心、安慰病人,酌情向病人解释有关本病的知识,消除紧张、恐惧、焦虑心理,以免加重病情、加速肾功能的衰退,鼓励病人积极配合治疗。

(六) 健康教育

1. 知识指导　向病人及家属讲述急性肾衰竭的临床过程和早期透析治疗的重要性,使其对本病病因有所了解,能注意配合医生积极治疗病因,避免对肾脏有害的因素。

2. 生活指导　①休息:指导病人合理休息、适当锻炼、增强机体抵抗力;②饮食:给予清淡、优质低蛋白饮食。注意合理膳食,勿食过咸和含钾高的食物;③避免妊娠、手术、外伤、感染等刺激因素;④注意个人清洁卫生,注意保暖,防止受凉、受潮,防止呼吸道、皮肤等感染。

3. 用药指导　严格遵医嘱用药,避免使用肾毒性药物。

4. 病情监测指导　能进行自我检测,发现水肿明显、尿量及尿液改变、乏力加重、食欲减退、血压升高等异常情况,能及时就诊。定期检查尿液、肾功能、血电解质及血压等情况,注意病情进展及有无并发症等。

二、慢性肾衰竭

(一) 概述

慢性肾衰竭(chronic renal failure,CRF),又称尿毒症,为各种原因引起的肾脏疾病持续发展的共同转归。它是以体内代谢废物潴留,水、电解质、酸碱平衡失调和全身各系统症状为主要表现的临床综合征。近20年来,慢性肾衰竭在人类主要死亡病因中占第5位,本病是威胁生命的重要病症之一。

1. 定义和分期　各种原因引起的肾脏结构和功能障碍≥3个月,包括肾小球滤过率(GFR)正常或不正常的病理损伤、血液或尿液成分异常及影像学检查异常;或不明原因的GFR下降(<60ml/min),超过3个月,称慢性肾脏病(chronic kidney disease,CKD)。目前国际公认的慢性肾脏病分期是以美国肾脏基金会制定的指南分为1~5期(表5-6-1)。我国根据肾功能损害的程度,将慢性肾衰竭分为4期(表5-6-2):肾功能代偿期、肾功能失代偿期、肾衰竭期、尿毒症期(分别相当于美国肾脏基金会分期的第2、3、4、5期)。

表5-6-1　慢性肾脏病分期及治疗计划

分期	特征	GFR[ml/(min·1.73m^2)]	治疗计划
1	肾损害 GFR 正常或稍高	≥90	诊断和治疗;治疗并发症;延缓疾病进展;减少心血管疾病的危险因素
2	肾损害 GFR 轻度降低	60~89	评估、减慢疾病进展
3	GRF 中度降低	30~59	评估、治疗并发症
4	GFR 重度降低	15~29	准备肾脏替代治疗
5	肾衰竭	<15	肾脏替代治疗

表5-6-2　中国慢性肾衰竭分期

分期	肌酐清除率(ml/min)	血肌酐(μmol/L)	临床症状
肾功能代偿期	50~80	133~177	无症状
肾功能失代偿期	25~50	186~442	症状轻:轻度贫血、乏力和夜尿增多
肾衰竭期	10~25	451~707	症状明显:贫血、消化道夜尿增多,有轻度水、电解质、酸碱平衡紊乱
尿毒症期	<10	>707	症状严重:各种尿毒症表现;严重的水、电解质、酸碱平衡紊乱

2. 病因

考点:常见病因

(1) 慢性肾衰竭的病因主要有:①原发性肾脏疾病:如慢性肾小球肾炎、慢性肾盂肾炎等;②继发于全身疾病的肾脏疾病:糖尿病肾病、高血压肾病、系统性红斑狼疮肾病、药物性肾病、过敏性紫癜等;③尿路梗阻性肾病:如尿路结石、前列腺增生等;④先天性疾病:如多囊肾、遗传性肾病、肾发育不良等。我国以慢性肾小球肾炎为最常见的病因(占50%~

60%）。发达国家以糖尿病肾病、高血压肾小动脉硬化病为主要病因。

（2）慢性肾衰竭渐进发展的促进因素：高血糖、高血压、蛋白尿、低蛋白血症、吸烟等。

（3）慢性肾衰竭急性加重的危险因素：①肾脏疾病复发或加重，如慢性肾小球肾炎、慢性肾盂肾炎等；②血容量不足，如低血压、脱水、大出血、休克等；③肾脏局部血供急剧减少，如肾动脉狭窄病人使用 ACEI、ARBs 后等；④血压过高；⑤肾毒性药物；⑥泌尿道梗阻；⑦严重感染；⑧水电解质酸碱平衡紊乱、高蛋白饮食等；⑨严重肝功能不全、心力衰竭等。

3. 发病机制　本病的发病机制未完全明了，有以下主要学说：

（1）慢性肾衰竭进展的机制

1）肾单位"三高"学说：肾实质疾病导致部分肾单位破坏，使残余"健存"肾单位的肾小球处于"高灌注、高压力、高滤过的三高"状态。肾小球"三高"使内皮细胞损伤、血小板聚集、球外系膜细胞凋亡，导致肾小球硬化和残余"健存"肾单位进一步丧失。

2）肾单位高代谢学说：残余肾单位的肾小管处于高代谢状态，促使肾小管萎缩、间质纤维化和"健存"肾单位进行性损害。

3）肾组织上皮细胞表型转化作用：在某些生长因子和炎症因子的诱导下，肾小球及肾小管上皮细胞转化为肌成纤维细胞，促进肾小球硬化及肾间质纤维化，在肾间质纤维化、局灶性或球性肾小球硬化过程中起重要作用。

4）某些细胞因子和生长因子的作用：肾组织内某些生长因子（如白细胞介素-1、血管紧张素Ⅱ等）、某些酶类，均参与肾小球硬化和肾间质纤维化的损伤过程，并在促进细胞外基质增多中起重要作用。

（2）尿毒症症状发病机制：主要与尿毒症毒素（尿素、胍类、胺类、酚类、甲状旁腺激素、核糖核酸酶等）的毒性作用有关，也与多种体液因子（红细胞生成素、骨化三醇等）缺乏、营养素（氨基酸、热量、铁等）的缺乏有关。

肾实质疾病导致相当数量的肾单位破坏，健存的肾单位发生代偿性肥大，以维持机体的正常需要；如破坏肾单位的情况继续存在，健存的肾单位越来越少，不能满足人体代谢最低要求时，就发生肾衰竭；机体为矫正这一系列病理现象进行相应调整，在矫正过程中又发生新的损害（失衡），造成矫枉失衡。同时，健存的肾单位排泄废物的负荷增加，代偿性发生肾小球毛细血管的高灌注、高压力、高滤过及肾小管的高代谢状态，继而发生肾小球硬化和肾小管间质受损，使肾功能进一步恶化。

（二）护理评估

1. 健康史　主要询问有无慢性肾小球肾炎、慢性肾盂肾炎、尿路结石、前列腺增生、系统性红斑狼疮、高血压、糖尿病等病史，有无明显的诱发因素，如电解质紊乱、感染、心力衰竭、应用肾毒性药物等。还应了解有无类似发病情况、诊疗、用药情况、治疗效果及副作用等。

2. 临床表现　在慢性肾脏病和慢性肾衰竭的不同阶段，其临床表现不同。CKD 1~3 期病人可无任何症状，或仅有腰酸、乏力、夜尿多等轻度不适；进入 CKD 4 期以后，上述症状更趋明显。到了 CKD 5 期时，可出现消化道出血、急性心力衰竭、高钾血症、中枢神经系统功能障碍等，甚至危及生命。**考点：**临床表现

（1）全身各系统损害表现

1）胃肠道表现：食欲减退、腹部不适，是尿毒症最早、最突出、最常见的症状。以后出现上腹饱胀不适、恶心、呕吐、腹泻、舌炎、口腔尿臭味和黏膜溃疡。消化道大出血在晚期较为常见，主要是尿素刺激胃、肠道黏膜所致。

2）心血管系统表现：是主要并发症和常见的死亡原因。①高血压：大部分病人存在不同程度的高血压，少数病人发生恶性高血压。多因水钠潴留、肾素-血管紧张素增高所致。长期

高血压可引起动脉硬化、左心室肥厚和心力衰竭,继发加重肾损害。②心力衰竭:是尿毒症常见死亡原因之一。大多与水钠潴留、高血压及尿毒症心肌病有关。表现与一般心力衰竭相同。③尿毒症性心包炎:表现为剧烈胸痛、心前区可听到心包摩擦音,严重者出现心包填塞征。主要见于透析不充分者。尿毒症性心包炎是尿毒症病情危重的征兆,与尿毒症毒素蓄积、低蛋白血症等有关。④尿毒症性心肌病:表现为各种心律失常等。与代谢产物潴留、尿毒症毒素蓄积、贫血等因素有关。⑤动脉粥样硬化:病人常有三酰甘油及胆固醇升高,使动脉粥样硬化进展迅速,是尿毒症的主要死亡原因之一。

3) 血液系统表现:①肾性贫血:贫血是尿毒症病人必有症状,常为正常色素性正细胞性贫血。肾性贫血与以下因素有关:主要原因是肾脏产生促红细胞生成素(EPO)减少;血液中有抑制红细胞的活性并导致红细胞损伤的毒素,使红细胞寿命缩短;消化系统病变导致不能进食或吸收障碍,使造血原料(铁、叶酸、蛋白质等)不足;各种原因引起的失血过多。②出血倾向:可以表现为皮下出血、鼻出血、牙龈出血、消化道出血、颅内出血、月经过多等。与外周血小板破坏增多、毛细血管脆性增加、凝血因子减少、出血时间延长、血小板聚集和黏附能力下降有关。

4) 神经肌肉系统表现:早期表现为精神委靡、疲乏、失眠、记忆力下降、注意力不集中、判断力下降等,尿毒症时逐渐出现精神异常,幻觉、抑郁、淡漠,严重者昏迷。周围神经病变也较常见,表现为肢端袜套样感觉障碍,也可有肢体麻木、感觉异常、反射消失、神经肌肉兴奋性增加(如不宁腿综合征、肌肉震颤等)。终末期尿毒症病人还可以出现肌无力和肌肉萎缩等,以远端更易受累。

5) 皮肤表现:病人面部皮肤深而萎黄,轻度水肿,呈"尿毒症"面容。皮肤失去光泽、干燥、脱屑,尿素随汗由皮肤排出形成尿素霜,刺激皮肤引起瘙痒,常伴有明显的皮肤抓痕。皮肤瘙痒是尿毒症常见的难治性并发症。与继发性甲状旁腺功能亢进引起钙沉着于皮肤有关。

6) 呼吸系统:表现酸中毒时呼吸深大,呼气有氨味(尿臭味)。代谢产物潴留时可引起尿毒症性气管炎、肺炎、胸膜炎。

7) 肾性骨病:又称肾性骨营养不良症,包括纤维性骨炎、尿毒症骨软化症、骨质疏松症等。病人可有骨酸痛,行走不便等。肾性骨病发病率较高,主要与缺乏活性维生素 D_3、继发甲状旁腺激素(PTH)分泌增多,使骨组织钙化障碍、营养不良有关。骨活检有助于肾性骨病早期诊断。

8) 内分泌代谢紊乱:肾脏产生内分泌激素发生障碍,如促红细胞生成素不足,肾素过多等。外周内分泌腺功能紊乱,如甲状旁腺激素(PTH)增多,甲状腺激素水平降低,胰岛素受体障碍,性腺功能减退(女性可出现闭经、不孕等,男性常有阳痿等)表现等。

9) 并发感染:感染是慢性肾衰竭病情恶化最常见的诱因,也是主要死因之一。感染与机体免疫功能低下、白细胞功能异常等有关。以肺部和尿路感染常见。

(2) 水、电解质和酸碱平衡失调

1) 代谢性酸中毒:尿毒症病人都有不同程度的代谢性酸中毒。可表现为食欲减退、呕吐、虚弱无力、呼吸深长(酸中毒大呼吸)等。因肾脏对酸碱平衡调节功能障碍,导致酸性代谢产物(如磷酸、硫酸等)潴留。

2) 水、钠代谢紊乱:主要为水、钠潴留,表现为不同程度的皮下水肿和(或)体腔积液;此时易出现血压高、左心衰竭和脑水肿。少数病人由于长期低钠饮食、进食少、呕吐、腹泻等可引起低钠血症、低血容量状态。

3) 钾代谢紊乱:当 GFR 降至 $20\sim25ml/min$ 或更低时,肾脏排钾能力下降,可出现高钾血症;尤其是当钾摄入过多、酸中毒、感染、创伤、出血、输血、保钾利尿剂等情况发生时,更加重高钾血症,导致心动过缓、心律不齐、甚至突然心脏骤停,严重高血钾(血钾>6.5mmol/L)需及时抢救。有时因排钾利尿剂、呕吐、腹泻、钾摄入不足可出现低钾血症。

4) 钙磷代谢紊乱:主要表现为低血钙、高血磷。由于尿磷排出减少,出现高磷血症。钙缺乏主要与钙摄入不足,活性维生素 D 缺乏、高磷血症等有关。低钙高磷可诱发继发性甲状旁腺功能亢进和肾性骨病,明显缺钙可出现低钙抽搐。

5) 镁代谢紊乱:当 GFR<20ml/min 时,肾排镁减少,可有轻度高镁血症。病人常无任何症状,但不宜使用含镁的抗酸药、泻药。

(3) 蛋白质、糖类、脂类和维生素代谢紊乱:①蛋白质代谢紊乱:蛋白质分解增多和(或)合成代谢减少、负氮平衡、肾脏排出障碍等因素导致蛋白质代谢紊乱,一般表现为蛋白质代谢产物蓄积(氮质血症),也有的人白蛋白、必需氨基酸水平下降等。②糖代谢异常:主要表现为糖耐量减低和低血糖症,前者多见,糖耐量减低主要与胰腺高血糖素水平升高、胰岛素受体障碍有关,表现为空腹血糖水平或餐后血糖水平升高,一般较少出现自觉症状。③高脂血症:慢性肾衰竭病人常出现高脂血症。④维生素代谢紊乱:在慢性肾衰竭病人也很常见,如血清维生素 A 水平增高、维生素 B₆用叶酸缺乏等,与饮食摄入不足、某些酶活性下降有关。

3. 辅助检查

(1) 血液检查:红细胞计数和血红蛋白降低,血红蛋白多数在 40~60g/L。血小板计数正常或偏低,但功能减退。合并感染时白细胞增多。

(2) 尿液检查:尿蛋白(+~+++),尿沉渣可见红细胞、白细胞、颗粒管型、蜡样管型等。其中蜡样管型对诊断更有意义。尿比重低,严重者尿比重固定在 1.010~1.012,尿渗透压降低。

(3) 肾功能检查:血肌酐、尿素、尿酸增高;内生肌酐清除率下降,是肾小球滤过功能最可靠的指标,也是肾衰竭敏感指标。

(4) 血电解质、酸碱:血钙低,血磷高,血钾、钠浓度可正常、降低或增高。血气分析提示代谢性酸中毒。

(5) 影像学检查:B 超或 X 线平片示双肾缩小,肾图示肾功能明显降低。

(三) 治疗要点

1. 治疗原发病和纠正加重肾衰竭的可逆因素　原发病治疗后,肾功能可有不同程度的改善;通过纠正水、电解质紊乱和酸碱平衡失调、控制感染、治疗心衰、停用肾毒性药物、解除尿路梗阻等措施消除诱发因素,可使肾功能改善。

2. 延缓慢性肾衰竭发展的因素　如饮食治疗、应用必需氨基酸等。合理的饮食是慢性肾衰竭治疗的重要措施,饮食应选用优质低蛋白如鸡蛋、牛奶、瘦肉、鱼等,应保证热量的充足供给,并补充多种维生素,限盐。应用必需氨基酸可防止低蛋白饮食引起的营养不良。

3. 对症治疗　①高血压:容量依赖型高血压,限制水钠、配合使用利尿剂及降压药物等综合治疗;对肾素依赖型高血压,首选 ACEI 类降压药。②控制感染:积极选用敏感抗生素控制感染,避免使用肾毒性药物。③纠正水、电解质、酸碱平衡失调。④纠正贫血。

4. 透析治疗和肾移植　透析疗法可替代肾脏的排泄功能,成功的肾移植可恢复正常的肾功能,提高生活质量,缓解症状,延长生存期。

(四) 主要护理诊断及合作性问题

1. 体液过多　与肾小球滤过功能降低导致水钠潴留、尿量减少有关。

2. 营养失调:低于机体需要量　与氮质血症限制蛋白质摄入、透析及肠道吸收障碍有关。

3. 有感染的危险　与营养不良、贫血、机体抵抗力下降有关。

4. 活动无耐力　与贫血,心脏病变,水、电解质、酸碱平衡紊乱有关。

5. 潜在并发症:高钾血症、代谢性酸中毒、心力衰竭等。

(五) 护理措施

1. **休息与活动**　①环境:提供安静、清洁的休息环境,保证病室内空气清新和适宜的温度、湿度。②原则:肾衰竭早期病人,鼓励在护理人员或亲属的陪伴下活动,活动量以不出现疲劳、呼吸困难、胸痛、头晕为宜。晚期病情较重或伴有心力衰竭者,应绝对卧床休息以减轻肾脏的负担,护理操作有计划地集中进行,尽量减少对病人的干扰,协助病人做好各项生活护理。③安全:对意识不清或长期卧床者,保证病人安全与舒适,防止压疮和肌肉萎缩等,如加护床栏、定时为病人翻身、做被动肢体活动等。当出现烦躁不安、抽搐或昏迷时,应有专人护理,采取保护性措施。

2. **饮食护理**　给予优质低蛋白、高热量、低脂、低磷高钙、高维生素饮食。

考点:饮食护理

(1) 优质低蛋白饮食:限制蛋白质饮食是治疗的重要环节,能减少含氮代谢产物生成,减轻症状和并发症。①非糖尿病肾病:在 CKD 1~2 期推荐蛋白入量为 $0.8g/(kg \cdot d)$;CKD 3 期起限制蛋白摄入,推荐蛋白入量为 $0.6g/(kg \cdot d)$。②糖尿病肾病:从出现显性蛋白尿起应该限制蛋白摄入,推荐蛋白入量为 $0.6g/(kg \cdot d)$。③蛋白选择:在低蛋白饮食中,约 50% 蛋白质必须是富含必需氨基酸的高生物效价的蛋白质,如鸡蛋、牛奶、瘦肉、鱼等;尽量减少植物蛋白的摄入,如花生、豆类及其制品,米、面中所含的植物蛋白质也要设法减少,可部分采用麦淀粉作为主食。④有条件者在低蛋白饮食 $0.6g/(kg \cdot d)$ 的基础上,同时补充适量 $[0.1~0.20g/(kg \cdot d)]$ 的必需氨基酸。

(2) 高热量、高维生素:供给病人足够的热量,以减少体内蛋白质的分解,主要有糖类和脂肪供给。一般热量供应为 $126~147kJ/(kg \cdot d)[30~35kcal/(kg \cdot d)]$。注意供给富含维生素 C、维生素 B 族和叶酸的食物。

(3) 低脂:脂肪摄入量不超过总热量的 30%,不足的热量以碳水化合物补充,以免加重肾小球硬化。饱和脂肪酸与不饱和脂肪酸量之比为 1:1。多选择含不饱和脂肪酸高的食物有植物油、鱼油、人造黄油。

(4) 低磷、高钙、低钾:控制钾和磷的摄入,限制含钾量高的食物摄入,如白菜、萝卜、梨、桃、葡萄、西瓜等;由于蛋白质中磷含量较高,所以控制了蛋白质的摄入量也就相应控制了磷的摄入(磷摄入量<800mg/d)。必要时口服磷结合剂,首选碳酸钙,既阻止磷的吸收,又能起到补充钙的作用。

(5) 低盐限水:①一般情况:钠盐摄入量<6~8g/d;②明显水肿、高血压者:钠盐摄入量<1~3g/d;③限制含钠食物和饮料:指导病人避免食用腌制食品、罐头食品、啤酒、汽水、味精、面包、豆腐干等含钠丰富的食物;④限水:水的入量为前 1 日液体出量加基础需要量 500ml。如病人尿量超过 1000ml/d,且无水肿,则无需严格限制入液量。

(6) 提供整洁、舒适的进食环境,采取提高病人食欲的措施,尽量使食物色、香、味俱全,进食前休息片刻,少量多餐,加强口腔护理,增进食欲。

3. **观察病情**　①一般状态:观察病人生命体征,定时测量体重,准确记录 24 小时出入液量。注意血压、心率和心律的变化,有无心衰及心包摩擦音。注意意识变化如嗜睡、谵妄、昏迷等。②临床表现:注意全身各系统损害表现;水、电解质和酸碱平衡失调;蛋白质、糖类、脂类和维生素代谢紊乱的表现是否好转。③定期监测各项化验指标:如肾功能、血清电解质(高钾、高磷、低钙等)、血气分析等。④并发症:注意呕吐物、大便颜色,注意有无消化道出血、感染灶出现、严重高血钾征象,发现异常及时通知医生并配合处理。

4. **用药护理**　①遵医嘱准确使用利尿剂、降压、强心药等药物和促进红细胞生成的药物,注意药物的疗效及副作用。②静脉使用必需氨基酸时,应注意控制输液速度,保护并有计划地使用血管,避免使用前臂和肘部的大静脉,以供透析治疗使用。如出现恶心、呕吐时,应减慢输液速度,遵医嘱使用止吐剂;切勿在氨基酸补液内加入其他药物,避免引起不良反应。

5. 对症护理

(1) 胃肠道症状:早晚刷牙,经常漱口,注意口腔卫生;口腔溃疡时可用洗必泰溶液漱口,或局部涂西瓜霜、冰硼散、锡类散等;注意饮食调节,对于顽固性呃逆者可用耳针、针灸或肌内注射哌甲酯(利他林)。

(2) 神经系统症状:应安置病人于光线较暗的病室,注意安全,适量使用镇静剂。

(3) 心血管系统症状:高血压脑病病人需迅速按医嘱快速降压、控制抽搐和降低颅内压,注意观察药物不良反应,及时记录并配合医生处理;出现急性肺水肿或严重心律失常时,应积极配合抢救。

(4) 血液系统:有出血倾向的病人,避免应用抑制凝血的药物如解热镇痛药、纤溶药、抗凝药、低分子右旋糖酐,以免诱发机体出血,出血严重者除局部止血外,还应防止黏膜受刺激,必要时可输新鲜血液。

(5) 少尿、高钾血症:①观察血钾检验报告、心电图情况,及时报告医生。②采集血钾标本应注意:采血部位结扎不宜过紧;用干燥注射器采血,穿刺针头不可过小;选择较大血管采血;采血后取下针头,沿试管壁向试管内缓慢注入血标本,以防溶血,影响检验结果。③忌用使血钾升高的食物和药物(包括钾盐青霉素、螺内酯等)。④忌输库血,因库血含钾较高。

6. 心理护理　慢性肾衰竭病人因病情迁延难愈,症状日益加重,常有形象改变、性功能障碍、预后不佳等问题,易使病人产生悲观、绝望等心理。护理人员对病人给予理解和同情,关心体贴病人,以热情、关心的态度对待他们,引导病人正确对待疾病,积极配合治疗。告诉病人及家属有关病情和治疗情况,取得他们的理解和支持。

7. 预防感染　①尽量将病人安置在单人病室,室内定时通风,空气消毒。减少探视人员的人数、次数和时间,告知病人尽量避免去公共场所,避免接触呼吸道感染者,防止交叉感染;②协助病人做好全身皮肤黏膜的清洁卫生,保持皮肤清洁,床铺、衣裤干燥、平整、柔软,防止皮肤损伤;③各项操作严格无菌操作,做好留置导管和口腔护理;④病人注意休息,做好防寒保暖;⑤及时发现皮肤、呼吸道、尿路感染的表现,遵医嘱使用无肾毒性的抗生素,并进行相应处理,注意观察药物疗效和不良反应。

(六) 健康教育

1. 知识指导　向病人及家属介绍本病基本知识,使其对影响本病的危险因素有所了解,能注意避免。对疾病预后有所了解,只要积极坚持治疗,消除或避免使病情加重的各种因素,以积极的心态对待疾病,可以延缓病情进展,提高生活质量。

2. 生活指导　指导病人根据病情可适当活动,注意劳逸结合,避免劳累和重体力活动。定时作息,保证充足睡眠。严格遵从饮食治疗原则,强调在足够热量供给的前提下,保证蛋白质的合理摄入。高血钾应限制含钾高的食物。注意个人卫生,保持口腔、皮肤及会阴部的清洁。皮肤痒时避免用力搔抓。做好防寒保暖,避免受凉。女性病人应尽量避免妊娠。

3. 用药指导　指导病人遵医嘱用药,避免使用肾毒性药物,不自行停药或随意用药。向病人解释晚期只能采取透析治疗或肾移植,积极配合治疗。

📚 **链　接**

常见的肾毒性药物

1. 抗生素及其他化学治疗药物　①常损害类：两性霉素B、新霉素、头孢噻啶（头孢霉素Ⅱ）等。②较常损害类：庆大霉素、卡那霉素、链霉素、妥布霉素、阿米卡星、多黏菌素、万古霉素、磺胺药等。③偶见损害类：甲氧西林、苯唑西林、萘夫西林、氨苄西林、羧苄西林、金霉素、土霉素、头孢氨苄、头孢唑林钠、头孢拉定、利福平、乙胺丁醇等。

2. 非类固醇抗炎镇痛药　吲哚美辛、布洛芬、保泰松、吡罗昔康、阿司匹林、复方阿司匹林（APC）、非那西汀、安替比林、氨基比林、对乙酰氨基酚及甲氧萘酸等。

3. 肿瘤化疗药　顺铂、氨甲蝶呤、光辉霉素、丝裂霉素C、亚硝基脲类、5-氟尿嘧啶等。

4. 抗癫痫药　三甲双酮、苯妥英钠等。

5. 麻醉剂　乙醚、甲氧氟烷等。

6. 金属及络合剂　青霉胺、依他酸盐等。

7. 各种血管造影剂　大分子含碘造影剂造成肾毒性的危险大于不含碘造影剂，且剂量越大引起肾毒性的危险性也越大。

8. 中草药　雷公藤、关木通、防己、益母草、山慈菇、鱼胆等。

9. 其他　环孢霉素A、别嘌呤醇、甲氰咪胍、甘露醇、海洛因、汞撒利等。

4. 病情监测指导　教会病人和家属能进行自我检测，会准确记录每天的尿量和体重，自我监测血压（每天在相同的情况下测量），血压控制在150/90mmHg以下。定期复查肾功能、血电解质等，注意病情进展情况及有无并发症。

案例5-6-1分析

1. 初步诊断　慢性肾小球肾炎，慢性肾衰竭（尿毒症期）。

2. 主要护理问题　①焦虑；②体液过多；③营养失调：低于机体需要量；④有感染的危险；⑤活动无耐力。

3. 健康教育　摄取优质低蛋白饮食；注意口腔卫生和皮肤卫生，积极预防各种感染；避免劳累和使用肾毒性药物；定期门诊随访，积极治疗原发病，延缓肾功能不全的进展，严密监测肾功能的改变，经济情况许可时按时进行血液透析。

（缪　捷）

第7节　综合归纳泌尿系统疾病常见症状和体征的护理

一、肾性水肿

1. 机制　肾脏疾病→组织间隙过多的液体积聚→组织肿胀
2. 分类　见表5-7-1。

表5-7-1　肾性水肿类型

类别	机制	临床特点	常见疾病
肾炎性水肿	"球管失衡"肾小球滤过率下降	从颜面部开始，重者波及全身，指压凹陷不明显，晨起较明显。常伴血压升高（水钠潴留）	急、慢性肾炎
肾病性水肿	低蛋白血症	较重，多从下肢开始，常为全身性、体位性和凹陷性，可无高血压及循环淤血	肾病综合征

二、尿路刺激征

1. 机制　尿路刺激征发病机制如下。

$$
\left.\begin{array}{l}膀胱颈\\三角区\end{array}\right\}\xrightarrow{}\left.\begin{array}{l}炎症刺激\\理化因素刺激\end{array}\right\}\rightarrow膀胱痉挛\rightarrow\begin{array}{l}尿频\\尿急\\尿痛\end{array}
$$

2. 类型

(1) 尿频:指尿意频繁而每次尿量不多。

(2) 尿急:一有尿意就迫不及待地要排尿,难以控制。

(3) 尿痛:指排尿时伴有会阴、下腹或尿道感到挛缩样疼痛或烧灼感。

三、肾性高血压

1. 概念　肾脏疾病引起的血压升高。肾性高血压是继发性高血压最常见的原因。

2. 类型　见表 5-7-2。

表 5-7-2　肾性高血压鉴别表

	类型	原因	常见疾病
按病因	肾实质性高血压	急或慢性肾炎、慢性肾盂肾炎、慢性肾衰竭等肾实质损害引起	急性肾炎,多为一过性、以舒张压升高为主的中度高血压;慢性肾炎和肾衰竭,常为持续性中度以上高血压
	肾血管性高血压	肾动脉狭窄或堵塞	高血压程度重、进展快,常呈恶性高血压表现
按机制	容量依赖型高血压	最常见水钠潴留引起	排钠利尿剂或限制水钠摄入可明显降低血压
	肾素依赖型高血压	激活肾素—血管紧张素—醛固酮系统	血管紧张素转换酶抑制剂、钙通道阻滞剂可使血压下降

四、尿　异　常

1. 尿量异常　见表 5-7-3。

表 5-7-3　尿量类别

类别	尿量	发病机制	常见疾病
正常	1000~2000ml/d		
无尿	<100ml/d	肾小球滤过率下降	严重休克、急性肾衰竭
少尿	<400ml/d	肾小球滤过率下降	肾前性(如血容量不足或肾血管痉挛等)、肾性(急、慢性肾衰竭)及肾后性(如尿路梗阻)等因素引起
多尿	>2500ml/d	肾小管功能障碍内分泌代谢障碍	急性肾衰竭、糖尿病、尿崩症等
夜尿增多	夜间尿量>白天尿量或夜间尿量>750ml/d,且尿比重低	肾小管浓缩功能减退	慢性肾小球肾炎、慢性肾衰竭

2. 蛋白尿 见表 5-7-4。

表 5-7-4 蛋白尿鉴别

类别	发病机制	常见疾病
蛋白尿(尿蛋白>150mg/d)	肾小球滤过膜轻度病变,分子屏障、电荷屏障被破坏	肾小球肾炎
大量蛋白尿(尿蛋白>3.5g/d)	肾小球滤过膜损伤严重	肾病综合征
肾小球性蛋白尿	最常见,肾小球滤过膜通透性增加或所带负电荷改变	肾小球病变
肾小管性蛋白尿(尿蛋白<2g/d)	肾小管重吸收能力下降	肾小管病变
混合性蛋白尿	病变同时累及肾小球和肾小管	肾小球疾病的后期
溢出性蛋白尿(血红蛋白、本周蛋白和免疫球蛋白)	肾外疾病引起的血中异常蛋白增加,经肾小球滤过后不能被肾小管全部重吸收	急性溶血性疾病、多发性骨髓瘤、巨球蛋白血症
组织性蛋白尿	肾组织破坏,胞质酶及蛋白释出	各种肾脏疾病
生理性蛋白尿(尿蛋白<1g/d)	一过性蛋白尿	剧烈运动、高热、急性疾病或直立体位所致

3. 血尿 见表 5-7-5。

表 5-7-5 血尿鉴别

类别	诊断标准	常见疾病
镜下血尿	新鲜尿沉渣红细胞>3 个/HP 或尿红细胞计数>10 个/HP	局部疾病:肾小球肾炎、肾盂肾炎、泌尿道结石、结核、肿瘤等;全身疾病:血液病、感染性疾病等;药物不良反应
肉眼血尿	尿液外观呈血样或洗肉水样	剧烈运动、损伤

4. 白细胞尿、脓尿、菌尿 见表 5-7-6。

表 5-7-6 白细胞尿、脓尿、菌尿诊断标准

类别	诊断标准	常见疾病
白细胞尿或脓尿	新鲜离心尿液白细胞>5 个/HP 或新鲜尿液白细胞计数超过 40 万个	泌尿系统感染、肾小球疾病、泌尿系统异物
菌尿	中段尿涂片镜检每个高倍视野均可见细菌或尿细菌培养菌落计数超过 $10^5/ml$	泌尿系统感染

表 5-7-7 管型尿鉴别

类别	常见疾病
透明及颗粒管型	正常人
颗粒管型	肾实质损害、肾小管损伤
白细胞管型	活动性肾盂肾炎
红细胞管型	急性肾小球肾炎
上皮细胞管型	肾小管病变
蜡样管型	慢性肾衰竭

5. 管型尿

(1)概念:尿中管型是由蛋白质、细胞或其碎片在肾小管内凝聚而成的一种圆柱状物。若 12 小时尿沉渣计数管型超过 5000 个,或每低倍镜视野有 1 个以上管型,称管型尿。包括透明及颗粒管型、细胞管型、颗粒管型和蜡样管型。

(2)管型鉴别 见表 5-7-7。

五、肾 区 痛

1. 概念　肾区痛系肾盂、输尿管内张力增高或包膜受牵拉所致肾区的胀痛、隐痛、压痛和叩击痛,多见于肾脏或周围组织炎症、肾肿瘤等。

2. 特点　肾区痛表现为一侧或双侧,持续性或间隙性。肾绞痛是一种特殊的肾区痛,主要由输尿管结石或血块移行所致,疼痛常突然发作,向下腹、外阴及大腿内侧放射,常伴有血尿。

六、泌尿系统疾病常见症状和体征护理总结

泌尿系统疾病常见症状和体征护理总结,见表5-7-8。

表5-7-8　泌尿系统疾病常见症状和体征护理

症状和体征	主要护理问题	护理重点
心源性呼吸困难	①活动无耐力 ②气体交换受损	①休息:按心功能合理安排 ②体位:夜间睡眠应保持高枕卧位或半卧位,必要时双腿下垂坐位 ③吸氧:中流量(2~4L/min),保持呼吸道通畅
肾性水肿	①体液过多 ②有皮肤完整性受损的危险	①休息:严重水肿应卧床休息 ②轻度水肿、高血压,尿量>1000ml/d:低盐<3g/d,不过分限水;水肿严重、高血压明显:低盐<2g/d,限水;总入量<1000ml/d(前1日尿量加500ml);水肿极为明显、血压极高:盐<1g/d ③记录出入液量,每日测体重、腹围、观察血压 ④观察利尿剂的不良反应,定期检测血清电解质 ⑤皮肤护理:如使用热水袋取暖,水温40~50℃为宜
尿路刺激征	排尿异常	①多饮水、勤排尿,入量>2500~3000ml/d ②做好个人卫生 ③遵医嘱抗生素治疗,观察疗效
肾性高血压	潜在并发症:左心功能衰竭、高血压脑病	①休息 ②饮食:限制水钠,肾功能受损给予高热量、低蛋白以优质蛋白为主 ③容量依赖型高血压用排钠利尿剂降压,注意观察血清电解质;肾素依赖型高血压用卡托普利,注意病人是否有咳嗽 ④观察血压、肾功能等,注意病人是否有心脑血管并发症
尿量异常	①体液不足或体液过多 ②潜在并发症:水电解质紊乱	①少尿、无尿,注意高血钾和心律,防止心搏骤停 ②多尿,注意低血钾,注意补充钾离子 ③保持水、电解质的平衡

(陆一春)

第8节　泌尿系统常用诊疗技术的护理

一、血 液 透 析

血液透析(hemodialysis,HD)简称血透,是当肾脏不能发挥其正常功能时,用以除去体内代谢废物和不纯物的装置。利用半透膜的物理特性,使两种不同浓度及性质的溶液通过渗

透、自由扩散和超滤作用而发生物质交换,从而清除血液中的有害物质,纠正体内电解质紊乱,维持酸碱平衡。

(一) 适应证

1. 急性肾衰竭 对高分解代谢者,血尿素氮>71.4mmol/L,且每日升高17.85mmol/L,应立即透析。非高分解代谢,符合下列第一项和其他任意项者,立即透析。①无尿或少尿48小时以上;②血尿素氮≥35.7mmol/L;③血肌酐≥530.4μmol/L;④血钾≥6.5mmol/L;⑤二氧化碳结合力<15mmol/L;⑥有明显浮肿、肺水肿、恶心、呕吐、嗜睡、意识障碍者;⑦输血后游离血红蛋白>12.4mmol/L。

2. 慢性肾衰竭 一旦慢性肾衰竭病人的内生肌酐清除率下降近5～10ml/min,血肌酐高于707μmol/L,且出现尿毒症症状,应开始透析。另外,当发生重度高血钾、严重代谢性酸中毒、左心衰竭时,应立即进行透析治疗。

3. 急性药物或毒物中毒 凡分子量小、不与组织蛋白结合的毒物,在体内分布比较均匀,且能通过透析膜被析出者,应采取透析治疗,且争取在8～16小时进行。

(二) 禁忌证

血液透析无绝对禁忌证。相对禁忌证有:颅内出血或颅内压升高,用药物难以纠正的严重休克或低血压、心肌梗死、心力衰竭、心律失常、严重出血或感染、恶性肿瘤晚期、手术后3～5日内、精神障碍不能合作者。

(三) 方法

做透析治疗是先将动静脉瘘打开接上透析器,然后将血液和透析液分别引入透析器中由半透膜隔开的血区和透析液区,让两者紧贴半透膜,通过广阔的接触面发生弥散和渗透,达到净化血液的目的。为去除病人体内过多的水分,通常加大透析液区的负压,以增加跨膜压力差,使水分从血液中滤出,称为超滤(图5-8-1)。

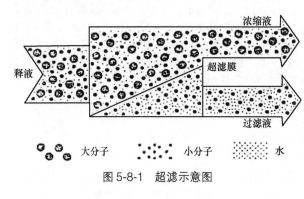

图 5-8-1 超滤示意图

(释液 浓缩液 超滤膜 过滤液)

● 大分子 ∴ 小分子 ░ 水

(四) 护理

1. 术前护理

(1) 用物准备:透析设备由透析器、透析机、透析供水系统、透析管道和穿刺针组成,其连接见图5-8-2。其中透析器是物质交换的场所,目前最常用的是中空纤维型透析器,中空纤维是由人工合成的半透膜,空芯腔内供血液通过,腔外为透析液。血液透析机可控制透析液的流量、温度、脱水量、血液的流量等,并具有体外循环的各种监护系统。

(2) 药品准备:透析用药(0.9%氯化钠、肝素、5%碳酸氢钠)、急救用药、透析液等。其中肝素在透析过程中是必不可少的,其在体内外均能延长凝血时间。注意对于出血程度不同的病人遵医嘱采用不同剂量、不同方法进行肝素化。

(3) 病人准备:血液通路的准备、应检查的项目及心理准备。

1) 血液通路准备:血液通路即血液从人体内引出,再返回到体内的通道。它是进行血液透析的必要条件,也是维持血透病人的"生命线"。血液通路可分为临时性血液通路(动-静脉外瘘)和永久性血液通路(动-静脉内瘘)。

①动-静脉外瘘:通常切开前臂的桡动脉和头静脉并分别插管,在体外将两用硅胶管连接

成"U"形,形成动静脉体外分流(图 5-8-3)。外瘘手术简单,术后可立即使用。但外接导管易滑脱、易致出血,且长期留置易发生感染和血栓,主要用于急诊病人的短期透析。②动-静脉内瘘:将桡动脉与头静脉作直接吻合,如此形成两股血流,一股在吻合处的近心端,另一股在吻合处的远心端。由此,动脉中的高压力血流就转向阻力较小的静脉血管,使吻合的静脉动脉化而慢慢膨大鼓起,形成皮下动静脉内瘘(图 5-8-4)。吻合术 2 周后可使用。内瘘如保护得当,可长期使用。

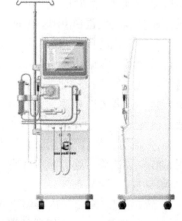

2)应检查的项目:测量体重、生命体征,抽血检查肾功能及电解质等。

3)心理准备:对首次施行血液透析者,应详细讲解透析的目的、过程及术中配合,缓解病人的恐惧感。

2. 术中护理 透析过程中应监测病人和透析装置的情况,发现异常,及时处理。

(1)病人方面

1)体位:因透析过程约需 7 小时,应定时帮助病人翻身,或者定时将床头摇高(或摇低),以增加病人舒适度及防止压疮。

2)饮食:坚持少量多餐,禁止含钠高的食物,根据透析前后病人的体重差决定补液量。

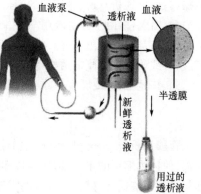

图 5-8-2 血液透析原理示意图

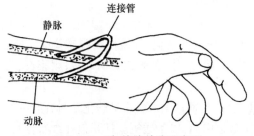

图 5-8-3 动-静脉外瘘示意图

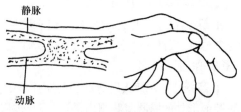

图 5-8-4 动-静脉内瘘

3)病情观察:严密监测病人的意识状态及生命体征,并注意有无烦躁不安、呼吸困难、脸部潮红、兴奋、思睡、痛苦等反应。

(2)设备方面

1)透析液温度:恒温 38~40℃。

2)静脉压及透析液压:不超过 300mmHg。

3)透析液及血液流速:透析液 500~600ml/min,血液 100~300ml/min。

4)观察及记录:观察流出的透析液是否带有血液,以判断透析液是否破裂;观察机器有无报警,电源是否中断。准确记录透析时间、脱水量、肝素用量等。

3. 术后护理

(1)操作后护理:透析结束后,对动-静脉内瘘或外瘘进行适当处理,消毒皮肤并包扎,清洁透析器;测量生命体征、测体重,并与透析前比较;透析后2~4小时避免注射,防止注射部位出血;采用低盐、低蛋白、中度热量的饮食,适当限制摄入水分。

(2)并发症的预防、观察及处理

1)低血压:常见并发症之一。表现为恶心、呕吐、胸闷、面色苍白、出汗、意识改变等,可能与脱水过多过快、心源性休克、过敏反应等有关。处理上应注意严格掌握脱水量,对不能耐受醋酸盐溶液者遵医嘱改为碳酸氢盐透析液。通过透析管道注入0.9%氯化钠、碳酸氢盐、林格液或鲜血等。

2)失衡综合征:严重高尿素氮血症,病人开始透析时易发生,表现为头痛、恶心呕吐、高血压、抽搐、昏迷等。处理时应注意首次透析时间应短,发生失衡综合征时可遵医嘱静注高渗糖、高渗钠、应用镇静剂等。

3)致热原反应:由于内毒素进入体内所致,表现为寒战、发热等。预防措施:注意严格无菌操作;做好透析管道、透析器的消毒等。发生致热原反应时,遵医嘱用异丙嗪、地塞米松等。

4)出血:多由于肝素应用不当、高血压、血小板功能不良等所致。可表现为牙龈出血、消化道出血、甚至颅内出血等。注意观察出血反应,同时遵医嘱减少肝素用量,静注鱼精蛋白中和肝素,或改用无抗凝剂透析等。

5)其他:如过敏反应、心绞痛、心律失常、栓塞、溶血等,按相应的措施进行处理。

二、腹 膜 透 析

腹膜透析(peritoneal dialysis,PD)简称腹透,是利用人体内腹膜作为自然半透膜,输入透析液,使体内潴留的水、电解质与代谢废物或毒素扩散到腹腔,而透析液中的某些物质经毛细血管进入血液循环,以补充体内的需要,如此反复更换透析液,达到清除体内代谢产物和多余水分的目的。腹膜透析方法有间歇性腹膜透析(IPD)、持续性非卧床性腹膜透析(CAPD)、持续循环式腹膜透析等。本部分以CAPD为重点进行介绍。

【适应证】　同血液透析。

【禁忌证】　无绝对禁忌证,但有腹膜广泛粘连或纤维化、弥漫性腹腔感染时不宜做。相对禁忌证:腹部大手术不足3日;全身性血管疾病;腹腔巨大肿瘤或晚期妊娠;腹膜炎、肠梗阻、肠麻痹、不合作者。

【方法】　在病人耻骨联合与脐连线中上1/3处,通过手术将小号硅化塑料管的一端放入腹腔最低处的膀胱直肠窝内,另一端通过皮下隧道引出,以备透析。打开包扎纱布,用乙醇消毒,再打开橡皮塞,连接导管与透析袋,抬高透析袋,使透析液在10分钟内流入腹腔,然后夹紧管口。1小时后将透析袋放于低于腹腔位置,引流出腹腔内透析液,如此循环操作,一般可注入透析液10 000~12 000ml/d(图5-8-5)。

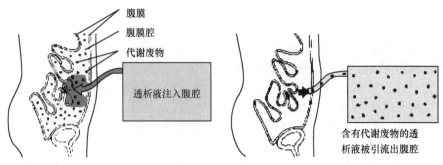

图5-8-5　腹膜透析

【护理】

1. 术前护理

(1) 用物准备:腹膜透析管,透析液、常规消毒物品,急救用药、透析用药。检查透析液的有效期,液体有无混浊、有无杂质包装是否合格等。符合标准的透析液输入腹腔前要用恒温干燥箱加热至 37℃。

(2) 病人准备:向病人解释腹膜透析的过程、术中的配合及术后的注意事项,以缓解病人的恐惧心理,稳定情绪;备皮(下腹部及会阴部);术前禁食;排空膀胱。

2. 术中护理

(1) 连接管道:连接各种管道前要注意消毒,严格无菌操作。

(2) 观察病情:准确记录病人的生命体征、体重、透析液每次注入腹腔的时间、进入液体、出液量、流出液的色泽及澄清度等。如引流量与灌入量相差太多,必须立即通知医师;观察透析液的颜色、性状,有无浑浊、蛋白团等;注意观察有无脱水及水潴留、电解质紊乱(高钾、低钾、高糖、低钠等)。

3. 术后护理

(1) 饮食护理:由于腹透后会丢失体内大量的蛋白质及其他营养成分,可通过饮食补充,即要求病人蛋白质的摄入量为 1.2～1.5g/(kg·d),其中 50% 以上为优质蛋白,避免高磷饮食;水的摄入应根据每日的出量来决定,如出量在 1500ml 以上,病人无明显高血压、水肿等,可正常饮水;透析液中不含钾,所以病人的饮食不必限钾。

(2) 腹透装置护理:观察透析管出口处皮肤有无渗液、漏液、红肿等。如发现,及时报告医师做必要的处理;病人淋浴前可将透析管用塑料布包扎好,淋浴后将其周围皮肤轻轻拭干,消毒后重新包扎。

(3) 病情监测:定时测量生命体征及液体出入量,定时检测引流液。

(4) 常见并发症的观察及护理

1) 引流不畅或腹膜透析管堵塞:为常见并发症,一旦发生将影响腹透的正常进行。常见原因有腹膜透析管移位、受压、扭曲、纤维蛋白堵塞、大网膜的粘连等。护理方法:①改变病人的体位,或将床头抬高 45°;②引导病人深呼吸或用双手在下腹部加压;③排空膀胱,服用导泻剂或灌肠,促使病人的肠蠕动;④腹膜透析管内注入肝素、尿激酶、0.9% 氯化钠、透析液等溶解堵塞透析管的纤维块;⑤在 X 线透视下调整透析管的位置或重新手术置管。

2) 腹痛:常见原因可能有透析液的温度、酸碱度不当,渗透压过高,透析液流入或流出的速度过快,腹膜炎等。护理时应注意调节好透析液的温度,降低透析液的渗透压以及透析液进出的速度;如果有腹膜炎,可用透析液 1000ml 连续冲洗 3～5 次,暂时改作 IPD,腹膜透析液内加入抗生素及肝素等方法处理。

3) 其他并发症:如腹膜透析超滤过多引起的脱水、低血压,腹腔出血,腹膜透析管滑脱,慢性并发症有肠粘连、腹膜后硬化等,一旦发生,及时通知医师,尽早采取措施。

三、肾　穿　刺

经皮肾穿刺活体组织检查有助于确定肾脏病的病理类型,有助于疾病的诊断、治疗、判断疗效及估计预后。

【适应证】　凡肾脏有弥漫性损害而其病因、诊断、治疗或预后等问题尚未解决,且无禁忌证者皆为肾组织活检的指征。其中对诊断最有帮助的适应证包括:①肾病综合征;②无症状性蛋白尿;③孤立性血尿;④弥漫性结缔组织病;⑤急性肾小管间质疾病;⑥肾移植。

【禁忌证】

1. 绝对禁忌证　①明显出血倾向未能纠正或中重度高血压(>160/105mmHg)未能控制者;②精神病或不配合操作者;③孤立肾或肾脏融合畸形,如马蹄肾、固缩肾或小肾(肾脏长径<7cm)。

2. 相对禁忌证　①活动性肾脏感染;②肾肿瘤或肾动脉瘤;③多囊肾或肾脏大囊肿;④肾脏位置过高(深吸气时肾下极也不达12肋下)或游走肾;⑤肾内血管畸形;⑥慢性肾衰竭尿毒症;⑦肾钙化;⑧高度腹水;⑨过度肥胖合并心力衰竭;⑩其他,如严重贫血、低血容量、妊娠、剧烈咳嗽、全身衰竭或高龄等。

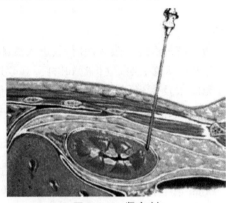

图 5-8-6　肾穿刺

【方法】

1. 确定穿刺点　先在 B 超定位下选取穿刺点,一般为右肾下极。

2. 体位　病人取俯卧位,腹下垫一约 10cm 厚的硬枕将肾脏顶向背侧。

3. 消毒、麻醉和穿刺　消毒皮肤、铺无菌单,穿刺点定位,逐层局部麻醉,将皮肤切一小口,刺入穿刺针,在探头引导下至肾被膜,令病人于深吸气末屏住呼吸,术者与助手密切配合在负压下将穿刺针迅速刺入肾脏组织并退出,完成取材操作(图 5-8-6)。

【护理】

1. 术前护理

(1)用物准备:①器械准备:肾穿刺包、棉签、胶布、手套、消毒盒、钢尺、腹带、沙袋、垫枕注射器、小剪刀、装有 1% 甲醛的小瓶、戊二醛小瓶、荧光组织小瓶等。②药品准备:1% 甲紫、75% 乙醇、3% 碘酒、2% 利多卡因、50% 泛影酸钠或 76% 泛影葡胺、5% 葡萄糖等。

(2)病人准备:①检查前应向病人说明检查的目的和意义,消除其恐惧心理;②教会病人练习憋气及床上排尿;③查出、凝血时间、血红蛋白、血小板计数及凝血酶原时间,了解有无出血倾向及严重贫血;④查血肌酐、血尿素氮了解肾功能的状况;查血型,备血。⑤术前 2~3 日肌内注射维生素 K 等。

2. 术中护理

(1)病人保持心情放松,避免情绪紧张。

(2)病人配合医生取合适的体位。

(3)医生先定位并给予局部麻醉,再行穿刺,此时病人应听从医护人员指挥,深吸气后屏住呼吸。

(4)穿刺过程中病人如有头晕、恶心、胸闷等不适感,要随时报告医护人员。

(5)穿刺完毕病人勿用力,由医护人员协助更换体位为平卧位,回病房。

3. 术后护理

(1)术后应注意压迫穿刺部位,病人需于硬板床上俯卧 6 小时后可翻身,但必须卧床 24 小时。

(2)注意术后有无腹痛、腰痛,定期测量血压、脉搏、体温以及观察尿液颜色。

(3)嘱病人多饮水,以免血块阻塞尿路;术后 7~10 天应避免较强体力活动;术后使用止血药及抗生素 3 天。

(曾艳丽)

目 标 检 测

A₁型题

1. 泌尿系统不包括以下哪个部分
 A. 肾脏
 B. 输尿管
 C. 膀胱
 D. 前列腺
 E. 血管和神经

2. 慢性肾小球肾炎的主要发病机制是
 A. 代谢产物潴留
 B. 病毒直接感染
 C. 链球菌直接感染
 D. 感染后毒素作用
 E. 免疫介导炎症

3. 慢性肾炎必有的临床表现是
 A. 高血压
 B. 蛋白尿
 C. 水肿
 D. 低蛋白血症
 E. 肾功能损害

4. 指导慢性肾炎病人卧床休息主要是为了
 A. 解除焦虑情绪
 B. 减少蛋白分解代谢
 C. 减轻心脏负荷
 D. 增加肾血流量
 E. 降低血压

5. 对慢性肾小球肾炎病人病情观察应注意的内容不包括
 A. 有无尿毒症早期征象,如头痛、嗜睡等
 B. 准确记录尿量
 C. 注意观察血压的变化
 D. 注意有无电解质紊乱和发生高、低血钾等
 E. 补充大量蛋白质,供给足够热量

6. 慢性肾小球肾炎病人摄取低蛋白饮食的目的是
 A. 减轻消化道症状
 B. 防止血压升高
 C. 防止诱发氮质血症
 D. 提高机体免疫力
 E. 减轻肾小球内高压力、高灌注和高滤过

7. 与急性肾炎发病有关的细菌是
 A. 金黄色葡萄球菌
 B. 大肠埃希菌
 C. 链球菌
 D. 肺炎双球菌
 E. 流感嗜血杆菌

8. 急性肾炎起病2周内应
 A. 卧床休息
 B. 绝对卧床休息
 C. 室内轻度活动
 D. 可以正常活动
 E. 可以就近上学,尽量少参加体育活动

9. 急性肾小球肾炎最具特征性的尿常规是
 A. 血尿
 B. 脓尿
 C. 蛋白尿
 D. 乳糜尿
 E. 脂质尿

10. 肾病综合征大量蛋白尿是指每天尿蛋白定量大于
 A. 3.0g
 B. 3.5g
 C. 4.0g
 D. 4.5g
 E. 5.0g

11. 造成肾病综合征病人水肿的主要原因是
 A. 水钠潴留
 B. 感染
 C. 大量饮水
 D. 低蛋白血症
 E. 进食大量食盐

12. 原发性肾病综合征病人首选的治疗药物是
 A. 糖皮质激素
 B. 环磷酰胺
 C. 环孢素A
 D. 霉酚酸酯
 E. 苯丁酸氮芥

13. 原发性肾病综合征最常见的并发症是
 A. 感染
 B. 血栓和栓塞
 C. 急性肾衰竭
 D. 蛋白质代谢紊乱
 E. 脂肪代谢紊乱

14. 肾上腺糖皮质激素治疗肾病综合征的不良反应不包括
 A. 食欲减退
 B. 水钠潴留
 C. 多发性感染
 D. 骨质疏松易骨折
 E. 血糖升高

15. 肾病综合征病人休息时不妥的是
 A. 抬高下肢
 B. 绝对卧床休息
 C. 保持肢体适度活动
 D. 防止受凉及感染
 E. 高血压病人要动作缓慢,防止直立性低血压

16. 肾盂肾炎最常见的感染途径是
 A. 上行感染
 B. 血性感染
 C. 淋巴管感染
 D. 直接感染
 E. 体液感染

17. 肾盂肾炎最主要的易感因素是
 A. 女性
 B. 机体免疫力下降
 C. 留置导尿
 D. 妇科炎症
 E. 尿路梗阻

18. 诊断肾盂肾炎最有意义的检查是
 A. 尿沉渣计数
 B. 血尿素氮测定
 C. 酚红排泄试验
 D. 尿酸碱度测定
 E. 中段尿细菌培养

19. 真性菌尿是指肾盂肾炎病人清洁中段尿细菌培养,菌落计数是

A. $>10^2/ml$　　　　　B. $>10^3/ml$

C. $>10^4/ml$　　　　　D. $>10^5/ml$

E. $>10^6/ml$

20. 尿沉渣检查中对肾盂肾炎诊断最有价值的是

    A. 白细胞管型　　　　B. 红细胞管型

    C. 透明管型　　　　　D. 蜡样管型

    E. 颗粒管型

21. 关于清洁中段尿培养标本的采集,叙述正确的是

    A. 留取标本前用肥皂水清洗外阴,再使用消毒剂

    B. 留取标本之前鼓励病人多饮水

    C. 标本应于 1 小时内送检

    D. 不宜留取清晨第一次小便

    E. 使用过抗生素者无需停药

22. 急性肾盂肾炎每日的饮水量至少应达到

    A. 500ml　　　　　　B. 1000ml

    C. 1500ml　　　　　　D. 2000ml

    E. 2500ml

23. 有关肾盂肾炎的健康教育,不妥的一项是

    A. 注意休息

    B. 注意会阴部的卫生

    C. 经常预防性服用抗菌药物

    D. 避免不必要的尿路器械检查

    E. 鼓励病人多饮水,勤排尿

24. 慢性肾衰竭最常见的病因是

    A. 慢性肾小球肾炎　　B. 糖尿病肾病

    C. 梗阻性肾病　　　　D. 狼疮性肾炎

    E. 高血压

25. 尿毒症最严重的电解质紊乱是

    A. 低血钙　　　　　　B. 低血钠

    C. 高血磷　　　　　　D. 低血镁

    E. 高血钾

26. 引起慢性肾衰竭病人贫血的最重要的原因是

    A. 铁的摄入减少

    B. 血液透析失血及频繁抽血检验导致贫血

    C. 红细胞生存周期缩短

    D. 叶酸缺乏

    E. 肾产生红细胞生成素减少

27. 护理慢性肾衰竭病人,下列叙述哪项正确

    A. 大量补液　　　　　B. 摄入含钾食物

    C. 禁用库存血　　　　D. 及时补充钾盐

    E. 加强蛋白质摄入

28. 尿毒症病人发生肾性骨病的主要原因是

    A. 营养不良

    B. 贫血

    C. 尿钙排泄增多

    D. 继发性甲状旁腺功能亢进

    E. 长期厌食和腹泻

29. 尿毒症终末期病人常发生高血钾症,其主要原因不包括

    A. 进食水果、肉类多　　B. 尿量少

    C. 使用保钾利尿药　　　D. 呕吐、腹泻

    E. 输入库存血

30. 尿毒症最早出现的症状是

    A. 厌食、恶心、呕吐　　B. 嗜睡、定向力障碍

    C. 咳嗽、胸痛　　　　　D. 皮肤黏膜出血

    E. 血压升高

31. 对尿毒症病人正确的护理是

    A. 给予充足热量,以防止体内蛋白分解,维持氮平衡

    B. 所给蛋白质以植物蛋白最好

    C. 尿毒症病人应停止蛋白质供给量,以免尿素氮增高

    D. 尿毒症病人给予高蛋白以免营养不良

    E. 凡尿毒症病人均不能参加任何体力劳动或体育锻炼

32. 慢性肾衰竭最常见的死亡原因是

    A. 呼吸系统病变　　　　B. 循环系统病变

    C. 消化系统病变　　　　D. 血液系统病变

    E. 神经系统病变

33. 慢性肾衰竭病人由于钙、磷代谢紊乱,容易并发

    A. 尿毒症脑病　　　　　B. 高血压

    C. 肾性骨病　　　　　　D. 贫血

    E. 皮肤瘙痒

34. 尿毒症累及神经系统表现为

    A. 疲乏、失眠、注意力不集中

    B. 恶心、呕吐

    C. 抑郁、性格改变

    D. 意识障碍甚至昏迷

    E. 肢体麻木、肌无力

35. 慢性肾衰竭手足抽搐发生于

    A. 并发高血压　　　　　B. 并发严重感染

    C. 补充优质蛋白质　　　D. 纠正电解质紊乱

    E. 纠正酸中毒并发低钙

36. 急性肾衰竭少尿期病人的前一天出液量为300ml,今日补液量应为

    A. 500~600ml　　　　　B. 600~700ml

    C. 700~800ml　　　　　D. 800~900ml

E. 900~1000ml

37. 肾小球疾病最常见的症状是
    A. 少尿　　　　　B. 水肿
    C. 蛋白尿　　　　D. 血尿
    E. 高血压

38. 肾炎性水肿最主要的临床特点是
    A. 晨起眼睑水肿　　B. 水肿自下肢部位开始
    C. 常为全身性水肿　D. 常伴胸水和腹水
    E. 指压凹陷明显

39. 肾性高血压最常见的原因是
    A. 肾小球肾炎　　　B. 肾动脉狭窄
    C. 先天性多囊肾　　D. 肾结核
    E. 肾盂肾炎

40. 血液透析最常见的并发症是
    A. 致热原反应　　　B. 低血压
    C. 出血　　　　　　D. 栓塞
    E. 失衡综合征

41. 病人,男性,28 岁。因血压增高住院。2 天后出现剧烈头痛,头晕,恶心等症状,随后出现意识障碍,测血压 220/110mmHg,此时应立即
    A. 肌内注射苯巴比妥　B. 静脉滴注硝普钠
    C. 口服呋塞米　　　　D. 肌内注射利舍平
    E. 静注 20% 甘露醇

42. 病人,女性,30 岁。7 天前受凉后出现乏力、恶心,颜面水肿。测血压 180/105 mmHg,可见肉眼血尿,应采取的治疗原则主要是
    A. 休息和对症治疗　　B. 激素治疗
    C. 免疫抑制剂治疗　　D. 鼓励病人多饮水
    E. 饮食治疗

43. 病人,女性,40 岁。患慢性肾小球肾炎,水肿明显,蛋白尿(+++)。其饮食原则是
    A. 优质低蛋白、低钠、低磷、高热量、低脂肪
    B. 优质高蛋白、低钠、低磷、高热量、高脂肪
    C. 低植物蛋白、低钠、低磷、低热量、低脂肪
    D. 优质高蛋白、低钠、高磷、高热量、高脂肪
    E. 优质低蛋白、低钠、高磷、低热量、高脂肪

44. 病人,女性,50 岁,慢性肾衰竭。近 3 日来胸闷、心慌、咳嗽。体检:端坐位,口唇发绀,颈静脉怒张,心率增快,两肺底湿性啰音。最可能的病情变化是
    A. 肺炎　　　　　B. 胸膜炎
    C. 心力衰竭　　　D. 心包炎
    E. 心律失常

45. 病人,男性,40 岁。尿毒症代谢性酸中毒,静脉输入 5% 碳酸氢钠溶液的过程中,突发手足

抽搐。此时应予
    A. 加快输液　　　　B. 静脉注射钙剂
    C. 静脉注射安定　　D. 静脉注射苯妥英钠
    E. 肌内注射苯巴比妥

46. 病人,女性,28 岁,急性肾盂肾炎已临床治愈,出院时的保健指导措施不应包括
    A. 避孕 1 年　　　　B. 多饮水,勤排尿
    C. 注意个人卫生　　D. 避免劳累
    E. 低盐饮食

47. 病人,女性,35 岁。因突然寒战、高热,伴尿频、尿急、尿痛,右肾区叩击痛 2 天就诊。尿常规白细胞(+++),红细胞(++)。最可能的临床诊断是
    A. 急性肾炎　　　　B. 急性肾盂肾炎
    C. 慢性肾炎　　　　D. 肾肿瘤
    E. 肾结核

48. 病人,女性,37 岁,出租车司机。病人每天工作 10 小时。今日以尿频、尿急、尿痛 1 天就诊。诊断为肾盂肾炎收入院。护士对其进行健康教育时,应说明最可能的感染途径是
    A. 上行感染　　　　B. 下行感染
    C. 血液感染　　　　D. 直接感染
    E. 淋巴系统播散

49. 病人,男性,慢性肾衰竭,住院时出现四肢肌无力,肠胀气,心律不齐,应考虑出现
    A. 高血钾　　　　　B. 低血钾
    C. 低血钙　　　　　D. 高血钙
    E. 高血磷

A₃型题

(50~52 题共用题干)

病人,男性,18 岁,浮肿、尿少、肉眼血尿 3 天。血压 135/100mmHg,眼睑及下肢浮肿。尿常规:尿蛋白(++),红细胞满视野/高倍镜。

50. 护士应判断此病人是
    A. 急性肾小球肾炎　B. 慢性肾小球肾炎
    C. 单纯性肾病　　　D. 肾炎性肾病
    E. 肾盂肾炎

51. 经治疗病情好转,能恢复上学但需免除体育的指标是
    A. Addis 计数正常　B. 血压正常
    C. 尿常规正常　　　D. 水肿消退
    E. 血沉正常

52. 经治疗病情好转,能恢复正常生活的指标是
    A. Addis 计数正常　B. 血压正常
    C. 尿常规正常　　　D. 水肿消退

　　E. 血沉正常

(53、54 题共用题干)

　　病人,男性,16 岁。因水肿、少尿、肉眼血尿 6 天,烦躁、气促 1 天入院。查体:T 36.8℃,BP 140/80mmHg,端坐呼吸,P 140 次/分,双肺底闻及少量水泡音,腹胀,肝肋下 2cm。血常规:正常;尿常规:尿蛋白(++),红细胞 20~25 个/HP,白细胞 0~2 个/HP。

53. 护士应判断为

　　A. 急性肾炎合并严重循环充血

　　B. 急性肾炎合并肺炎

　　C. 慢性肾炎急性发作

　　D. 肾炎性肾病合并肺炎

　　E. 肾盂肾炎合并肺炎

54. 入院时应给予饮食是

　　A. 低蛋白,不限盐和热量

　　B. 低蛋白,低盐,不限液体

　　C. 低蛋白,低盐,低热量

　　D. 低盐,高热量,限制液体

　　E. 高蛋白,低盐,高热量

(55~57 题共用题干)

　　病人,男性,16 岁。双眼睑浮肿,尿少 3 天,以"肾病综合征"入院。查体:双下肢水肿明显。实验室检查:血浆白蛋白 27g/L,尿蛋白定性(+++)。

55. 目前病人最主要的护理问题是

　　A. 焦虑　　　　　　B. 知识缺乏

　　C. 体液过多　　　　D. 有感染的危险

　　E. 有皮肤完整性受损的危险

56. 最常见的并发症是

　　A. 感染　　　　　　B. 电解质紊乱

　　C. 血栓形成　　　　D. 急性肾衰竭

　　E. 生长延迟

57. 最主要的护理措是

　　A. 绝对卧床休息

　　B. 给予高蛋白质饮食

　　C. 增加钠盐、水的摄入量

　　D. 加强皮肤护理

　　E. 限制热量的摄入

(58~61 题共用题干)

　　病人,女性,32 岁。腰酸、乏力 3 天,排尿次数增加、排尿不尽感,伴尿急、发热、恶心 1 天。体检:体温 39℃,神清,心肺无异常,腹软,两肾区叩击痛,双下肢无水肿。血常规:白细胞 $13.6×10^9$/L;尿常规:尿蛋白(+),尿沉渣白细胞 7 个/HP,红细胞 0~1 个/HP。

58. 最可能的疾病是

　　A. 尿道炎　　　　　　B. 急性肾盂肾炎

　　C. 慢性肾盂肾炎　　　D. 急性肾炎

　　E. 慢性肾炎

59. 确诊还应做的检查是

　　A. 内生肌酐清除率

　　B. 酚红排泄率试验

　　C. 血肌酐及尿素氮测定

　　D. 中段尿细菌培养和菌落计数

　　E. 静脉肾盂造影

60. 下列护理措施中错误的一项是

　　A. 卧床休息

　　B. 清淡易消化的食物

　　C. 观察药物不良反应

　　D. 限制液体摄入量

　　E. 收集清晨第一次尿做培养

61. 主要护理诊断及合作性问题错误的是

　　A. 体温过高

　　B. 排尿异常:尿频、尿急、尿痛

　　C. 不舒适:恶心、乏力、腰酸

　　D. 体液过多

　　E. 潜在并发症:肾周围脓肿

第 6 章　血液及造血系统疾病病人的护理

第 1 节　概　　述

血液系统由造血组织和血液组成。血液病指原发或主要累及血液和造血组织的疾病。

一、造血组织与造血功能

造血组织是指生成血细胞的组织,包括骨髓、胸腺、脾、肝、淋巴结、胚胎及胎儿的造血组织。不同时期的造血部位不同,造血期分为胚胎期、胎儿期及出生后 3 期。卵黄囊是胚胎期的造血场所,卵黄囊退化后,由肝、脾代替其造血;胎儿第 4~5 个月起,肝、脾造血功能逐渐减退,骨髓、胸腺及淋巴结开始出现造血活动,一直延续到出生后保持此功能。骨髓为主要的造血组织,血细胞几乎都在骨髓内形成,仅在应激情况下除骨髓外其他的造血组织如肝、脾参与造血功能称髓外造血。青春期后胸腺逐渐萎缩,淋巴结生成淋巴细胞和浆细胞。骨髓源源不断地输出新生细胞,补充血液中衰老死亡的血细胞,保证血细胞的动态平衡。

二、造血细胞生成与造血调节

血细胞的生成需要骨髓造血干细胞(HSC)、正常造血微环境及正、负造血调控因子的存在。

1. 骨髓造血干细胞　目前已公认各种血细胞和免疫细胞均起源于共同的骨髓造血干细胞,骨髓造血干细胞有自我更新与多向分化的能力(图 6-1-1)。骨髓造血干细胞增殖时一分

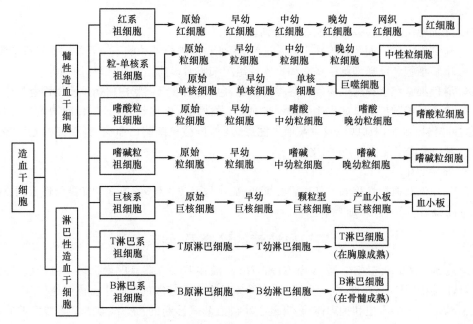

图 6-1-1　造血干细胞分化及增殖示意图

为二,其一保持继续自我复制的特性,另一则具备成熟的特性,分化为定向造血干细胞(多能祖细胞及淋巴祖细胞)。多能干细胞在不同的集落刺激因子(CSF)作用下,增殖分化为原粒细胞、原单核细胞、原红细胞、巨核细胞;淋巴祖细胞在骨髓内分化生成淋巴细胞,其中T淋巴细胞在胸腺中成熟,B淋巴细胞在骨髓中成熟。

2. 造血微环境　造血组织中的非造血细胞成分称造血微环境,包括微血管系统、神经成分、网状细胞、基质及其他结缔组织等。造血微环境可直接与造血细胞接触或释放某些因子,影响或诱导血细胞的生成。

3. 造血调控因子　包括刺激各种祖细胞增殖的正调控因子,如促红细胞生成素,集落刺激因子及白细胞介素3等;也有负调控因子两者互相制约,维持体内造血功能平衡。

三、血液组成及血细胞生理功能

血液由血细胞和血浆组成。血细胞有红细胞、白细胞、血小板3种,约占血液容积的45%;余下的55%血液容积为血浆,是一种淡黄色的透明液体。①红细胞:正常成熟红细胞有很大的可塑变形性,主要成分为血红蛋白,主要功能是运输O_2和CO_2。②白细胞:种类多,形态不同、功能各异,包括中性粒细胞、嗜酸粒细胞、嗜碱粒细胞及单核细胞、淋巴细胞。主要功能是参与人体对入侵异物的反应过程。中性粒细胞的主要功能是吞噬细菌和异物,是机体抵御入侵细菌的第一道防线;单核细胞也是一种吞噬细胞,功能是清除死亡或不健康的细胞,是机体抵御入侵细菌的第二道防线;嗜酸粒细胞具有抗过敏、抗寄生虫的作用;嗜碱粒细胞能释放组胺及肝素。淋巴细胞在免疫应答反应中起核心作用,其中T淋巴细胞参与细胞免疫;B淋巴细胞参与体液免疫。③血小板:由巨核细胞生成,主要功能是参与止血、凝血和保持毛细血管内皮的完整性。④血浆:成分复杂,含有多种蛋白质、凝血及抗凝血因子、补体、抗体、酶、电解质、各种激素及营养物质等。

四、血液病的分类

血液系统疾病指原发(如白血病)或主要累积血液和造血组织的疾病(如缺铁性贫血)。分类如下。

1. 红细胞疾病　如各种贫血、红细胞增多症。

2. 粒细胞疾病　如粒细胞减少或缺乏症、中性粒细胞分叶功能不全及类白血病反应等。

3. 单核细胞和巨噬细胞疾病　如反应性组织细胞增多症、恶性组织细胞病等。

4. 淋巴细胞和浆细胞疾病　如各类淋巴瘤,急、慢性淋巴细胞白血病及多发性骨髓瘤等。

5. 造血干细胞疾病　如再生障碍性贫血、阵发性睡眠性血红蛋白尿、骨髓增生异常综合征、急性非淋巴细胞白血病以及骨髓增生性疾病(如慢性粒细胞白血病、真性红细胞增多症、原发性血小板增多症、骨髓纤维化)等。

6. 脾功能亢进。

7. 出血性及血栓性疾病　如血管性紫癜、血小板减少性紫癜、凝血功能障碍性疾病、弥散性血管内凝血(DIC)以及血栓性疾病。

五、血液病的诊断及治疗

血液是以液体状态存在,在体内不停地循环,灌注着每个器官的微循环。血液病的表现是全身性,临床表现多样性,缺乏特异性,实验室检查在血液病的诊断中占重要地位。

1. 诊断　①健康史和护理体检:有助于获得血液病诊断的重要线索。②实验室检查:血液病诊断的重要环节,其中血常规检查是最基本的诊断方法;骨髓检查是血液病诊断不可缺少的项目。其他如血细胞化学检查、淋巴结活检、凝血试验、溶血试验、红细胞酶测定、血清铁蛋白和血清铁测定、放射性核素红细胞寿命测定、血液免疫学检查及高频率透射电镜、扫描电镜等,有助于血液病的诊断。③影像学检查:超声显像、放射性核素脾扫描、淋巴结扫描、CT、MRI、PETCT 等,对不同的血液病有相应的诊断意义。

2. 治疗　随着基础医学和临床结合研究的飞速发展,特别是血液恶性肿瘤学的发展,促进了血液病治疗的进展,化学治疗、干细胞移植、成分输血、免疫治疗、造血因子的临床应用,极大地改善了血液病的预后。自 18 世纪发现白血病以来,到 21 世纪已经可使儿童急性淋巴细胞性白血病(ALL)和成人急性早幼粒细胞性白血病(APL)达到 75% 治愈的临床疗效;血液系统恶性肿瘤的诊断已从形态学发展到分子生物学、基因学的高水平阶段;治疗方法已从既往的化疗进展到诱导分化、靶基因治疗等领域。在配合新技术、新疗法的开展过程中,血液病的专科护理也有了明显发展,各种支持疗法、营养疗法、心理支持、预防和控制感染、防治出血等护理措施,使危重的血液病人能顺利度过危险期,对提高疾病缓解率、延长生存期及改善生活质量发挥了重要作用。

(陆一春)

第 2 节　贫　　血

(一) 贫血概述

贫血(anemia)是指人体外周血红细胞计数容量减少并低于正常范围,不能运输足够的氧至组织而产生的综合征。据世界卫生组织统计:全球约有 30 亿人有不同程度的贫血,每年因患贫血引起各类疾病而死亡的人数上千万。中国患贫血的人口概率高于西方国家,在贫血人群中,女性明显高于男性,老人和儿童高于中青年。

1. 实验室诊断标准　由于红细胞容量测量较复杂,临床上常以血红蛋白(Hb)浓度来代替。我国血液学家认为在低海拔地区,成年贫血的诊断标准,如表 6-2-1。　　　　　　　　　　　　考点:贫血诊断标准

2. 分类　见表 6-2-2。

(1) 根据红细胞形态特点分类:主要根据病人的红细胞平均体积(MCV)及红细胞平均血红蛋白浓度(MCHC)将贫血分为 3 类

(2) 根据贫血的病因和发病机制分类,更能反映贫血的病理本质。

考点:红细胞形态特点分类

表 6-2-1　成年贫血的诊断标准

性别	Hb	RBC	HCT
男	<120g/L	<4.5×10^{12}/L	<0.42
女	<110g/L	<4.0×10^{12}/L	<0.37
妊娠期女性	<100g/L	<3.5×10^{12}/L	<0.30

1) 红细胞生成减少性贫血:①因造血干细胞异常所致贫血,如再生障碍性贫血、骨髓增生异常性贫血、甲状腺功能减退症及肾衰竭时的贫血等。②造血调节异常所致贫血,骨髓被异常组织浸润,如骨髓纤维化、骨髓硬化症、骨髓炎、肿瘤骨转移等。③造血原料不足或利用障碍所致贫血,细胞成熟障碍,如缺铁性贫血、巨幼细胞贫血、铁粒幼细胞贫血。

2) 红细胞破坏过多性贫血:即溶血性贫血。红细胞自身异常,如遗传性球形细胞增多症、遗传性椭圆形细胞增多症;红细胞外部异常,如自身免疫性溶血性贫血(温抗体型、冷抗体型)、血型不符的输血反应、血栓性血小板减少性紫癜、新生儿溶血性贫血、弥散性血管内凝血、败血症、人工心脏瓣膜、蛇毒、疟疾、黑热病、大面积烧伤、亚硝酸盐中毒等。

表 6-2-2　贫血的细胞学分类

类型	MCV(fl)	MCHC(%)	常见疾病
大细胞性贫血	>100	32~35	巨幼细胞贫血
正常细胞性贫血	80~100	32~35	再生障碍性贫血 溶血性贫血 急性失血性贫血
小细胞低色素性贫血	<80	<32	缺铁性贫血 铁粒幼细胞贫血 珠蛋白生成障碍性贫血

3）失血性贫血：分为急性失血后贫血和慢性失血性贫血。

（3）根据血红蛋白浓度分类：将贫血分为轻度贫血、中度贫血、重度贫血和极重度贫血（表 6-2-3）。

考点：血红蛋白浓度分类

表 6-2-3　贫血严重程度划分标准

贫血程度	血红蛋白浓度	临床表现
轻度	男 120~90g/L 女 110~90g/L	症状轻微
中度	60~90g/L	活动后气促、心悸
重度	30~59g/L	休息时仍气促、心悸
极重度	<30g/L	常并发贫血性心脏病

（4）按骨髓红系增生情况分类：增生不良性贫血（再生障碍性贫血）和增生性贫血（除再生障碍性贫血以外的贫血）等。

考点：临床表现

3. 临床表现　临床表现与贫血的病因、贫血程度、血容量下降的程度、贫血发生的速度和病人的血液、循环、呼吸等系统对贫血的代偿和耐受能力等因素有关。尤其是与贫血发生的速度和贫血的严重程度有关。

（1）一般表现：①疲乏无力是贫血最早、最常见症状。②皮肤黏膜苍白是贫血最突出的体征，也常为病人就诊的主要原因，以观察睑结膜、口唇、手掌大小鱼际及甲床的颜色比较可靠。③溶血性贫血时可引起皮肤、黏膜黄染。④病程较长的患儿常有毛发干枯、营养低下、生长发育迟缓等症状。

（2）神经系统症状：常见症状有头晕、耳鸣、头痛、失眠、多梦、记忆力减退、注意力不集中、精神不振或情绪易激动等。

（3）呼吸和循环系统表现：最常见活动后心悸、气短，呼吸和心率加速，重度贫血者在休息时也出现呼吸困难，甚至端坐呼吸；长期贫血可导致贫血性心脏病，出现心脏扩大、心脏杂音、心律失常、心绞痛、心力衰竭。

（4）消化系统症状：常见腹部胀满、食欲减低、大便规律和性状的改变等。长期慢性溶血可合并胆管结石和脾大，缺铁性贫血有吞咽异物感或异嗜症；巨幼细胞贫血或恶性贫血可引起舌炎、舌萎缩、牛肉舌、镜面舌等。

（5）泌尿生殖系统表现：重度贫血，可有轻度蛋白尿、夜尿增多；女性病人常见月经失调，男性病人多见性欲减退。血管外溶血，可出现无胆红素的高尿胆原尿；血管内溶血，可出现血红蛋白尿，重者可引起少尿、无尿、急性肾衰竭。

4. 辅助检查

（1）血液检查：血红蛋白浓度（Hb）和红细胞计数（RBC）是确定病人有无贫血及其严重程度的基本检查项目（表 6-2-1 和表 6-2-3）。MCV、MCHC 有助于贫血的形态学分类及其病因诊断（表 6-2-2）；网织红细胞计数有助于贫血的鉴别诊断及疗效观察与评价；外周血涂片检查可通过观察红细胞、白细胞及血小板的数量与形态的改变以及有无异常细胞及原虫等，为贫血的病因诊断提供依据。

（2）骨髓细胞检查：贫血病因诊断的必要检查。

1）正常骨髓象：增生活跃、粒、红比例适当为（2～4）：1，两系均可见少量原始细胞，以中、晚幼极端居多，各阶段细胞比例正常，淋巴细胞占有核细胞 20%，巨核细胞在 1.5cm×3.0cm 骨髓涂片中可见 7～35 个，以产生血小板型为主。

2）异常骨髓象：缺铁性贫血时骨髓增生明显活跃，红系明显增生；再生障碍性贫血时，骨髓增生不良，红、粒两系明显减少，淋巴细胞相对增多，巨核细胞减少甚至为 0；急性白血病时骨髓增生明显或极度活跃，某类细胞高度增生，以原幼阶段为主。

（3）贫血发病机制检查：缺铁性贫血的铁代谢及引起缺铁的原发病检查；巨幼细胞贫血的血清叶酸和维生素 B_{12} 水平的测定及导致此类造血原料缺乏的原发病检查；失血性贫血的原发病检查；溶血性贫血的红细胞膜、酶、珠蛋白、血红素、自身抗体、同种抗体或 PNH 克隆等检查；骨髓造血功能衰竭性贫血的造血细胞质异常检查等。

（二）治疗要点

1. 病因治疗　针对贫血不同原因进行治疗，如缺铁性贫血主要以补铁和治疗导致缺铁的原发病；巨幼细胞性贫血则需补充叶酸或维生素 B_{12} 等。

2. 对症治疗　目的是在短时间内纠正贫血，减轻重度贫血对病人的致命影响，恢复血容量，缓解组织、器官缺血、缺氧状态。输血为主要治疗方法。

（三）主要护理诊断及合作性问题

1. 活动无耐力　与贫血引起全身组织缺氧有关。

2. 营养失调：低于机体需要量　与各种原因导致造血物质摄入不足、丢失过多有关。

（四）护理措施

1. 休息与活动　根据病情及适合个体状况，进行合理安排和休息，减少氧的消耗，减轻心脏负担，改善机体缺氧状况。贫血发生急骤、症状明显者，应卧床休息，抬高床头，以利于呼吸；对轻度贫血、症状轻微者，可参加力所能及的工作，活动量以不感到疲劳、不加重症状为度，一旦出现不适，如头晕、疲乏、心悸、脉搏加快、出冷汗等，应立即停止活动；对极度虚弱者，应协助其完成沐浴、翻身、进食及其他日常活动，防止压疮的生成。病人起床和如厕时改变体位宜缓慢，扶墙起立，防止晕倒和（或）摔伤；为保障病人有充分的时间休息，医护人员应妥善安排各种护理及治疗。

2. 饮食护理　给予高蛋白、高热量、高维生素、易消化饮食，适当增加动物蛋白的摄入，以助血红蛋白的合成，并根据不同病因，在饮食中增加相应营养成分。

3. 病情观察　观察病人生命体征、神志等；密切观察病人症状、发作时间及诱因，出现危情时立即报告医生，并配合抢救。

4. 用药护理　遵医嘱给予药物治疗，向病人阐明药物的作用、用法和注意事项，注意观察疗效和不良反应；对严重贫血者，及时给予氧气吸入；遵医嘱输血或输注浓缩红细胞，以减轻贫血程度、缓解机体缺氧症状。

5. 心理护理　关爱病人，认真解答病人提出的各种疾病相关问题，做好解释和疏导工作。

及时发现病人的护理需要,介绍各种诊疗和评估的目的、意义,鼓励病人配合治疗及护理。

（李　巍）

一、缺铁性贫血

案例 6-2-1

病人,女性,36 岁。因头晕、心悸、乏力 6 个多月,入院。检查:T36℃,P80 次/分,R18 次/分,Bp100/70mmHg,神清,倦怠,皮肤、黏膜苍白,无黄染及出血点,发毛稀疏无光泽,浅表淋巴结不大,舌质淡。心尖区闻及收缩期杂音,肝脾未触及,指端苍白,指甲脆裂呈匙状。实验室检查:Hb50g/L,RBC2.5×10^{12}/L,WBC9.8×10^9/L,BPC130×10^9/L,红细胞呈小细胞低色素。骨髓检查:红系增生活跃,粒系、巨核细胞无变化,铁染色未见铁粒幼红细胞。血清铁 6.5μmol/L,血清总铁结合力 89.6μmol/L。

问题:1. 初步诊断及诊断依据是什么?

2. 主要护理问题有哪些?

3. 口服铁剂护理措施有哪些?

（一）概述

考点:缺铁性贫血的概念

缺铁性贫血(iron deficiency anemia,IDA)是体内用来制造 Hb 的储存铁缺乏,血红蛋白合成减少、红细胞生成障碍引起的小细胞低色素型贫血,是临床上最常见的贫血。婴幼儿和育龄妇女中的发病率最高。

1. 病因

考点: 缺铁性贫血的病因

（1）需铁量增加和摄入不足:正常成年男性体内铁总量为 50~55mg/kg,女性为 35~40mg/kg。正常人体每天制造新鲜红细胞需铁 20~25mg,主要来自衰老破坏的红细胞释放的铁,维持体内铁平衡需每天从食物中摄铁 1~1.5mg,孕妇和哺乳期妇女需摄铁 2~4mg。婴幼儿、青少年、妊娠和哺乳期的妇女需铁量增加,如食物中缺少铁,易引起缺铁性贫血。

（2）铁吸收不良:铁的吸收部位在十二指肠及空肠上段。动物食品铁吸收率较高(可达20%),植物食品铁吸收率较低(1%~7%)。食物铁状态(二价亚铁易吸收、三价铁不易吸收)、胃肠功能(酸碱度,胃酸分泌不足等可影响铁的吸收)、体内铁储量、骨髓造血状态和某些药物(如维生素 C 及其他还原剂能使高铁还原成亚铁而利于吸收)可影响铁的吸收,小肠上皮细胞根据体内铁的储存及红细胞生成状态调节铁的吸收。当大量口服铁剂时,铁可被动地弥散进入肠黏膜细胞。胃大部分切除术和胃空肠吻合术后、胃酸分泌不足,慢性肠炎和不明原因的长期腹泻,可影响铁的吸收;胃酸缺乏、小肠黏膜病变、肠道功能紊乱、服用抗酸药以及 H_2 受体拮抗剂等药物均可影响铁的吸收。

（3）铁损失过多:慢性失血是成人缺铁性贫血常见的原因,反复多次小量失血可使体内储存铁逐渐耗竭。如痔疮、钩虫病、消化道溃疡和肿瘤、月经过多、妊娠分娩失血等造成的慢性失血。

2. 发病机制

（1）缺铁对铁代谢的影响:当体内储存铁明显减少到不足以补偿功能状态铁时,铁蛋白、含铁血黄素、血清铁和转铁蛋白饱和度降低,总铁结合力和未结合铁的转铁蛋白升高,组织缺铁、红细胞内缺铁,转铁蛋白受体升高。

（2）缺铁对造血系统的影响:血红素合成障碍,血红蛋白生成减少,导致新生的红细胞胞质减少、细胞变小,从而形成小细胞低色素性贫血。严重时,粒细胞、血小板的生成也受影响。

（3）缺铁对组织细胞代谢的影响:细胞中含铁酶和铁依赖酶(如细胞色素酶、单胺氧化酶、核糖核苷酸还原酶、琥珀酸脱氢酶等)的活性降低,进而影响病人的精神、行为、体力、免疫功能和儿童的生长发育、智力等;还可引起黏膜组织病变和外胚叶组织营养障碍。

(二) 护理评估

1. 健康史　主要了解病人有无慢性胃肠道疾病、寄生虫病等引起慢性失血的病史和胃肠手术史;有无需铁量增加而摄入不足的情况,了解饮食结构和习惯;女性病人应重点询问有无月经过多史。

2. 临床表现

(1) 缺铁原发病表现:如消化性溃疡、肿瘤、慢性胃炎或痔疮导致的黑便、血便或腹部不适;妇女月经过多;肠道寄生虫感染导致的腹痛或大便性状改变等。　**考点:** 临床表现

(2) 一般贫血表现:如疲乏、困倦无力、皮肤、黏膜苍白、心悸、气短、头晕、目眩、耳鸣等。贫血的发生较为缓慢,病人常能较好地适应,早期无症状或症状轻。

(3) 组织缺铁表现:①精神行为异常,如情绪易激动、注意力不集中、异食癖(喜食生米、泥土、石子、茶叶等);②体力、耐力下降,抗病力下降,易感染;③儿童生长发育迟缓,智力低下;④黏膜组织病变,有口角炎、舌炎、舌乳头萎缩,严重者引起吞咽困难或咽下梗阻感(Plummer-Vinson 综合征)等;⑤外胚叶营养障碍,表现为皮肤干燥皱缩、毛发干枯易脱落、指(趾)甲无光泽、脆薄易裂、重者指(趾)甲变平,甚至凹下呈勺状,称匙状甲(图 6-2-1)。

3. 辅助检查

(1) 血象:典型血象为小细胞低色素性贫血。血片中,红细胞体积小,形态不一,大小不等,中央淡染区扩大。网织红细胞正常或轻度增高,白细胞和血小板计数正常或减低。

(2) 骨髓象:增生活跃或明显活跃;以红系增生为主,粒系和巨核系无明显异常;缺铁性贫血的血象、骨髓象中晚幼红细胞为主,体积小、核染色质致密、胞质少、边缘不整齐,血红蛋白形成不良,即所谓的"核老浆幼"现象。

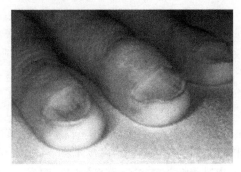

图 6-2-1　匙状甲(缺铁性贫血)

(3) 铁代谢:血清铁降低<8.95 μmol/L,总铁结合力增高>64.44 μmol/L,转铁蛋白饱和度降低<15%,血清铁蛋白降低(反映储存铁的敏感指标,有助于早期诊断)<12 μg/L。

(4) 红细胞内卟啉代谢:红细胞内游离原卟啉(FEP)浓度增高表示血红素的合成障碍,FEP/Hb>4.5μg/gHb。

临床上将缺铁及缺铁性贫血分为缺铁、缺铁性红细胞生成及缺铁性贫血三个阶段:①缺铁:或称潜在性缺铁期,仅有体内储存铁的消耗,血清铁蛋白<12μg/L 或骨髓铁染色显示铁粒幼细胞<15%,细胞外铁缺如,血红蛋白及血清铁等指标正常。②缺铁性红细胞生成:红细胞摄入铁较正常时为少,除血清铁蛋白<12μg/L 外,转铁蛋白饱和度<15%,FEP>4.5μg/gHb,但血红蛋白是正常的。③缺铁性贫血:红细胞内血红蛋白明显减少,呈现小细胞低色素性贫血。除上述各项指标外,男性 Hb<120g/L 或女性 Hb<110g/L。　**考点:** 诊断标准

(三) 治疗要点

治疗原则是:查明病因,补足储铁。

1. 病因治疗　病因确诊后应积极治疗,对纠正贫血、防止复发甚为重要。

2. 补充铁剂　①口服铁剂:为补铁治疗的首选,常用琥珀酸亚铁 0.1g,每日 3 次,其他可选用硫酸亚铁、富马酸亚铁、葡萄糖酸亚铁、右旋糖酐铁等,每天补充元素铁 150~200mg。铁

剂治疗后,自觉症状可很快减轻,网织红细胞逐渐上升,代表治疗有效。血红蛋白 2 周左右开始升高,1~2 个月恢复正常,仍需服用铁剂 3~6 个月,以补充储存铁。②注射铁剂:若口服铁剂不能耐受或吸收障碍,可用铁剂肌内注射。常用右旋糖酐铁,首次给药须用 0.5ml 作为试验剂量,1 小时后无过敏反应,给予常规剂量每次 50mg,每日或隔日 1 次,直至完成铁的总需量。注射铁总需量按公式计算:

(需达到的血红蛋白浓度–病人血红蛋白浓度)×0.33×病人体重(kg)。

(四)主要护理诊断及合作性问题

1. 活动无耐力　与缺铁性贫血引起的全身组织缺血、缺氧有关。

2. 营养失调:低于机体需要量　与铁摄入不足、吸收不良、需要增加或丢失过多有关。

3. 焦虑　与记忆力减退,学习、工作效率降低有关。

(五)护理措施

1. 休息与活动　休息可减少氧的消耗。根据病人贫血的程度、发生的速度以及病人的症状、体征,安排合适的活动量。环境安静舒适,保证充足的睡眠。轻、中度贫血或贫血发生缓慢、机体已获得代偿能力者,可轻度活动,以不加重症状、无疲劳为度。重度贫血、缺氧症状明显者,应卧床休息,以减轻心脏负荷,必要时给予吸氧,以改善组织缺氧症状,协助生活护理,待症状好转后,逐渐增加活动量。

考点:饮食护理

2. 饮食护理　纠正不合理的饮食习惯(如纠正偏食习惯),进食含铁丰富、高蛋白、高热量、高维生素的食物是预防和辅助治疗缺铁性贫血的重要措施,如肉类、豆类、蛋类、海带、海蜇、紫菜、黑木耳、银耳等含铁较多的食物,适当搭配富含维生素 C 的蔬菜和水果,有助于增加铁的吸收。口腔炎或舌炎进食者,避免进食过热或过辣的刺激性食物。不宜饭后即刻饮浓茶,因为茶中的鞣酸与铁结合影响铁的吸收,饮茶时间为餐后 2 小时为宜。

考点:用药护理

3. 用药护理

(1)口服铁剂:①口服铁剂常有胃肠道不良反应,如恶心、呕吐及胃部不适,避免空腹服用,在饭后或餐中服药可减少不良反应,如不能耐受可从小剂量开始。②避免与茶、谷类、牛奶、咖啡等食物或含钙、镁、磷酸盐、鞣酸、抗酸药、H_2 受体拮抗剂等药物同时服用,以防影响铁的吸收;鱼、肉类、维生素 C 可增加铁的吸收,可同时服用,口服铁剂时常同时多食含维生素 C 高的食物或加用维生素 C、稀盐酸,以促进铁的吸收。③液体铁剂可染黑牙齿,应使用吸管或滴管,将药液送至舌根部咽下,再饮温开水并漱口。④口服铁剂期间,告知病人大便可呈黑色或柏油样,系铁剂与肠内硫化氢作用生成黑色的硫化铁所致,以免引起病人紧张心理。⑤疗效和疗程:铁剂治疗 1 周后网织红细胞开始上升,可作为治疗有效的指标;血红蛋白约在治疗 2 周左右开始升高,8~10 周恢复正常,此时仍需继续服用铁剂 3~6 个月,以补足体内储存铁,或在血清铁蛋白>50μg/L 后停药。

(2)注射铁剂:①注射前应做过敏试验,1 小时后无过敏反应方可按医嘱给予常规剂量行深部肌内注射,注射前应备好肾上腺素,以便发生严重反应时紧急抢救;②避开皮肤暴露部位,选择大肌群深部肌内注射,采用"Z"形注射或留空气注射法(图 6-2-2),以免药液溢出引起皮肤染色;③抽取药液后,更换注射针头再注射,以避免附着在针头上的铁剂使组织着色;④经常更换注射部位,以促进吸收,避免硬结形成;⑤注意不良反应,如局部疼痛、硬结形成、皮肤染黑等,或出现面部潮红、头痛、肌肉关节疼痛、荨麻疹等变态反应,严重者可发生过敏性休克,应立即停止注射并予以急救处理。

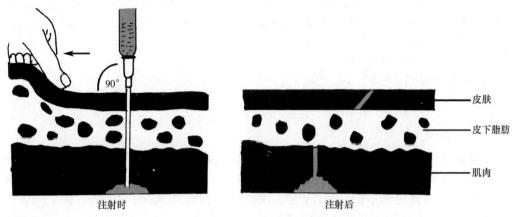

注射时 注射后

图6-2-2 "Z"形注射法

（3）预防铁中毒：急性铁中毒多发生在儿童，常因误服或超量服用铁剂引起。表现为头晕、恶心、呕吐、腹泻、腹痛、消化道出血、休克等，严重者可致昏迷、惊厥等，甚至死亡。慢性铁中毒多发生在45岁以上的中老年人群，男性居多。体内铁量超过正常量的10~20倍，可出现慢性铁中毒症状，表现为肝硬化、骨质疏松、软骨钙化、皮肤呈棕黑色或灰暗、胰岛素分泌减少导致糖尿病。故应嘱病人严格按医嘱服药，切勿自行加大服药剂量，或一次大剂量服药，严防儿童误服。

（六）健康教育

1. 知识指导　在高危人群中开展预防缺铁卫生知识教育。如婴幼儿生长迅速，应合理喂养，及时添加含铁丰富的辅食。妊娠后期、哺乳期妇女、胃切除者，可考虑预防性补充铁剂，每天口服10~20mg元素铁。

2. 生活指导　遵循高蛋白、高维生素、易消化的饮食原则，指导病人及家属选择含铁丰富的动植物食品或铁强化食品，改变不良饮食习惯，做到不偏食、不挑食。注意休息，适量活动，以促进食欲，增强体质。

3. 用药指导　按照医嘱坚持用药，定期复查血象，注意补充储存铁，同时积极治疗原发病，以达彻底治愈，防止复发。

4. 病情监测指导　指导病人定期复查，以便及时了解病情进展情况，及有无并发症发生。

案例 6-2-1 分析

1. 初步诊断及诊断依据　缺铁性贫血。诊断依据：病史、一般表现、特殊表现；血象：红细胞呈小细胞低色素性；骨髓象：增生活跃、红细胞体积偏小、铁染色阴性；铁代谢生化检查异常。

2. 主要护理问题：①活动无耐力；②营养失调：低于机体需要量。

3. 口服铁剂护理措施：①避免空腹服用，从小剂量开始，减轻胃肠道不良反应。②避免与茶、谷类、牛奶、咖啡等食物或含钙、镁、磷酸盐、鞣酸、抗酸药、H_2受体拮抗剂等药物同用，免影响铁吸收；应与鱼、肉类、维生素C同服以促进铁吸收。③液体铁剂用吸管或滴管。④口服铁剂大便呈黑色。⑤铁剂治疗1周后网织红细胞上升表示治疗有效；血红蛋白8~10周恢复正常，仍需继用铁剂3~6个月。

二、再生障碍性贫血

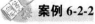**案例 6-2-2**

病人，女性，51岁，有长期服用"安乃近"用药史。近3个月来，患者常感头晕、眼花、牙龈出血、皮肤自发性青紫色斑块、心悸、乏力。该病人坐卧不安，神色紧张。检查：T 36.2℃，P 80次/分，R 18次/分，

BP 100/70mmHg,贫血貌,四肢见多个散在黄豆花生米大瘀斑,压之不褪色,无痛。浅表淋巴结未触及,肝脾未触及。血象:Hb 70g/L,RBC $3.2×10^{12}$/L,WBC $2.9×10^9$/L,BPC $26×10^9$/L,网织红细胞0.1%。骨髓检查:红系、粒系增生减低,全片见巨核细胞1个。

问题:1. 初步诊断及诊断依据是什么?

2. 主要护理问题有哪些?

3. 服用雄激素的护理措施有哪些?

(一)概述

考点:概念

再生障碍性贫血(aplastic anemia,AA)简称再障,是指由多种原因导致的骨髓造血功能衰竭综合征。以骨髓造血功能低下、全血细胞减少和贫血、出血、感染为特征。我国再障发病率为0.74/10万,可发生于各年龄段,以老年人发病率较高,男、女发病率无明显差别。

病因尚不明确,相关的致病因素有:①病毒感染,包括病毒性肝炎、微小病毒B_{19}及各种严重感染也能影响骨髓造血。②化学因素:与氯霉素类抗生素、磺胺类药物、抗肿瘤化疗药物及杀虫剂等有关,以氯霉素最多见。引起再障的药物与剂量关系不大,而与个人的敏感性相关。后者的后果往往较为严重。③物理因素:各种电离辐射如X射线、γ射线、镭、放射性核素等可因阻挠DNA的复制而抑制细胞的有丝分裂,从而使造血干细胞数量减少,干扰骨髓细胞的生成。

发病机制包括3个方面:①造血干祖细胞内在缺陷:包括量和质的改变,再障病人骨髓中CD_{34}^+细胞中具有自我更新能力的细胞及长期培养起始的细胞明显减少或缺如,且CD_{34}^+细胞减少的程度与病情的严重性呈正相关。再障病人的造血干细胞在长期骨髓培养体系的正常基质上不能增殖或增殖能力显著降低。②造血微环境支持功能缺陷:骨髓的基质细胞通过直接分泌细胞外基质及释放造血因子支持和调节造血细胞的生长与发育。实验证明,再障病人基质细胞分泌造血因子的能力与正常人不同。也有人证实给再障病人行骨髓移植治疗时,加用骨髓基质细胞及其幼稚细胞可以使病人的骨髓恢复正常。故认为病人的发病可能与造血微环境缺陷有关。③免疫反应损伤造血干细胞:部分再障病人骨髓衰竭的发生与T淋巴细胞及其分泌的某些造血负调控因子所致的造血干细胞增殖及分化损伤有着密切关系。

(二)护理评估

1. 健康史 询问发病前有无明显的病毒感染史、是否使用过抑制骨髓的药物,如氯霉素、磺胺类药物、抗肿瘤药等,或长期接触对骨髓有害的物质,如杀虫剂、X射线、γ射线、放射性核素等;了解居住环境和工作环境中有无有害物质的存在。

考点:临床表现

2. 临床表现 再障的临床表现与全血细胞减少有关,主要为进行性贫血、出血、感染,但多无肝、脾、淋巴结肿大。重型再障和非重型再障的鉴别,如表6-2-4。

表6-2-4 重型再障(SAA)和非重型再障(NSAA)的区别

区别指标	重型再障(SSA)	非重型再障(NSSA)
起病与进展	起病急,进展快	起病缓,进展慢
首发症状	感染、出血	贫血为主,偶有出血
发热、感染	严重,常发生内脏感染,合并败血症为主要死因之一	多数无或一般感染,上呼吸道感染为主
感染部位	依次为呼吸道、消化道、泌尿生殖道、皮肤黏膜	上呼吸道、口腔牙龈
主要致病菌	G^-杆菌、金葡菌、真菌	G^-杆菌及各类球菌
出血程度	重,不易控制	轻,易控制

续表

区别指标		重型再障（SSA）	非重型再障（NSSA）
出血部位		广泛,除皮肤黏膜外多有内脏出血,甚至颅内出血而致死	以皮肤、黏膜为主,少有内脏出血
贫血表现		重,症状明显,易发生心力衰竭	轻,少有心力衰竭发生
外周血象	RBC	$<6×10^{12}/L$,Hb 下降速度快	$>6×10^{12}/L$,Hb 下降速度慢
	WBC	$<2×10^9/L$,$N<0.5×10^9/L$	$>2×10^9/L$,$N>0.5×10^9/L$
	PLT	$<20×10^9/L$	$>20×10^9/L$
骨髓象		多部位增生极度减低	增生减低或有局部增生灶
病程与预后		病程短,预后差,多于 1 年内死亡	病程长,预后较好,少数死亡

（1）重型再障（SAA）：起病急、进展快、病情重。①贫血：呈进行性加重。皮肤苍白、乏力、头晕、心悸和气短等症状明显。②感染：多数病人有发热症状,体温达 39℃ 以上,且难以控制。呼吸道感染最常见,其次为消化道、泌尿道及皮肤黏膜感染;病原体以革兰阴性杆菌、金黄色葡萄球菌和真菌常见,常合并败血症;③出血：有不同程度的皮肤、黏膜及内脏出血。皮肤表现为瘀点或大片瘀斑,口腔黏膜血疱,有鼻出血、牙龈出血、眼结膜出血等,内脏出血表现为呕血、咯血、便血、血尿、阴道出血、眼底出血等,严重者发生颅内出血,危及生命。

（2）非重型再障（NSAA）：起病及进展缓慢,以贫血为首发和主要表现,感染及出血症状较轻,以皮肤、黏膜为主,较易控制,经适当治疗,病情可缓解或治愈。

3. 辅助检查

（1）血象：SAA 呈重度全血细胞减少,重度正细胞正色素性贫血,网织红细胞绝对值降低 $<15×10^9/L$,白细胞计数 $<2×10^9/L$,中性粒细胞 $<0.5×10^9/L$,淋巴细胞明显升高,血小板计数 $<20×10^9/L$。NSAA 也呈全血细胞减少,但达不到急性再障的严重程度。

（2）骨髓象：SAA 多部位骨髓增生重度减低,粒系、红系及巨核细胞明显减少,但形态大致正常,淋巴细胞及非淋巴细胞比例明显增高,骨髓小粒皆空虚状。NSAA 多部位增生减低,脂肪滴增多,粒系、红系及巨核细胞减少,淋巴细胞、浆细胞、网状细胞比例增多,多数骨髓小粒空虚。骨髓活检显示造血组织均匀减少。

（三）治疗要点

1. 去除病因　去除可能导致发病的因素,禁用对骨髓油抑制作用的药物。

2. 支持疗法

（1）预防和治疗感染：增加营养,以提高机体的抗感染能力;注意个人卫生、饮食卫生和环境卫生,重型再障应实施保护性隔离措施,以减少感染机会;防止外伤及避免剧烈活动以减少出血;避免接触各类危险因素,包括对骨髓有损伤作用和抑制血小板功能的药物。感染性发热时,及时应用广谱抗生素治疗,同时采集感染部位分泌物或尿液、粪便、血液等标本,进行细菌培养和药敏试验,及时更换敏感抗生素,控制感染。

（2）纠正贫血：成分输血是治疗再障的重要措施,当血红蛋白低于 60g/L 且病人对贫血耐受较差时,可输注红细胞制剂或新鲜血液。

（3）控制出血：根据具体病情选用不同的止血方法或药物,合并血浆纤溶酶活性增高者,应用抗纤溶药,如氨基己酸;子宫出血,可肌内注射丙酸睾酮;血小板减少引起的严重出血,可输浓缩血小板;颅内出血、消化道大出血或血尿,应尽早输注富含血小板的新鲜血浆或浓缩血小板悬液。

考点：AA 的治疗要点

3. 针对发病机制的治疗

（1）免疫抑制治疗：重型再障可选用抗淋巴细胞球蛋白/抗胸腺细胞球蛋白（ALG/ATG），如马抗淋巴细胞球蛋白、兔抗胸腺细胞球蛋白，用药前需做过敏试验，用药过程中应用糖皮质激素防止变态反应和血清病。也可选用环孢素、CD3 单克隆抗体、麦考酚吗乙酯、环磷酰胺、甲泼尼龙等。

（2）雄激素：适用于所有再障，其作用机制是刺激肾脏产生更多促红细胞生成素及直接刺激骨髓生成红细胞。常用司坦唑醇（康力龙）、丙酸睾酮等。

（3）造血细胞生长因子：主要用于重型再障。可选用粒细胞集落刺激因子（G-CSF）、粒-单系集落刺激因子、红细胞生成素（EPO），白细胞介素-3 等。

（4）骨髓移植：主要用于重型再障。多采用 HLA 配型相合的同种异基因骨髓移植，可使 50%~80% 的病例长期无病存活。

（四）主要护理诊断及合作性问题

1. 活动无耐力　与贫血、感染、发热，长期卧床有关。

2. 有感染的危险　与粒细胞减少所致机体抵抗力降低有关。

3. 有受伤的危险：出血　与血小板减少导致皮肤黏膜出血有关。

4. 自我形象紊乱　与雄激素的副作用引起外观改变有关。

5. 焦虑和恐惧　与病情严重、久治不愈有关。

（五）护理措施

1. 休息与活动　轻度贫血者，可下床适当活动，中重度贫血或合并感染者应卧床休息，血小板计数 $<20\times10^9/L$ 或有严重出血时，应绝对卧床休息，防止身体受碰撞、挤压、避免情绪激动。

2. 饮食护理　进食高蛋白、高热量、高维生素、易消化饮食；血小板减少者应进软食或半流食，避免过硬、粗糙、带刺的食物；有消化道出血者应给予冷流质饮食或禁食，待出血停止再逐渐恢复普通饮食；有感染发热时，要保证充足的热量和水分供应。

3. 病情观察　定期观察病人生命体征的变化，有无体温升高，脉搏加快、呼吸频率和节律改变、血压下降以及视力变化等；对主诉头疼、视力模糊的病人应注意瞳孔的变化；皮肤黏膜有无出血点、瘀点、瘀斑，对迅速发展的紫癜、严重口腔或视网膜出血、血尿或血小板低于 $10\times10^9/L$ 且同时有感染者，应注意颅内出血的危险。

考点：用药护理

4. 用药护理

（1）免疫抑制剂：①用 ATG 和 ALG 前做过敏试验；静脉滴注 ATG 速度不宜过快，每日剂量应维持滴注 12~16 小时；治疗过程中可出现超敏反应、血小板减少和血清病（猩红热样皮疹、关节痛、发热）等，应密切观察；②用环孢素应定期检查肝肾功能，观察牙龈及消化道反应；③用糖皮质激素，应密切观察有无加重感染的征象，有无血压上升，有无上腹痛及黑便等。

（2）雄激素：①本类药物常见不良反应有男性化作用，可出现痤疮、毛发增多、声音变粗、体重增加、女性闭经及男性化、肝功能损害等；②丙酸睾酮为油剂，不易吸收，注射处易形成硬结甚至发生无菌性坏死，须深部缓慢分层肌内注射，并注意经常更换注射部位，必要时局部热敷；③口服司坦唑醇、达那唑等，易引起肝损害和药物性肝内胆汁淤积，治疗过程中应注意有无黄疸，并定期检查肝功能；④定期监测血红蛋白、网织红细胞计数及白细胞计数，通常药物治疗 1 个月左右网织红细胞开始升高，接着血红蛋白上升，经过 3 个月后红细胞计数上升，而血小板上升需较长时间；⑤向病人及家属阐明相关药物的不良作用。如雄激素可出现女性男性化、男性不育等症状，并告知病人停药后可恢复，以利于配合治疗。

（3）造血生长因子：造血生长因子应用前应做过敏试验，定期查血象。①G-CSF皮下注射，病人偶有局部反应如皮疹、低热、消化道不适、骨痛等。②G-CSF，用药后注意观察有无发热、骨痛、流感样症状、腹泻、乏力以及呼吸困难等，严重者可见心包炎、血栓形成。③EPO可静脉注射或皮下注射，用药期间监测血压，若发现血压升高及时报告医师处理。该药还可诱发脑血管意外或癫痫发作，密切观察。

5. 对症护理

（1）出血护理：①牙龈渗血和口腔黏膜出血：用冷开水漱口，局部涂止血粉或用肾上腺素棉球、明胶海绵片贴敷；每4~8小时用软毛刷或纱布球及非乙醇类漱口液（如0.9%氯化钠）清洁口腔。②鼻黏膜出血：少量出血时，用0.1%肾上腺素湿润棉片填塞压迫止血，局部冷敷；大量出血时，配合医生用明胶海绵或碘仿纱条行后鼻孔填塞术。术后定时用无菌液状石蜡滴入鼻腔，保持鼻黏膜湿润。③消化道出血：观察记录呕吐物、排泄物的颜色、量、性质和次数，定时观测生命体征，记录出血量；少量出血时，给予清淡无刺激性的流质饮食；大量出血时，暂禁食，出血停止24小时后，给予流质饮食，逐渐改为普通饮食。尽快建立静脉输液通道，遵医嘱配血，补充血容量。④阴道出血：注意会阴部清洁，防止泌尿生殖道上行感染。⑤关节腔出血或深部组织血肿：减少活动量，抬高患肢，局部冰袋冷敷和压迫止血；止血后改为热敷，以利于淤血消散。⑥眼底出血：卧床休息，告诫病人不要揉擦眼球，以防再出血或出血加重。⑦颅内出血：绝对卧床休息，病人头部抬高15°~30°，头偏向一侧，保持呼吸道通畅，给氧；头部放置冰袋，监测生命体征，建立静脉通路，按医嘱正确给药。

（2）预防出血：①皮肤出血：保持皮肤清洁，床单平整，被褥轻软，衣着宽松，禁穿高跟鞋，避免扑打、拳击；勤剪指甲，勿用剃刀刮胡须，防止肢体受压，避免皮肤损伤出血；尽量少用注射药，对必须肌内注射或静脉注射者，尽可能选用小针头，注射后适当延长局部按压时间；静脉穿刺时，扎止血带要松紧适宜，防止结扎过紧导致皮下血管损伤出血，穿刺部位应交替使用；骨髓穿刺时，局部应用敷料按压包扎。②口、鼻腔出血：忌用牙签剔牙及用硬牙刷刷牙，以防牙龈出血；鼻腔干燥时，用棉签蘸取少许液状石蜡或抗生素软膏轻轻涂擦鼻黏膜，或用氯己定鱼肝油滴鼻，每次2~3滴，每日4次。禁止用手指挖鼻腔或剥去鼻腔内血痂，以防鼻黏膜出血。③消化道出血：避免食用生、硬、煎、炸食物，提供柔软、刺激性小的食物，以防损伤消化道黏膜，引起出血；尽量避免直肠操作，如灌肠、测肛温等，保持大便通畅，以防擦伤肠黏膜导致出血。④颅内出血：避免剧烈咳嗽、预防便秘等。⑤药物：避免使用阿司匹林、噻氯匹定、吲哚美辛（消炎痛）、保泰松等扩张血管及抑制血小板功能的药物，以免诱发或加重出血。

（3）预防感染：①提供单人房间，限制陪住和探视人员。②保持病室整洁，空气新鲜。开窗通风每天2次、每次30分钟；空气消毒每天1~2次，每次20~30分钟。地面、用具定期用消毒液擦拭。③中性粒细胞<$0.5×10^9$/L（即粒细胞缺乏症）时，应对病人进行保护性隔离。有条件者可安排在无菌隔离室或层流室。④严格无菌操作规范：进行各项侵袭性检查和查体之前，规范清洗双手，穿隔离衣，戴无菌口罩。对危重病人进行各种诊疗时，戴无菌手套，穿无菌鞋。⑤告诫病人应随气温变化添加衣服，以防受凉；在传染病流行季节，尽量减少外出，以防感染。

（4）输血护理：贫血严重时，可输注浓缩红细胞；血小板低于$20×10^9$/L，可输注浓缩血小板，对于预防和控制出血效果显著。输血前认真查对，输血过程中密切观察有无输血反应。对于白细胞减少、粒细胞缺乏者，给予粒细胞刺激因子，必要时输注浓缩粒细胞悬液。

6. 心理护理　护士首先应关心体贴病人，帮助病人认识不良心态对疾病的康复不利，以便有针对性地给予心理疏导和支持。介绍治疗中可能出现的情况及可采取的应对措施，让病人感觉疾病可以控制。另外，充分发挥病人及家属在疾病转归过程中的主动性，积极参与治疗和护理过程,解除病人紧张、焦虑情绪。

(六)健康教育

1. **知识指导** 对因职业关系长期接触毒物,如 X 射线、γ 射线及其他有毒物质、杀虫剂、苯及其衍生物等人员,告知工作环境的危害因素,提高自我保护的意识及能力,严格遵守操作规程,做好防护工作,加强营养,定期检查血象。

2. **生活指导** 向病人及家属说明不可滥用药物,特别是对造血系统有损害的药物,如氯霉素类抗生素、磺胺药、保泰松、安乃近、阿司匹林等。注意保暖,避免受凉感冒。尽量少去公共场所,防止交叉感染。避免外伤,以及教会病人防止出血的简单方法等。

3. **用药指导** 向病人及家属说明治疗再生障碍性贫血的措施,说明坚持用药的重要性,使病人认识到治疗再生障碍性贫血的长期性,坚持按医嘱用药,定期进行血象检查。

4. **定期复查** 以便及时了解病情进展情况及有无并发症发生。

案例 6-2-2 分析

1. 初步诊断及诊断依据 再生障碍性贫血。诊断要点:有进行性贫血、出血和感染。肝、脾淋巴结不大;血象、骨髓象三系减少;骨髓增生低下,颗粒极少,巨核细胞明显减少。

2. 主要护理问题 ①活动无耐力。②有受伤的危险:出血。③有感染的危险。④知识缺乏。

3. 服用雄激素护理措施 ①告知有男性化不良反应。②丙酸睾酮为油剂,须深部缓慢分层肌内注射。③口服司坦唑醇、达那唑定期检查肝功能。④定期监测血红蛋白、网织红细胞计数及白细胞计数。

(李 巍)

三、巨幼细胞性贫血

 案例 6-2-3

病人,男性,40 岁,易激动、易怒、健忘多年,伴有腹胀、腹泻。在戈壁滩从事勘探工作多年,食物中缺少新鲜蔬菜,经常进食过度烹煮或腌制食物。体检:T 36.6℃,P 81 次/分,R 17 次/分,WBC 9.8×109/L,MCV 120fl,血清叶酸 5.1nmol/L,红细胞叶酸 196nmol/L。

问题: 1. 初步诊断及诊断依据是什么?

2. 主要护理问题有哪些?

3. 如何进行药物治疗有哪些?

(一)概述

考点: 概念

巨幼细胞性贫血(megaloblastic anemia)是由于缺乏叶酸和(或)维生素 B_{12} 或某些同位素原因引起的 DNA 合成障碍所致的贫血。其特点是大细胞性贫血,外周血红细胞平均体积及红细胞血红蛋白均高于正常,骨髓中出现巨幼细胞,红细胞、粒细胞和巨核细胞三系均可受累。

在我国,此类贫血中营养性巨幼细胞贫血占 90%,以叶酸缺乏为主,山西、陕西、河南等地区多见,多与酗酒、膳食质量差、偏食或烹调时间过长以及药物的使用有关;维生素 B_{12} 缺乏者少见,可见于素食者;恶性贫血罕见。

1. 常见病因

考点: 常见病因

(1)叶酸缺乏的病因:①摄入量不足:食物中缺少新鲜蔬菜、过度烹煮或腌制、慢性乙醇中毒(乙醇可干扰叶酸代谢)、人工喂养婴幼儿未及时添加辅食,可致叶酸缺乏;生活水平差、绝对素食、偏食,可导致维生素 B_{12} 摄入不足。②需要量增加:妊娠和哺乳妇女、生长期婴幼儿、甲状腺功能亢进、恶性肿瘤、白血病、慢性溶血均可使叶酸需要量增加,如补充不足即可引起叶酸缺乏。

③药物：甲氨蝶呤、乙胺嘧啶、苯妥英钠、苯巴比妥及柳氮磺吡啶等均可影响叶酸吸收。

（2）维生素 B_{12} 缺乏的病因：①摄入减少：绝对素食者和老年人、萎缩性胃炎者容易有维生素 B_{12} 摄入减少；②恶性贫血、胃体部切除术、慢性萎缩性胃炎或胃肿瘤累及胃体部均可使内因子缺乏引起维生素 B_{12} 吸收减少；③小肠吸收不良综合征、肠道细菌或寄生虫过度增殖均可引起叶酸和维生素 B_{12} 缺乏。

链　接

叶　酸

叶酸亦称蝶酰谷氨酸，是由蝶啶、对氨基苯甲酸和谷氨酸组成。属水溶性 B 族维生素，其性质极不稳定，容易被光及热分解破坏。人体必须从食物中获得所需的叶酸。食物中的叶酸为多谷氨酸盐与蝶酰结合的化合物，溶解度较低，需先经小肠分泌的谷氨酰胺羧基肽酶分解为单谷氨酸盐后，才能在空肠近端被吸收，叶酸及其代谢产物主要是从尿中排泄，胆汁及粪便中可有少量叶酸排出。

2. 发病机制　四氢叶酸及维生素 B_{12} 是合成 DNA 过程中重要的辅酶。如果缺乏，会导致细胞核中 DNA 合成速度减慢，而胞质中 RNA 合成正常，DNA 和 RNA 比例失调，造成核质发育不平衡，细胞体积大但核发育比较幼稚，形成巨幼细胞。巨幼变的细胞大部分在骨髓内未成熟就被破坏，称为无效性造血，临床上表现为贫血。

（二）护理评估

1. 健康史　询问是否食物中缺少新鲜蔬菜、过度烹煮或腌制、酗酒、人工喂养婴幼儿未及时添加辅食，是否生活水平差、绝对素食、偏食；是否妊娠、生长期婴幼儿、甲状腺功能亢进、恶性肿瘤、白血病、慢性溶血、恶性贫血、胃体部切除术、慢性萎缩性胃炎或胃肿瘤等疾病；是否服用甲氨蝶呤、乙胺嘧啶、苯妥英钠、苯巴比妥及柳氮磺吡啶等药物。

2. 临床表现

（1）血液系统表现：大多发病缓慢，特别是维生素 B_{12} 缺乏者。但有胃肠道疾病、妊娠或长期胃肠道外营养时，贫血发展速度显著增快，就诊时多呈中重度贫血，表现为头晕、乏力、活动后心慌、气短。约 20% 病人同时伴有白细胞、血小板减少而发生感染和出血。部分病人可出现轻度黄疸、肝脾肿大。　**考点**：临床表现

（2）消化道症状：常有食欲不振、恶心、呕吐、口角炎、舌炎、舌面光滑称"镜面舌"，或舌质绛红称"牛肉舌"。叶酸缺乏者常有腹胀、腹泻，粪便量多、呈糊状，为吸收不良的表现，维生素 B_{12} 缺乏者可便秘。

（3）神经精神的异常表现：叶酸缺乏者可有易激动、易怒、健忘症状，程度严重时，甚至出现妄想狂等精神症状；维生素 B_{12} 缺乏者可出现周围神经、脊髓后侧束联合变形或脑神经受损，表现为手足对称性麻木、深感觉障碍、味觉嗅觉障碍、共济失调，部分膝反射消失及锥体束征阳性，老年病人可出现精神异常、健忘、举止迟钝、抑郁、嗜睡、妄想等症状。

（4）其他：由于蛋白质营养不良，发生眼睑浮肿、下肢呈压陷性水肿。严重者出现腹腔积液或多浆膜腔积液。

3. 辅助检查

（1）血象：呈大细胞性贫血，MCV>100fl，红细胞大小不均，以大细胞为主。伴有白细胞、血小板减少，中性粒细胞呈多分叶现象，可见巨大血小板。

（2）骨髓象：骨髓增生活跃，以幼红细胞占优势，巨型幼红细胞胞核发育较胞质迟缓，称为"幼核老质"现象。粒细胞亦出现巨型变。巨核细胞数目不少，胞体巨大，常伴有核分叶过多现象。

（3）胃液检查：胃液量减少，胃酸度降低，胃蛋白酶含量缺少或缺乏。恶性贫血者呈真性

胃酸缺乏。

（4）叶酸及维生素 B_{12} 测定：血清叶酸<6.81nmol/L，红细胞叶酸<227nmol/L，应考虑叶酸缺乏。血清维生素 B_{12}<74pmol/L，应考虑维生素 B_{12} 缺乏。维生素 B_{12} 吸收试验可确定维生素 B_{12} 缺乏原因。

（三）治疗要点

1. 去除病因　根据不同病因采取相应的措施，如治疗原发病，纠正偏食，补充含叶酸和维生素 B_{12} 丰富的食物。

2. 药物治疗　①叶酸缺乏者，可给予叶酸5～10mg 口服，每天3次，直至血红蛋白完全恢复正常。有胃肠道病变影响吸收者，可采用亚叶酸钙5～10mg 肌内注射，每天1次。若同时伴有维生素 B_{12} 缺乏，单用叶酸治疗可导致或加重神经系统症状，应两药联合应用；②维生素 B_{12} 缺乏者，可给予维生素 B_{12}100μg 肌内注射，每天1次，直至血红蛋白恢复，以后每周2次，以增加储备量，如恶性贫血，应每月1次，终生应用。

（四）主要护理诊断与合作性问题

1. 活动无耐力　与贫血引起的全身组织缺氧有关。

2. 营养失调：低于机体需要量　与叶酸、维生素 B_{12} 摄入不足、吸收不良有关。

3. 口腔黏膜改变　与贫血引起的口角炎、舌炎有关。

4. 有感染的危险　与白细胞减少、机体免疫力低下有关。

5. 感知改变　与维生素 B_{12} 缺乏引起的神经系统损害有关。

（五）护理措施

1. 休息与活动　有末梢神经炎、手足麻木、皮肤温触觉障碍者，应避免烫伤。共济失调走路不稳者，要有人员陪伴以免受伤。皮肤水肿者，应加强皮肤护理，防止压疮发生。

2. 饮食护理　叶酸缺乏者，应多吃绿叶蔬菜、水果及动物肝、肾等。叶酸不耐热，光照或过度烹饪易被分解，不宜高温或过长时间烹饪，烹煮后不宜放置过久。维生素 B_{12} 缺乏者，多吃动物肝、肾、瘦肉、蛋、海产品。强调均衡饮食，改变偏食、挑食、酗酒等不良饮食习惯。

3. 病情观察　观察病人生命体征、神志等；密切观察病人贫血症状和辅助检查结果。若出现危重征兆，立即报告医生，并配合抢救。

4. 用药护理　应用叶酸、维生素 B_{12} 治疗过程中，由于血细胞大量增多，细胞外钾转移到细胞内，血钾可突然降低，特别是老年病人进食差者，应预防性补充钾盐。肌内注射维生素 B_{12} 偶有过敏反应，严重者出现过敏性休克，故用药后应密切观察病人的反应。

（六）健康教育

1. 知识指导　指导病人及家属了解本病基本知识，积极配合治疗，重视疾病的预防。婴幼儿合理喂养；妊娠期、产后、哺乳期妇女应加强营养；对有胃肠道疾病影响吸收以及素食者，定期补充叶酸及维生素 B_{12}。

2. 生活指导　要坚持合理饮食，不偏食、不挑食、戒酒，饮食中应富含叶酸及维生素 B_{12}，烹煮适当极其重要。避免用影响叶酸和维生素 B_{12} 吸收和利用的药物。保持良好的心境，适量活动，保证充足的休息和睡眠，注意口腔和皮肤清洁卫生，勤洗澡、更衣，预防感染。贫血纠正后，可逐步增加活动量。

3. 用药指导　指导病人遵医嘱，正确服用药物，介绍常用药物的不良反应及预防措施。

4. 病情监测指导　定期复查以便及时了解病情进展情况及有无并发症发生。

案例 6-2-3 分析

1. 初步诊断及诊断依据　巨幼红细胞性贫血。诊断依据：①多年在戈壁滩从事勘探工作,食物中缺少新鲜蔬菜、过度烹煮或腌制；②易激动、易怒、健忘；③血清叶酸<6.81/L、红细胞叶酸<227nmol/L 应考虑为叶酸缺乏。

2. 主要护理问题　①活动无耐力；②营养失调：低于机体需要量；③口腔黏膜改变；④有感染的危险。

3. 药物治疗　①叶酸缺乏者,可给予叶酸 5~10mg 口服,每天 3 次,直至血红蛋白完全恢复正常。有胃肠道病变影响吸收者,可采用亚叶酸钙 5~10mg 肌内注射,每天 1 次。若同时伴有维生素 B_{12} 缺乏,单用叶酸治疗可导致或加重神经系统症状,应两药联合应用；②维生素 B_{12} 缺乏者,可给予维生素 B_{12} 100μg 肌内注射,每天 1 次,直至血红蛋白恢复,以后每周 2 次,以增加储备量。如恶性贫血,应每月 1 次,终生应用。

（李　巍）

四、溶血性贫血

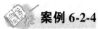

案例 6-2-4

病人,女性,36 岁,乏力、面色苍白 2 周。近 15 天无原因进行性面色苍白、乏力,不能胜任工作,稍动则心慌、气短,尿色如浓茶,化验有贫血(具体不详)。发病以来无发热、关节痛、脱发、光过敏,进食和睡眠稍差,大便正常。既往体健,无心、肝、肾、结核病史,无毒物接触史,无药物过敏史,无偏食和烟酒嗜好,月经正常,家族中无类似病人。查体：T 36.5℃,P 96 次/分,R 16 次/分,BP 110/70mmHg,贫血貌,无皮疹和出血点,全身浅表淋巴结未触及,巩膜轻度黄染,舌乳头正常,甲状腺(-),心肺无异常,腹平软,肝未及,脾肋下 1cm,腹水征(-),双下肢不肿。辅助检查：血 Hb 68g/L,WBC 6.4×10⁹/L,N 0.72,L 0.24,M 0.04,可见 2 个晚幼红细胞,可见嗜碱点彩红细胞,PLT 140×10⁹/L,网织红细胞 18%,尿常规(-),尿胆红素(-),尿胆原强阳性,大便常规(-),隐血(-),血总胆红素 41μmol/L,直接胆红素 5μmol/L,Coombs 试验(+)。

问题：1. 初步诊断及诊断依据是什么？

　　　2. 主要护理问题有哪些？

　　　3. 用药护理措施有哪些？

（一）概述

溶血性贫血(hemolytic anemia)是指由于红细胞因自身异常和(或)外部异常的影响而遭到　**考点**：概念
破坏,寿命缩短(溶血),超过骨髓造血代偿能力而引起的贫血。若红细胞破坏速率在骨髓代偿范围内(骨髓具有正常造血 6~8 倍的代偿能力),有溶血而无贫血,称为溶血性疾病。

1. 病因　溶血性贫血按发病原因,分为先天性(或遗传性)和后天获得性；按起病缓急和病情轻重,分为急性和慢性溶血；按溶血部位,分为血管内溶血和血管外溶血。临床上常按发病机制,分为红细胞自身异常和红细胞外部异常引起的溶血性贫血。

（1）红细胞自身异常(内因性)：①红细胞膜异常：如遗传性球形细胞增多症、遗传性椭圆形细胞增多症、阵发性血红蛋白尿等。②遗传性红细胞酶缺乏：如葡萄糖-6-磷酸脱氢酶缺乏症、丙酮酸激酶缺乏症等。③遗传性珠蛋白生成障碍：如血红蛋白病、珠蛋白生成障碍性贫血(地中海贫血)等。④血红素异常：如红细胞生成性血卟啉病、铅中毒等。

（2）红细胞外部异常(外因性)：①免疫因素：如自身免疫性溶血性贫血、血型不符的输血反应、新生儿溶血性贫血等。②血管因素：如血栓性血小板减少性紫癜、弥散性血管内凝血、人工心脏瓣膜、行军性血红蛋白尿等。③生物因素:蛇毒、疟疾、黑热病等。④理化因素:大面积烧伤、苯肼中毒、亚硝酸盐中毒等。

2. 发病机制　正常红细胞呈双凹盘状,具有很大的可塑性,能通过狭小的微循环管道。红细胞受到抗体、补体、物理、机械、化学毒物等侵袭,可引起溶血。

(1) 红细胞易于破坏,寿命缩短

1) 红细胞膜的异常:红细胞膜主要由双层脂质及蛋白质两大部分组成。结构正常的细胞膜是保持红细胞的可变性和柔韧性的重要条件。红细胞膜异常有:①红细胞膜支架异常;②红细胞膜对阳离子的通透性发生改变;③红细胞膜吸附有凝集抗体、不完全抗体或补体,使红细胞易在单核-吞噬细胞系统破坏;④红细胞膜化学成分的改变。

2) 血红蛋白的异常:由于血红蛋白分子结构的异常,使分子间易发生聚集或形成结晶,导致红细胞硬度增加,无法通过直径比它小的微循环而被单核-巨噬细胞系统清除。

3) 机械性损伤。

(2) 异常红细胞破坏的场所

1) 血管内溶血:以急性溶血为主。常有全身症状,如腰背酸痛、血红蛋白血症和血红蛋白尿。见于血型不合输血、输注低渗溶液、阵发性睡眠性血红蛋白尿等。红细胞在循环血流中遭到破坏,血红蛋白释放而引起症状。

2) 血管外溶血:即在单核-巨噬细胞系统内(主要在脾)破坏红细胞,以慢性溶血为主。可有脾大,血清游离胆红素增高,多无血红蛋白尿。见于遗传性球形细胞增多症和温抗体自身免疫性溶血性贫血等。

(3) 异常红细胞的清除:血管内溶血,血红蛋白可以从肾排出,形成血红蛋白尿。血管外溶血,红细胞裂解,释出的血红蛋白可分解为铁、珠蛋白和卟啉,临床出现黄疸,血清游离胆红素增高,大便粪胆原排出增多,尿中尿胆原增多呈强阳性而胆红素阴性。

(二) 护理评估

1. 健康史　询问家族中是否有类似贫血病人,有无遗传性球形细胞增多症、阵发性睡眠性血红蛋白尿、葡萄糖-6-磷酸脱氢酶缺乏症、珠蛋白生成障碍性贫血、铅中毒及自身免疫性溶血性贫血、新生儿溶血性贫血等病史;有无输入异型血、植入人工心脏瓣膜史;有无大面积烧伤、疟疾、毒蛇咬伤、DIC 等病史;有无苯肼、亚硝酸盐毒物接触史。

考点:临床
表现

2. 临床表现

(1) 急性溶血性贫血:起病急骤,由于短期在血管内大量溶血,引起严重的四肢及腰背疼痛、腹痛,伴寒战、高热、头痛、呕吐、面色苍白;继之出现血红蛋白尿、黄疸;严重者出现周围循环衰竭和急性肾衰竭。

(2) 慢性溶血性贫血:起病慢,症状轻。有贫血、黄疸和肝脾大 3 大特征。长期高胆红素血症,可并发胆石症和肝功能损害;慢性重度溶血性贫血,长骨部分的黄髓可变成红髓。

3. 辅助检查

(1) 确定溶血的检查:①血管内溶血:血清游离血红蛋白>40mg/L;血清结合珠蛋白<0.5g/L;尿常规,血红蛋白尿阳性、尿蛋白阳性、红细胞阴性;Rous 试验(含铁血黄素尿)阳性。②血管外溶血:溶血性黄疸,长期慢性溶血性贫血可伴发肝细胞性黄疸;尿常规尿胆原呈强阳性,尿胆红素阴性;粪胆原排出量>280mg/24h、尿胆原排出量>4mg/24h。③红系代偿性增生:外周血网织红细胞增多,可达 0.20;外周血涂片可见有核红细胞和幼粒细胞;骨髓涂片显示红细胞代偿增生,红系比例增高,以中幼红细胞和晚幼红细胞为主,粒红比例倒置。

(2) 确定溶血类型的检查:如靶形红细胞增加,常见于海洋性贫血;球形红细胞增加,见于遗传性球形细胞增多症;酸溶血试验(Ham)阳性,见于阵发性睡眠性血红蛋白尿(PNH);抗人球蛋白试验(Coombs 试验)阳性,可诊断自身免疫性溶血性贫血。

(三) 治疗要点

1. 病因治疗　加强输血管理,严防输错血型,停止接触引起溶血的各种因素,如化学品或药物等。

2. 糖皮质激素及免疫抑制剂　糖皮质激素是治疗自身免疫性溶血性贫血的首选药物,常用泼尼松、氢化可的松;免疫抑制剂主要用于糖皮质激素治疗和脾切除后仍不能缓解者,常用硫唑嘌呤、环磷酰胺、甲氨蝶呤等。

3. 脾切除　对遗传性球形细胞增多症是唯一有效的治疗方法。

4. 输血　虽可暂时改善情况,但可能加重自身免疫性溶血性贫血,或诱发阵发性睡眠性血红蛋白尿,所以输血指征宜从严掌握。较重的海洋性贫血需要长期依赖输血,但过多输血可造成血色病,必要时应使用去铁胺,以减轻身体的铁负荷。

(四) 主要护理诊断及合作性问题

1. 活动无耐力　与溶血性贫血导致组织缺氧有关。

2. 潜在并发症:周围循环衰竭、急性肾衰竭。

3. 知识缺乏:缺乏疾病诱因、治疗用药的相关知识。

(五) 护理措施

1. 休息与活动　急性溶血或慢性溶血合并溶血危象、再障危象者应绝对卧床休息;慢性轻中度溶血者可适当下床活动。过度劳累、感染等易加重溶血。对遇冷发作的冷抗体型自身免疫性溶血性贫血病人,应注意保暖,避免受凉或冷水洗浴。　**考点:输血护理**

2. 饮食护理　给予高蛋白、高维生素、易消化饮食。

3. 病情观察　观察病人生命体征及神志的变化,重点是发热、贫血、黄疸的程度和尿色、尿量的改变,做好记录,利于及时发现病情变化。

4. 用药护理　长期或大剂量使用糖皮质激素时,应严密观察各种并发症,如感染、高血压、糖尿病、溃疡病出血等;用环孢素时,应定期检查肝功能、肾功能;用环磷酰胺时,应指导病人多饮水,促进药物代谢产物的排泄,应密切观察有无血尿,防止发生出血性膀胱炎。

5. 输血护理　贫血严重,输注去除血浆,并用盐水洗涤 3~5 次的红细胞时,注意严格执行输血制度。输血前认真核对,输血过程中严密观察输血反应,尤其是输血初期 15 分钟内认真观察有无不良反应。怀疑血型不符时,应立即停止输血,同时报告医师,迅速做好抢救准备。

6. 心理护理　慢性溶血性贫血多数是先天性或遗传性疾病,病人因反复住院治疗,不能自理日常生活,易产生急躁、厌烦情绪。部分溶血性贫血病人,长期使用糖皮质激素和免疫抑制剂后易出现痤疮、多毛和体形变化,常有自卑感。

(六) 健康教育

1. 知识指导　指导病人及家属了解本病基本知识,积极配合治疗。对于遗传性溶血性贫血病人,婚前、生育应作遗传咨询,以减少疾病的发生。

2. 生活指导　注意休息,保持心情舒畅,了解情绪紧张、过度劳累、感染、创伤、妊娠、输血等,可能诱发或加重溶血。避免应用禁忌的食物、药物,不滥用药物,以减少溶血的发生。禁食蚕豆及蚕豆制品,不要过劳,保持心情舒畅。

3. 用药指导　指导病人主动预防、减少溶血的发生。如阵发性睡眠性血红蛋白尿病人,勿进酸性食物或酸性药物如维生素 C、阿司匹林、苯巴比妥、磺胺药等,避免精神紧张、感染、过劳、妊娠、输血及外科手术等诱因;葡萄糖-6-磷酸脱氢酶缺乏者,应避免服用氧化性药物如伯氨喹、奎宁、磺胺类、呋喃类、氯霉素、维生素 K 等。指导病人遵医嘱按时、正确服用药物,介绍常用药物的不良反应及预防措施。

4. 病情监测指导　定期复查以便及时了解病情进展情况及有无并发症发生。

案例 6-2-4 分析

1. 初步诊断及诊断依据　自身免疫性溶血性贫血。诊断依据:①有乏力、面色苍白、动则心慌、气短等贫血表现,脾大;②巩膜轻度黄染,结合化验(血间接胆红素增高,尿胆红素阴性,尿胆原强阳性)为溶血性黄疸;③Hb 低,网织红细胞明显增高达 18%,分类中晚幼红细胞和嗜碱点彩红细胞等骨髓代偿增生的表现,Coombs 试验(+);④未发现继发原因。

2. 主要护理问题　①活动无耐力;②潜在并发症:周围循环衰竭、急性肾衰竭;③知识缺乏:缺乏疾病诱因、治疗用药的相关知识。

3. 用药护理措施　长期或大剂量使用糖皮质激素时,应严密观察各种并发症,如感染、高血压、糖尿病、溃疡病出血等;用环孢素时,应定期检查肝功能、肾功能;用环磷酰胺时,应指导病人多饮水,促进药物代谢产物的排泄,应密切观察有无血尿,防止发生出血性膀胱炎。

(李　巍)

第3节　白　血　病

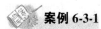

案例 6-3-1

病人,女性,20 岁。不明原因的低热 1 个月,月经增多,伴皮肤散在出血点。1 周来高热、乏力、出血加重,抗生素治疗无效。体检:全身皮肤散在瘀点、瘀斑,胸骨下端压痛,肝肋下 1cm。血液检查:血红蛋白 60g/L,白细胞计数 $18×10^9/L$,血小板计数 $28×10^9/L$;涂片中有幼稚淋巴细胞;骨髓增生极度活跃,淋巴细胞明显增多,以原始细胞及幼稚细胞为主,幼红细胞和巨核细胞减少。临床诊断急性淋巴细胞白血病,医嘱为 VDP 方案。

问题:1. 病史中有哪些支持急性淋巴细胞白血病的诊断?

2. 在柔红霉素的输注中出现药液外渗,你如何进行处理?

白血病(leukemia)是一类造血干细胞的恶性克隆性疾病。白血病细胞自我更新增强、增殖失控、分化障碍、凋亡受阻,停滞在细胞发育的不同阶段;在骨髓和其他造血组织中白血病细胞大量增生累积,抑制正常造血功能并浸润其他器官和组织。

白血病是一种常见的恶性肿瘤,我国白血病发病率为 3~4/10 万,在恶性肿瘤所致的死亡率中,白血病居第 6 位(男)和 7 位(女),儿童和 35 岁以下成人中居首位。

1. 白血病分类　①根据白血病细胞的成熟程度和自然病程,分为急性和慢性两大类(图6-3-1)。急性白血病(AL)的细胞分化停滞在较早阶段,多为原始细胞及早期幼稚细胞,病情发展迅速,自然病程仅几个月;慢性白血病(CL)的细胞分化停滞在较晚的阶段,多为较成熟幼稚细胞和成熟细胞,病情发展缓慢,自然病程为数年;急性白血病不会转变成慢性,但慢性白血病可发生急性变。②根据主要受累的细胞系列,急性白血病分为急性淋巴细胞白血病(ALL,简称急淋)和急性髓细胞白血病(AML,简称急粒白血病或急粒);慢性白血病分为慢性髓细胞白血病(CML,简称慢粒白血病或慢粒)、慢性淋巴细胞白血病(CLL,简称慢淋)和少见类型的白血病,如毛细胞白血病、幼淋巴细胞白血病。

2. 白血病的病因　尚未完全明确。目前认为可能与病毒感染、免疫功能异常、电离辐射(X 射线和 γ 射线)、化学毒物(苯及其衍生物)或药物(抗肿瘤药物、氯霉素等)、遗传因素等

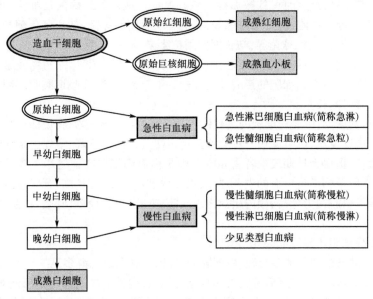

图 6-3-1　白血病分类

有关。人类 T 淋巴细胞病毒 Ⅰ 型(HTLV-Ⅰ),是引起成人 T 淋巴细胞白血病/淋巴瘤发生的原因。某些血液病最终可发展成白血病,如骨髓增生异常综合征、淋巴瘤、多发性骨髓瘤、阵发性睡眠性血红蛋白尿等。

3. 白血病发病机制　非常复杂,上述发病因素导致遗传基因突变,导致克隆性的异常造血细胞生成;病毒感染、理化因素、免疫力低下及遗传学改变等,使癌基因激活、抑癌基因失活和凋亡抑制基因过度表达,导致白血病发生。

一、急性白血病

(一) 概述

急性白血病(acute leukemia,AL)是造血干细胞的恶性克隆性疾病。特点是骨髓中异常的原始细胞及幼稚细胞(白血病细胞)大量增殖,广泛浸润肝、脾、淋巴结等各种脏器。并抑制了正常造血,表现为贫血、出血、感染和浸润等症状。

(二) 护理评估

1. 健康史　询问有无病毒感染史,有无接触放射性物质或化学毒物的情况,是否用过细胞毒类药物,家族中有无类似病人;既往是否有其他血液病等;对再入院者,应了解原有化疗方案、用药效果等。

2. 临床表现

考点:临床表现

(1) 贫血:常为首发症状,呈进行性加重,半数病人在就诊时已是重度贫血。贫血的主要原因是骨髓中白血病细胞极度增生和干扰,造成正常红细胞生成减少;其次为无效红细胞生成、溶血和出血等。

(2) 发热:持续发热是急性白血病最常见的症状和就诊的主要原因之一,大多数发热是由继发感染引起,或白血病本身即肿瘤性发热所致。

1) 继发感染:感染是导致白血病病人死亡的最常见原因之一,主要表现为持续高热甚至超高热,可伴有畏寒、寒战及出汗等。继发感染以口腔炎、牙龈炎、咽峡炎最常见,其次为肺部感染和肛门周围感染,严重时可致败血症或脓毒血症。最常见致病菌是革兰阴性杆菌,如肺炎克雷白杆菌、铜绿假单胞菌、产气杆菌等,其他有革兰阳性球菌,如金黄色葡萄球菌等,以及真菌(如念珠菌、曲霉菌、隐球菌等,与长期使用抗生素、糖皮质激素有关)、病毒(如带状疱疹病毒等)等。感染主要原因有:①正常粒细胞缺乏或功能缺陷;②化疗药物或激素的应用:使机体免疫力下降;③白血病细胞的浸润及化疗药物引起消化道、呼吸道黏膜屏障受损;④各种穿刺或插管留置时间长。

2)肿瘤性发热:与白血病细胞的高代谢状态及其内源性致热原物质的产生有关,主要表现为持续低至中度发热,可有高热。用化疗药物可使病人体温下降,常规抗生素治疗无效。

(3)出血:以出血为早期表现者占40%。大量白血病细胞在血管中淤滞及浸润、血小板减少、凝血异常以及感染是出血的主要原因,以皮肤瘀点、瘀斑和鼻衄、牙龈渗血、月经过多常见。眼底出血可引起视力障碍;颅内出血出现头痛、呕吐、视物模糊、呼吸急促、瞳孔大小不对称、甚至昏迷、死亡。

(4)白血病细胞增殖浸润表现

1)肝脾和淋巴结:肝、脾多为轻、中度肿大,淋巴结肿大以急淋多见。

2)骨和关节:骨和关节疼痛是白血病常见的症状,胸骨下端局部明显压痛对白血病有一定的诊断价值。急性粒细胞性白血病病人由于骨膜受累,可出现眼眶、肋骨及其他扁平骨的骨面而形成粒细胞肉瘤(绿色瘤),其中以眼眶部位最常见,可引起眼球突出、复视或失明。

3)中枢神经系统白血病(CNSL):指白血病细胞浸润脑膜或中枢神经系统,表现为头痛、呕吐、颈项强直、甚至抽搐、昏迷,但不发热;CNSL常发生在白血病缓解期,以急淋最常见,儿童多发。由于化疗使白血病缓解率提高,病人生存期延长,但由于化疗药物难以通过血-脑屏障,隐藏在中枢神经系统的白血病细胞不能被有效杀灭导致。

4)口腔和皮肤:可有牙龈肿胀、牙龈炎、口腔溃疡及白斑等症状;皮肤黏膜浸润,表现为皮肤蓝灰色斑丘疹、皮下结节、结节性红斑,多见于急非淋 M_4 和急非淋 M_5。

5)其他:睾丸浸润,表现为睾丸一侧性无痛性肿大,可为白血病髓外复发的根源;也可以浸润到肺、心、消化道、泌尿生殖系统等。

3. 辅助检查

(1)血象:多数病人白细胞总数明显增高,多在 $10\sim50\times10^9/L$,少部分低于 $4\times10^9/L$ 或高于 $100\times10^9/L$,白细胞过高或过低预后较差。血涂片分类检查见数量不等的原始和早幼白细胞,但白血病不增多型白血病很难找到原始细胞。血红蛋白和血小板数减少,晚期病人血小板极度减少。

(2)骨髓象:是白血病的确诊依据和必做检查项目,对临床分型、指导治疗、疗效观察和估计预后意义重大。骨髓有核细胞增生明显活跃至极度活跃,以有关系列的原始细胞和幼稚细胞为主,较成熟的中间阶段的细胞缺如,并残留少量的成熟细胞,形成所谓的"裂孔"现象。若原始细胞>30%,则可做出急性白血病的诊断。正常幼红细胞和巨核细胞减少。Auer 小体仅见于急性粒细胞白血病,有独立诊断意义。

(3)其他:细胞化学染色、免疫学、细胞遗传学及分子生物学(染色体和基因)检查,可在形态学上进行白血病类型的鉴别;中枢神经系统白血病时,脑脊液检查可发现大量白血病细胞。

(三)治疗要点

白血病采用联合化学治疗、支持疗法、防治中枢神经系统白血病和造血干细胞移植等综合治疗方法。

1. 对症支持治疗　①紧急处理高白细胞血症,当血白细胞>$100\times10^9/L$ 时,紧急使用血细胞分离机单采清除过高的白细胞,进行联合化疗。同时需预防高尿酸血症、酸中毒、电解质紊乱、凝血异常等;②防治感染,住层流室或消毒隔离病房,给予有效抗生素;③成分输血支持:纠正贫血(维持 Hb>80g/L),控制出血(维持血小板>20×10⁹/L),供氧等;④其他:防高尿酸血症、维持营养及水电解质平衡等。

2. 化学治疗 是急性白血病首选且最重要的治疗方法。化疗原则早期、足量、联合、间歇、阶段、个体化。

(1)常用化疗药物,见表 6-3-1。

考点: 常用化疗药物的药理作用和不良反应

表 6-3-1 急性白血病常用化疗药物药理作用和主要不良反应

种类	药名	缩写	药理作用	主要不良反应
抗叶酸代谢	甲氨蝶呤	MTX	干扰 DNA 合成	口腔及胃肠道黏膜溃疡,肝损害,骨髓抑制
抗嘌呤代谢	6-巯嘌呤	6MP	阻碍 DNA 合成	骨髓抑制、肝损害
	氟达拉滨	FLU	同上	神经毒性、骨髓抑制、自身免疫反应
抗嘧啶代谢	阿糖胞苷	Ara-C	同上	口腔溃疡、骨髓抑制、消化道反应、巨幼变
	环胞苷	Cy	同上	骨髓抑制、唾液腺肿大
烷化剂	环磷酰胺	CTX	破坏 DNA	骨髓抑制、脱发、出血性膀胱炎、恶心呕吐、肝损害
	苯丁酸氮芥	CLB	同上	骨髓抑制、胃肠反应
	白消安	BUS	同上	皮肤色素沉着、精液缺乏、停经、肺纤维化
生物碱	长春新碱	VCR	抑制有丝分裂	末梢神经炎、便秘 腹痛、脱发
	高三尖杉酯碱	HHT	抑制 DNA、RNA 合成	骨髓抑制、心脏毒性、消化道反应
	依托泊苷	VP-16	干扰 DNA、RNA 合成	骨髓抑制、消化道反应、脱发
抗生素	柔红霉素	DAUN	抑制 DNA、RNA 合成	骨髓抑制、心脏毒性、消化道反应
	去甲氧柔红霉素	IDR	同上	同上
	阿霉素	ADM	同上	同上
酶类	左旋门冬酰胺酶	L-ASP	影响癌细胞蛋白合成	肝损害、过敏反应、高尿酸血症、出血、白细胞减少
激素	泼尼松	P	破坏淋巴细胞	库欣综合征、易感染、高血压、糖尿病、溃疡病、高尿酸血症
肿瘤细胞诱导分化剂	维 A 酸(全反式甲酸)	ATRA	使白血病细胞分化为具有正常表型功能的血细胞	皮肤干燥、脱屑、口角破裂、恶心呕吐、肝功能损害、关节疼
抗嘧啶、嘌呤代谢	羟基脲	HU	阻碍 DNA 合成	骨髓抑制、消化道反应

(2)化疗过程:主要分诱导缓解和缓解后治疗(又称为巩固强化治疗)2 个阶段。

1)诱导缓解:指从化疗开始到完全缓解的阶段。①治疗目的:迅速杀灭白血病细胞,达到完全缓解(白血病的症状、体征消失,无器官浸润现象,外周血象中无白血病细胞,骨髓象中相关系列的原始细胞与幼稚细胞之和≤5%,无 Auer 小体);②病人是否能获得完全缓解,是急性白血病治疗成败的关键。达完全缓解所用时间越长,无病生存时间将越短。若 1 个疗程即获完全缓解,无病生存时间将较长;③联合化疗方案:急淋首选 VP(长春新碱加泼尼松)方案,疗效不佳时改用 DVP(VP 加柔红霉素)方案或 VLP(VP 加门冬酰胺酶)方案或 DVLP(4种药物同时使用)方案;急非淋常用 DA(柔红霉素加阿糖胞苷)方案或用 HA(三尖杉酯碱及

考点: 化疗过程和诱导缓解的化疗方案

阿糖胞苷)方案。

2)缓解后(巩固强化)治疗:①治疗目的:进一步消灭体内残存的白血病细胞,延长无病生存期和争取治愈;②方法:化疗和造血干细胞移植。化疗措施为原诱导缓解方案或轮换使用多种药物治疗,每月1次,治疗3年左右。

3. 中枢神经系统白血病的防治　是减少白血病复发的关键。缓解期鞘内注射甲氨蝶呤或阿糖胞苷,加用激素,以减少药物刺激引起的蛛网膜炎;同时做头颅和脊髓放射治疗。

4. 睾丸白血病的治疗　两侧睾丸同时进行放射治疗。

5. 造血干细胞移植　治愈急性白血病最有希望的疗法。移植的最佳时间是白血病第1次完全缓解时进行,病人年龄在50岁以下最为理想。

(四) 主要护理诊断及合作性问题

1. 有感染的危险　与正常粒细胞数量减少、化疗有关。

2. 有受伤的危险　与血小板减少、白血病浸润等有关。

3. 预感性悲伤　与患白血病感受到死亡威胁有关。

4. 潜在并发症:化疗药物不良反应、中枢神经系统白血病。

(五) 护理措施

1. 休息和活动　指导病人合理休息与运动,减少机体耗氧量。化疗期间及严重贫血、感染、明显出血倾向等病情较重者,应绝对卧床休息,生活上协助病人洗漱、进餐、大小便等;症状缓解可进行力所能及的活动,鼓励其生活自理,活动量以不出现症状为度。

2. 饮食　营养状况对病人能否坚持化疗及疾病预后有着十分重要的意义。给予高热量、高蛋白、高维生素、易消化的清淡饮食,以半流质为主,多饮水,多食新鲜蔬菜与水果,少量多餐;避免进食高糖、高脂、产气过多和刺激性食物;不断改变饮食种类,改善烹饪方法,以增进食欲;进食后可依据病情适当活动,休息时取坐位和半卧位,避免饭后立即平卧。

3. 病情观察　①一般状态:观察生命体征、皮肤黏膜、神志、营养状态等,每日监测白细胞计数及分类。②临床表现:有乏力、皮肤黏膜苍白等贫血表现,注意口腔、咽喉、肺部等感染征象;出血的程度,如皮肤黏膜、内脏出血和颅内出血征象等;肝、脾、淋巴结肿大等白血病细胞增殖浸润表现是否缓解。③并发症:密切观察有无严重贫血;有无严重感染,如败血症和脓毒血症;有无严重出血,如头痛、呕吐、视物模糊、呼吸急促、瞳孔大小不对称、甚至昏迷等颅内出血;在白血病缓解期有无头痛、呕吐、颈项强直,甚至抽搐、昏迷,但不发热的中枢神经系统白血病。出现以上并发症表现应及时报告医生,并配合抢救。

4. 化疗护理

考点:化疗护理

(1) 保证静脉输液:①合理选择静脉:首选中心静脉置管,如外周穿刺中心静脉导管、植入式静脉输液港。如选择外周浅表静脉,应尽量选择粗直的静脉,从远心端血管,远离关节部位,左右交替,避免最细的静脉,以防药液外渗。扎止血带时间不宜过长,不拍打静脉或挤压皮肤,以免皮下出血。②静脉注射:推注前先用0.9%氯化钠溶液冲洗,确保注射针头在静脉内,方可注入药物。推注过程中要反复试抽回血,推注速度要慢(每2~3分钟20ml)。推注后,用0.9%氯化钠溶液10~20 ml冲洗后拔针,以减轻对血管壁的刺激。③联合化疗:化疗药物不宜与其他药物配伍。先输注对血管刺激性小的药物,再输注刺激性大或发疱性药物。

(2) 静脉炎的护理:化疗药物对组织刺激大,多次注射会引起静脉周围组织炎症。如注射的血管出现条索状红斑、触之温度升高、有硬结或压痛,炎症消退后会引起血管狭窄甚至闭锁。发生静脉炎的局部血管禁止静脉注射,患处不能受压,避免患侧体位。用多磺酸黏多糖乳膏(喜疗妥)等药物外敷,鼓励病人多做肢体活动,促进血液循环。

（3）发疱性化疗药物药液外渗的紧急处理：①停止：立即停止输注或推注；②回抽：不拔针，尽量回抽渗入皮下的药液；③评估：评估并记录外渗的穿刺部位和面积、皮肤情况（颜色、温度和疼痛等）、外渗药液（名称和药液量）等情况；④解毒：局部注入0.9%氯化钠注射液以稀释药液；用解毒剂（常用解毒剂：硫代硫酸钠用于氮芥、丝裂霉素、放线菌素D等，8.4%碳酸氢钠溶液用于多柔比星、长春新碱等）；⑤封闭：利多卡因局部封闭，由疼痛或肿胀区域多点环形注射，封闭范围要大于渗漏区域，48小时内可间断局部封闭2~3次；⑥涂抹：可用50%硫酸镁、中药"六合丹"、多磺酸黏多糖乳膏（喜疗妥）或赛肤液体敷料等直接在患处用棉签以旋转方式向周围涂抹，范围要大于肿胀区域，每2小时涂1次；⑦冷敷：局部24小时冰袋间断冷敷；⑧抬高：药液外渗48小时内，应抬高肿胀部位，促进吸收。

（4）化疗不良反应的护理

1）骨髓抑制护理：多种化疗药物骨髓抑制作用最强时间为化疗后的7~14天，恢复时间为之后的5~10天，但也存在个体差异。化疗过程中应遵医嘱定期检查血象，初期应每周2次，出现骨髓抑制者随病情需要随时进行。每次疗程结束配合骨髓检查，以观察疗效及骨髓受抑制情况。有骨髓抑制时应加强贫血、感染和出血的预防。

2）胃肠道反应护理：化疗过程中常有消化道反应，有较大的个体差异。一般第1次强烈，以后会渐减轻，多出现有用药后的1~3小时，持续数小时到24小时不等，体弱者出现早而重。①良好的休养环境；②合适的进餐时间，建议在胃肠不良反应轻的时候进食，避免在化疗前、后2小时内进食；出现恶心呕吐应暂缓或停止进食；必要时于餐后30分钟给予止吐剂；③给予高热量、高蛋白、高维生素清淡可口、易消化饮食，少量多餐；按病人的习惯或口味准备食物；④减慢化疗药物的滴速。必要时遵医嘱静脉补充营养。

3）心肌损害护理：柔红霉素、多柔比星、阿霉素、高三尖杉酯碱等药物可引起心肌及心脏传导损害。用药前后应监测心率、心律、血压，必要时监测心电图；静脉输液速度应缓慢（<40滴/分）。一旦发现心肌损害症状，报告医生并配合处理。

4）口腔溃疡的护理：①避免刺激：告知病人避免进食对口腔黏膜有刺激或可能引起创伤的辛辣、带刺或有碎骨头的食物。②漱口：指导病人睡前及餐后漱口，每次15~20分钟，至少每天3次。一般选0.9%氯化钠、复方硼砂含漱液等口漱口交替漱口；疑为厌氧菌感染都用1%~3%过氧化氢溶液。真菌感染者用1%~4%碳酸氢钠溶液、制霉菌素溶液。口腔溃疡疼痛剧烈时，可用2%利多卡因含漱减轻疼痛。③促进溃疡愈合：用碘甘油10ml加蒙脱石散剂1包与地塞米松5mg调成糊状、溃疡贴膜、外用重组人表皮生长因子衍生物及锡类散等涂抹溃疡处，涂药后2~3小时避免进食和饮水，保证药物与溃疡面有效接触充分吸收。④特效：大剂量甲氨蝶呤化疗引起的口腔溃疡，用四氢叶酸钙效果显著。

5）出血性膀胱炎的护理：应用环磷酰胺易引起出血性膀胱炎，每日补水量应在4000ml以上，稀释尿中药物浓度，防止发生出血性膀胱炎。

6）末梢神经炎护理：长春新碱常可引起末梢神经炎，应告知病人手足麻木感停药后可消失，叮嘱病人拿物品要小心，以免损坏，不拿过热、过冷的物品，不用热水袋暖手，以免烫伤。

7）肝功能损害的护理：巯嘌呤、甲氨蝶呤、门冬酰胺酶可损害肝功能，用药期间注意有无黄疸，并定期监测肝功能。

5. 对症护理

（1）感染的预防和护理：①向病人和家属讲述预防感染的重要性和易感染部位的防护措施，指导病人注意口腔、鼻腔、皮肤、肛门周围及会阴部的清洁卫生，注意保暖，防止受凉；②加强皮肤、口腔、肛门周围和会阴部的护理。定期洗澡换衣，保持皮肤清洁卫生。饭前、饭后用碳酸氢钠或氯己定漱口液漱口。大便后用1∶5000高锰酸钾溶液坐浴。女性病人应每天冲

考点： 对症护理

洗会阴部;③遵医嘱,化疗前配合根除局灶性感染,化疗时给予肠道不吸收的抗生素(常用头孢哌酮、头孢曲松、头孢他啶等)控制感染。必要时使用造血刺激因子升高白细胞,加强抗感染效果;④保护性隔离,当成熟粒细胞绝对值≤$0.5×10^9$/L 时,应给予保护性隔离,置病人于无菌层流室或单人病房,谢绝探视,严格执行消毒隔离制度。

(2) 出血的预防和护理:①休息和活动:出血仅局限于皮肤黏膜,无需太多限制;血小板<$50×10^9$/L 时,应减少活动,增加卧床休息时间;严重出血或血小板<$20×10^9$/L 时,要绝对卧床休息;②输新鲜血或输注浓缩血小板:严重出血或血小板<$20×10^9$/L 时,遵医嘱输新鲜血或输浓缩血小板,输注浓缩血小板时,采用有滤网的标准输血器尽快输入,输注前和输注过程中轻轻震荡血袋,使血小板悬起,防止血小板凝集;③并发弥散性血管内凝血:准确执行医嘱,迅速给予肝素持续静脉滴注,密切观察出血病情。如出血加重,常提示肝素过量,应及时报告医生,按医嘱停用肝素,应用鱼精蛋白中和。

(3) 贫血的预防和护理:遵医嘱输血或输浓缩红细胞,使血红蛋白上升至 80g/L 以上。

6. 鞘内注射的护理　协助病人取头低抱膝侧卧位,协助医生做好穿刺点的定位、消毒和麻醉;鞘内推注化疗药液速度要慢;注射完毕后必须去枕平卧 4~6 小时,并注意观察有无头痛、发热等症状发生。

7. 心理护理　①建立良好的护患关系,多与病人沟通,创造一个安全、信任的环境;建立社会支持网,家属和亲友的关爱可以帮助病人增强战胜疾病的信心;②权衡病人知情权和保护性医疗制度,以适当的方式告知病人和家属,根据不同时期病人的心理反应进行针对性护理:确立诊断初期,要求家属暂不如实告诉病人疾病的诊断;病人知晓病情后,耐心倾听病人的诉说,给予关怀、支持和疏导,帮助病人接受疾病的现实,增强战胜疾病的信心。化疗期间,向病人解释化疗的重要性、必要性及可能出现的不良反应,鼓励病人坚持完成化疗;病情恶化时,应采取保护性医疗制度,不能将全部真相告诉病人。

(六) 健康教育

1. 知识指导　向病人及家属阐明白血病虽然是造血系统恶性疾病,但目前联合化疗的效果较好,应保持乐观的情绪、规律的生活、积极配合治疗,以利于化疗顺利完成。向病人及家属介绍本病基本知识,指导预防出血和感染措施,注意个人卫生,尽量减少外出和不去公共场所,以免交叉感染。

2. 生活指导　让病人知道充足的休息和合理的营养饮食对疾病康复的重要性;适当运动,注意劳逸结合,锻炼运动强度以无疲劳感为度。

3. 治疗指导　强调诱导缓解后的巩固治疗,应按医嘱用药,定期随访,每月全面体检 1次,查血常规和血小板计数,必要时做骨髓检查。指出异基因造血干细胞移植是当前治愈白血病最有希望的疗法,鼓励病人及家属应积极争取和配合。

4. 定期复查　发现出血、发热及骨、关节疼痛等症状时,及时去医院检查。

二、慢性白血病

(一) 概述

慢性白血病(chronic leukemia)分为慢性髓系白血病、慢性淋巴细胞白血病和慢性单核细胞白血病。我国慢性髓系细胞白血病多见,慢性淋巴细胞白血病少见,慢性单核细胞白血病罕见。

慢性髓系白血病(chronic myeloid leukemia,CML,简称慢粒)是一种起源于多能干细胞的肿瘤增生性疾病。慢粒是最常见的慢性白血病,占白血病总数的 20%~30%、慢性白血病的

90%,各年龄均可发病,中年最多见,男性多于女性。反复小剂量接触或一次大剂量接触苯及其衍生化合物或放射线照射是比较肯定的病因,其次可能与遗传有关。

慢性淋巴细胞白血病(chronic lymphoblast leukemia,CLL,简称慢淋)是一种进展缓慢的 B 淋巴细胞增殖性肿瘤,以外周血管、骨髓、脾和淋巴结等淋巴组织中出现大量克隆性 B 淋巴细胞为特征。这类细胞是类似成熟的淋巴细胞、免疫上不成熟的、功能异常的细胞。反复小剂量接触或一次大剂量接触低频电磁场可能导致慢淋发病,其次与遗传有关。

（二）护理评估

1. 健康史　主要询问有无反复小剂量或曾一次大剂量接触苯、放射线或低频电磁场,家族中是否有类似疾病的病人。

2. 临床表现

（1）慢粒:起病缓慢,早期多无自觉症状,常在健康体检或因其他疾病就医时发现血象异常或脾大而确诊。自然病程可经历慢性期、加速期和急性变 3 期。 **考点**: 慢粒和慢淋的特征性体征

1）慢性期:有乏力、消瘦、低热、多汗、盗汗、体重下降等代谢亢进症状;脾大为最常见最显著的体征,可占满全腹,甚至达盆腔,质地坚实、平滑,无压痛(脾梗死时压痛明显),可在病情缓解时缩小或因病情进展而增大。轻度肝大,部分病人有胸骨下段压痛症状。此期可持续 1~4 年。白细胞极度增高($>200×10^9$/L)时,可发生"白细胞淤滞症",表现为呼吸困难、反应迟钝、语言不清及颅内出血等。

2）加速期:表现为原因不明的发热、虚弱、进行性体重下降、骨痛、逐渐出现贫血和出血,脾进行性肿大。白血病细胞对药物产生耐药。

3）急性变:加速期从几个月到 1~2 年即进入急变期。终末期表现,类似急性白血病,预后极差,常在数月内死亡。

（2）慢淋:起病十分缓慢,常无自觉症状,多在其他疾病就诊时发现和确诊。早期仅感乏力,后期有食欲减退、消瘦、低热、盗汗及贫血、皮肤黏膜紫癜等表现;淋巴结肿大是最常见的特征性体征,常累及颈部、腋部、腹股沟等处,肿大的淋巴结质地中等、无压痛、可移动,半数病人有轻至中度脾大和轻度肝大;由于免疫功能减退,易并发感染。病程可长达 10 余年,主要死亡原因是骨髓衰竭导致的严重贫血、出血或感染。

（3）心理状态:慢粒病人担心发生急性变,常有紧张焦虑和揣测不安的心理;慢淋多为老年人,病后独立生活能力下降,常有抑郁、悲观失望心理,甚至拒绝治疗。

3. 辅助检查

（1）慢粒:①血象:白细胞总数明显增高$>20×10^9$/L,分类以中幼、晚幼和杆状核中性粒细胞为主。血红蛋白和血小板计数减少;②骨髓象:确诊的主要依据,骨髓粒细胞系增生极度活跃,中幼、晚幼粒细胞明显增多,慢性期原始粒细胞小于 10%,急变期原始粒细胞加早幼粒细胞高达 50% 以上;③其他:90% 病人血细胞中出现 Ph 染色体。

（2）慢淋:①血象:淋巴细胞持续性增多,白细胞计数$>10×10^9$/L、淋巴细胞占 50% 以上,血红蛋白和血小板减少。②骨髓象:有助于确诊,骨髓增生明显活跃,淋巴细胞≥40%、以成熟淋巴细胞为主,红系、粒系及巨核细胞系均减少。③其他:血清蛋白含量减少,抗人球蛋白试验阳性。

（三）治疗要点

1. 慢粒　①白细胞淤滞症的紧急处理:需羟基脲和别嘌呤醇联用,同时口服碳酸氢钠,碱化尿液,鼓励病人多饮水,保证每日尿量在 2000ml 以上。采用血细胞分离机分离去除白细胞。②分子靶向方法:为目前治疗慢粒的首选治疗。有第一代酪氨酸激酶抑制剂、甲磺酸碱

伊马替尼,能特异性阻断ATP使酪氨酸残基不能磷酸化,抑制肿瘤细胞的增殖。8年无事件生存率达81%,需终身服用。③干扰素:是分子靶向药物出现之前的首选药物。目前用于不适合进行分子靶向治疗者。推荐与小剂量的阿糖胞苷联用,约50%的病人达到长期生存。④羟基脲:起效快,用药2~3天后白细胞下降。单独使用,目前限于高龄、有并发症不能使用分子靶向治疗者或白细胞淤滞症的降白细胞处理。⑤急变期:按急性白血病进行化疗。⑥其他:脾肿大明显而化疗效果不佳者,采用脾区放射治疗。根治性的标准治疗方法是异基因造血干细胞移植。

2. 慢淋 常用的化疗药物是苯丁酸氮芥和氟达拉滨,其他可选用的药物有喷妥司丁、克拉曲宾、环磷酰胺等。氟达拉滨与环磷酰胺联合化疗适用于复发难治性慢淋,也可用阿来组单抗、利妥昔单抗进行免疫治疗。缓解期,采用干细胞移植以获得较理想的效果。

(四) 主要护理诊断及合作性问题

1. 疼痛:脾区痛 与脾大、脾梗死有关。
2. 有感染的危险 与低免疫球蛋白血症、成熟粒细胞数量减少有关。
3. 潜在并发症:化疗不良反应。

(五) 护理措施

考点:尿酸
肾病的护理

1. 休息和活动 治疗期间安置病人于安静、舒适的环境中卧床休息;脾大明显引起左上腹不适时,指导病人取左侧卧位。

2. 饮食护理 给予高蛋白、高热量、高维生素食物,保证足够的营养;少量多次进食,以减轻腹胀,避免弯腰和撞击腹部,防止脾破裂。鼓励病人多饮水,保证每日尿量在1500ml以上,利于尿酸、化疗药降解产物的稀释和排泄,减轻药物不良反应。

3. 病情观察 ①一般状态:观察生命体征,皮肤黏膜、神志等;②临床表现:对慢粒病人,每日测量脾的大小、质地,检查有无压痛,并做好记录。如突然发生脾区剧痛,要密切及时发现有无休克等脾破裂征象。对慢淋病人,注意观察淋巴结的变化;③并发症:慢粒病人注意有无不明原因的高热、贫血、出血加重、脾脏进行性肿大等慢粒急性变表现。注意观察有无继发感染和自身免疫性溶血性贫血表现。如出现上述严重表现时,及时报告医生并配合处理。

4. 用药护理 ①分子靶向治疗药物可引起骨髓抑制和消化道不良反应,及水肿、肌痉挛等,见急性白血病的护理;②羟基脲和苯丁酸氮芥的主要不良反应是骨髓抑制。化疗期间,须每周检查白细胞计数和血小板计数等,以便及时调整药物剂量,防止骨髓过分抑制。

5. 尿酸性肾病的护理 当周围血白细胞高于$50×10^9$/L,应警惕尿酸性肾病、甚至急性肾衰竭的发生。叮嘱病人多饮水,保证每日尿量在1500ml以上,以利于尿酸及其他代谢产物的稀释和排泄。同时按医嘱给予口服碳酸氢钠,以碱化尿液。口服别嘌呤醇,以防止尿酸形成。

案例6-3-1分析

1. 支持急性淋巴细胞白血病的诊断依据有 年龄20岁;有贫血(乏力、血红蛋白60g/L);出血(肤散在出血点。月经增多);感染(不明原因的低热1个月,高热1周,抗生素治疗无效);浸润(胸骨下端压痛,肝肋下1cm);血液检查:血红蛋白60g/L、白细胞$18×10^9$/L,血小板$28×10^9$/L。涂片中有幼稚淋巴细胞。特别是骨髓象:增生极度活跃,淋巴细胞明显增多,以原始细胞及幼稚细胞为主,幼红细胞和巨核细胞减少。

2. 立即给予 ①停止;②回抽;③评估;④解毒;⑤封闭;⑥涂抹;⑦冷敷;⑧抬高等处理。

第4节　淋　巴　瘤

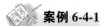

案例 6-4-1

病人,男性,41岁。1年前扪及右颈部有一约 2cm×3cm 包块,无红肿。6个月前感全身皮肤发痒、心悸。2个月前出现发热,用多种抗生素治疗无效。体检:T 38℃,BP 110/70mmHg,面色苍白,右颈部多个淋巴结肿大,质硬,边界不清,无压痛。实验室检查:血象,血红蛋白 80g/L,白细胞 6×10⁹/L;分类,中性多核细胞 0.60,单核细胞 0.10,淋巴细胞 0.30,颈部淋巴结活检示霍奇金淋巴瘤病理改变。

问题:1. 初步诊断是什么?

2. 诊断依据是什么?

3. 如病人进行放疗,如何保护皮肤?

(一) 概述

淋巴瘤(lymphoma)是原发于淋巴结或其他淋巴组织的恶性肿瘤,其发生大多与免疫应答 **考点**:概念 及分类过程中淋巴细胞增殖分化产生的某种免疫细胞恶变有关。临床上以慢性、无痛性、进行性的淋巴结肿大或局部肿块为特征,可伴发热、消瘦、盗汗等全身症状,同时可有相应器官受压迫或浸润受损症状。淋巴瘤可发生于身体的任何部位,通常以实体瘤形式生长于淋巴组织丰富的组织器官中,淋巴结、扁桃体、脾及骨髓等器官最易受累。本病在我国以 20~40 岁多见,占50%,男性发病率明显高于女性。

1. 分类　组织病理学上可分为霍奇金淋巴瘤(Hodgkin lymphoma,HL)和非霍奇金淋巴瘤(non Hodgkin lymphoma,NHL)两大类。

考点:与淋巴瘤有关的病毒

2. 病因和发病机制　一般认为感染和免疫因素起重要作用,理化及遗传等因素也有不可忽视的作用。病毒学说颇受重视。

(1) EB 病毒:血清 EB 病毒抗体滴定度高者发生淋巴瘤的机会明显增多。

(2) 反转录病毒:人类 T 淋巴细胞病毒Ⅰ型(HTLV-Ⅰ)已被证明是成人 T 细胞白血病或淋巴瘤的病因。人类 T 淋巴细胞病毒Ⅱ型(HTLV-Ⅱ)与 T 细胞皮肤淋巴瘤的发病有关。

(3) 幽门螺杆菌:幽门螺杆菌与胃黏膜相关性淋巴瘤有关。

(4) 免疫功能低下:近年来发现免疫功能低下者容易伴发淋巴瘤。

3. 病理特征　霍奇金淋巴瘤以肿瘤组织中存在里-斯细胞为特征。非霍奇金淋巴瘤病变的淋巴结切面外观呈鱼肉样。

(二) 护理评估

1. 健康史　评估病人有无病毒和幽门螺杆菌感染史;有无免疫力低下表现;有无淋巴结肿大及肿大的部位、活动度等;有无发热、脾大等症状。

2. 临床表现　由于病变部位和范围不相同,临床表现不一致。①原发病变部位在淋巴 **考点**:临床表现结,以相应局部肿块及器官压迫症状为主;②病变在淋巴结外的淋巴组织,例如扁桃体、鼻咽部、胃肠道、脾、骨骼或皮肤等处淋巴组织,则以相应组织受损症状为主;③淋巴结外淋巴组织病变多见 NHL。NHL 一般发展迅速,易有远处扩散。晚期可出现恶病质。

(1) 淋巴结肿大:多数病人以无痛性颈部或锁骨上淋巴结进行性肿大为首发症状,其次为腋下、腹股沟等处的淋巴结肿大。肿大的淋巴结可以活动,也可相互粘连,融合成块,触诊有软骨样感觉。如果淋巴结压迫神经,可引起疼痛。少数病人仅深部淋巴结肿大,可压迫邻近器官引起症状,如纵隔淋巴结肿大,可致咳嗽、胸闷、气促、肺不张及上腔静脉压迫症等;腹膜后淋巴结肿大可压迫输尿管,引起肾盂积水等。

(2) 全身症状:可有持续性或周期性发热,热型多不规则,退热时大汗淋漓为本病的特征之一,发热用抗生素治疗无效。可有盗汗、体重减轻症状。部分病人局部或全身皮肤瘙痒,是 HL 较特异的表现,皮肤瘙痒发生于病变部位淋巴引流区域。17% ~ 20% 的 HL 可有"酒精疼痛",即病人在饮酒 20 分钟后病变局部(淋巴结)发生疼痛,是 HL 特有的症状,该症状可早于其他症状及 X 线表现,具有一定的诊断意义。

(3) 全身各组织器官受累:脾大不常见。肝受累可引起肝大和肝区疼痛,少数可发生黄疸。胃肠道和肾脏损害出现腹痛、腹泻、腹部肿块、肾肿大、高血压、尿素氮潴留等。还可见肺实质浸润、胸腔积液、脑膜和脊髓浸润。骨骼损害以胸、腰椎最常见。

3. 辅助检查

(1) 血象、骨髓象:HL 血象变化较早,常有轻或中度贫血,少数有白细胞计数增加,中性粒细胞增多,骨髓浸润广泛或有脾功能亢进病人全血细胞下降。骨髓象多为非特异性,如能找到 R-S 细胞有助于诊断。NHL 白细胞多正常,伴淋巴细胞绝对或相对增多。

(2) 淋巴结活检:是淋巴瘤确诊和分型的主要依据。

考点: 淋巴结活检

(3) 其他检查:胸部 X 线、腹部 B 超或胸(腹)部 CT 检查有助于确定病变的部位及其范围。HL 活动期病人血沉增快,乳酸脱氢酶活力增加,乳酸脱氢酶增高提示预后不良。

(三) 治疗要点

以化疗为主,结合放疗的综合治疗,是淋巴瘤的基本治疗策略。

考点: 化学治疗

1. 化学治疗　多采用联合化疗,争取首次治疗获得缓解,有利于病人长期存活。HL 常用方案为 MOPP(氮芥、长春新碱、丙卡巴肼、泼尼松)、ABVD(阿霉素、博来霉素、长春碱、达卡巴嗪)方案,对比研究表明,ABVD 方案缓解率和 5 年无病生存率均优于 MOPP 方案,因此 ABVD 方案已代替 MOPP 方案成为 HL 的首选化疗方案。NHL 基本化疗方案为 COP(环磷酰胺、长春新碱、泼尼松),也可采用 CHOP(环磷酰胺、阿霉素、长春新碱、泼尼松)治疗。

2. 放射治疗　有扩大照射及全身淋巴结照射两种。扩大照射指除被累及的淋巴结及肿瘤组织外,还包括附近可能侵及的淋巴结。扩大照射适用于 HL ⅠA 期、HL ⅡA 期病人,疗效较好。Ⅲ、Ⅳ期病例应以化疗为主,必要时局部放疗。NHL 对放疗、化疗敏感,但易复发,再次治疗缓解率低,缓解持续时间短。

3. 生物治疗　①单克隆抗体(CD20)阳性的 B 细胞淋巴瘤,均可用 CD20 单抗(利妥昔单抗)治疗;②干扰素有部分缓解作用;③胃黏膜相关性淋巴瘤经抗幽门螺杆菌治疗后部分病人症状改善,淋巴瘤消失。

4. 造血干细胞移植　病人年龄小于 55 岁,重要脏器功能正常,能耐受大剂量放、化疗者,行异基因或自体干细胞移植,可望获得较长缓解期和无病存活期。

(四) 主要护理诊断及合作性问题

1. 体温过高　与疾病本身或感染有关。

2. 有皮肤完整性受损的危险　与放疗引起局部皮肤烧伤有关。

3. 有感染的危险　与放疗、化疗使机体免疫力低下有关。

(五) 护理措施

1. 休息与活动　根据病情和个体适应性合理安排休息与活动,在完全缓解期可适当或正常活动。化疗或放疗期间病人应注意休息,提供整洁、舒适、安静的休息环境,减少不良刺激。每日通风 2 次,每次 15~20 分钟,必要时地面洒水,保持室内空气新鲜、洁净,温度、湿度适宜。

2. 饮食护理　向病人和家属讲解治疗期间饮食营养的重要性,给予高蛋白、高热量、高维生素易消化饮食,增强机体抵抗力。提供适合病人口味的食物及适宜的进餐环境,化疗期间鼓励病人进食清淡的流质或软食,少食多餐,不宜过饱,避免食用油腻、甜食或刺激性食物,鼓励病人多饮水,每日不少于 2000ml,如胃肠道反应较重,遵医嘱给予静脉补液。

3. 病情观察 观察病人生命体征、神志等,密切观察体温变化情况,注意全身或局部有无感染病灶。

考点: 观察病情和皮肤护理

4. 用药护理 遵医嘱使用化疗药物,密切观察疗效和副作用,发现异常及时报告医生处理。

5. 对症护理

(1) 皮肤护理:①病人出汗较多时,应保持皮肤清洁、干燥,随时擦洗、更衣,避免感冒受凉。②放疗后局部皮肤可有发红、灼热、瘙痒、渗液和形成水疱等异常表现,注意避免压迫、抓伤和衣服摩擦皮肤,防止皮肤破损。③避免阳光照射或使用刺激性的化学物品,如香水、肥皂、洗涤剂、美容剂、胶布等,可在医生指导下合理使用适合的油膏、软膏以保护皮肤。④避免过热或过冷刺激皮肤,尽量不用热水袋、冰袋;如局部皮肤灼痛可给予 0.2% 薄荷淀粉或氢化可的松软膏外涂;如局部皮肤刺痒、渗液或水疱,可用冰片蛋清、2% 的甲紫或氢化可的松软膏外涂;如局部皮肤有溃疡或坏死,应外科清创,遵医嘱给予抗感染治疗。

(2) 感染护理:参见本章第 3 节"白血病"的相关内容。

(3) 贫血护理:参见本章第 2 节中"贫血"的相关内容。

(4) 出血护理:参见本章第 2 节中"再生障碍性贫血"的相关内容。

6. 心理护理 评估病人的心理状态,告诉病人近几年由于治疗方法的改进,淋巴瘤缓解率大大提高,如淋巴瘤早期尤其 HL 是可以治愈的,即使是中、晚期病人,经过有计划和长期的治疗,也能获得较长时间的缓解,以树立病人战胜疾病的信心。鼓励病人坚持化疗、放疗,积极配合治疗护理。

(六) 健康教育

1. 知识指导 向病人及家属讲解有关疾病的知识和治疗原则,介绍化疗、放疗的不良反应及相应护理措施。

2. 生活指导 指导病人注意保证充分休息、睡眠,加强营养,心情舒畅,以提高机体免疫力。

考点: 注意休息,定期复查

3. 治疗指导 遵医嘱用药,注意药物疗效及副作用。

4. 定期复查 若有不适或发现肿块及时来医院检查。

案例 6-4-1 分析

1. 初步诊断 霍奇金淋巴瘤。

2. 诊断依据 ①病人右颈部多个淋巴结肿大点;②颈部淋巴结活检示霍奇金淋巴瘤病理改变。

3. 放疗的皮肤护理 ①保持皮肤清洁、干燥;②放疗局部皮肤避免压迫、抓伤和衣服摩擦皮肤,防止皮肤破损;③避免阳光照射或使用刺激性的化学物品,可在医生指导下合理使用适合的油膏、软膏以保护皮肤;④避免过热或过冷的刺激皮肤,尽量不用热水袋、冰袋;如局部皮肤灼痛、刺痒、渗液或水疱,遵医嘱给予相应处理。

(周作霞)

第 5 节 出血性疾病

出血性疾病(hemorrhagic disease)是由于正常的止血机制发生障碍,引起以自发性出血或轻微损伤后出血不止的一组疾病。可由于微血管壁的结构和功能缺陷、血小板质量或数量的

考点: 出血性疾病概念

改变以及凝血、抗凝血机制紊乱引起。

1. 分类

（1）血管壁异常：①遗传性：如遗传性出血毛细血管扩张症、先天性结缔组织病等；②获得性：如重症感染、化学物质与药物作用、内分泌代谢障碍（维生素 C 缺乏所致坏血病，糖尿病等）和血管病变等；③过敏性：如过敏性紫癜；④其他：如单纯性紫癜、老年性紫癜、机械性紫癜等。

（2）血小板异常：①血小板减少：血小板生成减少，如再生障碍性贫血、白血病、感染。血小板破坏过多，如特发性血小板减少性紫癜；血小板消耗过多，如血栓性血小板减少性紫癜、弥散性血管内凝血。②血小板增多：原发性血小板增多症。③血小板功能异常：遗传性见于血小板无力症、巨大血小板综合征等；继发性见于如药物、尿毒症、严重肝病等引起。

（3）凝血异常：①遗传性：如各型血友病、遗传性凝血酶原缺乏症等；②获得性：严重肝病、尿毒症及维生素缺乏症等；③循环血中抗凝物质增多或纤溶亢进：抗凝血因子抗体、抗凝药物治疗。

（4）抗凝及纤维蛋白溶解异常：①肝素使用过量；②香豆素类药物过量及敌鼠钠中毒；③免疫相关性抗凝物增多；④蛇咬伤、水蛭咬伤；⑤溶栓药物过量。

（5）复合性止血机制异常：①先天性或遗传性，如血管性血友病等；②获得性，如弥散性血管内凝血（DIC）。

2. 实验室检查

（1）筛选试验：①血管异常：出血时间、毛细血管脆性试验等；②血小板异常：血小板计数、血块回缩试验、毛细血管脆性试验、出血时间等；③凝血异常：凝血时间（CT）、活化部分凝血活酶时间（APTT）、凝血酶原时间（PT）、凝血酶原消耗时间（PCT）、凝血酶时间（TT）等。

（2）确诊试验：①血管异常：毛细血管镜等；②血小板异常：血小板数量、形态、平均体积，血小板黏附、聚集功能等；③凝血异常：凝血第一阶段：测定凝血因子抗原及活性等。凝血第二阶段：测定凝血酶原抗原及活性等。凝血第三阶段：测定纤维蛋白原、异常纤维蛋白原等抗原及活性等；④抗凝异常：测定抗凝血酶抗原及活性等；⑤纤溶异常：鱼精蛋白副凝（3P）试验、纤溶酶原测定等。

3. 评估　　主要评估病人出血特征，如出血部位、时间、年龄，有无诱因，是自发性，是否轻微损伤后出血不止，有无躯体疾病史，有无家族史，病人及家属对疾病的认识、家庭支持和遵医行为等。

一、特发性血小板减少性紫癜

案例 6-5-1

　　病人，女性，23 岁。1 年来反复出现两下肢瘀斑，月经量增多。查血象：血红蛋白 80g/L，红细胞 3.0×10^{12}/L，血小板 19×10^9/L。

问题：1. 初步诊断是什么？

　　　　2. 首优的护理诊断有哪些？

　　　　3. 治疗的首选药物是什么？

（一）概述

考点：ITP概念

　　特发性血小板减少性紫癜（idiopathic thrombocytopenic purpura，ITP）是一种复杂的多种机制共同参与的获得性自身免疫性疾病。2007 年 ITP 国际工作组将本病更名为原发性免疫性血小板减少症。是由于病人对自身的血小板抗原的免疫失耐受，产生体液免疫和细胞免疫介导的血小板过度破坏和血小板生成受抑制,导致外周血中血小板减少的出血性疾病。以皮肤、黏膜出血为主要表现,严重者可发生内脏出血。男女发病率相近,育龄女性发病率高于同年龄段男性,60 岁以上人群的发病率是 60 岁以下人群的 2 倍。

ITP 病因迄今未明,发病可能与下列因素有关。①体液免疫和细胞免疫介导的血小板过度破坏:将 ITP 病人血浆输给健康受试者,可引起后者一过性血小板减少。50% ~ 70% 的 ITP 病人的血中可检测到血小板膜糖蛋白特异性自身抗体,自身抗体致敏的血小板被单核-巨噬细胞系统过度破坏,另外,ITP 的细胞毒 T 细胞可直接破坏血小板。②体液免疫和细胞免疫介导的血小板生成不足:自身抗体还可损伤巨核细胞或抑制巨核细胞释放血小板,引起 ITP 病人血小板生成不足;细胞毒 T 细胞可通过抑制巨核细胞凋亡,障碍血小板生成。

考点: 病因

(二) 护理评估

1. 健康史 评估病人是否育龄女性;询问病人的起病急缓,起病前 2 周左右有无上呼吸道感染,了解有无应用对血小板影响的药物,有无家族史。

2. 临床表现 根据临床表现、发病年龄、病程长短、治疗效果及预后将 ITP 分为急性型和慢性型。

考点: 临床表现

(1) 慢性型:以 40 岁以下的中青年女性多见。多与自身免疫因素、雌激素变化有关。以反复发作为特征。

1) 起病情况:起病隐匿,一般无前驱症状。

2) 出血症状:出血症状轻而局限,常反复发生皮肤黏膜瘀点、瘀斑,女性病人月经过多最为常见,每次发作常持续数周或数月甚至数年。严重内脏出血较少见。长期月经过多者,可出现失血性贫血。反复发作者常有轻度脾大。

3) 其他:乏力是 ITP 的临床症状之一,部分病人表现更加明显;血栓形成倾向,是血栓前疾病;长期月经过多可出现失血性贫血。

4) 预后:慢性型 ITP 易反复发作,自行缓解少见,治疗效果差。

(2) 急性型:多见于儿童。多与某些病毒感染有关。

1) 起病情况:起病突然。大多在出血症状发作前 1 ~ 3 周有感染病史,包括病毒性上呼吸道感染、风疹、水痘、麻疹病毒或 EB 病毒感染等。也可见于接种疫苗后。有畏寒、发热等前驱症状。

2) 出血症状:严重,全身皮肤可有瘀点、瘀斑、紫癜,常先出现于四肢(图 6-5-1),严重者可有血疱及血肿形成。鼻、牙龈及口腔黏膜及眼结膜出血较常见,内脏出血表现为呕血、黑便、咯血及尿道、阴道出血等。颅内出血可导致剧烈头痛、意识障碍、瘫痪及抽搐,也是本病致死的主要原因。

3) 预后:急性型 ITP 病情多为自限性,95% 的病例可自行缓解,病程 4 ~ 6 周,少数病程超过 6 个月转为慢性。

3. 辅助检查

(1) 血小板检查:①外周血中血小板计数明显减少,血小板生存时间明显缩短。急性型发作期血小板常低于 20×10^9/L,慢性型常在 50×10^9/L 左右;②血小板平均体积偏大;③出血时间延长,血块收缩不良,束臂试验

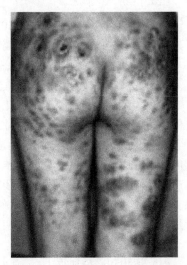

图 6-5-1 特发性血小板减少性紫癜

考点: 血小板检查

阳性;④血小板功能正常。

（2）骨髓象:是本病诊断的重要依据。①骨髓巨核细胞数增多或正常;②骨髓巨核细胞成熟障碍:表现为巨核细胞体积变小,胞质颗粒减少,幼稚巨核细胞增加;③有血小板形成的巨核细胞显著减少,常<30%;④红系和粒、单核系正常。

（3）其他:大多数 ITP 病人血小板相关免疫球蛋白 PAIgG 阳性、血小板相关补体（PAC$_3$）增高,缓解期可恢复正常。

（三）治疗要点

考点:糖皮质激素治疗

1. 糖皮质激素　为首选药物。作用机制:①减少自身抗体生成及减轻抗原抗体反应;②抑制单核-巨噬细胞系统对血小板的破坏;③改善毛细血管通透性,出血症状;④刺激骨髓造血及血小板向外周血的释放。出血严重者可短期内使用地塞米松或者甲泼尼龙静脉滴注。若无明显出血倾向,血小板计数>30×10^9/L 者,可不予治疗。

2. 脾切除　可减少血小板抗体产生,减少血小板破坏,是治疗本病的有效方法之一。有效率为 70%~90%。即使无效,也会使病人对糖皮质激素的需要量减少。

（1）适应证:①正规使用皮质激素治疗 3~6 个月无效者;②糖皮质激素维持量>30mg/d;③有糖皮质激素使用禁忌证者。

（2）禁忌证:①年龄小于 2 岁;②妊娠期;③因其他疾病不能耐受手术。

3. 免疫抑制剂　与糖皮质激素合用提高疗效,减少糖皮质激素用量。用于有糖皮质激素或脾切除禁忌证或疗效不佳者。以长春新碱最常用,此外,环磷酰胺、硫唑嘌呤、环孢素等也有一定疗效。由于这类药物均有较严重的副作用,使用时应慎重,一般不做首选药。

4. 急症的处理　对血小板低于 20×10^9/L、出血严重或广泛者、疑有或者已发生颅内出血、近期将实施手术或者分娩者进行紧急处理,防止出血不止。常用方法:输血小板悬液;静脉注射免疫球蛋白及大剂量泼尼松龙,血浆置换等。

（四）主要护理诊断及合作性问题

1. 有皮肤受伤的危险:出血　与血小板减少有关。

2. 有感染的危险　与糖皮质激素治疗有关。

3. 潜在并发症:颅内出血。

（五）护理措施

1. 休息与活动　血小板<50×10^9/L 者,勿做强体力活动。血小板介于(30~50)×10^9/L 之间者,且出血不重,可适当活动,避免劳累。血小板<30×10^9/L 者,以卧床休息为主,保持心情平静。

2. 饮食护理　给予高维生素、高蛋白、高热量的软食。若牙龈出血,食物的温度不宜过高。多吃水果蔬菜,防止便秘。禁吃坚硬、多刺、辛辣食物。

3. 病情观察　严密观察病人生命体征及神志变化;注意出血部位、范围、出血量及出血是否停止;监测血小板计数、出血时间,血小板<20×10^9/L,要警惕脑出血。

考点:用药护理、对症护理

4. 用药护理　①糖皮质激素:按医嘱应用,不可自行减量或突然停药,长期会引起身体外形的变化、胃肠道反应、诱发感染、骨质疏松等;②免疫抑制剂:长春新碱可引起骨髓造血功能抑制、末梢神经炎,应注意观察;环磷酰胺:可导致出血性膀胱炎等。用药期间要严密观察血象、有无骨髓抑制、神经感觉障碍、血尿等不良反应。发现异常及时通知医生,积极配合处理,应用环磷酰胺时要多饮水,勤排尿。

5. 对症护理

（1）预防和避免加重出血:血小板低于 20×10^9/L 要警惕颅内出血、消化道出血、肾出血、失血性休克等。避免用力、屏气、剧烈咳嗽、打喷嚏等脑出血的诱因,必要时酌情给予镇咳剂等药物对症处理。具体护理参见本章第2节中"再生障碍性贫血"的相关内容。

(2) 预防感染护理:病人长期应用糖皮质激素,易诱发或加重感染,使病情加重,故应加强和控制感染,具体护理参见本章第3节中"急性白血病病人的护理"相关内容。

6. 心理护理 鼓励病人表达自己的感受,对病人表示理解,安慰病人,耐心解答病人提出的各种问题,增加病人的安全感和信任感,消除焦虑情绪。

(六) 健康教育

1. 知识指导 向病人及家属介绍本病基本知识,使其了解疾病的病因、主要表现、治疗方法,以及如何配合治疗与护理,以积极的心态对待疾病。

2. 生活指导

(1) 避免诱发和加重出血的因素:如避免人为损伤,不玩锐利玩具,不使用锐利工具,不做剧烈运动,不做对抗运动,指甲不宜过长,用软毛牙刷刷牙等。 `考点:生活指导和监测病情指导`

(2) 建立良好的生活习惯:保持充足的睡眠,保持大小便通畅,稳定情绪等是避免颅内出血的有效措施。

3. 用药指导 告知长期服用糖皮质激素者必须遵医嘱、按时、按量,按疗程用药,不可自行减量或者突然停药,以免加重病情,注意预防各种感染。避免使用可引起血小板减少或者抑制其功能的药物等。

4. 病情监测指导 能自我监测病情,注意皮肤黏膜出血情况,如瘀点、瘀斑、牙龈出血等,注意有无内脏出血的表现,如月经量增多、呕血或黑便、咯血、血尿、头痛等。一旦发现出血或出血加重,应及时就医。定期复查外周血象,了解血小板数目的变化,指导疗效的判断和治疗方案的调整。

> **案例 6-5-1 分析**
> 1. 初步诊断 慢性特发性血小板减少性紫癜。
> 2. 首优的护理诊断 潜在并发症:颅内出血。
> 3. 治疗的首选药物 糖皮质激素。

二、过敏性紫癜

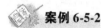 **案例 6-5-2**

病人,男性,9岁,食用一次海虾后不久发现臀部和下肢皮肤分批出现瘀点、瘀斑,大小不等,呈紫红色,高出皮面。1周后又出现血尿、蛋白尿、管型尿。医院检查血小板计数、出血时间和凝血时间均正常。

问题:1. 初步诊断是什么?

2. 可能的病因有哪些?

3. 病情观察的重点是什么?

(一) 概述

过敏性紫癜(allergic purpura)是一种常见的由血管壁变态反应引起的出血性疾病,以非血小板减少性紫癜、腹痛、关节炎、肾炎为临床特征。本病多见于儿童及青少年,以冬春季节多见。 `考点:概念`

1. 病因 ①感染:是最常见的原因,如细菌(β溶血性链球菌、金黄色葡萄球菌等)、病毒(风疹、水痘、流感等)、寄生虫(钩虫、蛔虫等)感染。②食物:如鱼、虾、蛋、乳等。可能是机体对食物中蛋白质过敏所致。③药物:如抗生素(青霉素、链霉素、氯霉素、红霉素)、磺胺药、 `考点:病因`

水杨酸类、保泰松、苯巴比妥类药等。④其他:如花粉、昆虫咬伤、寒冷及疫苗接种等。

2. 发病机制　目前认为是免疫因素介导的一种全身血管炎症。上述病因促发机体产生Ⅰ型和(或)Ⅲ型变态反应的结果。变态反应过程中所产生的各种炎症介质或活性物质引起局部小血管发生炎症反应,使血管通透性增加,导致血浆外渗,引起相应组织或脏器的出血与水肿。最常见的出血部位是皮肤、黏膜等,也可累及胃肠道、肾和关节腔。

(二) 护理评估

1. 健康史　询问起病前2周有无上呼吸道感染,有无对进食异性蛋白过敏病史,有无应用解热镇痛药、抗生素及疫苗接种史。

2. 临床表现　多数病人呈急性起病,发病前1~3周常有发热、咽痛等上呼吸道感染症状,随之出现典型的临床表现。不同类型临床表现各不相同。

考点:分型　　(1) 紫癜型:最常见。主要表现为皮肤紫癜,多见于下肢及臀部(图6-5-2),紫癜常对称分布,分批出现,大小不等,瘀点可融合成片或稍高出皮肤表面,伴皮肤瘙痒感。一般在数日内逐渐消退,可反复发作。少数病人可伴有眼睑、口唇、手足等部位荨麻疹或局限性血管性水肿。

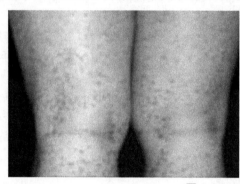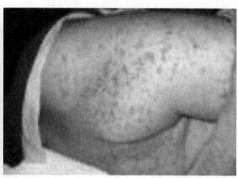

图 6-5-2　过敏性紫癜

(2) 腹型:主要表现为腹痛,有时伴呕吐、腹泻、便血。检查腹部可有脐周或下腹局限性或弥漫性压痛。若紫癜出现前发生,易误诊为急腹症。

(3) 关节型:主要表现为关节肿胀、疼痛及功能障碍等。多见膝、踝、肘及腕等部位。关节症状一般在数月内消退,不留后遗症。若发生在紫癜前,易误诊为风湿性关节炎。

(4) 肾型:病情最严重。一般多在紫癜发生后1~8周出现蛋白尿、血尿或管型尿。多数病人在数周内恢复,但易复发,少数病人可迁延数月。轻者可为局灶性轻型肾炎,严重者可发展为慢性肾炎或肾病综合征,可伴有高血压、浮肿、少尿甚至发生尿毒症。

(5) 混合型:以上临床表现若有2种或2种以上类型并存,则称为混合型。

考点:辅助检查　　3. 辅助检查　缺乏特异性的实验室检查。①血小板计数、功能及凝血相关检查:除出血时间(BT)可能延长,半数以上病人毛细血管脆性试验阳性,毛细血管镜可见毛细血管扩张、扭曲及渗出性炎症反应;血小板计数及出凝血时间均正常。②肾脏相关检查:可出现蛋白尿、血尿或管型尿,甚至有不同程度的肾功能受损。③白细胞计数和分类:白细胞计数轻、中度增高,伴嗜酸粒细胞增多。

(三) 治疗要点

考点:抗过敏治疗和抑制免疫治疗　　1. 消除病因　明确并去除致病因素,如消除感染病灶,驱除肠道寄生虫,避免使用致敏食物或药物等。

2. 抗过敏治疗　可选用抗组胺类药,如苯海拉明、氯苯那敏(扑尔敏)、阿司咪唑(息斯敏)等。抗组胺药易引起困倦,用药期间避免高空作业及驾驶,以免发生危险。

3. 免疫抑制治疗 常用泼尼松等糖皮质激素,抑制抗原抗体反应,具有抗过敏、降低毛细血管壁通透性的作用。糖皮质激素对腹型和关节型有较好的疗效,对肾型疗效不明显。糖皮质激素剂量和疗程,依病情而定。肾型或皮质激素疗效不佳者可用免疫抑制剂(环磷酰胺或硫唑嘌呤等)治疗。

4. 对症治疗 针对腹痛、消化道出血、浮肿、尿少等症状给予治疗。

（四）主要护理诊断及合作性问题

1. 有受伤的危险:出血 与血管通透性和脆性增加有关。

2. 疼痛:腹痛、关节痛 与局部过敏性血管炎性病变有关。

（五）护理措施

1. 休息与活动 血小板$<50\times10^9/L$者,勿做强体力活动。血小板$30\times10^9\sim50\times10^9/L$者,且出血不重,可适当活动,避免劳累。血小板$<30\times10^9/L$者,以卧床休息为主,保持心情平静。

2. 饮食护理 给予清淡、易消化的饮食,避免食用鱼、虾、蛋、乳等易引起过敏的蛋白质食物。多吃水果蔬菜,防止便秘,禁吃坚硬、多刺、辛辣食物。对消化道出血者,避免过热饮食,必要时禁食,按医嘱静脉补液;对明显水肿、高血压和少尿的病人,应给予低蛋白、低盐饮食,控制入水量。

3. 病情观察 ①一般状态:生命体征、皮肤、神志等。②临床表现:观察皮肤、出血部位及范围;观察腹痛性质、部位、程度、持续时间、伴随症状等;注意有无关节疼痛、肿胀等。③严重情况:消化道出血时,应记录出血量,注意观察肠鸣音情况,若肠鸣音活跃伴血压下降、脉搏细速,可能有再次出血的可能;若肠鸣音消失伴腹胀、腹肌紧张,可能有肠梗阻或肠穿孔发生;肾脏受累时注意尿色、尿量,定期做尿常规检查。 **考点:** 病情观察和对症护理

4. 用药护理 对应用糖皮质激素的病人,要加强护理、防止感染;鼓励应用环磷酰胺者多饮水,注意尿量及尿液颜色的改变。

5. 对症护理 ①关节型:受累关节处于功能位,少活动,避免外伤,以减轻疼痛;②腹型:腹痛时遵医嘱皮下注射阿托品以缓解疼痛。

（六）健康教育

1. 知识指导 向病人和家属讲述本病发病与致病因素,与病人和家属共同分析致病因素,并指导其避免该因素。如花粉季节减少外出,若外出需戴口罩。不滥用可引起过敏反应的药物。经常锻炼身体,积极预防呼吸道感染,保持心情愉快。 **考点:** 寻找并避免致病因素

2. 自我监测指导 教会病人自我监测出血情况及其伴随症状、体征。发现紫癜、腹痛、便血、关节肿痛、血尿、泡沫尿、少尿、浮肿等异常情况,及时到医院就诊。

案例6-5-2分析

1. 初步诊断 过敏性紫癜。

2. 可能的病因 上呼吸道感染。

3. 病情观察的重点 ①观察皮肤、出血部位及范围;②观察腹痛性质、部位等,监测血压、脉搏等情况;③注意尿色、尿量,定期做尿常规检查;④注意有无关节疼痛、肿胀等。

附:疾病鉴别(表6-5-1)

表6-5-1 ITP和过敏性紫癜鉴别

项目	ITP	过敏性紫癜
发病机制	免疫反应导致血小板破坏	免疫反应导致毛细血管炎
起病情况	急性型和慢性型	起病急

续表

项目	ITP	过敏性紫癜
临床表现	皮肤黏膜紫癜为主	紫癜型、腹型、关节型、肾型、混合型,紫癜型最常见
皮肤紫癜	没明显规律	多位于下肢及臀部,常对称分布,分批出现
实验室检查	血小板减少,出血时间延长,血块收缩不良	血小板正常,出凝血时间正常,毛细血管脆性试验阳性
治疗	糖皮质激素、脾切除、免疫抑制剂、丙种球蛋白	去除病因、抗过敏、糖皮质激素
护理	预防和避免加重出血	寻找及避免致病因素

三、血 友 病

 案例 6-5-3

病人,男性,16 岁,自幼有出血倾向,伴关节肿痛,血小板 $150×10^9/L$,PCT 缩短、APTT 延长,凝血酶原消耗不良。有家族史。

问题: 1. 初步诊断及诊断依据是什么?

2. 如何护理?

(一)概述

考点: 概念

血友病(hemophilia)是一组最常见的遗传性凝血活酶生成障碍引起的出血性疾病。临床主要表现为自发性关节和组织出血,以及出血所致的畸形。以阳性家族史、幼年发病、自发或轻微外伤后出血不止、血肿形成及关节出血为特征。血友病的社会人群发病率为 5~10/10万,婴儿发病率约 1/5000。

1. **病因** 根据病人缺乏凝血因子的种类分为:①血友病 A:又称 FⅧ缺乏症,是临床上最常见的遗传性出血性疾病,约占血友病的 85%;②血友病 B:又称遗传性 FIX 缺乏症。约占15%;③血友病 C:又称遗传性凝血因子 FIX 缺乏症,极少见。

2. **发病机制**

(1)血友病常见的遗传规律,见图 6-5-3。

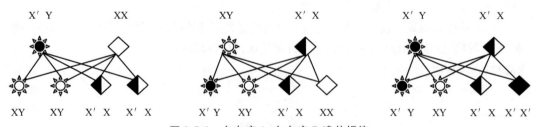

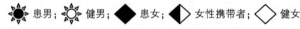

图 6-5-3　血友病 A、血友病 B 遗传规律

患男; 健男; 患女; 女性携带者; 健女

(2)各类血友病遗传特点:①血友病 A 和血友病 B 均为性染色体(X 染色体)连锁隐性遗传(男性发病、女性遗传)。②血友病 C 为常染色体隐性遗传性疾病,双亲都可能遗传,子女均可发病。③约 1/3 病人无家族史,发病原因不明,可能是基因突变所致。

(3)凝血因子缺乏:不同类型血友病缺乏的凝血因子种类不同,但共同的结果均是造成机体内源性凝血途径正常运作的原料缺乏,凝血活酶生成减少,凝血酶原激活受限,最终导致凝血功能障碍而使机体发生出血或有出血倾向。

（二）护理评估

1. 健康史　评估病人有无血友病家族史,是否幼年发病,有无自发或轻度外伤后出血不止病史。

2. 临床表现

（1）出血:血友病的主要表现,大多为自发性出血或轻微外伤后出血不止。血友病 A 出血最为严重,血友病 B 次之,遗传性 FXI 缺乏症出血症状较轻。①持续性:自幼发生,出血伴随终身。出血症状出现越早,病情越重。青年或成年发病者病情较轻。②出血部位:出血部位以四肢关节、软组织、深部肌肉较多见,皮肤紫癜早见。③负重关节腔内反复出血最为突出,如膝关节、踝关节等。关节腔内血液若不及时治疗,未能被机体完全吸收,形成慢性炎症、滑膜增厚、纤维化,软骨变性或坏死,最终导致关节疼痛、肿胀、僵硬、畸形,可伴骨质疏松、关节骨化及相应肌肉萎缩,称血友病关节。④内脏出血少见,但后果严重,颅内出血是最常见的死亡原因。考点:临床表现、常见的出血部位

（2）血肿压迫症状:①压迫血管:引起供血部位缺血性坏死或淤血、水肿;②压迫神经:可出现局部肿痛、麻木及肌肉萎缩;③口腔底部、咽后壁、喉及颈部软组织出血及血肿形成,可压迫或阻塞气道,引起呼吸困难甚至窒息。

（3）心理状态:本病为终身遗传性疾病且反复发生出血,病人担心影响工作、生活和危及生命,易出现紧张、恐惧心理及悲观失望的情绪。

3. 辅助检查　①血象及血小板功能:外周血象基本正常。出血时间、血块回缩试验正常;②筛查试验:内源性途径凝血障碍,凝血时间(CT)和激活部分凝血活酶时间(APTT)延长,凝血酶原消耗(PCT)不良,简易凝血酶生成试验(STGT)异常等;③凝血活酶生成及纠正试验:凝血活酶生成及纠正试验,有助于 3 种血友病的诊断和鉴别诊断。考点:辅助检查的意义

（三）治疗要点

目前无根治方法,需终生治疗。①替代治疗:补充缺失的凝血因子,是防治血友病出血最重要的措施。主要制剂有新鲜全血、新鲜血浆或冷冻血浆、冷沉淀物等。②其他药物治疗:去氨加压素是一种人工合成的抗利尿激素类药物,有抗利尿和动员体内储存因子Ⅷ释放的作用,可用于轻症血友病 A 病人。达那唑对轻中型血友病 A 病人效果较好,可改善血管通透性及减少抗 FⅧ中 C 抗体的产生而发挥作用。③止血治疗:包括局部压迫、放置冰袋,局部用血浆止血粉、凝血酶或明胶海绵填敷等。考点:替代治疗

（四）主要护理诊断及合作性问题

1. 组织完整性受损　与凝血因子缺乏有关。
2. 疼痛:肌肉、关节疼痛　与深部组织血肿或关节腔积血有关。
3. 有失用综合征的危险　与反复多次关节腔出血有关。
4. 焦虑　与终身出血倾向、担心丧失劳动能力有关。
5. 潜在并发症:颅内出血。

（五）护理措施

1. 休息与活动　有出血症状时应立即卧床休息,患肢制动。关节腔出血控制后可适当活动,协助病人进行主动或被动关节活动,循序渐进,避免受伤,预防关节功能障碍。

2. 饮食护理　给予高热量、高蛋白、高维生素、易消化营养丰富的食物,避免带骨、带刺的食物,以免刺伤消化道黏膜引起出血,避免暴饮暴食。

3. 病情观察　①观察出血部位:负重关节、深部组织出血情况,测量血肿范围、带血敷料重量,以估计出血量等。注意有无呕血、咯血等内脏出血征象有无颅内出血的表现,一旦发现

及时通知医生,配合紧急处理;②观察关节活动情况:关节有无红、肿、热、痛,活动受限,受损关节是否处于功能位等。

4. 用药护理 补充凝血因子护理:①应在取回凝血因子后立即输注;②使用冷沉淀物时,应在37℃温水中融化10分钟,并尽快输入;③输注凝血因子过程中注意观察有无输血反应;④补充FⅧ(半衰期8~12小时)需连续静脉滴注或每日2次。补充FIX(半衰期18~30小时)每日1次;⑤过量补充凝血因子有增加血栓形成的副作用,故需根据公式计算补充凝血因子的量;⑥发现出血,立即输凝血因子,效果好,用量少。

<u>考点</u>:防止出血、控制出血

5. 防止出血和控制出血 ①鼻黏膜出血,可用凝血酶、巴曲酶(立止血)等药物加压或堵塞止血,也可冷敷局部或采用指压动脉法止血,无效时可填塞凡士林油纱条。②咽喉部损伤者应保持呼吸道通畅,侧卧或头偏向一侧,必要时用吸引器将血吸出,避免血肿压迫呼吸道引起窒息,并准备好气管插管或气管切开的急救处理。③皮肤表面的出血,局部可采取压迫止血法。出血较多的伤口或拔牙后出血不止者,可采用含相关凝血因子的黏贴物覆盖伤口或创面。④肌肉出血多为自限性,禁忌血肿部位穿刺,以防感染。⑤有踝、髋、腕、肘及肩关节腔或深部组织血肿,应立即停止活动,抬高患肢、固定、制动,给予冰袋冷敷或采取绷带压迫止血。关节腔出血控制、肿胀消退后,应帮助病人进行主动或被动全范围的关节活动,以防止关节挛缩、强直、肌肉萎缩和功能丧失,鼓励病人主动配合锻炼。

6. 心理护理 精神刺激、情绪波动过大均可诱发出血。要了解病人的心理状态,向病人及家属讲解本病知识、遗传特点。说明本病为遗传性疾病,需终身治疗,使病人能正确认识疾病,消除恐惧心理。为病人提供有关血友病社会团体组织的信息,鼓励病人参加,通过病人间互通信息,相互支持来共同应对血友病给病人带来的困难与烦恼。

(六) 健康教育

1. 知识指导 向病人介绍本病基本知识,使其高度重视本病,但又不过分紧张。面对现实积极采取应对措施,提高生活质量。对影响本病的病因、导致出血的诱因有所了解,尽量注意避免;面向大众宣传出血时急救方法。告知病人外出远行时,随身携带血友病的病历卡,以备发生意外时能得到及时正确处理,并及时就医。

<u>考点</u>:生活指导,优生优育指导

2. 生活指导 加强自我防护,预防损伤是防止出血的重要措施。①日常适度运动(游泳、散步、骑自行车等)能锻炼肌肉,防止关节出血,但勿过度劳累。有活动性出血者要限制运动。②活动时防止外伤,不要过度负重或做剧烈的接触性运动,如拳击、打球、踢球、穿硬底鞋或赤脚走路,使用刀、剪、锯等工具时应戴手套。③尽可能避免注射,注射完毕至少按迫注射部位5分钟。避免使用静脉留置针,以免穿刺点出血。④避免手术治疗,若必须手术,应及时补充凝血因子,发现出血及时处理。⑤注意口腔卫生,防止龋齿,避免拔牙。

3. 治疗指导 ①遵医嘱用药:避免使用阿司匹林、非甾体类抗炎药物及其他可能干扰血小板聚集的药物,以防加重出血。②家庭治疗:对病人及家属进行有关血友病的病理、生理、诊断、治疗和护理知识的教育。告知矫形外科知识、精神心理学以及艾滋病、病毒性肝炎的预防知识等,以便在专业医生指导下进行家庭治疗。

4. 指导优生优育 按照我国法律,患血友病的病人是可以结婚生育的。但从"优生优育"和"家庭和谐"的角度出发,应注意以下几点:①双方结婚前最好到医院做血友病基因的检查,确定出生的后代是否有患血友病的可能。②若产前羊膜穿刺确诊为血友病,应终止妊娠减少血友病人的出生率。

案例 6-5-3 分析

1. 初步诊断 血友病。

2. 诊断依据 ①自幼出现的出血倾向,男性伴家族史,有深部出血。②血小板计数正常,凝血

指标内源性途径异常,凝血酶原消耗(PCT)不良提示凝血因子缺乏符合血友病诊断标准。

3. 主要护理措施　①有出血症状时应立即卧床休息,患肢制动,尽量减少活动,避免受伤。②饮食避免带骨、带刺的食物,以防消化道出血。③观察病情防止出血、控制出血。④指导优生优育。

(周作霞)

第6节　造血干细胞移植的护理

(一)概述

造血干细胞移植(hemopoietic stem cell transplantation,HSCT)是指从供体或自体取出一定量的造血干细胞作为移植物,用预处理方案清除受者患病的造血与免疫系统,然后将供者的造血干细胞经静脉回输移植到受者体内,利用造血干细胞具有不断自我复制和分化的功能来重建受者的造血和免疫功能的一种治疗方法。造血干细胞移植是目前治疗白血病最为有效的方法。另外,许多恶性肿瘤和遗传性疾病也可以通过此方法治疗。

(二)适应证

1. 恶性疾病　如急性白血病、慢性粒细胞性白血病、恶性淋巴瘤、多发性骨髓瘤等。
2. 非恶性疾病　如急性再生障碍性贫血、先天性免疫缺陷疾病、先天性造血异常症、先天性骨髓异常症、阵发性睡眠性血红蛋白尿以及系统性自身免疫性疾病等。

(三)方法

1. 供体的选择　供体的选择原则是以健康供者与受者的人白细胞抗原(HLA)配型相合为前提,首选 HLA 配型相同的同胞,次选 HLA 配型相合无血缘关系的供体。以年轻、健康、男性、ABO 血型相合和巨细胞病毒阴性者为佳。供、受者做 HLA 配型,混合淋巴细胞培养、细胞遗传及基因检查等。自体移植的供者就是病人自己,不需作 HLA 配型,但病人的身体情况应能承受大剂量放疗和化疗。

2. 采集造血干细胞

(1)骨髓采集:在手术室严格无菌条件下进行,硬膜外麻醉或全身麻醉供者于其髂前和髂后上棘多个部位抽取骨髓血 500~800ml,采集后的骨髓需立即置于含有肝素的保养液中,充分混合经分离、过滤后装入血袋。采集骨髓不宜过快,采集过程中要密切观察供髓者的生命体征,如血压、呼吸和脉搏的变化。移植前 2~3 周对供者进行循环采血(第 1 次采血 400ml,4~5 天后回输,同时再采血 600ml,4~5 天后回输,同时再采血 800ml),即保证骨髓移植过程中有足够的新鲜血液提供给供者,又可刺激骨髓造血干细胞生长。

(2)外周血采集:通过血细胞分离机多次采集而获得。一般常于采集外周血前 5~7 天,给予供髓者注射造血生长因子,如粒细胞集落刺激因子或巨噬细胞集落刺激因子等,以动员体内造血干细胞扩增。

(3)脐血采集:在手术室进行。健康产妇分娩,待胎儿娩出后,迅速结扎脐带,以采血针穿刺静脉收集残留于脐带和胎盘内的血液。

3. 造血干细胞输注　在无菌层流室进行,受者移植前准备就绪,休息 1 天后,经静脉将所需造血干细胞输注入病人体内,6 小时内输完(详见护理部分内容)。

(四)护理

1. 移植前护理

(1)无菌层流室准备:室内的一切物品及空间均需严格清洁、消毒、灭菌处理。室内不同空间采样,行空气细菌学检测,合格后方可以入住病人。通常将造血干细胞移植病人安置于100级空气层流洁净室内,进行严密的保护性隔离,能有效地减少感染的机会。

（2）病人准备

1）心理护理:了解病人及家属对所患疾病以及造血干细胞移植相关知识的认识,是否有充分的思想准备以及病人的经济状况等。解释造血干细胞移植的必要性、要求、程序、可能出现的并发症以及预防并发症的措施。如造血干细胞移植病人需要居住于与外界隔离的无菌层流室近1个月,以及可能出现的治疗反应等,使病人对造血干细胞移植有较清楚的了解,从而降低或消除病人的疑虑、恐惧感。鼓励病人树立信心,减少其紧张及孤独感,使其处于接受治疗的最佳生理、心理状态。

2）身体准备:造血干细胞移植前须全面体检,测量病人的营养状况及体重,有无消瘦;测量病人的体温是否正常,有无肝、脾淋巴结肿大,复查血象、骨髓象、血型,检查心、肺、肝肾功能等。特别要注意检查有无感染灶,发现感染或者带菌情况应该积极治疗,彻底清除慢性和潜在的感染病灶。消毒入室物品,如衣被、药品、餐具、便器、书报等,均需消毒处理,以防外源性感染。

清洁身体:①入室前3天:每天口服不吸收抗生素,进食消毒饮食,每天用1:2000氯己定液擦浴,便后清洗或坐浴;每天2次0.05%碘伏擦拭外耳道、鼻腔,每天2次用0.5%卡那霉素和0.1%利福平眼药水滴眼。②入室前1天:修剪指(趾)甲、剃毛发。③入室当天:清洁灌肠。沐浴后经1:2000氯己定液药浴20分钟,更换无菌衣、裤、拖鞋后方可入室。

预处理:预处理主要是应用大剂量化疗和放疗或同时使用免疫抑制剂,造血干细胞移植前,受者需要常规接受1个疗程超剂量的化疗和(或)全身放射线照射,称为"预处理"。预处理目的:杀灭肿瘤或者白血病细胞,抑制或者摧毁受者体内的免疫细胞,使移植的造血干细胞得以成活。预处理同时可消灭体内异常细胞,起到一定的治疗和预防复发的作用。预处理时输液量要充分,鼓励病人多饮水,保证足够入量以稀释尿中药物和尿酸浓度,防止出血性膀胱炎和尿酸性肾病。

静脉置管:病人于移植前日行颈外静脉或锁骨下静脉置管术以备用。静脉置管是造血干细胞移植期间各项输注性治疗得以顺利进行的重要保障。

2. 移植中护理

（1）造血干细胞输注:造血干细胞输注在无菌层流室进行。①输注前:遵医嘱给予地塞米松5mg静脉注射,以减少输注反应。②输注时间:异基因造血干细胞在采集后当日用输血器经中心静脉插管快速静脉滴注。护理人员要在床旁监护,注意有无过敏、溶血反应等;自体干细胞或脐血干细胞,在低温下保存的干细胞需置40℃水浴中迅速解冻静脉回输,4℃保存的干细胞在48h内静脉回输。③中和肝素:输注骨髓造血干细胞时另建一条静脉通路输注鱼精蛋白以中和骨髓液中肝素。

（2）输注注意事项:①防止肺栓塞:因骨髓中的脂肪颗粒可以引起肺栓塞,所以骨髓干细胞回输前应将装有骨髓血的采集瓶倒置30分钟,使骨髓中脂肪浮于上层,每袋骨髓液输至最后5ml弃去,以防肺栓塞。②病情观察:输注过程中应密切观察病人的生命体征和各种反应。如有异常应立即报告医生,并配合医生做好相关的救治工作。

3. 移植后护理

（1）移植早期护理:移植早期护理是整个治疗的关键,一般指预处理到移植后20天左右。此阶段病人免疫力极度低下,容易发生严重感染、出血等并发症。①严格执行消毒隔离制度,保持环境无菌,病人住层流净化室,控制入室人员,告诫家属和病人,严禁感冒或其他带菌者进入病室;病人进食无菌饮食,采取胃肠道除菌,做好病人皮肤、口腔、眼、耳、鼻等部位的无菌护理;静脉插管局部每日消毒换药,免疫球蛋白定期输注至移植后 100 天。医务人员进层流净化室需清洁、消毒,操作前后勤洗手,戴口罩、帽子、手套,穿隔离衣等。②认真观察病情变化。每日测体温、脉搏各 4 次,测血压、体重各 1 次,记录出入量。观察病人皮肤黏膜有无出血,有无恶心、呕吐及呕吐物、大小便的色、质、量的改变。密切观察病人的血象和骨髓象,必要时作血、尿、便及分泌物的细菌学检查和药敏试验,以便选择有效的抗生素。③嘱病人绝对卧床休息,预防出血。预处理后血小板减少是导致病人出血的主要原因。每日监测血小板计数,观察皮肤黏膜有无出血点、瘀斑,有无口腔、牙龈出血、胃肠道出血等。如出现出血,除一般的止血措施外,遵医嘱输注经白细胞过滤器过滤后的浓缩血小板是非常必要的。

(2) 移植物抗宿主病(GVHD)护理:GVHD 是异基因造血干细胞移植成功后最严重的并发症,是移植治疗相关死亡主要原因之一。由供体 T 细胞攻击受者同种异型抗原所致。临床表现有急性和慢性两种。单独或联合应用免疫抑制剂和清除 T 淋巴细胞是预防 GVHD 最常用的两种方法。

1) 急性 GVHD:主要表现为皮肤广泛性斑丘疹、皮疹,消化系统症状如腹泻、肝功能异常,通常发生在移植后 100 日内,如发生在移植后 10 天内称为"超急性移植物抗宿主病"病情较重,发生越早,预后越差。护理上应做好:①一般护理:给予无刺激、清淡、少渣半流质饮食,增加营养,保证热量、各种维生素、微量元素等营养成分的供给,协助病人做好皮肤、大小便等日常生活护理。②严密观察病情变化:观察全身皮肤有无斑丘疹、水疱、脱屑,每天的大便次数及性状,巩膜有无黄染、肝功能是否正常等,出现异常及时报告医生。③用药护理:环孢素是预防急性移植物抗宿主病的主要药物。遵医嘱于移植前 1 天静脉滴注环孢素 2.5mg/(kg·d),持续滴注 1 个月,后改为口服 6mg/(kg·d),连续用 6 个月。环孢素不可与其他药物混合使用,抽取药液最好用 1ml 注射器,配 12 号针头,以保证剂量准确和避免浪费。口服剂型应使用吸管准确抽吸后,直接注入口中,温开水送服。用药期间密切观察有无出现毒副作用,如肝、肾的毒性,部分病人可出现高血压、胃肠道反应、多毛等。加强口腔护理,定期检测肝、肾功能,监测血压和尿量。

2) 慢性 GVHD:发生于移植 100 日后,类似自身免疫性疾病的全身性疾病,可分为局限性和广泛性,局限性只累及皮肤或肝脏,类似于硬皮病,主要表现为皮肤色素沉着或减少,轻度肝功能异常或轻度结合膜干燥,预后良好。广泛性慢性 GVHD 则可导致多器官受损,预后较差。护理上应做好:①用药护理:慢性 GVHD 主要采用大剂量糖皮质激素和小剂量免疫抑制剂治疗,遵医嘱按时按量坚持应用,注意观察药物不良反应。大剂量糖皮质激素易诱发消化道出血和感染,应密切观察病人的大便颜色和性状有无异常,体温有无升高等,并注意预防。应用抗胸腺免疫球蛋白或抗淋巴细胞球蛋白时,应注意观察病人有无过敏反应。②病情观察:密切观察皮肤、肝、肌肉、口腔和食管病变情况,发现异常及时通知医生,做好各种救治工作。

(3) 移植后恢复期护理

1) 生活护理:正常情况下病人的白细胞、血小板会逐渐回升,一般情况逐渐好转。但因长期卧床,体质仍较弱,生活不能完全自理,且仍有消化道症状,应帮助病人做好生活护理,鼓励进食高蛋白、高热量、高维生素、易消化的饮食,协助进行适当活动,增强机体抵抗力。

2) 心理护理:造血干细胞移植后,病人常对自身健康状况的变化感到恐惧,其次,由于无菌层流病室与外界基本隔绝,病人常出现孤独感。护士做好日常基础护理外,注意多与病人交流,倾听其心理感受,鼓励、关心、安慰、体贴病人,调节病人情绪。传递家属信息,了解病人对治疗、护理的要求,并尽量满足,尽可能减轻病人的痛苦,使病人在无菌层流室的隔离环境中有安全感和舒适感,使其坚定移植成功的信心。

(周作霞)

第7节　综合归纳血液系统常见症状和体征的护理

一、贫　血

1. 概念　贫血是指人体周围血液中红细胞计数容量减少,低于正常值的一种血液病最常见的临床症状。

2. 常见病因　见表6-7-1。

表 6-7-1　贫血病因

病因	疾病
红细胞生成减少	再生障碍性贫血、巨幼细胞贫血、缺铁性贫血等
红细胞破坏过多	各种溶血性贫血及脾功能亢进
急慢性失血	上消化道大出血、创伤性大出血、消化性溃疡出血、痔出血、月经过多

二、出 血 倾 向

1. 概念　出血倾向是指出血和凝血障碍引起的机体自发性多部位出血和(或)轻微损伤后出血不止。

2. 常见病因　见表6-7-2。

3. 出血及出血倾向评估　见表6-7-3。

表 6-7-2　出血倾向病因

病因	疾病
血管性疾病	过敏性紫癜、遗传性出血性毛细血管扩张症
血小板数量减少或质量异常	特发性血小板减少性紫癜、再生障碍性贫血、白血病、脾功能亢进等
凝血障碍	血友病、遗传性凝血酶原缺乏、肝病性凝血因子缺乏、肝素使用过量等

表 6-7-3　出血及出血倾向评估

评估项目	评估要点
皮肤、黏膜	观察有无瘀点、瘀斑、牙龈出血等情况
低血容量表现	有无头晕、眼花、乏力、出冷汗、尿量减少、血压下降、脉搏细速等情况
内脏出血	表现有无咯血、呕血、便血、尿血等
颅内出血	表现有无意识改变、头痛、呕吐、视力模糊、昏迷等

三、继 发 感 染

概念　血液病病人由于正常的白细胞数量减少和质量改变,加上贫血、营养不良及机体免疫力下降,不能抵抗病原微生物的侵袭而易继发感染,是血液病病人最常见的死亡原因之一。

四、常见出血性疾病的临床区别

常见出血性疾病的临床区别见表6-7-4。

表 6-7-4 常见出血性疾病的临床特点

区别指标	血管性疾病	血小板疾病	凝血障碍性疾病
性别	女性多见	女性多见	男性多见
家族史	较少见	罕见	多见
出血诱因	多为自发出血	多为自发出血	多为外伤后出血
出血部位及表现	多见皮肤黏膜、皮下的瘀点、瘀斑	多见皮肤紫癜、大块瘀斑、月经过多,常见内脏出血、眼底出血	多见关节腔、肌肉、内脏出血
手术或外伤后渗血不止	少见	可见	多见
疾病过程	短暂,常反复发作	反复发作	常为终身性

五、血液系统疾病常见症状和体征护理总结

血液系统疾病常见症状和体征护理见表 6-7-5。

表 6-7-5 血液系统疾病常见症状和体征护理

症状和体征	主要护理问题	护理重点
贫血	①活动无耐力 ②营养失调:低于机体需要量	①合理安排休息,以减少氧的消耗和减轻心脏负担 ②饮食:高蛋白、高热量、高维生素、易消化饮食 ③心理护理
出血倾向	①有损伤的危险 ②恐惧	①休息:急性出血者,应卧床休息;大量出血者绝对卧床休息。 ②饮食:营养丰富易消化、富含维生素 C 的食物,禁食粗糙和刺激性食物,禁饮酒 ③出血护理:颅内出血时立即置病人去枕平卧位、头偏向一侧,保持呼吸道通畅,给氧,头部冰帽,密切监测生命体征,建立静脉通路,按医嘱正确给药 ④预防出血
继发感染	①体温过高 ②有感染的危险	①休息:保持病室适宜的温、湿度和空气流通 ②饮食:高蛋白、高热量、营养丰富、易消化的流质或半流质饮食,每日摄入2000ml 以上水分 ③发热护理 ④皮肤黏膜护理:保持鼻黏膜湿润,禁止用手指挖鼻腔或剥去鼻腔内血痂 ⑤预防感染:中性粒细胞<0.5×10^9/L(即粒细胞缺乏症)时,应对病人进行保护性隔离

（张　敏）

第8节 血液系统常用诊疗技术的护理

一、骨髓穿刺术

骨髓穿刺术(bone marrow puncture)是诊断血液系统疾病一项常用的诊疗技术。目的是:①采集骨髓液行骨髓象检查,协助诊断血液病、传染病和寄生虫病;②采集供者骨髓,以备骨髓移植等。

【适应证】 适应于各种贫血、造血系统肿瘤、血小板或粒细胞减少症、疟疾或黑热病的诊断。

【禁忌证】 血友病等出血性疾病。

【方法】

1. 安置穿刺体位　根据穿刺部位协助病人采取适当的穿刺体位。

2. 消毒、局麻　常规消毒穿刺点局部皮肤，打开穿刺包，戴无菌手套，检查穿刺包内器械、物品是否齐全、通畅、衔接紧密。铺洞巾、局麻，护士将已消毒瓶塞的麻醉药瓶塞面对术者，术者用 5ml 注射器抽取麻药。在穿刺点进行皮内、皮下、骨膜浸润麻醉。

3. 穿刺　将骨髓穿刺针固定在一定长度(离针尖 1～1.5cm 处)，向骨面垂直缓慢钻刺，穿刺针进入骨质后拔出针芯，接上无菌干燥的 10ml 或 20ml 注射器，用适当力量抽吸骨髓液 0.1～0.2ml 滴于载玻片上，涂片，迅速送检。若做骨髓细菌检查，再抽吸 1～2ml 骨髓液。若抽不出骨髓液，可重新放回针芯，稍加旋转或继续钻入少许，再行抽吸。

4. 拔针　取得标本后，重新插入针芯，用无菌纱布置于针孔处，拔出穿刺针。在穿刺位置盖以消毒纱布按压 1～2 分钟后用胶布将纱布固定，协助病人采取平卧位，整理用物并记录。

【护理】

1. 术前护理

(1) 用物准备：①常规消毒治疗盘 1 套；②无菌骨髓穿刺包 1 个，内有骨髓穿刺针 1 枚、无菌注射器(2ml 和 20ml 各 1 副)、7 号针头 1 个、洞巾 1 条、纱布等；③其他用物：无菌棉签、2ml 的 1% 普鲁卡因(或利多卡因)2 支、无菌手套 2 副、载玻片及推玻片若干、培养基、酒精灯、火柴、胶布等。

(2) 病人准备：①向病人解释骨髓穿刺目的及注意事项，告知病人骨髓穿刺是医生在局麻下进行的一种有创性的微小操作；少量抽取不会影响病人的健康。嘱咐病人在穿刺过程中要保持体位不变，不可随意变换体位。骨髓穿刺后，穿刺局部可有轻微疼痛，属于正常情况，很快即可恢复。通过解释穿刺过程，消除病人的思想顾虑和恐惧，以取得配合。②病人术前需要做血小板、出血时间、凝血时间等检查；术前做普鲁卡因皮试，阳性者可改用利多卡因进行局部麻醉。

2. 术中护理

(1) 协助取适当体位：根据不同穿刺点协助病人采取适当的体位：

1) 选用髂前上棘部位穿刺者取仰卧位，髂前上棘穿刺点位于髂前上棘后 1～2cm，该穿刺部位骨面较平坦，操作方便，易于固定。

2) 选用胸骨穿刺者，取仰卧位并于后背垫以枕头，胸骨穿刺点常取胸骨柄或胸骨体相当于第 1、2 肋间隙的位置，胸骨较薄，注意穿刺力度适当，以防刺入过深伤及纵隔器官。由于胸骨骨髓液含量丰富，如其他部位穿刺失败时，仍需要做胸骨穿刺。

3) 选用髂后上棘部位穿刺者，取侧卧位或俯卧位，髂后上棘穿刺点位于骶椎两侧，臀部上方突出的部位。

4) 选用腰椎棘突穿刺点，则取坐位，尽量弯腰，头俯屈于胸前，使腰椎棘突充分暴露。

(2) 抽取骨髓液：①骨髓穿刺必须严格无菌操作规程，穿刺注射器、穿刺针、玻片必须干燥。②进入骨质后穿刺针不可摇摆，以防断针。抽吸压力不应过大，抽取骨髓液量不宜过多(除细菌培养外)，以免混入太多的周围血而影响结果的判断。③吸出骨髓液应立即涂片，避免凝固，涂片要厚薄适宜，均匀一致。制好的骨髓片及骨髓培养标本应及时送检。④在骨髓中造血组织不是绝对的均匀分布,有时需要多部位、多次骨髓穿刺抽取骨髓液,才能明确诊断。

3. 术后护理

(1) 休息:术后平卧休息 4 小时。

(2) 穿刺部位护理:拔针后局部加压,血小板减少者应至少按压 3~5 分钟。拔针后局部覆盖无菌纱布并包扎固定,保持局部干燥。观察穿刺部位有无出血,若纱布被血液或汗液浸湿,应及时更换无菌纱布,压迫伤口直到无渗血为止。骨髓穿刺术后 3 日内禁止沐浴,避免剧烈运动,以免引起感染。

二、成 分 输 血

成分输血治疗是指分离或单采适合供体的某种或某些血液成分并将其安全地输给病人。成分输血的有效成分含量高、治疗针对性强、效率高、节约血源,已成为目前输血的主要手段。

【常用成分血制剂及适应证】

1. 红细胞制剂

(1) 浓缩红细胞:全血自然沉降 24 小时或低温离心沉淀除去大部分血浆后,所剩余的部分即为浓缩红细胞,含血浆量少,抗凝剂量小。浓缩红细胞适用于各种慢性贫血、贫血伴心力衰竭、肾病、尿毒症、高血钾症、外科失血(手术前后输血)、小儿和老年人的输血。

(2) 少白细胞的红细胞:全血静置或离心或过滤移去 70% 以上白细胞的浓缩红细胞。此制品减少白细胞 50%、血小板 60%,可做全血代用品,又可减少输血反应。适用于反复输血和屡有发热反应的非溶血性输血反应的病人,需要经常输血的自身免疫性溶血性贫血的病人以及器官移植者。

(3) 洗涤红细胞:通过无菌操作,用 0.9% 氯化钠溶液将浓缩红细胞洗涤 3~5 次,去除大部分残留的血浆、80% 的白细胞、90% 的血小板,再重新以 0.9% 氯化钠配制成适宜浓度。适用于有输血过敏史及免疫有关的贫血者。

(4) 冰冻红细胞:将浓缩红细胞于-80℃ 以下冷冻,可保存 3~10 年,解冻使用。适用于稀有血型和自身红细胞的长期储存。由于制备和使用要求较高,价格昂贵,难以广泛应用。

(5) 年轻红细胞:用血细胞分离机的特殊程序对供血者连续约 4 小时单采,红细胞介于网织红细胞与成熟红细胞之间。冰冻年轻红细胞适用于骨髓功能不全、血细胞破坏严重需长期输血者。

(6) 辐照红细胞:经 γ 射线照射,灭活血液中的有核细胞,预防 GVHD 的发生。辐照红细胞主要供免疫缺陷病人、骨髓或器官移植后输血用。

2. 血小板制剂

(1) 包括浓缩血小板、单采血小板、少白细胞的血小板和辐照血小板。

(2) 血小板制剂适应证:①各种原因所致的血小板减少者;②血小板功能异常导致的严重出血或需要外科手术者。

3. 粒细胞制剂　因采集和保存粒细胞十分困难,且抗感染疗效不肯定。现临床上已不用粒细胞输注,常用集落细胞刺激因子纠正粒细胞缺乏情况。

4. 血浆制剂

(1) 新鲜血浆:指采血后 6 小时以内分离的血浆,是将新鲜冰冻血浆在采血后 6 小时内分离制成,1~2 小时内置-30℃ 以下冰冻保存的新鲜血浆,是临床上应用最多的一种血浆。新鲜血浆常用于凝血因子缺乏引起的出血以及需要补充血容量或血浆蛋白的病人(如严重创伤、大手术出血、血浆置换、低蛋白血症等)。

（2）冷沉淀物:新鲜冰冻血浆在 1~5℃ 条件下不溶解的白色沉淀物。主要含因子Ⅷ、纤维蛋白原和纤维结合蛋白及其他共同沉淀物。冷沉淀物常用于血友病 A、血管性血友病、纤维蛋白原减少症、严重创伤、大面积烧伤和严重感染等病人。

（3）凝血酶原复合物:由健康人新鲜血浆中提取精制而成,含有凝血酶原、凝血因子Ⅶ、Ⅸ、Ⅹ。适用于凝血因子Ⅶ、Ⅸ、Ⅹ缺乏及肝病所致凝血功能障碍等病人。

（4）清蛋白:由血浆中提取。常用于低血容量休克、低蛋白血症、烧伤等病人。

（5）血清免疫球蛋白:由血浆中提取,主要为 IgG。常用于预防或治疗病毒性肝炎、低球蛋白血症。

【护理】

1. 红细胞输注护理

（1）剂量:贫血病人一般每 2 周可输注红细胞约 200~400ml,2~4 小时输完,输注速度不宜太快。一般速度控制在成人每小时 1~3ml/kg,儿童及心血管病人不超过每小时 1ml/kg,以免循环负荷过重,急性失血者可适当加快输注速度。

（2）方法:①在输注红细胞前要将血袋反复颠倒数次,直到红细胞完全混合均匀为止。②使用双头输血器,一头连接红细胞袋,另一头连接 0.9% 氯化钠输液瓶。③滤网要竖直安装。④选用较粗的针头进行静脉注射。

（3）密切观察输血反应:输血过程中,尤其是输血初期 10~15 分钟或开始输注 30~50ml血液时,特别要认真观察有无不良反应。若发生输血反应,应立即停止输血,保留输血用具,保持静脉通畅并更换成 0.9% 氯化钠输液,及时通知医师处理。

（4）注意事项:①根据病人的病情选择合适的红细胞制剂,多次发生输血反应者,最好输注少白细胞的红细胞或洗涤红细胞。②严格执行输血操作制度,认真核对血液及输血器的质量和有效期。输注前要认真反复核对床号、姓名、血型、Rh 因子、血量及血液成分等,防止在书写、登记和核对等环节上发生错误。③使用标准输血器,血液从血库取出后应立即输注,室温放置不超过 30 分钟。不要加温输入,血液温度超过 37℃ 可使红细胞破坏而导致溶血。④洗涤红细胞时因洗涤血袋开放,有操作污染的可能,故应于 4~6 小时内输注完毕。⑤为减少输血反应,输血前 30 分钟遵医嘱给异丙嗪 25mg 肌内注射或地塞米松 10mg 静脉注射。输入同型非同一供血者血液时,两袋血液之间应以 0.9% 氯化钠输液冲洗静脉管道。严禁向血液中加入任何药物。⑥当病人贫血严重累及心脏时(贫血性心脏病),每次输注量以 100ml 为宜,速度宜慢,每分钟 10~15 滴,并注意观察病人有无心力衰竭的表现。急救需要快速输血时,可选用粗针头输入,以血液自行滑入为宜,切忌加压挤入输注,以免破坏红细胞。

2. 浓缩血小板输注护理

（1）剂量:对需要输注血小板的病人,开始剂量一般为输注 1 袋单采血小板,每周至少 2次。出血停止、血小板上升数日后即可停输。

（2）方法:①用有滤网的标准输血器,在血小板分离后尽快输给病人。输注前和输注过程中轻轻震荡血袋使血小板悬浮,防止血小板凝集;②输注的速率以病人可耐受为准,一般输注速率越快越好,以提高止血效果;③若用冷冻血小板宜在 10 分钟内融化,解冻后立即输注。

（3）注意事项:①严格无菌操作;②最佳保存温度是 20~24℃,pH 应在 6.0~7.4,否则输注后回升率低,存活期短;③因反复多次输注可产生同种免疫,导致输注无效,故应严格掌握指征,最好做到 ABO、Rh 血型相同,有条件者可选用 HLA 相配的单一供者血小板。

3. 血浆输注护理

（1）剂量:①新鲜冰冻血浆首次剂量通常为 10ml/kg,一次最大安全剂量为 10~15ml/kg,维持剂量为 5ml/kg,输注速度为每分钟 5~10ml。②冷沉淀物剂量根据凝血因子缺乏的程度、有无并发症及手术大小而异。

（2）方法：①新鲜冰冻血浆在输注前10分钟内置于37℃水浴中融化,6小时内输完。②冷沉淀物融化后宜尽早以病人可以耐受的速度尽快输注,室温内存放不宜超过6小时。

（3）注意事项：①供、受血者ABO血型相合。②新鲜冰冻血浆不应作扩充血容量使用。③对IgA缺乏,且血中存在有抗IgA抗体的病人禁用血浆或含血浆制品。④在应用凝血酶原复合物时,禁忌使用纤溶抑制剂,如氨基己酸等,以免发生血栓性栓塞。少数病人用凝血酶原复合物治疗后会发生静脉血栓及DIC等,因此纤维蛋白溶解症或DIC病人禁用凝血酶原复合物。

4. 蛋白制剂输注护理

（1）剂量：成人每次剂量4~10g,50%清蛋白的输注速度为每分钟2~4ml,25%清蛋白的输注速度为1ml/min,儿童的输注速度为成人的1/4~1/2。

（2）方法：直接静脉滴注或用0.9%氯化钠溶液稀释以后静脉滴注。

（3）注意事项：①血浆清蛋白宜单独输注,忌与其他任何液体或药品混合输注;②血浆清蛋白不宜用于静脉内补充营养,也不宜用于肝硬化代偿期或肾病综合征病人。

（周作霞）

三、PICC 导管置入术

经外周静脉置入中心静脉导管（peripherally inserted central catheter PICC）：指经外周静脉—上肢的贵要静脉;头静脉;肘正中静脉;下肢的大隐静脉（新生儿）;颈外静脉等外周静脉穿刺置管,管道尖端位于上腔静脉、锁骨下静脉或下腔静脉的中心静脉导管（图6-8-1）。

（一）适应证

1. 长期静脉输液（>7天）。

2. 输注刺激性药物,如胃肠外营养（TPN）、抗生素、化疗药等。

3. 外周静脉通路建立困难者。

4. 早产儿、低体重新生儿。

（二）禁忌证

1. 穿刺部位皮肤有感染或损伤。

2. 预置管部位静脉硬化、有静脉血栓形成史,血管外科手术史。

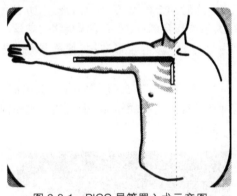

图6-8-1　PICC 导管置入术示意图

3. 乳腺癌根治术和腋下淋巴结清扫侧手臂。

4. 上腔静脉压迫综合征、严重出血性疾病或瘫痪侧肢体。

（三）护理

1. 术前护理

（1）用物准备：①常规消毒治疗盘1套;②PICC置管包、消毒包;③其他:无菌手套、肝素+0.9%氯化钠溶液1瓶,正压接头1个。

（2）病人准备

1）病人教育：解释穿刺的目的、操作过程、合作期望、其他相应穿刺工具选择的可能性、可能出现的不适及并发症;病人或家属（委托人）签署置管同意书。

2）静脉选择：PICC置管首选贵要静脉,次选肘正中静脉,第三选择头静脉。新生儿及儿

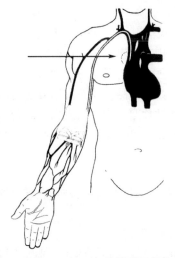

图 6-8-2　PICC 导管留置长度的测量示意图

童病人,可选择颞静脉、头部的耳后静脉、下肢大隐静脉。

3）PICC 导管留置长度的测量:将上肢从躯干部向外展 45°～90°,从与穿刺点沿静脉走向至右胸锁关节再向下至第三肋间隙,40～50cm,以测量病人插管部位到上腔静脉的长度,以确保导管放置后尖端在上腔静脉内(图 6-8-2)。

2. 术中护理

（1）体位:协助病人仰卧于床上。

（2）穿刺

1）首选右侧贵要静脉,消毒,打开消毒包,扩大无菌区域,消毒穿刺皮肤;助手在消毒区外,扎好止血带;0.9%氯化钠预冲 PICC 导管。

2）以肘下 2 指处为穿刺点以 15°～20°进行穿刺,见回血后,减小穿刺角度,稍退出针芯,将插管鞘送入血管;完全退出针芯后,将 PICC 导管沿插管鞘缓慢送入血管内。

3）当送入 20～25cm 时,嘱病人头部偏向穿刺侧下颌贴近胸骨柄,然后继续将导管送入预置长度。送管动作缓慢,切不可过深,以防引起心律失常;手按压穿刺点,另一手缓慢移去导丝。不可用力移导丝,防止导管破损;修剪导管,安装连接器。

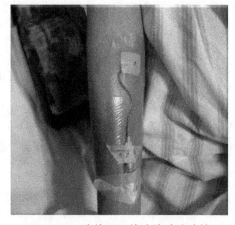

图 6-8-3　连接正压接头脉冲式冲管

4）连接正压接头(肝素 0.9% 氯化钠)脉冲式冲管;以无菌纱布覆盖穿刺点,透明敷贴固定局部(图 6-8-3)。

3. 术后护理

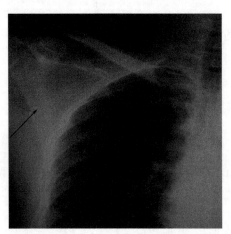

图 6-8-4　导管位置的 X 线片

（1）整理用物,给予病人心理支持。

（2）观察穿刺部位有无渗血,若渗血不明显,可热敷上臂,防止血栓形成。若渗血明显即给予更换敷贴。拍片后嘱病人休息 1～2 小时。

（3）拍 X 线片明确导管位置(图 6-8-4)。

（4）置管后注意事项

1）置管侧手臂活动:置管 24 小时内,减少置管侧手臂弯曲动作,减少针眼处出血,避免导管与血管壁的摩擦发生炎症反应。休息时适当抬高置管侧手臂;平时可进行适当的家务劳动(洗碗、扫地等)和锻炼;避免置管侧手臂提重于 3 千克的物品,忌用此手臂做托举哑铃等持重锻炼,勿做手臂环绕锻炼;禁止游泳。

2）穿刺处切口及导管护理：①切口：保持穿刺处局部皮肤的清洁干燥，无菌透明敷贴有固定导管和保护穿刺点的作用，病人不可擅自撕下敷贴，如发现敷贴有卷边、脱落或敷贴因汗液而松动，及时更换敷贴。②导管维护：注意保护、固定好 PICC 导管外露的接头，不要随意变动外露导管的位置；防止导管损伤或将导管拉出体外；如果不慎将导管部分拉出体外，严禁自行将导管送入；治疗间歇期每周应去医院由护士对 PICC 进行导管维护。③观察穿刺点周围皮肤有无发红、肿胀、疼痛，有无脓性分泌物渗出等异常情况，如果发生导管断裂、导管移位、导管中有血液或敷料脱落等异常紧急情况时要镇静，及时就诊。

3）生活中注意：①衣服的袖口不宜过紧，穿、脱衣服时防止把导管带出。②注意不要在置管侧手臂上扎止血带，同时应避免在该侧手臂测量血压。③淋浴前用塑料保鲜膜在肘部缠绕两三圈（包裹穿刺点上下至少 10cm），上下边缘分别用胶带紧贴。淋浴后应检查敷贴是否浸水松动，如浸水松动应及时更换敷贴。避免盆浴及泡浴。

4）置管后记录：记录导管型号、导管长度、外露导管的长度、注射部位、臂围、选择注射血管、导管放置时间、放置过程、放置时出现的任何情况、导管留置在左侧或右侧、X 线结果、置管者签名等。

附：PICC 置管首次护理记录模板

病人××今于 11：00 经右侧（或左侧）贵要静脉（或肘正中静脉、头静脉）置入＿＿＿ PICC 导管，测臂围＿＿＿cm，置管过程顺利，导管置入＿＿＿cm，外露＿＿＿cm，X 线显影导管末端位于上腔静脉区域。穿刺点无菌敷料覆盖，妥善固定导管，口头、书面告知置管维护知识，病人、家属表示理解并配合。（置管首日三班书写交班）。

（马　琼）

 目 标 检 测

A₁ 型题

1. 引起缺铁性贫血的最常见原因是
 A. 铁的摄入不足 B. 铁的吸收不良
 C. 慢性失血 D. 铁的需要量增加
 E. 骨髓造血功能不良

2. 关于口服铁剂的护理，下列哪项不正确
 A. 应在饭后服用
 B. 禁饮浓茶
 C. 不能与稀盐酸同服
 D. 避免与牛奶、咖啡同服
 E. 液体铁剂需用吸管服用

3. 治疗再生障碍性贫血，下列哪项是错误的
 A. 部分病人可作脾切除
 B. 注射雄激素
 C. 作骨髓移植
 D. 感染时可用氯霉素
 E. 输新鲜血

4. 再生障碍性贫血高热病人最适宜的降温措施是
 A. 肌内注射退热药 B. 口服退热药

 C. 乙醇擦浴 D. 静脉输液
 E. 冰袋置头部及大血管处，或温水擦浴

5. 再生障碍性贫血的主要诊断依据是
 A. B 超
 B. CT 检查
 C. 磁共振成像（MRI）
 D. 骨髓检查
 E. 同位素骨扫描

6. 下列哪一项是引起巨幼细胞性贫血的原因
 A. 红细胞本身缺陷
 B. 慢性失血
 C. 骨髓造血功能受损
 D. 缺乏叶酸、维生素 B₁₂
 E. 脾功能亢进

7. 巨幼红细胞性贫血的细胞形态学表现为
 A. 小细胞正常色素性贫血
 B. 小细胞低色素性贫血
 C. 大细胞或正常细胞正常色素性贫血
 D. 低色素性贫血

E. 大细胞性贫血

8. 下列哪些疾病可以引起黄疸
   A. 巨幼细胞性贫血　　B. 再生障碍性贫血
   C. 缺铁性贫血　　　　D. 溶血性贫血
   E. 以上全不是

9. 急性白血病以下列哪种细胞为主
   A. 原始、早幼　　　　B. 中幼、晚幼
   C. 早幼、中幼　　　　D. 原始、晚幼
   E. 原始、中幼

10. 白血病是哪类细胞恶性克隆性疾病
   A. 造血干细胞　　　　B. 红细胞
   C. 白细胞　　　　　　D. 巨核细胞
   E. 淋巴细胞

11. 下列哪种化疗药易引起心脏损害
   A. 柔红霉素　　　　　B. 长春新碱
   C. 环胞苷　　　　　　D. 环磷酰胺
   E. 阿糖胞苷

12. 急性白血病病人感染最主要的原因是
   A. 严重贫血　　　　　B. 广泛出血
   C. 成熟粒细胞减少　　D. 血小板减少
   E. 白血病细胞广泛浸润

13. 白血病髓外复发的主要根源是
   A. 睾丸白血病
   B. CNSL
   C. 白血病细胞浸润淋巴
   D. 白血病细胞浸润脾脏
   E. 白血病细胞浸润骨骼

14. 以下哪项不是白血病的主要表现
   A. 贫血　　　　　　　B. 出血
   C. 感染　　　　　　　D. 骨髓增生低下
   E. 骨髓增生活跃

15. 诊断急性白血病的重要依据
   A. 血象　　　　　　　B. 骨髓象
   C. AuEr 小体　　　　 D. 尿酸增加
   E. 临床表现

16. 白血病病人贫血的主要原因是
   A. 红细胞寿命缩短
   B. 溶血
   C. 反复出血
   D. 幼红细胞代谢受干扰
   E. 弥散性血管内凝血

17. 急性白血病病人需要实行保护性隔离的病情是
   A. 血小板计数<50×10^9/L
   B. 血小板计数<20×10^9/L

C. 粒细胞绝对值≤0.5×10^9/L
D. 粒细胞绝对值≤1.0×10^9/L
E. 化疗期间

18. 有关白血病化疗选择血管时应
   A. 首选上肢浅表静脉
   B. 首选下肢浅表静脉
   C. 头皮浅表静脉
   D. 首选中心静脉置管
   E. 首选上肢浅表动脉

19. 化疗药物有关静脉给药的护理错误是
   A. 用药前后用 0.9% 氯化钠冲洗
   B. 化疗药物一般不与其他药物配伍
   C. 静脉推药过程中反复试抽回血
   D. 药液外漏应立即热敷
   E. 药液外渗可局部封闭

20. 95% 以上慢粒病人可发现染色体是
   A. Ph 染色体　　　　 B. 缺失染色体
   C. 重复染色体　　　　D. 倒位染色体
   E. 易位染色体

21. 急性白血病病人护理不妥的是
   A. 高热量、高蛋白饮食
   B. 控制饮食
   C. 避免口腔黏膜损伤
   D. 保持病室清洁
   E. 限制探视

22. 关于恶性淋巴瘤，下列描述不正确的是
   A. 临床特点为无痛性、进行性淋巴结肿大
   B. 起源于淋巴结及淋巴组织的恶性肿瘤
   C. 是白血病的一个临床亚型
   D. 有发热和脾大
   E. 淋巴瘤分为霍奇金淋巴瘤和非霍奇金淋巴瘤

23. 血友病应属于
   A. 原发性血小板异常
   B. 继发性血小板异常
   C. 获得性血管壁功能异常
   D. 遗传性凝血异常
   E. 获得性凝血异常

24. 与移植物抗宿主病主要表现不符的一项是
   A. 皮疹　　　　　　　B. 肝功能损害
   C. 腹泻　　　　　　　D. 常伴发热、黄疸
   E. 败血症

25. 造血干细胞移植最严重的并发症是
   A. 感染　　　　　　　B. 肝功能损害
   C. 腹泻　　　　　　　D. 出血

E. 移植物抗宿主病

26. 关于骨髓穿刺体位的选择不正确的是
   A. 选用髂前上棘部位穿刺者取仰卧位
   B. 选用胸骨穿刺者取坐位
   C. 髂后上棘部位穿刺者取侧卧位
   D. 髂后上棘部位穿刺者取俯卧位
   E. 腰椎棘突穿刺者取坐位,尽量弯腰,头俯屈于胸前

27. 病人,女性,24 岁,患"缺铁性贫血",去除病因及经口服铁剂治疗后,血红蛋白已恢复正常。为补足体内储存铁,需继续服用铁剂,不正确的疗程是
   A. 1 个月　　　　　B. 3 个月
   C. 6 个月　　　　　D. 3~6 个月
   E. 先服 1 个月,到 6 个月时再服 1 个月

28. 病人,女性,16 岁。诊断为"缺铁性贫血"入院。护士为其进行饮食指导时,最恰当的食物组合是
   A. 鱼、咖啡　　　　B. 瘦肉、牛奶
   C. 羊肝、橙汁　　　D. 鸡蛋、可乐
   E. 豆腐、绿茶

29. 病人,女性,28 岁。乏力、心悸、头晕 2 个月就诊。病人面色苍白,皮肤干燥。医嘱血常规检查。护士在解释该检查目的正确说法是
   A. 检查是否有感染
   B. 检查是否有出凝血功能障碍
   C. 检查是否有贫血及其程度
   D. 检查肝脏功能是否有损害
   E. 检查肾脏功能是否有损害

30. 病人,男性,35 岁。因再生障碍性贫血入院治疗。入院当日血常规结果回报 Hb 59g/L,护士对该病人制订的休息与活动计划为
   A. 绝对卧床休息,协助自理活动
   B. 卧床休息为主,间断进行床上及床边活动
   C. 床上活动为主,适当增加休息时间
   D. 床边活动为主,增加午睡及夜间睡眠时间
   E. 适当进行室内运动,避免重体力活动

31. 病人,女性,30 岁。患"慢性再生障碍性贫血" 3 年。2 周来乏力、牙龈出血加重,伴发热、咳嗽、食欲下降。其护理诊断及合作性问题应除外
   A. 活动无耐力
   B. 组织完整性受损
   C. 营养失调:低于机体需要量
   D. 体液过多

E. 潜在并发症:感染

32. 病人,男性,35 岁,6 个月来逐渐贫血,不发热,无出血症状,尿呈浓茶色,巩膜可轻度黄疸,肝脾不肿大,血红蛋白 82g/L,白细胞 5.6×10^9/L,血小板 93×10^9/L,网织红细胞 5%,为确诊首选哪项检查
   A. 骨髓穿刺　　　　B. 血清铁适量
   C. 尿含铁血黄素　　D. 抗人球蛋白试验
   E. 酸化血清溶血试验

33. 病人,男性,35 岁。确诊白血病,高热 39℃,有咳嗽、咳痰,抽搐一次,最适合的降温措施是
   A. 遵医嘱给抗生素　B. 遵医嘱给退热药
   C. 遵医嘱用镇静药　D. 大血管处放冰袋
   E. 乙醇擦浴

34. 病人,男性,46 岁。急性白血病 2 个月入院进行化疗。化疗后有恶心,无呕吐,消瘦乏力。测血白细胞计数 2×10^9/L,血小板计数 150×10^9/L。该病人的护理问题可排除哪项
   A. 潜在并发症:感染
   B. 营养失调:低于机体需要量
   C. 活动无耐力
   D. 舒适的改变:发热、恶心
   E. 潜在并发症:颅内出血

35. 急性白血病病人化疗后达到完全缓解时出现头痛、恶心、呕吐、颈项强直等症状提示
   A. 颅内出血　　　　B. 败血症
   C. 脑膜白血病　　　D. 上消化道出血
   E. 脑栓塞

36. 病人,女性,60 岁。慢性白血病联合化疗过程中发现血尿。应停用的药物是
   A. 长春新碱　　　　B. 环磷酰胺
   C. 甲氨蝶呤　　　　D. 阿霉素
   E. 泼尼松

37. 病人,男性,18 岁。诊断"急性白血病"入院,血小板计数 20×10^9/L,病程中突然出现剧烈头痛、喷射性呕吐、视物不清、意识模糊。最可能发生的病情是
   A. 中枢神经系统白血病
   B. 颅内出血
   C. 败血症
   D. 化疗药物反应
   E. 造血功能衰竭

38. 病人,男性,43 岁。慢性粒细胞白血病慢性期,脾肿大至脐平。血常规:WBC 50×10^9/L, Hb 105g/L,PLT 100×10^9/L。护士健康指导时

应向病人特别强调的是
A. 劳逸结合 B. 按时服药
C. 保持情绪稳定 D. 避免腹部受压
E. 预防感冒

39. 病人,男性,55 岁。患急性淋巴细胞白血病。医嘱静脉推注长春新碱。护理措施错误的是
A. 静注时边抽回血边注药
B. 外周静脉应选择粗直的
C. 首选中心静脉
D. 推注药物前,先用 0.9% 氯化钠冲管,确定针头在静脉内方能注入
E. 输注时若发现外渗,立即拔针

40. 病人,女性,26 岁。反复发生皮肤黏膜瘀点、瘀斑入院,诊断为迟发性血小板减少性紫癜。住院期间护士发现病人出现脉搏增快、视力模糊、瞳孔大小不等。病人可能出现了
A. 心力衰竭 B. 眼部疾病
C. 颅内出血 D. 消化道出血
E. 呼吸道出血

41. 病人,男性,30 岁。左侧颈部无痛性淋巴结肿大 1 月余,抗结核治疗无效,为进一步明确诊断,最好首先进行哪项检查
A. 胸部摄片 B. 淋巴造影
C. 骨髓穿刺 D. 血常规
E. 淋巴结活检

42. 病人,男性,18 岁,临床诊断"血友病"入院治疗,请问下列对血友病的描述哪项不正确
A. 鼻出血时用填塞法
B. 出生即有
C. 出血后冷敷
D. 鼓励病人适度的运动,避免关节功能障碍
E. 尽量多用穿刺法

43. 血友病中主要缺乏凝血因子
A. 凝血因子Ⅷ B. 凝血因子Ⅸ
C. 凝血因子Ⅴ D. 凝血因子Ⅵ
E. 凝血因子Ⅶ

44. 病人,男性,8 岁,因自幼缺乏第Ⅷ凝血因子,常常出现皮肤黏膜瘀点、瘀斑,诊断为血友病,请问有关血友病 A 的叙述不正确的是
A. X 连锁隐性遗传
B. 临床上最少见
C. 男性发病、女性传递
D. 主要表现为出血
E. 凝血因子Ⅷ缺乏

45. 病人,男性,因缺乏凝血因子而出现皮肤内脏出血,请问关于血友病的出血特点不正确的是
A. 广泛持久的渗血
B. 出血多为自发性
C. 常表现为眼底出血
D. 负重关节因反复出血可致畸形
E. 伴随终身

46. 病人,男性,16 岁,自幼有出血倾向,伴关节肿痛,血小板 $150×10^9$/L,PCT 缩短、APTT 延长,凝血酶原消耗不良。追问有家族史,考虑的诊断是
A. 血友病 B. 慢性白血病
C. 过敏性紫癜 D. 维生素 K 缺乏
E. 遗传性出血性毛细血管扩张症

47. 病人,男性,13 岁。因体温 38.9℃ 伴皮肤、黏膜出血及大便中带血 1 天就诊,结合该患儿 1 周前患流感史,确诊为特发性血小板减少性紫癜。回答家长询问此病的主要病因是
A. 细菌直接感染 B. 自身免疫
C. 变态反应 D. 病毒
E. 寄生虫

48. 关于 ITP 急性型和慢性型的临床特点,下列哪项描述不妥
A. 急性型多见于儿童,慢性型多见于青年女性
B. 急性型起病前多有上呼吸道感染病史,慢性型起病隐匿,不易察觉
C. 急性型出血较严重,内脏出血多见,慢性型出血较轻,贫血多为首发表现
D. 慢性型多数反复发作
E. 急性型大部分会转变为慢性型

49. 病人,女性,40 岁,不明原因牙龈渗血 3 个月,月经量增多,诊断为 ITP,下列实验室检查哪项不支持该诊断
A. 血小板计数减少
B. 血小板表面相关抗体阳性
C. 出血时间延长
D. 血小板寿命缩短
E. 束臂试验阴性

50. 某女性青年患特发性血小板减少性紫癜,经常出血不止,经泼尼松治疗 6 个月,症状无好转,最近出血更为严重,应选用下列哪项治疗措施为妥
A. 改用地塞米松治疗 B. 大量血浆置换术
C. 输血小板悬液 D. 应用免疫抑制剂
E. 做脾切除术

51. 病人,男性,11岁。因高热38.7℃伴全身皮肤、黏膜出血、瘀斑就诊,确诊为急性型特发性血小板减少性紫癜予住院治疗。此病首选的治疗是
    A. 应用肾上腺糖皮质激素
    B. 应用雄激素
    C. 应用免疫抑制剂
    D. 应用止血剂
    E. 输注新鲜血

52. 病人,男性,12岁。因近2天走路感觉关节不适而就诊,考虑为过敏性紫癜关节型。过敏性紫癜"关节型"的特点应除外
    A. 为单个或多个大关节的损害,呈游走性
    B. 多有积液不留下畸形
    C. 关节疼痛及肿胀常固定在1个或2个
    D. 多累及膝、踝关节
    E. 偶尔关节炎出现在紫癜前1~2天

53. 病人,女性,13岁。关节型过敏性紫癜入院治疗。该病最常见的类型是
    A. 紫癜型　　　　　B. 关节型
    C. 腹型　　　　　　D. 肾型

E. 混合型

A₃/A₄型题

(54~56题共用题干)

病人,男性,58岁,因胃癌行全胃切除术后发现面色苍白、乏力进行性加重3个月,血常规示:Hb 61g/L,MCH 24.2pg,MCHC 0.28,WBL及PLT正常,抽血查血清铁减少。

54. 该病人的贫血程度为
    A. 轻度贫血　　　　B. 中度贫血
    C. 重度贫血　　　　D. 极重度贫血
    E. 病人无贫血

55. 病人最可能伴有的特征性表现是
    A. 舌乳头萎缩　　　B. 口角炎
    C. 指甲变薄　　　　D. 神经炎
    E. 吞咽困难

56. 反映治疗有效最敏感的恶指标
    A. 骨髓增生度
    B. 骨髓粒红比例
    C. 血红蛋白量
    D. MCV
    E. 网织红细胞计数

第 7 章 内分泌与代谢疾病病人的护理

第 1 节 概 述

内分泌系统是由内分泌腺和分散于某些器官组织中的内分泌细胞组成的一个重要的信息传递系统。人体内主要的内分泌腺包括垂体、甲状腺、肾上腺、甲状旁腺、胰岛、性腺和松果体等。散的内分泌组织和细胞分布比较广泛,胃肠道、下丘脑、心脏、血管、肺、肾、胎盘等器官中均存在各种不同的内分泌细胞。由内分泌腺或散在的内分泌细胞所分泌的高效能的生物活性物质称为激素(hormone)。激素通过内分泌(由血液传递)、旁分泌(由邻近传递)、自分泌(直接作用于自身细胞)等方式到达特定的部位,表达其生物学活性。

下丘脑是人体最重要的神经内分泌器官,是神经系统与内分泌系统的枢纽。下丘脑的神经内分泌细胞,又称"神经内分泌换能细胞",具有神经和内分泌两种特性,能将传入的神经信号转变成神经激素性信使,再作用于垂体,对整个内分泌系统起调节作用。①下丘脑分泌的释放激素有:促甲状腺激素释放激素(TRH);促性腺激素释放激素(GnRH),包括黄体生成激素释放激素和卵泡刺激素释放激素;促肾上腺皮质激素释放激素(CRH);生长激素释放激素(GHRH);泌乳素释放因子(PRF);黑色素细胞刺激素释放因子(MRF)等。②下丘脑分泌的释放抑制激素有:生长激素释放抑制激素(GHRIH);泌乳素释放抑制因子(PIF);黑色素细胞刺激素释放抑制因子(MIF)。

垂体是人体内分泌系统中主要的中枢性内分泌腺,垂体的组织结构分为前叶(腺垂体)和后叶(神经垂体)两部分。①腺垂体在下丘脑控制下,通过自身分泌的各种促激素调节相关靶腺合成各类激素,构成一个神经内分泌轴(下丘脑—垂体—甲状腺轴、下丘脑—垂体—肾上腺皮质轴、下丘脑—垂体—性腺轴)。②神经垂体中储存的抗利尿激素受血浆渗透压增高和(或)血容量不足等刺激后分泌入血循环,主要作用于肾远曲小管及集合小管,使水分再吸收增加而使尿浓缩为高渗性,从而调节体内水量、有效血容量、渗透压及血压。缩宫素主要在分娩时刺激子宫收缩,促进分娩后泌乳,也有轻度抗利尿作用。

内分泌系统直接由下丘脑所调控。在中枢神经系统的调控下,下丘脑分泌各种垂体激素的释放激素和释放抑制激素,作用于腺垂体,腺垂体又通过自身分泌的各种促激素作用于相关靶腺,调节各靶腺激素的合成和分泌,靶腺激素又对垂体、下丘脑具有反馈调节作用。

内分泌系统的功能主要是在神经系统的支配和物质代谢的反馈调节下合成与释放各种激素进入血液循环,到达相应的具有特异性受体的靶细胞,发挥生物学效应,调控人体的物质代谢、脏器功能、生长、发育、生殖、衰老、体液平衡等生理活动和生命现象,维持人体内环境的相对稳定性,适应复杂多变的内外环境变化。

机体在肿瘤、炎症、血液循环障碍、遗传因素、自身免疫疾病、先天缺陷、精神刺激等作用下,直接或间接引起内分泌腺体疾病,出现内分泌功能亢进或减退,或出现物质代谢的异常。新陈代谢过程不断为人体的生存、劳动、生长、发育、生殖和维持内环境稳定提供物质和能量,是人体生命活动的基础。营养物质不足、过剩或比例失调引起营养疾病,体内营养物质中间代谢某一环节障碍则引起代谢疾病。

近年来,分子生物学、细胞生物学、免疫学、遗传学等学科的突飞猛进,促进了内分泌学的迅速发展,传统的内分泌学在不断地扩展、丰富,形成一个崭新的内分泌学。许多新的检查手段如放射免疫、酶联免疫吸附和细胞化学法测定等,已经较广泛地应用于临床,可检出体液中存在的微量激素,为内分泌疾病提供了更多新的诊断方法。

（吴　蓓）

第 2 节　腺垂体功能减退症

（一）概述

腺垂体功能减退症（hypopituitarism）,是指多种病因引起的一种或多种腺垂体激素分泌减少或缺乏所引起的一组临床综合征。单个激素缺乏如生长激素（GH）、催乳素（PRL）缺乏;或多种激素缺乏如促性腺激素（Gn）、促甲状腺激素（TSH）、促肾上腺皮质激素（ACTH）同时缺乏。临床表现变化大,容易造成诊断延误,但是补充所缺乏的激素治疗后症状可迅速缓解。

任何引起腺垂体或下丘脑病变的因素,均可引起腺垂体功能减退症的发生,据病因可分为原发性和继发性两类。

1. 原发性腺垂体功能减退症　由垂体本身病变引起,常见病因有:①垂体瘤:为成人最常 **考点:** 病因
见原因,大多属于良性肿瘤。腺瘤增大可压迫正常腺体组织,使其功能减退。②垂体缺血性坏死:产后大出血、休克、血栓形成,使腺垂体大部缺血性坏死和纤维化,以致腺垂体功能低下,称席汉综合征（Sheehan syndrome）;糖尿病血管病变使垂体供血障碍,也可导致垂体缺血性坏死。③蝶鞍区手术、创伤或放射性损伤:垂体瘤切除、术后放疗、乳腺癌做垂体切除治疗,均可导致垂体损伤。④垂体感染和炎症:如脑炎、脑膜炎及流行性出血热、梅毒、疟疾等,均可损伤下丘脑和垂体。

2. 继发性腺垂体功能减退症　下丘脑以上神经病变或垂体门脉系统障碍引起。①下丘脑病变及中枢神经系统疾病:肿瘤、炎症、淋巴瘤、白血病等,可直接破坏下丘脑神经内分泌细胞,使释放激素分泌减少,从而减少腺垂体分泌各种促靶腺激素、生长激素和催乳素等。颅骨骨折可损毁垂体柄和垂体门静脉血液供应,鼻咽癌放疗也可损坏下丘脑和垂体,引起垂体功能减退。②垂体柄破坏:手术、创伤、肿瘤等均可引起本病。

（二）护理评估

1. 健康史　询问有无产后大出血史和垂体肿瘤手术或头部放疗史,有无颅脑外伤、颅脑感染史或白血病、淋巴瘤、脑动脉硬化营养不良等病史。

2. 临床表现　50% 以上腺垂体组织破坏才会出现症状,最早为促性腺激素、生长激素和 **考点:** 临床
催乳素缺乏症状,其次为促甲状腺激素缺乏,然后出现促肾上腺皮质激素缺乏表现。 表现

（1）性腺功能减退:常最早出现。女性多有产后大出血、休克、昏迷病史,出现产后无乳、乳房萎缩、长期闭经、不孕、性欲减退或消失、性交痛等,阴道分泌物减少,毛发脱落（尤以阴毛、腋毛为甚）。男性表现为性欲减退、阳痿、睾丸松软缩小、胡须稀少、前列腺萎缩。

（2）甲状腺功能减退:病人表情淡漠、思维迟钝、动作迟缓,出现畏寒、少汗、皮肤干燥、面部虚肿苍黄,严重者可呈黏液性水肿、食欲不振、便秘、抑郁、精神失常、心率缓慢。

（3）肾上腺皮质功能减退:病人表现为极度疲乏、虚弱无力、厌食、恶心、呕吐、体重减轻、血压偏低,甚至出现休克、昏迷等;由于缺乏黑色素细胞刺激素,故皮肤色素减退、面色苍白。生长激素缺乏,成人表现为胰岛素敏感和低血糖,儿童可引起垂体性侏儒。

（4）垂体肿瘤占位病变压迫症候群：最常见的表现是头痛、偏盲，其次有视野缺损、眼外肌麻痹、视力减退、头痛、嗜睡、多饮多尿、多食等。

（5）垂体危象：可表现为高热（>40℃）、体温过低（<30℃）、低血糖、低血压、循环虚脱、水中毒或以上表现混合存在等各种类型。突出表现为循环系统、消化系统和神经精神方面的症状，如高热、循环衰竭、休克、恶心、呕吐、头痛、神志不清、谵妄、抽搐、昏迷等严重垂危状态。在全垂体功能减退的基础上，感染、脱水、手术、麻醉及应用镇静剂、降糖药等，均可诱发垂体危象。

3. 辅助检查 ①性腺功能测定：阴道涂片、基础体温测定或精液检查等，可分别反映卵巢和睾丸的分泌功能。②甲状腺功能测定：TT_4、FT_4 降低，TT_3、FT_3 正常或降低。③肾上腺皮质功能测定：24 小时尿 17-羟皮质类固醇及游离皮质醇排量减少，血浆皮质醇浓度降低，但节律正常。葡萄糖耐量试验示血糖呈低平曲线改变或呈反应性低血糖症曲线，对胰岛素异常敏感。④腺垂体激素测定：FSH、LH、TSH、ACTH、PRL 及 GH 血浆水平低于正常低限。⑤垂体储备功能测定：TRH、PRL 及 LRH 兴奋试验，垂体功能减退者常无增加，延迟上升者可能为下丘脑病变。⑥影像学检查：CT、核素显像、视野检查、头颅 X 线平片、MRI 等，可了解垂体下丘脑区有无占位病变，以 MRI 价值最大；肾上腺和盆腔 B 超检查，可能发现病变。

（三）治疗要点

1. 病因治疗 腺垂体功能减退症可由多种病因引起，应针对病因治疗。垂体肿瘤所致者，根据病情采取手术、放疗或化疗。鞍区占位性病变，首先解除压迫和破坏作用，减轻或缓解颅内高压症状。产后大出血引起者重在预防及及时治疗出血。

考点：激素替代治疗

2. 激素替代治疗 全垂体功能低下者，应先补充糖皮质激素，再给予甲状腺激素、性激素等靶腺激素替代治疗，需要长期、甚至终身维持用药。①糖皮质激素：首选氢化可的松 20～30mg/d，亦可用泼尼松、泼尼松龙等。②甲状腺激素：一般用左甲状腺素 50～150μg/d 或甲状腺干粉片 40～120mg/d。③性激素：病情较轻的育龄女性可进行人工周期性月经形成治疗，月经周期第 1～25 天，使用妊马雌酮 0.625～1.25mg/d，第 12～25 天，使用甲羟孕酮 5～10mg/d，以恢复第二性征及性功能；男性病人可联合使用促甲状腺素和黄体生成激素，诱导精子生成，应用丙酸睾酮或十一酸睾酮提高性腺功能，改善性功能。④生长激素：仅适用于儿童垂体性侏儒症。

3. 垂体危象抢救 ①抢救低血糖：首先静脉推注 50% 葡萄糖 40～60ml，继而静脉滴注 10% 葡萄糖氯化钠。②解除急性肾上腺功能危象：每 500～1000ml 葡萄糖液中加入氢化可的松 50～100mg 静脉滴注。③其他：抗休克、抗感染、纠正水电解质紊乱、纠正低体温等。④禁用或慎用麻醉剂、镇静药、催眠药、降糖药等。

（四）主要护理诊断及合作性问题

1. 性功能障碍 与促性腺激素分泌不足有关。
2. 活动无耐力 与肾上腺皮质功能和甲状腺功能减退有关。
3. 焦虑 与内分泌紊乱所致的身心失调有关。
4. 潜在并发症 垂体危象。

（五）护理措施

1. 休息与活动 嘱咐病人注意生活规律，劳逸结合，避免过度劳累。气候变化时要注意保暖，以免受凉感冒，诱发呼吸道感染。

考点：饮食护理、垂体危象护理

2. 饮食护理 给予高热量、高蛋白、多种维生素食物。血压较低者适当补充钠盐，以利血压稳定；便秘者，增加高纤维素和豆制品的摄入。

3. 用药护理 告知病人遵医嘱定时、定量服药。治疗过程中应先补给糖皮质激素，然后再补充甲状腺激素,以防发生肾上腺危象和引起循环虚脱。糖皮质激素的剂量随病情变化而调节,应激状态下需适当加量。对于老年人、冠心病、骨密度低的病人,甲状腺激素应从最小剂量开始缓慢逐渐增加,以免增加代谢率而加重肾上腺皮质负担,诱发垂体危象。

4. 病情观察　①一般体征:密切监测生命体征和意识状态的变化。②临床表现:注意有无性腺(卵巢、睾丸)、甲状腺和肾上腺的功能减退表现,以及肿瘤压迫症群。③并发症:注意有无低血糖、低血压、低体温等表现,观察病人神经系统及瞳孔变化,及早发现垂体危象的征象。

5. 垂体危象抢救配合　①迅速建立静脉通路,遵医嘱补液并采有氢化可的松、甲状腺激素治疗;有低血糖者,及时给予 50% 葡萄糖液静脉输注;周围循环衰竭者予以抗休克;感染、败血症者予以抗生素治疗,并观察治疗效果。②安置病人于重症监护室,绝对卧床休息;昏迷病人取平卧位、头偏向一侧,以保持呼吸道通畅,给氧气吸入。③观察生命体征、意识状态,记录 24 小时液体出入量,检查有无皮肤黏膜隐匿的感染灶。④低温病人加强保暖;高温以物理降温为主,避免使用退烧药物;做好口腔护理、皮肤护理,保持排尿通畅,防止并发症。

(六) 健康教育

1. 知识宣传　向病人讲解本病的性质,说明腺垂体功能减退症为终身性疾病,需长期药物替代治疗。

2. 生活指导　教育病人注意预防感染,与病人共同制订合理食谱,进食高热量、高蛋白、丰富维生素,易消化的饮食,少量多餐,以增强机体抵抗力。

3. 用药指导　嘱病人药物的名称、剂量、用法及不良反应,切勿擅自停药,尽量少用镇静药、降血糖及降压药。所服药物的如糖皮质激素过量易致欣快感、失眠;服甲状腺激素应注意心率、心律、体温、体重变化等。嘱病人遵医嘱按时按量服用,不得任意增减药物剂量。

4. 病情监测指导　教会病人自我监测的方法,识别垂体危象的征兆,若有感染、发热、外伤、腹泻、呕吐、头痛等情况发生,应立即就医。外出时随身携带识别卡,以防发生意外。

(吴　蓓)

第 3 节　甲状腺疾病

一、单纯性甲状腺肿

(一) 概述

单纯性甲状腺肿(simple goiter) 又称非毒性甲状腺肿,指非炎症性或非肿瘤性导致的甲状腺肿大,一般不伴有甲状腺功能异常表现。女性发病率是男性的 3~5 倍。本病常呈地方性分布,若某地区患病率超过 10%,常由缺碘引起的,称地方性甲状腺肿;也可散发,若某地区患病率约占人群 5%,主要与甲状腺激素的合成障碍等有关,称散发性甲状腺肿。

1. 病因和发病机制

(1) 地方性甲状腺肿:①碘缺乏:碘缺乏是地方性甲状腺肿的最常见原因。多见于远离海洋地区和山区;青春期、妊娠期、哺乳期等机体对碘需要量增加而补碘不足也会引起缺碘。碘是甲状腺合成甲状腺激素的重要原料之一,碘缺乏时甲状腺激素合成不足,反馈性引起垂体分泌过量的促甲状腺素,刺激甲状腺增生肥大,甲状腺在长期促甲状腺素刺激下增生或萎缩、出血、纤维化、钙化,也可出现自主功能亢进和毒性结节性甲状腺肿。②碘过多:有些地区摄入碘过多,也可引起甲状腺肿。过多摄入碘甚至可诱发碘甲状腺功能亢进症,称为"碘性甲亢"。

考点:地方性甲状腺肿的病因

（2）散发性甲状腺肿：原因复杂。①外源性因素：致甲状腺肿的食物，如卷心菜、萝卜、黄豆、白菜、小米、核桃等，含有致甲状腺肿或阻止甲状腺激素合成的物质；致甲状腺肿药物，如硫脲类、磺胺类、对氨基水杨酸、硫氰酸盐、保泰松、碳酸锂等，抑制碘离子的浓集或碘的有机化，影响甲状腺激素的合成和释放。②内源性因素：儿童某些酶先天性缺陷，影响甲状腺激素的合成或分泌障碍引起甲状腺肿。

2. 病理　甲状腺呈弥漫性或结节肿大，重量 60～100g，可有结节、纤维化、出血和钙化现象。病变初期腺体滤泡增生、血管丰富、充满大量胶体，显示甲状腺功能不足；随病情进展，腺体滤泡含胶质增多、纤维化。

（二）护理评估

1. 健康史　评估发生甲状腺肿的病因，询问是否生活在碘缺乏地区，有无碘缺乏、或碘过多引起的地方性甲状腺肿；有无经常食用卷心菜、萝卜、黄豆、白菜等致甲状腺肿的食物及服用硫脲类、磺胺类、对氨基水杨酸等致甲状腺肿药物等外源性因素；有无儿童某些酶先天性缺陷的散发性甲状腺肿。

2. 临床表现

（1）甲状腺肿大：大多呈轻中度甲状腺肿大。①早期：甲状腺呈轻度或中度对称性、弥漫性肿大，表面光滑、质地较软、无压痛和结节；②后期：随着病情缓慢进展，甲状腺进一步肿大常形成质地坚韧、大小不等的结节（图 7-3-1）。

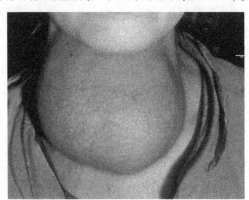

图 7-3-1　甲状腺重度肿大

（2）压迫症状：重度甲状腺肿大可引起压迫症状，如压迫气管出现咳嗽、气促；压迫食管，引起吞咽困难；压迫喉返神经，引起声音嘶哑；胸骨后甲状腺肿，压迫可使上肢静脉可出现头部、颈部和上肢静脉回流受阻，表现为面部青紫、浮肿、颈部与胸部浅表静脉扩张。

（3）并发症：①自主性功能亢进：病程较长者，甲状腺内形成的结节可自主分泌 TH，出现继发性功能亢进；②地方性呆小病：地方性甲状腺肿流行地区的小儿严重缺碘可出现。

3. 辅助检查

（1）甲状腺功能检查：血清 TT_3、TT_4、TSH 水平基本正常，TT_3/TT_4 的比值常增高。

（2）甲状腺摄^{131}I 率及 T_3 抑制试验：摄^{131}I 率增高，但无高峰前移，可被 T_3 所抑制。当甲状腺结节有自主性功能亢进时，不被 T_3 所抑制。

（3）血清甲状腺球蛋白测定（Tg）：Tg 水平增高，增高的程度与甲状腺肿的体积呈正相关。

（4）影像学检查：B 超检查是确定甲状腺肿的主要检查方法。甲状腺扫描可见均匀分布、弥漫性甲状腺肿。

（三）治疗要点

考点：治疗要点

1. 病因治疗　甲状腺肿大的主要治疗措施，包括：①补充碘剂：碘缺乏所致的甲状腺肿，应积极补充碘剂，WHO 推荐的成人碘摄入量为 150μg/d；在地方性甲状腺肿流行地区用碘化食盐防治；多食含碘丰富的食物；40 岁以上特别是结节性甲状腺肿病人应避免大剂量碘治疗；②控制碘摄入：适用于碘过量所致的甲状腺肿，停止摄入碘过量的食物和药物后，一般可自行消失;③无需治疗:生理性甲状腺肿。

2. 甲状腺素激素治疗　　无明显原因的甲状腺肿大者,可口服左甲状腺素(L-T$_4$)或甲状腺干粉片治疗,补充内源性 TH 的不足,抑制 TSH 的释放,从小剂量开始,以避免诱发或加重冠心病。

3. 手术治疗　　一般不宜手术。如出现压迫症状、药物治疗无好转或疑有癌变时可采用手术切除,术后需长期 TH 替代治疗。

（四）主要护理诊断及合作性问题

1. 自我形象紊乱　　与甲状腺肿大致颈部外形改变有关。

2. 知识缺乏　　缺乏使用药物及正确的饮食护理等知识。

3. 潜在并发症:碘甲状腺功能亢进症等。

（五）护理措施

1. 休息与活动　　大多数病人可正常工作、学习和生活。病情较重者应减少活动量,以不出现不适症状为度。

2. 饮食护理　　①合理进行碘的摄入:碘缺乏甲状腺肿病人嘱其多进食含碘丰富的食物,如海带、紫菜等,食用加碘食盐;高碘性甲状腺肿病人则限制上述含碘丰富的食物摄入。②避免摄入大量阻碍甲状腺激素合成的食物,如卷心菜、萝卜、黄豆、白菜、小米、核桃等。 考点:饮食护理及用药护理

3. 病情观察　　观察甲状腺肿大的程度、质地,有无结节及压痛,以及颈部增粗的进展情况;有无伴随的声音嘶哑、吞咽困难及呼吸困难等压迫症状;对严重缺碘地区,注意小儿地方性呆小病的发生,病程较长者注意有无继发性功能亢进等并发症出现。

4. 用药护理　　遵医嘱准确服药,不可随意增多和减少。结节性甲状腺肿病人避免大剂量使用碘治疗,以免诱发碘甲亢;L-T$_4$ 治疗时须监测血清 TSH 水平,TSH 降低时停用 L-T$_4$;使用甲状腺制剂时,应坚持长期服药以免停药后复发,如有心动过速、食欲亢进、腹泻、出汗、呼吸急速等表现,应及时通知医生,协助减药量等处理。

5. 心理护理　　积极与病人家属沟通,鼓励病人表达自身感受,消除其紧张情绪,减轻其焦虑、压抑等心理。指导病人利用服饰恰当修饰,改变自我形象,消除自卑,树立信心。

（六）健康教育

1. 知识指导　　向病人和家属介绍本病有关知识,讲解碘与本病的关系。在地方性甲状腺肿流行地区,开展防治宣传教育工作,多进食含碘高的食物,特别是食用加碘盐是预防缺碘性地方性甲状腺肿最有效的措施;指导碘缺乏病人及妊娠期、哺乳、成长发育期的儿童,适当增加进食如海带、紫菜等含碘丰富的食物,需注意摄入碘也不可过量。避免服用大量阻碍甲状腺激素合成的药物,如硫氰酸盐、保泰松、碳酸锂等。 考点:疾病知识指导

2. 生活指导　　注意劳逸结合。指导病人自我观察,自我护理。

3. 用药指导　　向病人和家属讲述按医嘱准确服药和坚持长期服药的重要性,以免停药后复发;教会病人观察药物疗效及不良反应,一旦出现异常情况,及时就诊。

4. 病情监测指导　　告知病人每年至少到医院复查 1 次,了解甲状腺病变情况,若出现甲状腺急骤肿大、有压迫症状、突然局部疼痛等,应随时就诊。

（陈桂莲）

二、甲状腺功能亢进症

案例 7-3-1

病人,女性,26 岁,双侧甲状腺肿大 6 个多月余,乏力、失眠、多食、消瘦、心慌、烦躁。查体:明显突

眼,双侧甲状腺弥漫性Ⅱ度肿大,质软,触及震颤。甲状腺上、下极闻及血管杂音。心率116次/分,血压136/85mmHg。诊断为 Graves 病。

问题:1. 主要护理问题是什么?

　　　2. 如何指导病人饮食?

　　　3. 如何做好突眼的护理?

(一) 概述

考点:概念、病因

甲状腺功能亢进症(hyperthyroidism)简称甲亢,是指由多种病因导致的甲状腺腺体分泌甲状腺激素过多所引起的以神经系统、循环系统、消化系统等兴奋性增高和代谢亢进为主要表现的一组临床综合征。甲亢的病因很多,其中以 Graves 病(弥漫性毒性甲状腺肿,简称GD)最为多见,占甲亢的80%~85%,女性显著高发,男女比例为1:(4~6),高发年龄为20~50岁。

下面对 Graves 病予以重点阐述。

本病是一种与遗传有关,有一定家族倾向的自身免疫病,病因与发病机制尚未完全阐明。但与下列因素密切相关:①自身免疫:病人血清中存在 TSH 受体抗体(TRAb,针对甲状腺细胞TSH 受体的特异性自身抗体),分为 TSH 受体刺激性抗体(TSAb)和 TSH 受体阻断性抗体(TSBAb)。TSAb 可与 TSH 受体结合,产生 TSH 的生物学效应,导致甲状腺细胞增生、甲状腺激素合成和分泌增多。②遗传因素:Graves 病有明显的遗传倾向。③环境因素:精神刺激、细菌感染、性激素、应激等因素,对 Graves 病的发生和发展可产生重要影响。

(二) 护理评估

1. 健康史　评估病人有无家族病史,有无桥本甲状腺炎、萎缩性胃炎等自身免疫疾病。精神刺激和感染为常见诱发因素,故应了解发病前有无精神刺激、病毒感染、劳累或严重应激等因素存在。

2. 临床表现

考点:临床表现、甲亢危象诱因及表现

(1) 甲状腺毒症表现:①高代谢综合征:甲状腺激素分泌过多,导致交感神经兴奋性增高和新陈代谢加速。表现为多食易饥,疲乏无力,怕热,多汗,皮肤温暖而潮湿,体重下降等。②神经系统:神经过敏、多言好动、焦躁易怒、失眠不安、注意力不集中、记忆力下降、手和眼睑有细震颤等。③心血管系统:心悸气短、心动过速(静息或睡眠时心率增快是其特征性表现);收缩压升高、舒张压降低,脉压增大,出现周围血管征,最常见的心律失常是心房颤动。④消化系统:大便次数增多或腹泻,重者可有肝大、肝功能异常。⑤肌肉骨骼系统:甲亢性周期性瘫痪(亚洲的中年男性多见),常因剧烈运动、高糖饮食、注射胰岛素等诱发,病变主要累及下肢,常伴有低钾血症。部分病人有甲亢性肌病、肌无力及肌萎缩,也可伴发重症肌无力。⑥造血系统:表现为外周血三系减少,如白细胞计数偏低,可伴发血小板减少性紫癜、贫血。⑦生殖系统:女性常有月经减少或闭经;男性有阳痿、偶有乳房发育。

(2) 甲状腺肿:多数病人有不同程度的甲状腺肿大,常呈对称性、弥漫性肿大,肿大的甲状腺随吞咽动作上下移动,表面光滑,质软,无压痛;由于甲状腺腺体血管丰富和血流加速,左、右叶上下极可触及震颤和听到连续性收缩期增强的血管杂音,为 GD 的重要体征。

(3) 眼征:按病变程度可分为单纯性和浸润性突眼两类(图7-3-2)。

1) 单纯性突眼:与交感神经兴奋性增高有关,无自觉症状,常检查有眼征:①轻度突眼:突眼度不超过18mm。②Stellwag 征:瞬目减少,眼神炯炯发亮;③上眼睑挛缩,睑裂增宽。④Graefe征:双眼向下看时上眼睑不能随眼球下落。⑤Joffroy 征:向上看时前额皮肤不能皱起。⑥Mobius 征:两眼看近物时,眼球辐辏不良。

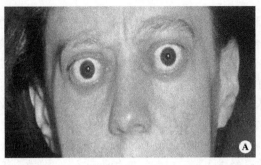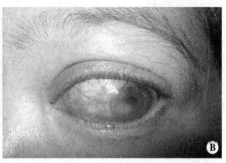

图 7-3-2　甲亢眼征

2) 浸润性突眼:多发生于成年病人,与眶后组织的自身免疫性炎症有关。常有眼睑肿胀肥厚,结膜充血水肿症状。除上述眼征外,还有眼球明显突出,突眼度超过眼球突度参考值上限 3mm(中国人群女性 16 mm;男性 18.6 mm)活动受限。病人自诉视力下降及视野缩小、眼内异物感、畏光、复视、斜视、眼部胀痛、刺痛、流泪。严重者眼球固定,眼睑闭合不全,角膜外露可形成溃疡或全眼球炎,甚至失明。

(4) 特殊表现:①甲状腺危象:甲亢急性恶化时的严重表现,发病原因可能与循环内甲状腺激素水平增高有关。多发生于较重甲亢未治疗或治疗不充分的病人。常见的诱因有感染、手术、碘治疗反应、严重精神创伤等。表现为高热(体温>39℃),大汗淋漓,心率快(140~240 次/分),常伴烦躁不安、呼吸急促、厌食、恶心、呕吐、腹泻,严重者昏迷、休克、心力衰竭等。②甲亢性心脏病:约占甲亢病人的 10%~22%,随年龄增长而增加,多见于男性结节性甲状腺肿伴甲亢,表现为心脏增大、心动过速、心房颤动或心力衰竭,在排除器质性心脏病,且在甲亢症状控制时上述表现得以恢复者,可诊断本病。③淡漠型甲亢:多见于老年病人,甲亢高代谢症状、眼征和甲状腺肿大不明显,表现为明显消瘦、乏力、心悸、抑郁、嗜睡、神志淡漠、厌食、腹泻等。可有房颤。④胫前黏液性水肿(图 7-3-3):约见于 5% 的病人,与自身免疫有关。多发生在胫骨前下 1/3 部位,多呈对称性病变。早期皮肤增厚、变粗,有广泛大小不等的棕红色或红褐色突起不平的斑块或结节,边界清楚。晚期皮肤粗厚似橘皮或树皮样,下肢粗大如象皮腿。⑤T_3 型甲状腺毒症:由于甲亢时产生的 T_3 和 T_4 比例失调,T_3 产生量明显地高于 T_4 所致。Graves病、毒性结节性甲状腺肿和自主高功能性腺瘤都可以发生 T_3 型甲亢。老年人多见。实验室检查 TT_4、FT_4 正常 TT_3、FT_3 升高,TSH 降低,^{131}I 摄取率增加。

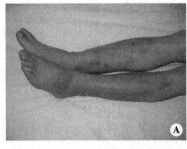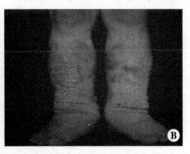

图 7-3-3　胫前黏液性水肿
A. 早期:胫骨前红褐色大小不等皮损;B. 晚期:下肢粗大如象皮腿

3. 辅助检查

考点：T_3、T_4、
TSH 测定；基
础代谢率计
算方法

(1) 血清甲状腺激素测定：①血清总甲状腺激素(TT_4)增高：判定甲状腺功能最基本的筛选指标，受血甲状腺结合球蛋白(TBG)等结合蛋白量和结合力变化的影响。②血清总三碘甲腺原氨酸(TT_3)增高：受 TBG 的影响。为早期 GD、治疗中疗效观察及停药后复发的敏感指标，也是诊断 T_3 型甲亢的特异性指标。③血清游离甲状腺激素(FT_4)与游离三碘甲状腺原氨酸(FT_3)增高；FT_3、FT_4 不受血甲状腺结合球蛋白影响，可直接反映甲状腺功能状态，其敏感性、特异性高于 TT_3、TT_4，是临床诊断甲亢的首选指标。

(2) 血清促甲状腺激素(TSH)测定：反映甲状腺功能最敏感的指标，尤其对亚临床型甲亢和亚临床型甲减的诊断有重要意义。目前已经进入第三代和第四代测定方法，即敏感 TSH(sTSH)，sTSH 成为筛查甲亢的第一线指标，甲亢时 TSH<0.1mU/L。

(3) 甲状腺摄^{131}I率测定：且摄取高峰前移。正常值：3 小时及 24 小时分别为 5%~25% 和 20%~45%，高峰在 24 小时出现。甲亢病人摄^{131}I率升高，3 小时>25%，24 小时>50%，且高峰前移。目前已经被 sTSH 测定技术所替代。

(4) TSH 受体抗体(TRAb)及 TSH 受体刺激抗体(TSAb)测定：阳性反应是鉴别甲亢病因、诊断 GD 的重要指标之一。

(5) 影像学检查：超声、CT、MRI 等有助于甲状腺、异位甲状腺肿和球后病变的诊断。

(三) 治疗要点

目前尚不能对甲亢进行病因治疗，主要治疗方法包括抗甲状腺药物、^{131}I 及手术治疗 3 种。

考点：抗甲
状腺功能亢
进药物治疗
和^{131}I 治疗

1. 抗甲状腺药物治疗　是甲亢的基础治疗，能够抑制甲状腺合成甲状腺激素，从而消除甲状腺素过多所引起的表现。

(1) 适应证：①适应于所有甲亢病人的初始治疗。②病情较轻、甲状腺轻度至中度肿大者。③年龄<20 岁。④孕妇或合并严重心、肝、肾疾病等而不宜手术者。⑤手术和^{131}I 治疗前的准备阶段。⑥手术后复发且不宜^{131}I 治疗者。

(2) 常用药物：硫脲类和咪唑类两大类。硫脲类包括甲硫氧嘧啶(MTU)、丙硫氧嘧啶(PTU)等；咪唑类包括甲巯咪唑(MMI，他巴唑)、卡比马唑(CMZ，甲亢平)等。比较常用的是 PTU 和 MMI。作用机制是抑制甲状腺内过氧化酶系，抑制碘离子转化为新生态碘或活性碘抑制 TH 的合成，此外，PTU 还能抑制 T_4 转换成 T_3，故严重病例或甲亢危象首选 PTU 治疗。

(3) 药物剂量与疗程：长期治疗常分为初治期、减量期、维持期。以 PTU 为例，①初治期：PTU 400~500mg/d，分 2~3 次口服，一般持续 6~8 周，每 4 周复查血清甲状腺激素水平。②减量期：临床症状缓解或血清甲状腺激素水平达到正常后开始减量。每 2~4 周减量一次，每次减 50~100mg/d，3~4 个月至症状完全消失、体征明显好转再减至维持量。③维持期：50~100mg/d，维持治疗时间 1~1.5 年；每 2 个月复查血清甲状腺激素。疗程结束后如停药 1 年，血清 TSH 和甲状腺激素正常为甲亢缓解。单纯抗甲状腺药物治疗的治愈率为 40%，复发率为 50%~60%，75%在停药 3 个月内复发。

2. 其他药物治疗　①复方碘溶液：仅用于术前准备和甲状腺危象。可抑制已合成的甲状腺激素释放入血，减少甲状腺血流，使甲状腺变小变硬。②β 受体阻滞剂：能阻断甲状腺素对心脏的兴奋作用，阻断 T_4 转换成 T_3。用于改善甲亢初治期的症状，近期疗效好。常用普萘洛尔、阿替洛尔等药物。③甲状腺片：抗甲状腺药物治疗有甲状腺增大或突眼加重时加用甲状腺片，以避免 T_3、T_4 减少后对 TSH 的反馈抑制减弱。

3. 放射性^{131}I 治疗　^{131}I 被甲状腺摄取后释放 β 射线，破坏甲状腺组织细胞，减少甲状素的合成与释放,具有简便、安全、疗效明显等优点,有效率达 95% ,治愈率达 85% 。

(1) 适应证:①中度甲亢;②抗甲状腺药物治疗失败或过敏者;③合并心、肝、肾等疾病不宜手术或不愿手术者;④甲亢伴白细胞减少、血小板减少或全血细胞减少。

(2) 禁忌证:妊娠、哺乳期妇女。

(3) 并发症:①甲状腺功能减退:分暂时性甲减和永久性甲减 2 种。早起由于腺体破坏,后期由于自身免疫反应所致;②放射性甲状腺炎:发生在摄^{131}I 7~10 天后,严重者可给予阿司匹林或糖皮质激素治疗;③个别病人可诱发甲状腺危象;④有时可加重浸润性突眼。

4. 手术治疗　甲状腺大部切除术对中度以上的甲亢仍是目前最常用有效的疗法。

(四) 主要护理诊断及合作性问题

1. 营养失调:低于机体需要量　与机体高代谢致代谢需求超过能量摄入有关。

2. 活动无耐力　与蛋白质分解增加、甲亢性心脏病、肌无力等有关。

3. 有组织完整性受损的危险　与浸润性突眼有关。

4. 自我形象紊乱　与突眼和甲状腺肿大引起的身体外观改变有关。

5. 个人应对无效　与性格及情绪改变有关。

6. 潜在并发症　甲状腺危象。

(五) 护理措施

1. 休息与活动　甲亢病人基础代谢亢进,怕热、多汗,应将病人安置于安静、整洁、通风良好的环境,保持室温凉爽恒定,避免强光和噪声的刺激,减少探视让病人充分休息。活动时以无疲劳感为度,轻症病人可正常工作和学习,但不宜紧张和劳累;病情重者或出现心力衰竭者应卧床休息。 考点:护理措施

2. 饮食护理　甲亢病人能量消耗大,要保证营养供给。①原则:给予高蛋白、高热量、富含维生素的饮食;②减少碘摄入:避免如海带、紫菜等含碘丰富的食物,食用无碘食盐,以免导致甲状腺素合成增加,加重和延长病程;③补水:每日饮水 2000~3000ml(有心脏疾病者除外,以免诱发水肿和心力衰竭),补偿因出汗、腹泻及呼吸加快丢失水分;④避免刺激:禁用对中枢神经系统有兴奋作用的浓茶、咖啡等刺激性饮料,避免进食辛辣刺激性的食物,戒烟戒酒,以免加重失眠等精神症状;⑤避免高纤维食物:以免导致肠蠕动加快加重腹泻。 考点:饮食护理

3. 病情观察　①一般状态:生命体征、意识、营养等,尤其是脉率和脉压变化,以评估基础代谢率,动态观察甲亢的治疗效果和病情变化。②临床表现:甲状腺毒症表现,如高代谢综合征、神经、心血管、消化等系统症状和甲状腺肿及眼征是否好转。③并发症和特殊表现:如出现高热、大汗、心率>140 次/分、烦躁不安、呼吸急促、昏迷等甲状腺危象表现,甲亢性心脏病、淡漠型甲亢等特殊表现时立即通知医生,并配合医生处理。

4. 用药护理

(1) 抗甲状腺药物:①常见不良反应有:白细胞减少、过敏反应、药物性皮疹、皮肤瘙痒等。②血白细胞计数和分类检查:服药最初1~2 个月,每周 1 次,2 个月后每2~4 周检查一次。③停药指征:白细胞低于3×10^9/L 或中性粒细胞低于 1.5×10^9/L;出现剥脱性皮炎。④解释:用药后需 4 周左右才可见效,不可任意间断、变更药物剂量或自行停药;轻型药疹给予抗组胺药物可缓解。 考点:用药护理

(2) 普萘洛尔和甲状腺片:①普萘洛尔:用药期间应注意观察心率,防止心率过于减慢,有哮喘病史的病人禁用。②甲状腺片须从小剂量开始,用药后应注意观察病人的心率有无明显增快。有冠心病史的病人应注意有无引发心绞痛。

5. 对症护理

（1）心理护理：①关爱、理解病人，交谈时语气温和，避免刺激性语言，鼓励病人表达看待自我的感受。告知病人突眼和甲状腺肿大等体态变化在疾病得到控制后会得到改善，以消除病人的焦虑，使其积极配合治疗。②了解病人家庭与工作环境，控制各种可能对病人造成不良刺激的因素，避免刺激性语言，建立和谐的生活氛围。③指导外形修饰技巧，帮助病人改善自身形象，如突眼明显者外出戴有色眼镜；颈部增粗者，可在颈部佩戴丝巾等。

考点： 突眼的护理

（2）突眼的护理：加强眼部保护措施，预防眼睛受到刺激和伤害。①高枕卧位，限制钠盐及按医嘱使用利尿剂，减轻眼部水肿。②佩戴有色眼镜，以防光线刺激和灰尘、异物的侵害；复视者戴单侧眼罩。③经常以眼药水湿润眼睛，避免过度干燥；睡前涂抗生素眼膏，用无菌0.9%氯化钠纱布覆盖双眼。④指导病人眼睛有异物感、刺痛或流泪时，勿用手直接揉眼睛。⑤发生角膜溃疡或全眼球炎时，应配合医生按医嘱及时给予治疗和护理。

6. 放射性^{131}I治疗护理　主要不良反应有：甲状腺功能减退；放射性甲状腺炎；诱发甲状腺危象；加重浸润性突眼。治疗中应注意：①治疗前和治疗后1个月内避免服用含碘的药物和食物；②空腹口服^{131}I制剂后2小时内禁食，以免引起呕吐而造成^{131}I丢失，影响碘的吸收；③服用^{131}I制剂后避免用手按压甲状腺，避免精神刺激，以免引起甲状腺危象。④服药后2~3日，饮水量要达到2000~3000ml/d，以增加^{131}I的排出。⑤β射线在组织内的射程仅2mm，不会累及邻近组织，故不需要特殊处理病人衣物或远离病人。⑥密切观察病情，如有发热、心动过速、大量出汗、神经过度兴奋等，需考虑有发生甲状腺危象的可能，及时与医生联系，并做好抢救准备。

考点： 甲状腺危象的抢救配合

7. 甲状腺危象的抢救配合　①安置病人于安静、室内温度较低（15~17℃）的环境中；绝对卧床休息，呼吸困难时取半卧位；避免一切不良刺激，烦躁不安者，按医嘱给适量镇静剂。②吸氧，保持呼吸道通畅；给予高热量、高蛋白、高维生素饮食，通过口服或静脉及时补充足量的液体，维持营养与体液平衡。③监测生命体征和神志的变化，准确记录24小时出入量。④建立静脉通路，及时、准确地按医嘱使用PTU、复方碘溶液、普萘洛尔、氢化可的松等药物治疗并观察疗效；准备好抢救物品。⑤对症护理：体温过高者给予冰敷或乙醇擦浴以降低体温；躁动不安者使用床栏保护病人安全；昏迷者加强皮肤、口腔护理，定时翻身，防止压疮、肺炎的发生。⑥心理支持，积极去除诱因如感染、严重精神刺激、创伤等。

（六）健康教育

1. 知识宣传　①讲解有关甲亢的疾病知识及药物的副作用，教会病人自我监护和自我护理的方法。②告知病人及家属甲状腺危象发生的诱因、症状及抢救方法。若出现高热、恶心、呕吐、腹泻、突眼加重等，应警惕甲状腺危象的可能，及时就诊。

考点： 生活指导和用药指导

2. 生活指导　①指导病人合理饮食，保证足够的营养；②避免过度劳累和精神刺激；③避免压迫肿大的甲状腺，如衣领宜宽松，严禁用手挤压甲状腺等，以免甲状腺激素分泌过多，病情加重；④对甲状腺肿、突眼部位可进行适当修饰，增加病人的生活信心；⑤吸烟可加重Graves眼病，应当戒烟。

3. 用药指导　①指导病人坚持遵医嘱按剂量、按疗程服药，不随意减量和停药；②每隔1~2个月做甲状腺功能测定，每日清晨起床前自测脉搏，定期测量体重，脉搏减慢、体重增加是治疗有效的标志；③对妊娠期甲亢病人，指导其避免对自己及胎儿造成影响的因素，禁用^{131}I治疗，慎用普萘洛尔，产后如需继续服药，则不宜哺乳。

（吴　蓓）

三、甲状腺功能减退症

（一）概述

甲状腺功能减退症（hypothyroidism），简称甲减，是由多种原因导致的低甲状腺激素血症 **考点**：概念
或甲状腺激素抵抗而引起的全身性低代谢综合征。根据起病年龄，甲减分为 3 型：起源于胎儿或新生儿称呆小症（又称克汀病）；起源于婴儿及儿童时期称幼年型甲减；起源于成人称成年型甲减。本节主要介绍成年型甲减。

成年型甲减按发生部位分为 3 型。

（1）原发性甲减：占甲减 90%～95%，是最常见的类型。多数为甲状腺本身疾病所引起。①炎症：如自身免疫反应或病毒感染等所致甲状腺损伤，自身免疫性甲状腺炎是引起本病最常见的原因，包括桥本甲状腺炎、萎缩性甲状腺炎、产后甲状腺炎等。②甲状腺破坏：甲状腺大部、全部手术切除后和甲亢 ^{131}I 治疗导致甲状腺功能减退。③碘过量：摄入碘过量主要是抑制了钠-碘转运体生成，使 T_3、T_4 合成减少，也可诱发和加重自身免疫性甲状腺炎，引起或加重甲状腺功能减退。④抗甲状腺肿药物：如硫脲类、咪唑类、磺胺类、对氨基水杨酸等影响甲状腺激素的合成和释放。

（2）中枢性甲减：由下丘脑或垂体疾病引起的促甲状腺释放激素（TRH）或促甲状腺激素（TSH）产生和分泌减少所致。包括垂体性甲减（垂体肿瘤、手术、放疗和产后垂体坏死等引起）和三发性甲减（下丘脑肿瘤、肉芽肿、慢性炎症和放疗等导致 TRH、TSH 和 TH 相继减少引起）。

（3）甲状腺激素抵抗综合征：与甲状腺激素在外周组织生物效应发生障碍有关。

（二）护理评估

1. 健康史　询问女性病人有无产后大出血、休克、昏迷、产后无乳、长期闭经、不育病史；了解病人有无甲状腺手术、^{131}I 治疗史及 Graves 病、桥本甲状腺炎病史；评估有无家族史。

2. 临床表现　多见于中年女性，起病隐匿，进 **考点**：一般
展缓慢。主要表现为代谢率降低和交感神经兴奋 表现和黏液
性下降。 性水肿昏迷

（1）一般表现：易疲劳、畏寒、少汗、体温偏低、食欲减退、体重增加等的代谢率降低表现；表情淡漠、动作缓慢，发音"喋喋"不清，言语缓慢费力。体检可见皮肤苍白或蜡黄色，皮肤干燥发凉、肿胀增厚，眼睑及颜面部水肿呈非凹陷性水肿；黏液性水肿面容（图 7-3-4）：颜面浮肿、苍黄，表情淡漠、呆板，面及眼睑水肿，毛发稀疏为眉毛外 1/3、睫毛、腋毛、阴毛等脱落，鼻宽、唇厚、舌大、光滑发红。

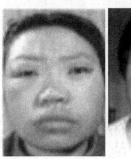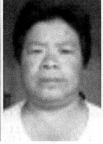

图 7-3-4　黏液水肿面容

（2）各系统器官功能下降：①精神神经系统：精神抑郁、反应迟钝、记忆力减退、少言懒动、动作缓慢、声音低哑、语速缓慢。头晕、头痛，耳鸣、耳聋，眼球震颤，共济失调，腱反射迟钝。②心血管系统：心音减弱、心率减慢、心排血量下降等；可伴有心包积液的症状和体征；病程长者因血胆固醇增高，易发生冠心病、高血压。③肌肉与关节：肌肉乏力，寒冷时可有暂时性肌强直、痉挛、疼痛等。④消化系统：厌食、腹胀、便秘，严重者出现麻痹性肠梗阻。⑤内分泌系统：女性病人常有月经过多或闭经，部分病人发生溢乳；男性病人可出现阳痿。⑥血液系统：由于胃酸缺乏或维生素 B_{12} 吸收不良，可导致缺铁性贫血或恶性贫血。⑦皮肤：皮肤干燥、粗糙、发凉等。由于存在高胡萝卜素血症，手足皮肤呈姜黄色。

（3）黏液性水肿昏迷：为甲减最严重的表现。①多见于老年或长期未治疗者；②诱因：寒冷、感染、手术、麻醉剂、镇静剂、心力衰竭、肺水肿、中断甲状腺激素替代治疗等，常在冬季寒冷时发病；③临床表现：嗜睡，体温<35℃，呼吸减慢，心动过缓，血压下降，四肢肌肉松弛，反射减弱或消失，甚至昏迷、休克、心肾功能不全而危及生命。

（4）心理状态：因肢体软弱无力等多种器官功能下降表现，加之外部形象改变，病人情绪低落，缺乏自信，影响社交活动，易出现焦虑、自卑等情绪反应。

3. 辅助检查

（1）一般检查：血常规检查为轻、中度正细胞正色素性贫血；血生化检查有血胆固醇、三酰甘油增高、LDL-C 增高，HDL-C 降低及血清 CK、LDH 增高。

考点：甲状腺功能检查

（2）甲状腺功能检查：血清 TSH 增高是原发性甲减的最早表现；FT_3 是诊断本病的必备指标；严重者 TT_3 和 FT_4 也降低；亚临床甲减只有血清 TSH 增高，血清 T_4 或 T_4 正常；甲状腺摄 ^{131}I 率降低。

（3）TRH 刺激试验：静脉注射 TRH 后，血清 TSH 不增高者提示为垂体性甲减，TSH 延迟增高者为下丘脑性甲减；血清 TSH 在增高的基础上进一步增高，提示原发性甲减。

（4）其他：影像学检查可显示蝶鞍增大、心包积液、胸腔积液等；甲状腺自身抗体检测到血清 TPOAb 和 TgAb 阳性，提示自身免疫性甲状腺炎所致的甲减。

（三）治疗要点

主要是对症处理和甲状腺素替代治疗。

考点：治疗要点

1. 替代治疗　所有类型的甲减，均需用甲状腺激素替代，永久性甲减者需终身替代治疗。首选左甲状腺素（L-T_4）每日口服 1 次；以最小剂量纠正甲减而不产生明显不良反应，使血 TSH 值恒定在正常范围（0.5~5.0mU/L）内为治疗目标；L-T_4 在体内可转变为 T_3，其作用慢而持久，半衰期约 8 天，适合终身替代治疗。

2. 对症治疗　贫血者补充铁剂、维生素 B_{12}、叶酸等；胃酸低者补充稀盐酸。

3. 黏液性水肿昏迷抢救　①立即补充甲状腺激素，首选左旋三碘甲腺原氨酸（L-T_3）静脉注射；②氢化可的松 200~300mg/d 维持静脉滴注，同时补液，维持水电解质及酸碱平衡；③保持呼吸道通畅：吸氧，准备好气管插管或气管切开设备；④对症治疗：控制感染、救治休克、保暖等。

（四）主要护理诊断及合作性问题

1. 活动无耐力　与甲状腺激素分泌不足有关。

2. 体温过低　与甲状腺激素分泌不足、机体代谢率降低有关。

3. 社交障碍　与精神情绪改变造成反应迟钝、冷漠有关。

4. 潜在并发症：黏液性水肿昏迷。

（五）护理措施

1. 休息与活动　病情较轻者，鼓励其适当活动，以不出现症状为度；病情较重者，安置其卧床休息，调节室温在 22~23℃，注意保暖。

考点：饮食护理

2. 饮食护理　给予高蛋白、高维生素、低钠、低脂肪饮食，多食蔬菜、水果，细嚼慢咽，少食多餐；注意补充富含粗纤维的食物及足够的水分，以防便秘。

考点：病情观察

3. 观察病情　①一般状态：注意生命体征、神志、语言、体重等。②临床表现：观察病人有无寒战、皮肤苍白、体温过低等代谢降低表现；注意精神、乏力、动作以及胃肠道症状等各系统器官功能下降情况；用药后临床表现是否改善等。③并发症：若出现体温低于 35℃、呼吸缓慢、心动过缓、血压降低、嗜睡等表现，应考虑可能发生了黏液性水肿昏迷，应立即通知医生并配合其抢救。

4. 用药护理　使用甲状腺激素应注意:①准确用药:遵医嘱从小剂量开始,逐渐增加,中间不可随意停药或改变剂量。②观察药物疗效:用药前后分别测脉搏、体重及水肿情况;用药期间如出现心悸、心动过速、失眠、胸痛、出汗、兴奋及体重明显减轻等症状,提示药物过量,要立即通知医生处理,及时调整剂量。

5. 黏液性水肿昏迷抢救配合　①立即补充建立静脉通道,遵医嘱用 L-T_3、氢化可的松、补液、抗感染、抗休克等抢救措施,并观察疗效;②吸氧,保持呼吸道通畅,必要时进行气管插管或气管切开;③绝对卧床休息;可采用升高室温的方法进行保暖,尽量不给予局部加热,以防烫伤;④严密监护:监测生命体征和动脉血气分析,观察神志、躁动、出汗情况,记录出入量等;⑤心理支持。

考点:黏液性水肿昏迷抢救配合

6. 对症护理　①怕冷:增加衣物,避免受凉,注意保暖,防止烫伤;②皮肤干裂:保持皮肤清洁,每天用温水擦洗皮肤并涂以润滑剂;经常翻身或活动肢体,避免血液循环不良造成压疮;③便秘:遵医嘱给予轻泻剂,指导病人每天定时排便,适当增加运动量,促进排便。

7. 心理护理　鼓励病人适当参加娱乐活动,多与他人交往,提高机体兴奋性;多与病人沟通,注意语速缓慢,观察病人对语言的反应,不可操之过急;告诉病人本病可以用替代疗法达到较好的效果,树立病人配合治疗的信心。

（六）健康教育

1. 知识宣传　向病人介绍本病基本知识,告诉病人注意避免寒冷、感染、创伤、镇静剂等诱因;讲解黏液性水肿昏迷的表现,如低血压、心动过缓、体温<35℃等;教会病人及家属观察病情变化,发现病情加重立即到医院诊治。

2. 生活指导　指导病人注意个人卫生,注意保暖,注意行动安全;防止便秘、感染和创伤。

3. 用药指导　向病人解释终身坚持服药的重要性和必要性,指导病人遵医嘱正确用药,不可随意停药或变更药物剂量,以免导致心肌缺血、梗死或充血性心力衰竭。告诉病人甲状腺激素过量的表现,提醒病人发现异常及时就诊。

4. 病情监测指导　长期替代者至少每6~12个月到医院复查血 TSH、T_3、T_4,同时了解各脏器功能情况。

案例 7-3-1 分析

1. 主要护理问题　①营养失调:低于机体需要量。②自我形象紊乱。③有组织完整性受损的危险。

2. 饮食指导　①给予高热量、高蛋白、高纤维食物、丰富维生素饮食,多饮水。②避免摄入含碘丰富的食物,避免进食辛辣刺激性食物,戒烟酒、禁用浓茶、咖啡等兴奋、刺激性饮料。

3. 突眼护理　①外出时戴茶色眼镜,复视者戴单侧眼罩。②经常用眼药水滴眼,睡前涂抗生素眼膏,用无菌 0.9%氯化钠纱布覆盖双眼。③睡眠时抬高头部,限制钠盐摄入。④眼睛有异物感、刺痛或流泪时,勿用手直接揉搓眼睛。

（陈桂莲）

第 4 节　库欣综合征

（一）概述

库欣综合征(Cushing syndrome),又称 Cushing 综合征或皮质醇增多症,是指由各种病因引起肾上腺皮质分泌过多糖皮质激素(主要是皮质醇)所致病症的总称,其中最多见者为垂体促肾上腺皮质激素(ACTH)分泌亢进所引起的临床类型,称为 Cushing 病(库欣病)。主要临床表现有满月脸、多血质、向心性肥胖、皮肤紫纹、痤疮、糖尿病倾向、高血压和骨质疏松等。本症成人多于儿童,女性多于男性,20~40 岁居多,约占 2/3。Cushing 综合征的病因如下。

(1) 依赖 ACTH 的库欣综合征:①库欣病(Cushing 病):垂体分泌 ACTH 过多(多为 ACTH 微腺瘤,少数系 ACTH 细胞增生)导致双侧肾上腺增生,分泌大量的皮质醇,由此引起的临床类型最多见;②异位 ACTH 综合征:是由垂体以外的癌瘤产生 ACTH,刺激肾上腺皮质增生,分泌过量的皮质醇。最常见的是肺癌,其次是胸腺癌和胰腺癌,甲状腺髓样癌等。

(2) 不依赖 ACTH 的综合征:①肾上腺皮质肿瘤:可为腺瘤或腺癌。肿瘤分泌大量皮质醇,反馈抑制垂体 ACTH 的释放,瘤外同侧及对侧肾上腺皮质萎缩。②不依赖 ACTH 的双侧小结节性增生或大结节性增生:肾上腺正常或轻度增大,两侧含大小不等结节,其血中 ACTH 低或测不到。临床表现主要由皮质醇分泌过多,引起代谢障碍和对感染抵抗力降低所致。

(二) 护理评估

1. 健康史　主要询问病人体形改变、面部改变等具体表现,以及有无垂体肿瘤、垂体外肿瘤病史。

2. 临床表现

考点: 主要临床表现

(1) 库欣综合征的类型:①典型病例:表现为满月脸、多血质、向心性肥胖(图 7-4-1)、皮肤紫纹等,多为库欣病、肾上腺腺瘤、异位 ACTH 综合征中的缓进型;②重型:主要特征为体重减轻、高血压、水肿、低血钾性碱中毒,由于癌肿压迫所致重症,病情严重,进展迅速,摄食减少;③早期病例:以高血压为主,肥胖、向心性不够典型,全身情况较好,尿游离皮质醇明显升高;④以并发症为主就诊者,如心力衰竭、脑卒中、病理性骨折、精神症状或肺部感染等,年龄较大,库欣综合征易被忽略;⑤周期性或间歇性:机制不清,病因难明,部分可能为垂体或异位 ACTH 性。

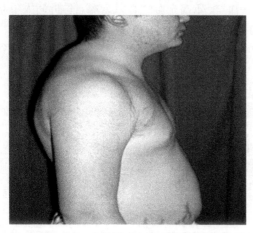

图 7-4-1　库欣综合征的特征性体态

(2) 典型病例表现

1) 向心性肥胖、满月脸、多血质外貌:面圆呈暗红色,面、颈、胸及腹部等处堆积脂肪,疾病后期,四肢相对瘦小。多血质与皮肤菲薄,微血管易透见,有时与红细胞、血红蛋白增多有关(皮质醇刺激骨髓红细胞增生)。

2) 全身肌肉及神经系统:肌无力,下蹲后起立困难。常有不同程度的精神情绪变化,情绪不稳定,烦躁、失眠,严重者精神变态,或可发生偏执狂。

3) 皮肤改变:皮肤菲薄,微血管脆性增加,轻微损伤可引起瘀斑;臀部外侧、下腹部、大腿内外侧等处可见对称性分布的紫纹,与大量皮质醇使蛋白质分解加速,皮肤弹性纤维断裂所致;手脚、指(趾)甲、肛周常出现真菌感染。异位 ACTH 综合征病人异位皮肤色素明显沉着加深。

4) 心血管病变:高血压常见,与肾素-血管紧张素系统激活有关。常伴有动脉硬化和肾小动脉硬化。长期高血压可并发左心室肥大、心力衰竭和脑血管意外。

5) 感染:皮质醇增多使免疫功能减弱,肺部感染多见,化脓性细菌感染不易局限化,可发展为蜂窝组织炎、菌血症、败血症。某些化脓性细菌、真菌和病毒性疾病,因免疫抑制,感染后炎症反应往往不明显,发热不高,易被疏忽而致严重后果。

6）性功能异常：女性月经稀少、不规则或闭经，多伴不孕、痤疮等；男性性欲减退、睾丸变软、阴茎缩小，出现阳痿，背部及四肢体毛增多。

7）代谢紊乱：①糖代谢障碍：大量皮质醇促进糖异生，并拮抗胰岛素的作用。抑制外周组织对糖利用，致血糖升高，部分病人出现类固醇性糖尿病。②电解质紊乱：大量皮质醇有潴钠、排钾作用。留钠可导致病人轻度水肿，低钾使病人乏力加重，甚至引起低钾性碱中毒。病程较久可出现骨质疏松，以脊椎和肋骨明显，脊柱变性可发生自发性骨折。

3. 辅助检查

（1）血浆皮质醇测定：血浆皮质醇水平增高且昼夜节律消失，24 小时尿 17-羟皮质类固醇和血游离皮质醇升高。

（2）地塞米松抑制试验：①小剂量地塞米松抑制试验：尿 17-羟皮质类固醇不能被抑制到对照值的 50% 以下。②大剂量地塞米松试验：能被抑制到对照值的 50% 以下者，病变大多为垂体性；不能被抑制者，可能为原发性肾上腺皮质肿瘤或异位 ACTH 综合征。

（3）ACTH 兴奋试验：垂体性 Cushing 病和异位 ACTH 综合征者有反应，高于正常；原发性肾上腺皮质肿瘤则大多数无反应。

（4）影像学检查：包括肾上腺超声检查、蝶鞍区断层摄片、CT、MRI 等，可显示病变部位的影像学改变。

（三）治疗要点

根据不同病因采用相应的治疗。在病因治疗前，病情严重者宜先对症治疗。

1. Cushing 病　常用手术切除、垂体放射和药物治疗 3 种疗法。首选方法是经蝶窦切除垂体微腺瘤，摘除腺瘤后可治愈，少数病人术后可复发。垂体大腺瘤需开颅手术切除。

2. 肾上腺肿瘤　在明确腺瘤部位后，手术切除可根治。尽可能早期手术治疗，未能根治或已有转移者用药物治疗，以减少肾上腺皮质激素的产生量。

3. 不依赖 ACTH 的双侧肾上腺小结节或大结节增生　做双侧肾上腺切除术，术后采取激素替代治疗。

4. 异位 ACTH 综合征　以治疗原发性癌肿为主，根据具体病情选择手术、放疗及化疗。若不能根治，给予肾上腺皮质激素合成阻滞剂，如米托坦、美替拉酮、氨鲁米特等。

（四）主要护理诊断及合作性问题

1. 自我形象紊乱　与 Cushing 综合征引起身体外观改变有关。

2. 体液过多　与糖皮质激素过多引起水钠潴留有关。

3. 活动无耐力　与蛋白质代谢障碍引起肌肉萎缩有关。

4. 有感染的危险　与机体免疫功能减弱，抵抗力下降有关。

5. 潜在并发症：心力衰竭、脑血管意外、类固醇性糖尿病。

（五）护理措施

1. 休息与活动　提供安全、舒适的环境，轻症病人做力所能及的活动，防止肌肉萎缩，消耗多余脂肪。但避免剧烈活动。嘱病重者卧床休息，保证高质量睡眠，以减少机体消耗。

2. 饮食护理　给予高蛋白、高钾、高钙、低钠、低热量、低碳水化合物饮食，以纠正因代谢障碍所致机体负氮平衡和补充钾、钙，鼓励病人食用柑橘、枇杷、香蕉、南瓜等含钾高的水果。有糖尿病症状时应按糖尿病饮食计算。避免刺激性食物，禁烟酒。 <u>考点</u>：饮食护理、对症护理

3. 病情观察　①一般状态：监测生命体征，注意观察血压、心律、心率变化，以早期发现高血压对心脏的影响。②临床表现：注意是否有发热、咽痛等各种感染征象。监测病人水肿情况，每天测量体重的变化，记录 24 小时液体出入量。注意有无关节痛或腰背痛等情况。观察

有无全身无力、四肢麻痹、心律失常等低血钾症表现,及时测血钾和描记心电图。③并发症:注意有无心悸、胸闷、呼吸困难等心力衰竭表现。注意有无剧烈头痛、瘫痪、意识障碍等脑血管意外的表现。注意有无多食、多饮、多尿、消瘦等糖尿病的表现,必要时及早做糖耐量试验或测空腹血糖,以明确诊断。

4. 用药护理　应用肾上腺皮质激素合成阻滞药治疗时,应注意观察疗效和副作用。此类药物的主要副作用是引起食欲不振、恶心、呕吐、嗜睡、共济失调等,偶有皮疹和发热反应。

5. 心理护理　病人因体态、外貌的改变,往往产生困扰和悲观情绪,应予耐心解释和疏导,并鼓励家属给予心理支持。对有明显精神症状者,应多与关心照顾,尽量减少情绪波动,如发现病人情绪由兴奋转为抑郁,应加强保护设施。

6. 对症护理　①预防感染:对病人及家属进行日常卫生指导,如保持皮肤、阴部、衣着、用具等清洁卫生,避免感染。注意早期发现感染灶,常见有咽部扁桃体感染、皮肤疖痈,口腔念珠菌及泌尿道真菌感染等。一旦发生感染应按医嘱及早治疗,以免扩散。②安全防护:移除环境中不必要的家具或摆设,地面干燥不滑、无障碍物,浴室应铺上防滑脚垫,防止因碰撞或跌倒引起外伤或骨折。

（六）健康教育

1. 知识宣传　向病人讲解本病的知识,使其了解体态、外貌变化的原因、治疗过程及效果,帮助病人接受现实,努力自我适应,积极配合治疗。

2. 生活指导　教会病人自我护理,避免到人多拥挤处,防止感冒,注意个人卫生,预防感染。指导病人和家属有计划地安排力所能及的生活活动,让病人独立完成,增强其自信心和自尊感,保持心情愉快。

3. 配合治疗　遵医嘱用药,指导病人正确使用肾上腺皮质激素合成阻滞药并学会观察药物疗效和不良反应。对使用皮质激素替代治疗者,应详细介绍用法和注意事项。

（吴　蓓）

第5节　糖　尿　病

案例 7-5-1

病人,女性,21 岁,口干、多饮、多食、多尿、体重减轻 10 个月,近 2 天因劳累,出现食欲减退、恶心、呕吐、腹痛。体检:T 36℃,P 98 次/分,R 18 次/分,BP 105/75mmHg,处于嗜睡状态。身高 166cm,体重 50kg,呼吸深大,可闻到烂苹果味,皮肤干燥。辅助检查:任意血糖:21.6mmol/L,pH 为 6.8,尿酮(++),尿糖(+++)。

问题:1. 初步诊断及诊断依据是什么?

　　　2. 首优护理诊断是什么?

　　　3. 主要护理措施是什么?

（一）概述

考点:概念

糖尿病(diabetes mellitus,DM)是一组由多病因引起的以慢性血糖水平增高为特征的代谢性疾病。因胰岛素分泌和(或)作用缺陷引起糖、蛋白质、脂肪代谢紊乱可引起多系统损害,导致眼、肾、神经、心脏、血管等组织器官慢性进行性病变、功能缺陷及衰竭;重症或应激时可发生急性严重代谢紊乱,如糖尿病酮症酸中毒、高渗高血糖综合征。临床特征为多尿、多饮、多食、消瘦、乏力。

糖尿病是常见病、多发病,是严重威胁人类健康的世界性公共卫生问题。随着人民生活水平的提高、生活方式改变、人口老龄化,糖尿病的患病率在世界范围内呈上升趋势,成为继心脑血管疾病、肿瘤之后又一严重危害大众健康的慢性非传染性疾病。根据国际糖尿病联盟(IDF)统计,2011 年全球糖尿病病人 3.66 亿,预计 2030 年达到 5.52 亿。我国现有糖尿病病人 9 多千万,预计 2030 年将达到 1.3 亿。

目前我国采用 WHO 糖尿病专家委员会(1999 年)提出的病因学分型标准,将糖尿病分为 4 型:1 型糖尿病(T1DM),2 型糖尿病(T2DM),其他特殊类型糖尿病和妊娠期糖尿病。糖尿病病人中 T2DM 最多见,占 90%~95%,我国 T1DM 病人<5%。特殊类型糖尿病指病因相对明确,如胰腺炎、库欣综合征等所致的高血糖状态。妊娠期糖尿病是指在妊娠过程中初次发现的任何程度的糖耐量异常或糖尿病,不包括在糖尿病诊断之后妊娠者。

糖尿病病因和发病机制极复杂,至今尚未完全阐明。不同类型的糖尿病的病因不同,即使同一类型的糖尿病也有差异。

一般认为 1 型和 2 型糖尿病都与遗传因素和环境因素有关,1 型糖尿病还与自身免疫反应有关。

(1) 1 型糖尿病(T1DM):绝大多数 T1DM 是自身免疫性疾病,遗传因素和环境因素共同导致其发病。病人存在遗传异质性,当某些环境因素如病毒感染、化学毒性物质和饮食因素等,作用于有遗传易感性的个体后,可激活 T 淋巴细胞介导的一系列自身免疫反应,免疫细胞释放各种细胞因子(如 IL-2、IL-1、IL-12、IL-4、IL-5、IL-10 以及 TNF-α、TNF-β、TNF-γ 等),引起自身免疫性选择性胰岛 β 细胞破坏和功能衰竭,或非自身免疫性的胰岛 β 细胞破坏。病毒感染还可直接损伤胰岛 β 细胞,使体内胰岛素分泌绝对缺乏而导致糖尿病;除细胞免疫外,体液免疫也可损伤胰岛 β 细胞,参与 T1DM 的发病。在大多数新诊断的 T1DM 病人的血清中,可检测到多种胰岛细胞抗体(如胰岛细胞胞浆抗体、胰岛素自身抗体、谷氨酸脱羧酶抗体、胰岛抗原 2 抗体等)。当 T1DM 病人体内胰岛细胞持续损伤达到仅残存 10% 的 β 细胞时,胰岛素分泌不足,出现临床糖尿病,需应用胰岛素治疗。当胰岛 β 细胞几乎完全消失时,需依赖胰岛素维持生命。

(2) 2 型糖尿病(T2DM):是由多个基因及环境因素综合引起的复杂病。参与发病的基因很多,每个基因参与发病的程度不等且仅赋予个体某种程度的易感性,多基因异常的总效应形成遗传易感性;环境因素包括人口老龄化、现代生活方式、营养过剩、体力活动不足、子宫内环境以及应激、化学毒物等。肥胖可加重胰岛素抵抗,与 T2DM 的发生关系密切。胰岛素抵抗和胰岛 β 细胞功能缺陷(包括分泌量不足和分泌延迟、减弱)是 T2DM 发病的 2 个要素,在糖尿病发生过程中的高血糖(葡萄糖毒性)和脂代谢紊乱(脂毒性)可进一步降低胰岛素敏感性和损伤胰岛 β 细胞功能。当胰岛素抵抗而胰岛 β 细胞可代偿性增加胰岛素分泌时,血糖可维持正常,但当胰岛 β 细胞有缺陷而无法代偿胰岛素抵抗时,会进展成糖尿病。

胰岛素能促进糖原、脂肪、蛋白质合成,促进全身组织细胞对葡萄糖的摄取和利用,抑制糖原分解和异生。胰岛素由胰岛 β 细胞合成、分泌,经血液循环到达体内各组织器官的靶细胞,与细胞特异受体结合,引发细胞内物质代谢效应,其中任何一个环节发生异常均可导致糖尿病。

患糖尿病时,葡萄糖在肝、肌肉和脂肪组织的利用减少以及肝糖输出增多是发生高血糖的主要原因。由于胰岛素不足,脂肪组织摄取葡萄糖及从血浆移除三酰甘油减少,脂肪合成减少,脂蛋白酶活性降低,血游离脂肪酸和三酰甘油浓度升高。糖、脂肪、蛋白质代谢异常。

（二）护理评估

1. **健康史** 询问有无糖尿病家族史,有无不良饮食习惯、体力活动减少、肥胖、大量饮酒、精神紧张、社会竞争压力大等糖尿病危险因素;询问工作和居所有无空气污染、噪声等因素;青少年病人应询问有无病毒感染史。

2. **临床表现**

考点:糖尿病代谢紊乱症状群;急、慢性并发症

（1）糖尿病代谢紊乱综合征:即"三多一少"表现。

1）多尿:由于血糖增高,大量葡萄糖经肾脏排出,尿液渗透性较高阻断了肾小管对水的重吸收,引起渗透性利尿,每日尿量常在3L以上。

2）多饮:因多尿失水,引起口渴多饮。

3）多食:因胰岛素相对或绝对不足,组织细胞无法利用糖提供能量,且大量葡萄糖从尿中丢失,为了补偿损失的糖,维持机体活动,病人常易饥多食。

4）消瘦:因胰岛素不能充分利用,脂肪、蛋白质分解增加所致。

5）其他:可有皮肤瘙痒、四肢麻木、腰痛、便秘、性欲减退、阳痿不育等。

（2）急性并发症

1）糖尿病酮症酸中毒(diabetic ketoacidosis,DKA):是最常见的糖尿病急症,糖尿病加重时,胰岛素绝对缺乏,代谢紊乱加重,血糖明显增高,脂肪分解加速,脂肪酸在肝脏经与β氧化产生大量乙酰乙酸、β羟丁酸、丙酮,使血酮体增多,同时由于蛋白分解增加使血糖和血酮进一步升高,当酮体生成量超过肝外组织的氧化能力时,血酮体升高称为酮血症、尿酮体增多称为酮尿症,统称为酮症,若代谢紊乱进一步加重,超出机体调节能力时产生代谢性酸中毒,称为酮症酸中毒。多见于1型糖尿病,2型糖尿病在某些诱因下也可发生。

常见诱因:感染、饮食不当、胰岛素治疗中断或不适当减量、各种应激(如手术、创伤、妊娠、分娩)等,以感染最为常见。

临床表现:①代偿期:"三多一少"症状加重;②失代偿期:有不同程度的意识障碍,甚至昏迷。酸中毒时表现为食欲缺乏、恶心、呕吐、极度口渴、尿量显著增多、皮肤干燥、眼球下陷,呼吸深快(Kussmaul呼吸)、呼气中有烂苹果味(丙酮所致)、脉搏细速、血压下降,常伴头痛、嗜睡、烦躁。

2）高渗高血糖综合征(hyperglycemic hyperosmolar status,HHS),与以前称"高渗性非酮症性糖尿病昏迷"略有不同,是糖尿病急性并发症的另一临床类型,以严重高血糖、高血浆渗透压、脱水、无明显酮症为特征,常伴不同程度的意识障碍或昏迷。多见于老年糖尿病病人,病情危重、并发症多,病死率高。

常见诱因:有急性感染、手术、外伤、脑血管意外等应激状态,使用糖皮质激素、免疫抑制剂、利尿剂、甘露醇等药物,透析治疗、水摄入不足,大量摄入含糖饮料,大量输注葡萄糖等。

临床表现:多尿、多饮,但多食不明显,有时反而食欲减退。随脱水程度加重,逐渐出现嗜睡、幻觉、定向力障碍、失语、偏盲、偏瘫等,最后陷入昏迷。与DKA相比,本病脱水更严重,神经精神症状更突出。

3）感染:以疖、痈等皮肤化脓性感染多见,有时可引起败血症和脓毒血症。甲癣、足癣、体癣等皮肤真菌感染也较常见。泌尿系统感染以肾盂肾炎、膀胱炎多见,多发生于女性。肺结核发病率高,进展快,易形成空洞,易播散。

（3）慢性并发症

1）大血管病变:由于糖代谢紊乱导致脂代谢紊乱,使糖尿病病人动脉粥样硬化进展快。可引起高血压、冠心病、出血性或缺血性脑血管疾病、肢体动脉硬化(下肢动脉病变为主,表现为下肢疼痛,感觉异常和间歇性跛行,足部冰冷、感觉异常,严重供血不足可导致肢体溃疡、坏疽)。心脑血管疾病是2型糖尿病病人的主要死亡原因。

2）微血管病变：是糖尿病的特异性并发症。典型改变是微循环障碍和微血管基膜增厚。① 糖尿病肾病：多见于糖尿病病史超过 10 年者，是 1 型糖尿病病人的主要死亡原因。表现为蛋白尿、水肿、高血压、肾功能逐渐减退以致肾衰竭。② 糖尿病视网膜病变：多见于病程超过 10 年者，表现为视网膜微血管瘤形成、渗出、出血、纤维增生、水肿、视力模糊，最终导致视网膜脱离而致失盲，是糖尿病病人失明的主要原因之一。此外，糖尿病还易发生白内障、青光眼等眼部病变。

3）神经病变：以周围神经病变最常见，对称性，下肢比上肢严重。早期肢端感觉异常，如手套或袜套状分布，伴四肢麻木、针刺感、蚁走感、感觉迟钝或痛觉过敏，晚期可累及运动神经，肌张力减低，肌无力、肌萎缩。自主神经病变也较常见且出现较早，影响胃肠、心血管、泌尿生殖系统功能，主要表现为胃肠功能紊乱、瞳孔改变、胃排空延迟、排汗异常、腹泻、便秘、尿失禁、尿潴留、阳痿等。

糖尿病足：指与下肢远端神经异常和不同程度的周围血管病变相关的足部（踝关节或踝关节以下的部位）感染、溃疡和（或）深层组织破坏。根据 Wagner 分级法，将糖尿病足分为 6 级（表 7-5-1）。轻者表现为足部畸形、皮肤干燥和发凉、胼胝；重者可出现足部溃疡与坏疽（图 7-5-1），是糖尿病致残的主要原因。常见诱因有真菌感染、甲沟炎、搔抓、碰撞、修脚、鞋磨、水疱破裂、烫伤等。

表 7-5-1　糖尿病足分级

分级	临床表现
0 级	有发生足溃疡危险因素的足，目前无溃疡
1 级	表面溃疡，临床上无感染
2 级	较深的溃疡，影响到肌肉，无脓肿或骨的感染
3 级	深度感染，伴有骨组织病变或脓肿
4 级	局限性坏疽（趾、足跟或前足背）
5 级	全足坏疽

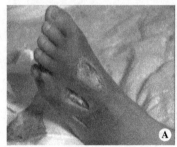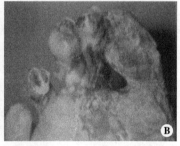

图 7-5-1　糖尿病足
A. 溃疡；B. 坏疽

3. 辅助检查

（1）血糖测定：血糖升高是诊断糖尿病的主要依据，也是判断糖尿病病情和控制情况的主要指标（表 7-5-2）。主要的葡萄糖测定方法有静脉血和毛细血管血两种，常用静脉血浆葡萄糖测定，空腹血糖正常值范围为 3.9~6.0mmol/L，餐后 2 小时血糖<7.8mmol/L；毛细血管血葡萄糖测定用于检测糖尿病。空腹血糖≥7.0mmol/L，随机血糖≥11.1mmol/L 可诊断糖尿病。

考点：血糖、OGTT、糖化血红蛋白检查

表 7-5-2　糖尿病及其他类型高血糖的诊断标准（WHO 糖尿病专家委员会报告，1999 年）

项目	血糖浓度（mmol/L）		
	静脉血浆	静脉全血	毛细血管全血
糖尿病			
空腹和（或）	≥7.0	≥6.1	≥6.1

续表

项目	血糖浓度(mmol/L)		
	静脉血浆	静脉全血	毛细血管全血
服糖后2小时	≥11.1	≥10.0	≥11.1
糖耐量降低(IGT)			
空腹(如有检测)	<7.0	6.1	<6.1
服糖后2小时	7.8~11.0	6.7~9.9	7.8~11.0
空腹血糖调节受损(IFG)			
空腹	★6.1~6.9	5.6~6.0	5.6~6.0
服糖后2小时(如有检测)	<7.8	<6.7	<7.8

★2003年11月国际糖尿病专家委员会建议将IFG的界限值修订为5.6~6.9mmol/L

注:mmol/L转换mg/dl为乘以系数18;

（2）尿液测定:尿糖阳性是发现和诊断糖尿病的重要线索。

（3）口服葡萄糖耐量试验(OGTT):适用于血糖值高于正常范围但未达到诊断糖尿病标准者。成人清晨空腹取静脉血后,将75g葡萄糖溶于250~300ml水中,5分钟内饮完。饮糖水后30分钟、60分钟、120分钟和180分钟分别抽血测血糖,并绘制耐糖曲线。

（4）糖化血红蛋白(GHbA$_1$)和果糖胺(FA):糖化血红蛋白(GHbA$_1$)测定可反映取血前8~12周的总血糖水平,是糖尿病控制情况的主要监测指标之一。果糖胺(FA)可反映近2~3周的总血糖水平。

（5）C肽释放试验:主要反映胰岛素释放功能的评价。

（6）胰岛素抗体检查:①胰岛素自身抗体可能是胰岛β细胞破坏所致,胰岛素自身抗体阳性是早期发现和预防1型糖尿病的重要指标。②胰岛素抗体阳性或滴度增高是胰岛素抵抗的客观依据。

（7）其他:①脂质代谢紊乱:糖尿病控制不良者,可有三酰甘油(TG)升高、低密度脂蛋白(LDL)升高、高密度脂蛋白(HDL)降低;②糖尿病酮症酸中毒:血糖16.7~33.3mmol/L,血浆渗透压轻度升高,血酮体明显升高,尿酮阳性,血pH下降,血钾、钠、氯等电解质紊乱;③高渗高血糖综合征:血糖>33.3mmol/L,血浆渗透压显著升高>320mOsm/L,无酮症,血pH正常,血钾、钠、氯等电解质紊乱。

（三）治疗要点

考点:治疗要点及酮症酸中毒治疗　　糖尿病治疗的5个要点包括:糖尿病健康教育、饮食控制、运动疗法、血糖监测、药物治疗。其中饮食治疗、运动疗法是基本措施。治疗原则:早期、长期、综合及个体化。治疗目标:纠正代谢紊乱,预防和延缓慢性并发症发生,减低病死率,提高病人生活质量。

1. 饮食治疗　为糖尿病治疗的最重要的基本治疗措施,任何一种糖尿病病人必须执行并终身坚持饮食调节;要控制总热量、合理配餐、高纤维素、清淡饮食、戒烟酒。

2. 运动疗法　原则是适量、经常性和个体化,规律的适合运动有利于减轻体重,提高胰岛素敏感性,改善血糖和脂代谢紊乱,减轻病人的压力和紧张情绪。

3. 药物治疗

（1）口服降糖药:主要包括促胰岛素分泌剂(磺脲类和非磺脲类药物)、增加胰岛素敏感性药物(双胍类和胰岛素增敏剂)和α-葡萄糖苷酶抑制剂。

1）促胰岛素分泌药

磺脲类:①降糖机制:能刺激胰岛β细胞释放胰岛素。②适应证:主要适用于新诊断的2

型糖尿病非肥胖病人、经饮食和运动治疗血糖控制仍不理想时。③常用制剂:有格列苯脲(优降糖)、格列吡嗪(美吡达)、格列齐特(达美康)、格列喹酮(糖适平)等。甲苯磺丁脲(D-860)、氯磺丙脲等第一代药物已很少应用。

非磺脲类:①降糖机制:能直接刺激胰岛β细胞释放胰岛素;②适应证:主要用于餐后高血糖,适用于2型糖尿病早期餐后高血糖阶段或以餐后高血糖为主的老年病人;③常用制剂:如瑞格列奈和那格列奈等。

2)增加胰岛素敏感性药物

双胍类:①降糖机制:能促进外周组织对葡萄糖的摄取和利用,抑制糖原异生及糖原分解,改善外周组织对胰岛素敏感性,减轻胰岛素抵抗。②适应证:为肥胖或超重的2型糖尿病病人第一线药物。③常用制剂:有二甲双胍(甲福明)等。④用药注意:休克、心肺功能不全、缺氧和对药物过敏病人禁用。

噻唑烷二酮类(格列酮类):①降糖机制:能增加细胞对胰岛素作用的敏感性,减轻胰岛素抵抗;②适应证:尤其适用于胰岛素抵抗显著的2型糖尿病病人;③常用制剂有罗格列酮、吡格列酮等。

3)α-葡萄糖苷酶抑制剂

①降糖机制:通过抑制小肠α-葡萄糖苷酶而延缓糖类的吸收,降低餐后高血糖。②适应证:为2型糖尿病的一线用药,适用于空腹血糖正常或偏高,而餐后血糖明显升高者。③常用制剂:阿卡波糖(拜糖平)、伏格列波糖(倍欣)等。

(2)胰岛素治疗

1)适应证:1型糖尿病;2型糖尿病伴急、慢性并发症;糖尿病合并应激情况,如创伤、手术、妊娠、分娩、严重感染、心脑血管急症等;经饮食、运动、口服降糖药物治疗未获得良好控制的糖尿病等。

2)制剂类型:根据作用起效快慢和维持时间不同分类:胰岛素分为超短效、短(速)效、中效、长(慢)效(表7-5-3)。

表7-5-3　常用胰岛素制剂类型及特点

作用类别	制剂类型	注射途径	作用时间(小时)			注射时间
			开始	高峰	持续	
短效	普通胰岛素(RI)	静脉	即刻	0.5	2	即刻
		皮下	0.5	2~4	6~8	餐前30分钟,每日3~4次
中效	低精蛋白胰岛素(NPH)	皮下	1~3	6~12	18~26	早餐或晚餐前1小时,每1~2次
	慢胰岛素锌混悬液	皮下	1~3	6~12	18~26	同上
长效	精蛋白锌胰岛素(PZI)	皮下	3~8	14~24	28~36	早餐或晚餐前1小时,每日1次
	特慢胰岛素锌悬液	皮下	3~8	14~24	28~36	同上

3)使用原则:胰岛素剂量取决于血糖水平、胰岛β细胞功能缺陷程度、胰岛素抵抗程度、饮食和运动状况等。一般从小剂量开始,根据血糖水平逐渐调整。

4.其他治疗　①人工胰:由血糖感受器、微型电子计算机、胰岛素泵组成,葡萄糖感受器能敏感地感知血糖浓度的变化,将信息传给电子计算机,指令胰岛素泵输出胰岛素,模拟胰岛β细胞分泌胰岛素的模式。②胰腺和胰岛细胞移植:适用于1型糖尿病伴随终末期肾病的病人。③手术治疗。

5.并发症治疗

(1)糖尿病酮症酸中毒治疗:①补液:是治疗的关键环节,因为组织灌注改善后胰岛素才能发挥生物效应。立即建立两条静脉通道进行溶液输注。②输液速度宜先快后慢。2 小时内:输入 0.9% 氯化钠溶液 1000~2000ml;4 小时内:输入病人失水量的 1/3 液体;24 小时内:输入已失水量和部分继续失水量,一般 4000~6000ml。③小剂量持续静脉滴注胰岛素(短效),待血糖降至 13.9mmol/L 时开始输入 5% 葡萄糖溶液,按照 2~4g 葡萄糖加 1U 短效胰岛素持续静脉滴注。④纠正电解质及酸碱平衡失调:严重酸中毒(血 pH<7.1 时),应予小剂量的碳酸氢钠静脉滴注,注意补充钾盐。⑤避免诱因。⑥防治并发症:积极抗感染,纠正脱水,预防休克、脑水肿、肾衰竭、心力衰竭等并发症。

(2)高渗高血糖综合征治疗:基本同糖尿病酮症酸中毒治疗。①脱水较 DKA 更为严重:24 小时输注 0.9% 氯化钠溶液量可达 6000~10 000ml,合理的输液速度尤为重要。②输注葡萄糖时间:待血糖降至 16.7mmol/L 时开始输入 5% 葡萄糖溶液,按照 2~4g 葡萄糖加 1U 短效胰岛素持续静脉滴注。

(四)主要护理诊断及合作性问题

1. 营养失调:低于机体需要量　与胰岛素不足引起代谢紊乱有关。
2. 有感染的危险　与机体抵抗力降低等因素有关。
3. 知识缺乏:缺乏有关糖尿病的基本知识和自我护理知识。
4. 潜在并发症:糖尿病酮症酸中毒、高渗高血糖综合征、低血糖反应。

(五)护理措施

考点:护理措施

1. 饮食护理　糖尿病的饮食治疗是一项重要基础治疗措施。医学营养治疗的目的在于减轻胰岛负担,饮食治疗原则是合理控制总热量,合理、均衡地分配各种营养物质,恢复并维持理想体重。

(1)计算每日总热量:根据理想体重和工作性质、生活习惯进行计算。成人在休息状态下每天每千克理想体重给予 25~30kcal[①],轻体力劳动 30~35kcal,重体力劳动 40kcal 以上。青少年、孕妇、哺乳、营养不良和消瘦及伴有消耗性疾病者应酌情增加 5kcal/kg 的热量,肥胖者酌减 5kcal/kg 的热量,使病人体重逐渐控制在理想体重的 ±5% 范围内。

(2)热量和营养分配

1)膳食中碳水化合物占饮食总热量的 50%,蛋白质占总热量 20%,脂肪占总热量的 30%。

2)计算营养物质量:根据 1g 糖类产热 4kcal,1g 蛋白质产热 4kcal,1g 脂肪产热 9kcal,结合病人每餐所需热量及三大物质所占比例,学会计算每餐营养物质的量。

3)主食的分配:应定时定量,每日三餐分配可为 1/3、1/3、1/3 或 1/5、2/5、2/5。避免随意增减,指导病人使用相对固定的餐具,以便衡量、控制摄入量。

4)食物选择:控制饮食的关键在于控制总热量,限制各种甜食。给予清淡易消化,高维生素饮食。①糖类食物:糖分为单糖(葡萄糖、果糖)、双糖(蔗糖、乳糖等)和多糖(主要是指淀粉、膳食纤维等)。糖尿病人应摄取多糖,如燕麦、荞麦等,少吃单糖、双糖食物,忌食葡萄糖、蔗糖、蜜糖及其制品。为满足病人口感,可给予甜味剂,如蛋白糖、木糖醇、甜菊片等。②蛋白质类食物:糖尿病肾病者酌情限制蛋白质摄入量,应有 1/3 来自动物蛋白。③脂肪类食物:少食动物脂肪、动物内脏、蟹黄、虾子、鱼子等含胆固醇高的食物,不食油炸、油煎食物,炒菜宜用植物油。④蔬菜和水果:提倡食用绿叶蔬菜、含糖低的水果,补充维生素。⑤膳食纤维:提倡食用粗制米、面、杂粮,每日摄入 40g~60g,以便加速食物通过肠道,减少糖的吸收。

[①]1kcal=4.182J

此外,纤维素体积较大,含糖、含脂低,进食后有饱食感。⑥其他:每日摄盐<6g,戒烟限酒。⑦监测体重:每周测量 1 次,如果体重增加>2kg,应进一步减少饮食总热量;如消瘦病人体重有所恢复,也应适当调整饮食方案,避免体重继续增加。

链接

糖尿病病人营养物质摄入量计算

理想体重计算(kg)= 身高(cm)−105

根据活动强度查表属于轻、中、重中哪一级,得出对应所需热量[kJ/(kg·d)]。

方法:按三大物质所占比例计算:总热量=理想体重×所需热量/(kg·d)。

碳水化合物热量=总热量×(50~60)%

蛋白质热量=总热量×(12~15)%

脂肪热量=总热量×(25~30)%

根据 1g 蛋白质=4 kcal;1g 碳水化合物=4 kcal;1g 脂肪=9 kcal,换算出具体营养物质的量。

例:男,55 岁,教师,诊断 2 型糖尿病,身高170cm,体重85kg,如何指导每餐饮食?

理想体重:170−105=65(kg),超重约30%,公务员属轻体力劳动,从表中查到每千克理想体重所需总热量应为 125~146kJ/d(30~35kcal/d),肥胖者酌减,故定为 25kcal。总热量 65×25=1625(kcal)。

每日三大物质摄入量分别为:

糖类量(g):1625×(50~60)%÷4=(812.5~975)÷4=203~244

蛋白质量(g):1625×(12~15)%÷4=(195~244)÷4=49~61

脂肪量(g):1625×(25~30)%÷9=(406~485)÷9=45~54

2. 运动疗法

(1) 运动目的:通过运动提高胰岛素的敏感性,促进肌肉和组织对糖的利用,促进脂肪分解,增强心肺功能,增强体力,减轻病人精神压力,缓解紧张情绪。

(2) 运动强度:一般以运动时的心率来衡量,以不感到明显疲劳为度。适宜的运动强度为:运动后心率=170−年龄。

(3) 运动原则:因人而异指导病人、循序渐进、长期坚持、定时定量、适可而止。一般根据病人年龄、病情、兴趣爱好等选择不同的有氧运动项目,如散步、慢跑、快走、骑自行车、做操、太极拳、游泳、球类运动等。运动时间运动宜选在餐后 1 小时后,避免空腹运动,每次运动可持续 30~60 分钟,坚持每天运动。

(4) 注意事项:①尽量避免恶劣天气时运动。②运动中出现异常情况应立即停止运动并及时就诊。③不要空腹运动,以免发生低血糖。随身携带糖果,出现低血糖症状时及时食用糖果。④运动时随身携带糖尿病卡,卡上写有病人姓名、年龄、家庭住址、电话号码和病情。

链接

急 救 卡

我患有糖尿病,使用胰岛素治疗。如发现我面色苍白、大汗淋漓、意识不清时,请速将我衣袋中糖块放入我口中或喂糖水,如仍未好转,请急送我到附近医院。

我叫□□□,家住□□市□区□路□号,工作单位是□□公司,联系电话□□□□□□□,联系人□□□。

非常感谢您的救助!　　　　　　　　　　　□□□上

3. 用药护理

(1) 口服降糖药:遵医嘱按时、按量用降糖药,指导病人正确服药,不可随意加减剂量,注意观察药物不良反应。①磺脲类一般于餐前半小时服用,不良反应为低血糖、胃肠反应、肝脏损害、再生障碍性贫血等。②非磺脲类作用时间短、餐后降血糖快、低血糖发生率低,应在餐前15分钟或进餐时使用,不进餐不服药,常见的不良反应是低血糖和体重增加。③双胍类应在进餐中服药。不良反应有胃肠道反应、皮肤过敏反应及乳酸性酸中毒(最严重的不良反应)。④格列酮类一般早晨空腹服用,不良反应有体重增加和水肿,有心脏病、肝病者不用或慎用。⑤α-葡萄糖苷酶抑制剂与第一口食物同时嚼服,主要不良反应为胃肠道反应,如腹胀、腹痛、排气增多、腹泻等。

(2) 使用胰岛素的注意事项:①用药时间:遵医嘱正确给药,普通胰岛素于餐前半小时皮下注射,鱼精蛋白锌胰岛素在早餐前1小时皮下注射。②抽吸:注意胰岛素注射液的规格,特别注意每毫升胰岛素的含量,以免抽吸剂量错误;注意胰岛素的有效期、胰岛素的性状,防变质;抽吸胰岛素常用1ml注射器,以保证剂量准确;当两种胰岛素混合使用时,先抽短效,后抽中、长效,不可反向操作,以免减低短效胰岛素的速效性;抽吸混悬液体胰岛素(乳白色)前,要将药液摇匀,以免药液浓度误差,导致剂量不准。③注射:胰岛素采用皮下注射时,宜选择皮肤疏松部位,如上臂三角肌、臀大肌、大腿前侧、腹壁等处,避免脐、脐周注射,腹部吸收最快,其次是上臂、大腿、臀部,如需运动不要选择大腿、臀部等活动部位;需经常更换注射部位,同一区域注射,必须距离上一次注射部位的针眼1cm以上,以防局部皮下组织萎缩或增生、局部硬结产生;注射胰岛素时应严格无菌操作。④不良反应:低血糖反应是胰岛素最常见、最主要、最危险的不良反应;其他如过敏反应可出现注射部位瘙痒、荨麻疹样皮疹;注射部位皮下脂肪萎缩或硬结。⑤保存:未开封胰岛素放于冰箱4~8℃冷藏保存,正在使用的胰岛素在常温下(<28℃)可使用28天,避免过冷、过热、阳光直晒、剧烈晃动等,防止因蛋白质凝固变性而失效。冷藏的胰岛素,需提前从冰箱中取出药液,待药液恢复至室温后再注射,以防止注射部位脂肪萎缩。

4. 病情监测　监测生命体征、神志、尿量,每天检查双足,及时发现糖尿病足;定期监测血糖、糖化血红蛋白、血脂等,正确判断糖尿病控制情况;严密观察有无急慢性并发症。糖尿病病人病情监测以自我监测血糖为主。自我监测血糖主要是应用便携式血糖仪监测血糖,能有效地解决使用降糖药时需要随时监测血糖的问题,为及时调整降糖药(包括胰岛素)剂量及饮食、运动量提供依据。

5. 对症护理

(1) 低血糖护理

1) 低血糖反应:主要与降糖药,尤其是胰岛素、磺脲类药物用量过大、进食过少、用降糖药期间运动过度有关。临床表现为血糖低于2.8mmol/L,伴有心悸、出冷汗、饥饿、恶心、呕吐、乏力、头晕、面色苍白、颤抖、四肢无力、脉速而弱等,严重时神志改变、认知障碍、昏迷、死亡。

2) 低血糖处理:发现低血糖要立即补充糖,可给予口服、口含糖类物质,如方糖、饼干、含糖饮料等,病情严重时立即给予静脉注射50%葡萄糖40~60ml,以迅速解除脑细胞缺糖情况,防止脑损伤。

3) 低血糖预防:①降糖药与进餐配套规律使用:用降糖药(包括胰岛素)时,要按时按量进食。②运动:不空腹运动;运动时随身备糖类物质;运动量明显增大时,要适当减少降糖药用量或增加食物摄入。③胰岛素注射:注射部位相对固定,保持胰岛素吸收速率相对稳定。

(2) 糖尿病足护理

1) 足部观察与检查:每天检查双足,观察足部动脉搏动情况、皮肤色泽、温湿度、皮肤破损情况,检查趾甲、趾间、足底部皮肤有无肿胀、鸡眼、甲沟炎、甲癣,是否有红肿、青紫、水疱、溃疡、坏死等损伤。定期做足部保护性感觉测试,了解足部感觉功能。

2) 保持足部清洁:足部未破溃时,每日用温水(不超过40℃)洗脚,洗脚后用浅色、柔软、吸水性好的毛巾擦拭足部,观察毛巾上有无脓液、血液等物质,保持脚趾间处于干燥状态,可涂尿素霜防止足部皮肤皲裂。定期平剪趾甲。病人有鸡眼、胼胝、感染等足部疾患时,应到医院就诊。

3)避免外伤:足部不可暴露于温度过高或过低的环境中以免烫伤或冻伤;选择舒适、清洁、干燥的鞋袜,选择透气性好、适度宽松软的鞋,避免穿高跟鞋、过紧过硬的鞋;穿鞋袜前要检查其内有无异物,嘱病人不赤足穿鞋,不穿露趾拖鞋,防止外伤。

4)促进血液循环:每日按摩足部数次,动作轻柔,促进病人肢体血液循环;避免相同姿势站立过久和盘腿坐;若有皮肤瘙痒,避免用力挠抓皮肤,防止皮肤破损;避免使用热水袋、电热毯取暖;积极戒烟。

5)感染处理:如足部有水疱、溃疡、坏死等皮肤破损,应就诊,外科换药处理。

(3)糖尿病酮症酸中毒和高渗高血糖综合征的护理:①迅速建立2条静脉通路,准确执行医嘱迅速补充血容量、使用胰岛素和纠正电解质及酸碱平衡紊乱等抢救措施,并观察疗效。②绝对卧床休息,保暖,准备抢救用物。③严密观察生命体征、意识、瞳孔,记录出入液量;留取标本,为检测如:血糖、尿糖、血酮、尿酮、电解质、二氧化碳结合力等送检。④去除诱因和处理并发症。

(六)健康教育

1. 知识指导 通过集体教育、小组教育、个人教育等方式讲解糖尿病的基本知识。告知病人积极配合治疗的重要性,告知引起糖尿病的常见致病因素,倡导改变不健康的生活方式,指导病人如何避免急、慢性并发症的诱因,积极防治并发症。

2. 生活指导 指导病人合理饮食及适当运动的方法。鼓励病人以顽强、积极的心态面对疾病,树立战胜疾病的信心。

3. 用药指导 告知病人积极配合治疗的重要性;指导病人正确应用口服降糖药,必要时教会病人正确注射胰岛素的技术并注意药物的不良反应;教会病人及家属识别低血糖反应,并能立即处理。指导病人随身携带识别卡,以便得到及时救治。

4. 监测病情指导 教会病人自我监测血糖方法或自我监测尿糖的方法,记糖尿病日记。定期到医院检查,了解糖尿病病情控制程度,以便及时调整治疗方案。每年1~2次全面复查,着重了解血脂水平,心、肾、神经功能和眼底情况,以便尽早预防并发症发生。

案例 7-5-1 分析

1. 初步诊断为1型糖尿病,酮症酸中毒。诊断依据:①三多一少症状明显,21岁,体型偏瘦;②劳累为诱因;③有意识模糊,呼吸深大,可闻到烂苹果味;④任意血糖:21.6mmol/L,pH 为 6.8,尿酮(++),尿糖(+++)。

2. 首优护理诊断 急性意识障碍 与血糖增高导致脂肪代谢紊乱有关。

3. 主要护理措施 ①迅速建立2条静脉通路,准确执行医嘱迅速补充血容量、使用胰岛素和纠正电解质及酸碱平衡紊乱等抢救措施,并观察疗效。②绝对卧床休息,保暖,准备抢救用物。③严密观察生命体征、意识、瞳孔,记录出入液量;留取标本,为检测如:血糖、尿糖、血酮、尿酮、电解质、二氧化碳结合力等送检。④去除诱因和处理并发症。

(马 琼)

第6节 痛 风

(一)概述

痛风(gout)是长期嘌呤代谢紊乱和(或)尿酸排泄障碍引起单钠尿酸盐沉积于骨关节、肾脏和皮下组织等部位引发的慢性炎症和损伤的一组疾病。临床特点为高尿酸血症、反复发作的痛风性关节炎、痛风石，严重者关节畸形和功能障碍。常累及肾脏引起间质性肾炎、尿酸性尿路结石。临床多见于中老年男性和绝经后妇女。

根据病因可分为原发性痛风和继发性痛风。①原发性痛风：先天性嘌呤代谢异常引起，与肥胖、原发性高血压、脂代谢紊乱、糖尿病、胰岛素抵抗等密切相关。②继发性痛风：主要由肾病、血液病或药物、高嘌呤食物等多种因素引起。

病因尚不清楚，由于受地域、民族、饮食习惯、遗传等的影响，高尿酸血症与痛风发病率差异较大。临床上仅有5%~15%高尿酸血症病人发展为痛风。表现为痛风性关节炎、痛风肾和痛风石。痛风常有阳性家庭史，属多基因遗传缺陷。

(二) 护理评估

1. 健康史　评估年龄、性别；是否有原发性痛风家族史，有无高血压、糖尿病、肥胖等病史；是否存在发生痛风的继发性因素。

2. 临床表现

考点：临床表现

(1) 无症状期：仅有波动性或持续性高尿酸血症，但随年龄增长痛风的患病率增加，并与高尿酸血症的水平和持续时间有关。

(2) 急性关节炎期：痛风最常见的首发症状，起病急骤，多在半夜或清晨突然起病，疼痛剧烈，数小时内出现受累关节红、肿、热、痛和功能障碍，以单侧踇趾及第一跖趾关节最多见（图7-6-1），其次为踝、膝、腕、指、肘关节。可伴有发热等全身症状，初次发作常呈自限性，在数日自行缓解，受累关节局部皮肤出现脱屑和瘙痒，为本病特有的表现。急性关节炎多在春秋季节发病，酗酒、过度疲劳、关节受伤、手术、感染、寒冷、摄入高蛋白和高嘌呤食物等为常见发病诱因。

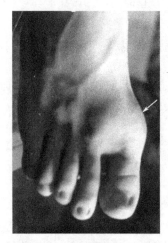

图7-6-1　大踇趾及第一跖趾
关节肿胀

(3) 痛风石和慢性关节炎期：痛风石（痛风结节）是痛风的特征性损害，是尿酸盐沉积所致，典型部位在耳郭，也常见于跖趾、指间和掌指关节周围，可使多关节受累，外观为隆起的大小不一的黄白色赘生物，严重时患处皮肤发亮、菲薄，破溃则有豆渣样的白色物质排出，形成瘘管时周围组织呈慢性肉芽肿，不易愈合，但很少感染（图7-6-2）。关节内大量沉积的痛风石可引起关节肿痛、压痛。

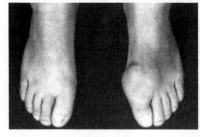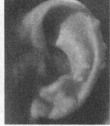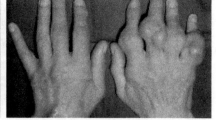

图7-6-2　痛风石

(4) 肾脏病变：主要表现在两方面。①痛风性肾病：是痛风特征性的病理变化之一。尿酸盐结晶沉积引起慢性间质性肾炎，进一步累及肾小球血管床，出现蛋白尿、夜尿增多、血尿、等渗尿，进而发生高血压、氮质血症，晚期发展为肾功能不全，少数出现急性肾衰竭。②尿酸性肾石病：10%~25%的痛风病人出现，结石小者无症状，结石较大时可有肾绞痛、血尿，引起尿路梗阻时可导致肾积水、肾盂肾炎、肾积脓或肾周围炎。

（5）高尿酸血症与代谢综合征：高尿酸血症者常伴有肥胖、原发性高血压、高脂血症、2 型糖尿病、高凝血症、高胰岛素血症为特征的代谢综合征。

3. 辅助检查　①血尿酸测定：正常男性为 150~380μmol/L，女性为 100~300μmol/L，男性和绝经后女性>420μmol/L，绝经前女性>350μmol/L 则可确定为高尿酸血症。②尿酸测定：限制嘌呤饮食 5 天后，每日尿酸排出量超过 3.57mmol，提示尿酸生成增多。③滑囊液或痛风石内容物检查：急性关节炎期行关节腔穿刺，抽取滑囊液，在旋光显微镜下，可见白细胞内针形尿酸盐结晶，是确诊本症的依据。④X 线与 CT、MRI 检查：急性关节炎期可见受累关节非特异性软组织肿胀；慢性期或反复发作后显示软骨缘和骨质破坏、缺损，关节面不规则（图 7-6-3）。CT、MRI 可发现痛风石阴影。

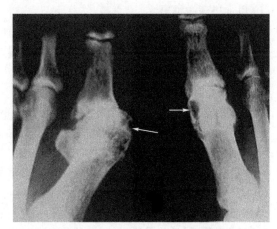

图 7-6-3　痛风病人手指虫蚀样改变

（三）治疗要点

1. 一般治疗　调节饮食，控制总热量，适当运动，保持理想体重。限制饮酒和限制高嘌呤食物的摄入。慎用抑制尿酸排泄的药物，如噻嗪类利尿药等。多饮水，增加尿酸排泄。避免各种诱发因素和积极治疗相关疾病。考点：主要治疗

2. 急性痛风性关节炎期的治疗　①秋水仙碱：治疗痛风急性发作的特效药，对制止炎症、止痛有特效，应尽早应用。②非甾体抗炎药：作用机制是抑制花生四烯酸代谢中的环氧化酶活性，进而抑制前列腺素的合成而达到消炎镇痛作用。常用药物有吲哚美辛、双氯芬酸、布洛芬、罗非昔布等。止痛效果不如秋水仙碱，但较温和。③糖皮质激素：上述两类药物无效或禁忌时用，一般尽量不用。

3. 发作间歇期和慢性期的处理　治疗目的是使血尿酸维持正常水平。①促进尿酸排泄：肾功能良好的病人，应用排尿酸药，用药期间应多饮水。常用药物有苯溴马隆、丙磺舒，此类药物当内生肌酐清除率<30ml/min 时无效；已有尿酸盐结石形成或每日尿排出尿酸盐>3.57mmol 时不宜使用。②抑制尿酸生成：尿酸生成过多或不适合使用排尿酸药物的病人，可用抑制尿酸生成药物如别嘌呤醇。③碱性药物：碳酸氢钠碱化尿液，使尿酸不易在尿中积聚形成结晶。④其他：保护肾功能，手术剔出较大痛风石等。

（四）主要护理诊断及合作性问题

1. 疼痛：关节痛　与尿酸盐结晶、沉积在关节引起炎症反应有关。
2. 躯体移动障碍　与关节受累、关节畸形有关。
3. 知识缺乏　缺乏与痛风相关的防治知识。

（五）护理措施

1. 休息与活动　急性关节炎期应绝对卧床休息，抬高患肢，避免受累关节负重。也可在病床上安放支架支托盖被，减少患部受压。关节疼痛缓解 72 小时后，可逐渐恢复活动。考点：饮食护理、用药护理

2. 饮食护理　提供清淡、易消化、低热量饮食，热量限制在 5020~6276kJ/d（1200~

1500kcal/d）。蛋白质控制在 1g/（kg·d），碳水化合物占总热量的 50%~60%。避免进食高嘌呤食物，如动物肝脏、猪肠、浓肉汁、鱼虾、贝壳类、海产品、菠菜、香菇、蘑菇、黄豆、扁豆、豌豆、浓茶等；禁烟酒，忌辛辣。指导病人进食碱性食物，如牛奶、鸡蛋、马铃薯、苹果、柑橘、蔬菜等碱性食物，使尿液的 pH 在 7.0 或以上，以减少尿酸盐结晶沉积，每日饮水量保持在 2000ml 以上，以促进尿酸排出。

3. 病情观察　观察关节疼痛的部位、性质、间隔时间，有无午夜因剧痛而惊醒等情况，观察病人受累关节局部有无红、肿、热及功能障碍。了解有无饱餐或使用高嘌呤饮食、饮酒、过度疲劳、寒冷、潮湿、紧张、脚扭伤等诱发因素。观察有无痛风石的体征，了解痛风石的部位及有无溃破，监测血尿酸、尿尿酸和体温的变化。

4. 用药护理　①秋水仙碱：口服后常有恶心、呕吐、水样腹泻等胃肠道反应；静脉给药可产生严重不良反应如肝损害、骨髓抑制、肾衰竭、癫痫样发作，甚至死亡等，应用时需慎重，出现不良反应及时停药；静脉应用秋水仙碱时，切勿外漏，以免造成组织坏死。②丙磺舒、苯溴马隆：有皮疹、发热、胃肠道反应等不良反应，使用期间多饮水，同时口服碳酸氢钠等碱性药。③非甾体抗炎药：注意有无活动性消化性溃疡或消化道出血的发生。④别嘌呤醇：有肝损害、骨髓抑制等，肾功能不全者宜半量应用。⑤糖皮质激素：观察其疗效，密切注意有无症状的"反跳"现象，同时口服秋水仙碱可防止症状"反跳"。

5. 对症护理　①疼痛：抬高患肢，避免受累关节负重，减少患部受压，夹板固定制动关节，以减轻疼痛；受累关节冰敷或 25% 硫酸镁湿敷，消除关节肿胀和疼痛。②皮肤溃疡：维护患部皮肤清洁，避免感染。

（六）健康教育

1. 知识宣传　向病人和家属宣传疾病相关知识，说明痛风是一种终身性疾病，但经积极有效治疗，病人可维持正常生活和工作。讲解饮食与疾病的关系及控制高尿酸血症的方法，帮助病人建立控制疾病的信心。

2. 生活指导　教育病人生活要有规律，适度运动，肥胖者应减轻体重；应防止受凉、劳累感染、外伤等诱因。指导病人严格控制饮食，避免进食高蛋白和高嘌呤的食物，忌饮酒，每天至少饮水 2000ml，特别是在用排尿酸药时更应多饮水，有助于尿酸随尿液排出。

3. 配合治疗　教育病人在日常生活中要注意保护关节。如运动后疼痛超过 1~2 小时，应暂时停止此项运动。尽量使用大肌群，能用肩部负重者不用手提，能用手臂者不用手指。不要长时间持续进行重体力工作，经常改变姿势，保持受累关节舒适，定期门诊随访。

（吴　蓓）

第 7 节　骨质疏松症

（一）概述

骨质疏松症（osteoporosis，OP）是一种以骨量降低和骨组织微细结构破坏为特征，导致骨骼脆性增加和易于骨折的代谢性骨病。常见于老年人，尤其是绝经后的女性。

骨质疏松分为：①原发性骨质疏松症：随年龄增长发生的一组生理性退行性变。有 I 型（绝经后骨质疏松症），由于雌激素缺乏所致；II 型（老年性骨质疏松症），多见于 60 岁以上的老年人。②继发性骨质疏松症：由内分泌代谢疾病（甲亢、库欣综合征、1 型糖尿病、甲旁亢等）或全身性疾病（尿毒症、胃肠道疾病等）以及长期使用类固醇激素、甲状腺素等药物所诱发的骨质疏松。③特发性骨质疏松症:多有遗传家族史,多见于 8~12 岁的青少年或成人。女性多于男性,妊娠期、哺乳期所发生的骨质疏松也属于此类。

骨吸收增加或形成不足引起平衡失调,最终结果会导致骨量的减少和骨微细结构的变化,形成骨质疏松。雌激素、雄激素缺乏会增加破骨细胞功能,加速骨的丢失,雄激素在老年性 OP 发病率中起重要作用;细胞因子表达紊乱,护骨素减少,明显促进骨吸收功能;高龄和肾功能减退等原因会使肠钙吸收减少;活性维生素 D 缺乏,可伴有骨吸收增强;甲状旁腺素代偿性分泌增多,加强了破骨细胞介导的骨吸收过程,导致骨丢失增多。

骨形成减少,成骨细胞的功能与活性缺陷导致骨形成不足和骨丢失,是老年人骨质疏松症的重要发病原因;性成熟障碍致峰值骨量(人体骨量高峰值)降低,也影响骨重建功能。不良的生活方式和药物使用,如吸烟、酗酒、活动过少或过度、碳酸饮料、咖啡、浓茶、钙和维生素 D 摄入不足、光照减少、长期使用类固醇激素、甲状腺素、肝素等都是导致骨质疏松的危险因素。

(二) 护理评估

1. 健康史　询问病人的年龄,对于女性主要了解病人的月经情况;有无诱发的骨质疏松的疾病及用药史;了解家族中有无其他骨质疏松的病人。

2. 临床表现

(1) 骨痛和肌无力:骨痛是最常见、最主要的症状。早期,无症状;较重者,以腰背酸痛多见,安静状态起身活动时出现,直立时后伸或久立久坐时疼痛加剧。夜间和清晨醒来时加重,日间减轻,负重能力减弱,弯腰、肌肉运动、咳嗽、用力排便时加重。多数病人在严重的骨痛或骨折后才确诊骨质疏松。 **考点:** 临床表现

(2) 身高变矮、驼背:椎体压缩性骨折可致身材缩短,严重时驼背、胸廓畸形。脊柱椎体前部为松质骨组成,且负重量大,容易压缩变形,尤其第 11、12 胸椎及第 3 腰椎更容易变形,使脊柱前倾背曲,加剧形成驼背。随着年龄增长骨质疏松加重,驼背曲度加大,致使膝关节挛缩显著。老年人骨质疏松时,椎体每缩短 2mm 左右,身长缩短 3~6cm。

(3) 骨折:是骨质疏松症最常见和最严重的并发症,当骨量丢失超过 20% 以上可出现骨折。常因轻微活动或创伤诱发,如打喷嚏、弯腰、负重等。老年病人多在摔倒或挤压后发生,且一次骨折后,再次反复发生骨折的概率明显增加。骨折部位较为固定,多见于脊柱、髋部和前臂骨折。其中髋部骨折(股骨颈骨折)最常见,危害也最大。

3. 辅助检查

(1) 骨量的测定:骨矿含量(BMC)和骨矿密度(BMD)测量是判断低骨量、确定骨质疏松的重要手段,是评价骨丢失率和疗效的重要客观指标。常用单光子吸收测定法、双能 X 线吸收测定法、定量 CT、超声波等。

(2) X 线片:①骨质减少:骨透亮度增加、骨小梁减小,骨皮质变薄、骨结构模糊。②骨折及其他:压缩性骨折、骨关节炎、椎间盘疾病等。较普及的检查骨质疏松症的方法,只是定性检查方法,一般在骨量丢失 30% 以上时,X 线才能有阳性表现。

(3) 骨转换的生化测定:空腹尿钙或 24 小时尿钙排泄量,是反应骨吸收状态最简易的方法。

(三) 治疗要点

合适的治疗可减轻症状,改善预后,降低骨折发生率。由于骨质疏松是由一组不同原因的疾病所致,且个体差异也大,故应采取病因治疗和对症治疗相结合的原则。

1. 病因治疗　针对引起骨质疏松症的不同病因进行治疗,如适当运动;合理膳食,老年人

应适当增加含钙丰富食物的摄入,少饮酒和咖啡、不吸烟;注意保暖,户外活动多晒太阳;补充钙剂和维生素 D 等。

2. 药物治疗　根据不同病因选择不同药物或综合应用。

(1) 骨吸收抑制药物:主要用于骨质疏松的预防和骨质疏松的早期治疗,防止骨量的进一步丢失。①雌激素:女性绝经后骨质疏松的首选药物,可抑制破骨细胞介导的骨吸收,增加骨量。②降钙素:直接抑制破骨细胞对骨的吸收,促进钙在骨基质中沉着,同时促进骨骼吸收血浆中的钙,使血钙降低。用降钙素前需补充钙剂和维生素 D。③二膦酸盐:能抑制破骨细胞生成和骨吸收,增加骨密度,缓解骨痛。用药期间不加钙剂,停药期间可给钙剂或维生素 D 制剂。常用阿仑膦酸钠、依替膦酸二钠、帕米膦酸钠等制剂。

(2) 促进骨形成药物:已经确诊的骨质疏松症病人,需给予促进骨形成,增加骨量的药物,从而降低新骨折发生率。常用小剂量氟化物如氟化物、雄激素(可用于男性老年病人)等制剂。

(3) 改善骨质量药物:能促进骨钙沉着,增加骨量。常用的药物有维生素 D、钙剂如碳酸钙、葡萄糖酸钙、枸橼酸钙等制剂。

3. 对症治疗　疼痛时可给予非甾体类消炎药镇痛,如阿司匹林或吲哚美辛等。骨折时给予牵引、固定、复位或手术治疗。

(四) 主要护理诊断及合作性问题

1. 有受伤的危险　与骨质疏松导致骨骼脆性增加有关。

2. 疼痛:骨痛　与骨质疏松症有关。

3. 躯体活动障碍　与骨骼变化引起活动范围受限有关。

4. 潜在并发症:骨折。

5. 知识缺乏　与对疾病进程不了解、不熟悉医治方案等有关。

(五) 护理措施

1. 休息与活动　为减轻疼痛,可使用硬板床,取仰卧位或侧卧位,卧床休息数天到 1 周,可酌情在床上进行四肢和腹背肌肉的主动或被动运动,防止骨质疏松进一步加重。疼痛改善后尽早争取下床锻炼。多走平地,勿持重物。鼓励病人多进行户外活动如步行、游泳、慢跑、骑自行车等,多晒太阳,促进肠钙吸收及肾小管对钙、磷的重吸收,生成更多可利用的维生素 D,防止骨质疏松。做好安全护理,防止跌倒。

2. 饮食护理　低钠、高钾、高钙、高非饱和脂肪酸饮食,增加富含维生素 D 的食物,只有摄取丰富的钙才能满足骨中钙的正常代谢,骨质疏松症病人不少于 1000～2000mg。食物中的钙磷比值要高于 2:1,才有利于骨质疏松症的预防和治疗。戒烟酒,避免咖啡因的摄入,减少碳酸饮料及食盐的摄入,忌辛辣、过甜等刺激性食品。女性宜多食富含异黄酮类食物,如豆腐等,对保存骨量也有一定的作用。

3. 用药护理

(1) 钙剂:服用时注意增加饮水量,以增加尿量,减少泌尿系结石形成的机会,空腹服用效果较好,因此宜在用餐时间外服。同时服用维生素 D 时,不宜与绿叶蔬菜同时服用,以免形成钙络合物而减少钙的吸收。定期监测血钙、磷变化,防止发生高钙血症和高磷血症。

(2) 性激素:在医生指导下使用,与钙剂、维生素 D 同时使用。服用雌激素应定期进行妇科检查和乳腺检查,反复阴道出血者应减少用量,甚至停药。使用雄激素应定期检查肝功能。

(3) 二磷酸盐:指导病人空腹服用,同时饮清水 200～300ml,至少 30 分钟内不能进食或喝饮料,也不能平卧,取立位或坐位,以减轻药物对食管的刺激。嘱病人不要咀嚼或吮吸药片,以防发生口咽部溃疡。

(4) 避免使用致骨质疏松症药物:如苯妥英、苯巴比妥、扑米酮、丙戊酸、氯硝西泮、乙琥胺等。应用降钙素时应注意观察不良反应如食欲减退、恶心、颜面潮红等。

4. 病情观察 观察病人骨痛部位、程度,观察病人站立姿势、步态平衡情况,观察病人生活习惯,膳食结构是否合理、是否户外活动、活动量、活动方式等,观察病人有无胸闷、气短、呼吸困难等。对于卧床的病人注意观察病人的皮肤情况,防止压疮的发生。

5. 对症护理 疼痛严重时卧床休息,可酌情使用骨科辅助物如背架、紧身衣等。可对疼痛部位热敷、理疗等,促进血液循环减轻疼痛。保持地面平整,家具摆置适当,在浴室、走廊、马桶旁设有扶手,床椅及马桶的高度不宜过低,防止地面积水,增加照明,穿合适的鞋等,户外活动、外出、夜间起床应倍加小心,以防止跌倒的发生。

6. 心理护理 由于治疗时间长、生活自理能力受到影响,病人容易出现情绪低沉、悲观或烦躁、易怒等心理。应认真倾听病人的感受,帮助病人正确认识和对待疾病,纠正心理失衡状态,主动配合治疗,改善病人的生命质量。

(六) 健康教育

目前骨质疏松症的治疗还没有特效的方法,发病之后很难使骨组织微细结构完全修复,因此最好的治疗方法就是向大众介绍预防措施。

1. 知识指导 多吃含钙、蛋白质丰富的食物,如牛奶、虾皮、芝麻,豆制品等,有助于矫正负氮平衡,防止骨质疏松和促进骨折愈合。运动时肌肉收缩是增加骨质的重要因素,负重运动对发展和维持骨质量和骨密度很重要。此外运动可使老年人躯体及四肢肌肉和关节的协调性和应变能力增强,对预防跌倒和减少骨折的发生很有好处。指导病人进行步行、游泳、慢跑、骑自行车等运动,但应避免剧烈的、有危险的运动,运动要循序渐进。促进体内钙的吸收,增加户外活动、多晒太阳可生成更多可利用的维生素 D,有利于防止骨质疏松症。

2. 用药指导 遵医嘱用药,勿自行减量或停药,指导病人学会自我监测药物的不良反应。

3. 预防跌倒 加强预防跌倒的宣传教育和保护措施。

(张　敏)

第 8 节　综合归纳内分泌与代谢疾病常见症状和体征的护理

一、身体外形改变

1. 概念 身体外形改变是指包括面容、体形和身高、体态、毛发、皮肤和黏膜色素等的异常变化,是一组影响病人生理和心理状态的临床征象。

2. 特点 见表 7-8-1。

表 7-8-1　身体外形改变

临床表现	激素	症状
面貌异常	甲状腺激素分泌亢进	甲亢面容
	甲状腺激素分泌减少	黏液性水肿面容
	糖皮质激素分泌过量	满月脸
	生长激素分泌过量	在机体骨骼闭合之后,引起肢端肥大症

续表

临床表现	激素	症状
身高和体型异常	生长激素分泌过量	在机体骨骼闭合之前,引起巨人症
	生长激素分泌减少	侏儒症
	甲状腺激素分泌减少	呆小症
	糖皮质激素分泌过量	向心性肥胖、水牛背、四肢相对细瘦
毛发和皮肤、黏膜	糖皮质激素分泌过少	皮肤和黏膜色素沉着、毛发稀疏
	糖皮质激素分泌过量	多毛、面红、痤疮等
	甲状腺激素分泌减少	头发干枯稀疏、男性胡须生长缓慢

二、肥胖、消瘦

肥胖、消瘦,见表 7-8-2。

表 7-8-2　肥胖、消瘦与疾病

项目	概念	分类	原因
消瘦	<理想体重 10%;BMI<18	单纯性消瘦 症状性消瘦	摄入热量不足,运动过度,遗传因素等 内分泌疾病如腺垂体功能减退、甲状腺功能亢进、糖尿病等;胃肠道疾病如慢性胃炎、胃及十二指肠溃疡等;慢性消耗性疾病如肺结核、恶性肿瘤等;其他如神经性厌食及药物所致消瘦等
肥胖	>标准体重的 20%;BMI≥28 原发性	原发性肥胖 继发性肥胖	营养过度,体力活动少,遗传因素等 内分泌疾病如下丘脑性、垂体性、甲状腺功能低下性、库欣综合征、高胰岛素性、性腺功能低下、多囊卵巢综合征等;先天性遗传性肥胖如Ⅰ型糖原累积病等。

三、内分泌与代谢性疾病常见症状和体征护理总结

内分泌与代谢性疾病常见症状和体征护理见表 7-8-3。

表 7-8-3　内分泌与代谢性疾病常见症状和体征护理

症状和体征	主要护理问题	护理重点
身体外形改变	自我形象紊乱	①心理护理 ②促进社交活动
消瘦	营养失调:低于机体需要量	①心理疏导 ②饮食:给予高热量、高蛋白、易消化的饮食 ③皮肤护理
肥胖	营养失调:高于机体需要量	①心理疏导 ②控制食物总热量,避免高热量饮食。重度肥胖者以低糖、低脂、低盐、高纤维素、适量蛋白质。有强烈饥饿感时可给予低热量的蔬菜,如芹菜、冬瓜、黄瓜、南瓜、卷心菜等,以增加饱腹感。

(张　敏)

第 9 节　内分泌与代谢疾病常用诊疗技术的护理

血糖监测通过血糖监测仪对血糖值的定期检查,可掌控糖尿病病人的血糖变化,对生活规律、活动、运动、饮食以及合理用药都具有重要的指导意义,可降低糖尿病并发症的风险,帮助病人随时发现问题,及时到医院就医。

【适应证】

1. 各型糖尿病服用口服降糖药后。
2. 糖尿病实行胰岛素强化治疗。
3. 不稳定糖尿病。
4. 反复出现低血糖和酮症。
5. 妊娠糖尿病。

【禁忌证】　穿刺局部皮肤破损,不适宜进行穿刺者。

【护理】

1. 术前护理

(1) 用物准备:血糖仪、血糖试纸、采血针、75% 乙醇、棉签、弯盘、治疗盘、锐器盒、治疗车等。用前检查血糖仪试纸代码与血糖试纸型号是否一致,保证在完好备用状态。

(2) 病人准备:①解释测血糖的目的、方法及可能出现的不适,以取得病人的合作。②评估病人是否空腹或餐后 2 小时,以保证测量的时间准确。

2. 术中护理

(1) 核对和确认:查对床号、姓名,再次确认是否空腹或进餐时间。

(2) 体位和部位:病人取舒适体位,环境清洁、舒适,光线明亮;选择手指指腹两侧任一部位,避开指腹神经末梢丰富部位,以减轻疼痛。

(3) 穿刺:指导病人手臂下垂 5~10 秒;75% 乙醇棉签消毒指尖,待干;将采血针紧紧压住采血部位,按下释放按钮;弃去第一滴血液,用第二滴血液进行测试采血;不要挤压出血点局部,以防组织液析出。

(4) 测试:快速从试纸瓶内取出试纸,并快速盖紧瓶盖;将血样滴于试纸的采血区,当血糖仪显示插入图样时,将试纸平直插入血糖仪;干棉签按压采血部位至不出血为止;读取血糖值,将试纸条、采血针取出分别放入弯盘和利器盒内,关闭血糖仪。

(5) 记录和整理:再次查对姓名、床号,将测得血糖值告知病人,并记录。整理床单位,协助病人取舒适卧位,交代注意事项,整理用物。

3. 血糖监测的时间及意义

(1) 监测时间:临床上 4 次/天;3 餐前,睡前;7 次/天;3 餐餐前,3 餐后 2 小时,睡前,必要时下半夜还要再测 1 次。

(2) 不同时间段监测血糖的意义

1) 空腹血糖:主要反映在基础状态下(最后一次进食后 8~10 小时)没有饮食负荷时的血糖水平,是糖尿病诊断的重要依据。

2) 餐后 2 小时的血糖:测餐后 2 小时的血糖能发现可能存在的餐后高血糖,能较好地反映进食与使用降糖药是否合适。反映胰岛 β 细胞储备功能的重要指标。

3) 睡前血糖:反映胰岛 β 细胞对进食晚餐后高血糖的控制能力,是指导夜间用药或注射胰岛素剂量的依据。

4）随机血糖:可以了解机体在特殊情况下对血糖的影响,如进餐的多少,饮酒,劳累,生病,情绪变化,月经期等。

（3）注意事项:测血糖前,确认血糖仪上的号码与试纸号码一致。确认病人手指乙醇干透后实施采血。滴血量,应使试纸测试区完全变成红色。避免试纸发生污染。

【操作流程】

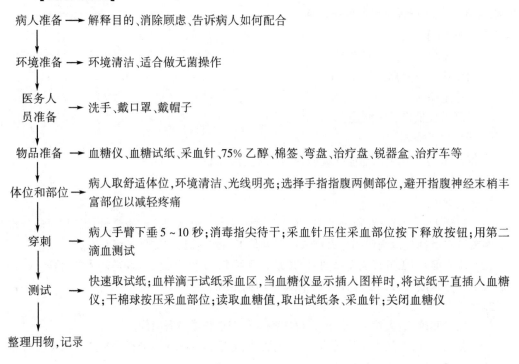

病人准备 ⟶ 解释目的、消除顾虑、告诉病人如何配合

环境准备 ⟶ 环境清洁、适合做无菌操作

医务人员准备 ⟶ 洗手、戴口罩、戴帽子

物品准备 ⟶ 血糖仪、血糖试纸、采血针、75%乙醇、棉签、弯盘、治疗盘、锐器盒、治疗车等

体位和部位 ⟶ 病人取舒适体位,环境清洁、光线明亮;选择手指指腹两侧部位,避开指腹神经末梢丰富部位以减轻疼痛

穿刺 ⟶ 病人手臂下垂5~10秒;消毒指尖待干;采血针压住采血部位按下释放按钮;用第二滴血测试

测试 ⟶ 快速取试纸;血样滴于试纸采血区,当血糖仪显示插入图样时,将试纸平直插入血糖仪;干棉球按压采血部位;读取血糖值,取出试纸条、采血针;关闭血糖仪

整理用物,记录

（马　琼）

 目标检测

A₁型题

1. 成人腺垂体功能减退症最常见的原因是
   A. 垂体瘤　　　　　B. 垂体缺血坏死
   C. 下丘脑肿瘤　　　D. 蝶鞍区手术
   E. 垂体炎症

2. 腺垂体功能减退症的实验室检查,错误的是
   A. 雌二醇降低　　　B. 睾酮降低
   C. ACTH 升高　　　D. TSH 降低
   E. TH 降低

3. 地方性甲状腺肿最常见原因是
   A. 碘缺乏　　　　　B. 碘过多
   C. TH 合成增多　　 D. TH 合成减少
   E. 致甲状腺肿物质

4. 甲状腺功能亢进症的直接致病原因是
   A. 甲状腺激素分泌过多
   B. 遗传因素和环境因素

   C. 促甲状腺激素分泌过多
   D. 促甲状腺激素受体抑制性抗体作用
   E. 促甲状腺激素受体刺激性抗体作用

5. 甲状腺功能亢进症最具特征性的临床表现是
   A. 易激动　　　　　B. 怕热多汗
   C. 多食易饥　　　　D. 突眼征
   E. 皮肤温暖

6. 甲状腺功能亢进症甲状腺肿大的特征是
   A. 弥漫性肿大　　　B. 对称性肿大
   C. 质地软　　　　　D. 无压痛
   E. 上下极触及震颤和闻及血管杂音

7. 妊娠期和哺乳期妇女伴发甲状腺功能亢进时禁忌的检查项目是
   A. 基础代谢率　　　B. 血清总 T₃、T₄
   C. 血清游离 T₃、T₄　D. 甲状腺摄¹³¹I 率
   E. 血清 TSH

8. 抗甲状腺药物硫脲类、咪唑类的主要作用和机

制是

A. 抑制甲状腺激素合成

B. 抑制抗原抗体反应

C. 抑制甲状腺激素释放

D. 降低外周组织对甲状腺激素反应

E. 使甲状腺激素分泌降低

9. 抢救甲亢危象时的首选药物是

A. 甲巯咪唑　　　B. 丙硫氧嘧啶

C. 复方碘液　　　D. 糖皮质激素

E. 普萘洛尔

10. 甲状腺功能减退症的面容特点是

A. 面色红润、多毛、痤疮、脸圆如满月

B. 面色苍白、唇舌色淡、表情疲惫

C. 颜面水肿、淡漠呆板、毛发稀疏

D. 面容惊愕、眼球突出、目光炯炯

E. 面色晦暗、双颊暗红、口唇发绀

11. 甲状腺功能减退症病人出现畏寒、体温偏低的原因主要是

A. 环境温度太低　　B. 皮肤散热过快

C. 代谢降低　　　　D. TH 合成增多

E. 血红蛋白合成障碍

12. 库欣综合征最常见的病因是

A. 垂体腺瘤　　　　B. 异位 ACTH 综合征

C. 肾上腺皮质腺瘤　D. 肾上腺皮质癌

E. 不依赖 ACTH 的双侧肾上腺结节增生

13. 最常见的异位 ACTH 综合征的原发恶性肿瘤是

A. 肝癌　　　　B. 肺癌

C. 胰腺癌　　　D. 胸腺癌

E. 甲状腺髓样癌

14. 不属于糖尿病典型的临床表现是

A. 多尿　　　B. 多食

C. 多饮　　　D. 多汗

E. 消瘦

15. 诊断糖尿病的主要方法是

A. 尿糖测定　　　　B. 空腹血糖测定

C. 血清 D 肽测定　　D. 血胰岛素测定

E. 口服葡萄糖耐量试验

16. 糖尿病的基础治疗是

A. 饮食治疗　　　　B. 口服降糖药物治疗

C. 胰岛素治疗　　　D. 对症治疗

E. 运动治疗

17. 关于胰岛素的使用,错误的方法是

A. 保存胰岛素不宜 <2℃或>30℃

B. 注射前 1 小时自冰箱内取出自然升温

C. 普通胰岛素于饭前 30 分钟注射,鱼精蛋白锌胰岛素于早餐前 1 小时注射

D. 胰岛素混合注射时应先抽长效胰岛素,再抽短效胰岛素

E. 皮下注射部位要经常更换

18. 胰岛素最常见的不良反应是

A. 低血糖反应　　B. 胃肠道反应

C. 过敏反应　　　D. 肝肾功能损害

E. 皮下组织萎缩

19. 普通胰岛素每瓶为 10ml 含胰岛素 400 单位,现需注射 20 单位,应抽吸

A. 0.4ml　　　B. 0.5ml

C. 1ml　　　　D. 2ml

E. 5ml

20. 痛风的主要代谢障碍是

A. 糖代谢紊乱　　　B. 嘌呤代谢紊乱

C. 蛋白质代谢紊乱　D. 脂肪代谢紊乱

E. 水盐代谢紊乱

21. 治疗急性痛风性关节炎的首选特效药物是

A. 泼尼松　　　B. 吲哚美辛

C. 秋水仙碱　　D. 布洛芬

E. 双氯芬酸

22. 骨质疏松病人的常见的症状是

A. 疼痛　　　B. 身长缩短

C. 驼背　　　D. 骨折

E. 呼吸困难

A₂ 型题

23. 病人,女性,30 岁,产妇。因难产、大出血,产后腺垂体坏死及萎缩致腺垂体功能减退症。最早出现的表现是

A. 产后无乳,乳房不胀

B. 极度疲乏

C. 畏寒

D. 皮肤苍白

E. 血压偏低

24. 病人,男性,28 岁,因垂体瘤行手术治疗,术后放疗,之后出现表情淡漠、动作迟钝、怕冷、皮肤干燥、性欲减退等表现。据此,判断病人可能发生了

A. 甲状腺功能减退　B. 性腺功能减退

C. 腺垂体功能减退　D. 肾上腺功能减退

E. 垂体危象

25. 病人,女性,18 岁。因甲状腺肿大及颈部压迫感就诊,查甲状腺Ⅱ度肿大,无结节,TSH 在正常范围,甲状腺功能正常。最可能的诊断是

A. 甲亢　　　　　B. 单纯性甲状腺肿

C. 甲状腺炎　　　D. 甲减

E. 甲状腺瘤

26. 病人,女性,32 岁。诊断甲状腺功能亢进入院治疗,突眼明显,眼部护理内容不包括

　A. 外出佩戴有色眼镜

　B. 睡前涂抗生素眼膏

　C. 睡眠时抬高头部

　D. 饮食中增加碘盐摄入

　E. 加盖眼罩防止角膜损伤

27. 病人,女性,28 岁,患甲亢 1 年,2 天前受凉感冒,出现体温升高达 39.3℃,恶心、呕吐、腹泻、心悸,心率 120 次/分,继而出现昏迷,诊断甲亢危象。禁用的治疗药物是

　A. 异丙嗪　　　　B. 阿司匹林

　C. 抗生素　　　　D. 丙硫氧嘧啶

　E. 补液

28. 病人,女性,20 岁。因血压升高,血糖升高,月经量少而不规则入院。血压 180/100mmHg,颜面红润多脂,颈背部脂肪堆积、四肢瘦小,下腹两侧紫红色条纹;CT 显示垂体肿物,X 线显示骨质疏松。该病人最可能患的疾病是

　A. 库欣综合征　　B. 高脂血症

　C. 高血压病　　　D. 月经失调

　E. 骨质疏松症

29. 病人,男性,56 岁。糖尿病病人,不规则服药治疗,血糖常波动于 8.6~9.8mmol/L,尿糖(++~++)。近几日感尿频、尿痛,昨日起突然神志不清。查血糖 28mmol/L,尿素氮 7.8mmol/L,血钠 148mmol/L,尿糖(+++),尿酮(++)。诊断为

　A. 低血糖昏迷

　B. 酮症酸中毒

　C. 乳酸性酸中毒

　D. 高渗性非酮症糖尿病昏迷

　E. 急性脑血管疾病

30. 病人,男性,55 岁,诊断 2 型糖尿病,一般状况尚好,护士指导其做有氧运动,运动时适宜的心率应是

　A. 110 次/分　　　B. 115 次/分

　C. 120 次/分　　　D. 125 次/分

　E. 130 次/分

31. 病人,女性,25 岁,身高 160cm,体重 50kg,"三多一少"症状明显,空腹血糖及尿糖均显著增高,诊断为 1 型糖尿病,住院后采用速效胰岛素治疗,其饮食总热量应

A. 按实际体重计算再酌增

B. 按实际体重计算再酌减

C. 按标准体重计算

D. 按标准体重计算再酌增

E. 按标准体重计算再酌减

32. 病人,男性,60 岁。来院咨询减肥方法。查体:身高 170cm,体重 82kg。膝关节有陈旧疾患,无法负重。护士建议其最好的运动方式是

　A. 举重　　　　　B. 跳绳

　C. 游泳　　　　　D. 爬山

　E. 慢跑

33. 病人,男性,65 岁。因焦虑紧张,伴 2 型糖尿病入院治疗。晨起注射胰岛素后进食油条,突然出现噎食,应立即采取的护理措施是

　A. 建立静脉通道　　B. 抠出病人嘴里食物

　C. 口对口人工呼吸　D. 环甲膜穿刺

　E. 准备行气管切开

34. 病人,男性,58 岁。糖尿病病史 30 余年。目前使用胰岛素治疗,但血糖未规律监测。近 3 月出现眼睑及下肢浮肿来诊。尿常规检查:尿糖(++),WBC 0~4 个/HP,尿蛋白(+++)。应优先考虑的是

　A. 胰岛素性水肿　　B. 肾动脉硬化

　C. 肾盂肾炎　　　　D. 急性肾炎

　E. 糖尿病肾病

35. 病人,男性,58 岁。糖尿病住院,经过治疗血糖得以控制,病情稳定准备出院。护士给该病人进行出院饮食指导时,应告诉其每日总热量在三餐中的比例为

A. 早餐 1/6、剩下的中餐、晚餐各半

B. 早餐 1/5、中餐、晚餐各 2/5

C. 早餐 1/4、剩下的中餐、晚餐各半

D. 早餐 1/4、中餐 1/2、晚餐为 1/4

E. 早餐 1/2、剩下的中餐、晚餐各半

36. 病人,男性,42 岁。午夜突然发生右第 1 跖趾关节剧痛,伴红肿、发热和活动障碍。到医院急诊,查血尿酸为 600μmol/L。最可能的诊断是

　A. 风湿性关节炎　　B. 类风湿关节炎

　C. 化脓性关节炎　　D. 痛风性关节炎

　E. 非特异性关节炎

37. 病人,女性,48 岁,因午后潮热,心悸等症状就诊。诊断为绝经期综合征。为治疗骨质疏松,医嘱用激素替代疗法同时需补充

　A. 钙剂　　　　　B. 铁剂

C. 叶酸 　　　　　 D. 维生素 B

E. 蛋白质

38. 病人,男性,71 岁。身高 170cm,体重 80kg。患高血压 20 年,为控制病人体重所采取的措施不包括

A. 制定个体化膳食方案

B. 监测体重变化

C. 吃减肥药

D. 规律运动

E. 控制饮食

A₃ 型题

(39~42 题共用题干)

病人,女性,34 岁,产后大出血,之后无乳、闭经、畏寒怕冷、乏力。查:面色苍白,毛发脱落,阴毛、腋毛消失。

39. 该病人的诊断可能是

A. 肾上腺皮质功能减退

B. 甲状腺功能减退

C. 皮质醇增多症

D. 希恩(sheehan)综合征

E. 甲亢

40. 有关该病人的护理错误的是

A. 注意保暖,避免受凉

B. 生活规律,避免劳累

C. 给予高热量、高蛋白、多种维生素食物

D. 告知病人需要终身激素替代治疗

E. 应先补给甲状腺激素,然后再补充糖皮质激素

住院期间受凉,病人出现咳嗽、咳脓性痰,发热。迅速出现恶心、呕吐、高热,体温达 41℃,继而表现为谵妄、抽搐、昏迷。

41. 该病人可能出现

A. 垂体危象 　　　 B. 垂体瘤

C. 垂体炎症 　　　 D. 甲状腺危象

E. 肾上腺危象

42. 出现上述情况的诱因,哪项除外

A. 受凉 　　　　　 B. 感染

C. 呕吐 　　　　　 D. 多食

E. 发热

(43、44 题共用题干)

病人,女性,32 岁。因乏力、心慌、怕热、大便次数增多诊断甲亢,治疗半年后好转自行停药。1 月前述症状再次出现,体重已下降 5kg,病人情绪激动,心率 120 次/分。

43. 最可能发生的病情是

A. 伴发糖尿病 　　 B. 甲亢复发

C. 伴发心脏病 　　 D. 出现甲减

E. 发生亚急性甲状腺炎

44. 不正确的健康指导是

A. 保持良好心态

B. 避免辛辣食物和刺激性饮料

C. 用药维持时间 1.5~2 年

D. 活动时适当增加运动量

E. 不随便中断治疗或自行变更药物剂量

(45~47 题共用题干)

病人,男性,30 岁。因甲状腺肿大、突眼、怕热多汗、食欲亢进、腹泻入院,病人紧张、焦虑、神经过敏,经全面检查后诊断甲状腺功能亢进。

45. 错误的心理护理是

A. 适当修饰外表以增加自信

B. 理解同情病人

C. 限制参与社团活动

D. 鼓励病人表达内心的感受

E. 告知家属不要提供兴奋的信息

46. 不适宜该病人的饮食是

A. 高糖食物 　　　 B. 高碘食物

C. 高钾食物 　　　 D. 高磷食物

E. 高蛋白食物

47. 应用硫脲类药物时需密切观察的主要不良反应是

A. 粒细胞减少 　　 B. 血小板减少

C. 血红蛋白降低 　 D. 肝功能受损

E. 过敏反应

(48~50 题共用题干)

病人,女性,17 岁。因向心性肥胖、面部及背部痤疮入院。2 个月前曾患急性肾炎,静脉滴注及口服激素,1 月前自觉面部及躯干慢性肥胖,节食后无改善。实验室检查:皮质醇昼夜分泌节律消失,糖耐量降低,诊断为库欣综合征。

48. 护士对其护理诊断正确的是

A. 疼痛 　　　　　 B. 体液不足

C. 排尿障碍 　　　 D. 潜在感染的危险

E. 自主呼吸受损

49. 下列哪项辅助检查用于诊断库欣综合征

A. 糖化血红蛋白

B. 糖耐量试验

C. 小剂量地塞米松抑制试验

D. 血清酮体测定

E. 心电图检查

50. 护士对该病人饮食指导正确的是

A. 高碳水化合物饮食

B. 低蛋白饮食

C. 高盐饮食

D. 高维生素饮食

E. 高钠饮食

(51~53 题共用题干)

病人,女性,18 岁。诊断 1 型糖尿病 2 年,经口服降血糖药治疗无效,现改用胰岛素替代疗法。餐前尿糖定性(+++),皮下注射普通胰岛素 0.5ml(每瓶 10ml 含普通胰岛素 400 单位),10 分钟后病人出虚汗,心慌,全身无力,感饥饿。

51. 该病人发生了什么情况

A. 酮症酸中毒　　B. 低血糖反应

C. 胃肠道反应　　D. 过敏反应

E. 反应性高血糖

52. 发生这种情况最可能的原因是

A. 用药前病人未进食

B. 用药后未及时进餐

C. 注射剂量过大

D. 抽吸剂量不足

E. 未查空腹血糖

53. 需立即采取的护理措施是

A. 报告值班医生

B. 静脉滴注 0.9% 氯化钠

C. 静脉滴注胰岛素

D. 静注 50% 葡萄糖

E. 抽血查血糖

(54~56 题共用题干)

病人,女性,60 岁,糖尿病病人,口服降糖药控制血糖不满意,改用皮下注射胰岛素。

54. 关于胰岛素治疗,下列不妥的是

A. 胰岛素剂量需严格个体化

B. 从小剂量开始,逐渐增量

C. 老年人胰岛素治疗时血糖控制标准可适当放宽

D. 优先选用一种中长效制剂

E. 血糖控制不稳时,可每 3~4 天调整一次剂量

55. 下列哪一部位不可注射胰岛素

A. 上臂外侧　　B. 大腿前及外侧

C. 脐周及膀胱区　　D. 臀部和腰部

E. 腹部两侧

56. 使用胰岛素治疗中应告知病人警惕

A. 低血糖反应　　B. 酮症发生

C. 胃肠道反应　　D. 过敏反应

E. 肾功能损害

(57~59 题共用题干)

病人,男性,35 岁。5 年前在一次饮酒后,突发左足背、大踇趾肿痛,难以入睡,局部灼热、红肿,当时服用消炎止痛药 1 周后疼痛缓解。以后,每次饮酒或感冒后即易发作,疼痛固定于左足背及左脚趾。于 2 周前又因酒后睡觉受凉引起发作。查体:左足背及左脚趾红、肿、压痛和功能受限。辅助检查:血沉 80mm/h,血尿酸 700μmol/L。X 线显示,左足跖骨骨头处出现溶骨性缺损。

57. 该病人拟诊断疾病是

A. 类风湿关节炎　　B. 风湿关节炎

C. 痛风　　D. 糖尿病足

E. 维生素 D 缺乏性佝偻病

58. 护士应指导病人

A. 绝对卧床休息　　B. 高蛋白饮食

C. 适量饮酒　　D. 高嘌呤饮食

E. 每天饮水 2000ml 以上

59. 指导该病人不需要加以限制的食物有

A. 豆腐、蘑菇　　B. 土豆、鸡汤

C. 红酒、牛排　　D. 鸡肝、米饭

E. 水、菠菜

第 8 章 风湿性疾病病人的护理

第 1 节 概 述

风湿性疾病(rheumatic diseases)是泛指病变累及骨、关节及其周围软组织(包括肌肉、肌腱、滑膜、神经等)的一组疾病。风湿性疾病病因复杂,主要有免疫、感染、代谢、内分泌、遗传、环境、肿瘤等。风湿性疾病临床表现多样,除骨关节病变(包括关节疼痛、肿胀、活动障碍)之外,还常有其他多个组织、脏器受累表现;病程进展缓慢、发作与缓解交替出现。1983 年美国风湿病协会根据发病机制、病理及临床特点将风湿病分为十大类(表 8-1-1)。弥漫性结缔组织病是风湿病中的一大类,其病理基础为血管和结缔组织慢性炎症。

表 8-1-1 风湿性疾病分类

分类	命名
1. 弥漫性结缔组织病	类风湿关节炎、系统性红斑狼疮、硬皮病、多肌炎、重叠综合征、血管炎病等
2. 脊柱关节病	强直性脊柱炎、Reiter 综合征、炎性肠病性关节炎、银屑病关节炎、未分化脊柱关节病等
3. 退行性变	骨关节炎(原发性、继发性)
4. 代谢内分泌相关的风湿病	痛风、假性痛风、马方综合征、免疫缺陷病等
5. 和感染相关的风湿病	反应性关节炎、风湿热等
6. 肿瘤相关的风湿病	原发性(滑膜瘤、滑膜肉瘤等)、继发性(多发性骨髓瘤、转移瘤等)
7. 神经血管疾病	神经性关节病、压迫性神经病变(周围神经受压、神经根受压等)、雷诺病等
8. 骨及软骨病变	骨质疏松、骨软化、肥大性骨关节病、弥漫性原发性骨肥厚、骨炎等
9. 非关节性风湿病	关节周围病变、椎间盘病变、特发性腰痛、其他痛综合征(如精神性风湿病)等
10. 其他有关节症状的疾病	周期性风湿病、间歇性关节积液、药物相关的风湿综合征、慢性活动性肝炎等

风湿性疾病的共同临床特点为:

1. 病变累及多个系统包括肌肉、骨骼系统。

2. 病程漫长呈发作与缓解交替出现 如系统性红斑狼疮、类风湿关节炎等常表现为渐进性的反复发作,病情时好时坏。

3. 同一疾病其临床表现个体差异很大 如类风湿关节炎病人,有的病人以关节症状为主,有的以多脏器损害为主;系统性红斑狼疮,有的病人以皮肤损害为主,有的却以狼疮性肾炎表现为主。

4. 有较复杂的免疫学及生化改变 类风湿关节炎病人类风湿因子多为阳性;系统性红斑狼疮病人可以有抗核抗体阳性、抗双链 DNA 抗体阳性、抗 Sm 抗体阳性;痛风病人血尿酸增高。

5. 治疗效果个体差异较大 非甾体类抗炎药、糖皮质激素是治疗风湿性疾病的常用药物,需长期使用但不同病人对药物的耐受量、治疗效果及不良反应差异较大。

6. 具有一定的遗传倾向。

第2节　类风湿关节炎

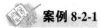 **案例 8-2-1**

病人,女性,52 岁,双手掌指关节肿胀疼痛 3 年,晨起有黏着感,活动后好转。查体:双手指间肌肉萎缩,手指向尺侧偏斜,X 线显示关节腔变窄,关节半脱位;查血类风湿因子(+),诊断为类风湿关节炎。

问题: 1. 主要护理问题有哪些?

　　　2. 如何进行关节护理?

(一) 概述

类风湿关节炎(rheumatoid arthritis,RA)是以侵蚀性、对称性多关节炎为主要临床表现的慢性、全身性自身免疫性疾病。基本病理改变为滑膜炎、血管翳形成,并逐渐出现关节软骨和骨破坏,最终导致关节畸形和功能丧失。早期诊断、早期治疗至关重要。RA 是全球性疾病,在我国人口的患病率为 0.32% ~ 0.36%,略低于世界平均水平,是造成我国人群丧失劳动力与致残的主要病因之一。类风湿关节炎可见于任何年龄,以 35 ~ 50 岁为发病高峰,女性约 3 倍于男性。

1. 病因和发病机制　尚不清楚。

(1) 环境因素:目前认为感染如某些细菌、支原体、病毒、原虫等可能通过激活 T 淋巴细胞、B 淋巴细胞等,分泌炎性因子,产生自身抗体,影响 RA 的发病和病情进展。

(2) 遗传因素易感性:流行病学调查显示与遗传因素密切相关,家系调查 RA 现症者的一级亲属患 RA 的概率为 11%。单卵双生子同时患 RA 的概率为 12% ~ 30%,而双卵孪生子同患 RA 的概率只有 4%。许多国家和地区进行研究发现 HLA-DR$_4$ 单倍型与 RA 发病有关。

(3) 免疫紊乱:免疫紊乱(包括体液免疫和细胞免疫)是其主要的发病机制,目前一般认为 RA 是一种自身免疫性疾病。微生物感染是 RA 的诱发或启动因素,可致易感者或有遗传背景者发病。以活化的 CD4$^+$T 细胞和 MHC-Ⅱ型阳性的抗原呈递细胞(APC)浸润滑膜关节为特点的。

类风湿关节炎病人血清和滑膜组织中存在类风湿因子(RF),它是一种自身抗体,能与免疫球蛋白(IgG)结合形成免疫复合物,激活了机体的补体系统,诱发炎症。近年来研究证明,细胞免疫作用似更突出。滑膜关节组织的某些特殊成分或体内产生的内源性物质可能作为自身抗原被抗原呈递细胞(APC)呈递活化 CD4$^+$T 细胞,启动特异性免疫应答导致相应的关节炎症状;滑膜的巨噬细胞也因抗原而活化,使细胞因子如 TNF-α(α 肿瘤坏死因子)、IL-1、IL-6、IL-8 等增多,使滑膜处于慢性炎性状态;TNF-α 进一步破坏关节软骨和骨,造成关节畸形。可见,RA 是环境因素、遗传因素易感性及免疫系统失调因素综合作用的结果。

2. 病理　RA 的基本病理改变是滑膜炎和血管炎。滑膜炎是关节表现的基础,血管炎是关节外表现的基础,其中血管炎是 RA 预后不良的因素之一,类风湿结节是血管炎的一种表现。急性期滑膜炎表现为渗出性和细胞浸润性;进入慢性期,滑膜肥厚,形成许多绒毛样突起(血管翳)侵入到软骨和骨质。绒毛具有很强的破坏性,造成关节破坏、关节畸形及功能障碍。

(二) 护理评估

1. 健康史　评估引起 RA 的病因及诱因,有无可疑病原体(细菌、病毒、支原体等)感染人体,及有无潮湿、寒冷创伤等诱因。询问家族中有无类风湿关节炎的病人。

2. 临床表现

考点：关节表现

（1）全身症状：大部分病人起病缓慢隐匿，在出现明显关节症状前常有乏力、低热、体重下降、全身不适等症状。

（2）关节表现：可分为滑膜炎症状和关节结构破坏的表现，前者治疗后有一定的可逆性，但后者一经出现很难逆转。RA的病情和病程有个体差异，从短暂、轻微的少关节炎到急剧进行的多关节炎，常伴有晨僵。

1）关节疼痛与肿胀：关节痛通常是最早出现的症状。多呈持续性、对称性、时轻时重，疼痛的关节往往伴有压痛。也可因关节腔积液或关节周围软组织炎症，常引起关节肿痛。最常出现在腕、掌指关节、近指端关节，其次是趾、膝、踝、肘、髋关节等，多呈对称性，其中指间呈梭形肿胀是RA的特征。

2）晨僵：早晨起床后关节及其周围组织的僵硬感，是由于静止不动时水肿液沉积于炎性滑膜组织中所致。持续时间超过去1小时意义较大，95%以上的类风湿关节炎病人出现晨僵，是观察本病活动的一个重要指标。

3）关节畸形与功能障碍：多见于较晚期病人，关节炎反复发作或迁延不愈，绒毛破坏关节软骨、软骨下的骨质及关节周围组织，最终导致关节周围肌肉萎缩和关节畸形。最为常见的关节畸形是腕和肘关节强直、掌指关节的半脱位、手指向尺侧偏斜（图8-2-1）和呈"天鹅颈样"及"纽扣花样"表现。重症病人关节呈纤维性或骨性强直失去关节功能，致使生活不能自理。

4）特殊关节表现：颈椎的可动小关节及周围腱鞘受累，出现颈痛、活动受限；肩、髋关节受累，出现局部疼痛和活动受限；颞颌关节受累，表现为讲话或咀嚼时疼痛加重，严重时张口困难。

（3）关节外表现：①类风湿结节：是本病较常见的关节外表现，可见于20%～30%的病人。存在提示本病的活动。多位于关节隆突部及受压部位的皮下，如前臂伸面、肘鹰嘴突附近、枕、跟腱等处，大小不一、无压痛、质硬、对称性分布，深部结节可出现在心包、胸膜、心脏、肺脏、脑等

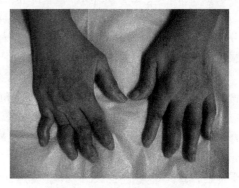

图 8-2-1　指间和掌指关节畸形

实质组织及内脏。②类风湿血管炎：表现为指甲下或指端出现的小血管炎，眼巩膜炎，严重者影响视力。③肺和胸膜：可有肺间质病变、结节样改变、胸膜炎等。④其他：部分病人可合并有脾大、中性粒细胞减少、贫血、血小板减少等称费尔蒂（Felty）综合征。有些类风湿关节炎病人继发舍格伦综合征，即出现眼干、口干和肾小管酸中毒等。

3. 辅助检查

考点：辅助检查

（1）血液检查：血常规检查可有轻至中度贫血，活动期血小板增多，白细胞及分类多正常。活动期血沉增快、C反应蛋白增高（C反应蛋白是炎症过程中出现的急性期蛋白），治疗缓解后下降，两者均可作为判断RA活动程度和病情缓解的指标，但无特异性。

（2）免疫学检查：类风湿因子（RF）是一种自身抗体，可分为1gM型、IgG型及IgA型，在常规临床中主要检测是IgM型RF，见于70%的病人血清中，其滴度与本病的活动性和严重性成正比，但RF也可见于SLE等其他疾病和正常人中，RF对本病诊断不具特异性；抗角蛋白抗体谱中的环瓜氨酸肽（CCP）对RA有较高的敏感性和特异性；会出现各种类型的免疫复合物、急性期和活动期补体有升高。

（3）关节液检查：量增多（正常情况下不超过 3.5ml），滑液浑浊，黏稠度低，白细胞明显增多、含糖量低于血糖。

（4）关节 X 线检查：对本病的诊断、关节病变分期、监测病情均重要，其中以手指及腕关节的 X 线片最有价值。X 线表现分四期：①Ⅰ期：表现为关节周围软组织肿胀，关节端骨质疏松。②Ⅱ期：表现为关节间隙因软骨破坏变得狭窄。③Ⅲ期：表现为关节面骨质呈侵蚀性改变。④Ⅳ期：可有关节半脱位和纤维性、骨性强直。

（5）类风湿结节活检：典型的类风湿结节病理改变有助于本病的诊断。

（三）治疗要点

目前尚无根治和预防类风湿关节炎的方法。早诊断、早治疗是类风湿关节炎治疗的关键。治疗目的是缓解关节及关节外症状；控制病情发展，维护关节功能；促进已破坏关节骨修复，改善其功能，从而最大限度地提高病人生活质量。

1. 一般治疗　包括休息、关节制动、关节功能锻炼、物理疗法等。卧床休息只适宜急性期（关节肿痛明显、发热及内脏受累的病人），缓解期病人要注意关节功能锻炼，促进关节功能恢复。

2. 药物治疗　是类风湿关节炎治疗中最重要的措施。抗 RA 的药物可分为 5 大类：非甾体类抗炎药、改善病情的抗风湿药、糖皮质激素、生物制剂和植物药。

（1）非甾体抗炎药（NSAIDs）：通过抑制环氧化酶以减少前列腺素等炎性介质的生成，具有镇痛、消肿作用，控制关节肿痛、晨僵和发热，是改善关节症状的常用药，但不能控制病情须与控制病情抗风湿药同服。常用的有塞来昔布、美洛昔康、双氯芬酸、吲哚美辛、萘普生、布洛芬等。该类药物胃肠道不良反应较多，可饭后服用。服用至少 2 周才能判断效果。不宜同时服用两种及两种以上 NSAID，疗效不叠加，不良反应增多。

（2）改善病情的抗风湿药：此类药物发挥作用慢，起效时间长，可防止和延缓 RA 的关节骨结构破坏。根据病情的活动性、严重性和进展选择单用或联用。诊断 RA 明确的，应及早应用本类药物与 NSAIDs 联合应用。①甲氨蝶呤（MTX）应作为治疗 RA 的首选药物，作为联合用药的基础。抑制细胞内二氢叶酸还原酶，使嘌呤合成受抑，同时具有抗炎作用。4～6 周起效，疗程至少半年。②来氟米特：主要抑制嘧啶的二氢乳清酸脱氢酶，使活化淋巴细胞生长受抑制。③柳氮磺吡啶：机制不十分清楚，可能与抑制前列腺素等炎性因子有关。④其他：如羟氯喹和氯喹、雷公藤、金制剂、青霉胺、环孢素、肿瘤坏死因子拮抗剂等。

（3）糖皮质激素：有强大的抗炎作用，能迅速缓解关节肿痛和全身炎症，但不能阻断 RA 的病情进展和关节破坏，适用于有关节外症状者或关节炎明显又不能为非甾体类抗炎药所控制或改善病情的抗风湿药尚未起效时的病人。原则是小剂量、短疗程。常用泼尼松 30～40mg/d，症状控制后递减，以每日 10mg 维持，逐渐以非甾体抗炎药代替。长期应用应注意其副作用。

（4）生物制剂靶向治疗：是目前治疗 RA 的快速发展的治疗方法，疗效显著，其中包括 TNF-α 拮抗剂、IL-1-拮抗剂、IL-6-拮抗剂、CD20 单克隆抗体。

（5）植物药：雷公藤总苷（最常用）、青藤碱、白芍总苷等。

3. 手术治疗　对晚期发生畸形并失去功能的关节，采取关节置换术可矫正关节畸形。对药物疗效不佳、关节严重肿胀、滑膜肥厚病人可考虑滑膜切除术以缓解病情。

（四）主要护理诊断及合作性问题

1. 有失用综合征的危险　与关节炎反复发作、疼痛和畸形有关。

2. 疼痛：慢性关节痛　与关节炎性反应有关。

3. 预感性悲哀　与疾病迁延不愈、关节功能障碍影响生活质量有关。

4. 生活自理缺陷　与关节畸形、疼痛有关。

（五）护理措施

1. 休息与活动　①休息：急性期关节症状重，伴有发热、乏力、内脏受累的病人应卧床休息，但不宜绝对卧床，以减少病人体力消耗，保护关节功能，避免脏器受损；帮助病人取舒适体位，保持关节功能位，如膝下放一平枕，使膝关节保持伸直位，足下放置足板，避免垂足。②活动：症状基本控制后，鼓励病人及早下床活动，并指导病人作转颈、摇动关节、肢体屈伸、散步、手部抓握、提举等活动；肢体锻炼在病人可以耐受的范围内，由被动向主动渐进，应循序渐进，逐渐增加活动量，避免长时间不活动，必要时提供辅助工具；也可配合理疗、按摩，以增加局部血液循环，松弛肌肉，活络关节，以防止关节失用。

2. 饮食护理　宜给予丰富的蛋白质、高维生素、营养丰富的清淡、易消化饮食，忌辛辣、刺激性食物，有贫血者增加含铁丰富的食物。

3. 病情观察　①一般状态：生命体征、皮肤、营养等。②临床表现：观察关节病变的部位，注意肿胀、疼痛及活动受限的程度，晨僵持续的时间等，判断病人活动情况及生活自理能力的程度。③严重情况：注意关节外各脏器功能情况，有无胸闷、心前区疼痛、腹痛、消化道出血、头痛、发热、咳嗽、呼吸困难等，提示病情严重，应尽早给予适当的处理，如伴心力衰竭或心律失常者，应注意血压、脉搏变化，必要时行心电监护。

4. 用药护理

（1）非甾体类抗炎药：服用后易出现胃肠道反应，宜饭后服药，以减少药物对胃肠道的刺激。可同时遵医嘱服用胃黏膜保护剂、制酸剂，以减轻胃黏膜损伤。非甾体类抗炎药久用可出现肾间质损害，故伴肾脏受累的病人应慎用。此外，非甾体类抗炎药可引起出血倾向。

（2）改善病情的抗风湿药：①甲氨蝶呤：主要不良反应有肝损害、胃肠道症状，骨髓抑制、肾损害和脱发。②来氟米特：主要不良反应有胃肠道反应、肝损害、骨髓抑制和脱发。③羟氯喹和氯喹：主要不良反应有视觉盲点，每 6~12 个月检查眼底，少数病人服氯喹有心肌损害。④柳氮磺吡啶：对磺胺药过敏者禁用；⑤其他：金制剂有皮疹、口炎，少见的有肾损害和血细胞减少；硫唑嘌呤、环磷酰胺、环孢素等，有白细胞减少、胃肠道反应、黏膜溃疡、皮疹、肝功能损害、脱发、出血性膀胱炎等，停药后毒副作用将逐渐消失。用药期间要定期查血常规及密切观察有无感染、出血、贫血等骨髓抑制现象，注意保护皮肤完整性，防止出血。注意观察有无黄疸及肝功能受损情况，多饮水，促进毒素排泄，以减轻肝脏负担。

（3）糖皮质激素：长期应用可出现向心性肥胖、高血压、骨质疏松、消化性溃疡、加重感染等现象，应注意观察及处理。

5. 晨僵护理　夜间睡眠时注意对病变关节保暖可戴弹力手套，减轻晨僵的程度。晨起时用热水浸泡僵硬的关节，随后被动与主动活动关节。鼓励缓解期病人从事力所能及的工作和活动，避免长时间不动，防止晨僵加重。

6. 心理护理　同情、理解病人，帮助病人正确对待关节功能障碍的事实，采取心理疏导、解释、安慰、鼓励等方法做好心理护理。向病人介绍疾病的基本知识，强调本病进展缓慢，通过合理的治疗与锻炼可延缓致残，使病人能积极与医护人员配合以取得良好治疗效果。与病人一起制订康复的目标，激发病人对家庭、社会的责任感，做力所能及之事，充分体现自己的人生价值，以获得精神上的满足。组织病人集体进行学习疾病的知识或开座谈会，以达到相互启发、相互学习、相互鼓励。

（六）健康教育

1. 知识指导　向病人及家属解释类风湿关节炎是慢性疾病、病情呈现发作与缓解的交替过程,部分病人可出现轻重不等的关节畸形和功能受损,为延缓其发生,应在关节软骨尚未受到破坏、关节炎尚有逆转可能时,尽早接受正规治疗。提醒病人避免类风湿关节炎诱因,如感染、寒冷、潮湿、过度劳累、精神刺激等。

2. 生活指导　强调休息和康复锻炼相结合,每日应定时做全身和局部相结合的主动活动,如散步、肢体屈伸、提举、手部抓握等活动。

3. 用药指导　坚持遵医嘱用药,告知服药方法、用药注意事项及注意观察药物副作用,鼓励病人多饮水以加快药物代谢产物排出,饭后服药以减轻胃肠道反应。根据用药种类有针对性地定期检测血、尿常规及肝、肾功能,及时发现病情变化。

4. 病情监测指导　教会病人自我监测病情,定期门诊复查。

案例 8-2-1 分析

1. 主要护理问题　①有失用综合征的危险。②疼痛:慢性关节痛。③生活自理缺陷。

2. 关节护理　①限制关节活动,维持关节处于功能位,做好生活护理。夜间戴弹力手套保暖,晨起用热水浸泡僵硬的关节,随后被动与主动活动关节。②症状缓解后鼓励病人锻炼肢体以增强自理能力。③指导病人正确应用药物和注意观察药物的不良反应。

（张　敏）

第 3 节　系统性红斑狼疮

 案例 8-3-1

病人,女性,26 岁,近日来面部出现蝶形红斑、有少许脱发,T 38.5℃,入院后诊断为系统性红斑狼疮。现每日用泼尼松 45mg 治疗。治疗 1 个月后症状好转,随后病人自行减量,最终停服。现出现近端指间关节疼痛、伴发热、尿蛋白(++)。

问题:1. 主要护理问题有哪些?

2. 如何进行皮肤的护理?

（一）概述

系统性红斑狼疮(systemic lupus erythematosus,SLE)是一种有多系统损害表现的慢性系统性自身免疫疾病,血清中有以抗核抗体为代表的多种自身抗体。SLE 以年轻女性好发,尤见于 20~40 岁育龄妇女。我国系统性红斑狼疮的患病率约为 70/10 万,在女性中接近 1/1000。

本病病因未明,可能与遗传、雌激素、环境等有关。日光、食物、药物、感染等环境因素与 SLE 有关。紫外线可使上皮细胞核的 DNA 转化为抗原性较强的胸腺嘧啶二聚体,刺激机体产生大量的自身抗体,以致免疫复合物沉积引起皮肤黏膜血管炎,出现或加重皮肤红斑,导致疾病复发、恶化,称为光敏感现象。某些含补骨脂素的食物如芹菜、无花果、香菜等会增强 SLE 病人对紫外线的敏感性,含联胺基团的食物如烟熏食物、蘑菇等可诱发 SLE。某些药物如普鲁卡因胺、异烟肼、肼屈嗪、甲基多巴等药物可引起药物性狼疮。

SLE 具体发病机制尚未完全清楚。可能是在各种致病因子的作用下,促发异常的免疫应答,其中以 T 淋巴细胞和 B 淋巴细胞的高度活化和功能异常最为突出,使体内持续产生大量的免疫复合物和多种致病性自身抗体,引起组织损伤。多数学者认为 T 辅助淋巴细胞的功能亢进促进 B 淋巴细胞功能增强而产生多种自身抗体是 SLE 的免疫学特点,也是本病发生和发展的主要因素之一。

多种致病性自身抗体有 DNA 抗体、抗红细胞抗体、抗 SSS 抗体、抗血小板抗体、抗磷脂抗体、抗核糖体抗体等;自身抗体和相应自身抗原结合成免疫复合物,沉积于组织造成组织损伤。T 细胞功能异常导致新抗原不断产生,并刺激 B 细胞持续活化而产生自身抗体,使自身免疫持续存在。本病的基本病理变化为炎症反应和组织损伤。

（二）护理评估

1. 健康史　了解病人的发病年龄,询问家族中有无系统性红斑狼疮病人,评估引起 SLE 的病因及诱因,如有日光过敏史,有无特殊用药史(如肼屈嗪、普鲁卡因胺、异烟肼、甲基多巴等),以及病前有无感染、紫外线照射、摄入含补骨脂素或联胺基团食物等诱发因素,育龄妇女有无避孕,妊娠者有无流产、早产和死胎。

2. 临床表现　SLE 多数隐匿起病。临床表现复杂多样。病程迁延,多数病人呈缓解与发作交替病程。

（1）全身症状:大多数活动期病人有发热、乏力、食欲不振、体重减轻等全身症状。约90% 的病人有各种热型的发热,以长期中、低度热多见。

（2）皮肤黏膜:约 80% 病人会出现皮肤损害。最具特征性的皮肤改变是颊部蝶形红斑(图 8-3-1),色鲜红或紫红,边缘清楚或模糊,表面光滑。还可见广泛或局限性斑丘疹,多见于日晒部位。部分 SLE 病人还可有盘状红斑、指掌部和甲周红斑、血管炎性皮损、光过敏、雷诺现象及脱发等。口腔和鼻黏膜无痛性溃疡较常见,常提示病情活动。

（3）骨关节和肌肉:关节痛为常见症状,受累的关节常是对称性指、腕、膝关节,一般无骨质异常,关节红肿、畸形较少。有个别病人在病程中出现股骨头坏死,目前尚不能肯定是由于本病所致或为糖皮质激素的不良反应之一。可有肌炎,表现为肌痛和肌无力

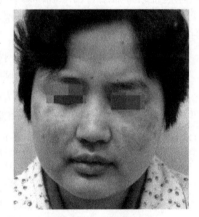

图 8-3-1　蝶形红斑

（4）肾:27.9% ~70% 的病人有肾损害,狼疮性肾炎是 SLE 最常见和严重的内脏损害。肾损害表现为蛋白尿、血尿、管型尿、水肿、高血压、肾功能不全等,晚期发生尿毒症。尿毒症是 SLE 最常见的死亡原因。

（5）心血管:①心包炎:最常见,可为渗出性心包炎或纤维蛋白性心包炎。心前区可闻及心包摩擦音,少有心包填塞。②心肌炎:约有 10% 的病人发生心肌炎,表现为心前区不适、心律失常、气促等,严重者可发生心力衰竭而死亡。③心内膜炎:可发生疣状心内膜炎或并发感染性心内膜炎。④心肌缺血:部分病人因累及冠状动脉而发生心绞痛,甚至出现急性心肌梗死。部分病人可有血栓形性静脉炎、血栓闭塞性脉管炎、肢端动脉痉挛现象等。

（6）肺与胸膜:①胸膜炎:半数以上病人在急性发作期出现胸膜炎或中小量胸腔积液。②狼疮性肺炎:表现为发热、干咳、气促,肺 X 线见两下肺片状浸润阴影。③偶见肺间质性病变。

（7）神经系统:又称神经精神狼疮,提示疾病处于活动期,病情严重且预后不佳。轻者仅有偏头痛、性格改变、记忆力减退或轻度认知障碍;重者可出现剧烈头痛、呕吐、颈项强直、偏瘫、抽搐昏迷、病理反射阳性等脑卒中表现,亦可出现不同程度的意识障碍、癫痫持续状态等。

（8）消化系统:消化系统症状与肠壁和肠系膜的血管炎有关。①消化道症状:约 30% 的病人有食欲减退、腹痛、呕吐、腹泻、腹水等。②肝损害:约 40% 的病人血清转氨酶升高,多无黄疸。③急腹症:少数病人可发生急腹症,如急性胰腺炎、肠坏死、肠穿孔、肠梗阻等,这些往往是 SLE 的活动的征象。

（9）血液系统:贫血、白细胞和血小板减少是活动性 SLE 病人的常见表现,约 20% 的病人

有无痛性轻或中度淋巴结肿大,15%有脾肿大。血液系统最常见的是正色素细胞性贫血。

（10）眼:约15%病人有眼底变化如眼底出血、视盘水肿、视网膜渗出等症状,可影响视力。若病变累及视神经,可导致病人突发失明。

（11）其他:SLE病人活动期可出现继发性抗磷脂抗体综合征,主要表现为动脉和(或)静脉血栓形成,习惯性自发流产,血小板减少,血清出现抗磷脂抗体。约30%病人伴有继发性干燥综合征,因外分泌腺如唾液腺和泪腺受累,可表现为涎腺、泪腺功能不全导致口干和眼干。

3. 辅助检查

（1）一般检查:周围血象可见全血细胞减少;尿液检查出现蛋白尿、血尿、管型尿;血沉增快,特别在急性发作期尤为明显;肝肾功能异常等。

（2）免疫学检查

1）自身抗体:是SLE诊断的标记、疾病活动性的指标,包括抗核抗体(ANA)、抗双链DNA(dsDNA)抗体、抗ENA抗体(抗Sm抗体、抗RNP抗体、抗SSA抗体、抗SSB抗体、抗rRNP抗体)、抗磷脂抗体、抗组织细胞抗体、抗中性粒细胞抗体及类风湿因子等。其中抗核抗体可见于所有SLE病人,但特异性低;抗dsDNA抗体对SLE特异性高,表示狼疮活动性;而抗Sm抗体特异性达99%,敏感性仅25%,与病情活动性无关,有助于早期和不典型病人的诊断。自身抗体检查结果需结合临床表现综合分析。20%～40%病例可出现类风湿因子阳性反应。

2）补体:常检测补体CH50(总补体)、C3、C4等,补体低下,尤其是C3降低表示SLE活动。

3）狼疮带试验:狼疮带试验阳性代表SLE活动性。

（3）肾活组织病理检查:对狼疮肾炎的诊断、治疗和预后估计均有价值。

（4）影像学检查:有助于早期发现器官损害。头颅MRI、CT检查有助于脑梗死性或出血性病变的发现;高分辨CT有助于早期诊断肺间质性病变;超声心动图检查有助于心包积液、心肌病变、心瓣膜病变和肺动脉高压等的早期诊断。

（三）治疗要点

目前尚无根治SLE的方法,宜早期诊断、早期治疗,治疗目的为控制病情及维持临床缓解。

1. 糖皮质激素　是目前治疗重症自身免疫病的首选药物,可显著抑制炎症反应。在诱导缓解期,根据病情用泼尼松0.5～1mg/(kg·d),病情稳定后2周或疗程6周内逐渐减量,若病情允许,用泼尼松<10mg/d维持治疗。有重要脏器急性进行性损伤病人(如肺泡出血、急性肾衰竭、明显精神症状、严重溶血性贫血等),采用激素冲击疗法,甲泼尼龙500～1000mg缓慢静脉滴注每日1次,连用3～5天为1疗程。如病情需要,1～2周可重复使用,能较快地控制病情活动。

2. 免疫抑制剂　常与大剂量激素联合应用,可更好地控制SLE活动,主要用于活动程度较高的SLE,常用的免疫抑制剂有环磷酰胺、硫唑嘌呤、环孢素、雷公藤总苷等,目的是减少SLE暴发,并减少激素的剂量。环磷酰胺不良反应有胃肠道反应、脱发、肝损害等,尤其是血白细胞减少,应定期检查。硫唑嘌呤不良反应主要有骨髓抑制、肝损害、胃肠道反应等。

3. 非甾体类抗炎药　以关节肌肉疼痛为主,但无明显内脏或血液病变的轻症病人用非甾体类抗炎药,如阿司匹林、吲哚美辛、布洛芬等。

4. 抗疟药　以皮肤损害为主者可用抗疟药,对皮肤皮疹、关节痛及轻型病人有效。长期服用氯喹等药物,可引起视网膜退行性变,对视力有一定影响。

5. 其他　包括免疫球蛋白、血浆置换法、造血干细胞移植和生物制剂等。对于病情严重和(或)并发全身严重感染者,可以静脉注射大剂量丙种球蛋白。血浆置换法对于危重病人或经多种治疗无效的病人有迅速缓解病情的功效。

（四）主要护理诊断及合作性问题

1. 皮肤完整性受损　与疾病所致的血管炎性病变等因素有关。

2. 疼痛:关节疼痛　与免疫复合物沉积于关节、肌肉组织有关。

3. 口腔黏膜改变　与疾病本身、使用糖皮质激素和免疫抑制剂有关。

4. 预感性悲哀　与病情反复发作、预后不良、多器官功能损害等有关。

5. 潜在并发症:慢性肾衰竭。

（五）护理措施

1. 休息与活动　①环境:给病人创造一个温度、湿度适宜,空气新鲜、清洁、无阳光直射的病室环境;②休息:急性活动期的病人应注意卧床休息,减少能量消耗,保护脏器功能,预防并发症,但应注意勤翻身、进行被动活动预防压疮形成;③活动:慢性期或病情缓解后可参加轻体力活动,但应注意劳逸结合避免过度劳累。

2. 饮食护理　①原则:给予高热量、高蛋白、高维生素、营养丰富、易消化的食物,少食多餐,以维持良好的饮食平衡;②忌食食物:含有补骨脂素或联胺基团的食物如芹菜、无花果、香菜、蘑菇、无鳞鱼、烟熏食物、干咸海产品等,以免诱发或加重病情;避免进咖啡、浓茶、辣椒等辛辣刺激性食物,以免引起交感神经兴奋、小血管痉挛,加重组织缺血、缺氧并可以减少口腔黏膜损伤和疼痛。③内脏损害:肾功能受损给予高热量、高维生素、高钙和低蛋白、低磷低钠饮食,并记录 24 小时出入量;心脏受累时给予低盐限水饮食;消化功能受损给予清淡、易消化、无渣饮食;意识障碍不能进食者给予鼻饲流质饮食。

3. 病情观察　①一般状态:观察生命体征、意识、瞳孔及 24 小时出入量等;②临床表现:注意全身症状、关节痛、皮肤黏膜、及贫血、出血、感染、恶心、呕吐、腹痛、腹泻等的表现是否好转;③并发症:观察有无严重内脏损害表现;肾损害的严格记录 24 小时出入液量(尤其是尿量),有无水肿、少尿、高血压、氮质血症等肾功能不全的表现;观察有无心包摩擦音、心包积液、心律失常、心力衰竭、呼吸困难、胸痛、咳嗽等心肺受损表现;观察有无神经系统症状;观察有无行为异常、忧郁、淡漠或过度兴奋、幻觉、强迫观念或偏执等精神症状,发现严重情况及时通知医生,并做好急救准备。

4. 用药护理

(1) 糖皮质激素:能迅速缓解症状,但糖皮质激素多长期使用可引起不良反应,如高血压、水肿、低血钾、血糖升高、骨质疏松,加重消化性溃疡,引起继发感染,还可诱发精神失常。为减轻其副作用应指导病人饭后服药,给予低盐、高蛋白、高钙、高钾食物,补充钙剂和维生素 D_3。服药期间定期测量血压;观察血糖、尿糖变化,加强皮肤、口腔黏膜护理。强调按医嘱服药的必要性,勿随意停药或减量过快,以免引起"反跳"。

(2) 免疫抑制剂:主要不良反应有白细胞减少,也可引起胃肠道反应、黏膜溃疡、皮疹、肝功能损害、脱发、出血性膀胱炎、畸胎等。服药期间要仔细观察皮肤、口腔黏膜情况,定期复查血象、尿常规、肝肾功能,应鼓励病人多饮水,观察尿液颜色,预防出血性膀胱炎。育龄女性服药期间应避孕。有脱发者,指导病人戴假发,以保护自尊,并做好心理护理。静脉用药时注意保护血管。

(3) 非甾体类抗炎药:常见的不良反应为胃肠道反应,表现为消化不良、上腹痛、恶心、呕吐等,并可引起胃黏膜损伤,可指导病人饭后服用此类药物也可同时服用胃黏膜保护剂,以减轻胃肠道反应,注意观察大便颜色的改变。

(4) 应用其他药物的护理:长期服用氯喹可引起视网膜退行性变和心肌损害,服药期间定期检查眼底,监测心脏功能。雷公藤、环孢素等的主要不良反应是肾功能减退、高血压、多毛症,要注意定期监测血压和肾功能。

5. 对症护理

(1) 高热护理:监测体温变化,遵医嘱给予物理或药物降温,嘱病人多饮水,必要时静脉补液,保证出入量平衡。

(2) 皮肤黏膜护理:①遮阳:病人应避免在烈日下活动,外出时时穿长袖衣裤,打伞或戴遮阳镜、遮阳帽,禁忌日光浴,以免紫外线照射使皮肤的 DNA 转化为具有很强抗原性的胸腺嘧啶二聚体,从而增强免疫反应。②皮损处护理:避免皮肤接触刺激性物品,如碱性肥皂、染发烫发剂、定型发胶、化妆品等;皮肤损害处用温水清洗,告知病人避免水温过高,切忌挤压皮疹;皮疹或红斑处可遵医嘱使用皮质类固醇霜或软膏涂擦;皮损局部有感染者,遵医嘱使用抗生素治疗,局部进行无菌清创换药处理。

(3) 躯体移动障碍的病人护理:说明定时翻身的重要性,并教会病人及家属正确使用便器和减压设备,如气垫、水垫、海绵垫等。

(4) 口腔护理:口腔清洁:有口腔黏膜破损时,每天晨起、睡前和进餐前后用漱口液漱口;可用 4%碳酸氢钠溶液或 1%~4%克霉唑溶液或口腔杀菌漱口液漱口,预防长期应用激素或免疫抑制剂引起的口腔真菌或细菌感染;有口腔溃疡者在漱口后用中药冰硼散或锡类散涂敷溃疡部位,可促进愈合;口腔黏膜细菌感染者可予以 1:5000 呋喃西林液漱口。

(5) 关节护理:对于关节疼痛的病人,做好生活护理,协助其取舒适体位,并保持关节功能位置,减少活动。利用放松术如缓慢深呼吸、分散注意力如听音乐、聊天等方法缓解疼痛。嘱病人切勿热敷红肿疼痛的关节,以免加重病损。

(6) 雷诺现象:注意保暖,避免精神紧张和过度劳累,停止吸烟,以减少病变小血管痉挛。

6. 心理护理　加强与病人的沟通,帮助病人正确认识疾病。同情并理解病人,鼓励病人倾诉心理感受,给予理解及引导,疏导消除病人恐惧心理。建议因 SLE 致脱发的病人剪短发,或用围巾、帽子、假发等进行遮盖,以减轻病人心理压力。

(六) 健康教育

1. 知识指导　向病人及家属介绍疾病常识,及时、正确治疗,能使病情长期缓解,过正常生活。告知女性病人应在医生指导下妊娠。

2. 避免诱因　指导病人避免一切可能诱发本病的因素,如阳光照射、妊娠、分娩、药物及手术等。

3. 用药指导　坚持严格按医嘱治疗,告知病人不可擅自改变药物剂量或突然停药,以免影响疗效。应向病人详细介绍所用药物的名称、剂量、服用时间和方法等,并教会其自我监测观察药物疗效和不良反应。

案例 8-3-1 分析

1. 主要护理问题　①皮肤完整性受损。②疼痛:关节痛。③知识缺乏。

2. 措施　①遮阳:避免在烈日下活动,外出时时穿长袖衣裤,打伞或戴遮阳镜、遮阳帽,禁忌日光浴;②皮损处护理:避免皮肤接触刺激性物品;皮肤损害处用温水清洗;皮疹或红斑处可遵医嘱使用皮质类固醇霜或软膏涂擦;皮损局部有感染者,遵医嘱使用抗生素治疗,局部进行无菌清创换药处理。

(张　敏)

第 4 节　风　湿　热

（一）概述

风湿热（rheumatic fever, RF）是一种咽喉部 A 组乙型溶血性链球菌感染后反复发作的全身结缔组织炎症，主要累及关节、心脏、皮肤和皮下组织，也可累及中枢神经系统、血管、浆膜及肺、肾等内脏。临床表现以关节炎和心脏炎为主，可伴有发热、皮疹、皮下结节、舞蹈病等，本病呈自限性，急性发作时通常以关节炎较明显，反复发作后常遗留轻重不等的心脏损害，形成慢性风湿性心瓣膜病。本病可发生于任何年龄，以 5～15 岁儿童发病较多见，常发于冬春阴雨季节，寒冷和潮湿是本病重要的诱因。

病因主要与 A 组乙型溶血性链球菌感染、自身免疫反应和遗传易感性有关。风湿热主要累及心内膜、心肌间质小动脉以及浆膜腔的结缔组织炎症，心内膜中最常侵犯二尖瓣，其次主动脉瓣。其病理过程有渗出期、增殖期（以 Aschoff 小体为特征）及瘢痕期。在浆膜腔以渗出为主，渗出物能完全吸收，风湿热反复发作使心瓣膜瘢痕增多，形成慢性风湿性心瓣膜病。

（二）护理评估

1. 健康史　评估发病前有无皮肤及上呼吸道链球菌感染史；询问有无自身免疫反应病史及家庭史；评估有无反复复发的发热、心悸、关节肿痛、皮肤受损等。

2. 临床表现

（1）前驱症状：发病前 1～6 周，常有咽喉炎或扁桃体炎等上呼吸道链球菌感染的临床表现，如发热、咽喉痛、颌下淋巴结肿大、咳嗽等症状。

（2）典型的临床表现

1）发热：50%～70% 的病人可有发热，热型不规则。轻病人常仅有低热或无发热；高热多见于儿童，成人多中等度发热。

2）关节炎：最常见。呈游走性、对称性、多发性，常同时侵犯数个大关节，以膝、踝、肘、腕、肩关节较常见。急性发作时受累关节表现为红肿、灼热、疼痛和压痛，活动受限制，关节疼痛很少持续 1 个月以上，通常在 2 周内消退。本病无后遗畸形，但常反复发作。

3）心脏炎：是最严重的表现，可累及心肌、心内膜和心包。病人常主诉运动后心悸、气短、心前区不适。可有心尖区收缩期杂音，早期杂音响度有易变性。窦性心动过速（入睡后心率仍>100 次/分）常为心脏炎早期的表现，心率与体温不成比例的增快。心包炎常为轻度，超声心动图可测出有心包积液。严重时可出现心力衰竭，轻症病人可仅有无任何其他病理或生理原因可解释的进行性心悸、气促加重（心功能减退的表现）。

4）皮肤损害：①环形红斑：发生率为 6%～25%。呈淡红色环形红斑，中央苍白，时隐时现，骤起，数小时或者 1～2 天内消退，多分布在躯干、四肢的近端。常在链球菌感染之后较晚才出现。②皮下结节：稍硬、无痛性的小结节（大如黄豆、偶如蚕豆大），位于肘、膝、腕关节伸侧的皮下组织，无粘连、无红肿的皮下，和心脏炎同时出现。

5）舞蹈症：发生率为 3%～30%。多发生在 4～7 岁儿童，为无目的、不自主、不协调的躯干或肢体的动作，面部可表现为摇头转颈、挤眉眨眼、努嘴伸舌。肢体表现为伸直和屈曲、内收和外展、旋前和旋后等无节律的交替动作，情绪常不稳定，激动兴奋时加重，睡眠时消失，在风湿热的后期出现。

3. 辅助检查

（1）链球菌感染指标：①咽拭子培养：溶血性链球菌阳性率在 20%～25%。②抗"O"

（ASO）：滴度超过 1：400 为阳性，在感染后 2 周左右出现，阳性率在 75% 增高。③抗 DNA 酶-B 阳性率在 80%。

（2）急性炎症反应指标与免疫学检查：①急性期 80% 红细胞沉降率（ESR）加速；②C 反应蛋白增高；③免疫学检查：IgG 和 IgM 增高，血清补体升高；④抗 A 组链球菌菌壁多糖抗体阳性率为 70%～80%；⑤外周血淋巴细胞促凝血活性试验阳性率在 80% 以上。

（3）其他检查：①心电图检查：对风湿性心脏炎意义较大，有相应的心律失常的心电图表现，P—R 间期延长最常见；②超声心动图：可发现早期轻症心脏炎；③心肌核素检查：可测出轻症和亚临床心肌炎。

（三）治疗要点

1. 一般治疗　急性期应休息，有心脏炎的应严格卧床休息；保暖，避免寒冷潮湿。
2. 药物治疗　①抗生素：首选青霉素，疗程为 10～14 天。②抗风湿治疗：首选药物为非甾体类抗炎药，常用阿司匹林；心脏炎首选糖皮质激素治疗，常用泼尼松或泼尼松龙。③舞蹈症：首选丙戊酸，无效或严重舞蹈症如瘫痪者用卡马西平。

（四）主要护理诊断及合作性问题

1. 疼痛　与关节炎症有关。
2. 自理能力受限　与发热、关节炎症有关。
3. 潜在并发症　慢性风湿性心瓣膜病。

（五）护理措施

1. 休息与活动　绝对卧床休息，无心脏炎者 2 周，有心脏炎时轻者 4 周，重者 6～12 周，伴心力衰竭者待心功能恢复后再卧床 3～4 周，血沉接近正常时方可逐渐下床活动，活动量应根据心率、心音、呼吸、有无疲劳而调节。一般恢复至正常活动量所需时间是：无心脏受累者 1 个月，轻度心脏受累者 2～3 个月，严重心脏炎伴心力衰竭者 6 个月。
2. 饮食护理　给予易消化、高蛋白、高维生素食品，有心力衰竭者适当地限制盐和水，少量多餐，详细记录出入水量，并保持大便通畅。
3. 病情观察　注意心率、心律及心音，有无烦躁不安、面色苍白、多汗、气急等心力衰竭表现。
4. 用药护理　按医嘱正确给予抗生素、抗风湿治疗并观察其副作用。阿司匹林可引起胃肠道反应、肝功能损害和出血，可饭后服用或同服氢氧化铝可减少对胃的刺激；加用维生素 K 防止出血；阿司匹林引起多汗时应及时更衣防受凉。应密切观察糖皮质激素引起的满月脸、肥胖、消化道溃疡、肾上腺皮质功能不全、精神症状、血压增高、电解质紊乱、抑制免疫等不良反应，避免交叉感染及骨折。心力衰竭需用洋地黄治疗，心肌炎时对洋地黄敏感且易出现中毒，应注意观察。
5. 心理护理　关心爱护病人，耐心解释各项检查、治疗、护理措施的意义，争取合作。及时解除病人的各种不适感，如发热、出汗、疼痛等，增强病人战胜疾病的信心。

（六）健康教育

向病人介绍本病基本知识，告诉病人居室要通风、防潮、保暖、避免受凉，积极防治链球菌咽喉炎是预防本病复发和关键；对于反复发生链球菌感染或慢性、迁延型风湿热病人，可采用首选长效青霉素（苄星青霉素）120 万单位预防性治疗，每月注射 1 次，青霉素过敏者可用口服红霉素或磺胺嘧啶，儿童病人最少预防至 18 岁，成人病人预防不短于 5 年；对慢性扁桃体炎或咽喉炎应积极处理，如药物治疗无效，可考虑手术摘除。

（陆一春）

第 5 节　综合归纳风湿性疾病常见症状和体征的护理

一、关节疼痛、肿胀

1. 概念　关节疼痛与肿胀是关节受累的首发症状,关节疼痛系关节及周围软组织炎症所致,关节肿胀多由关节腔积液或滑膜肥厚所致,两者常伴随出现。

2. 特点　见表 8-5-1。

3. 伴随症状　见表 8-5-2。

表 8-5-1　关节疼痛特点比较

疾病	部位	疼痛特点
类风湿关节炎	多累及腕、掌指关节及近端指间关节	对称分布的时轻时重的持续性疼痛
痛风	多累及单侧第一跖趾关节	锥刺样或烧灼感的剧烈疼痛,夜间严重
骨关节炎	主要累及负重关节如膝关节、髋关节	活动后疼痛加重
强直性脊柱炎	腰、膝、髋、距小腿关节	非对称性、反复发作与缓解,休息后加重
系统性红斑狼疮	手指关节为主	不对称的多关节间歇性痛

二、关节僵硬、功能障碍

1. 概念　关节僵硬是指经过一段时间静止或休息后再活动时关节活动困难,需经过一段时间的活动后才能缓解或消失,通常在晨起时表现明显,又称晨僵。关节功能障碍是指当关节腔、骨遭受破坏时,关节失去正常的形态,活动范围受到限制。

2. 特点　见表 8-5-3。

表 8-5-2　关节疼痛伴随症状

伴随症状	疾病
有红肿热痛,无畸形	风湿热
有畸形,功能障碍,晨僵,伴有发热、乏力、体重减轻等症状	类风湿关节炎
多脏器损害	系统性红斑狼疮

表 8-5-3　关节僵硬特点比较

疾病	关节僵硬
类风湿关节炎	四肢小关节晨僵,时间常超过 1 小时,可作为疾病活动的指标之一
骨关节炎	膝、髋等负重的大关节僵硬为主,起始运动时出现的短暂的僵硬,持续时间不超过 30 分钟,活动后僵硬消失
风湿性多肌炎	持续而严重的晨僵
系统性红斑狼疮	关节僵硬的持续时间较短

三、皮肤损害

1. 概念　风湿性疾病常伴有皮肤损害,其表现多种多样,如荨麻疹、环形红斑、结节性红斑、网状红斑、水肿和溃疡等,皮肤损害的病理基础是血管炎性反应。

2. 特点　见表 8-5-4。

表 8-5-4　皮肤损害特点比较

疾病	典型皮肤损害
系统性红斑狼疮	面颊部蝶形红斑
皮肌炎	眶周水肿性紫色斑和 Gottron 征(关节周围紫红色丘疹、毛细血管扩张、色素减退、上覆细小鳞屑)
痛风	耳郭痛风石
雷诺现象	肢体末梢发冷、感觉异常、肢端皮肤苍白,发绀等

四、风湿疾病常见症状和体征护理总结

风湿疾病常见症状和体征护理见表 8-5-5。

表 8-5-5　风湿系统疾病常见症状和体征护理

症状和体征	主要护理问题	护理重点
关节疼痛肿胀	①疼痛:关节痛 ②焦虑	①休息与活动:炎症急性期卧床休息;恢复期适当活动;②物理疗法缓解疼痛;③用药护理:非甾体类抗炎药注意消化道不良反应
关节僵硬 功能障碍	①躯体移动障碍 ②焦虑	①关节炎症期注意休息、限制关节活动、协助生活护理;②关节处于功能位;保暖;物理疗法;③关节炎急性期后,鼓励主动和被动关节锻炼
皮肤损害	皮肤完整性受损	①保持皮肤清洁、干燥;②注意衣着、鞋袜宽松柔软;③光过敏者避免阳光直射;④按医嘱用药,注意不良反应

（张　敏）

 目 标 检 测

A₁ 型题

1. 类风湿关节炎活动期的标志是
   A. 自发痛　　　　　B. 梭状指
   C. 晨僵　　　　　　D. 压痛
   E. 畸形
2. 类风湿关节炎的护理措施中重要的是
   A. 绝对卧床休息
   B. 关节疼痛减轻后及时进行活动
   C. 限制关节运动
   D. 抬高头部
   E. 抬高膝部
3. 关于类风湿关节炎不正确的叙述是
   A. 是一种炎症性自身免疫疾病
   B. 以对称性腕、掌指及近端指间关节病变为特征
   C. 非甾体类药物可改善症状
   D. 免疫抑制剂可控制发展
   E. 糖皮质激素类可达根治目的
4. 系统性红斑狼疮面部典型皮损的特点是
   A. 盘状红斑　　　　B. 环行红斑
   C. 蝶形红斑　　　　D. 网状红斑

E. 丘疹状红斑
5. 系统性红斑狼疮病人皮肤护理,下列哪项不妥
   A. 常用清水清洗　　B. 忌用碱性肥皂
   C. 忌用化妆品　　　D. 避免阳光曝晒
   E. 局部冷湿敷
6. 下列哪项指标常提示狼疮活动
   A. 总补体增高　　　B. C3 降低
   C. IgG 降低　　　　D. α 球蛋白降低
   E. γ 球蛋白增高
7. 在系统性红斑狼疮的多系统损害中,以哪项发生率最高
   A. 皮肤　　　　　　B. 关节
   C. 肾脏　　　　　　D. 心血管
   E. 肺和脑膜
8. 系统性红斑狼疮发病中可能起作用的因素是
   A. 雄激素　　　　　B. 雌激素
   C. 生长激素　　　　D. 肾素
   E. 血管紧张素
9. 系统性红斑狼疮的主要死因是
   A. 肺部栓塞　　　　B. 心、脑血管疾病
   C. 肾衰竭和感染　　D. 消化道大出血

E. 弥散性血管内凝血

10. 系统性红斑狼疮病人出现何种表现提示病情危重、预后不良
    A. 肺部感染　　　　B. 胸膜炎
    C. 心包炎　　　　　D. 中枢神经损害
    E. 急腹症

11. 系统性红斑狼疮病人治疗首选药物为
    A. 阿司匹林　　　　B. 氯喹
    C. 泼尼松　　　　　D. 硫唑嘌呤
    E. 环磷酰胺

12. 与风湿热的发病最为相关的病原菌是
    A. 肺炎链球菌
    B. 流感嗜血杆菌
    C. 金黄色葡萄球菌
    D. A 组乙型溶血性链球菌
    E. 大肠埃希菌

A₂ 型题

13. 某女病人因全身关节痛,面有蝶形红斑,查血抗 Sm 抗体(+),确诊为系统性红斑狼疮,医嘱避免日光直射,病室紫外线消毒时应回避,外出穿长袖上衣及长裤,戴帽或撑伞遮阳。原因是
    A. 紫外线可致雌激素作用增强
    B. 紫外线是本病重要诱因
    C. 紫外线直接破坏细胞
    D. 紫外线加重关节滑膜炎
    E. 紫外线直接损害骨髓

14. 病人,男性,28 岁,1 周前受凉后发热,T 37.5℃,咽痛,颌下淋巴结肿大,轻度心悸、气短,伴关节疼痛,以肩、肘、腕为主。血沉 80mm/h,血白细胞计数 $10.5×10^9/L$,免疫学检查异常,可能的诊断是
    A. 风湿热　　　　　B. 风湿性关节炎
    C. 系统性红斑狼疮　D. 风湿性心脏病
    E. 类风湿关节炎

15. 病人,女性,7 岁。因风湿热入院,目前使用青霉素和阿司匹林治疗。近日该病人出现食欲下降、恶心等胃肠道不适,护士可以给予的正确指导是
    A. 饭后服用阿司匹林
    B. 暂时停用阿司匹林
    C. 暂时停用青霉素

D. 两餐间注射青霉素
E. 阿司匹林与维生素 C 同服

A₃ 型题

(16~19 题共用题干)

病人,女性,21 岁,腕、踝关节疼痛及脱发 1 年,今晨在海边游泳时发现面部出现紫红斑,遂就医。查:头发稀疏,面颊及颈部均有不规则圆形红斑,口腔有溃疡。化验:血中查出狼疮细胞。

16. 如果从血中查出抗 Sm 抗体阳性,应考虑何病
    A. 风湿性关节炎　　B. 系统性红斑狼疮
    C. 类风湿关节炎　　D. 脂溢性皮炎
    E. 痛风

17. 脱发护理时,以下护理措施哪项不妥
    A. 温水洗发
    B. 每周洗发两次
    C. 洗发时,边洗边按摩
    D. 梅花针轻轻刺头皮
    E. 可适当烫发

18. 病人返家后健康指导以下哪项不妥
    A. 介绍本病基本知识
    B. 告知有关药物知识
    C. 病情缓解亦不能怀孕
    D. 避免日晒、劳累
    E. 保持乐观情绪

19. 口腔溃疡如有细菌感染,以下措施正确的是
    A. 呋喃西林液漱口　B. 碳酸氢钠液漱口
    C. 制霉菌素液漱口　D. 0.9% 氯化钠漱口
    E. 无菌蒸馏水漱口

(20、21 题共用题干)

病人,女性,28 岁,4 年来全身各大小关节疼痛,伴有晨僵,活动后减轻,拟诊为类风湿关节炎。

20. 类风湿关节炎的基本病理改变是
    A. 软组织炎　　　　B. 肌炎
    C. 滑膜炎　　　　　D. 肌腱炎
    E. 骨膜炎

21. 下列关于类风湿关节炎描述不正确的是
    A. 基本病变是滑膜炎
    B. 发病与自身免疫有关
    C. 有皮下结节示病情活动
    D. 常见类风湿因子(+)
    E. 不引起器官损害

第 9 章 神经系统疾病病人的护理

第 1 节 概 述

神经系统包括中枢神经系统(脑和脊髓)以及周围神经系统。脑神经和脊神经(图9-1-1)。神经系统能正确处理来自于内、外环境传递的各种信息,进而调节机体的感觉、运动及自主神经活动,完成人类的意识、学习、记忆等各种高级神经功能,保持内环境稳定和与外环境相适应。

1. 脑 分大脑、间脑、脑干和小脑(图9-1-2)。①大脑:调控高级思维活动、情绪、行为、记忆、语言,躯体运动与躯体感觉,视、听、味觉,内脏感觉与内脏活动等;②间脑:与体温、体重、代谢、饮食、睡眠和觉醒、内分泌生殖功能有关;③脑干:由中脑、脑桥和延髓组成,是生命中枢(呼吸中枢、心血管运动中枢、血压反射中枢等)所在部位,脑干严重损害时可导致呼吸、心脏骤停。脑干网状结构具有保持正常睡眠与觉醒的功能;④小脑:与运动的平衡、协调有关。

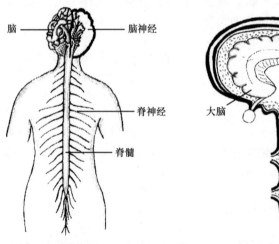
图9-1-1 神经系统示意图

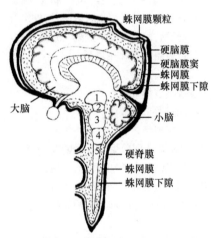
图9-1-2 脑和脊髓示意图
1. 间脑;2. 中脑;3. 脑桥;4. 延髓;5. 脊髓

2. 脊髓和脊神经 脊髓是四肢和躯干的初级反射中枢,上端连接延髓、下端平齐第1腰椎体下缘,分别为支配上肢和下肢脊神经的发出部位。自脊髓发出31对脊神经,包括:颈神经8对、胸神经12对、腰神经5对、骶神经5对及尾神经1对,脊神经前根(运动纤维)、后根(感觉纤维)在椎间孔处合并,每条脊神经都是混合神经,分感觉、运动纤维和躯体、内脏纤维。脊髓损害的临床表现为运动障碍、感觉障碍和自主神经功能障碍。

3. 蛛网膜下隙 脑和脊髓的表面有三层膜,由外向内依次为硬膜、蛛网膜和软膜。脊髓蛛网膜与软脊膜间的腔隙及脑蛛网膜与软脑膜间的腔隙称蛛网膜下隙,内含脑脊液(图9-1-2)。脑脊液是脑室内脉络丛产生的流动于脑室及蛛网膜下隙内的无色透明液体,从蛛网膜颗粒渗到硬脑膜窦,进入静脉回流入颈内静脉。脑和脊髓的蛛网膜下隙内的脑脊液是相通的。脑脊液具有运输营养物质、代谢产物,调节颅内压,缓减外力对脑的冲击等作用。

4. 传导功能　神经系统感受器不断接受机体内、外环境刺激,转换为神经冲动经感觉神经元传向中枢,综合分析后,再经运动神经元传至效应器,使机体做出相应的反应。传导功能主要由 2 大系统完成:①感觉传导系统:分为痛觉、温度觉和粗触觉传导通路,深感觉和精细触觉传导通路和视觉传导通路 3 部分;②运动传导通路:包括锥体系(皮质核束支配头面颈部和内脏肌肉活动、皮质脊髓束支配躯干和四肢肌的运动)和锥体外系(调节肌张力、协调肌肉活动、维持和调节身体姿势、进行习惯性和节律性动作等)。

5. 自主神经系统　包括交感神经和副交感神经,支配和调节内脏器官功能,以维持机体内环境的平衡。神经系统疾病系指神经系统和骨骼肌由于血管病变、感染、外伤、肿瘤、变性、自身免疫、遗传、中毒、先天发育异常、营养缺失和代谢障碍等因素引起的疾病,临床主要表现有运动、感觉和反射、自主神经及高级神经活动等功能障碍。神经系统疾病具有起病急、病情重、表现广泛而复杂、并发症多,是导致人类死亡和致残的主要原因之一。

近年来,随着神经系统基础研究的飞速发展,神经生理、生化、免疫、遗传等获得了显著成就;神经系统检查应用技术发展迅速,如电子计算机体层扫描(CT)、CT 血管造影(CTA)、磁共振成像(MRI)、数字减影血管造影(DSA)、视觉诱发电位(VEP)、脑干听觉诱发电位(BAEP)、经颅多普勒超声(TCD)、24 小时脑电图磁带记录和肌肉组织检查等辅助技术的广泛运用,使神经系统疾病能被更早、更准确地诊断。治疗技术与康复护理有了长足的发展,死亡率及致残率有所下降,但仍面临很多严峻的问题,如何对脑卒中病人的早期康复进行干预,进一步减少致残,提高生活质量,给护理工作带来新的挑战。

(钟云龙)

第 2 节　脑血管疾病

脑血管疾病(cerebral vascular diseases,CVD)是指由各种原因导致的脑血管疾病的总称。卒中(stroke)为脑血管疾病的主要临床类型,包括缺血性脑卒中和出血性脑卒中,以突然发病,迅速出现局限性或弥散性脑功能缺损为共同临床特征,为一组器质性脑损伤导致的脑血管疾病。**考点**:概念及分类

脑血管疾病是危害人类身体健康和生命的神经系统的常见病和多发病,死亡率和致残率高。卒中是目前导致人类死亡的第二位原因,与心血管疾病、恶性肿瘤共同构成了目前人类的 3 大主要致死病因。我国卒中发病率为(120~180)/10 万,患病率(400~700)/10 万,每年新发病例>200 万,每年死亡病例>150 万,存活者 600 万~700 万,且 2/3 存活者留有不同程度的残疾,给家庭和社会带来沉重负担。随着人口老龄化,脑血管疾病造成的危害日益严重,由于大部分卒中病人的病理生理过程无法逆转,减少卒中的最佳途径还是预防,特别是一级预防,即针对卒中的危险因素积极地进行早期干预预防,以减少卒中发生率。

1. 脑的血液供应　脑部的血液供应来自两个动脉系统,即颈内动脉系统(前循环)和椎-基底动脉系统(后循环),两者之间由脑底动脉环又称 Willis 环连通(图 9-2-1)。①颈内动脉系统:颈内动脉从颈总动脉发出,经颈动脉管进入颅内,依次发出眼动脉、后交通动脉、脉络膜前动脉、大脑前动脉和大脑中动脉,供应眼部及大脑前 3/5 部分的血液。②椎-基底动脉系统:两侧椎动脉由锁骨下动脉发出,经枕骨大孔进入颅内,至脑桥下缘汇合成基底动脉。椎基底动脉主要供应大脑后 2/5 部分和丘脑、脑干、小脑的血液。脑部血管有丰富的侧支循环,其中Willis 环(由前交通动脉沟通两侧大脑前动脉、后交通动脉沟通两侧大脑后动脉共同构成)最重要,对颈内动脉系统和椎-基底动脉系统之间,尤其是两侧大脑半球之间的血液供应,有重

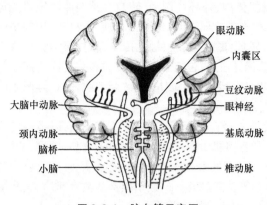

图 9-2-1 脑血管示意图

要的调节和代偿作用。脑能量来源主要依赖于糖的有氧代谢,几乎无能量储备,因此脑组织对缺氧十分敏感,全脑组织的血供完全中断 6 秒即出现意识丧失,10 秒自发脑电活动消失,2 分钟内脑电活动全部停止,5 分钟最易受损的特定神经元出现不可逆损伤,10~20 分钟大脑皮质上出现广泛的选择性神经元坏死。

2. 脑血管疾病的分类 ①按病程发展分为短暂性脑缺血发作(脑神经功能缺失不足 24 小时)、进展性卒中和完全性卒中;②按病理性质分为缺血性卒中又称脑梗死和出血性卒中,前者包括脑血栓形成和脑栓塞;后者包括脑出血和蛛网膜下隙出血。

3. 脑血管疾病的常见病因

(1)血管壁病变:以高血压性动脉硬化和动脉粥样硬化所致的血管损害最常见,其次是结核、梅毒、结缔组织疾病等所致的动脉炎,先天性血管病变、外伤、颅脑手术、穿刺和插入导管所致的血管损伤等也可引起。

(2)心脏病和血流动力学改变:高血压、低血压或血压的急骤波动,以及心功能障碍、传导阻滞、心瓣膜病、心肌病、心律失常特别是房颤。

(3)血液成分改变和血液流变学异常:如高血脂、高血糖、高蛋白血症、红细胞增多症等,以上因素导致血液黏滞度增高,白血病或 DIC 等致机体凝血机制异常。

(4)其他:各种栓子引起的脑栓塞,脑血管痉挛、受压和外伤等。

4. 脑血管疾病的危险因素

(1)可干预因素:高血压(脑血管疾病最重要的独立因素)、心脏病、糖尿病、短暂性脑缺血发作(缺血性脑卒中最重要的独立因素)、吸烟、酗酒、高脂血症,以及体力活动减少、摄入高盐及高动物油饮食、超重、滥用药物、口服避孕药、眼底动脉硬化、无症状性颈动脉杂音等诸多因素,通过人类的行为控制,给予积极有效的干预可降低脑血管疾病的发生率。

(2)不可干预的因素:年龄、性别、种族、地理气候和家族遗传性等,均是无法干预的。无论男女,随着年龄的增长,脑血管疾病发生的危险性逐年增加。

5. 脑血管疾病的预防 ①一级预防:指脑血管疾病发病前的预防。通过大众健康教育,倡导人们普遍改变不健康的生活方式、控制危险因素,如合理膳食、适当运动、平衡心态、戒烟限酒,防治高血压、糖尿病、心脏病等,达到不发生脑血管疾病或推迟发生脑血管疾病的目的。②二级预防:针对已发生过脑血管疾病的个体,预防或降低再次发生脑血管疾病的危险,减轻残疾程度,防止发展为完全性脑卒中。③三级预防:脑血管疾病发病后通过积极治疗,防治并发症、减少残疾,将神经功能损伤降至最低。

一、短暂性脑缺血发作

(一)概述

短暂性脑缺血发作(transient ischemic attack,TIA)是指由于局部脑组织或视网膜缺血引起的短暂性神经功能缺损,临床症状一般不超过 1 小时,最长不超过 24 小时,且无责任病灶的证据,但可反复发作。凡神经影像学检查有神经功能缺损对应的明确病灶者不纳入 TIA。传统的 TIA 定义为,只要临床症状在 24 小时内消失,不遗留神经系统体征,而不管是否存在责任病灶。近年来研究证实,对于传统 TIA 病人,如果神经功能缺损症状超过 1 小时,绝大部分神经影像学检查均可发现对应的脑部梗死小病灶,实质是小卒中。TIA 好发于 50～70 岁的中老年男性,是目前公认的导致缺血性脑卒中最重要的独立危险因素。

TIA 的病因与动脉粥样硬化、动脉狭窄、心脏病、血液成分改变及血流动力学变化等多种因素有关,其发病机制主要有:①血流动力学改变:是在各种原因(如动脉硬化和动脉炎等)所致的颈内动脉系统或椎-基底动脉系统的动脉严重狭窄基础上,血压的急剧波动导致原来靠侧支循环维持的脑区发生一过性的缺血。血流动力学型 TIA 的临床症状比较刻板,发作频率密集,每次持续时间短暂,一般不超过 10 分钟。②微栓塞:主要来源于动脉粥样硬化的不稳定斑块或附壁血栓的破碎脱落、瓣膜性或非瓣膜性心源性栓子及胆固醇结晶等。微栓子阻塞小动脉导致其供血区域脑组织缺血,当栓子破碎移向远方或自发溶解时,血供恢复,症状缓解。微栓塞型 TIA 的临床症状多变,发作频率少。

(二) 护理评估

1. 健康史　询问有无动脉粥样硬化病史,有无高血压、冠心病、心瓣膜病、心律失常、糖尿病、颈椎病史,了解发病前有无血压明显升高或急性血压过低、急剧的头部转动或颈部伸屈、严重失水等影响血流动力学改变的情况,以前有无 TIA 类似发作史。

2. 临床表现　TIA 发作突然,常迅速出现局限性脑功能缺失症状和体征,数分钟达到高峰,持续数分钟或十余分钟缓解,不留后遗症,反复发作,每次发作症状相似。

(1) 症状和体征

1) 颈内动脉系统 TIA:临床表现与受累血管分布有关。大脑中动脉供血区的 TIA 可出现对侧肢体的单瘫、轻偏瘫、面瘫和舌瘫,可伴有偏身的感觉障碍和对侧同向偏盲,优势半球受累可出现失语和失用,非优势半球受损会出现空间定向障碍。大脑前动脉供血区的缺血可出现人格和情感障碍、对侧下肢无力等。颈内动脉主干 TIA 主要表现为眼动脉交叉瘫(患侧单眼一过性黑矇、失明和对侧偏瘫及感觉障碍),Horner 交叉瘫(患侧 Horner 征、对侧偏瘫)。

2) 椎-基底动脉系统 TIA:最常见的表现是眩晕、平衡障碍、眼球运动异常和复视。可有单侧或双侧面部、口周麻木,单独出现时可伴有对侧肢体瘫痪、感觉障碍,呈现典型或不典型的脑干缺血综合征。此外,特殊表现的临床综合征:①跌倒发作:表现为下肢突然失去张力而跌倒,无意识障碍,常可很快自行站起,系脑干下部网状结构缺血所致。有时见于病人转头或仰头时。②短暂全面遗忘症:发作时出现短时间记忆丧失,对时间、地点定向障碍,但谈话、书写和计算能力正常,一般症状持续数小时,然后完全好转,不留有记忆损害。发病机制还不十分清楚,部分发病与大脑后动脉颞支缺血累及边缘系统有关。③双眼视力障碍发作:双侧大脑后动脉距状支缺血导致枕叶视皮质受累引起暂时性的皮质盲。椎-基底动脉系统 TIA 病人很少出现孤立的眩晕、耳鸣、恶心、晕厥、头痛、大小便失禁等症状,往往合并有其他脑干或大脑后动脉供血区缺血的表现。

3. 辅助检查

(1) 实验室检查:血脂、血糖测定,血液流变学检查,可发现血黏度及血小板聚集性增加。

(2) 影像学检查:CT 或 MRI 检查大多正常。部分病人弥散加权 MRI 可在发病早期显示一过性的缺血灶,呈小片状,可发现病因;心脏超声检查,可发现心脏病变;彩色经颅多普勒(TCD)脑血流检查,可显示颅内动脉粥样硬化斑块、狭窄及血流速度改变;数字减影血管造影(DSA),可发现脑动脉狭窄和粥样斑块;颈椎摄 X 线片,可发现颈椎骨质增生、椎动脉压迫现象。

(三) 治疗要点

治疗目的:消除病因,减少和预防复发,保护脑功能,防治脑梗死。

考点:症状

1. 病因治疗　确诊 TIA 后应针对脑卒中危险因素进行积极治疗,如治疗动脉粥样硬化、高血压、心脏病、糖尿病、高脂血症、颈椎病等,消除微栓子来源和血流动力学障碍。

2. 药物治疗　①抗血小板聚集药:非心源性栓塞性 TIA 常用小剂量阿司匹林 50～150mg/d 与氯吡格雷 75mg/d 联合抗血小板治疗;也可单独使用阿司匹林或氯吡格雷。②抗凝治疗:心源性栓塞性 TIA 可用肝素、低分子肝素和华法林。③扩容治疗:纠正低灌注,适用于血流动力学障碍引起的 TIA。④溶栓治疗:对新近发生的符合传统 TIA 定义的病人,有脑梗死责任病灶,症状再次发作临床已诊断为脑梗死,应积极做溶栓治疗。

3. 手术治疗　经血管造影证实颈内动脉粥样硬化斑块导致的血管中度至重度狭窄病变时,为了消除微栓塞,改善脑血流量,建立侧支循环,可行颈动脉内膜切除术和血管内介入治疗如血管成形术和血管内置支架术治疗。

（四）主要护理诊断及合作性问题

1. 恐惧　与 TIA 突然发作或反复发生瘫痪等有关。

2. 有受伤的危险　与 TIA 发作导致眩晕、平衡失调及一过性失明等有关。

3. 潜在并发症　缺血性脑卒中。

（五）护理措施

1. 休息和活动　偶发的 TIA 对病人的正常休息与活动影响不大,对发作频繁、有跌倒发作的病人,应注意安全保护。

2. 饮食护理　给予低盐、低脂、低胆固醇、富含蛋白质和维生素的食物。

3. 病情观察　偶发的病人不容易进行观察,对频繁发作者应注意观察和记录每次 TIA 发作持续的时间、间隔时间以及神经系统症状的严重程度,特别应注意有无病情加重的表现,警惕发展为完全性缺血性脑卒中。同时应注意观察伴随疾病如高血压、糖尿病、心脏病等的病情变化,特别应注意血压的变化。

4. 用药护理　指导病人遵医嘱正确使用药物,告知病人药物的作用机制、不良反应及用药注意事项。如应用抗凝药物治疗时,应密切观察有无出血倾向,定期监测出、凝血时间和凝血酶原时间;阿司匹林宜餐后用药,以减轻消化道不良反应,并注意观察有无上消化道出血征象;氯吡格雷应注意观察有无皮疹和消化道刺激症状。发现异常情况应及时报告医生处理。

（六）健康教育

1. 知识指导　向病人讲解 TIA 的疾病知识,指导病人寻找和消除自身的危险因素,积极治疗相关疾病;告知病人和家属掌握 TIA 的防治措施和自我护理方法;坚持按医嘱用药,不可随意停药和换药;定期体检,随时了解自己的心脏功能、血糖、血脂与血压水平;出现肢体麻木、无力、头晕、头痛、复视或突然跌倒等病情变化时应及时就医。

考点:健康教育

2. 生活指导　指导病人了解肥胖、吸烟、酗酒及饮食因素与脑血管疾病的关系。改变不良生活方式,注意生活起居规律,保持情绪稳定,适当进行体育活动,戒烟限酒,合理饮食,注意控制体重。经常发作者应避免重体力劳动和剧烈运动,扭头和仰头动作不宜过急,动作幅度不要过大,防止诱发 TIA 和跌倒。

（钟云龙）

二、脑　梗　死

脑梗死又称为缺血性脑卒中,是指各种病因所致脑部血液供应障碍,导致局部脑组织缺血、缺氧性坏死而出现相应的神经功能缺损的一类综合征。脑梗死是卒中的最常见的类型,占 70% ~ 80%。依据局部脑组织发生缺血坏死的机制可分为三种病理生理类型:脑血栓形成、脑栓塞和血流动力学机制所致的脑梗死。脑血栓形成和脑栓塞均是由于脑供血动脉急性闭塞或严重狭窄所致,占全部急性脑梗死的 80% ~ 90%,前者急性闭塞的脑动脉是因为局部血管本身存在着病变而继发血栓形成所致,故称脑血栓形成。后者急性闭塞的脑动脉本身有或没有明显的病变,是由于栓子阻塞动脉所致,故称脑栓塞。血流动力学机制所致的脑梗死,其供血动脉没有发生急性闭塞或严重狭窄,是由于近端大血管严重狭窄加上血压下降,导致局部脑组织低灌注,从而出现的缺血坏死,占全部急性脑梗死的 10% ~ 20%。本节重点介绍脑血栓形成。

(一) 脑血栓形成

 案例 9-2-1

病人,女性,68 岁,患高血压病 12 年。昨晨起时发现右侧肢体瘫痪,当时意识清楚,被家人送到医院进行治疗。今天 CT 结果为低密度影。

问题:1. 初步诊断及诊断依据是什么?
　　　2. 主要护理问题有哪些?

1. 概述　脑血栓形成(cerebral thrombosis,CT)是指脑动脉在动脉粥样硬化狭窄等基础上形成血栓,导致脑局部急性血流中断,脑组织缺血、缺氧、软化坏死,出现偏瘫、失语等脑局灶性症状和体征。脑血栓形成是最常见的脑血管疾病,更是脑梗死的常见类型。

脑动脉粥样硬化是导致脑血栓形成最常见的病因,动脉粥样硬化是本病的根本原因。脑 **考点:** 主要血栓形成主要指大动脉粥样硬化型脑梗死。①动脉粥样硬化:主要发生于管径 500μm 以上 病因的动脉,其斑块导致管腔狭窄或血栓形成,可见于颈内动脉和椎-基底动脉系统的任何部位,以动脉分叉处多见,如颈总动脉与颈内、外动脉分叉处,大脑前、中动脉起始部等。高血压常与动脉粥样硬化同时并存且相互影响,使病变不断加重,糖尿病和高脂血症的存在更能加快动脉粥样硬化的进程。②动脉炎:如结缔组织病,细菌、病毒、螺旋体感染等均可导致动脉炎症,使管腔狭窄或闭塞。③其他:药源性(如可卡因、安非他明);血液系统疾病如红细胞增多症、血小板增多症、弥散性血管内凝血等也可引起。

1/4 的病人病前有 TIA 病史。在脑动脉血管壁狭窄病变的基础上,由于睡眠、失水、心力衰竭、心律失常等情况导致血流缓慢、血压下降,胆固醇容易沉积在内膜下层,引起血管壁脂肪透明变性、纤维增生、动脉变硬迂曲、管壁厚薄不匀,血小板、纤维素等血液中有形成分黏附、沉积于血管壁形成血栓。以颈内动脉和大脑中动脉为多见,基底动脉和椎动脉次之。血栓增大导致血管管腔狭窄、最终完全闭塞,使供血区的脑组织缺血性损伤、坏死、软化。

2. 护理评估
(1) 健康史:询问有无动脉粥样硬化、高血压、高脂血症、糖尿病、TIA 等病史,了解发病前有无失水、大出血、心力衰竭、心律失常、降压药使用过量等造成血压下降、血流缓慢、血液黏稠度增加、血管痉挛等诱因。
(2) 临床表现
1) 一般特点:动脉粥样硬化性脑血栓形成多见于中老年人,动脉炎引起的脑血栓形成以 **考点:** 临床中青年人多见。常在安静或睡眠中发病,部分病人有 TIA 前驱症状如头昏、头痛、肢体麻木、 表现无力等。局灶性体征多在发病后 10 余小时到一二日达到高峰,临床表现取决于梗死灶的大小和部位。一般无意识障碍,当发生基底动脉血栓或大面积脑梗死时,可出现意识障碍,甚至危及生命。

2）不同血管闭塞的临床特点：脑梗死发生在颈内动脉系统约占 80%，闭塞的血管以颈内动脉和大脑中动脉多见，发生在椎-基底动脉系统约占 20%。①颈内动脉系统闭塞表现：严重情况差异性很大，主要取决于侧支循环状况。颈内动脉闭塞常发生在颈内动脉分叉处，慢性闭塞可无症状。症状性闭塞可出现单眼一过性黑矇，偶见永久性失明（视网膜动脉缺血）或 Horner 征（颈上交感神经节后纤维受损）。远端由于脑中动脉血液供应不良，可出现对侧偏瘫、偏身感觉障碍和（或）同向偏盲等、优势半球受累可伴失语，非优势半球受累可出现体像障碍。体检可有颈内动脉搏动减弱和闻及血管杂音。②大脑中动脉闭塞的表现：常有三偏症，即病灶对侧偏瘫（包括中枢性面舌瘫、肢体瘫痪）、偏身感觉障碍和偏盲等，伴头、眼向病灶侧凝视，优势半球受累出现完全性失语，非优势半球受累可出现体像障碍，有意识障碍。③椎-基底动脉闭塞的表现：血栓性闭塞多发生在基底动脉起始部和中部，栓塞性闭塞多发生在基底动脉尖。基底动脉或双侧椎动脉闭塞是危及生命的严重脑血管事件，引起脑干梗死，出现眩晕、呕吐、四肢瘫痪、共济失调、肺水肿、消化道出血、昏迷、高热等。脑桥病变出现针尖样瞳孔。④范围：脑梗死范围小者，症状轻微，经治疗后在 1~3 周病情缓解，不留后遗症；脑梗死范围大、进展快者，症状严重，常伴有压疮、坠积性肺炎、泌尿道感染、血栓性静脉炎等并发症，并出现颅内高压、昏迷甚至死亡。

3）临床类型：①完全性卒中：血栓形成致局部血供完全中断后，神经功能缺失症状较严重、较完全，进展较迅速，常于 6 小时内达到高峰；②进展性卒中：血栓形成致局部血供逐渐断流并最终梗死，神经功能缺失症状逐渐进展，呈阶梯式加重，直至出现较严重的神经功能缺损；③可逆性缺血性神经功能缺失：发生缺血性卒中后，神经功能缺失症状较轻，但持续存在，可在 3 周内恢复。

（3）辅助检查：①神经影像学：可以直观显示脑梗死的范围、部位、血管分布、有无出血、病灶的新旧等。CT 扫描是最常用的检查方法，尽快进行，早期虽不能清晰显示病灶，但对排除脑出血至关重要，多数病例在发病 24 小时后逐渐显示低密度梗死灶，发病后 2~15 日可见均匀的低密度灶。MRI 在数小时内可清晰显示早期缺血性梗死和动脉管壁病变，均有助于确诊。②脑血管造影：可显示血栓形成部位、血管狭窄程度及侧支循环情况。③脑脊液检查：多正常，梗死区域大时脑脊液压力可增高。④其他：血糖测定、心电图检查、血液流变学检查、血脂测定等，有助于查明病因。

3. 治疗要点

（1）急性期治疗原则：早期治疗成功的关键是溶栓和脑保护治疗。①超早期治疗：力争在发病后 3~6 小时的治疗时间窗内进行溶栓治疗；②个体化治疗：根据病人年龄、病情和基础疾病等采取最适当的治疗；③防治并发症：如感染、脑心综合征、多器官衰竭等；④整体化治疗：支持治疗、对症治疗、早期康复治疗、卒中危险因素干预等。

（2）急性期治疗措施

1）超早期溶栓治疗：恢复梗死区血流灌注，减轻神经元损伤，挽救梗死病灶中心周围的缺血半暗带。静脉溶栓常用尿激酶、重组组织型纤溶酶原激活剂，经 CT 证实无出血灶且病人无出、凝血功能障碍方可使用，用药过程中应监测出、凝血时间，凝血酶原时间等。

2）防治脑水肿：发病 48 小时至 5 日为脑水肿高峰期，大面积脑梗死时颅内压会明显升高，应尽快行脱水剂或利尿剂降低颅内压治疗。还可实行脑室引流和开颅手术减压治疗。

3）调控血压：血压大于 220/120mmHg 以上者可缓慢降压至病前稍高的水平，以免导致脑血流量不足，切忌过度降压使脑梗死加重。血压低者可加强补液或给予适量药物以升高血压，维持脑血流灌注。

4）抗凝和降纤治疗：抗凝治疗适用于进展性脑梗死病人，出血性梗死或高血压病人则禁用抗凝疗法。常用肝素、低分子肝素和华法林抗凝,用巴曲酶、降纤酶、蚓激酶等降纤,通过降解血中纤维蛋白原、增强纤溶系统活性而抑制血栓形成,促进侧支循环。

5)抗血小板凝集治疗:适量运用抗血小板凝集药物可降低死亡率和复发率,但不能与溶栓治疗同时使用。常用药物为阿司匹林,也可选用噻氯匹定、氯吡格雷。

6)脑保护治疗:通过降低脑细胞代谢、干预缺血引发的细胞毒性机制减轻缺血性脑损伤。可采用自由基清除剂如过氧化物歧化酶、维生素 C、维生素 E 等,阿片受体阻滞剂如纳洛酮,以及钙通道阻滞剂、镁离子或头部亚低温治疗等,均可起到保护脑的治疗目的。

7)其他治疗:①高压氧治疗:可为神经组织的再生和神经功能的恢复,提供良好的基础。②脑代谢活化剂:胞磷胆碱、吡拉西坦(脑复康)、γ-氨络酸、心脑通等,宜在卒中第 2~4 周使用。③中药治疗:丹参、川芎、红花等活血化瘀、通经活络治疗。④控制感染、调控血糖、纠正心律失常、预防肺栓塞和深静脉血栓形成、维持水电解质平衡、控制癫痫发作等。

8)设立脑卒中绿色通道和建立卒中单元:有利于为急性期溶栓及脑保护抢救治疗赢得时间,使病人得到及时规范的治疗,降低病死率和致残率。

 **链　接**

卒中单元

卒中单元(stroke unit,SU)起源于半个世纪前的欧洲,2001 年 5 月在北京天坛医院神经内科建立了国内首个标准的联合卒中单元。SU 运用多元医疗和循证医学等现代医学理论,针对脑卒中病人,将传统的治疗方法重新组合构成的新式治疗管理模式,能为脑卒中病人提供最为及时、有效的治疗。SU 由多科医生、护士和各类治疗师及社会工作者组成,为脑卒中病人提供药物治疗、肢体康复、语言训练、心理康复和健康教育以达到最佳功能、最少残疾、最少并发症、最少卒中复发,提高病人和家属满意度。

(3)恢复期治疗:在一般治疗和特殊疗法的基础上,对病人进行体能和技能训练,以降低致残率,增进神经功能恢复,提高生活质量。积极处理卒中危险因素,预防复发。

4. 主要护理诊断及合作性问题

(1)语言沟通障碍:与语言中枢受损有关。

(2)躯体移动障碍:与瘫痪或平衡功能障碍有关。

(3)吞咽障碍:与舌咽神经、迷走神经损伤及意识障碍有关。

(4)有失用综合征的危险:与意识障碍、瘫痪、长期卧床有关。

(5)焦虑:与肢体瘫痪、感觉障碍、沟通困难影响工作和生活或家庭照顾不周有关。

(6)潜在并发症:颅内压增高、脑疝。

5. 护理措施

(1)休息与活动:①休息:安置病人平卧位,安静休息,以保证脑部血液供应。头部禁用冷敷,避免血管收缩或痉挛加重脑缺血。提供全面的基础护理,协助卧床病人完成日常生活如穿衣、洗漱、大小便等;保持皮肤、衣服、床单清洁干燥,定时翻身,保护受压部位,避免压疮;有意识障碍和躁动不安的病人,床边加护栏以防坠床;恢复期鼓励病人尽量完成生活自理,以增进自我照顾能力和信心。②活动与功能锻炼:在病情稳定、心功能良好、无出血倾向时及早进行,一般在发病 1 周后开始。指出早期功能训练和持之以恒的必要性、重要性,指导病人卧床休息时肢体摆放的位置,保持关节功能位防止关节变形,鼓励病人积极主动参与早期活动,开始运动强度不宜过大,依个体情况合理、适度、循序渐进,被动与主动相结合,语言训练与肢体训练相结合;注意加强主观性训练,即由大脑发出指令让肢体进行各种活动,进行神经冲动的训练;对失语者要进行语言功能的训练。

考点:休息和活动

(2)饮食护理:给予低盐、低脂、高蛋白饮食,鼓励自行进食,如有吞咽困难或呛咳,可给予糊状半流质,小口缓慢喂食,必要时给予鼻饲流质饮食。

（3）病情观察:观察生命体征、意识等变化,病后2~5日注意观察脑水肿和颅内高压的表现,发现症状加重及时报告医生处理。

（4）用药护理:应用溶栓、抗凝药物时,严格执行用药剂量,监测出血时间、凝血时间和凝血酶原时间,观察有无出血倾向,如黑便、牙龈出血、皮肤青紫、瘀斑等;甘露醇使用时间过长易出现肾损害、水电解质紊乱,应监测尿常规和肾功能;阿司匹林宜饭后服用,并注意有无黑便等。

6. 健康教育

（1）知识指导:向病人和家属介绍本病的病因、临床表现、治疗及预防知识,教会病人自我护理和功能恢复锻炼的方法,帮助病人消除恐惧心理,指导病人定期复查。

（2）生活指导:指导病人坚持规律的生活,坚持适量的体力活动以促进心血管功能,改善脑血液循环;饮食宜低脂、低胆固醇、丰富维生素,忌烟、酒及辛辣食物,避免暴饮暴食。

（3）治疗指导:强调遵医嘱坚持用药,不可随意更改药物及停药,告知病人药物的作用、不良反应及用药注意事项。

（4）病情监测指导:当病人出现头晕、头痛、一侧肢体麻木无力、讲话吐词不清或进食呛咳、发热、外伤时,应及时到门诊就医。

（二）脑栓塞

考点：主要病因、好发部位

1. 概述　脑栓塞(cerebral embolism)是各种栓子随血流进入脑动脉使血管腔急性闭塞,引起相应供血区域脑组织缺血坏死及功能障碍的一组临床综合征。约占全部脑梗死的1/3。脑栓塞发病急骤,症状体征在数秒至数分钟内达到高峰,表现为完全性卒中。只要有栓子来源,脑栓塞可发生于任何年龄,且随时有复发可能。风湿性心脏病引起者以青壮年多见,冠心病及大动脉病变引起者以中老年居多。

根据栓子来源不同,脑栓塞分为:①心源性脑栓塞:最多见,占脑栓塞的60%~75%,常为风湿性心瓣膜病二尖瓣狭窄合并心房颤动时附壁血栓脱落而引起,也可由亚急性感染性心内膜炎形成的赘生物脱落、心肌梗死或心肌病附壁血栓脱落引起。②非心源性脑栓塞:如动脉粥样硬化斑块脱落、肺静脉血栓或血凝块、骨折时脂肪栓子、手术等原因产生的气体栓子、败血症或肺部感染的脓性栓子、癌性栓子、寄生虫虫卵栓子、异物栓子等。③来源不明的脑栓塞:少数病例查不到栓子来源。

栓子随血流进入脑循环突然堵塞动脉,栓塞性脑梗死较血栓性脑梗死临床发展更快,没有时间建立侧支循环,局部脑缺血常更严重。脑栓塞引起的脑组织坏死分缺血性、出血性和混合性梗死,以出血性梗死更常见,可能由于栓塞血管内的栓子破碎向远端前移,恢复血流后栓塞区缺血坏死的血管壁在血压的作用下发生破裂出血。还可发现有其他部位如肺、脾、肾、肠系膜、四肢、皮肤等栓塞证据。栓子常停留在颅内血管的分叉处或其他管腔的自然狭窄部位,常见于颈内动脉系统,尤以大脑中动脉尤为多见,特别是上部的分支最易受损。

2. 护理评估

（1）健康史:询问有无风心病、动脉粥样硬化、心肌梗死、亚急性感染性心内膜炎、先天性心脏病和心脏手术、血管内介入治疗、严重细菌感染等栓子来源的病史。了解有无用力排便、提取重物、体育运动等诱因。

（2）临床表现

1）一般特点:脑栓塞可发生于任何年龄,以青壮年多见。脑栓塞是所有脑血管疾病中起病最快的急性卒中,多在活动中毫无先兆地急骤发病,局灶性神经体征在数秒至数分钟达到高峰,多表现为完全性脑卒中。

2)神经系统表现:根据栓塞部位的不同,出现相应的血管闭塞综合征,详见脑血栓形成部分。与脑血栓形成相比,脑栓塞更易复发和出血。病情波动大,病初严重,但因为血管的再通,部分病例临床症状可迅速缓解;有时因并发出血可急剧恶化;有时因栓塞再发,稳定或一度好转的局灶性表现再次加重;如因感染性栓子栓塞所致,有颅内感染表现,病情多危重。

(3)辅助检查:①头部 CT 和 MRI 检查:发病 24~48 小时内可见低密度梗死灶,发生出血性脑梗死者可见低密度梗死灶区内出现 1 个或多个高密度影,对诊断有确定性意义。MRI 可发现颈动脉狭窄或闭塞。②脑脊液检查:一般压力正常,压力增高提示大面积脑梗死,如非必需尽量避免此项检查。③其他检查:心电图检查,可确定心肌梗死和心律失常的依据;超声心动图检查可了解是否存在心源性栓子;颈动脉超声检查可评价颈动脉管腔狭窄的程度及动脉硬化斑块情况。

3. 治疗要点　①脑栓塞的治疗:同脑血栓形成的治疗,合并出血性梗死时,应暂停溶栓、抗凝和抗血小板药,防止出血加重。②原发病治疗:以根除栓子来源,防止复发。如心源性栓塞,积极治疗引起心房颤动的原发心脏病;感染性栓塞,选用足量有效的抗生素积极抗感染治疗;脂肪栓塞,用扩容剂、血管扩张剂、5%碳酸氢钠等;气体栓塞,病人取头低、左侧卧位,并给予高压氧治疗等。 ▸考点:头部 CT 检查

4. 主要护理诊断及合作性问题、护理措施和健康教育　见脑血栓形成。

(三) 腔隙性梗死

1. 概述　腔隙性梗死是指大脑半球或脑干深部的小穿通动脉,在长期高血压等危险因素基础上,血管壁发生病变,最终管腔闭塞,导致供血动脉脑组织发生缺血性坏死(其梗死灶直径<1.5~2.0cm),从而出现相应神经功能缺损的一类临床综合征。缺血、坏死和液化的脑组织由吞噬细胞移走形成小空腔,故称腔隙性梗死。主要累及脑的深部白质、基底核、丘脑和脑桥部位。部分病例的病灶位于脑的相对静止区,无明显的神经缺损症状,放射学或尸解才得以证实,称为静息性梗死或无症状性梗死,腔隙性梗死占全部脑梗死的 20%~30%。

目前认为主要病因是高血压、糖尿病等因素导致小动脉及微小动脉壁脂质透明变性,导致管腔闭塞产生腔隙性病变。病变血管多为直径为 100~200μm 的深穿支,如豆纹动脉、丘脑穿通动脉及基底动脉旁中央支,多为终末动脉,侧支循环差。高血压性小动脉硬化引起管腔狭窄时继发血栓形成或脱落的栓子阻断血流,会导致供血区的梗死。多次发生后脑内可形成多个病灶。腔隙性梗死灶多为不规则圆形、卵圆形或狭长形,直径在 0.2~20mm,多为 3~4mm。

2. 护理评估

(1)健康史:询问有无高血压、糖尿病、动脉粥样硬化病史。了解病人的年龄及体检情况。

(2)临床表现

1)一般特点:多见于中老年人,男性多于女性,半数以上的人有高血压病史。突然或逐渐起病,出现偏瘫或偏身感觉障碍等局灶症状。通常症状较轻,体征单一,预后好,一般无头痛等颅高压和意识障碍等表现,许多病人无症状。

2)常见的腔隙性综合征:①纯运动性轻偏瘫:最常见,约占 60%,病变多位于内囊、放射冠或脑桥。表现为对侧面部及上、下肢大体程度相同的轻偏瘫,无感觉障碍、视觉障碍和失语等。常常突然起病,数小时进展,遗留受累肢体的笨拙或运动缓慢。②纯感觉障碍性卒中:较常见,病变主要位于对侧丘脑腹后外侧核,表现为偏身感觉异常如麻木、烧灼或沉重感、刺痛、僵硬感等。③共济失调性轻偏瘫:病变位于脑桥基底部、内囊或皮质下白质。表现为病变对 ▸考点:常见的腔隙性综合征

侧轻偏瘫伴小脑性共济失调,偏瘫下肢重于上肢,面部最轻,共济失调不能用无力来解释,可伴锥体束征。④构音障碍-手笨拙综合征:约占20%,病变多位于脑桥基底部、内囊前支及膝部。表现为构音障碍、吞咽困难、病变对侧中枢性面舌瘫、面瘫侧手无力和精细动作笨拙,常在书写时发现,指鼻不准,轻度平衡障碍。⑤感觉-运动性卒中:病变位于丘脑腹后核及邻近内囊后肢,是丘脑膝状体分支或脉络膜后动脉丘脑支闭塞所致,表现以偏身感觉障碍起病,再出现轻偏瘫。

　　　3) 腔隙状态:指本病反复发作引起多发性腔隙性脑梗死,累及双侧皮质脊髓束和皮质脑干束,出现严重精神障碍、认知功能下降、假性延髓性麻痹、双侧锥体束征、类帕金森综合征和尿便失禁等。

考点:CT 和 MRI 检查

　　　(3) 辅助检查:①头部CT:CT可见内囊基底核区、皮质下白质单个或多个圆形、卵圆形或长方形低密度病灶,边界清楚,无占位效应。②MRI 检查:MRI 呈 T_1 低信号、T_2 高信号,可较CT更为清楚地显示腔隙性脑梗死病灶。

　　　3. 治疗要点　与脑血栓形成的治疗类似,主要是控制脑血管疾病的危险因素,尤其要强调积极控制高血压。可应用抗血小板聚集剂、钙离子拮抗剂等治疗,目前没有证据表明抗凝治疗有效。

　　　4. 主要护理诊断及合作性问题、护理措施和健康教育　参见脑血栓形成。

案例 9-2-1 分析

　　1. 初步诊断及诊断依据　①该病人有高血压病史,于安静睡眠中发病;②有瘫痪但意识清楚;③辅查 CT 显示低密度影,故初步诊断为:脑血栓形成。
　　2. 主要护理问题　①躯体移动障碍;②有继发性脑出血、脑疝的危险。

（钟云龙）

三、脑　出　血

 案例 9-2-2

　　病人,女性,58 岁,高血压 10 年。因情绪激动后出现剧烈头痛,呕吐,测血压 220/110mmHg,意识障碍,大小便失禁,CT 显示高密度影。

问题:1. 初步诊断及诊断依据是什么?
　　　2. 主要护理问题有哪些?
　　　3. 出现哪些表现可判断病人发生了脑疝?

考点:主要病因与出血部位

(一) 概述

　　脑出血(intracerebral hemorrhage,ICH)是非创伤性原发性脑实质内出血。发病率为每年(60~80)/10 万,在我国占全部脑卒中的 20% ~30%。虽然脑出血的发病率低于脑梗死,但其致死率高于脑梗死,急性期病死率为 30% ~40%。

　　高血压合并细小动脉硬化是引起脑出血最常见的病因,除此而外,血液病(白血病、再生障碍性贫血、血小板减少性紫癜、血友病等)、脑淀粉样血管病、脑动脉瘤、脑血管畸形、脑动脉炎、脑底异常血管网症(Moyamoya 病)、原发性或转移性脑肿瘤、梗死后脑出血及抗凝或溶栓治疗不当等亦可引起脑出血。当用力活动或情绪激动时等,因血压骤然升高超过脑血管的承受能力,常诱发脑出血。

　　由于脑内动脉肌层和外膜结缔组织较少,且无外弹力层,管壁较其他部位的动脉薄弱,故易破裂出血。长期高血压使脑内细小动脉发生玻璃样变和纤维素性坏死,弹性减弱,并且在血流冲击下,血管壁病变也会导致微小动脉瘤形成,当血压波动时,微小动脉瘤破裂导致脑出血。因供应基底核区、内囊附近(约占 70%)的豆纹动脉从大脑中动脉呈直角发出,受压力较高的血流冲击易导致血管破裂,故此处是高血压性脑出血最常见的出血部位。脑血管突然破裂,血液外溢形成血肿,造成脑组织受压、推移、水肿、软化、坏死等损伤,引起脑水肿、颅内压增高和脑疝是导致脑出血死亡的主要原因。

(二) 护理评估

　　1. 健康史　询问有无高血压史,有无动脉粥样硬化、颅内动脉瘤、脑血管畸形、脑动脉炎、脑瘤等病史,了解发病前有无情绪激动、酗酒、用力活动及排便、紧张等诱发因素。

　　2. 临床表现

　　(1) 一般表现:①好发人群:常发生于在 50 岁以上病人,男性多于女性,冬春季易发,多有高血压病史。②诱因和先兆:大多在白天活动、情绪激动或用力排便时突然起病,常无先兆,发病后数小时达高峰,少数有头晕、头痛、肢体麻木和口齿不清等前驱症状。③颅内高压表现:病人发病后血压明显升高,由于颅内压升高,常有头痛、呕吐和不同程度的意识障碍。

考点:内囊
出血的症状
和体征

　　(2) 神经系统局灶表现:取决于出血量和出血部位。

　　1) 基底核区出血:①壳核出血:最常见,占脑出血的 50%~60%,系豆纹动脉尤其是外侧支破裂所致。可分为局限型(血肿只局限于壳核内)和扩延型,常有病灶对侧偏瘫、偏身感觉障碍及同向偏盲"三偏"症状,双眼球不能向病灶对侧同向凝视,优势半球出血有失语。②丘脑出血:占脑出血的 10%~15%,系丘脑膝状体动脉和丘脑穿透动脉破裂所致。可分为局限型(血肿只局限于丘脑)和扩延型。常有病灶偏身感觉障碍、对侧偏瘫,通常感觉障碍重于运动障碍,深浅感觉均受累,深感觉更明显。可有特征性眼征,如上视不能或凝视鼻尖、眼球偏斜或分离性斜视、眼球会聚障碍和无反应性小瞳孔等。③尾状核头出血:较少见,有脑膜刺激征,常无明显的偏瘫和意识障碍。常出现头痛、呕吐、精神症状,预后较好。

　　2) 脑叶出血:占脑出血的 5%~10%,常由脑动静脉畸形、血管淀粉样病变、血液病等所致。顶叶出血最多见,可有偏身感觉障碍、空间构象障碍;额叶出血,主要引起单瘫、运动性失语等;颞叶出血,多见感觉性失语、命名性失语和精神症状;枕叶出血,主要引起对侧同向偏盲。

　　3) 脑干出血:①脑桥出血:约占脑出血的 10%,多由基底动脉脑桥支破裂所致。大量出血(血肿>5ml)时,迅速波及脑桥两侧,病人于数秒至数分钟内迅速陷入深昏迷、四肢瘫痪和去皮质强直发作,两侧瞳孔呈"针尖样"缩小并固定于正中位(脑桥出血的特征性表现)、呕吐咖啡样胃内容物、中枢性高热、中枢性呼吸衰竭等,通常在 48 小时内死亡。小量出血时,表现为交叉性瘫痪或共济失调性轻偏瘫,两眼向瘫痪肢体凝视,无意识障碍,可较好恢复。②中脑出血:少见,常有头痛、呕吐和意识障碍,重症病人可深昏迷、四肢瘫痪,可迅速死亡。③延髓出血:更少见。表现为突然意识障碍,生命体征改变,病人常迅速死亡。

　　4) 小脑出血:约占脑出血的 10%,多由小脑上动脉分支破裂所致。常有头痛、呕吐、眩晕和共济失调,起病急骤,数分钟内出现枕部头痛,眩晕、呕吐和平衡障碍等,常无明显肢体瘫痪;大量出血可在 12~24 小时陷入深昏迷,出现脑干受压征象,晚期瞳孔散大、中枢性呼吸障碍,可引起枕骨大孔疝(又称小脑扁桃体疝)而死亡。

　　5) 脑室出血:约占脑出血的 3%~5%,小量出血有头痛、呕吐、脑膜刺激征,多无意识障碍,表现似蛛网膜下隙出血。严重者出现深昏迷、脑膜刺激征、针尖样瞳孔、眼球分离性斜视或浮动、四肢弛缓性瘫痪及去脑强直发作、高热、呼吸不规则、脉搏和血压不稳定等症状。

（3）并发症和后遗症：因长期卧床易并发便秘、压疮、坠积性肺炎、泌尿道感染、消化道出血等。脑出血所致的瘫痪较重，常遗留残疾，还可有排便功能障碍、痴呆等后遗症。

3. 辅助检查

考点：首选检查

（1）影像学检查：①CT 检查：首选检查方法，可显示圆形或卵圆形、边界清楚、均匀的高密度血肿，并可确定血肿部位、大小，以及是否破入脑室、血肿周围水肿带和占位情况等。②MRI 检查：可发现 CT 不能确定的脑干和小脑小量出血。③DSA：可检出脑动脉瘤、脑动静脉畸形、Moyamoya 病和血管炎等。

（2）脑脊液检查：脑脊液压力增高呈均匀血性，对诊断有意义，但风险较大，需谨慎进行。

（三）治疗要点

急性期治疗原则：防止再出血；脱水降颅压，调整血压；防治并发症。

1. 一般处理　①卧床休息 2～4 周，保持肢体于功能位，保持安静减少搬动；②意识障碍或消化道出血者禁食 24～48 小时，必要时应排空胃内容物，静脉补充营养保证营养供给，注意维持水、电解质平衡；③保持呼吸道通畅，及时清理呼吸道分泌物，必要时给氧；④保持大便通畅，必要时给予缓泻剂；⑤明显头痛、过度躁动不安者，可酌情镇静止痛。

2. 内科治疗

考点：控制脑水肿和高血压的药物治疗

（1）控制脑水肿：脑出血后 48 小时水肿达高峰，脑水肿可使颅内压增高并导致脑疝，是脑出血的主要死亡原因，因此必须快速降低颅内压。常用 20% 甘露醇 250ml 快速静脉滴注，1 次/4～6 小时；呋塞米 20～40mg 静脉注射，两者交替使用；或 10% 血浆清蛋白静脉滴注，1 次/天。同时采用亚冬眠治疗，以降低脑细胞的代谢，促进神经功能恢复。

（2）控制高血压：随颅内压的降低，血压也会下降，降低血压应以进行脱水治疗为基础。一般当收缩压>200mmHg 或平均动脉压>150mmHg 时要用持续静脉降压药物积极降低血压；当收缩压>180mmHg 或平均动脉压>130mmHg 时，如果同时有疑似颅内压增高证据时，在监测颅内压的同时，可用间断或持续静脉降压药物，但要保证脑灌注压在>60mmHg；如果没有颅内压增高证据，降压目标为 160/90 mmHg 或平均动脉压 110mmHg，降压不宜过快过低，以防止造成脑的低灌注，加重脑损伤。脑出血恢复期应积极控制血压在正常范围。

（3）止血治疗：止血药物如 6-氨基己酸、氨甲苯酸等对高血压动脉硬化出血作用不大，仅用于并发消化道出血或疑有凝血功能障碍者。凝血功能障碍，可针对性给予止血药物治疗，如肝素治疗并发的脑出血可用鱼精蛋白中和；华法林治疗并发的脑出血可用维生素 K_1 拮抗。

（4）亚低温治疗：是脑出血的辅助治疗方法。亚低温治疗是在用肌松剂和控制呼吸的基础上，采用降温毯、降温仪、降温头盔等进行全身和头部降温，温度控制在 32～35℃。

（5）防治并发症：脱水、高热、吞咽困难病人，注意维持水、电解质和营养的平衡；并发感染者，有效进行抗感染治疗，未感染的昏迷病人、瘫痪、长期卧床者应积极预防感染；中枢性高热采取物理降温和局部亚冬眠治疗；上消化道出血用冰盐水胃内灌洗、制酸药止血等。

3. 外科治疗　手术减压或血肿清除术可挽救重症病人的生命和促进神经功能恢复。手术宜在发病后 6～24 小时进行，病人术前的意识水平直接决定其预后，昏迷病人通常手术效果不佳。一侧大脑半球出血量在 30ml 以上和小脑出血在 10ml 以上者，可考虑进行钻孔微创血肿清除术、去骨瓣减压术、开颅血肿清除术等。

4. 康复治疗　早期将患肢置于功能位。病人生命体征稳定、病情不再进展时，应尽早进行肢体、语言功能、心理的康复治疗，以促进神经功能恢复和提高病人病后的生活质量。

（四）主要护理诊断及合作性问题

1. 有受伤的危险　与脑出血导致脑功能障碍、意识障碍有关。

2. 躯体移动障碍　与脑出血损害运动系统功能有关。

3. 感知改变　与脑出血损害感觉功能有关。

4. 语言沟通障碍　与脑出血损害语言中枢有关。

5. 自理缺陷　与脑出血致瘫痪、共济失调等有关。

6. 急性意识障碍　与脑出血、脑水肿损害大脑功能有关。

7. 潜在并发症:脑疝、坠积性肺炎、泌尿道感染、消化道出血、水电解质紊乱等。

考点:主要护理诊断

（五）护理措施

1. 休息与活动　①休息与体位:脑出血绝对卧床休息 2～4 周,发病 48 小时内尽量避免不必要的搬动,尤其是保持头部不动;床头抬高 15°～30°,利于脑部静脉回流以减轻脑水肿;侧卧位,防止呕吐物反流利于呼吸道分泌物流出;头部放置冰袋或冰帽,可减轻脑细胞耗氧量;限制探视,避免各种刺激和情绪激动,避免剧烈咳嗽、用力排便,进行各项护理操作时,动作宜轻柔,以防止颅内压升高和血压波动而导致进一步出血。②活动与康复:急性期病人绝对卧床休息,病情稳定后应定时翻身,以免局部皮肤长期受压,翻身后肢体关节置于功能位,同时及早进行康复训练,包括肢体功能恢复训练、语言功能恢复训练。

2. 饮食护理　脑出血病人 24～48 小时暂时禁食,72 小时后如因意识障碍、消化道出血等不能进食者,可根据病情给予鼻饲流质饮食,保证营养供给。

3. 病情观察　①一般状态:注意生命体征、意识、瞳孔等变化,及时判断有无病情加重。如出现持续高热,常因脑出血累及下丘脑体温调节中枢所致,应迅速给予物理降温,头部放置冰袋或冰帽,并报告医生给予其他降温处理。②临床表现:注意神经功能受损的定位表现,病情有无好转。③并发症:注意有无出现烦躁不安、频繁呕吐、意识障碍加重、两侧瞳孔不等大、血压进行性升高、脉搏减慢、呼吸不规则等脑疝先兆表现,立即报告医生,遵医嘱快速静脉滴注 20% 甘露醇 250ml,迅速降低颅内压;注意观察有无呕血、黑便,每次鼻饲前要抽吸胃管,以便及时发现上消化道出血并马上报告医生处理。

考点:病情观察

4. 用药护理　按医嘱服药,注意观察药物的疗效及不良反应。甘露醇应在 15～30 分钟快速滴完,长期应用要注意观察尿量和电解质的改变,以防出现肾损害、水、电解质紊乱;应用降压药时要注意监测血压的变化等。

5. 日常生活护理　及时清理大小便,保持会阴部清洁;留置尿管者用 1:5000 呋喃西林液冲洗膀胱,防止泌尿系统感染;便秘者可使用缓泻剂,避免屏气用力排便导致颅内压升高。

（六）健康教育

1. 知识指导　向病人和家属介绍本病的基本知识,告知脑出血有再出血的危险,应避免情绪激动、便秘等诱因;积极治疗高血压、糖尿病、心脏病等原发病。

2. 生活指导　应保持生活规律、充足睡眠、情绪稳定、劳逸结合;饮食应以清淡为主,多吃蔬菜水果,戒烟忌酒。教育病人持之以恒地坚持康复训练,尽量做到日常生活自理,康复训练时应注意克服急于求成的心理,引导家属接受病人躯体和精神方面的改变。

3. 病情监测指导　教会病人和家属自我护理的方法和注意事项,如再次出现脑出血的先兆症状,应及时就医。

案例 9-2-2 分析

1. 初步诊断及诊断依据 ①该病人有高血压病史和现症高血压。②激动后发生神经系统症状、体征。③CT 显示高密度阴影,故初步诊断为脑出血。

2. 主要护理问题 ①急性意识障碍。②有再次脑出血、脑疝的危险。

3. 如出现烦躁不安、频繁呕吐、意识障碍加重、两侧瞳孔不等大、血压进行性升高、脉搏减慢、呼吸不规则等表现,即提示发生脑疝。

（钟云龙）

四、蛛网膜下隙出血

（一）概述

考点：病因

蛛网膜下隙出血(subarachnoid hemorrhage,SAH)是指脑底部或脑表面的血管破裂后,血液直接流入蛛网膜下隙引起的一种临床综合征。先天性动脉瘤破裂多发生于 40~60 岁,男女发病率相近,动静脉畸形破裂常在 10~40 岁发病,男性发生率为女性的 2 倍。蛛网膜下隙出血大多可治愈,但可反复发作,开展手术治疗后死亡率下降,但脑动脉瘤破裂、意识障碍进行性加重、血压增高、有神经系统定位体征者预后较差。

SAH 最常见的病因是先天性动脉瘤(75%),其次为动静脉畸形(10%),以及高血压、动脉硬化、梭形动脉瘤、脑底异常血管网、颅内肿瘤、垂体卒中、脑血管炎、血液病等,也可引起 SAH。本节重点介绍动脉瘤性蛛网膜下隙出血。

位于脑底部血管分叉处的粟粒样动脉瘤,多是因颈内动脉与后交通动脉、大脑前动脉与前交通动脉分叉处的先天性缺陷不能承受血液涡流的冲击而向外膨出,脑动静脉畸形的血管壁薄弱亦不能承受较高的压力。当在重体力劳动、情绪激动、血压突然升高、酗酒等诱因的影响下,可致脑血管破裂;动脉炎、脑动脉病变、脑肿瘤侵蚀等,直接可导致病变血管破裂出血。血液流入蛛网膜下隙刺激痛觉神经纤维引起头痛,颅内容物增加使颅内压增高可加剧头痛、甚至引起脑疝,血液及其分解产物直接刺激引起丘脑下部功能紊乱,出现发热、血糖升高、急性心肌缺血和心律失常等,血液释放的血管活性物质引起脑动脉痉挛,严重者致脑梗死。由于动脉瘤出血常限于蛛网膜下隙,不会引起局灶性脑损伤,神经系统检查很少发现局部体征,而动静脉畸形破裂常见局灶性异常,并与脑实质定位一致。

（二）护理评估

1. 健康史 重点询问有无突然用力活动、情绪激动、酗酒等诱发因素,以及有无脑动脉病变的病史;了解有无动脉硬化、高血压等病史、有无家族史,过去有无类似发作及诊治情况。

2. 临床表现

考点：临床表现及并发症

（1）起病情况:病人常在剧烈运动、重体力劳动、情绪激动、用力排便、咳嗽、饮酒等明显诱因下急骤发病;少数病人有头痛、头晕、视物模糊等前驱症状,可反复发作。

（2）典型表现:①头痛:突发剧烈全头部痛为首发和最常见的表现,病人常描述为"一生中经历的最严重的头痛",头痛不能缓解或呈进行性加重,多伴有面色苍白、出冷汗、呕吐等。②意识障碍:常见短暂的意识障碍,伴有抽搐发作,少数病人有头昏、眩晕等;严重者突然昏迷并在短期内死亡。③脑膜刺激征:包括颈项强直、Kernig 征和 Brudzinski 征,为本病重要的特征性体征,以颈项强直最多见。④眼部症状:1/5 的病人眼底有玻璃体下片状出血,发病 1 小时内出现,为急性颅内压增高和眼静脉回流受阻所致,对诊断有提示;还可出现眼球活动障碍。⑤其他:1/5 的病人有欣快、谵妄和幻觉等精神症状;部分病人出现脑心综合征、消化道出血、急性肺水肿等。

（3）动脉瘤定位症状：颈内动脉海绵段动脉瘤有前额和眼部疼痛，血管杂音、突眼等；颈内动脉后交通支动脉瘤出现动眼神经受压的表现；大脑中动脉瘤可出现偏瘫、失语和抽搐等症状；大脑前动脉瘤可出现精神症状；椎-基底动脉瘤可出现面瘫等脑神经瘫痪；动静脉畸形常见癫痫样发作，可伴轻偏瘫、失语或视野缺损等。

（4）常见并发症：①再出血：为 SAH 的主要急性并发症，20% 的动脉瘤病人可在病后 10～14 天发生再出血，病情稳定后再次突发剧烈头痛、呕吐、癫痫样发作、昏迷、去大脑强直、脑膜刺激征加重、血性脑脊液，死亡率增加 1 倍。②脑血管痉挛：发生在病后 10～14 天，脑实质出血引起轻偏瘫等局灶性体征，是 SAH 死亡和伤残的重要原因。③脑积水：发生于发病当日或数周后，出现进行性嗜睡、上视受限，展神经瘫痪，下肢腱反射亢进等。

3. 辅助检查　①CT 检查：为 SAH 的首选检查方法，可显示蛛网膜下隙内高密度的凝血块，有助于蛛网膜下隙出血的确诊；②脑脊液检查：呈均匀血性压力增高，须谨慎腰穿，有诱发脑疝的危险；③眼底检查：可见玻璃体下片状出血；④数字减影血管造影（DSA）：可明确动脉瘤和动静脉畸形的位置，显示供血动脉、侧支循环等情况。

考点： 确诊 SAH 出血的首选检查

（三）治疗要点

治疗原则：防止再次出血、防治继发性脑血管痉挛、脑积水、去除病因和预防复发。

1. 内科治疗　①一般处理：绝对卧床休息 4～6 周，床头抬高 15°～30°；避免用力排便、咳嗽、喷嚏和情绪激动等诱因；注意营养支持；避免使用损伤血小板功能的药物。②对症处理：血压过高应缓慢降压至 160/100mmHg，头痛时用止痛药，可用缓泻剂以保持大便通畅等。③降低颅内压：20% 甘露醇、呋塞米、10% 清蛋白脱水，有脑疝趋势者可行颞下减压术和脑室引流，以挽救病人生命。④预防再出血：应用抗纤溶药 6-氨基己酸、氨甲苯酸、维生素 K 等；预防应用抗癫痫药以防止癫痫样发作增加动脉瘤破裂的风险。⑤脑脊液释放疗法：腰穿缓慢放出血性脑脊液，可减少迟发性血管痉挛、降低脑积水发生率、降低颅内压，应注意诱发脑疝、颅内感染和再出血风险。

考点： 治疗要点

2. 外科治疗　对于脑血管先天畸形或动脉瘤，外科手术是根治出血、防止复发的最佳选择。①动脉瘤：常用动脉瘤颈夹闭术，动脉瘤切除术等；②动静脉畸形：可采用整块切除术、供血动脉结扎术、血管内介入栓塞或 γ 刀治疗法等。

（四）主要护理诊断及合作性问题

1. 疼痛：头痛　与脑血管破裂、脑动脉痉挛、颅内压增高有关。
2. 恐惧　与突然发病，担心再出血和腰穿等损伤性检查、治疗有关。
3. 潜在并发症：再出血、脑血管痉挛。

（五）护理措施

1. 休息与活动　绝对卧床休息 4～6 周，头部抬高 15°～30°，保持环境安静，严格限制探视，避免搬动或过早离床活动，避免各种刺激，保持清醒稳定；多食蔬菜、水果，保持大便通畅，避免用力排便；防治咳嗽、打喷嚏，对剧烈头痛和烦躁不安者，可使用止痛剂、镇静剂。

2. 饮食护理　给予清淡容易消化的饮食，避免辛辣刺激性食物，戒烟酒。

3. 病情观察　初次发病 2 周内再出血发生率高，密切观察意识、瞳孔、头痛、呕吐、肢体疼痛及脑疝的先兆，观察生命体征有无变化，及时发现并报告医生处理并发症。

4. 用药护理　指导病人遵医嘱用药，注意观察药物疗效及不良反应。长时间应用甘露醇应注意观察肾功能，防止肾脏损害；对于头痛、烦躁者使用镇痛镇静剂要注意药物的依赖性与成瘾性；应用降压药物要注意监测血压的变化，指导病人注意防止直立性低血压。

（六）健康教育

1. 知识指导　介绍本病的有关知识如病因、诱因、临床表现、防治原则等,解除病人思想顾虑,指出及早进行原发病因治疗,必要时进行手术治疗,防治再出血的发生。

2. 生活指导　平时应养成良好的生活习惯,保持情绪稳定,定时排便,防治便秘,戒烟酒,避免各种诱因。

3. 病情监测指导　告知病人情绪稳定对疾病恢复和减少复发的意义,使病人遵医嘱绝对卧床休息并积极配合治疗和护理;指导家属关心、体贴病人,在精神和物质上对病人给予支持。SAH病人一般于首次出血后的3天内及3~4周内进行DSA检查,使病人和家属了解DSA检查的意义,积极配合。

（钟云龙）

第3节　三叉神经痛

（一）概述

考点: 概念及三叉神经分布

三叉神经痛(trigeminal neuralgia)是原发性三叉神经痛的简称,表现为三叉神经分布区域内出现的短暂的、反复发作的、难以忍受的剧痛。三叉神经痛有原发性和继发性;原因不明的称为原发性三叉神经痛。由颅内占位性病变、炎症、血管病变等引起的称为继发性三叉神经痛。本病中老年人多见,女性多于男性。以下主要讨论原发性三叉神经痛。

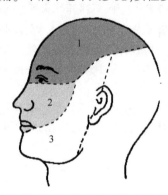

图9-3-1　三叉神经分布图

三叉神经为混合神经,是第5对脑神经,也是面部最粗大的神经,含有一般躯体感觉和特殊内脏运动两种神经纤维。与一侧脸部、口腔、鼻腔的感觉和咀嚼肌的运动有关,并将一侧头部的感觉讯息传送至大脑。三叉神经由眼支(第1支)、上颌支(第2支)和下颌支(第3支)汇合而成,分别分布在眼裂以上、眼裂和口裂之间、口裂以下区域(见图9-3-1)。

原发性三叉神经痛病因、发病机制尚未完全明了。一般认为病变部位在三叉神经脊束核内或脑干内,近年来有学者提出可能是三叉神经根被邻近的异常血管压迫,造成髓鞘脱落、伪突触形成而发生"短路"所致。轻微刺激即可通过"短路"很快达到一定的"总合",从而引起一阵剧痛。

（二）护理评估

1. 健康史　评估疼痛的部位、性质和程度,询问疼痛的情况及既往病史。

2. 临床表现

考点: 发作特点

（1）症状:①面部剧痛:面部三叉神经分布区域内出现突发的剧痛,似电击、针刺、刀割、撕裂样疼痛,以一侧面颊部、上颌、下颌及舌部最明显;口角、鼻翼、颊部和舌处最敏感,轻触或寒冷刺激即可诱发疼痛发作,故称上述部位为"扳机点"。剧烈者在床上翻滚,甚至有自杀念头。②发作时间:发作只持续数秒或1~2分钟,突发突止,发作间歇期完全正常。③疼痛范围:疼痛固定累及三叉神经的某一支,尤以三叉神经上颌支、下颌支疼痛发生率最高。也可同时累及两支,同时累及三支者少见。④周期性发作:开始发作时次数少,周期长,随病情进展,逐渐频繁,间歇期缩短,甚至整日疼痛不止。无神经系统阳性体征,无发作预兆。约60%病人疼痛发作时伴有同侧眼流泪及口角流涎。

（2）体征：原发性无阳性体征，继发性三叉神经痛伴有脑神经或脑干受损的体征。

3. 辅助检查　头颅 CT、MRI、颅底 X 线摄片等，有助于查明继发性三叉神经的病因。

（三）治疗要点

迅速有效止痛是本病治疗的关键：①药物治疗：首选卡马西平，可抑制三叉神经的病理性神经反射。服药 24~48 小时后即有镇痛效果；无效时可改用苯妥英钠、氯硝西泮等药。轻者亦可服用解热镇痛药物。②其他治疗：药物治疗无效或失效时选用神经阻滞、射频电凝、手术治疗等，阻断三叉神经传导等。 <small>考点：药物治疗</small>

（四）主要护理诊断及合作性问题

1. 疼痛：面颊、上下颌及舌疼痛　与三叉神经受损有关。

2. 焦虑　与疼痛剧烈、反复发作、难以忍受有关。

（五）护理措施

1. 休息与活动　环境安静、整洁，保证病人充分休息。指导病人寻找避开诱发"扳机点"的方法，洗脸、刷牙、剃须时动作要轻柔，尽可能减少刺激因素。 <small>考点：休息和活动、用药护理</small>

2. 饮食护理　给予清淡、易消化、无刺激、易咀嚼的软食，严重者进食流质；小口进餐，细嚼慢咽，咀嚼幅度要小，注意面部保暖。

3. 观察病情　注意观察疼痛部位、性质、程度及病人反应等情况，了解发病诱因及治疗效果。

4. 用药护理　遵医嘱从小剂量开始服用卡马西平，逐渐增量，疼痛控制后逐渐减量；注意观察有无头晕、嗜睡、恶心、消化不良等轻度不良反应，告知病人停药后轻度不良反应即可消失；若发现步态不稳、皮疹、共济失调、白细胞减少、昏迷、肝功能受损、心绞痛、精神症状时需立即告知医师，给予相应处理。病人不能随意更换药物或自行停药。

5. 心理护理　鼓励病人适当地参加娱乐活动，如看电视、欣赏轻音乐、跳交谊舞、练气功等，转移病人注意力，帮助病人身心放松，提高痛阈，减轻疼痛。

（六）健康教育

1. 知识指导　告知病人三叉神经痛的发作特点及防治知识，使其减少盲目和恐惧，积极配合治疗。

2. 生活指导　告知病人生活要有规律，保证身心充分休息，注意面部保暖。指导病人适宜的洗漱、进餐方法。

3. 用药指导　提醒病人遵医嘱用药，不可随意停减、撤换药物。用卡马西平期间不要独自外出，不能开车或高处作业。

4. 病情监测指导　用药期间每周复查血象 1 次，定期监测肝肾功能。

（廖喜琳）

第 4 节　急性炎症性脱髓鞘性多发性神经病

（一）概述

急性炎症性脱髓鞘性多发性神经病（acute inflammatory demyelinating polyneuropathy，AIDP）又称吉兰-巴雷综合征（Guillain-Barre syndrome，GBS），是自身免疫介导的周围神经病，常累及脊神经根、脊神经，甚至影响到脑神经。主要病理改变是周围神经广泛的炎症节段性脱髓鞘。临床特征是急性、对称性、弛缓性肢体瘫痪及脑脊液蛋白-细胞分离。本病任何年龄 <small>考点：概念</small>

均可发病,好发于儿童和青壮年。多数病人6~12个月基本痊愈。

本病的病因和发病机制尚未完全阐明。

考点:病因

①病因:与感染、疫苗接种有关的免疫介导的迟发型超敏反应。感染是启动免疫反应的首要因素,最主要的感染因子是空肠弯曲菌,病毒、支原体等也可引起。

②发病机制:目前认为GBS是一种自身免疫性疾病。分子模拟学说认为,病原体某些成分的结构与周围神经的组分相似,机体发生错误的免疫识别,自身免疫性T细胞及自身抗体对周围神经组分进行免疫攻击,导致周围神经脱髓鞘。

(二)护理评估

1. 健康史　评估病人病前1~4周有无呼吸道、肠道感染病史,有无疫苗接种史。

2. 临床表现

(1)起病情况:多数病人在本病发病前1~4周有呼吸道、肠道感染病史或疫苗接种史。本病起病呈急性或亚急性,进展迅速,1~2周内达高峰,4周左右开始恢复。

(2)弛缓性瘫痪:首发症状为四肢对称性无力,多从双下肢开始,逐渐向上发展,出现弛缓性瘫痪,并由肢体远端向近端发展,自近端向远端加重。多于数日至2周达高峰。病情危重者在1~2日迅速加重,出现四肢对称性弛缓性瘫痪,甚至累及肋间肌和膈肌致呼吸肌麻痹,表现为呼吸困难、发绀、咳嗽无力。急性呼吸衰竭是本病死亡的主要原因。

考点:运动障碍

(3)感觉障碍:表现为肢体远端有麻木、蚁走感、针刺感、烧灼感等感觉异常,可出现手套、袜套样感觉减退(末梢型感觉障碍的特点)。感觉障碍可先于运动障碍,但比运动障碍轻。部分病人无明显感觉障碍体征。

(4)脑神经损害:半数以上病人有脑神经损害,多为双侧。成人以双侧面神经麻痹最常见。儿童以舌咽神经和迷走神经麻痹为多见,表现为吞咽困难、构音障碍、饮水呛咳、不能咳痰等,易并发肺炎、肺不张、窒息及营养不良等。

(5)自主神经损害:以心脏损害最常见、最严重,表现为心律失常、心肌缺血、血压不稳等,甚至突然死亡。此外,还可见多汗、皮肤潮红、手足肿胀、营养障碍、尿潴留等表现。

(6)并发症:急性呼吸衰竭、窒息、肺部感染、心力衰竭等。

3. 辅助检查

考点:脑脊液检查

(1)脑脊液检查:脑脊液压力正常,无色透明。脑脊液蛋白-细胞分离现象是本病的重要特点,即脑脊液中细胞数正常,而蛋白质明显增高(因髓鞘脱落和神经根炎症所致)。蛋白-细胞分离现象在发病后4~6周达到高峰。

(2)肌电图检查:早期正常,晚期可出现神经传导速度减慢现象。

(3)腓肠神经活检:可见神经脱髓鞘和炎性细胞浸润。

(三)治疗要点

考点:辅助呼吸、血浆置换、丙种球蛋白

治疗原则:抑制免疫反应,促进神经功能恢复、预防并发症。①辅助呼吸:维持呼吸功能是增加治愈率、减少死亡率的关键。先行气管内插管,1天以后不好转,应气管切开,呼吸机辅助呼吸。②血浆置换疗法:常在发病后2周内进行,可清除血中有害抗体、补体及细胞因子等。③滴注大剂量丙种球蛋白:尽早或在出现呼吸肌麻痹前使用,可获得与血浆置换疗法相近的效果。④其他治疗:预防并发症、早期康复治疗等。

(四)主要护理诊断及合作性问题

1. 低效性呼吸型态　与呼吸肌麻痹有关。

2. 清理呼吸道无效　与呼吸肌麻痹、咽反射减弱、肺部感染致呼吸道分泌物增多有关。

3. 躯体移动障碍　与脊神经受累有关。

4. 焦虑　与病人担心预后有关。

（五）护理措施

1. 休息与活动　给病人提供安静、整洁、温、湿度适宜,通风良好的休息环境,不用呼吸机时取半卧位,利于呼吸及排痰。

2. 饮食护理　给予高蛋白、高维生素、高热量易消化饮食,多吃新鲜蔬菜、水果、豆、谷类、蛋、肝、瘦肉等。若有吞咽困难、进食呛咳等情况,应尽早进行鼻饲或胃肠外营养。

3. 观察病情　①一般状态:生命体征、神志、心电监护、血氧饱和度监测等;②临床表现:注意运动障碍、感觉障碍、脑神经损害及自主神经损害的发生发展情况,有无好转;③并发症:有无呼吸困难、烦躁、出汗、发绀、吞咽困难、呛咳等异常现象,特别注意有无呼吸肌麻痹,有无急性呼吸衰竭、窒息、肺部感染、心力衰竭等并发症发生,如出现及时通知医生并配合处理。

4. 用药护理　遵医嘱正确用药,注意糖皮质激素药物的作用及不良反应;使用免疫球蛋白治疗时常导致发热面红,减慢输液速度可减轻症状。

5. 呼吸肌麻痹的护理　①绝对卧床休息,头侧向一侧,有利于保持呼吸道通畅。②吸氧:给予翻身、叩背、湿化痰液,鼓励病人深呼吸,进行有效咳嗽、咳痰,必要时吸痰,以保持呼吸道通畅;并给予吸氧。③观察呼吸等生命体征、皮肤黏膜、血气指标,病情是否好转。④必要时使用呼吸机辅助呼吸做好相应的护理。备好抢救物品,如气管插管包、气管切开包、呼吸机、氧气、吸引器、抢救车等。**考点**: 呼吸肌麻痹的护理

6. 预防并发症　①预防交叉感染。减少探视,医务人员接触病人时戴口罩,定期消毒病房空气。②预防压疮及烫伤。保持床单干燥、平整,按时翻身,避免皮肤长期受压。在病变肢体处慎用热水袋,以免烫伤。③做好口腔护理。

（六）健康教育

1. 知识指导　向病人和家属介绍本病的病因及常见并发症。注意保暖,避免受凉、疲劳、淋雨等,以防感冒等诱因。告诉病人本病具有自限性,预后较好,发病4周以后大多数病人是可以基本痊愈,鼓励病人积极配合治疗,树立战胜疾病的信心。

2. 生活指导　指导病人适当活动,坚持肢体功能锻炼,增强机体抵抗力,规律生活。给予高蛋白、高维生素饮食,以保证足够的营养。

3. 治疗指导　教会病人遵医嘱正确用药,告知药物的作用及不良反应、使用时间、方法及注意事项,不自己停药或改变剂量。

4. 病情监测指导　告知消化道出血、营养失调、压疮、下肢静脉血栓形成的表现以及预防窒息的方法,当病人出现胃部不适、腹痛、柏油样大便、肢体肿胀疼痛以及咳嗽、咳痰、发热、外伤等情况时,应立即就诊。

5. 康复指导　保持病变肢体功能位,防止关节畸形;进行主动、被动肢体运动,防止肌肉萎缩及深静脉血栓形成;进行吞咽功能训练,促进吞咽功能恢复。

（廖喜琳）

第5节　帕金森病

（一）概述

帕金森病(parkinson disease,PD),又称震颤麻痹,是一种常见于中老年的神经系统变性**考点**: 概念

疾病,临床以静止性震颤、运动迟缓、肌强直和姿势平衡障碍为主要特征。由英国医生 James Parkinson 于 1817 年首先系统描述。好发于 50~60 岁男性,呈慢性进行性发展,药物可减轻症状,但不能阻止疾病的发展。少数轻症病人尚能继续工作,重者发展至完全残废。主要死于晚期出现的各种并发症。

PD 病因未明,发病机制复杂,目前认为是多因素共同参与所致。①环境因素:嗜神经毒的甲苯基四氢基吡啶(MPTP)可导致多巴胺能神经元变性、丢失,从而诱发本病。环境中与 MPTP 分子结构类似的工业或农业毒物可能与发病有关。②年龄老化:帕金森病好发于中老年人,30 岁后黑质多巴胺能神经元开始退行性变,当老化加速使黑质多巴胺能神经元减少过多可引起本病。③遗传:本病一些家庭中有聚集现象,有文献报道约 10% 的病人有家族史,与常染色体遗传有关。但绝大多数为散发性。主要病理改变为黑质多巴胺能神经元的变性死亡和路易小体形成。

多巴胺是抑制性神经递质,乙酰胆碱是兴奋性神经递质,两者功能相互拮抗,完成调节肌张力、协调随意运动和维持身体姿势的功能。帕金森病的病人黑质中多巴胺能神经元产生多巴胺减少,使纹状体多巴胺含量降低,乙酰胆碱作用相对增强,表现为静止性震颤、肌强直、姿势步态障碍。

高血压脑动脉硬化、脑炎、外伤、中毒、代谢障碍、基底核附近肿瘤或服用吩噻嗪类药物(氟桂嗪、氯丙嗪、利血平等)引起的震颤、肌强直等症状,称帕金森综合征(Parkinson syndrome)。

(二) 护理评估

1. 健康史　评估病人家族中有无类似病史;了解生活工作的环境,有无长期接触毒物史;有无继发性因素如高血压脑动脉硬化、脑炎、外伤、肿瘤史及服用吩噻嗪类药物史等。

2. 临床表现　起病隐匿,发展缓慢,逐渐加剧。

（1）静止性震颤:常为首发症状,是本病特征性症状。多从一侧上肢开始,逐渐累及同侧下肢,再波及对侧上、下肢,也可波及口周及下颌向头部扩展。上肢震颤比下肢严重。表现为拇指对掌和手指呈"搓丸样动作",静止时出现且明显,随意运动时减轻或暂时停止,情绪激动时加重,睡眠时完全停止。

考点: 临床表现

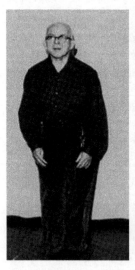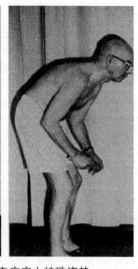

图 9-5-1　帕金森病病人特殊姿势

（2）肌强直:被动运动关节时阻力增加,多从一侧上肢或下肢近端开始,逐渐蔓延至远端、对侧和全身肌肉,其特点为被动运动关节时阻力大小始终一致,类似弯曲软铅管,故称为"铅管样肌强直"。若病人合并有震颤,则在伸屈肢体时感到有断续的停顿,如同齿轮转动一样,称为"齿轮样肌强直"。由于四肢躯干和颈部肌肉强直,常表现出一种特殊的"屈曲体姿"(图 9-5-1):头前倾、躯干俯屈、上臂内收、肘关节屈曲、腕关节伸直、手指内收、拇指对掌、指间关节伸直、髋及膝关节略弯曲,该姿势是帕金森病病人的特有体征。

（3）运动迟缓(运动减少):是本病一种特殊的运动障碍。①随意运动减少:多种动作缓慢,尤以开始动作时为甚。②日常活动受限:如坐下后不能起立,不能自行翻身、起床、穿脱衣裤和鞋袜、解系鞋带和纽扣;不能独立如厕、取水、沐浴、刷牙、修剪指甲、剃须;取物手发抖;进食困难,不能将食物准确送入口中。

③乙酰胆碱作用增强:顽固性便秘、排尿不畅、出汗等。④"面具脸":面部肌肉运动减少,表现为面无表情、不眨眼、双眼凝视。⑤"写字过小症":书写困难,所写字迹不正,越写越小。⑥病情严重时:口、咽、喉、舌等运动障碍可造成流涎,无力咀嚼食物,咽食时反呛或发噎,吞咽困难,吐字不清、语音变低、发音呈爆发性。⑦晚期病人:可有痴呆、忧郁症,甚至伴有继发性关节僵硬、肺炎、压疮等并发症。

（4）姿势步态障碍:由于平衡障碍导致重心不稳,起步困难,迈步后往往以急促小步前冲,越走越快,不能立即停步,易跌跤,又称为"慌张步态",是病情进展的重要标志。若对治疗反应不佳,又是致残的重要原因。此外还表现为走路拖步,两上肢无摆动,转弯时必须连续原地小步移动,使躯干和头部一起转动。

（5）其他:自主神经系统紊乱,表现为顽固性便秘、夜间大量出汗等。皮脂腺分泌亢进时表现为面部皮脂溢出。精神异常时最常见的表现为抑郁症,也可以有认知障碍。

3. 辅助检查　本病缺乏有诊断价值的辅助检查。脑脊液中多巴胺及其代谢产物高香草酸含量降低,但缺乏特异性。

（三）治疗要点

1. 药物治疗　最为有效。原则:①药物治疗目的主要是改善症状,基本原理是恢复和调整多巴胺-乙酰胆碱平衡;②早期无需治疗,当疾病影响病人工作和生活时,适当的药物治疗可减轻症状,减少并发症;③通常采用抗胆碱能药物和金刚烷胺等非替代疗法,疗效减弱后再改用或加用替代性药物;④维生素 B_6 能在中枢神经系统以外促进 L-多巴转变为多巴胺,从而减少多巴胺进入脑内,所以禁用维生素 B_6。　　　　　　　　　　　　　考点:药物治疗

（1）非替代疗法:①抗胆碱能药物:如盐酸苯海索（安坦）或选用东莨菪碱等药物,具有阻滞乙酰胆碱的作用;②金刚烷胺:增加多巴胺合成,促使多巴胺释放,改善帕金森病症状。

（2）多巴胺替代疗法:是帕金森病最重要的治疗方法。左旋多巴（多巴胺的前体）可透过血-脑屏障进入脑内,经多巴脱羧酶作用转化成多巴胺而发挥治疗作用。常用复方多巴制剂帕金宁（左旋多巴加 α-甲基多巴肼）或美多巴（左旋多巴加苄丝肼）或森纳梅脱（左旋多巴加卡比多巴）。

（3）多巴胺受体激动剂:直接激动纹状体,早期使用可延迟使用左旋多巴及减少左旋多巴用量,中、晚期应用可改善症状和减少多巴胺替代药物的用量,减少不良反应。常选用多巴胺 D_2 受体激动剂溴隐亭,无效时可选用培高利特。

2. 手术疗法　适应于症状限于一侧或一侧较重的病例,年龄在 60 岁以下,药物治疗无效或副作用严重而不能耐受药物治疗者。采用立体定向手术破坏丘脑腹外侧核后部,可以控制对侧肢体震颤,破坏丘脑腹外侧核前部,可制止对侧肌强直。

3. 行为治疗　进行肢体运动、语言、进食等训练,有助于改善生活质量,减少并发症。

（四）主要护理诊断及合作性问题

1. 躯体移动障碍　与黑质病变,纹状体功能障碍有关。
2. 自尊紊乱　与自身形象改变、生活不能自理等有关。
3. 营养失调:低于机体需要量　与吞咽困难和肌强直、震颤致机体消耗量增加有关。
4. 自理缺陷　与黑质病变、纹状体功能障碍有关。

（五）护理措施

1. 运动训练　①疾病早期:制订切实可行的运动锻炼计划,鼓励病人尽量参与各种形式的活动,如散步、打太极拳、做床边体操等,运动时保持身体和各关节的活动强度与最大的活动范围,每周至少 3 次,每次至少 30 分钟。②功能障碍训练:起坐困难的病人,指导反复练习　　　考点:运动训练及安全护理

起坐动作;起步困难或步行时突然僵住不能动的病人,指导病人平地行走时眼睛注视前方不要注视地面,尽量跨大步、尽量抬脚、双臂尽量摆动,如协助病人行走,不要强行拉着病人走;当病人感到脚黏在地上时,可告诉病人先向后退一步,再往前走,这样会比直接向前容易得多;转弯时动作宜缓慢,否则易失去平衡;在运动锻炼过程中要活动与休息交替进行;不能行走的病人,每日协助其进行全关节运动及伸展运动,按摩四肢肌肉。③辅助设施:如沙发、坐椅、床护栏、手杖、走道扶手等,为功能锻炼做好准备。④物理治疗:如温水浴、按摩等,有助于缓解肌肉僵硬预防挛缩。⑤面肌功能训练:如鼓腮、伸舌、撅嘴、龇牙、吹吸等,可改善面部表情和吞咽困难,协调发音。

2. 饮食护理　①原则:给予高热量、高维生素、高纤维素、低盐、低脂、适量优质蛋白饮食(蛋白不宜过多,以免降低左旋多巴类药物的疗效),避免食用槟榔(为拟胆碱能食物可降低抗胆碱能药物疗效)。②咀嚼能力减退者:给予易咀嚼、易消化、无刺激的细软食物或半流质饮食,如稀粥、面片、蒸蛋等,少量分次吞咽;对进流质或饮水时出现呛咳的病人,为了预防误吸、窒息或吸入性肺炎,应给予鼻饲,并做好相应的护理。③进食时:安置病人取坐位或半坐位;从小量食物开始,让病人逐渐掌握进食的步骤;进食时不催促、不打扰;注意合适的食物温度,以防进食时烫伤或过冷;餐具最好使用不易打碎的不锈钢餐具,不能持筷进食者改用汤勺;手指颤抖厉害者,可将碗、勺暂时固定在手上,必要时协助其进食。④进餐后:取坐姿保持 10～15 分钟。观察病人营养状况改善和体重变化的情况,必要时由静脉补充足够的营养。

3. 观察病情　①一般状态:生命体征、体重、营养等。注意吞咽困难程度及每日进食量,了解体重变化情况。②临床表现:观察肌震颤、肌强直、运动状况、姿势步态情况进展,重点观察肌强直、肌震颤及其发展情况,吞咽困难及其程度。③并发症:有无肺炎、压疮等并发症。

4. 用药护理　用药过程中,除密切观察治疗效果外,要注意药物的不良反应和及时配合医生处理。①抗胆碱能药:主要副作用有口干、瞳孔扩大、少汗、便秘、排尿困难等。合并前列腺肥大或青光眼者,禁用此类药物。②金刚烷胺:有口渴、失眠、食欲不振、头晕、足踝水肿、视力障碍、心悸、精神症状等不良反应。肝、肾功能不全、癫痫者慎用。③左旋多巴(复方)制剂:主要不良反应有恶心、呕吐、厌食、不自主运动、体位性低血压、幻觉、妄想等精神症状,指导病人在进食时服药或减小服药剂量,有助于减轻消化道症状;出现幻觉、妄想等精神症状和长期服药后出现运动障碍(舞蹈样或肌张力障碍样异常不随意运动)时,应报告医生并按医嘱处理。此外,告知病人在服用左旋多巴制剂的同时,不能服维生素 B_6、利舍平(利血平)、氯丙嗪等药物,以免影响左旋多巴的疗效和导致直立性低血压。④多巴胺受体激动剂:主要有恶心、呕吐、头晕、乏力、皮肤瘙痒、便秘、幻觉、直立性低血压等副作用。

5. 对症护理

(1) 安全护理:避免跌倒,防止伤害,是本病重要的护理措施。①增设扶手:楼梯两旁、墙上设置扶栏,尤其在门把手附近的墙上增设扶手,以增加病人开、关门时的安全性;厕所、浴室内增设扶手,可以防止病人穿脱衣服及大小便时跌倒;过度震颤者应让其坐在有扶手的椅子上。②预防跌倒:地面平整,地毯无皱起,去除门槛,以免病人绊倒,必要时使用手杖。③垫高坐椅、马桶:使病人容易坐下、站起。④防止坠床:床旁设有床栏。在床尾处绑上粗长的绳子,便于病人拉绳安全坐起。⑤去除险情:去除尖角家具,禁止病人自行使用锐利器械、危险品及液化气炉灶,以防意外伤害和烧伤;尽量不让病人自己倒开水,以防烫伤等。⑥认知障碍:要安排专人陪护;药品代为保管,每次送药到口。

(2) 生活护理:①生活自理:鼓励病人做力所能及的事情,必要时协助病人洗漱、进食、沐浴、料理大小便,病人床边应配备呼叫器。②皮肤护理:每日温水清洁皮肤 1～2 次,及时更衣,保持皮肤、衣被清洁;卧床病人给予气垫床,或使用柔软透气的厚垫絮;保持床单平整、干燥。③排便护理:鼓励病人多饮水,多食富含纤维素的食物,多食麻油、蜂蜜,多按摩腹部,养成定时排便习惯,必要时遵医嘱用缓泻剂;为如厕有困难者配备高坐厕、周围扶手、手纸随手可取、通道无障碍的厕所,鼓励病人排便自理。④更衣穿鞋:建议病人穿着柔软、宽松的棉质衣物,不穿系带的鞋子或扣子较多的衣服等;穿衣时提供适当的隐蔽条件,鼓励病人尽量独立更衣、修饰;将病人安置在轮椅或椅子上更衣,以便病人更衣时有依靠;必要时提供帮助。

6. 心理护理　鼓励病人说出自己的感受,给予心理支持。指导病人积极参加社会活动,寻找有兴趣的活动,培养生活情趣,如郊游或旅行等,不仅能使病人精神振奋,还因车身震动有助于缓解病人强直状态。告知病人和家属此病虽不能根治,但药物治疗可以减轻症状,预防并发症发生,调动病人配合治疗的积极性,鼓励病人主动配合治疗。

（六）健康教育

1. 知识指导　向病人及家属介绍本病基本知识,使其对本病有所了解,能特别注意行为安全,外出时最好有人陪伴,随身携带有病人姓名、住址和联系方式的“安全卡”。

2. 生活指导　指导病人生活有规律,保证充足休息与睡眠;增加营养、促进排便,注意活动安全;帮助病人保持良好心态,坚持参加力所能及的社会活动和体育锻炼;尽量保持最大限度的全关节活动;尽量生活自理,加强平衡功能和语言功能康复训练。

3. 用药指导　让病人了解药物的种类、用法、剂量、服药注意事项、疗效及不良反应等;知道医生是根据病人的具体情况选择药物、调整药物剂量、从小剂量开始逐渐增量、当达到最佳疗效、副作用最小时维持用药;知道本病需要长期甚至终身服药治疗;能遵医嘱坚持用药,注意观察疗效及副作用。

4. 病情监测指导　向病人及家属介绍本病的进展及并发症,学会自我检测,发现病情加重,及时就诊。

（廖喜琳）

第 6 节　癫　痫

案例 9-6-1

病人,女性,27 岁,5 小时前突然出现阵发性抽搐,眼球上窜、瞳孔散大、口吐白沫、口唇青紫、尿失禁,发作持续 10~15 秒,过 5~30 分钟后又出现发作,如此反复。发作间期意识不清。既往有癫痫发作史,服药治疗,因症状缓解自行减药 3 天。查:T 38℃,P 100 次/分,R 20 次/分,BP 120/80mmHg,浅昏迷状态,双瞳孔等大等圆,直径约 3mm,对光反射灵敏,四肢时有抽搐,表现为上肢屈曲、下肢伸直、眼球上翻等。

问题:1. 初步诊断及诊断依据是什么?

2. 主要护理问题有哪些?

3. 如何进行护理?

（一）概述

癫痫(epilepsy)是多种病因导致的脑神经元高度同步异常放电引起的,以短暂中枢神经 **考点:**概念
系统功能失常为特征的临床综合征。根据神经元异常放电所涉及的部位、范围不同,癫痫的临床表现多种多样。患病率约为 5‰,我国约有 900 万以上癫痫病人,每年新发癫痫为 65 万~

70万,30%为难治性癫痫。癫痫是神经系统疾病中仅次于脑卒中的第二大常见病症。

1. 病因　根据病因癫痫分为三大类:①症状性癫痫:占癫痫的大多数。由各种明确的中枢神经系统结构损伤或功能异常所致,如颅脑损伤、脑肿瘤、脑血管疾病、神经系统感染、脑寄生虫病、遗传代谢性疾病、皮质发育障碍、神经系统变性疾病、药物和毒物等。②特发性癫痫:病因不明,未能找到引起癫痫的结构损伤或功能异常的病变,可能与遗传因素密切相关,常在某一年龄段起病,具有特征性临床及脑电图表现。③隐源性癫痫:指虽然目前尚未找到肯定的致病原因,但随着科学技术的发展,有的致病原因日渐清晰。

链　接

世界癫痫日

2002年,国际癫痫署、国际抗癫痫联盟和世界卫生组织共同发起了"全球抗癫痫运动"来纪念意大利一位著名癫痫病治疗专家,而这位癫痫病专家 Valentine 恰好与情人节 Valentine's Day 同名,因此宣布2月14日为"世界癫痫日"。

2. 影响发作的因素　①年龄:特发性癫痫与年龄密切相关,如婴儿痉挛症在1岁内起病,儿童失神癫痫发病高峰在6~7岁,肌阵挛癫痫起病在青春期前后。各年龄段癫痫的常见病因也不同:0~2岁多与围产期损伤、先天性疾病、代谢性疾病等有关;2~12岁多与急性感染、发热性惊厥等有关;12~18岁多与特发性癫痫、血管畸形、脑外伤等有关;18~35岁多与脑肿瘤、特发性癫痫等有关;35~65岁多与脑肿瘤、代谢障碍等有关;65岁以后多与脑血管疾病、脑肿瘤等有关。②遗传因素:据调查,癫痫的近亲患病率较高,尤其单卵双胎癫痫发作一致率很高。③睡眠:癫痫发作与睡眠-觉醒周期有密切关系,如全面强直-阵挛发作常在晨醒后发生等。④内环境改变:如内分泌失调、饥饿、暴食、饮酒、便秘、疲劳、困倦、电解质紊乱、代谢异常、感情冲动、妊娠、月经、强烈的声光刺激、惊吓、突然停药、减药、换药、漏服药等,使用异烟肼、利多卡因、氨茶碱及抗抑郁药亦可诱发癫痫。

3. 发病机制　癫痫发病机制复杂,迄今为止未完全阐明,但发病的一些重要环节已被探知(图9-6-1)。

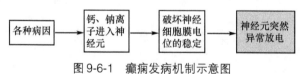

图9-6-1　癫痫发病机制示意图

(二) 护理评估

1. 健康史　评估病人有无癫痫发作的家族史,有无先天性脑疾病、颅脑外伤、颅内感染、脑血管疾病、脑缺氧等病史,有无一氧化碳、铅、汞、妊娠中毒及营养代谢障碍疾病存在;是否存在睡眠不足、疲乏、饥饿、饮酒、便秘、感情激动、过度换气等诱发癫痫发生的因素;有无在某种特定条件下(如闪光、音乐等)发作的情况。女性病人应注意询问与月经的关系。了解首次癫痫发作的时间、年龄、发作的表现、诱因、发作频度及诊治过程、用药情况等。

2. 临床表现　癫痫的共有特点为发作性、短暂性、重复性、刻板性。①发作性:指癫痫突然发生,持续一段时间后迅速恢复,间歇期正常。②短暂性:指病人发作持续的时间非常短,数秒钟、数分钟或数十分钟,除癫痫持续状态外,很少超过半小时。③重复性:指多次发作,仅发作一次不能诊断为癫痫。④刻板性:指每次发作的临床表现相似。此外,癫痫的类型较多,各类发作可以单独或不同组合的出现于同一个病人身上。临床常见的类型如下:

(1) 部分性发作:指源于大脑半球局部神经元的异常放电,是癫痫最常见的类型。包括

考点:病

考点:影响癫痫发作的因素

考点:癫痫的共有特点

单纯部分性发作、复杂部分性发作和部分继发全身性发作3类,前者无意识障碍,后两者放电从局部扩展到双侧脑部,出现意识障碍。

1) 单纯部分性发作:多为症状性癫痫。发作时病人神志清楚,发作时间不超过1分钟。可分为4型:①部分感觉性发作:常有肢体麻木感、针刺感、触电感,幻觉有闪光,幻听到嗡嗡声,幻嗅到焦臭味,有眩晕、漂浮感等。②部分运动性发作:局部肢体、口角、眼睑抽搐。若感觉性或运动性发作自一处开始后,按大脑皮质运动区的分布顺序缓慢的移动,如沿手、腕、肘、肩扩散到半身等,称为Jacksonian发作;若运动性发作后,遗留暂时性肢体瘫痪,称为Todd瘫痪。③自主神经性发作:表现为心慌、烦渴、排尿感、出汗、面部及全身皮肤发红等。④精神性发作:表现为语言障碍、记忆障碍、认知障碍、情感异常和错觉等。精神性发作和感觉性发作常为复杂部分性发作、全面性强直-阵挛发作的先兆。

2) 复杂部分性发作:占成人癫痫发作的50%,又称精神运动性发作。主要以意识障碍与精神症状为突出表现。精神症状主要指自动症,如咂嘴、咀嚼、吞咽、舔舌、摸衣等,或机械地继续发作前的动作,如行走、骑车、进餐等,甚至表现为精神运动性兴奋,如无理吵闹、唱歌、裸体、爬墙、跳楼等,每次发作持续数分钟或更长。病人神志清楚后对发作情况毫无记忆。

3) 部分继发全身性发作:先有部分发作,然后出现全身发作。

(2) 全面性发作:最初的症状学和脑电图提示发作起源于两侧脑部,多在发作初期就有意识丧失。

1) 全面性强直-阵挛发作(GTCS):又称大发作(图9-6-2),意识丧失、双侧强直后出现阵挛为此型发作的主要临床特征。部分病人在发作前有先兆症状,如上腹部不适,胸、腹气上升,眩晕,心悸,身体局部抽动或头、眼向一侧转动、无名恐惧,不真实感或如入梦境等。早期出现意识丧失、跌倒,随后的发作分为3期:①强直期:表现为全身骨骼肌持续性收缩。眼肌收缩导致眼球上翻或凝视;咀嚼肌收缩导致先张口,随后猛烈闭口,可咬伤舌尖;喉肌和呼吸肌收缩导致病人尖叫一声,呼吸暂停;颈部和躯干肌收缩引起颈和躯干先屈曲,后反张;短暂的脑缺氧,会造成脑组织损伤,表现为瞳孔散大、对光反射消失等;上肢屈曲、双拇指对掌握拳,下肢伸直持续10~20秒钟,进入阵挛期。②阵挛期:全身肌肉呈现一张一弛性交替抽动痉挛频率由快变慢,松弛时间逐渐延长。30~60秒后,出现最后一次强烈痉挛,抽搐突然停止,进入发作后期,肌肉松弛,但意识、呼吸、瞳孔均无恢复。以上两期都会出现心率增快、血压升高、出汗、唾液多、痰液多、瞳孔散大等自主神经征象,浅反射消失,病理反射阳性,舌咬伤等。③发作后期:有短暂痉挛,以面肌和咬肌为主,造成牙关紧闭、舌咬伤,口鼻喷出泡沫或血沫等。本期全身肌肉松弛,括约肌松弛引起大小便失禁。首先恢

考点:GTCS临床特征、三期表现

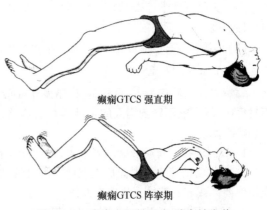

癫痫GTCS 强直期

癫痫GTCS 阵挛期

图9-6-2　癫痫全面性强直-阵挛性发作

复的是呼吸,脸色也逐渐转为正常,随后瞳孔、血压、心率逐渐正常,病人由昏迷、昏睡、意识模糊而转为清醒。从发作开始至意识恢复5~15分钟。醒后除先兆症状外,对发作经过不能回忆,往往感到头痛、头晕、全身酸痛乏力,嗜睡,部分病人仍有意识模糊。

最能提示GTCS的两个病史特点是,局灶起始的先兆症状和发作后的意识模糊状态。病人发作后的意识模糊状态,是癫痫与其他疾病导致的晕厥(也伴有抽搐和尿失禁)相鉴别的要点。癫痫病人非发作期临床表现可以完全正常,但部分病人脑电图可以描记到异常波形。

考点:典型失神发作表现

2）失神发作:分典型失神发作和非典型失神发作,临床表现、脑电图背景活动及发作期改变、预后均有较大差异。①典型失神发作:也称小发作,儿童期起病,青春期前停止发作。特征表现为突发短暂(5~10秒)的意识丧失和正在进行的动作中断,两眼瞪视不动、呼之不应,可伴简单自动性动作,如擦鼻、咀嚼、吞咽等,或伴失张力如手中持物坠落,一般不会跌倒,持续清醒后继续原先的活动,事后对发作全无记忆,每日可发作数次至数百次。无脑损害,药物治疗反应良好。②非典型失神发作:意识障碍的发生及神志恢复均较典型者缓慢,肌张力改变明显。多见有弥漫性脑损害,预后较差。

3）强直性发作:常在睡眠中发作,表现为全身强直性肌痉挛,伴有瞳孔扩大、面色潮红等自主神经紊乱的表现。

4）阵挛性发作:仅见于婴幼儿,表现为反复全身阵挛性抽搐。

5）肌阵挛发作:多与遗传有关,表现为突然、快速、短暂的肌肉或肌群收缩可遍及全身,也可局限于某个肢体。

6）失张力发作:表现为张口、垂头、肢体下垂和跌倒,持续1~3秒,发作后立即清醒并站立,与部分或全身肌肉张力突然降低有关。

考点:癫痫持续状态的概念和诱因

（3）癫痫持续状态:传统的定义指一次癫痫发作持续30分钟以上,或在短期内癫痫频繁发作,发作间期病人意识未完全恢复或神经功能未恢复到通常水平。目前观点认为,如果大发作持续时间超过5分钟就应该考虑癫痫持续状态的诊断,并须进行紧急处理。可见于任何类型的癫痫,但通常是指大发作持续状态。常伴高热、脱水、循环衰竭、电解质紊乱或神经元导致永久性损害,致残率和死亡率很高。最常见的原因是不恰当地停用抗癫痫药物,也可因急性脑病、脑卒中、脑炎、外伤、肿瘤和药物中毒等引起。不规范使用抗癫痫药物、全身感染、精神刺激、过度劳累、饮酒、孕产等均可诱发。

3. 辅助检查

考点:脑电图检查

（1）脑电图检查:是诊断癫痫最重要的辅助检查方法。典型表现为棘波、尖波、棘-慢或尖-慢复合波。

（2）头颅影像学检查:如头颅X线、CT、MRI、脑血管造影等检查能发现脑部器质性病变、占位性改变,有助于病因诊断。

（3）实验室检查:血常规、血糖、血寄生虫等检查,可了解病人有无贫血、低血糖、寄生虫病等。

（三）治疗要点

癫痫以药物治疗为主,目标是:控制发作或最大限度地减少发作次数;没有或只有轻微的不良反应;尽可能不影响病人的生活质量。难治性癫痫且已精确定位的颞叶癫痫,采取前颞叶切除手术。

1. 病因治疗　有明确病因者首先进行病因治疗,如手术切除颅内肿瘤等。

2. 发作时治疗　立即让病人就地平卧;保持呼吸道通畅,吸氧;防止外伤及其他并发症;应用地西泮或苯妥英钠预防再次发作。

3. 发作间歇期治疗　服用抗癫痫药物。

考点:发作时治疗和发作间歇期治疗

（1）药物治疗原则:①确定用药:半年内有2次以上发作即用药。②尽量单药治疗:从单一药物开始增加到最大剂量且已达到有效血药浓度而仍不能控制发作者再加用第二种药物。③小剂量开始:剂量由小到大,逐渐增至最低有效量。④正确选择药物:根据发作类型、药物的不良反应的大小等选择药物。⑤长期规律服药:控制发作后长期服用药物,不可随意减量或停药。全面性强直-阵挛性发作、强直性发作、阵挛性发作完全控制4~5年后、失神发作停止半年后可缓慢减量(1~1.5年)后停药。部分病人需终生服药。

（2）常用抗癫痫药:包括卡马西平、丙戊酸钠、苯巴比妥(鲁米那)、乙琥胺、氯硝西泮等。

①强直性发作、部分性发作和部分性发作继发全面发作首选卡马西平;②全身性强直-阵挛发作、典型失神发作、肌阵挛发作、阵挛性发作首选丙戊酸钠;③拉莫三嗪、非尔氨酯、托吡酯和加巴喷丁等,可单一剂量用于难治性癫痫,或与传统的抗癫痫药物联合用药;④小儿癫痫的首选药物苯巴比妥。

4. 癫痫持续状态的治疗　尽快终止发作,防止并发症。

(1) 控制发作:①首选地西泮缓慢静注,复发者可在 30 分钟内重复使用,或予地西泮于 12 小时内缓慢静脉滴注。如出现呼吸抑制,则需停止注射,必要时用呼吸兴奋剂。②10% 的水合氯醛加等量植物油保留灌肠。③其他药物:苯巴比妥、异戊巴比妥钠静注,速度要慢。

(2) 其他治疗:①对症处理:保持呼吸道通畅,吸氧,必要时行气管切开,对病人进行心电、血压、呼吸、脑电的监测,定时进行血生化、动脉血气分析等项目的检查;查找诱发癫痫持续状态的诱因并进行治疗。②防治并发症:脑水肿者快速静脉滴注甘露醇;预防用抗生素控制感染;物理降温;纠正水电解质酸碱平衡紊乱和低血糖、低血钠、低血钙等代谢紊乱;加强营养支持。

5. 手术治疗　颅内占位性病变首先考虑手术治疗。难治性复杂部分性发作也适宜手术治疗。常用手术方法有:切除占位性病变、切除致痫灶、前额叶切除术、颞叶以外的脑皮质切除术等。

(四) 主要护理诊断及合作性问题

1. 有窒息的危险　与癫痫发作时意识丧失、喉头痉挛、口腔和气管分泌物增多有关。
2. 有受伤的危险　与癫痫发作时肌肉抽搐、意识丧失有关。
3. 社交孤独　与害怕在公共场合发病引起的窘迫有关。
4. 潜在并发症:酸中毒、水电解质紊乱、脑水肿等。

(五) 护理措施

1. GTCS 发作时护理

(1) 防窒息:①发作时应立即使病人侧卧或平卧,头偏向一侧。头部位置略低,尽量让唾液和呕吐物流出口外,不致吸入气道。②放松衣领及裤带,保持呼吸道通畅。　**考点:GTCS 发作时护理**

(2) 防损伤:发作时病人可因突然神志丧失跌倒或抽搐而遭受不同程度的外伤,甚至关节脱臼、骨折、颅内血肿等。应做好预防:①有发作先兆要就地降低体位,立即卧倒或蹲下,头下垫软物,避免跌倒。②将压舌板、筷子、纱布、手绢或小布卷等置于病人口腔一侧上下白齿之间,防止舌、唇和颊部咬伤。但不要为了放入物品垫牙而撬开紧咬的上下牙齿。③取下病人的眼镜、义齿等身上活动物品。移开病人周围活动用物,用被、衣、毯、枕等柔软物品将病人与周围固定硬物隔开,以免摩擦、撞击等损伤。④抽搐时不可用力按压病人的肢体,以免造成骨折。⑤对癫痫自动症病人,在发作时应防止其自伤、伤人或毁物。⑥抽搐发作时护士要守护床边对病人进行保护。不要采取所谓掐“人中”的方法,因为此举不仅不能制止发作,反而有可能会对病人造成新的伤害。

(3) 观察和记录:严密观察生命体征、神志、瞳孔及发作类型。记录发作持续时间及频率,发作后意识恢复时间,有无其他伴随症状等。

(4) 发作缓解后护理:放置于良好的姿势安置病人休息,以改善呼吸。病人可能有短期的意识模糊,禁用口表测体温;为预防再次发作,按医嘱选用抗癫痫药治疗。

2. 癫痫持续状态的抢救配合　①用药护理:迅速建立静脉通路,按医嘱给予地西泮、苯妥英钠、10% 水合氯醛等药物阻止癫痫发作,用药中注意疗效及药物不良反应,特别注意有无呼吸抑制;按医嘱给予快速静脉滴注脱水剂以防治脑水肿;积极处理高热、周围循环衰竭等;控制发作后,使用长效抗癫痫药过渡和维持,早期用苯巴比妥钠肌内注射,而后服用相应有效的　**考点:控制癫痫持续状态抢救配合**

口服抗癫痫药。②休息和体位:绝对卧床休息,平卧位,头偏向一侧,保持病室环境安静、光线稍暗,避免外界各种刺激;床旁加床挡,关节、骨突处用棉垫保护,以免病人受伤。③吸氧和饮食:吸氧,且保持呼吸道通畅;24 小时以上不能经口进食的病人,应给予少量多次鼻饲流质。④病情观察:严密观察生命体征、意识、瞳孔、出入液量等变化,监测血清电解质和酸碱平衡情况,及时发现脑水肿、高热、周围循环衰竭等严重并发症,并配合医生积极处理。

3. 观察病情　①一般状态:注意生命体征、神志和瞳孔的变化等。②临床表现:观察和记录发作全过程、发作类型,抽搐部位、持续时间、间隔时间、频率等;注意发作中有无心率加快、血压升高、呼吸减慢或暂停、瞳孔散大、大小便失禁等;注意意识恢复时有无自动症,有无头痛、疲乏及肌肉酸痛等表现。③并发症:注意有无如癫痫持续状态的出现;有无酸中毒、水电解质紊乱、脑水肿、高热、周围循环衰竭等,如出现立即报告医生,并配合抢救。

4. 用药护理　服药期间观察药物治疗效果,对血液、肝、肾功能有损害的药物,应遵医嘱定期做血、尿常规和肝肾功能检查,必要时做血药浓度的测定,应注意药物的不良反应:①卡马西平有眩晕、共济失调、白细胞减少、骨髓抑制等;②苯妥英钠有胃肠道反应、牙龈增生、共济失调、粒细胞减少等;③丙戊酸钠有食欲不振、恶心呕吐、血小板减少、肝损害等。

5. 心理护理　癫痫长期反复、突然发作对病人正常工作和生活影响较大,容易使病人产生自卑心理,护理人员要同情、理解病人,多进行解释、安慰。告诉病人及家属,癫痫是可以治疗的,大多数病人预后较好,增强病人及家属战胜疾病的信心,稳定病人情绪。

（六）健康教育

考点:生活指导、治疗指导

1. 知识指导　宣传、普及癫痫常识,消除歧视心理。让大众了解癫痫先兆及癫痫发作时应如何及时保护病人。让病人高度重视本病,但又不过分紧张,可以承担力所能及的工作,参加适当的社交活动,以积极乐观的情绪有规律地工作、学习和生活。

2. 生活指导　①指导病人养成良好的生活习惯,注意劳逸结合,避免过度疲劳、睡眠不足、情感冲动等诱发因素。不宜长时间地看电视、洗浴、玩游戏机等,尽量不去舞厅、歌厅、游戏厅。②给予清淡、无刺激、富于营养的饮食,保持大便通畅,避免饥饿或过饱,戒除烟、酒、咖啡及辛辣刺激性食物。③禁止从事带有危险的活动,如高空作业、水上作业、攀高、游泳、驾驶、带电作业、高速转动机器旁工作、炉火旁工作、高压电机旁工作等,禁忌游泳、蒸气浴、泡澡等发作时可能危及生命的活动。④平时应随身携带简要的病情诊疗卡,注明姓名、地址、病史、联系电话等,以备突然发作时得到及时有效的处理。

3. 治疗指导　对病人及家属进行以下教育:①长期规律服药:强调遵医嘱坚持长期规律服药的重要性,不可自行停药、间断用药或不规则用药,以免诱发癫痫持续状态。②疗效观察:指导病人和家属记录发作日记,发作的日期、诱因、表现、持续时间、发作后感觉等。注意癫痫发作次数是否减少、间歇期是否延长、发作过程是否缩短。③不良反应:注意不良反应的程度:轻度不良反应如胃肠道反应,中度不良反应如眼球震颤、共济失调等,重度不良反应如精神症状、粒细胞减少、肝肾功能损害等。用抗癫痫药期间一般每月检查血常规 1 次,每季检查肝、肾功能 1 次,以便了解有无药物不良反应,出现严重不良反应时及时就医。④用药方法:多数抗癫痫药物有胃肠道反应,需分次餐后口服。对常在夜晚和清晨发作的病人,一般宜下午或睡前给药。⑤正确停药:调查结果显示 67% ~ 75% 的癫痫病人可以完全控制发作,40% 的癫痫病人发作控制后可以完全停药,但要在医师指导下停药。癫痫完全控制 4 ~ 5 年后可以考虑停药。停药前应有一个缓慢减量的过程,一般不少于 6个月。

4. 病情监测指导　教会病人病情监测方法,注意发作频率,定期随访。

案例 9-6-1 分析

1. 初步诊断及诊断依据　①虽然该病人未做脑电图,但有癫痫病史及典型 GTCS 临床表现,符合 GTCS 诊断。②又因反复发作,发作间期意识不清,故初步诊断:GTCS,癫痫持续状态。

2. 癫痫持续状态配合抢救　①迅速建立静脉通路,按医嘱给予地西泮止惊,注意呼吸抑制。②绝对卧床休息,平卧位头偏向一侧,床旁加床挡等,注意安全。③保持呼吸道通畅;吸氧。④严密观察生命体征、意识、瞳孔等变化,及时发现脑水肿等并发症。⑤控制发作后用长效抗癫痫药。

(廖喜琳)

第 7 节　综合归纳神经系统疾病常见症状和体征的护理

一、头　痛

1. 概念　头痛是指各种原因刺激颅内外的疼痛敏感结构,引起的眉以上至下枕部之间的疼痛。

2. 头痛分类　见表 9-7-1。

3. 伴随症状的临床意义　表 9-7-2。

4. 头痛部位与疾病的可能关系　见表 9-7-3。

5. 头痛发病快慢与疾病的关系　见表 9-7-4。

表 9-7-1　头痛的分类

类别	病因	临床表现
偏头痛	颅内外血管收缩与舒张功能障碍	发作性、多为偏侧、中重度、搏动样头痛,安静休息、睡眠后或服用药物后可缓解,常反复发作,一般有家族史
高颅压性头痛	颅内占位性病变刺激疼痛敏感结构	头痛常为持续性的整个头部胀痛、阵发性加剧、伴有喷射状呕吐及视力障碍
颅外局部因素所致头痛	眼源性头痛	头痛常位于眼眶周围及前额,一旦眼部疾病治愈,头痛也将会得到缓解或消除
	耳源性头痛	单侧颞部持续性或搏动性头痛,常伴有乳突的压痛
	鼻源性头痛	多伴有发热、鼻腔脓性分泌物等
紧张性头痛		无固定部位,多表现为持续性闷痛、胀痛,常伴有心悸、失眠、多梦、多虑、紧张等症状

表 9-7-2　不同病因头痛的伴随症状

疾病	伴随症状
颅内感染	高热
颅内压增高	喷射性呕吐、呼吸、心率减慢、血压升高
脑疝	两侧瞳孔不等大、意识变化、呼吸不规则
脑膜炎、蛛网膜下腔出血	脑膜刺激征
小脑病变、椎-基底动脉供血不足	剧烈眩晕
脑肿瘤、脑寄生虫病、脑血管畸形	癫痫发作
神经症	失眠、焦虑、注意力不集中等

表 9-7-3　头痛部位与疾病的可能关系

疼痛部位	病因
全头	脑肿瘤、颅内出血、颅内感染、紧张性头痛、低颅压性头痛
偏侧头痛	血管性偏头痛、鼻窦炎性头痛、耳源性头痛、牙源性头痛
前头部	后颅窝肿瘤、小脑幕上肿瘤、鼻窦炎性头痛、丛集性头痛
眼部(单侧或双侧)	高颅压性头痛、丛集性头痛、青光眼、一氧化碳中毒性头痛
双颞侧	垂体瘤、蝶鞍附近肿瘤
枕颈部	蛛网膜下隙出血、脑膜炎、后颅窝肿瘤、高颅压性头痛、高血压性头痛、颈性头痛、肌挛缩性头痛

表 9-7-4　头痛发病快慢与疾病的关系

类别	常见疾病
急性头痛	蛛网膜下隙出血、脑梗死、脑出血、脑炎、脑膜脑炎、癫痫、高血压脑病、腰穿导致的低颅压、青光眼、急性虹膜炎
亚急性头痛	颅内占位病变、良性颅内压增高、高血压性头痛
慢性头痛	偏头痛、丛集性头痛、紧张性头痛、药物依赖性头痛、鼻窦炎

二、意 识 障 碍

1. **概念**　意识障碍是指人对周围环境、自身的识别和觉察能力出现水平下降的状态,为病情严重的表现,系大脑皮质、皮质下结构、脑干网状上行激活结构等部位损害或功能抑制的结果。
2. **分类**　见表 9-7-5。
3. **伴随表现**　见表 9-7-6。

表 9-7-5　意识障碍类别

类别	特点
嗜睡	最轻的意识障碍,持续的病理性睡眠状态,病人能被唤醒,醒时能正确回答简单问题和做出各种反应,但反应较迟钝,停止刺激后又很快入睡
意识模糊	病人能保持简单的精神活动,但情感反应淡漠,对时间、地点、人物的定向能力发生障碍,思维和言语不连贯
谵妄	一种以兴奋性增高为主的高级神经中枢急性活动失调状态,表现为意识模糊、定向力丧失、感觉错乱、躁动不安、言语杂乱、错觉、幻觉、紧张、恐惧甚至有冲动和攻击行为
昏睡	处于病理性沉睡状态,在强烈刺激(如压迫眶上神经、摇动病人身体等)能被唤醒,停止刺激后很快又入睡,醒时答话含糊或答非所问
浅昏迷	意识完全丧失,无自主运动,对声、光刺激无反应,对疼痛刺激可有痛苦表情和肢体退缩等防御反应,角膜反射、瞳孔对光反射、咳嗽反射、吞咽反射等生理反射和眼球运动存在,生命体征无明显改变
中昏迷	对周围事物及各种刺激均无反应,对强烈刺激可出现防御反射,角膜反射减弱、瞳孔对光反射迟钝,无眼球运动,生命体征发生变化
深昏迷	全身肌肉松弛,对各种刺激全无反应,深、浅反射均消失,生命体征明显变化,如呼吸不规则、血压下降等
特殊类型意识障碍	去皮质综合征:双侧大脑皮质广泛损害而导致的皮质功能丧失。病人对外界刺激不能产生有意识的反应,能无意识地睁眼闭眼或吞咽动作,瞳孔对光反射和角膜反射以及睡眠周期存在,但大小便失禁
	无动性缄默症:脑干上部和丘脑的网状激活系统损害,而大脑半球及其传导通路无病变的表现。病人存在无目的地睁眼或眼球运动,可以注视周围的人,貌似觉醒,但缄默不语,不能活动,有觉醒与睡眠周期,大小便失禁,肌肉松弛
	植物状态:指大脑半球严重受损而脑干功能相对保留的一种状态。病人对自身和外界的认知功能完全丧失,呼之不应,有原始反射、觉醒睡眠周期,大小便失禁

表 9-7-6 意识障碍的伴随表现与常见病因

伴随症状或体征	可能病因
头痛	脑炎、脑膜炎、蛛网膜下隙出血、脑外伤
视盘水肿	高血压脑病、颅内占位病变
瞳孔散大	脑疝、脑外伤、乙醇中毒或抗胆碱能与拟交感神经药物中毒
肌震颤	乙醇或镇静剂过量、拟交感神经药物中毒
偏瘫	脑梗死、脑出血、脑外伤
脑膜刺激征	脑膜炎、脑出血、脑外伤
肌强直	低钙血症、破伤风、弥漫性脑病
痫性发作	脑炎、脑出血、脑外伤、颅内占位病变、低血糖
发热	脑炎、脑膜炎、败血症
体温过低	低血糖、肝性脑病、甲状腺功能减退
血压升高	脑梗死、脑出血、蛛网膜下隙出血、高血压脑病
心动过缓	甲状腺功能减退、心脏疾病

三、感 觉 障 碍

1. 概念　感觉障碍是指机体对各种形式的刺激无感知、感知减退或感知异常。

2. 感觉分类　感觉分为内脏感觉、一般感觉和特殊感觉,见表 9-7-7。

3. 感觉障碍分类　按症状分为抑制性症状和刺激性症状,见表 9-7-8,感觉障碍临床类别见表 9-7-9。

表 9-7-7 感觉种类和支配的神经

种类	支配神经	分类
内脏感觉	自主神经	
一般感觉	脊神经和某些脑神经	浅感觉:痛觉、温度觉和触觉 深感觉:运动觉、位置觉和振动觉
特殊感觉	脑神经	视觉、听觉、嗅觉、味觉、前庭觉和平衡觉

表 9-7-8 感觉障碍症状分类

症状		特点
抑制性症状	完全性感觉缺失	同一部位各种感觉缺失
	分离性感觉缺失	同一部位只有某种感觉障碍而其他感觉保存
刺激性症状	感觉过敏	轻微刺激引起强烈的感觉
	感觉过度	轻微刺激引起强烈、持久、定位不明确、难以忍受的感觉
	感觉倒错	非疼痛性刺激出现疼痛感觉、冷刺激诱发热感觉等
	感觉异常	没有任何外界刺激而出现的感觉
	疼痛	临床上最常见的刺激症状。局部疼痛:病变部位局限性疼痛;放射性疼痛:神经干、神经根或中枢神经受病变刺激时,疼痛不仅发生于受刺激的局部,且可扩散到受累感觉神经的支配区;灼性神经痛:呈烧灼样的剧烈疼痛,迫使病人用冷水浸湿患肢,多见于正中神经或坐骨神经损伤;扩散性疼痛:刺激由一个神经分支扩散到另一个神经分支而产生的疼痛;牵涉性疼痛:内脏病变时疼痛性冲动扩散到相应节段的体表

表 9-7-9　感觉障碍临床类别

类别	特点	常见疾病
末梢型	四肢远端手套、袜套样痛、温觉、触觉减退	多发性神经炎
节段型	脊髓某些节段的病变产生感觉缺失或感觉分离	椎间盘脱出、脊髓空洞症
传导束型	感觉传导束损害时出现受损以下部位的感觉障碍,其性质可为感觉缺失,感觉分离	脊髓横贯性损害、内囊病变、脊髓半切综合征
交叉型	同侧的面部和对侧躯体痛、温觉减退或缺失	脑干病变为交叉型感觉障碍,如延髓背外侧和脑桥病变
皮质型	中央后回皮质感觉区某部分损害,常产生对侧某一肢体精细感觉障碍	大脑皮质病变等

四、运 动 障 碍

1. **概念**　运动障碍是指神经系统执行运动功能的部分发生病变或肌肉病变导致的骨骼肌运动功能异常。瘫痪是指随意运动功能的减退或缺失,是最常见的运动障碍。

2. **分类**　按传导通路的不同部位把瘫痪分为上运动神经元瘫痪和下运动神经元瘫痪,其鉴别见表 9-7-10。

3. **瘫痪定位**　上、下运动神经元受损部位不同,其瘫痪定位也不同,见表 9-7-11。

4. **瘫痪程度**　判断瘫痪程度用肌力表示,分 6 级,见表 9-7-12。

表 9-7-10　上、下运动神经元瘫痪的临床特点及鉴别

临床特点	上运动神经元瘫痪	下运动神经元瘫痪
瘫痪范围	较广,整个肢体为主	多局限,以肌群为主
肌张力	增高	减低
腱反射	增强	减弱、消失
病理反射	阳性	阴性
肌萎缩	无或轻度失用性萎缩	明显
肌束颤动	无	有
皮肤营养障碍	多无	常有
肌电图	神经传导正常,无失神经电位	神经传导速度降低,有失神经电位

表 9-7-11　瘫痪的定位

	病变部位	表现
上运动神经元瘫痪	大脑中央前回皮质运动区	单瘫
	内囊病变	偏瘫,对侧一侧性面部和肢体瘫痪,伴对侧偏身感觉障碍和对侧同向偏盲
	脑干病变	交叉瘫,同侧脑神经瘫痪和对侧肢体瘫痪
	颈膨大病变	四肢瘫,双上肢下运动神经元瘫痪、双下肢上运动神经元瘫痪
	腰膨大病变	截瘫,双下肢下运动神经元瘫痪
下运动神经元瘫痪	周围神经	瘫痪及感觉障碍与神经支配区相符
	脊髓前角	支配区节段性迟缓性瘫痪、肌萎缩,常有肌束颤动,无疼痛及感觉障碍

表 9-7-12　肌力分级标准

分级	临床表现
0 级	完全瘫痪,无任何肌肉收缩
Ⅰ级	肌肉可收缩,但不能产生动作
Ⅱ级	肢体能在床上移动,但不能抵抗自身重力,不能抬起
Ⅲ级	肢体能抵抗重力,离开床面,但不能抵抗阻力
Ⅳ级	肢体能作抗阻力动作,但未达到正常
Ⅴ级	正常肌力

五、神经系统疾病常见症状和体征护理总结

神经系统疾病常见症状和体征护理见表 9-7-13。

表 9-7-13　神经系统疾病常见症状和体征护理总结

症状和体征	主要护理问题	护理重点
头痛	疼痛:头痛 焦虑	①休息:颅内压增高时,床头抬高 15°~30°;低压性头痛时,安置去枕平卧位;②对症护理;③用药护理;④病情观察
感觉障碍	感知改变	①对症护理;②感觉功能训练:浅感觉障碍者,每日用棉絮丝、毛线等刺激触觉,用热水、冷水刺激温度觉,用大头针刺激痛觉
运动障碍	躯体移动障碍	①心理疏导;②日常生活护理;③安全护理:保持床单位整洁;防坠床;地面保持平整;训练场地宽敞明亮;④康复护理:床上锻炼;行走训练;手的精细动作的训练;使用轮椅练习;鼓励病人使用健侧肢体
意识障碍	①急性意识障碍;②潜在并发病:感染、窒息、营养失调等	①保持呼吸道通畅:平卧位头偏向一侧或取侧卧位,去除义齿,肩下垫高;②鼻饲:遵医嘱给予鼻饲流质饮食,以保证营养供给;③口腔护理;④眼部护理;⑤做好大小便护理;⑥做好皮肤护理防止压疮;⑦安全护理;⑧病情观察

(张　敏)

第 8 节　神经系统常用诊疗技术的护理

一、腰椎穿刺术

腰椎穿刺术(lumbar puncture)简称腰穿,是以腰椎穿刺针从腰椎间隙进入蛛网膜下隙抽取脑脊液或注射药物的一种诊疗技术。

【适应证】

1. 诊断性穿刺　主要是对中枢神经系统疾病诊断及鉴别诊断,如各种脑膜炎和脑炎、蛛网膜下隙出血、脑肿瘤等,通过对脑脊液常规、生化(糖、氯化物和蛋白质)、细胞学、免疫学以及病原学检查,测定脑脊液的压力等得出证据;通过压颈试验可以了解蛛网膜下隙有无阻塞;通过注入空气或造影剂,可以了解蛛网膜下隙情况。

2. 治疗性穿刺　向蛛网膜下隙注入药物或放出异常的脑脊液。

【禁忌证】

1. 颅内压增高和怀疑后颅凹占位性病变　颅内或阻塞性脑积水引起的颅内压增高是腰

穿绝对禁忌证,此时腰穿能促使或加重脑疝形成,引起呼吸骤停或死亡。若颅高压病人无颅内占位性病变又需要腰穿检查协助诊断时,可谨慎地进行腰穿。

2. 穿刺部位皮肤软组织感染或脊椎结核。

3. 出血倾向者　只有在特别急需的情况下方可对有出血倾向的病人做诊断性腰穿。若血小板计数<$50×10^9$/L 时,腰穿前需输新鲜血小板(BPC);若正接受肝素治疗,腰穿前需给予鱼精蛋白;若正接受华法林治疗,腰穿前需给予维生素 K 或新鲜血浆。

4. 脊髓压迫症处于脊髓即将丧失功能的临界状态。

5. 某些疾病不能耐受腰穿,如心力衰竭、休克、危重病人、精神病人等不宜做腰穿。

【护理】

1. 术前护理

(1) 用物准备:常规消毒治疗盘 1 套、腰穿包(腰穿针、5ml 注射器、7 号针、镊子、洞巾、纱布、测压管 1 根)、无菌手套、局麻药、治疗用药、胶布等。

(2) 病人准备

1) 评估病人的文化水平、心理状态以及对该项技术的认识程度;向病人及家属讲解腰椎穿刺的目的、过程、注意事项、可能出现的意外或并发症,征得家属的理解和签字同意。

2) 告知病人操作过程中保持特殊穿刺体位,指导病人练习穿刺体位,并不能随意移动,消除病人的恐惧心理,以取得病人配合。

3) 做普鲁卡因皮试;穿刺前排大小便;静卧 15~30 分钟。

2. 术中护理

(1) 安置体位:将病人安置于硬板床上,取侧卧位,背部靠近床沿、头部垫枕、双手抱膝、双膝向胸前屈曲、头向前屈、脊背弯成弓形(图 9-8-1),使椎间隙增大,便于穿刺。

(2) 协助选取部位:取腰 3~4 椎间隙作穿刺点(图 9-8-2),相当于两髂后上棘连线与后正中线交点稍上或稍下的位置。

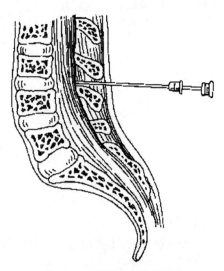

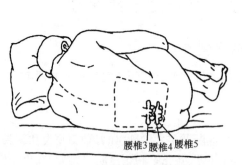

图 9-8-1　腰椎穿刺术体位　　　　　　　　图 9-8-2　腰椎穿刺进针部位

(3) 配合消毒、麻醉和穿刺:严格消毒穿刺部位皮肤(以穿刺点为中心,呈螺旋式消毒,范围 10cm×10cm),铺巾,行局部麻醉,当术者穿刺时,协助病人保持上述的正确体位,不能乱动,以免发生断针。穿刺成功后,如需测脑脊液压力,应协助术者接上测压管进行测压;如怀疑有椎管梗阻,可协助术者进行脑脊液动力学检查;或配合医生缓慢放出脑脊液 3~5ml 送检;如需做脑脊液细菌培养,应将无菌试管口在酒精灯上火焰消毒后或直接用培养皿接流出的脑脊液,再以上法消毒试管后盖好无菌塞,立即送检;鞘内给药时,应先放出等量脑脊液,然后再注入药物。

(4) 术中安慰病人和观察病情:腰穿期间护理人员在病人旁边适当解释,指导病人张开嘴巴,缓慢呼吸,放松心情,提醒病人勿动,必要时协助病人维持固定姿势;密切观察病人的生命体征、神志、面色、出汗、疼痛情况,询问有无不适感,发现异常及时通知医生停止操作,并协助相应处理。

(5) 拔针:术毕术者拔出穿刺针,穿刺点以碘伏消毒后覆盖消毒纱布,局部稍加按压以防止出血,再用胶布固定。

3. 术后护理

(1) 休息和体位:为预防病人腰穿后颅内压降低所致的头痛,术后去枕平卧 4~6 小时,24 小时内不宜下床活动,告知病人卧床期间不可抬头,但可适当转动身体。若病人头痛,将其安排在较暗的房间休息 12~24 小时,使脚略抬高 10°~15°。

(2) 观察术后并发症:观察病人有无头痛、腰背痛、脑疝等穿刺并发症。穿刺后头痛最常见,多发生在穿刺后 1~7 小时,可能为脑脊液量放出较多或持续脑脊液渗漏使颅内压降低所致,指导病人多饮水,延长卧床时间为 24 小时,遵医嘱静脉滴注 0.9% 氯化钠等。

(3) 穿刺部位护理:保持纱布清洁干燥,观察有无渗液、渗血等情况,24 小时内不宜沐浴。

二、脑血管造影

脑血管造影是经肱动脉或股动脉插管,在颈总动脉或椎动脉注入含碘造影剂,然后连续 X 线摄片记录造影剂随脑血液循环在不同时间、部位行经情况的一种显影技术。目前脑血管造影已逐渐被数字减影脑血管造影(DSA)所取代。DSA应用电子计算机程序将组织图像转变成数字信号输入并储存,然后经动脉或静脉注入造影剂获得第二次图像,也经计算机转变成数字信号,两次数字相减后将获得一个新的充满造影剂的血管图像(图 9-8-3)。DSA 简便快捷,血管影像清晰,并可选择性拍片,尤其适用于头颈部血管病变,如动脉瘤和血管畸形等。数字减影脑血管造影目的是观察脑血管的走行,血管有无移位、闭塞及其他异常等。

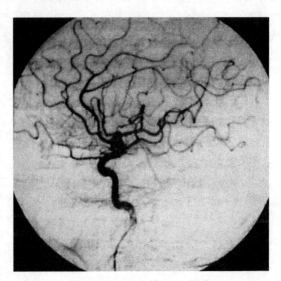

图 9-8-3　脑血管 DSA 影像

【适应证】

1. 脑血管疾病　颅内动脉瘤、动静脉畸形、动脉狭窄闭塞、动脉痉挛等。

2. 自发性颅内血肿或蛛网膜下隙出血的病因检查。

3. 颅内占位病变的血供与邻近血管的关系及某些肿瘤的定性。

【禁忌证】

1. 有严重出血倾向或出血性疾病者。

2. 对造影剂过敏。

3. 严重的心、肝、肾功能或病情危重不能耐受手术。

4. 穿刺部位皮肤感染。

【护理】

1. 术前护理

（1）用物准备：备好造影剂、麻醉剂、0.9%氯化钠、肝素钠、股（或肱）动脉穿刺包、无菌手套、沙袋和抢救药品等。

（2）病人准备：①评估病人的文化水平和对造影检查的知晓程度，指导病人及家属了解脑血管造影检查的目的、过程、注意事项、造影过程中可能出现的意外或并发症，消除紧张和恐惧心理，征得家属的同意并签字和病人的合作。②完善各项检查，如肝肾功能，出、凝血时间，血小板计数；遵医嘱进行碘过敏试验和普鲁卡因皮试。③皮肤准备：按外科术前要求在穿刺部位如侧腹股沟部位备皮。④术前4~6小时禁食、禁水，术前30分钟排空大小便，必要时留置导尿管；术前30分钟遵医嘱执行术前用药（静脉滴注尼莫地平或法舒地尔等）。

2. 术中护理　①穿刺或插管：固定病人头部，常规消毒穿刺点，协助医生从股（或肱）动脉插管到靶动脉。②术中密切观察病人的生命体征、神志、面色变化，注意病人有无头痛、呕吐、抽搐、失语、打哈欠、打鼾及肢体活动障碍，发现异常及时通知医生处理。

3. 术后护理　①休息和压迫止血：术后平卧，穿刺侧肢体继续制动（取伸展位，不可屈曲）2~4小时，一般于穿刺后8小时左右可行侧卧位；24小时内卧床休息，限制活动，卧床期间协助生活护理。穿刺部位按压30分钟，1kg沙袋压迫6~8小时；指导病人咳嗽或呕吐时按压穿刺部位，避免腹压增加而导致伤口渗血。②病情观察：密切观察双侧足背动脉搏动和肢体远端皮肤的颜色、温度等，术后2小时内每隔15分钟监测1次，2小时后每2小时监测1次，连续6次，防止动脉栓塞；注意局部有无渗血、血肿。③指导病人多饮水，以促进造影剂的排泄。④遵医嘱预防性应用抗生素。

（廖喜琳）

 目 标 检 测

A₁ 型题

1. 急性炎症性脱髓鞘性多发性神经病最少出现的临床表现是

　A. 四肢对称性瘫痪

　B. 末梢型感觉障碍

　C. 脑神经损害

　D. 脑脊液蛋白-细胞分离

　E. 括约肌功能障碍

2. 急性炎症性脱髓鞘性多发性神经病的特征性改变是

　A. 四肢弛缓性瘫痪

　B. 肌肉萎缩

　C. 神经根性疼痛

　D. 四肢手套袜套型感觉减退

　E. 脑脊液蛋白-细胞分离现象

3. 急性炎症性脱髓鞘性多发性神经病最严重的并发症是

　A. 吞咽困难　　　　B. 呼吸肌麻痹

　C. 肺部感染　　　　D. 心力衰竭

　E. 心肌炎

4. 急性炎症性脱髓鞘性多发性神经病的急性期治疗不正确的是

　A. 主要采取对症与支持疗法

　B. 呼吸肌麻痹可使用呼吸机辅助呼吸

　C. 急性期采用大剂量皮质激素冲击疗法

　D. 重症病例可采用血浆置换疗法

　E. 重症病例可采用大剂量免疫球蛋白

5. 合并呼吸肌麻痹的重症急性炎症性脱髓鞘性多发性神经病病人治疗和护理的关键是

　A. 定时翻身、拍背

　B. 预防肺部感染

　C. 减少肢体疼痛

　D. 呼吸功能监护和辅助呼吸器的使用

　E. 水电解质平衡

6. 原发性帕金森病主要病变部位在
   A. 丘脑　　　　　　　B. 黑质-纹状体
   C. 蓝斑　　　　　　　D. 中脑核
   E. 迷走神经背核

7. 帕金森病特征性症状是
   A. 头痛　　　　　　　B. 呕吐
   C. 意识丧失　　　　　D. 静止性震颤
   E. 姿势步态异常

8. 癫痫强直阵挛发作呈持续状态时,最重要的护理措施是
   A. 注意保暖　　　　　B. 吸氧 3~5L/min
   C. 防止跌伤　　　　　D. 防止继发感染
   E. 保持呼吸道通畅

9. 某癫痫病人经治疗后症状控制,准备出院,对其健康指导以下错误的是
   A. 戒烟酒
   B. 可参加体力活动,如游泳
   C. 要坚持服药 3~5 年
   D. 定期检查肝功能
   E. 介绍本病的基本知识

10. 对癫痫病人进行健康教育计划的内容,哪项错误
    A. 开车要有人陪同
    B. 适当参加脑力活动
    C. 禁用神经兴奋剂
    D. 游泳有危险
    E. 需长期正规用药

A_2 型题

11. 病人,男性,63 岁。在活动中突然言语不清,摔倒在地,大小便失禁,随即出现意识不清并短暂性肢体抽搐,呕吐频繁。查体:血压 200/105mmHg,瞳孔右侧大于左侧。此时应立即采取的措施是
    A. 立即行 MRI 检查明确是出血还是梗死
    B. 脑电图检查
    C. 经颅多普勒超声检查
    D. 降低血压治疗
    E. 甘露醇快速静脉滴注治疗

12. 病人,男性,57 岁。脑出血,入院第 2 天颅内压增高,遵医嘱静脉滴注 20% 甘露醇 250ml。护士输液时应注意
    A. 慢　　　　　　　　B. 极慢
    C. 一般速度　　　　　D. 快速滴注
    E. 按血压高低调节滴速

13. 病人,女性,68 岁,高血压 12 年。晨起时发现右侧肢体瘫痪,当时意识清楚,被家人送到医院进行治疗。CT 结果为低密度影,选择溶栓的最佳时间是
    A. 发病后 2 小时内　　B. 发病后 3 小时内
    C. 发病后 4 小时内　　D. 发病后 5 小时内
    E. 发病 6 小时内

14. 某急性脑出血病人,头痛、恶心、喷射性呕吐、呼吸快而不规则,血压明显增高,意识障碍,下列哪项护理措施不恰当
    A. 绝对安静卧床 4 周以上
    B. 每 2 小时翻身 1 次,预防压疮
    C. 头部略抬高
    D. 及时清除口腔分泌物和呕吐物
    E. 48 小时后病情稳定可进普食

15. 病人,男性,65 岁,高血压病史多年。在活动中突发意识障碍,诊断为"脑出血"收入院。查体:一侧瞳孔散大、不等圆,提示病情为
    A. 脑疝形成　　　　　B. 出血部位靠近眼睛
    C. 脑干出血　　　　　D. 动眼神经瘫痪
    E. 脑出血量大

16. 病人,男性,53 岁,急诊以"脑栓塞"收入院。入院后护士经评估判断该病人能够经口进食,但存在吞咽困难。为防止因进食所致的误吸或窒息,护士采取的措施不妥的是
    A. 进食前注意休息,避免疲劳
    B. 营造安静、舒适的进餐环境
    C. 嘱病人进餐时不要讲话
    D. 嘱病人使用吸管喝汤
    E. 进餐后保持半坐位半小时以上

17. 某脑出血病人,医嘱给予 20% 甘露醇静脉滴注,其主要药理作用是
    A. 降低血压　　　　　B. 营养脑细胞
    C. 帮助止血　　　　　D. 降低颅内压
    E. 保护血管

18. 病人,男性,半年之内发作三次三叉神经分布区的发作性剧痛,请问三叉神经痛最多累及的分支为
    A. 单侧三叉神经第 1 支
    B. 双侧三叉神经第 2、3 支
    C. 单侧三叉神经第 2、3 支
    D. 单侧三叉神经第 3 支
    E. 双侧三叉神经第 1 支

19. 病人,男性,49 岁,既往体健,近日因寒冷突然出现左侧面部剧痛,医院诊断为三叉神经痛,请问三叉神经痛的扳机点常存在于

A. 鼻根、面颊部　　　B. 颏部和下颌

C. 耳前近颞颌关节处　D. 眼角和眉间

E. 口角、鼻翼近颊部

20. 病人,男性,24 岁,受凉后出现四肢瘫痪,饮水
呛咳,吞咽困难,无大小便障碍。体检:双侧鼻
唇沟变浅,闭眼无力,四肢肌力 2 级,腱反射消
失,巴宾斯基征阴性,脑脊液蛋白 1g/L,细胞
数 $5×10^6/L$,首先应考虑的诊断

A. 重症肌无力　　　B. 周期性麻痹

C. 急性脊髓炎　　　D. 急性脊髓灰质炎

E. 急性炎症性脱髓鞘性多发性神经病

21. 1 名老年病人,缓慢起病,行走时步伐细小,双
足擦地而行,躯干强硬前倾,常见碎步前冲,双
臂不摆动,起步及止步困难,此步态是

A. 慌张步态　　　B. 小脑性步态

C. 肌病步态　　　D. 跨阈步态

E. 感觉性共济失调

22. 病人,男性,71 岁,出现静止性震颤、肌强直、
运动减少等症状 2 年余,临床诊断为帕金森
病,该病人治疗最有效的药物为

A. 多巴制剂　　　B. 苯海索

C. 金刚烷胺　　　D. 溴隐亭

E. 多巴胺

23. 病人,男性,45 岁,无诱因突发四肢抽搐,呼吸
急促,面色发绀,两眼上翻,口吐白沫,呼之不
应,症状持续约 3 分钟后抽搐停止但仍昏迷,
家属急送医院救治,医生查体时病人再次出现
类似发作,此时不应当的护理措施是

A. 解开病人的衣领、衣扣和腰带

B. 将病人的头偏向一侧

C. 在病人的上下白齿间放压舌板

D. 按压病人肢体以减少抽搐

E. 给予安定静脉推注

24. 病人,女性,72 岁。患帕金森病 5 年。随诊中
病人表示现在多以碎步、前冲动作行走,并对
此感到害怕。病人进行行走训练时,护士应提
醒病人避免

A. 思想尽量放松　　　B. 尽量跨大步

C. 脚尽量抬高　　　D. 双臂尽量摆动

E. 将注意力集中于地面

25. 病人,男性,35 岁,癫痫病史 5 年,曾有强直阵
挛发作。护士回答病人咨询最适宜的职业是

A. 汽车驾驶员　　　B. 邮递员

C. 游泳运动员　　　D. 办公室职员

E. 电工

26. 病人,男性,40 岁。因脑出血住院治疗。住院
后病人出现脑疝征兆,立即输入 20% 甘露醇治
疗,其目的是

A. 降低血压　　　B. 升高血压

C. 减轻脑水肿　　　D. 升高颅内压

E. 增加血容量

27. 病人,男性,68 岁。脑出血急诊入院,医嘱一
级护理,给予心电监护。接诊护士在给病人女
儿做入院介绍时,遭到了家属的强烈拒绝,最
可能原因是

A. 病人病情危重,家属心情焦急

B. 护士着装不整齐

C. 护士介绍不到位

D. 护士表情不自然

E. 病房环境较嘈杂

28. 病人,男性,67 岁。突发脑梗死住院治疗 10
天,病情平稳后,出院返回社区。病人伴有脑
梗死后的语言障碍,右侧肢体无力,走路步态
不稳。社区护士在进行家庭访视时应特别指
出,近期应首要注意的问题是

A. 压疮的预防

B. 抑郁情绪的观察

C. 跌倒的预防

D. 肢体功能的康复锻炼

E. 非语言性皮肤沟通技巧的使用

29. 病人,男性,49 岁。因突发右侧肢体活动不利
伴恶心、呕吐及头痛来诊,以"脑栓塞"收入院。
今晨护士进行肌力评估时其左侧肢体可轻微
收缩,但不能产生动作。按 6 级肌力记录法,
该病人的肌力为

A. 0 级　　　　　B. 1 级

C. 2 级　　　　　D. 4 级

E. 5 级

30. 病人,女性,53 岁。因突起意识障碍伴右侧肢
体瘫痪入院。查体:呼之不应,压眶有痛苦表
情,角膜反射及瞳孔对光反射存在。护士判断
该病人意识状态为

A. 嗜睡　　　　　B. 昏睡

C. 意识模糊　　　D. 浅昏迷

E. 深昏迷

31. 病人,男性,80 岁。脑出血入院。目前意识不
清,频繁呕吐,右侧瞳孔大,血压 206/
120mmHg,左侧偏瘫,4 天没解大便。下列护
理措施中不妥的是

A. 绝对卧床休息,头偏一侧,防止窒息

B. 应用脱水剂,降低颅内压

C. 采用灌肠法,保持大便通畅

D. 置瘫痪肢体功能位,保护关节功能

E. 遵医嘱降压,防止进一步出血

32. 病人,男性,30 岁。因突然头痛、呕吐,脑膜刺激征阳性入院,拟为蛛网膜下隙出血。病因诊断主要依靠哪项检查

A. 脑脊液检查　　　B. CT 检查

C. MRI 检查　　　D. 脑血管造影

E. 脑超声检查

33. 病人,女性,24 岁。4 个月前曾突发意识丧失,全身骨骼肌持续性强直收缩,脑电图异常,诊断为癫痫强直-阵挛发作,经治疗未再次发作。护士在病人咨询时错误的回答是

A. 睡眠要充足　　　B. 注意安全

C. 饮食宜清淡　　　D. 暂停服药

E. 心情愉快

34. 病人,男性,30 岁。原有癫痫大发作史,近来自行停药。今晨起有多次抽搐发作,间歇期意识不清、两便失禁,中午来院急诊。其紧急处理措施是

A. 鼻饲抗癫痫药

B. 0.1% 水合氯醛保留灌肠

C. 肌内注射苯巴妥钠

D. 静脉推注地西泮

E. 20% 甘露醇静脉滴注

35. 病人,男性,9 岁。在做作业时突然中断、发呆、手中铅笔落地,约 10 秒钟后又能继续做作业。近来连续发作,1 周内发作 4 次,但对每次发作均无记忆,最可能的诊断是

A. 单纯部分性发作　　B. 肌阵挛发作

C. 无张力发作　　　D. 精神运动性发作

E. 癫痫失神发作

A₃ 型题

(36~38 题共用题干)

病人,男性,69 岁。原发性高血压史 25 年,今晨发现病人昏迷不醒,呕吐咖啡样物,急送入院。体检:深昏迷,双侧瞳孔呈针尖样,交叉性瘫痪,T 39.8℃。

36. 为明确诊断,需要立即协助的辅助检查项目是

A. 脑部同位素扫描

B. 脑血管造影

C. 头颅 X 线检查

D. 头颅 CT 或 MRI 检查

E. 头颅超声波检查

37. 该病人的病情应考虑为

A. 内囊出血　　　B. 小量脑桥出血

C. 大量脑桥出血　　D. 小脑出血

E. 蛛网膜下隙出血

38. 护士应重点观察

A. 瞳孔　　　　B. 肢体瘫痪情况

C. 呕吐量及性质　　D. 血压

E. 体温

(39~41 共用题干)

病人,女性,68 岁,因右侧肢体活动不便 4 小时入院。入院时神志清楚,呼吸 18 次/分,脉搏 90 次/分,血压 165/95mmHg,右侧肢体肌力 2 级。既往有高血压和糖尿病史。

39. 护士对该病人及其家属进行入院宣教,宣教重点是

A. 请不要到医生护士办公室翻看病历

B. 主治医生的专业方向

C. 应该尽早开始进行康复锻炼

D. 当前应该卧床休息,不可自行起床活动

E. 应该每天进行身体清洁

40. 医嘱要求急送该病人行 CT 检查。护士首先必须

A. 告诉其家属 CT 室方向

B. 先给病人吸氧 30 分钟后再送检查

C. 安排用平车送病人前往

D. 查看检查单是否已经收费

E. 报告护士长请求外出

41. 该病人回到病房后,护士应该立即完成的护理措施是

A. 睡硬板床　　　B. 双侧上床栏

C. 插留置导尿柜　　D. 保持左侧卧位

E. 进行手术前准备

(42、43 题共用题干)

病人,男性,72 岁。1 个月前因急性脑梗死致左侧肢体偏瘫入院,两周前出院。社区护士对其进行访视,发现病人目前意识清醒,血压维持在 145/95mmHg 左右。左侧肢体偏瘫,右侧肢体肌力好,皮肤完整性好。语言表达部分障碍,目前久卧在床,可在床上独立进餐,现由老伴照顾。

42. 社区护士对该病人及家属进行健康教育时,目前教育内容的侧重点是

A. 家庭消毒隔离知识

B. 脑梗死的预防

C. 传染性疾病及老年常见病的预防

D. 患肢康复锻炼

E. 死亡教育

43. 首选的健康教育形式是

A. 发放视频教育光盘

B. 推荐相关健康教育网站

C. 组织社区病友座谈会

D. 对其进行个别教育

E. 提供宣传册

（44~46 题共用题干）

病人，女性，18 岁。主因昨晚 9 时突发双眼上翻，牙关紧闭，口吐白沫，双上肢屈曲，双拳紧握，双下肢伸直，持续约 30 秒，病人仍神志不清，间隔 20 分钟后，再次出现此症状，持续约 10 秒，有小便失禁，约 30 小时后，病人能唤醒，但有烦躁。为进一步诊治入院。

44. 病人最恰当的诊断是

A. 失神发作　　　　B. 肌阵挛发作

C. 癫痫持续发作　　D. 强直发作

E. 阵挛性发作

45. 癫痫发作时的治疗措施正确的是

A. 当病人正处于意识丧失和全身抽搐时，原则上是预防外伤及其他并发症

B. 立即把病人抱到床上，平卧，保持呼吸道通畅，及时吸氧

C. 必要时可用约束带约束四肢防自伤

D. 立即口服抗癫痫药

E. 及时为病人进行心电监护

46. 控制癫痫持续状态首选药物是

A. 地西泮　　　　　B. 丙戊酸钠

C. 氯丙嗪　　　　　D. 卡马西平

E. 苯妥英钠

（47~49 题共用题干）

病人，女性，20 岁，在校大学生。上午第 2 节课时突然倒地，意识丧失，全身抽搐，口吐白沫，尿失禁。约 15 分钟后逐渐清醒，对所发生的事情全无记忆。

47. 发作时不正确的护理措施是

A. 使病人就地平卧

B. 用力按压肢体制止抽搐发作

C. 磨牙间塞入牙垫

D. 不喂食、喂水

E. 移去身边危险物品

48. 发作后病人最可能的心理反应是

A. 焦虑　　　　　　B. 兴奋

C. 恐惧　　　　　　D. 紧张

E. 自卑

49. 经治疗未再次发作，护士做健康教育时错误的是

A. 睡眠要充足　　　B. 坚持服药

C. 饮食宜清淡　　　D. 注意安全

E. 戒烟限酒

第 10 章 传染病病人的护理

第 1 节 总 论

　　传染病(communicable diseases)是由病原微生物(如细菌、病毒、衣原体、立克次体、支原体、螺旋体、真菌等)和寄生虫(原虫、蠕虫)感染人体后产生的具有传染性的疾病。传染病属于感染性疾病,但并非所有感染性疾病都具有传染性,其中有传染性的疾病才称为传染病。 **考点:** 传染病概念

　　传染病是对人类的健康危害很大的一组疾病,一些烈性传染病如天花、霍乱、鼠疫等流行十分猖獗并造成重大灾难。在"预防为主"的卫生工作方针指导下,大力开展防治工作,传染病的发病率已大幅度下降,我国目前许多传染病被消灭、基本消灭、控制或减少,病死率也显著降低,预防工作取得了很大成绩,但有些传染病,如病毒性肝炎、感染性腹泻、流行性出血热等仍广泛存在,霍乱时有流行,鼠疫仍处于活跃期,AIDS 感染率处于高峰,血吸虫病、结核病卷土重来,防治工作面临新的挑战,新生的传染病如传染性非典型肺炎、人感染高致病性禽流感、甲型 H1N1 流感、疯牛病、军团病等,对人民群众的身体健康与生命安全构成了新的威胁,传染病防治工作十分艰巨。只有坚持贯彻"预防为主"和"防治结合"的方针,切实落实"三级预防"措施,才能最终达到控制或消灭传染病的目的,实现"人人享有初级卫生保健"的目标。

　　传染病护理是传染病防治工作中的重要组成部分,面对传染病流行的新形势、新特点,也对传染病的护理工作提出了更高的要求。护理专业学生必须学习、掌握传染病的相关知识,做好传染病病人的护理、控制传染病的传播、开展健康教育,为最终控制、消灭传染病作出贡献。

一、感染与免疫

　　感染又称传染,是指病原体侵入人体后与人体之间相互作用、相互斗争的过程。受病原体的致病能力(侵袭力、毒力、数量、变异性)、机体的免疫应答(非特异性免疫、特异性免疫)及外界干预(如药物治疗)的影响,可产生感染过程的不同表现。临床上症状明显的传染病仅是感染过程中的表现形式之一,而不是感染的全部。

(一) 感染过程的表现

　　1. 病原体被清除 　病原体进入人体后,被人体的非特异性免疫屏障(皮肤黏膜的屏障、**考点:** 感染胃酸、血-脑屏障和组织细胞的吞噬作用等)或特异性的被动免疫(如来自母体经胎盘传给胎 过程的表现儿的抗体或人工注射的抗体、预防注射或感染后获得的特异性主动免疫)所抵抗或清除,人体不发生病理变化,也无临床症状。

　　2. 隐性感染 　又称亚临床感染或不显性感染。是指病原体进入人体后,仅引起机体产生特异性免疫应答,不引起或只引起轻微的组织损伤,而临床上无任何症状、体征和生化改变,只有通过免疫学检查才能发现。大多数传染病(如脊髓灰质炎、流行性乙型脑炎)以隐性感染为最常见,隐性感染后病原体被清除,可获得对该传染病程度不等的特异性免疫力;某些传染病(如乙型肝炎、伤寒、菌痢等)隐性感染后,少数人隐性感染者未能完全清除病原体转变为健康携带者而成为传染源。

3. **显性感染** 又称临床感染。是指病原体侵入人体后,不但引起机体发生免疫应答,而且通过病原体本身的作用或机体的变态反应,导致组织损伤和病理改变,出现临床特有的症状、体征。在大多数传染病中,显性感染仅占小部分;麻疹等少数传染病以显性感染为主。伤寒等显性感染后机体可获得特异性免疫力,不易再受感染;少数显性感染者如细菌性痢疾可转为病原携带者,成为恢复期病原携带者。

4. **病原携带状态** 指病原体侵入人体后,在人体内生长繁殖并不断排出体外,成为重要的传染源,而人体不出现临床表现。在乙型肝炎、伤寒、痢疾、霍乱等许多传染病中,病原携带者是重要的传染源。按病原体种类不同,分为带病毒者、带菌者和带虫者;按携带病原体持续时间长短不同,分为急性携带者(持续时间在 3 个月以内)、慢性携带者(持续时间在 3 个月以上);按发生的时期不同,分为潜伏期携带者(发生于显性感染临床症状出现之前)、恢复期携带者(显性感染之后)、无症状病原携带者(隐性感染之后)。

5. **潜伏性感染** 是指病原体侵入人体后寄生于机体某个部位,机体的免疫功能可使病原体局限化而不引起发病,但又不能将病原体清除时,病原体长期潜伏于机体内的状态。在机体免疫功能下降时,潜伏在机体内的病原体可引起显性感染,常见于结核病、带状疱疹、疟疾等。潜伏性感染期间,病原体一般不排出体外,这是与病原携带状态不同之处;同时人体不出现临床表现。

上述 5 种感染表现形式可在一定条件下相互转化,不同的传染病中各有侧重,一般以隐性感染最常见,病原携带状态次之,显性感染比例最小但最容易识别。

(二)感染过程中病原体的致病作用

感染过程中病原体的侵袭力、毒力、数量和变异性等因素起着重要的作用。

1. **侵袭力** 是指病原体侵入人体并在体内扩散的能力。有些病原体可直接侵入人体,如钩端螺旋体、钩虫丝状蚴等;病原菌的荚膜能够抵抗吞噬细胞的吞噬、菌毛能黏附在黏膜上皮表面,能增强其侵袭力;有些病原体经呼吸道、消化道进入人体,先黏附在呼吸道和消化道黏膜表面,再进一步侵入组织细胞,产生酶和毒素,引起病变,如溶血性链球菌产生透明质酸酶,金黄色葡萄球菌产生血浆凝固酶等。

2. **毒力** 包括毒素和其他毒力因子。毒素包括内毒素和外毒素,大多数革兰阴性菌都有内毒素,如伤寒杆菌、痢疾杆菌等;具有代表性的外毒素有破伤风外毒素和白喉外毒素。许多细菌还能分泌一些针对其他细菌的毒力因子。其他毒力因子中,有些具有穿透能力,有些具有侵袭能力,有些具有溶组织能力。

3. **数量** 在同一种传染病中,入侵病原体的数量与致病力成正比,在不同的传染病中,能引起疾病的最低病原体数量可有较大的差异,如菌痢仅需 10 个菌体,而伤寒则需要 10 万个菌体。

4. **变异性** 病原体可因遗传、环境、药物等因素而发生变异。病原体的抗原变异可逃避机体的特异性免疫,从而不断引起疾病发生或使疾病慢性化,如艾滋病病毒等。变异的结果使病原体的毒力增强、减弱。卡介苗等经过人工多次传代培养可使病原体的致病力减弱,可用于预防结核病;肺鼠疫等在宿主之间反复传播可使病原体的致病力增强。

(三)感染过程中机体的免疫应答作用

考点:机体免疫应答

免疫应答包括非特异性免疫应答和特异性免疫应答。机体的免疫应答感染过程的表现和转归起着重要作用。病原体侵入机体后是否发病,取决于病原体的致病能力和机体免疫应答的综合作用。免疫应答可以是保护机体免受病原体入侵与破坏的保护性免疫应答,也可以是促进病理生理过程及加重组织损伤的变态反应,变态反应属于特异性免疫应答。

1. 非特异性免疫　是机体对进入体内异物的一种清除机制,通过遗传获得,出生时即有的一种较为稳定的免疫能力,抵御感染过程中首先发挥作用。

(1) 天然屏障:外部屏障,如皮肤、黏膜及其分泌物(胃酸、溶菌酶等)与附属器(鼻毛、气管黏膜上皮细胞的纤毛)等;内部屏障,如血-脑脊液屏障、胎盘屏障等。

(2) 吞噬作用:单核-吞噬细胞系统具有非特异性吞噬功能,包括血液中游走性单核细胞、以中性粒细胞为主的各种粒细胞和肝、脾、骨髓、淋巴结中固定的吞噬细胞,可清除体液中的颗粒状病原体。

(3) 体液因子:包括体液中的补体、溶菌酶和各种细胞因子(白细胞介素、肿瘤坏死因子、γ-干扰素等),能直接或通过免疫调节作用清除病原体。

2. 特异性免疫　通过对抗原进行特异性识别后产生的针对该抗原的特异性免疫应答,是后天获得的主动免疫。包括细胞免疫和体液免疫。

(1) 细胞免疫:主要通过 T 淋巴细胞来完成。T 细胞被某种病原体抗原刺激后能对该抗原产生致敏,当再次与该抗原相遇时,则通过细胞毒性和淋巴因子杀伤病原体及其所寄生的细胞。细胞免疫在对抗病毒、真菌、原虫和部分在细胞内寄生的细菌(如伤寒杆菌、结核杆菌、麻风杆菌)的感染中起重要作用。T 细胞还有调节体液免疫的功能。

(2) 体液免疫:是 B 淋巴细胞在抗原刺激下产生的特异性免疫。致敏 B 细胞再次受到该抗原刺激后,转化为浆细胞,并产生与致敏 B 细胞抗原相对应的抗体,即免疫球蛋白,如 IgG、IgM、IgA、IgD、IgE 等。感染过程中最早出现 IgM,持续时间短,是近期感染的标志,有早期诊断意义;IgG 在感染后临近恢复期时出现,持续时间较长,是既往感染的标志,IgG 含量最高,占免疫球蛋白的 80%,能通过胎盘,是用于防治某些传染病的丙种球蛋白及抗毒血清的主要成分;IgE 主要作用于入侵的原虫和蠕虫;sIgA 是呼吸道和消化道黏膜抗感染的主要抗体。

二、传染病的流行过程及影响因素

传染病的流行过程就是传染病在人群中发生、发展和转归的过程。构成流行过程的 3 个基本条件是传染源、传播途径、人群易感性。流行过程还受社会因素和自然因素的影响。

(一) 传染病流行过程的基本条件

1. 传染源　是指病原体在体内生长繁殖并能将其排出体外的人和动物。①病人:是重要的传染源,包括急性期及慢性期病人,尤其是轻型病人数量多,症状轻且不易被发现作为传染源意义更大。②隐性感染者:在某些传染病如脊髓灰质炎,隐性感染者是重要传染源。③病原携带者:病原携带者可长期排出病原体,在伤寒等传染病中具有重要的流行病学意义。④受感染的动物:某些如狂犬病、鼠疫等动物源性传染病,可由动物传给人类导致发病。有些传染病如血吸虫受感染的动物是传染源中的一部分。

2. 传播途径　是指病原体从传染源体内排出后,到达另一个易感者所经历的途径或方式。

(1) 空气、飞沫或尘埃:是呼吸道传染病是以此途径为主要传播途径,如流感、麻疹、SARS等。传染源咳嗽、喷嚏时,含有病原体的飞沫被排出而漂浮于空气中,较大的飞沫和痰液坠落于地,外层干燥后形成蛋白膜,随尘埃飞扬于空气中,易感者通过呼吸而感染。

(2) 食物、水、苍蝇:是消化道传染病的主要传播途径如伤寒、细菌性痢疾等。易感者因进食被病原体污染的水或食物(苍蝇、蟑螂等可通过机械性携带病原体污染食物和水)而感染。此外,某些传染病(如血吸虫病、钩端螺旋体病等)可通过与疫水接触,病原体经皮肤或黏膜侵入人体导致感染。水源污染常引起传染病的暴发流行。

(3) 手、用具、玩具:又称日常生活接触传播,既可传播消化道传染病,也可传播呼吸道传染病,主要接触了被传染源的分泌物和排泄物污染的餐具或日常生活用品等而感染。

（4）吸血节肢动物:又称虫媒传播,见于以吸血节肢动物(蚊虫、跳蚤、白蛉、恙虫等)为中间宿主的传染病,如蚊虫传播疟疾、乙脑,虱传播斑疹伤寒等。

（5）血液、体液、血制品:含有病原体的血液、体液、血制品通过血管进入人体而感染,见于乙型肝炎、丙型肝炎、艾滋病等。

（6）母婴传播:某些传染病的病原体可通过产前、产时、产后传播,如乙型病毒性肝炎、风疹及艾滋病等。母婴传播属于垂直传播,以上其他传播途径统称为水平传播。

（7）土壤:当易感者接触被病原体的芽孢(如破伤风、炭疽)、幼虫(如钩虫)、虫卵(如蛔虫)污染的土壤时,土壤就成为这些传染病的传播途径。

3. 人群易感性 是指某一特定人群中对某种传染病的易感程度。对某一传染病缺乏特异性免疫力的人称为易感者,人群易感性取决于易感者在某一特定人群中的比例。对某一特定传染病的易感者所占比例越多,人群易感性越高,如果有传染源存在且又有合适的传播途径时,该传染病就很容易发生流行。普遍进行主动免疫后,可降低人群易感者,能有效地控制传染病的流行。

（二）影响流行过程的因素

传染病流行过程的3个基本条件为传染病的流行提供了可能性,但是否流行及流行程度则受自然因素和社会因素的制约,其中社会因素起主导作用。

1. 自然因素 包括地理、气象、生态环境等。自然环境中的各种因素对流行过程的发生和发展起着重要的作用,既可直接影响病原体在外环境中的生存能力,又可影响传播途径和机体的非特异性免疫力。如呼吸道传染病多见于冬春季节,与气候寒冷干燥、人们喜欢室内活动而空气不流通,呼吸道传染病病原体对寒冷和干燥耐受力强,寒冷和干燥可减弱呼吸道抵抗力等因素有关;消化道传染病多见于夏秋季节,与气候炎热适宜肠道细菌生长繁殖、胃酸的分泌减少及机体饮水多使胃酸稀释而减弱消化道抵抗力等有关。传染病的地区性和季节性与自然因素密切相关,如乙型脑炎严格的夏秋季发病的季节性特点,则与其传播媒介蚊虫的活动习性有关;而长江流域某些湖沼地区,适宜钉螺的生存,因而形成血吸虫病的地方性流行区。某些自然生态环境为传染病在野生动物之间的传播创造了良好的条件,如鼠疫、钩端螺旋体病等,人类进入这些地区亦受感染,称自然疫源性传染病或人畜共患病。

2. 社会因素 包括社会制度、经济生活条件、文化水平、风俗习惯、职业活动、医疗卫生条件等,对传染病的流行过程有决定性的影响,其中尤以社会制度为重要。新中国成立前,许多传染病(如鼠疫、天花、霍乱、疟疾、血吸虫病等)在我国流行极为猖獗;建国后,我国组建了各级卫生防疫机构,颁布了《传染病防治法》,制定了各项卫生管理法规,通过开展爱国卫生运动、宣传卫生知识、实行计划免疫、开展群防群治运动和开展社区卫生服务等干预措施,培养了公民良好的卫生习惯和应对突发传染病的能力,为控制传染病的流行发挥了决定性的作用。

三、传染病的基本特征和临床特点

（一）传染病的基本特征

考点:传染病的基本特征

传染病与其他疾病的主要区别在于其具有下列基本特征:

1. 有病原体 每种传染病都是由特异的病原体感染引起的,临床上检出特异性的病原体对传染病的诊断及防治具有重要意义。包括各种致病微生物和寄生虫,其中病毒和细菌感染最常见。如霍乱的病原体为霍乱弧菌,疟疾的病原体为疟原虫。

2. 有传染性 所有传染病都具有一定的传染性,是传染病与其他感染性疾病的主要区别。病原体由一个宿主排出体外,经一定的途径传给另一个宿主的特性称为传染性。传染病病人排出病原体的整个时期称为传染期,每一种传染病都有相对固定的传染期,是确定传染病病人隔离期的重要依据。

3. 有流行病学特征

(1) 流行性:在一定条件下,传染病能在人群中传播的特性称为流行性。按传染病的流行强度和广度可分为:①散发:是指某种传染病发病率为某地区近年来的一般水平;②流行:是指某种传染病在某地区的发病率显著高于当地一般的发病水平;③大流行:是指某种传染病在一定时间内迅速蔓延,波及范围广泛,甚至可超出国界、洲界;④暴发:是指某种传染病有大量病例的发病时间高度集中于一个短时间之内。

(2) 外来性和地方性:①外来性:是指在国内或地区内原来不存在,而是从国外或外地传入的传染病,如霍乱;②地方性:是指地理气候、人们生活习惯等某些特定的自然或社会条件下,在某些地区中持续发生的传染病,如血吸虫病。某些自然生态环境有利于某些传染病(如鼠疫、恙虫病、钩端螺旋体病等)在野生动物间的传播,野生动物成为主要传染源,人类进入该地区时也可感染发病,称为自然疫源性传染病,也属于地方性传染病。存在这种疾病的地区称自然疫源地。

(3) 季节性:由于受气温、湿度、雨水等环境因素影响,某些传染病的发病率在每年一定季节出现升高的现象,如肠道传染病以夏秋季节多见,而呼吸道传染病以冬春季节多见。

此外,传染病在不同人群如年龄、性别、职业中的分布也有差异。

4. 有感染后免疫 无论是显性或隐性感染病原体后,都能产生针对病原体及其产物(如毒素)的特异性免疫。感染后免疫属于主动免疫,其持续时间在不同传染病中有很大差异。一般情况下,病毒性传染病如麻疹、水痘、流行性乙型脑炎的感染后免疫持续时间最长,甚至可保持终身,但流行性感冒例外;细菌、螺旋体、原虫性传染病(如细菌性痢疾、钩端螺旋体病、阿米巴病)感染后免疫持续时间通常较短,仅为数月至数年,但伤寒例外;蠕虫如血吸虫病、蛔虫病、钩虫病感染后一般不产生保护性免疫,因而常可重复感染。

(二) 传染病的临床特点

1. 病程发展的阶段性 急性传染病的发生、发展和转归,病程具有一定的规律性和阶段性,大致分为以下阶段。 **考点**:传染病的临床特点

(1) 潜伏期:自病原体侵入人体之后至出现临床症状之前的时期。潜伏期是确定医学观察、留验等检疫期限(隔离期、观察期)的重要依据。不同传染病的潜伏期长短不一,但每种传染病的潜伏期都有一个范围(最短、最长),通常相当于病原体在体内繁殖、转移、定位、引起组织损伤和功能改变导致临床症状出现之前的整个过程。

(2) 前驱期:自起病开始至出现该病明显的症状为止的时期。多数传染病在前驱期有较强的传染性。该期的临床表现多属于非特异性的全身反应,如发热、头痛、乏力、肌肉酸痛、食欲不振等,为许多传染病所共有的症状,一般持续1~3天。

(3) 症状明显期:急性传染病在前驱期后,逐渐表现出某种传染病所特有的症状和体征的时期。如麻疹病人特征性的皮疹,流脑病人的脑膜刺激征等。本期病情由轻变重达到高峰,再逐渐缓解,又可分为上升期、极期和缓解期。此期传染性极强,容易发生各种并发症。

(4) 恢复期:机体免疫力增长到一定程度,临床症状和体征基本消失,直至完全康复的时期。此期血清中抗体效价也逐渐升至最高水平。病原体大多被消除,少数病人体内仍可带有病原体,可复发或成为病原携带者。也可发生并发症,部分病人可转为慢性或留有后遗症。①复发:某些传染病(如伤寒、疟疾)病人进入恢复期后,已稳定退热一段时间,由于潜伏于体

内的病原体再度繁殖到一定程度,使初发病的症状再次出现时称复发。②再燃:病人进入恢复期后,体温尚未稳定下降至正常而又再次上升者,称为再燃。③再感染:传染病痊愈后,经过一段时间免疫力逐渐消失,又感染同一种病原体称为再感染,见于细菌性痢疾等。④重复感染:传染病尚未痊愈,又受到同一种病原体感染,称为重复感染,多见于寄生虫病,如血吸虫病、钩虫病等。⑤后遗症:恢复期结束后,较长时间内机体功能仍不能恢复正常时,称为后遗症。多见于如乙脑、脊髓灰质炎等中枢神经系统传染病。

2. 常见症状和体征

(1) 发热:发热是机体对感染的一种全身性反应,也是许多传染病所共有的最常见症状。热型是传染病重要特征之一,具有鉴别诊断意义:稽留热,见于伤寒极期、流行性斑疹伤寒等;弛张热,见于败血症、伤寒缓解期、肾综合征出血热等;间歇热,见于疟疾、败血症等;波状热,见于布氏杆菌病;双峰热,见于黑热病;不规则热,见于肺结核、流行性感冒等。

考点:皮疹
特点

(2) 皮疹:皮疹分为皮疹和黏膜疹两类。①种类:斑丘疹常见于麻疹、风疹、幼儿急疹等;玫瑰疹见于伤寒;红斑疹见于猩红热;出血疹(淤点、淤斑),见于流行性脑脊髓膜炎、肾病综合征出血热、败血症等;黏膜疹如麻疹黏膜斑(Koplik 斑),见于麻疹前驱期;疱疹或脓疱疹见于水痘、天花、带状疱疹、单纯疱疹等;荨麻疹多见于寄生虫病、血清病、食物药物过敏者等。②出疹时间:水痘和风疹于病程第 1 天、猩红热于病程第 2 天、麻疹于病程第 4 天、斑疹伤寒于病程第 5 天、伤寒于病程第 6 天出疹,有助于传染病的诊断及鉴别诊断。③出疹顺序:麻疹自耳后发际开始,渐及前额、面部、颈部,然后自上而下蔓延至胸腹部、背部及四肢,最后达手掌和足底;水痘皮疹先见于躯干、头部,逐步延及面部,最后达四肢。④皮疹分布:伤寒的玫瑰疹多见于胸部和上腹部,呈不规则分布;如水痘的皮疹多集中于躯干,而四肢较少,呈向心性分布。

3. 临床类型　临床类型的识别对估计病情、判定预后、确定治疗方案及进行流行病学调查分析有重要意义。根据传染病临床过程的长短可分为急性、亚急性、慢性;根据病情轻重可分为轻型、中型(或普通型)、重型、暴发型(极重型);根据临床特征可分为典型(相当于中型或普通型)、非典型(病情可轻可重,极轻者可照常工作称逍遥型)等。

四、传染病的诊断和防治

(一) 传染病的诊断

传染病早期正确的诊断,可使病人得到及时有效的治疗,还利于早期隔离、防止传染病的传播。传染病的诊断要综合分析 3 个方面的资料。

1. 流行病学资料　在传染病的诊断中有重要的价值。应询问病人的年龄、职业、籍贯、发病季节、居住与旅行地点、既往病史、输血史、密切接触史、预防接种及不洁饮食史等。

2. 临床资料　详尽的病史和全面的体格检查对确定诊断极为重要。发病的诱因和起病方式对传染病的诊断有重要参考价值,体检要特别注意有诊断意义的阳性体征。

3. 实验室检查资料　实验室检查对传染病的诊断有特殊意义。传染病都有其特异性病原体,查到相关病原体可确诊,免疫反应检测出特异性抗体,亦有确诊的意义。

(1) 一般常规检查:①血常规检查:以白细胞计数和分类意义较大,如白细胞显著升高多为化脓性细菌感染、百日咳和肾综合征出血热等;分类中嗜酸粒细胞减少、消失常表示有伤寒可能,增多则多为寄生虫感染;白细胞总数大多减少,淋巴细胞增多常为病毒感染。②尿常规检查中出现大量蛋白尿有助于流行性出血热的诊断。③粪便常规检查有助于感染性腹泻和蠕虫感染的诊断。④血生化检查有助于病毒性肝炎、肾综合征出血热等病的诊断。

(2) 病原学检查:①直接检出病原体:许多寄生虫病可通过肉眼观察或显微镜观察检出

病原体而确诊,如肉眼发现虫体或绦虫节片。②病原体分离:可采用血液、尿、粪、脑脊液、痰、骨髓、皮疹吸出液等分离培养病原体。应注意在疾病的早期应用抗病原体药物治疗前采集标本,标本应正确保存和及时运送。③分子生物学检测:具有快速、简便、灵敏、省时、对受检样品条件要求不高等特点,可用于病毒、细菌和寄生虫等多种病原体的检测。以核酸杂交法和核酸体外扩增法为主。④免疫学检查:目前最常用于传染病和寄生虫病诊断的检测技术,包括血清学检查、皮肤试验、T 细胞亚群和免疫球蛋白检测等。⑤其他:包括活体细胞病理检查,内镜检查和影像学检查等。

(二) 传染病的治疗

治疗原则:治疗、护理与隔离、消毒并重,一般治疗、对症治疗与特效治疗并重。

1. 一般治疗　包括隔离、护理和心理治疗,合理饮食和支持治疗。

2. 病原或特效治疗　具有清除病原体,达到根治和控制传染源的目的,常用药物有抗生素、化学治疗药物和血清免疫制剂(抗毒素)等。

3. 对症治疗　如高热时降温、抽搐时镇静、脑水肿时脱水、严重毒血症时应用肾上腺皮质激素等,以减轻病人的痛苦,促进和保证康复。

4. 中医中药治疗　对调整病人各系统的功能具有相当重要的作用。

5. 康复治疗　某些传染病可引起后遗症,采取相应的康复措施有助于机体康复。

(三) 传染病的预防

做好预防工作,对减少传染病的发生与流行,最终达到控制和消灭传染病的目的具有重要意义。根据《中华人民共和国传染病防治法》规定:国家对传染病实行预防为主方针,预防工作应针对传染病流行过程的 3 个环节进行,根据各传染病的特点采取相应的预防措施。

1. 管理传染源

(1) 对传染病人的管理:建立健全医疗卫生防疫机构,积极开展传染病卫生宣传教育,提高人群对传染病识别能力,对早期发现、早期诊断传染病有重要意义。对传染病人应尽量做到五早:早发现、早诊断、早报告、早隔离、早治疗。一旦发现传染病人或疑似病人,应立即隔离治疗。隔离期限由传染病的传染期或化验结果而定,应在临床症状消失后做 2～3 次病原学检查(每间隔 2～3 天做 1 次),结果均为阴性时方可解除隔离。传染病的报告制度是早期发现传染病的重要措施,每个医疗、护理及防疫人员必须严格遵守。根据《中华人民共和国传染病防治法》以及《突发公共卫生应急与传染病监测信息报告》将法定传染病分为甲、乙、丙 3 类,共 39 种(甲类 2 种、乙类 26 种、丙类 11 种)。

考点:传染病分类及报告

甲类:鼠疫、霍乱。甲类传染病和乙类传染病中的肺炭疽、传染性非典型肺炎、脊髓灰质炎、人感染高致病性禽流感病人或疑似病人时,或发现其他传染病和不明原因疾病暴发时,属于强制管理的烈性传染病,城镇要求发现后 2 小时内通过传染病疫情信息系统上报,农村不超过 6 小时。

乙类:传染性非典型肺炎、艾滋病、病毒性肝炎、脊髓灰质炎、人感染高致病性禽流感、麻疹、肾综合征出血热、狂犬病、流行性乙型脑炎、登革热、炭疽、细菌性和阿米巴性痢疾、肺结核、伤寒和副伤寒、流行性脑脊髓膜炎、百日咳、白喉、新生儿破伤风、猩红热、布鲁菌病、淋病、梅毒、钩端螺旋体病、血吸虫病、疟疾、人感染猪链球菌病、甲型 H1N1 流感(2009 年新加)。乙类属于严格管理传染病,城镇要求发现后 6 小时内网络直报,农村不超过 12 小时。

丙类:流行性感冒、流行性腮腺炎、风疹、急性出血性结膜炎、麻风病、流行性和地方性斑疹伤寒、黑热病、包虫病、丝虫病、除霍乱、细菌性和阿米巴性痢疾、伤寒和副伤寒以外的感染性腹泻病、手足口病(2008 年新加)。丙类为监测管理传染病,应于 24 小时内上报。

任何单位和个人必须按照规定及时如实报告,不得瞒报、缓报、谎报或者授意他人瞒报、缓报、谎报。在报告的同时,对发现的传染病病人要予以相应的方式进行隔离治疗。

（2）对接触者的管理:接触者是指曾经和传染源发生过接触的人,可能受到感染而处于疾病的潜伏期,有可能是传染源。对接触者采取的防疫措施称为检疫。检疫期限由最后接触之日算起,至该病最长潜伏期。可对接触者分别采取医学观察、留验或卫生处理,也可根据具体情况进行紧急免疫接种或药物预防。①医学观察:是指对接触者的日常活动不加限制,但每天进行必要的诊查,以了解有无早期发病的征象。主要用于乙类传染病。②留验:又称隔离观察,是对接触者的日常活动加以限制,并在指定场所进行医学观察,确诊后立即隔离治疗。对集体单位的留验又称集体检疫。主要用于甲类传染病。

（3）对病原携带者的管理:应重点对传染病接触者,有传染病史者,流行区居民和服务性行业、托幼机构、供水行业的工作人员等进行定期普查,以便及早发现和检出病原携带者。检出的病原携带者须隔离治疗,做好登记、加强管理,指导督促其养成良好卫生、生活习惯,并随访观察,必要时应隔离治疗、调整工作岗位等。

（4）对动物传染源的管理:应根据动物的病种和经济价值,予以隔离、治疗或杀灭。属有经济价值而又非烈性传染病的动物,应分群放牧或分开饲养,给予治疗;对无经济价值或危害性大的动物,如鼠类、狂犬应予杀灭,动物尸体应焚毁或深埋,尽可能减少污染。在流行地区对动物家畜、家禽进行预防接种,可降低发病率。

2. 切断传播途径　①消化道传染病,应着重加强饮食管理、饮水管理、粪便管理和消灭苍蝇、蟑螂、老鼠等,以及饭前便后洗手、加强个人卫生等措施。②呼吸道传染病,应着重保持室内空气新鲜、加强通风、空气消毒,提倡外出时戴口罩,流行期间少到公共场所,不随地吐痰,咳嗽和打喷嚏时用手帕捂住口鼻。③加强血源和血制品的管理、防止医源性传播,是预防血源性传染病的有效手段。④虫媒传染病,应采用有效措施进行防虫、驱虫、杀虫。

3. 保护易感人群　主要通过提高人群免疫力来实施。

（1）提高非特异性免疫力:包括加强体育锻炼,增加营养,改善居住条件,养成良好卫生习惯,保持心情愉快等。

（2）提高特异性免疫力:人体可通过隐性感染、显性感染或预防接种获得对该种传染病的特异性免疫力,其中预防接种起关键作用。

1）人工主动免疫:将减毒或灭活的病原体,纯化的抗原和类毒素制成疫(菌)苗接种于人体内,1~4周产生特异性抗体,称为人工主动免疫。实施儿童计划免疫是预防传染病的关键性措施之一。对适龄儿童进行常规接种(表10-1-1)。

预防接种的实施:①准备工作:接种前制订计划,确定接种对象、人数和时间,准备好必要的物资器械,做好宣传工作,以取得配合。生物制品应仔细检查,注意有无破损、变质、过期以及摇不散的凝块或异物等情况,并登记批号。②接种对象:须根据各类生物制品所确定的接种对象进行接种。在接种前应作详细体检,严格掌握禁忌证。凡发热和急性传染病、肝

表 10-1-1　儿童计划免疫顺序

起始免疫月（年）龄	疫苗
出生	卡介苗,乙肝疫苗
1 月龄	乙肝疫苗
2 月龄	脊髓灰质炎三价混合疫苗
3 月龄	脊髓灰质炎三价混合疫苗、百白破混合制剂
4 月龄	脊髓灰质炎三价混合疫苗、百白破混合制剂
5 月龄	百白破混合制剂
6 月龄	乙肝疫苗
8 月龄	麻疹疫苗
1.5~2 岁	百白破混合制剂
4 岁	脊髓灰质炎三价混合疫苗
7 岁	麻疹疫苗、吸附精制白喉、破伤风二联类毒素

肾疾病、糖尿病、活动性肺结核、原发性高血压、妊娠期以及月经期等暂缓接种。③接种方法：接种时应严格遵照说明书的规定，掌握好接种方法、剂量、次数和时间间隔，注意无菌操作。

预防接种的反应及处理：绝大多数人接种后不引起反应或反应轻微，个别人可出现严重反应。①局部反应：接种后局部出现红、肿、热、痛。红肿直径在 2.5cm 内为弱反应，2.5～5.0cm 为中反应，大于 5.0cm 为强反应。强反应常伴局部淋巴结肿痛。②全身反应：主要表现为发热、头痛、全身不适、食欲不振、恶心、呕吐等。局部反应和全身反应轻微者，经适当休息后可恢复，无须特殊处理；反应严重，体温高达 39℃ 以上时给予对症处理。③异常反应：主要为晕厥和过敏性休克，少见。晕厥多在空腹、疲劳及精神紧张时发生，故注射前应做好宣传解释，解除紧张心理。一旦出现心慌、虚弱感、胃部不适或恶心、手部发麻等表现，立即让病人平卧，保持安静，喂给糖水或温开水，针刺人中、十宣等穴位，一般不需服药。若有面色苍白、手足冰凉、出冷汗、恶心呕吐、血压下降等过敏性休克表现时，应迅速报告医生，同时静注高渗葡萄糖或皮下注射 1：1000 肾上腺素 0.5～1.0ml（儿童 0.01～0.03ml/kg）。

2）人工被动免疫：接种抗毒素或特异性高价免疫球蛋白、丙种球蛋白使人体迅速获得特异性被动免疫力，称人工被动免疫。常用有白喉抗毒素、破伤风抗毒素、特异性免疫球蛋白、人丙种球蛋白、胎盘球蛋白等。免疫力可维持 2～3 周，可用于治疗及接触者的紧急预防。

（3）药物预防：对某些尚无特异性免疫方法降低发病率和或免疫效果不理想的传染病，在流行期间给易感者口服预防药物，对控制流行有一定作用，如口服乙胺嘧啶预防疟疾、口服磺胺药预防流行性脑脊髓膜炎等。

（四）标准预防

标准预防认定所有的病人均视为有潜在传染，病人血液、体液、分泌物（不包括汗液）、排泄物、非完整的皮肤与黏膜均具有传染性，接触上述物质者，无论自身黏膜是否完整都必须进行隔离，采取防护措施。 **考点：** 标准预防的概念和措施

1. 标准预防的基本特点　①双向防护，既要防止疾病从病人传至医护人员，又要防止疾病从医护人员传至病人；既要防止血源性疾病的传播，又要防止非血源性疾病的传播。②根据疾病的主要传播途径，采取相应的隔离措施。

2. 标准预防的措施　①洗手：预防感染传播最经济、最有效的措施。医疗活动前后，应按照正确的洗手法要求认真洗净双手。②戴手套：当接触血液、体液、分泌物、排泄物及破损的皮肤黏膜时，应戴手套。戴手套不能代替洗手。③戴面罩、护目镜和口罩：戴护目镜和口罩可以减少病人的血液、体液、分泌物、排泄物等有传染性的物质飞溅到医护人员的眼睛、口腔及鼻腔黏膜。④隔离衣：为了防止被传染性的血液、分泌物、渗出物等污染时使用。⑤隔离室：对可能污染环境的病人应安置在专用的病房，以维持适当的卫生或环境控制。负压隔离室能够最大限度地控制污染的范围，尤其适用于严重的呼吸道传染病。空气在排出室外或流向其他领域之前，应经高效过滤处理，有病人在房间时房门应保持关闭。⑥其他：包括可重复使用设备的清洁消毒，医院日常设施、环境的清洁标准和卫生处理程序的落实，医护人员的职业健康安全措施，如用后的针头及尖锐物品应弃于锐器盒，防治针刺伤。

五、传染病区的护理管理和隔离消毒

（一）传染病的隔离种类和要求

1. 隔离　是指将处于传染期间的传染病病人或病原携带者安置在指定场所，与健康人和非传染病人分开，以防止传染和扩散。隔离是预防和管理传染病的重要措施，一般应传染源隔离至不再排出病原体为止。

2. 隔离的原则和方法

(1) 单独隔离传染源避免与周围人群尤其易感者不必要的接触,必须与传染源接触时应采取防护措施,如戴口罩、帽子,穿隔离衣、手的清洁和消毒等标准预防的措施,还要严格执行陪护和探视制度。

(2) 根据传染病传播途径的不同,采取相应有隔离和消毒措施。如呼吸道隔离注意室内空气及痰液等消毒,消化道隔离注意水源食物等消毒。

(3) 根据隔离期或连续多次病原检测结果,确定被隔离者不再排出病原体才能解除隔离。

3. 隔离的种类　根据传染病的传播强度及传播途径的不同,采取下列隔离方法:

(1) 严密隔离:适用于传染性强、病死率高的传染病,如鼠疫、霍乱、传染性非典型肺炎、人感染高致病性禽流感、肺炭疽等。

隔离方法:①病人住单间病室,同类病人可同住一室,关闭门窗,禁止探视和陪伴。②医务人员进入病室要戴口罩、帽子,穿隔离衣,换鞋,注意手的清洗与消毒,必要时戴手套。③病人的分泌物、排泄物、污染物品、敷料等严格消毒。④室内采取单向正压通气,室内的空气及地面定期喷洒消毒液或紫外线消毒。

(2) 呼吸道隔离:适用于经呼吸道传染的疾病,如流行性感冒、麻疹、水痘、白喉、流行性脑脊髓膜炎等通过空气飞沫传播的传染病。

隔离方法:①同类病人住一室,关闭门窗;②室内喷洒消毒液或紫外线照射进行定期消毒;③病人的口鼻、呼吸道分泌物应消毒处理;④进入病室医务人员戴口罩、帽子,穿隔离衣。

(3) 消化道隔离:适用于伤寒、细菌性痢疾、甲型和戊型肝炎等消化道传染性疾病。

隔离方法:①同类病人同住一室;②接触病人时,穿隔离衣,换鞋,清洗和消毒双手;③病人的粪便严格消毒,病人的用品、餐具、便器等单独使用并定期消毒,地面喷洒消毒液;④室内防、杀苍蝇和蟑螂。

(4) 接触隔离:适用于狂犬病、破伤风等经皮肤伤口传播的疾病。

隔离方法:①同类病人可同住一室;②医务人员接触病人需穿隔离衣、戴手套、戴口罩;③病人用过的物品和敷料等严格消毒。

(5) 昆虫隔离:适用于通过蚊、蚤、蜱、恙螨等昆虫叮咬传播的疾病,如流行性乙型脑炎、疟疾、斑疹伤寒等。

隔离方法:主要是病室有完善的防蚊设备,以防叮咬及杀灭蚊、蚤、蜱、恙螨等昆虫。

(二) 传染病的消毒

1. 消毒的概念　消毒是通过物理、化学或生物等方法消除或杀灭环境中的病原体,以切断传播途径,阻止病原体传播,是控制传染病发生、蔓延的重要措施。

2. 消毒的种类

(1) 疫源地消毒:是指对目前存在或曾经存在传染源的地方进行的消毒措施。目的是杀灭由传染源排到外界环境中的病原体。疫源地消毒又可分为:①随时消毒:指对传染源的排泄物、分泌物及其所污染的物品及时进行消毒,杀灭从传染源排出的病原体,防止传播。②终末消毒:当病人痊愈或死亡后,对其原居住场所进行的最后一次彻底的消毒,以杀灭残留在疫源地内各种物品上的病原体。随时消毒和终末消毒,应用于医院内时称为院内消毒。

(2) 预防性消毒:是指未发现传染源,对可能受病原体污染的场所、物品和人体所进行的消毒措施,目的是预防传染病的发生,如垃圾粪便的无害化处理、饮水消毒、餐具消毒等。

3. 消毒方法分类　根据消毒杀灭微生物种类的作用强弱,将各种物理和化学消毒方法分为4种:①灭菌法:杀灭外界环境中的一切微生物,可采用热力、电离辐射、微波等物理消毒法和应用醛类(甲醛、戊二醛)、环氧乙烷、过氧化氢等高效消毒剂消毒。②高效消毒法:杀灭一切致病微生物的消毒方法,主要采用紫外线消毒法和应用臭氧、含氯消毒剂的消毒方法。
③中效消毒法:可杀灭除细菌芽孢以外的各种微生物,主要有超声波消毒法和应用中效消毒剂如碘类消毒剂(包括碘伏、碘酊、洗必泰碘等)、醛类、醇类、酚类和某些含氯消毒剂。④低效消毒法:只能杀灭细菌繁殖体和亲脂病毒,包括通风换气、冲洗等物理消毒法和使用新洁尔灭、洗必泰等低效消毒剂。

4. 常用消毒方法

(1)物理消毒法:是指利用物理因素作用于病原体,将其消除或杀灭的方法。①热力灭菌法:包括煮沸消毒、高压蒸汽灭菌、预真空型压力蒸汽灭菌、火烧灭菌和巴氏消毒法等。②辐射消毒法:包括紫外线、红外线和微波等非电离辐射和 γ 射线、高能电子束的电离辐射。

(2)化学消毒法:是指应用化学消毒剂使病原体蛋白质凝固变性,或使其失去活性而将其杀灭的方法。常用化学消毒剂:①含氯消毒剂:常用有漂白粉、次氯酸钠、氯胺、二氯异氰尿酸钠等。②氧化消毒剂:如过氧乙酸、过氧化氢、臭氧、高锰酸钾等。③醛类消毒剂:甲醛、戊二醛等。④杂环类气体消毒剂:主要有环氧乙烷、环氧丙烷等。⑤碘类消毒剂:常用 2.5% 碘酊和 0.5% 碘伏。⑥醇类消毒剂:主要有 75% 乙醇和异丙醇。⑦其他消毒剂:有酚类如苯酚、来苏尔等,季胺盐类如新洁尔灭、洗必泰、消毒净等(常用化学消毒剂使用方法见表 10-1-2)。

表 10-1-2　常用化学消毒剂使用方法

消毒剂名称	消毒效力	使用方法	注意事项
碘酊	高效	2% 碘酊用于皮肤消毒,涂擦 20 秒后,用 70% 乙醇脱碘	①不能用于黏膜消毒;②皮肤过敏者禁用;③对金属有腐蚀性;④用后需加盖保存
过氧乙酸(PAA)	高效	①0.2% 溶液,用于手的消毒,浸泡 2 分钟;用于物体表面的消毒,擦拭或浸泡 10 分钟;②0.5% 溶液,用于餐具消毒浸泡 30~60 分钟;③1%~2% 溶液,用于病室喷雾消毒	①对金属有腐蚀性;②易氧化分解而降低杀菌力,故需现配现用;③浓溶液有刺激性和腐蚀性,配制时要戴口罩和橡胶手套;④存放于阴凉通风处以防高温引起爆炸
戊二醛	高效	2% 戊二醛(2% 碱性戊二醛、2% 强化酸性戊二醛、2% 中性强化戊二醛)用于浸泡器械、内镜等,消毒需 30~60 分钟,灭菌需 10 小时	①每周过滤一次,每 2~3 周更换消毒剂一次;②酸性戊二醛有腐蚀性,中性戊二醛浸泡碳钢制器械时应加防锈剂(0.5% 亚硝酸钠);③戊二醛一经碱化,稳定性即降低,应现配现用
含氯消毒剂(漂白粉、漂白粉精、氯胺 T、二氯异氰脲酸钠)	中高效	①0.5% 漂白粉溶液或 0.5%~1% 氯胺溶液,用于消毒餐具、便器等浸泡 30 分钟;1%~3% 漂白粉溶液或 0.5%~3% 氯胺溶液,用于喷洒或擦拭地面、墙壁及物品表面;现用。②漂白粉干粉与粪便以 1:5 用量搅拌后放置 2 小时;尿液 100ml 加漂白粉 1g 放置 1 小时	①消毒剂保存在密闭容器内,置于阴凉、干燥、通风处,减少有效氯的丧失;②配制的溶液性质不稳定,应现配;③有腐蚀性和漂白作用,不宜用于金属制品、有色衣服及油漆家具的消毒
碘伏	中效	0.5% 溶液,用于皮肤、黏膜消毒	①避光、密闭存放于阴凉处;②易受溶液中拮抗物的影响
乙醇	中效	①70% 乙醇,用于皮肤消毒;②95% 乙醇,用于燃烧灭菌	①易挥发,需加盖保存,定期测试以保证有效浓度;②有刺激性,不宜用于黏膜及创面消毒;③易燃,应存放在阴凉、避火处

续表

消毒剂名称	消毒效力	使用方法	注意事项
氯已定(洗必泰)	中效	① 0.02%溶液,用于手的消毒浸泡3分钟;② 0.05%溶液,用于黏膜消毒;③ 0.1%溶液,用于器械消毒浸泡	30分钟忌与肥皂及盐类相遇,以免使消毒作用降低
苯扎溴胺(新洁尔灭)	低效	① 0.05%溶液,用于黏膜消毒;② 0.1%溶液,用于皮肤消毒和浸泡30分钟消毒金属器械(加入0.5%亚硝酸钠防锈)	①与阴离子表面活性剂(如肥皂)有拮抗作用;②有吸附作用,溶液内勿投入纱布、毛巾等,以免降低药效;③对铝制品有破坏作用,不可用铝制容器盛装
苯扎溴胺酊	中效	0.1%用于皮肤、黏膜消毒	

六、传染病的护理

传染病具有起病急、病情重、变化快、并发症多等特点,更主要的是具有传染性。护理工作在传染病的防治过程中处于十分重要的地位,精心的护理、细微的观察、准确及时地执行治疗,可使病人转危为安、早日康复;严格执行消毒隔离制度、切断传播途径,可防止发生院内感染和传染病的扩散。

(一)传染病护理工作内容

1. 及时准确报告疫情　护士是传染病的责任报告人之一,应按照传染病报告制度,准确及时报告疫情,以利疾病控制部门正确估计和预测疫情,及时采取有效措施,防止疫情扩散。

2. 严格执行消毒隔离制度　传染病医院或传染科是传染病人集中的场所,易造成院内外交互感染,护理人员必须了解各种传染病的病原体性质、流行过程,掌握各种隔离技术和消毒方法,熟悉各种管理制度,在工作中严格执行消毒隔离制度,以防止和控制传染病的传播。

3. 按照护理程序进行身心护理　传染病病人除有疾病本身引起的躯体表现外,常有焦虑、恐惧以及因隔离而产生孤独、自卑等不良心理反应,因此,护理人员不但要掌握常见传染病病人的护理知识和技术操作方法,同时要求护理人员在工作中具有高度责任感和同情心,按照护理程序进行身心护理,以利病人尽快康复。

4. 密切观察病情　传染病大多起病急骤、病情危急、变化快、并发症多,尤其是年龄幼小者,自己不能诉说,护理人员应深入病房,加强巡视,密切观察病情,及时准确发现病情变化,配合医生积极采取抢救措施,挽救病人生命。

5. 开展健康教育工作　与其他科疾病相比,传染病护理中的预防宣传尤为重要,护理人员应开展健康教育工作,宣传传染病及其预防的有关知识,指导病人及家属遵守隔离、探视等管理制度,做好消毒隔离工作。

6. 传染病流行前做好准备工作　由于传染病具有季节性特征,流行高峰时病人数量及危重病人均增多,须在根据传染病的不同病种,流行前做好病房、物资和人员的充分准备,以保证传染病人的及时收治护理。

(二)传染科护士应具备的职业素质

包括:①掌握各种常见传染病的传染源、传播途径、易感人群,按照整体护理要求实施护理;②掌握隔离消毒知识和技能,克服被传染的心理,对病人具有高度的责任感与同情心;③建立以病人为中心的整体护理观,重视病人的心理护理,关心病人;④熟悉各种常见传染病的流行病学情况及预防措施;⑤严格按照《中华人民共和国传染病防治法》的要求,护士应及时向当地卫生防疫机构报告疫情。

（三）传染病常见症状和体征的护理

虽然不同传染病的临床表现各异,但在病原体及其各种代谢产物的作用下,可表现出一些共同的症状和体征,最常见的症状体征是发热和发疹。

七、发　　热

发热(fever)是传染病共有的、最常见的症状。传染病的发热多系感染性发热,其过程可分为体温上升期、极期和体温下降期 3 个阶段,不同的传染病发热程度及持续时间各不相同。

1. 发热

（1）发热的特点:发热时,病人表现为体温升高,皮肤温热发红,心率和呼吸频率加快。评估时应了解:①过程:发热前有无畏寒、寒战,发热持续时间,退热过程中有无大量出汗等。②程度和热型:如短期高热见于痢疾、流行性乙型脑炎,长期高热见于伤寒、布氏菌病,长期低热见于结核病、艾滋病等;稽留热见于伤寒极期、斑疹伤寒,弛张热见于伤寒缓解期、流行性出血热,间歇热见于疟疾、败血症等;发热前有寒战、退热时伴大汗,见于疟疾。

（2）主要护理诊断及合作性问题:体温过高　与病原体释放的各种内、外源性致热原作用于体温调节中枢,导致体温中枢功能紊乱有关。

（3）护理措施

1）隔离消毒和报告疫情:按传染病和种类给予相应的隔离消毒,及时报告疫情,以防止和控制传染病的传播。

2）休息和活动:安置病人卧床休息,保持病室环境整洁、空气新鲜,维持室温于 20～24℃,湿度在 55%～60%,使病人有舒适感;病人宜穿柔软的棉质内衣,避免衣被过厚而阻碍散热,寒战时应注意保暖。高热安排病人绝对卧床休息,好转后渐增加活动量。

3）饮食与水分:进食高热量、高维生素、高蛋白的流质或半流质饮食;鼓励病人多饮水,无禁忌证者每日至少摄入 2000ml 水分以防脱水,必要时按医嘱给予静脉输液以保证水和电解质平衡。

4）病情观察:监测并记录体温变化,根据病种及病情确定测量体温的间隔时间,密切观察生命体征及病情变化,防治并发症。

5）用药护理:按医嘱使用病因治疗和降温处理,严格按规定用药,注意观察疗效及药物副作用。可采用温水擦浴、乙醇擦浴、冰袋、冰帽等物理降温,用退热药物时,注意剂量及出汗情况,避免大汗导致虚脱;应用亚冬眠疗法者,用药之前先补足血容量,用药期间避免搬动病人,密切观察生命体征,保持呼吸道通畅;按医嘱进行病因治疗。

6）对症护理:①皮肤和口腔护理:病人退热大汗时及时温水擦浴,更换内衣,保持皮肤清洁、干燥,使病人舒适;高热病人易发生口腔炎,应于饭后、睡前用 0.9% 氯化钠漱口,病重者协助口腔护理,防止感染。②物理降温:冷敷头部或大动脉处,乙醇擦浴、冷(温)盐水灌肠等。要避免持续长时间冰敷同一部位,以防局部冻伤;有脉搏细数、面色苍白、四肢厥冷者,禁用冷敷和乙醇擦浴,全身发疹者禁用乙醇擦浴。

7）健康教育:教育病人平时要加强体育锻炼,养成良好的卫生习惯;在传染病流行期间应做好预防工作,尽量不去公共场所,防止感染;出现发热症状应去医院就诊,不要自行使用退热药,以免延误病情;发热期间要多饮水、注意口腔卫生,退热时要注意保暖。

2. 发疹　包括皮疹(又称外疹)和黏膜疹(又称内疹)。

（1）皮疹的特征:包括出疹的时间,皮疹的形态及出疹顺序及分布部位等。

（2）主要护理诊断及合作性问题:组织完整性受损　与病原体和(或)其代谢产物引起皮肤(黏膜)发疹有关。

（3）护理措施

1）一般护理：向病人及家属讲解导致皮疹和黏膜疹的相关知识，介绍配合治疗、护理的方法，提高防病治病的意识。注意饮食护理，避免进食过冷、过热及刺激性食物。

2）皮肤护理：保持皮肤清洁干燥，每日温水洗浴（禁用肥皂水、乙醇），床铺要清洁、平整，应穿着宽松、柔软的棉质内衣，衣被须勤换洗，翻身时应避免皮损处受压、碰撞、损伤。剪短病人的指甲，避免直接用手搔抓皮损处，瘙痒重时给以炉甘石洗剂、碳酸氢钠溶液局部洗浴，或按医嘱给予抗组胺类药物等；皮疹消退、脱皮时，用消毒剪刀修剪。病人出现皮肤大面积淤斑、坏死时，局部用海绵垫、气垫保护，注意防止大、小便浸渍，尽量避免发生溃破；若发生破溃时，按医嘱局部涂用2%甲紫、消炎软膏等。

3）口腔护理：有口腔黏膜疹的病人，应每日早晚及饭后应用温水或朵贝液漱口2~3次；合并溃疡时，局部用3%过氧化氢溶液清洗后涂以冰硼散，鼓励用吸管进食。

4）眼部护理：眼结膜充血、水肿的病人，应注意保持眼部清洁，防止继发感染，可用4%硼酸溶液或0.9%氯化钠溶液清洁眼痂，滴0.25%氯霉素眼药水或抗生素眼膏，每日2~4次。

5）病情观察：观察皮疹（黏膜疹）消长情况以及与全身症状的关系，退疹时是否伴有脱屑、脱皮、结痂、色素沉着等变化。

（4）健康教育：指导病人保持皮肤清洁，保护受损的皮肤和黏膜。告知病人皮肤瘙痒时不能用手搔抓，更不能用热水洗烫，可用手背或手掌轻擦或轻拍痒处，或遵医嘱用药物止痒；皮疹消退出现脱屑、脱皮时，不能用手撕扯，以防导致出血或继发感染。

（陆一春）

第2节　病毒性肝炎

 案例 10-2-1

病人，男性，45岁。因腹胀、乏力伴皮肤瘙痒1个月，加重10天入院。意识清，精神差，慢性肝病面容，皮肤巩膜黄染，颈部及前胸见数枚蜘蛛痣，心肺无异常体征。腹饱满，肝肋下未触及，脾肋下1cm，质地中等、有触痛，移动性浊音阳性，双下肢轻度压陷性水肿。实验室检查：ALT 343U/L，AST 145U/L，A/G<1。HBsAg、HBeAg、抗HBc均呈阳性。腹部B超报告：中量腹水。

问题：1. 初步诊断及诊断依据是什么？

2. 肝炎病毒标记物检测说明什么？

（一）概述

病毒性肝炎（viral hepatitis）简称肝炎，是由多种肝炎病毒引起的以肝细胞损害为主的一组全身性传染病。目前确定的肝炎病毒有甲型、乙型、丙型、丁型和戊型5种。各型病毒性肝炎的病原学和流行病学有所不同，但临床表现相似，以疲乏、食欲减退、厌油和肝功能异常为主，部分病人可出现黄疸。

甲型和戊型肝炎多表现为急性感染，经粪-口途径传播。乙型、丙型和丁型肝炎多为慢性感染，少数病例可发展为肝硬化或肝癌，主要经血液、体液等胃肠外途径传播。我国是病毒性肝炎的高发区，以甲型和乙型肝炎最为多见，两者均可通过疫苗预防。病毒性肝炎按临床经过可分为急性肝炎、慢性肝炎、重型肝炎、淤胆型肝炎和肝炎后肝硬化5种类型。

1. 病原学　病毒性肝炎的病原体是肝炎病毒，目前证实甲、乙、丙、丁和戊5种肝炎病毒是病毒性肝炎的致病因子。庚型肝炎病毒、输血传播病毒和Sen病毒是否引起肝炎尚未定论。巨细胞病毒、EB 病毒、单纯疱疹病毒、风疹病毒、黄热病毒等感染亦可引起肝脏炎症,但这些病毒所致的肝炎是全身感染的一部分,不包括在病毒性肝炎的范畴中。

(1) 甲型肝炎病毒(hepatitis A virus,HAV):属于小 RNA 病毒科的嗜肝病毒属,感染后可在肝细胞内复制,随胆汁经肠道排出。感染人体的 HAV 仅有 1 个血清型和 1 个抗原-抗体系统,感染后早期出现 IgM 型抗体,是近期感染的标志,一般持续 8 ~ 12 周。IgG 型抗体是过去感染的标志,可保持多年。HAV 对外界抵抗力较强,耐酸碱和低温,在贝壳类动物、污水、淡水、海水、泥土中能存活数月,但对热和紫外线敏感,如紫外线照射 1 小时或煮沸 5 分钟可灭活;此外,余氯 10 ~ 15ppm 30 分钟或 3% 甲醛 5 分钟也可使之灭活。

(2) 乙型肝炎病毒(hepatitis B virus,HBV):属嗜肝 DNA 病毒科,在电镜下可见 3 种病毒颗粒,即大球形颗粒(又名 Dane 颗粒)、小球形颗粒和管状颗粒;HBV 在肝细胞内合成后释放入血,还可存在于唾液、精液及阴道分泌物等各种体液中;HBV 基因组容易突变,影响血清学指标的检测,并与肝炎慢性化、肝衰竭、肝细胞癌的发生密切相关;HBV 抵抗力很强,对热(耐 60℃4 小时)、低温(耐-20℃15 年)、干燥、紫外线及一般浓度的消毒剂均能耐受,但煮沸 10 分钟或高压蒸汽消毒可使之灭活;戊二醛、过氧乙酸等也有较好的消毒效果。

(3) 丙型肝炎病毒(hepatitis C virus,HCV):属黄病毒科丙型肝炎病毒属,单股正链 RNA 病毒,5 型肝炎中 HCV 最易变异,不易被机体清除,但对有机溶剂敏感,加热(100℃)5 分钟、10% 氯仿、1:1000 甲醛 6 小时、高压蒸汽和紫外线照射等均可使之灭活。

(4) 丁型肝炎病毒(hepatitis D virus,HDV):是一种缺陷的 RNA 病毒,定位于细胞核内,以 HBsAg 作为病毒外壳,必须与 HBV 或其他嗜肝 DNA 病毒辅助才能复制,大多数情况下是在 HBV 感染的基础上重叠感染 HDV 或与 HBV 协同感染。

(4) 戊型肝炎病毒(hepatitis E virus,HEV):属萼状病毒科,为无包膜球形 RNA 病毒,主要在肝细胞内复制,经胆道随粪便排出体外,发病早期 HEV 可在感染者的粪便和血液中存在,HEV 在碱性环境下较稳定,对高热、氯仿和氯化钯敏感。

2. 发病机制 病毒性肝炎的发病机制目前尚未完全明了,普遍认为发病与病毒的损伤作用和机体的免疫应答相关:①HAV 侵入体内可引起短暂的病毒血症,继而在肝细胞内复制,2 周后随胆汁经肠道随粪便排出。HAV 在肝细胞内增殖并不直接引起肝细胞病变,可能是通过免疫介导引起肝细胞损伤。②乙型肝炎的发病机制的许多问题有待阐明,目前认为肝细胞病变主要取决于机体的免疫状况,即机体的免疫反应在清除 HBV 的过程中造成肝细胞损伤,乙型肝炎的慢性化可能与免疫耐受有关。慢性无症状 HBsAg 携带者的发生机制可能与感染者的年龄、遗传等因素有关,儿童期感染或某些 HLA 基因型易出现慢性肝炎。③丙型肝炎的肝细胞损伤机制与 HCV 直接致病作用及免疫损伤有关,HCV 的直接致病作用是引起急性丙型肝炎中肝细胞损伤的主要原因,而慢性丙型肝炎则以免疫损伤为主。急性 HCV 感染一般临床表现较轻,很少出现重型肝炎,但慢性丙型肝炎除非经过有效的抗病毒治疗,自发性痊愈很少。丙型肝炎易转为慢性,可能与 HCV 的高度变异性、泛嗜性及在血中水平低、抗原性弱等特点有关。④丁型肝炎病毒(HDV)的外壳是 HBsAg 成分,故其发病机制类似乙型肝炎,但一般认为 HDV 对肝细胞有直接致病性。⑤戊型肝炎的发病机制同甲型肝炎。

3. 病理 各型病毒性肝炎的基本病理改变以肝细胞肿胀、气球样变性或嗜酸性变性,有点状坏死、融合坏死或凋亡肝小体,炎症细胞浸润及库普弗(Kupffer)细胞增生肥大。①急性肝炎:肝肿胀大,肝细胞气球样变和嗜酸性变,灶状坏死及肝细胞再生,汇管区有炎性细胞浸润。②慢性肝炎:肝细胞变性、碎屑样或桥形坏死,伴肝小叶及汇管区胶原及纤维组织增生,肝细胞再生结节形成。③重型肝炎:急性重型肝炎以肝缩小、大量肝细胞坏死、网状纤维支架塌陷及肝细胞、胆小管胆汁淤积为特征;亚急性重型肝炎在急性重型基础上出现肝细胞再生、胶原及纤维组织增生、再生结节的形成;慢性重型肝炎在慢性肝炎或肝硬化病变基础上出现大块新的肝细胞坏死。④淤胆型肝炎:除有急性肝炎病变外,可有肝细胞内胆色素滞留、毛细胆管内胆栓形成、汇管区水肿和胆小管扩张等。

(二) 护理评估

1. 流行病学资料

考点:传染源和传播途径

(1) 传染源:①甲型和戊型肝炎:为急性期病人和隐性感染者,尤其是隐性感染多见,数量多,不易识别,是最重要的传染源。甲肝病人在发病前 2 周至起病后 1 周从粪便排出 HAV 量最多,此阶段传染性最强。②乙型、丙型和丁型肝炎:急、慢性病人和病毒携带者,其中慢性病人和病毒携带者是主要的传染源,其中乙肝以 HBeAg、HBV-DNA 阳性的病人传染性最强。

(2) 传播途径

1) 甲型和戊型肝炎:以粪-口途径为主,日常生活接触是散发性病例的主要传播方式,通过手、用具、玩具等污染食物或直接经口传播,苍蝇和蟑螂在传播中也起一定作用。污染的水源和食物的可导致暴发流行。

2) 乙型、丙型和丁型肝炎:主要有 3 条途径:①血液传播是我国目前最主要的传播途径,如不洁注射(静脉药瘾者共同注射器)、意外针刺伤、手术和拔牙、输注含有肝炎病毒的血液和血制品,尤其是反复输血及血制品者(HCV 感染以输血为主要途径,占输血后肝炎的 70% 以上)或血液透析、脏器移植等。②日常生活密切接触:是次要的传播方式。HBV 可通过各种体液排出体外,如精液、阴道分泌物、唾液、乳汁等,故性接触为 HBV 感染的可能途径;此外,共用牙刷和剃刀、文身、文眉工具中的微量污血进入体内同样可造成感染。③母婴传播:包括宫内感染、围生期传播、分娩后传播。主要通过胎盘、产道分娩、哺乳和喂养等方式传播,是导致婴幼儿 HBV 感染的重要途径。随着乙肝疫苗联合免疫球蛋白的应用,母婴传播也大为减少。

(3) 人群易感性:人类对各型肝炎普遍易感。①甲型肝炎:6 个月以下的婴儿因有来自母体的抗-HAV 而不易感染,而学龄前儿童和青年人则为易感人群,随着年龄增长,在绝大多数成年人血中均可检出抗-HAV(我国成人抗-HAV 阳性率达 90%),易感性也随之下降,感染后获得免疫力可持续终身。②乙型肝炎:抗-HBs 阴性均为易感者,以婴幼儿是获得 HBV 感染的最危险时期。因新生儿通常不具备来自母体的抗-HBs 而易感。高危人群包括 HBsAg 阳性母亲的新生儿、HBsAg 阳性者家属、反复输血及血制品(如血友病病人)、血液透析病人、多个性伴侣者、静脉药瘾者及接触血液的医务工作者等。随年龄增长经隐性感染或疫苗接种出现抗-HBs 者比例增加而易感性降低(我国成人抗-HBs 阳性率为 50% 左右)。③丙型肝炎:普遍易感,且不同 HCV 株间无交叉免疫反应。④丁型肝炎:普遍易感。⑤戊型肝炎:以青壮年多见,感染后免疫力不持久,孕妇感染后病情较重,易发生肝衰竭,病死率较高。目前尚未发现 HCV、HDV 和 HEV 的保护性抗体。

(4) 流行特征:①甲型肝炎:发病有明显季节性,秋冬季为发病高峰,主要流行于发展中国家,与人群生活环境、经济状况、饮食习惯、卫生条件等有关;②戊型肝炎:以亚洲和非洲多见,可呈地方性流行,多发生在雨季或洪水后;③乙型、丙型和丁型肝炎:以散发为主,HBV 感染有家庭聚集现象,无明显季节性。我国人群乙肝病毒携带率高达近 10%,近年随着乙肝疫苗的广泛接种,现已降至 1% 以下,这一成绩已获得世界卫生组织的认证。

2. 临床表现潜伏期　甲型肝炎 5~45 天(平均 30 天);乙型肝炎 30~180 天(平均 70 天);

考点:临床表现

丙型肝炎 15~150 天(平均 50 天);丁型肝炎 28~140 天;戊型肝炎 10~70 天(平均 40 天)。以上 5 种肝炎也可因病毒重叠感染或协同感染而使病情加重和复杂化。甲、戊型肝炎除极少数发展成重症肝炎外,一般不转为慢性肝炎,大多预后良好;乙型、丙型和丁型肝炎可以是急性或慢性肝炎,也可成为病原携带者,部分可发展成肝硬化或肝细胞性肝癌。

（1）急性肝炎：分为急性黄疸型和急性无黄疸型肝炎，各型肝炎病毒均可引起。

1）急性黄疸型肝炎：典型临床经过分为 3 期，总病程 1~4 个月。①黄疸前期：平均为 5 ~ 7 天。甲、戊型肝炎起病较急，乙、丙、丁型肝炎起病较缓慢，突出表现为病毒血症（如疲乏、畏寒、发热等）和消化系统症状（如食欲减退、恶心、呕吐、厌油腻、上腹痛和腹泻等），部分病人可有皮疹及关节酸痛等症状。②黄疸期：持续 2~6 周。发热等症状逐渐消退，尿色加深如浓茶样，黄疸逐渐加深于 1~3 周达高峰，部分病人可伴有皮肤瘙痒、心动过缓、大便颜色变浅等。体检有肝大、质软、明显压痛和叩击痛，部分有轻度脾大，此期肝功能明显异常。临床以巩膜及皮肤黄染为进入此期的标志。③恢复期：持续 1~2 个月。症状明显减轻或消失，食欲好转，黄疸逐渐消退，肝脾回缩，肝功能逐渐恢复正常。

2）急性无黄疸型肝炎：较黄疸型肝炎多见。病程 2~3 个月，临床症状较轻，主要表现为全身乏力、食欲减退、恶心、腹胀及肝区痛等，少数病人有短暂发热、呕吐及腹泻等症状。肝大，质较软，有轻压痛和叩击痛。脾大较少见。乙型、丙型肝炎多见此型，且易转变为慢性。肝功能轻、中度异常。由于此型肝炎症状较轻，易被忽视诊断。由于症状不明显，不易被发现而成为重要的传染源。

（2）慢性肝炎：见于乙、丙、丁 3 型肝炎。急性病毒性肝炎病程超过 6 个月或原有急性乙、丙、丁肝炎或有 HBsAg 携带史而因同一种病原再次出现肝炎症状、体征、肝功能异常者称为慢性肝炎，部分病人发病日期不确定或无急性肝炎病史，但临床有慢性肝炎表现者也可诊断。临床表现有乏力、畏食、恶心、腹胀、肝区痛等症状；肝大、质地呈中等硬度、有轻压痛；病情较重者可伴有慢性肝病面容、蜘蛛痣、肝掌和脾大。肝功能检查异常。

根据病情轻重分为：①轻度慢性肝炎：反复出现疲乏、厌食、恶心、肝区不适等症状，伴肝病面容、轻度肝脾大，部分病人可无明显症状和体征，但肝功能指标 1~2 项异常。②中度慢性肝炎：症状、体征和实验室检查介于轻度和重度之间。③重度慢性肝炎：有明显或持续的肝炎症状，如乏力、纳差、腹胀、尿黄、便溏等，伴有肝病面容、肝掌、蜘蛛痣、肝脾大。肝功能持续异常：血清 ALT 和（或）AST 反复或持续升高，白蛋白降低或 A/G 比值异常，丙种球蛋白明显升高。除前述条件外，凡下列检测中有 1 项以上者即可诊断为重度慢性肝炎：白蛋白≤32g/L、胆红素大于 5 倍正常值上限、凝血酶原活动度 40%~60%、胆碱酯酶<2500U/L。

（3）重型肝炎（肝衰竭）：病毒性肝炎中最严重的类型，各型病毒性肝炎均可引起，预后差，病死率可高达 50%~80%。诱因有劳累、营养不良、饮酒、服用损肝药物、妊娠、重叠感染（如乙型和戊型肝炎感染）合并感染或并发其他急慢性疾病（如甲亢、糖尿病等）等。

临床表现：①黄疸急剧加深，胆红素每日上升≥17.1μmol/L 或大于正常值 10 倍，出现"胆-酶分离（胆红素明显增高转氨酶轻度增高或正常）"；②肝进行性缩小、肝臭；③有出血倾向，凝血酶原活动度<40%；④迅速出现腹水或中毒性鼓肠；⑤肝性脑病，出现神经精神症状；⑥急性肾衰竭（肝肾综合征），出现少尿或无尿，血尿素氮增高。病程一般不超过 3 周，常因肝性脑病、继发感染、出血、电解质紊乱及肝肾综合征等并发症而死亡。

各型肝炎均可引起肝衰竭。①急性肝衰竭（又称急性重型肝炎）：起病较急，早期就出现上述肝衰竭的临床表现，在 2 周内出现Ⅱ度以上的肝性脑病、肝进行性缩小、肝臭等。②亚急性肝衰竭（又称亚急性重型肝炎）：发病 15 天至 26 周出现肝衰竭表现，肝性脑病多出现在疾病的后期。病程长达数月，易转化为坏死后性肝硬化。③慢加急性肝衰竭：是指在慢性肝病基础上出现急性肝功能失代偿。④慢性肝衰竭：在慢性肝炎或肝炎后肝硬化的基础上出现肝衰竭表现，预后差，病死率高。主要以同时有慢性肝病及肝衰竭的症状、体征和实验室检查改变为特点。

（4）淤胆型肝炎（又称毛细胆管炎型肝炎）：是以肝内胆汁淤积为主要表现的一种特殊临床类型。病程较长，可达 2~4 个月或更长时间。临床表现类似于急性黄疸型肝炎，但症状较轻，黄疸较深且具有下 2 个特点：①"三分离"特征：黄疸深，消化道症状轻，ALT 升高不明显，PTA 下降也不明显。②"梗阻性"特征：黄疸加深的同时伴皮肤瘙痒、粪便颜色变浅；实验室检查具有肝内梗阻性黄疸特点，血清碱性磷酸酶（ALP）、谷氨酰转肽酶和胆固醇显著升高，尿胆红素增加，尿胆原明显减少或消失。

（5）肝炎后肝硬化：在肝炎基础上发展为肝硬化表现。根据病情又可分为：①活动性肝硬化：有慢性肝炎活动表现，如明显的消化系统症状、黄疸、肝功能异常和清蛋白下降等，预后不良；②静止性肝硬化：虽有上述体征，但无慢性肝炎活动的表现，临床症状轻或无特异性，可较长时间维持生命。

（6）并发症：不同病原所致的重型肝炎均可发生严重并发症，主要有肝性脑病、上消化道出血、肝肾综合征和感染等。

3. 辅助检查

（1）血清酶：丙氨酸转氨酶（ALT）是目前临床判断肝细胞损害最敏感、最常用的指标。急性黄疸型肝炎常明显升高，ALT 和天冬氨酸转氨酶（AST）比值，即常 AST/ALT<1，黄疸出现后 ALT 开始下降。慢性肝炎和肝硬化可持续或反复升高，重型肝炎因肝细胞大量坏死，随黄疸迅速加深 ALT 反而下降，称为"胆-酶分离"。ALT 升高时，AST 也升高，AST/ALT>1，比值越大、预后越差。其他血清酶类如 ALP，γ-GT 在肝炎时亦可升高。其中，胆碱酯酶（CHE）由肝细胞合成，其活性降低提示肝细胞有明显损伤，值越低、病情越重。

（2）血清蛋白：由于持续的肝功能损害，肝脏合成清蛋白减少，同时因较多的抗原物质进入血液刺激免疫系统，而使血浆清蛋白（A）下降、球蛋白（G）升高、A/G 比值下降或倒置，对判断慢性肝炎后期和肝硬化有一定参考价值。

（3）血清和尿胆红素：黄疸型肝炎时血清总胆红素、直接和间接胆红素、尿胆原和尿胆红素升高。尿胆红素和尿胆原的检测是早期发现黄疸型肝炎简易而有效的方法，并有助于黄疸的鉴别诊断；而淤胆型肝炎则以血直接胆红素、尿胆红素增加为主，尿胆原减少或阴性。

（4）凝血酶原活动度（PTA）：PTA 与肝脏损害成反比，用于对肝衰竭的临床诊断和预后判断。肝衰竭时常 PTA<40%，PTA 越低，预后越差。

（5）血氨：肝衰竭时血氨升高，常见于重型肝炎和肝性脑病者。

（6）胆固醇：肝细胞损伤严重时，胆固醇合成减少而明显下降，胆固醇愈低预后愈差；梗阻性黄疸时胆固醇可升高。

（7）肝炎病毒标记物检测

考点：肝炎病毒标记物

1）甲型肝炎：抗 HAV-IgM 是新近感染的证据，是早期诊断甲型肝炎最简便而可靠的血清学标志；抗 HAV-IgG 出现较晚，是保护性抗体，阳性提示对 HAV 已产生了免疫力，见于甲肝疫苗接种后或既往感染者。

2）乙型肝炎：病毒标记物的临床意义见表 10-2-1；HBV-DNA 与 DNA 多聚酶阳性表示有 HBV 活动性复制，传染性较强，是反映 HBV 感染最直接、最特异、最敏感的指标，HBV-DNA 定量检测有助于抗病毒治疗病例选择及判断疗效。

3）丙型肝炎：HCV-RNA 用免疫扩增法（PCR）检出，病程早期就可出现，而治愈后很快消失，可作为抗病毒治疗病例选择及判断疗效的重要指标；抗-HCV 为非保护性抗体，其阳性是 HCV 感染的标志；抗 HCV-IgM 阳性见于急性期和慢性 HCV 感染病毒活动复制期。高滴度抗 HCV-IgG 也提示病毒复制活跃；低滴度则提示病毒处于静止状态。

表 10-2-1　乙型肝炎病毒血清标志物的临床意义

血清标志物	临床意义
HBsAg	阳性表示体内存在 HBV 感染,是否有传染性须结合其他指标而定;如无任何临床表现,肝功能正常而 HBsAg 持续 6 个月以上阳性者为慢性乙肝病毒携带者
抗-HBs 抗体	阳性表示对 HBV 有免疫力,见于乙型肝炎恢复期、乙肝疫苗接种后或既往感染者
HBeAg	阳性表示 HBV 复制活跃,传染性强,持续阳性易转为慢性
抗-HBe 抗体	阳性表示 HBV 复制减少和传染性减低,但少数也可因抗-HBe 发生某种基因变异而不表达
HBcAg	在受感染的肝细胞核内或 Dane 颗粒的核心部分,一般方法不易检出,阳性表示病毒呈复制状态,有传染性
抗-HBc 抗体	IgM-抗 HBc 提示急性期或慢性肝炎急性发作期;IgG-抗 HBc 阳性提示过去感染,可保持多年

4）丁型肝炎:HDAg 和 HDV-RNA 存在于血清或肝组织中,HDAg 阳性是 HDV 感染的直接证据;抗 HDV-IgG 阳性是现症感染的标志,当 HDV 处于复制状态时,可在肝细胞、血液及体液中检出 HDV-RNA。

5）戊型肝炎:抗 HEV-IgM 和抗 HEV-IgG 阳性可作为近期 HEV 感染的指标。

（三）治疗要点

目前无特效治疗方法,治疗原则为适当休息和合理营养为主,辅以药物治疗,避免饮酒、过劳和使用对肝脏有损害的药物。

1. 急性肝炎　①一般治疗:急性期应隔离,早期卧床休息,恢复期可逐渐增加活动量,避免过度劳累,待症状消失、肝功能正常后继续休息 1~3 个月;饮食宜清淡富于营养,补充多种维生素。②保肝药物:选用维生素类、葡醛内酯(肝泰乐)等。对进食少、胃肠道症状明显者,可静脉补充葡萄糖及维生素 C 等。③抗病毒治疗:除急性丙型肝炎早期可使用干扰素或长效干扰素或加用利巴韦林治疗外,一般急性期不主张抗病毒治疗。④中医中药:中医认为肝炎由湿热引起,可用清热利湿辨证施治。

2. 慢性肝炎　强调整体治疗(适当休息、合理营养和心理平衡),根据病人具体情况采用以抗病毒为主,保护肝细胞、减轻肝炎症状、防止肝纤维化和癌变等为辅的综合治疗措施。①休息和营养:活动期应静养休息,稳定期可从事轻工作。慢性肝炎活动期临床表现消失、肝功能恢复正常 3 个月以上可恢复原工作,但需定期复查,随访 1~2 年。饮食宜进食较多蛋白质,但应避免高糖和过高热量膳食,以防诱发糖尿病和脂肪肝。②抗病毒治疗:主要用于慢性乙肝病人(处于活动期,ALT 升高者),目前常用药物包括干扰素 α 和核苷类抗病毒药物(拉米夫定、替比夫定)等,干扰素通过诱导宿主产生细胞因子在多环节上起抗病毒作用;拉米夫定为一种反转录酶抑制剂,具有较强的抑制 HBV 复制的作用,但不能使 HBsAg 阴转,部分病人停药后又启动病毒复制循环。③非特异性护肝药物:改善和恢复肝功能的药物包括维生素类药物(B 族、维生素 C、维生素 E、维生素 K 等),促进解毒功能的药物[葡萄糖醛酸内酯(肝泰乐)、维丙胺等],促进能量代谢药物(三磷腺苷、肌苷、辅酶 A 等),促进蛋白质合成药物(马洛替酯、肝安、水解蛋白等),降酶药如五味子类(联苯双酯等)、山豆根类(苦参碱等)、垂盆草、齐墩果酸,改善微循环药物如丹参、低分子右旋糖酐等。④其他药物:调节免疫药物,如胸腺素、转移因子、左旋咪唑涂布剂等,促肝细胞生长素对促进肝细胞的再生和减轻纤维化有一定作用。⑤中医中药:①活血化瘀药物:丹参、赤芍、毛冬青等;②抗纤维化:如丹参等。

3. 肝衰竭　以支持、对症治疗为基础的综合性治疗,促进肝细胞再生,预防和治疗并发症。有条件者可采用人工肝支持系统,争取肝移植。①一般支持疗法:绝对卧床休息,实施重病监护;补充维生素,保证热量;输注新鲜血浆、清蛋白或免疫球蛋白;维持水、电解质及酸碱平衡;有肝性脑病先兆者应限制食物中蛋白质的摄入。②促进肝细胞再生:选用促肝细胞生长因子(HGF)或胰高血糖素-胰岛素疗法(G-I),即胰高血糖素 1mg 和胰岛素 10U 加入 10% 葡萄糖溶液 500ml,缓慢静脉滴注,每日 1 次,疗程 14 日。③防治并发症:防治出血、肝性脑病、继发感染及肾衰竭等并发症。④抗病毒:重型肝炎 HBV 复制活跃,尽早用核苷类似物抗病毒治疗有助于预后。⑤人工肝支持系统(ALSS)和肝移植:主要通过 ALSS 替代已丧失的肝功能,清除病人血中毒性物质及补充生物活性物质,以延长病人生命。⑥中医中药:用茵栀黄注射液(内含茵陈、大黄、郁金、栀子、黄芩、毛冬青等)辅助治疗。

4. **淤胆型肝炎** 在护肝治疗的基础上,试用泼尼松或地塞米松,2 周后如血清胆红素显著下降,可逐步减量,也可用中医中药治疗。

5. **肝炎后肝硬化** 参照慢性肝炎和肝硬化的治疗。

(四) 主要护理诊断及合作性问题

1. **活动无耐力** 与肝脏功能受损、能量代谢障碍有关。

2. **营养失调:低于机体需要量** 与食欲减退、摄入减少、呕吐、消化吸收功能障碍有关。

3. **焦虑** 与隔离治疗、病情反复、永久不愈、担心预后等有关。

4. **有皮肤完整性受损的危险** 与胆盐沉着刺激皮肤神经末梢引起瘙痒或肝衰竭大量腹水形成、长期卧床有关。

5. **体液过多** 与门静脉高压、水钠潴留导致腹水有关。

6. **潜在并发症:出血、肝性脑病、继发感染、肝肾综合征等。**

(五) 护理措施

考点:隔离和消毒

1. **隔离与消毒** 指导病人及家属进行家庭护理和自我保健,学会采取适当的家庭隔离措施,避免肝炎病毒重叠感染或传染给他人,采用家庭分餐制,病人有专用的日常生活用具并定时消毒,病人的分泌物、排泄物用 3% 漂白粉消毒后弃去,陪护或接触病人之后要用肥皂和流动水洗手;指导病人和家属做好皮肤护理;家属密切接触者,如 HBsAg 和抗-HBs 阴性时,督促其尽早进行预防接种;对慢性无症状乙肝病毒携带者,教育其正确对待疾病,坚持正常的学习和工作,提高机体免疫力,戒烟禁酒,定期随访;养成良好的卫生习惯,防止血液、唾液、分泌物及排泄物等污染环境;适当隔离,禁止献血和从事饮食、水管、托幼工作。

2. **休息与活动** 休息可降低机体代谢率,减少病人能量消耗,减轻肝脏代谢的负担;增加肝脏血流量,促进肝细胞的修复和再生,有利于炎症的恢复;可改善腹水和水肿;充足的睡眠还可增加糖原和蛋白质的合成。①重型肝炎病人应绝对卧床休息;②急性肝炎(发病 1 个月内)、慢性活动期、ALT 升高者,除进食、洗漱、排便外,病人应安静卧床休息,待症状好转、肝功能改善后,可指导其逐渐增加活动,以不感疲劳为度。

3. **饮食护理**

(1) 介绍饮食护理的重要性:向病人或家属介绍肝炎时,糖原合成减少,蛋白质、脂肪代谢障碍,合理的饮食可促进肝细胞再生和修复,改善病人的营养状况,有利于肝功能恢复。

(2) 饮食原则:①急性期:病人常有食欲不振、厌油、恶心、呕吐等症状,不宜强调"高营养"或强迫进食,宜进食足够热量(糖类 250~400g/d)、适量蛋白质[1.0~1.5g/(kg·d)]、含多量维生素(多吃水果和新鲜蔬菜)的清淡易消化饮食,如鸡蛋、瘦肉、鱼类、豆类、牛奶、胡萝卜等;病人食欲差时,可静脉输入 10% 葡萄糖溶液加维生素 C;适当限制脂肪避免诱发脂肪肝;有腹胀时应减少产气食品如牛奶、豆制品等摄入。②慢性肝炎:病情好转、食欲改善后应少食多餐,避免暴饮暴食,防止营养过剩。饮食宜适当的高蛋白 1.5~2.0g/(kg·d)、高热量、高维生素、易消化的食物,避免高糖、过高热量和饮酒,以防止发生糖尿病和脂肪肝。③重型肝炎:给予低脂、低盐、高热量、高维生素、易消化的流质或半流质,有肝性脑病先兆表现者,限制或禁止蛋白质摄入 $<0.5g/(kg\cdot d)$,以减轻肝脏负担,避免诱发肝性脑病;合并腹水、少尿者,应给予低盐或无盐饮食,摄钠量限制在 500mg/d(氯化钠 $1.2\sim2.0g/d$),进水量不超过1000ml/d,以减少体内水、钠潴留。

(3)戒烟和禁酒:各型肝炎病人均应戒烟和禁酒。乙醇中的杂醇油和亚硝胺可使脂肪变性、解毒功能降低和致癌,少量饮酒亦可加重肝损害;烟草中因含有多种有害物质,能损害肝功能,抑制肝细胞生成和修复。

4. 病情观察　①一般状态:观察生命体征、皮肤黏膜、神志和瞳孔等,重型肝炎(肝衰竭)病人应严格记录 24 小时尿量。②临床表现:观察发热、消化道症状和黄疸的程度,了解腹水消长情况,注意有无瘀点、瘀斑、牙龈出血、鼻出血、呕血、便血等出血情况,监测血小板计数、凝血酶原时间及凝血酶原活动度等指标,病情是否缓解。③并发症:密切观察有无肝性脑病、感染、肾功能不全等并发症,一旦发现及时报告医师并配合抢救。

5. 用药护理

(1)禁用损肝药物,不滥用保肝药物:肝炎有肝细胞的损伤,禁用损害肝脏的药物;因大部分药物都在肝脏代谢,不滥用保肝药物以减轻肝脏负担。

(2)干扰素治疗护理:①用药前教育:向病人解释使用干扰素治疗的目的、疗程和注意事项,可能出现的不良反应及反应可能持续的时间,让病人有心理准备,便于坚持治疗。②注射干扰素 $2\sim4$ 小时后可出现发热、头痛、面色潮红、全身乏力、酸痛等"流感样综合征",体温常随剂量增大而增高,反应随治疗次数增加而逐渐减轻,此时应向病人做好解释,鼓励病人多饮水、卧床休息,必要时按医嘱对症处理。②干扰素有骨髓抑制作用,应定时进行肝功能和血常规检查,出现粒细胞或血小板减少应及时报告医师。③用药过程中部分病人可能出现恶心、呕吐、食欲减退、ATL 升高,甚至黄疸、脱发、甲状腺功能减退等,一般不需停药,治疗终止后可逐渐好转。④应用大剂量干扰素皮下注射时,少数病人会出现局部触痛性红斑,一般 $2\sim3$ 日可自行消失。⑤用药时可适当增加溶媒量,并缓慢推注,以减轻或避免上述反应的发生。

(3)其他用药护理:应用拉米呋啶等时,应注意有无停药反跳及骨髓抑制等现象。

6. 对症护理　病情严重者需协助病人做好进餐、沐浴、如厕等生活护理;指导病人修剪指甲,以防皮肤瘙痒时抓破皮肤,造成感染,必要时按医嘱给予抗组胺药物和止痒剂;对重型肝炎等有大量腹水形成、长期卧床者应预防压疮的发生;当有出血倾向时,应避免碰撞、损伤,不用手挖鼻、用牙签剔牙,不用硬牙刷刷牙,以免诱发出血等。

7. 心理护理　①对缺乏疾病知识的病人,介绍肝炎相关知识、预后、隔离意义及主要治疗护理措施,指导病人阅读一些有关肝炎的科普文章。②对抑郁病人,应增加与病人交谈时间,随时了解病人的心理活动,以热情、友好、诚恳的态度鼓励病人说出所关心的问题并耐心解答,给予精神上的安慰和支持。③对消极悲观的病人,要同情和理解他们,进行疏导和劝解,增强病人战胜疾病的信心。同时劝导家属宽容、理解病人,使病人保持生活和心理上的愉悦。通过心理护理使疑虑的病人产生信任感、紧张的病人得以松弛、孤独感的病人得到温暖、焦虑恐惧的病人获得安全感,从而能安心养病。

(六)健康教育

1. 疾病预防指导　指导肝炎病人和家属,做好隔离工作。

(1)管理传染源和切断传播途径:①甲型、戊型肝炎自发病之日起进行消化道隔离 3 周,重点在于加强粪便管理,保护水源,严格饮用水的消毒,加强食品卫生和食具消毒,防止"病从口入"。接触甲型、戊型肝炎病人的儿童应检疫 45 日。②乙、丙、丁型肝炎预防重点在于防止血液和体液传播,密切接触急性乙型、丙型肝炎者亦应医学观察 45 日;密切接触戊型肝炎者

考点: 疾病预防指导

应医学观察60日。禁止献血,做好血源的监测;推广一次性注射用具和安全注射,重复使用的医疗器械要严格消毒灭菌,对带血和体液的污染物应严格消毒,严防血液透析、介入性诊疗和脏器移植时传播肝炎病毒,严格遵循医院感染管理中的标准预防原则,以杜绝医源性污染;服务行业的理发、刮脸、修脚、美容等器具也应使用一次性器械或严格消毒,不共用剃须刀和牙具等生活用品,杜绝生活性污染;性伴侣为HBsAg阳性者,应接种乙肝疫苗或用安全套,性伴侣健康状况不明的情况下,用安全套防止血源性或性传播疾病。HBsAg、HBeAg、HBV DNA和HCV RNA阳性者禁止从事献血和餐饮业、托幼工作。

(2)保护易感人群:①甲型肝炎:对幼儿、学龄前儿童和其他高危人群可接种甲型肝炎纯化灭活疫苗或减毒活疫苗以获得主动免疫;对近期与甲型肝炎病人有密切接触的易感儿童可于接触后10日内应用人丙种球蛋白肌内注射,以提高机体免疫力,注射时间越早越好,不应迟于接触后7~14日,免疫期2~3个月。②乙型肝炎:乙肝疫苗:适用于未受HBV感染的人群,凡HBsAg和抗-HBs阴性的高危人群(如HBsAg阳性的配偶、医护人员、血液透析者)均可接种,目前我国对新生儿进行乙肝疫苗的普种对阻断母婴传播,降低乙型肝炎发病率具有十分重要的意义。普遍采用0、1、6个月3针的接种程序,每次注射5μg(基因疫苗),高危人群可适当加大剂量。接种乙肝疫苗后有抗体者保护效果一般可持续12年,一般人群不需要进行抗-HBs监测或加强免疫。但对高危人群应进行抗-HBs监测,如抗-HBs<10mU/ml,可给予加强免疫。对免疫功能低下或无应答者,应增加疫苗的接种剂量和针次;对3针免疫程序无抗体者可再接种3针,并于第2次接种3针后1~2个月检测血清中抗-HBs。

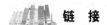

(3)意外暴露后乙型肝炎预防:在意外接触HBV感染的血液和体液后,应立即检测HBV DNA、HBsAg、HBeAg、抗-HBc抗体、抗-HBs抗体、ALT和AST,并在3个月和6个月复查。如已接种过乙肝疫苗,且已知抗-HBs抗体≥10U/L,可不进行处理;如未接种过乙肝疫苗,或虽已接种过乙肝疫苗,但抗-HBs抗体<10mU/ml,应立即注射乙肝免疫球蛋白(HBIG)200~400U,并同时在不同部位接种一针乙肝疫苗20μg,于1个月和6个月后分别再种乙肝疫苗20μg。如母亲为HBsAg和HBeAg阳性的新生儿,应在出生后立即肌内注射HBIG 100~200U,3日后注射乙肝疫苗10μg,生后1和6个月再分别注射1次,保护率可达到95%以上。

📚 链 接

意外刺伤的预防

被污染的锐器刺伤(如针刺伤)是职业性乙型肝炎感染最主要的途径,护理乙肝病人时如发生意外针刺伤时,应立即挤出少量血液,用流动水冲洗后,再用聚维酮碘消毒后敷料包扎,24小时内注射乙肝免疫球蛋白,同时进行血液乙型肝炎表面抗原、抗体的检测,阴性者肌内注射乙肝疫苗病随访观察半年。

2. 疾病康复指导 慢性乙型肝炎和丙型肝炎可反复发作,向病人及家属宣传病毒性肝炎的家庭护理和自我保健知识,促进康复或减缓发展。

(1)知识指导:指导病人保持豁达、乐观的心情,正确对待疾病,消除不良情绪,说明情绪稳定有助于疾病的康复或病情的缓解。避免如过度劳累、暴饮暴食、感染、酗酒、不合理用药、不良情绪等诱因。

(2)生活指导:说明休息对肝炎病人的重要性,使病人养成规律生活、劳逸结合;遵循饮食计划,避免高热量、高脂肪饮食和暴饮暴食、戒烟禁酒,以免肝炎复发和加重病情。

(3)用药指导:指导遵医嘱抗病毒治疗,教会其观察疗效和不良反应,不滥用如苯巴比妥类、磺胺类、抗结核等药物,不得擅自加量或停药,以免加重肝脏负担和肝功能损害。对于转氨酶正常、无症状的慢性乙肝病毒携带者,无论有无病毒复制指标,劝告其不要擅自购药进行抗病毒治疗。

(4)病情监测指导:急性肝炎病人出院后第1个月复查1次,以后每1~2个月复查1次,半年后每 3 个月复查 1 次,定期复查 1~2 年。慢性肝炎定期复查肝功能、病毒血清学指标、肝脏 B 超和与肝纤维化有关的指标,以指导调整治疗方案。如有出血倾向或精神症状应及时就医。

案例 10-2-1 分析

1. 初步诊断　慢性乙型肝炎,轻度。依据①腹胀、乏力伴皮肤瘙痒的症状。②慢性肝病面容,皮肤巩膜黄染、蜘蛛痣、脾轻度肿大、腹水、水肿的体征。③辅助检查有 ALT 343U/L,AST 145U/L,A/G <1;HBsAg、HBeAg、抗 HBc 均呈阳性。腹部 B 超报告:腹水中量符合慢性乙型肝炎,轻度的诊断。

2. 乙肝　肝炎病毒标记物检测 HBsAg、HBeAg、抗 HBc 均呈阳性说明乙型肝炎有复制活跃,传染性强,必须进行体液隔离。

(陆一春)

第 3 节　流行性乙型脑炎

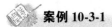 **案例 10-3-1**

病人,女性,6 岁。高热、头痛、呕吐 2 日,抽搐 1 次,来院急诊。查体:T 39.5℃,BP 100/70mmHg,R 32 次/分,叹息样呼吸,浅昏迷,唇绀,双侧 Babinski 征(+),Kernig 征(+),心肺无异常表现。血白细胞 13× 10^9/L,N 0.85;脑脊液微混,白细胞 200×10^6/L,多核 0.80。以"流行性乙型脑炎"收住入院。

问题:1. 主要护理问题是什么?

2. 如何配合抢救?

3. 如何观察病情?

(一) 概述

流行性乙型脑炎(epidemic encephalitis B)简称乙脑,是由乙型脑炎病毒引起的以脑实质炎症为主要病变的中枢神经系统急性传染病。临床特征为高热、意识障碍、抽搐、病理反射及脑膜刺激征,重症可出现中枢性呼吸衰竭,病死率高,为 50%,重症者可留有后遗症。

1. 病原学　乙型脑炎病毒简称乙脑病毒,属虫媒病毒乙组,黄病毒科黄病毒属。直径 40~50nm,为单股正链 RNA 病毒,其抗原性较稳定,人与动物感染乙脑病毒后体内可产生补体结合抗体、中和抗体及血凝抑制抗体。病毒抵抗力不强,对温度、乙醚和酸敏感,加热 100℃ 2 分钟或 56℃ 30 分钟可灭活病毒,易被一般消毒剂杀灭。

2. 发病机制　乙脑病毒是嗜神经病毒,随感染的蚊虫在叮咬人或动物时进入机体后,先在单核-巨噬细胞内繁殖,随后入血引起病毒血症,多数情况下乙脑病毒不侵入中枢神经系统而呈现隐性感染或轻型感染,并可获得终身免疫;当机体免疫力低下、病毒量多、毒力强,病毒通过血-脑脊液屏障进入中枢神经系统,引起脑实质炎症;发病机制与病毒对神经组织的直接侵袭及诱发免疫性损伤有关。

3. 病理　乙脑病变范围较广,可累及脑和脊髓,以大脑皮质、间脑和中脑病变最为严重。主要病理变化有:①神经细胞病变:神经细胞变性、肿胀、坏死,严重时形成坏死软化灶,散在于脑实质各部位,少数融合成块状,如不能修复则可致后遗症。②炎性细胞浸润和胶质细胞增生:脑实质内有淋巴细胞和大单核细胞浸润,常聚集在血管周围形成"血管套";胶质细胞呈弥漫性增生,聚集在坏死的神经细胞周围形成胶质小结。③血管病变:脑实质和脑膜血管充血扩张,大量浆液性渗出,形成脑水肿;血管内皮细胞肿胀、坏死、脱落,产生附壁血栓,形成栓塞,局部淤血和出血。脑实质病变、颅内压升高、脑水肿等,可引起意识障碍、惊厥或抽搐、呼吸衰竭以及与脑实质损伤部位相应的神经系统症状和体征。

（二）护理评估

1. 流行病学

考点：流行
病学

（1）传染源：乙脑是人畜共患的自然疫源性疾病,动物如猪、马、牛、羊、鸡、鸭、鹅等和人感染乙脑病毒后,可发生病毒血症成为传染源。猪、马、狗等动物,乙脑病毒感染率高,特别是猪,易感率高(幼猪感染率可高达100%)、饲养面广、更新率快,感染后血中病毒含量多、病毒血症时间长、传染性强,幼猪成为最主要的传染源。而人感染后病毒血症短暂,血中病毒含量少,不是主要传染源。乙脑病毒在人群中流行前1~2个月往往有猪乙脑病毒感染高峰期。

（2）传播途径：蚊虫是乙脑的主要传播媒介。蚊感染病毒后不发病,但可携带病毒越冬、经卵传代,成为乙脑病毒长期的储存宿主。带乙脑病毒的蚊虫(以三带喙库蚊为主)经叮咬将乙脑病毒传给人或动物。

（3）人群易感性：人群普遍易感,以隐性感染多见(乙脑病人与隐性感染者之比为1∶1000~2000),感染后可获持久免疫力。仅少数人发病,病人大多为10岁以下儿童,以2~6岁儿童发病率最高。由于儿童广泛接种疫苗后总发病率已大幅度下降,成人和老年人发病比例相对增高。

（4）流行特征：乙脑流行有严格的季节性,主要流行于夏秋季,与气温、雨量和蚊虫滋生密度高峰有关,80%~90%的病例集中于7、8、9月份。

2. 临床表现

潜伏期为4~21天,一般为10~14天。典型乙脑的临床经过分为初期、极期、恢复期3期,少数病人可有后遗症期。

（1）初期：为发病第1~3天。起病急,体温在1~2天内高达39~40℃,伴头痛、恶心、呕吐,或可有嗜睡,少数病人出现颈项强直及抽搐。

（2）极期：病程第4~10天。以脑实质受损症状为主。

考点：极期
临床表现

1）高热：体温高达40℃以上,体温越高、持续时间越长、病情越重。此期一般持续7~10天,重者可长达3周。

2）意识障碍：最早于病程第1~2天出现,多见于第3~8天。包括嗜睡、谵妄、昏迷等,一般持续1周左右,重者可达4周以上。意识障碍的程度、持续时间与病情轻重及预后呈正相关。

3）惊厥或抽搐：多见于病程第2~5天。系因高热、脑实质炎症及脑水肿所致。先见于面部、眼肌、口唇的小抽搐,随后肢体阵挛性抽搐,重者全身抽搐、强直性痉挛,历时数分钟至数十分钟不等,伴有意识障碍。频繁抽搐使缺氧和脑水肿加重,导致发绀、甚至呼吸暂停。

4）呼吸衰竭：主要为中枢性呼吸衰竭,是乙脑最严重的症状,多见于重症病人,主要由脑实质炎症所致。表现为呼吸节律不规则及幅度不均,如呼吸表浅、双吸气、叹息样呼吸、潮式呼吸、抽泣样呼吸等,最后呼吸停止。可伴有剧烈头痛、喷射性呕吐等颅内压增高的表现;如发生脑疝,出现昏迷、瞳孔忽大忽小、呼吸突然停止等表现;也可因呼吸道阻塞、并发肺炎或脊髓受损所致呼吸肌麻痹,而出现周围性呼吸衰竭,呼吸先增快后减慢、呼吸减弱、呼吸困难、发绀等,但呼吸节律整齐。

高热、抽搐和呼吸衰竭是极期的严重症状,呼吸衰竭是乙脑最主要的死亡原因。

5）神经系统症状和体征：多在病程10天内出现,是乙脑病人最危险的时期。①生理反射异常:浅反射减退或消失,深反射先亢进后消失。②锥体束受损:病理反射如Babinski征等阳性,肌张力增加,肢体强直性瘫痪等。③脑膜受刺激:出现颈项强直、Kernig征等脑膜刺激征阳性。④其他:根据损害的部位不同,可出现相应的神经症状,如颞叶受损可有失语、听觉障碍,自主神经受累可有膀胱和直肠麻痹而导致大小便失禁或尿潴留等。

(3) 恢复期:多数病人于发病 10 天后进入恢复期,体温逐渐下降,神经、精神症状逐日好转,大多于 2 周内完全恢复。重症病人恢复较慢,经治疗后大多于 6 个月内恢复。

(4) 后遗症期:少数重症病人在发病 6 个月后仍有精神神经症状称后遗症。主要有神志迟钝、失语、痴呆、吞咽困难、肢体瘫痪、癫痫等。发生率 5% ~ 20%,积极治疗后可有不同程度的恢复,但癫痫常可持续终身。

(5) 临床类型:分轻型,普通型,重型和极重型(表 10-3-1)。

表 10-3-1　乙脑的临床类型

表现	轻型	普通型	重型	极重型
体温	38~39℃	39~40℃	40℃以上	在 1~2 天升至 40℃以上
意识状态	神志清楚	嗜睡或浅昏迷	昏迷	深度昏迷
抽搐	无	偶有	反复或持续抽搐	反复或持续强烈抽搐
呼吸衰竭	无	无	可有	迅速出现
脑膜刺激症	不明显	明显	明显	明显
病理反射	阴性	阳性	阳性	阳性
后遗症	无	无	少数有	有且严重

(6) 并发症:以支气管肺炎最常见,多因昏迷病人呼吸道分泌物不易咳出或应用人工呼吸器后引起。此外,可出现肺不张、败血症、尿路感染、压疮、消化道出血等。

3. 辅助检查

(1) 血常规:有别于大多数病毒感染,白细胞计数和中性粒细胞比例增高,白细胞计数多在 $10×10^9$ ~ $20×10^9$/L,疾病初期中性粒细胞增高可达 80% 以上,随后淋巴细胞增多,部分病人可始终正常。

(2) 脑脊液:呈非化脓性改变,即脑脊液压力增高,外观无色透明或微混,白细胞计数增高,白细胞数早期中性粒细胞稍增多,氯化物正常、糖正常或偏高,蛋白质轻度增加。少数病例病初脑脊液检查正常。 **考点**:脑脊液和血清学检查

(3) 血清学检查:确诊本病的重要依据。①特异性 IgM 抗体:发病后 3~4 日血及脑脊液中出现特异性 IgM 抗体有助于早期诊断;②乙脑病毒抗原:采用单克隆抗体致敏羊红细胞进行反向血凝抑制试验,检测血清中乙脑病毒抗原,特异性和敏感性较高,是目前较理想的快速诊断方法;③补体结合试验:抗体出现较晚,多用作乙脑的回顾性诊断或流行病学调查。

(三) 治疗要点

1. 抗病毒治疗　目前无有效的抗病毒药物,可试用干扰素、利巴韦林等。

2. 对症治疗　积极对症处理是乙脑病人抢救成功的关键。 **考点**:对症治疗

(1) 高热:采用综合性措施,以物理降温为主,药物降温为辅,适用于持续高热伴抽搐者可用亚冬眠疗法;同时降低室温。

(2) 惊厥或抽搐:去除病因和镇静止痉:①高热引起者,以降温为主。②脑水肿所致者,以脱水剂降低颅内压为主。③呼吸道分泌物堵塞使脑缺氧所致者,应及时吸痰通畅呼吸道和给氧,必要时气管切开、加压呼吸。④脑实质病变引起者,首选地西泮镇静,肌内或缓慢静脉注射用。⑤低血钠性及低血钙性脑病:及时纠正电解质紊乱及酸碱失衡。

（3）中枢性呼吸衰竭：①主要应用脱水剂如 20% 甘露醇和血管扩张剂如东莨菪碱,以减轻脑水肿；②应用呼吸兴奋剂,必要时使用呼吸机辅助呼吸以维持有效呼吸；③吸氧并保持呼吸道通畅。

3. 恢复期及后遗症处理　进行功能训练和针灸、理疗、按摩、高压氧治疗等。

（四）护理诊断及合作性问题

1. 体温过高　与病毒血症及脑部炎症有关。

2. 气体交换受损　与脑实质炎症致呼吸衰竭有关。

3. 有受伤的危险　与脑实质炎症致意识障碍、惊厥或抽搐有关。

4. 躯体移动障碍　与脑实质炎症致昏迷、肢体瘫痪、长期卧床有关。

5. 潜在并发症　脑疝。

（五）护理措施

1. 休息与活动　①病人安置于安静、光线柔和、配有防蚊设备的房间内,防止声、光刺激,室温至少应控制在 30℃ 以下。②病人应卧床休息；有计划地集中安排各种检查、治疗及护理操作,减少对病人的刺激,以免诱发惊厥或抽搐；意识障碍者专人护理,加床栏,必要时使用约束带,防止坠床等意外发生；做好生活护理及皮肤、眼、鼻、口腔的清洁护理,防止压疮和继发感染。

2. 饮食护理　①早期、极期给予如牛奶、豆浆、米汤、绿豆汤、果汁等清淡流质饮食；有吞咽困难或昏迷不能进食者,给予鼻饲,每日少量多次、缓慢注入,以防冲击胃壁引起反射性呕吐；必要时静脉补充足够的营养。②恢复期,逐步增加有营养的高热量、高蛋白、高维生素的饮食以补充营养。③按医嘱静脉补充足够的营养和水分（成人 1500～2000ml/d）,注意补钾,保持体内水、电解质酸碱的平衡。

考点: 对症病情和护理观察3. 病情观察　①一般状态:观察生命体征、意识状态、瞳孔等。②临床表现:观察临床表现的轻重、分期,症状是否缓解,注意惊厥的先兆[两眼呆视、面部肌肉及口角、指(趾)抽动、惊跳等],应及时报告医生,并协助处理。③并发症:注意呼吸频率、节律、深度等,以及时发现呼吸衰竭；有无剧烈头痛和喷射性呕吐,脉搏和呼吸减慢、血压升高,意识障碍加重,瞳孔大小不等颅内压增高的表现；注意有无肺部感染、肺不张、败血症、尿路感染、压疮、消化道出血等并发症。④准确记录 24 小时出入液量,注意水电解质平衡。

4. 用药护理　按医嘱及时准确使用呼吸兴奋剂、血管扩张剂等药物,并注意观察疗效和副作用,如大剂量呼吸兴奋剂可能诱发惊厥,应用东莨菪碱等类药物可有口干、腹胀、尿潴留、心动过速等；20% 甘露醇为高渗液体,必须快速静脉注入（在 30 分钟内）。

5. 对症护理

（1）高热:积极采取物理降温措施,如温水擦浴、头部冰帽、体表大血管处冰袋冷敷、冷盐水灌肠等,尽快将体温控制在 38℃ 左右；同时采用放置冰块、电扇吹风或空调等措施降低室温,以利皮肤散热；按医嘱使用退热药物或应用亚冬眠疗法,注意观察疗效及药物不良反应,定时监测并记录体温,直至体温恢复正常。

（2）惊厥或抽搐:有惊厥的先兆时协助医生处理:①将病人置于仰卧位,头偏向一侧,松解衣服和领口,有义齿应取下,及时清除口咽部分泌物和痰液,以保证呼吸道通畅。②用缠有纱布的压舌板或开口器置于病人上、下臼齿之间,防止咬伤舌头。③按医嘱使用镇静药物,如地西泮、苯巴比妥等,严格执行给药剂量及用药间隔时间,注意观察呼吸和意识状态变化以防抑制呼吸。④加床栏,专人护理,防止坠床。

（3）昏迷:①保持呼吸道通畅和氧疗:安置病人仰卧、头侧向一侧,用舌钳拉出舌头,以防舌后坠阻塞呼吸道,定时翻身、拍背、吸痰,以保持保持呼吸道通畅并遵医嘱进行吸氧。②营养和水分:按医嘱给予鼻饲或静脉补充足够的营养和水分做好相应的护理。③做好生活护理:及时清理大小便,保持皮肤、五官的清洁卫生,每日温水擦浴,及时更换内衣,勤翻身、定时皮肤按摩,预防压疮等。④安全:有意识障碍的病人加床档或约束具,以防止坠床。

(4) 脑水肿:①体位:安置病人头侧向一侧,头部抬高 15°～ 30°,以利于脑水肿的消退。②保持呼吸道通畅并给氧,采用人工呼吸器辅助呼吸或气管切开做好相应的护理。③监护病情:注意生命体征、神志、瞳孔、出入液量等,如突然发生呼吸停止、痰液阻塞、呼吸肌麻痹、脑疝等紧急情况,配合医生给予相应的抢救。④迅速建立静脉通路,按医嘱快速静脉滴注 20%甘露醇,以控制脑水肿,降低颅内压。

(六) 健康教育

1. 疾病预防指导　以灭蚊、防蚊及预防接种为主的综合性预防措施。包括:①控制传染源,加强对家畜的管理,尤其是幼猪,注意牲畜饲养场所的环境卫生;流行季节前对猪进行疫苗接种,可有效地控制乙脑在人群中的流行。②切断传播途径,主要采取防蚊、灭蚊措施,消灭越冬蚊和早春蚊,消灭蚊虫滋生地,用蚊帐、驱蚊剂防蚊。③保护易感人群对重点人群进行注射疫苗,我国目前采用灭活疫苗,初种 2 次,间隔 1～2 周,第 2 年加强 1 次,可获得持久的特异性免疫力,可减少乙型脑炎的发病。 **考点:** 疾病
预防指导

2. 疾病知识指导　介绍乙脑的流行病学特点、主要临床特征和预防知识等,以便及时发现病人,在流行季节出现高热、头痛、意识障碍等表现的病人,应尽快送医院诊治。恢复期病人仍遗留有瘫痪、失语、痴呆等神经精神症状时,应向病人及家属阐明积极康复治疗的意义,教会家属切实可行的护理措施及康复疗法,如鼻饲、按摩、肢体功能锻炼及语言训练等,鼓励病人坚持康复训练和治疗、定期复诊,尽可能争取在 6 个月内恢复,以防成为不可逆的后遗症。

案例 10-3-1 分析

1. 主要护理问题　①体温过高。②潜在并发症:脑疝。③气体交换受损。
2. 配合抢救　①体位:置病人头侧向一侧,头部抬高 15°～ 30°。②保持呼吸道通畅并给氧,采用人工呼吸机辅助呼吸,做好相应的护理。③监护病情:生命体征、神志、瞳孔、出入液量等,做好记录。④迅速建立静脉通路,按医嘱快速静脉滴注 20%甘露醇脱水、大血管处冰袋冷敷等降温、地西泮镇静等治疗,观察疗效及有无呼吸抑制。
3. 病情观察　①生命体征,重点是体温及呼吸。②临床表现:惊厥、意识和瞳孔变化。③并发症:注意有无呼吸衰竭、颅内压增高和脑疝的先兆表现,并配合抢救。

(陆一春)

第 4 节 艾 滋 病

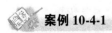 **案例 10-4-1**

病人,男性,47 岁。1 个月前曾因突感发热、干咳,肺部 X 线检查发现左侧肺炎,经多种抗生素治疗 3 周痊愈出院,因发热、乏力再次入院。意识清楚,紧张焦虑。体温 37.8℃,慢性消耗病容,脾轻度肿大,胸部 CT 示右肺脊柱旁高密度影,血 CD4$^+$T 淋巴细胞显著降低,血清抗-HIV 阳性。

问题: 1. 初步诊断及诊断依据是什么?

2. 主要护理问题有哪些?

（一）概述

艾滋病（acquired immune deficiency syndrome, AIDS）是获得性免疫缺陷综合征的简称，是由人类免疫缺陷病毒引起的慢性致命性传染病。主要通过性接触和血液传播，病毒侵犯和破坏辅助性 T 淋巴细胞（CD4$^+$T 淋巴细胞），并使机体多种免疫细胞受损，最终并发各种严重的机会性感染和恶性肿瘤。

1. 病原学　人类免疫缺陷病毒（human immunodeficiency virus, HIV）属于反转录病毒科慢病毒亚科，目前已知 HIV 有 2 型，即 HIV-1 和 HIV-2，两者均为单链 RNA 病毒，均可引起艾滋病。HIV 的高度变异性是其显著特征，能帮助其逃避宿主的免疫监视，为 HIV 感染的预防、诊断和治疗设置了巨大的障碍。HIV 即嗜淋巴细胞性，又嗜神经性，主要感染 CD4$^+$T 淋巴细胞，也能感染单核-巨噬细胞、B 细胞、小神经胶质细胞和骨髓干细胞等。HIV 感染人体后能刺激机体产生抗体，但中和抗体很少，病毒和抗体可同时存在，故仍有传染性。HIV 对外界环境的抵抗力不强，离开人体后，常温下在血液或分泌物内只能生存数小时至数天，对热及化学消毒剂敏感，56℃30 分钟、浓度 25% 以上的乙醇、0.2% 次氯酸钠及漂白粉等均能灭活病毒，但对 0.1% 甲醛、紫外线不敏感。

2. 发病机制　HIV 侵入人体后，通过感染 CD4$^+$T 淋巴细胞及单核-巨噬细胞或间接作用于 B 细胞和 NK 细胞等，使多种免疫细胞受损，细胞免疫和体液免疫均受到不同程度的损害而使免疫功能严重缺陷。主要感染 CD4$^+$T 淋巴细胞，以 RNA 为模版，在反转录酶的作用下反转录成单链 DNA，在 DNA 多聚酶作用下复制成双股 DNA，部分 DNA 可作为前病毒整合到宿主细胞核的染色体中，经 2~10 年的潜伏性感染阶段后被某种因素所激活，继而转录装配成新的病毒以出芽方式释出，再侵入其他细胞。由于 HIV 选择性地侵犯并破坏 CD4$^+$T 淋巴细胞，使之数量明显减少，最后可使 CD4$^+$T 淋巴细胞迅速耗竭，从而导致整个免疫系统崩溃，促发各种严重的机会性感染和恶性肿瘤。HIV 侵入人体数周至 6 个月后能刺激机体产生抗体，但作用极弱，故血清中抗体和病毒同时存在的情况下，血清仍具有传染性。HIV 感染中协同因子的作用如毒品、巨细胞病毒感染及其他持续的病毒感染等，可使病情迅速进展。HIV 极易发生抗原和毒力变异的特点，一方面使 HIV 逃避特异的体液免疫和细胞免疫的攻击，不易被机体消灭，另一方面可影响疾病的进程及严重性。

3. 病理　AIDS 的病理改变表现出多样性和非特异性病变，主要有：①机会性感染：由于免疫功能缺陷，组织中病原体繁殖多，而炎症反应少；②免疫器官病变：以淋巴结和胸腺病变为主，淋巴结表现为反应性病变和肿瘤性病变，胸腺可有萎缩、退行性和炎性病变；③中枢神经系统病变：神经胶质细胞灶性坏死，血管周围炎性浸润，脱髓鞘改变。

（二）护理评估

1. 流行病学

考点：流行病学

（1）传染源：病人和 HIV 无症状携带者是本病的传染源，HIV 无症状携带者尤为重要。病毒主要存在于血液、精液、子宫和阴道分泌物中，唾液、泪液和乳汁也含有病毒具有传染性。

（2）传播途径：①性接触传播：同性恋、异性恋者均可传播，为 AIDS 的主要传播途径，占成人的 3/4。②血液传播：输入被 HIV 污染的血液或血液制品，使用未经严格消毒的手术、注射、针灸、拔牙、美容等进入人体的器械，都能传播艾滋病。共用注射器静脉吸毒是经血液传播艾滋病的重要危险行为。③母婴传播：感染了 HIV 的妇女通过妊娠、分娩和哺乳有可能把艾滋病传染给胎儿或婴儿。在未采取预防措施的情况下，约 1/3 的胎儿和婴儿会受到感染。④其他：应用 HIV 感染者的器官移植、人工授精及破损皮肤意外受污染。

研究表明，在日常生活和工作中，与 HIV 感染者或病人握手、拥抱、礼节性接吻、共同进餐、共用劳动工具、办公用品、钱币等不会感染艾滋病。咳嗽和打喷嚏、蚊虫叮咬均不传播艾滋病。艾滋病也不会经马桶圈、电话机、餐饮具、卧具、游泳池或浴池等公共设施传播。

（3）人群易感性：人群普遍易感。男性同性恋者、性乱交者、静脉药瘾者、血制品使用者、HIV感染的母亲所生婴儿为高危人群。

（4）流行状况：1981年美国报告首例艾滋病，目前已有150个以上的国家发生艾滋病，我国于1985年发现首例AIDS病人。根据《2011年中国艾滋病疫情报告》，截至2011年底，估计中国存活艾滋病病毒感染者和艾滋病病人（PLHIV）78万人（62万~94万人），女性占28.6%；艾滋病（AIDS）病人15.4万人（14.6万~16.2万人）；全人群感染率为0.058%（0.046%~0.070%）。估计2011年当年新发艾滋病病毒（HIV）感染者4.8万人（4.1万~5.4万人），2011年艾滋病相关死亡2.8万人（2.5万~3.1万人）。在PLHIV中，经性传播占63.9%；经注射吸毒传播占28.4%。我国艾滋病疫情呈现以下5个特点：①全国艾滋病疫情依然呈低流行态势，但部分地区疫情严重；②HIV感染者和AIDS病人数量继续增加，但新发感染人数保持在较低水平；③既往HIV感染者陆续进入发病期，AIDS发病和死亡增加；④传播途径以性传播为主，所占比例继续增高；⑤感染人群多样化，流行形势复杂化。

2. 临床表现　本病潜伏期长为2~10年，HIV感染人体HIV后的进展可分为4期。潜伏期的长短与感染病毒的数量、类型、感染途径，机体的免疫状况、营养状况和生活习惯等有关，一般因输血感染者潜伏期较短。　**考点**：临床表现

（1）临床分期

Ⅰ期（急性感染期）：感染HIV后部分病人出现发热、全身不适、头痛、厌食、肌肉关节疼痛、淋巴结肿大等血清病样症状，持续3~14日后自然消失。因症状轻，无特异性而易被忽略。感染2~6周后血液中可检出HIV，血清中还可检出HIV RNA及p24抗原，血小板减少，CD_8^+T淋巴细胞升高。

Ⅱ期（无症状感染期）：由原发感染或急性感染症状消失后延伸而来，临床上没有任何症状和体征，血清中能检出HIV RNA及HIV抗体，但有传染性，此期可持续2~10年或更长。HIV感染的初期，血清中虽然有病毒和p24抗原存在，HIV抗体呈阴性，称窗口期。

Ⅲ期（持续性全身淋巴结肿大综合征）：除腹股沟淋巴结以外，全身其他部位2处或2处以上淋巴结肿大，淋巴结直径在1cm以上，质地柔韧、无压痛、无粘连、能自由活动，活检为淋巴结反应性增生。一般持续肿大3个月以上，无自觉症状。部分肿大淋巴结1年后逐步消散，亦可再次肿大。

Ⅳ期（艾滋病期）：是艾滋病病毒感染的最终阶段，临床表现复杂，因免疫功能严重缺陷可出现5种表现：①体质性疾病：发热、乏力、不适、盗汗、体重下降、厌食、慢性腹泻、肝脾大。②神经系统症状：头痛、癫痫、下肢瘫痪、进行性痴呆。③严重机会性感染：常出现卡氏肺孢子虫、弓形虫、隐孢子虫、包括隐球菌、念珠菌、结核杆菌、鸟分枝杆菌、巨细胞病毒、疱疹病毒、EB病毒等感染。④继发肿瘤：最多见为卡波西肉瘤（Kaposi sarcoma）和非霍奇金淋巴瘤。⑤继发其他疾病：如慢性淋巴性间质性肺炎等。

（2）各系统临床表现

1）肺部：以肺孢子虫肺炎最常见，是本病机会性感染死亡的主要原因，70%~80%的病人患过1次或多次孢子虫肺炎，约50%的AIDS病人的死于孢子虫肺炎。表现为间质性肺炎，常有慢性咳嗽、短期发热、呼吸急促和发绀，肺部偶可闻及啰音，动脉血氧分压降低，X线表现为间质性肺炎，但无特异性；此外，巨细胞病毒、结核杆菌、鸟分枝杆菌、念珠菌、隐球菌和卡波西肉瘤均可侵犯肺部。

2）胃肠系统：以口腔和食管的念珠菌病和疱疹病毒、巨细胞病毒感染为最常见，主要表

现为吞咽疼痛和胸骨后烧灼感;累及胃肠黏膜时,可出现慢性腹泻、体重减轻;同性恋者常见肛周疱疹病毒感染和疱疹性直肠炎;累及肝时,可出现肝大及肝功能异常。

3)神经系统:有30%~70% AIDS病人有神经系统症状,包括机会性感染如脑弓形虫病、隐菌性脑膜炎等,机会性肿瘤如原发中枢淋巴瘤、转移性淋巴瘤等,以及HIV感染引起艾滋病痴呆综合征、无菌性脑膜炎等。主要表现有头痛、头晕、癫痫、脑神经炎、进行性痴呆、肢体瘫痪、痉挛性共济失调、膀胱和直肠功能障碍等。

4)皮肤黏膜:卡波西肉瘤侵犯下肢皮肤和口腔黏膜,表现为紫红色或深蓝色浸润斑或结节,可融合成大片状,表面出现溃疡并可向四周扩散;念珠菌感染,口腔毛状白斑(舌的两侧边缘有粗厚的白色突起),以及外阴疱疹病毒感染、尖锐湿疣等。

5)眼部:巨细胞病毒、弓形虫可引起视网膜炎、眼部卡波西肉瘤等。

(3)分类和分级:WHO将艾滋病分为A、B、C三类。A类包括原发感染、无症状HIV感染和持续性淋巴结肿大综合征。B类包括AIDS的一般症状及细胞免疫缺陷的机会性感染如继发性的肺炎或脑膜炎、复发性带状疱疹、肺结核、咽部及阴道念珠菌感染等。C类包括神经系统症状、严重机会性感染和肿瘤等。各类根据CD4$^+$T淋巴细胞计数分3级:Ⅰ级:≥0.5×10^9/L;Ⅱ级0.2×10^9~0.49×10^9/L;Ⅲ级<0.2×10^9/L。

考点:血液检查和血清学检查

3. 辅助检查

(1)一般检查:血红细胞、白细胞、血小板可有不同程度减少。尿蛋白常阳性。血生化可出现血清转氨酶的升高及肾功能异常。

(2)特异性抗原及病毒检测:①HIV-1/ HIV-2抗体检查:是目前检测HIV感染最常用的方法。p24和gp120抗体用ELISA法连续2次阳性,经免疫印迹法或固相放射免疫沉淀法证实阳性可确诊。②HIV抗原检查:可用ELISA法检测p24抗原,有助于抗体产生的窗口期和新生儿早期感染的诊断。

(3)病毒分离和HIV RNA检测:①病毒分离:病人的单核细胞、血浆和脑脊液可分离出HIV,但操作复杂,主要用于科研。②HIV RNA检测:试剂价格昂贵,容易出现假阳性。

(4)免疫学检查:T细胞绝对计数下降,CD4$^+$T淋巴细胞计数下降,正常(0.8~1.2)×10^9/L,CD4/CD8<1.0(正常为1.2~1.5)。

(三)治疗要点

目前认为早期抗病毒是治疗AIDS的关键,对缓解病情、减少机会性感染和机会性肿瘤、预防和延缓AIDS相关疾病的发生有重要意义。

1. 抗病毒治疗　至今无特效疗药,现有药物只能抑制病毒复制,停药后病毒可恢复复制。目前用于抗HIV的药物有3类:①核苷类似物反转录酶抑制剂,能选择性与HIV反转录酶结合并渗入正在延长的链中使DNA链中止来抑制HIV的复制和转录的作用。有齐多夫定(首选药物)、拉米夫定、司坦夫定、双脱氧胞苷、双脱氧肌苷等。②非核苷类似物反转录酶抑制剂,其主要作用于HIV反转录酶让其失去活性来抑制HIV的复制,抗病毒迅速但易产生耐药株,常用药物有尼维拉平。③蛋白酶抑制剂,抑制蛋白酶,阻滞HIV复制和成熟过程中必需的蛋白合成来抑制HIV的复制。有利托那韦、沙奎那韦、英地那韦等。通常采用三联或四联的特定方式组合应用,即3类药物的联合或使用2种不同的核苷类反转录酶抑制剂加上1种(或2种)蛋白酶抑制剂,减少耐药株的产生。

2. 机会性感染及肿瘤治疗　根据机会性感染的病原体及肿瘤的不同选择相应的治疗。①卡氏肺孢子虫肺炎:应用喷他脒或复方磺胺甲噁唑。②卡氏肉瘤:联合应用齐多夫定和α干扰素,或博来霉素、长春新碱和阿霉素联合化疗。③隐孢子虫感染:应用螺旋霉素。④弓形虫病:应用螺旋霉素、克林霉素。⑤巨细胞病毒感染:应用更昔洛韦或膦甲酸钠。⑥隐球菌脑膜炎:应用氟康唑或两性霉素 B。

3. 支持及对症治疗　包括输血、营养支持、补充维生素(特别是 B_{12} 和叶酸)等,明显消瘦者给予醋酸甲地孕酮改善食欲。

4. 预防性治疗　①结核菌素试验阳性者,异烟肼治疗 1 个月。②CD_4^+T 淋巴细胞<0.2×10^9/L,应用喷他脒气雾剂喷雾或复方磺胺甲噁唑口服预防孢子虫肺炎。③医务人员被污染针头刺伤或实验室意外者,在 2 小时内进行齐多夫定等治疗,疗程 4~6 周。

5. 预防母婴传播的治疗　HIV 感染的孕妇从妊娠 28 周起应用齐多夫定治疗直至婴儿出生 3 日,可减少母婴传播和婴儿出生后 1 年的死亡率。

(四) 主要护理诊断及合作性问题

1. 体温过高　与 HIV 感染和继发其他感染有关。

2. 营养失调:低于机体需要量　与消耗过多、热量摄入不足有关。

3. 有感染的危险　与免疫功能受损有关。

4. 腹泻　与肠道感染有关。

5. 有传播感染的危险　与缺乏 AIDS 预防知识和人群普遍易感有关。

6. 皮肤黏膜完整性受损　与皮肤黏膜感染、卡氏肉瘤有关。

7. 恐惧　与疾病预后不良、病情严重、担心受到歧视有关。

8. 社交孤立　与实施强制性管理及担心他人歧视有关。

(五) 护理措施

1. 隔离　①艾滋病主要为性接触或血液、体液传播,一般接触不会传染艾滋病,HIV 感染者和艾滋病病人无须隔离;②如病人有明显的腹泻等可能污染环境时,予以接触隔离措施;③艾滋病期病人由于免疫缺陷实施保护性隔离;④医务人员应遵照标准预防原则,预防污染的针头及其他锐利器具刺破皮肤,有皮肤破损者应避免接触病人的血液和体液;如不慎被病人用过的针头或器械刺伤,除局部消毒处理外,应在 2 小时内服用齐多夫定,时间至少 1 周以上。

2. 休息与活动　急性感染期和艾滋病期应卧床休息,协助做好生活护理;症状减轻后可逐步起床活动,适当进行一些力所能及的活动,逐步提高活动耐力;无症状感染期者可从事正常工作和学习,但应避免劳累。

3. 饮食护理　①给予高热量、高蛋白、高维生素、清淡易消化的食物,鼓励病人摄取食物,增强抗病能力;②食物的色、香、味,创造良好的进食环境,少食多餐,有助于增加食欲;③有呕吐饭前 30 分钟给予止吐剂,有腹泻就给予少渣、高蛋白、高热量易消化的流质或半流质,鼓励病人多饮水或给肉汁、果汁等,忌食生冷及刺激性食物;④不能进食者则给予鼻饲或按医嘱予静脉高营养,以保证营养供给。

4. 病情观察　①一般状态:如生命体征、神志、营养状况、体重等,注意发热的程度。②临床表现:注意有无肺部、胃肠道、中枢神经系统、皮肤黏膜等感染的表现;皮肤黏膜局部有无卡氏肉瘤,有无腹部压痛及肝脾情况,注意肺部有无啰音;有无癫痫发作、瘫痪、进行性痴呆等神经系统受累表现。③并发症:疾病后期严密观察且记录有无出现各种严重的机会性感染和恶性肿瘤等并发症,及时与医生联系,配合治疗和及时采取相应的护理措施。

5. 用药护理　早期抗病毒治疗可减少机会性感染。①齐多夫定等药物有抑制骨髓造血功能,可出现贫血、中性粒细胞和血小板减少,用药期间应定期检查血象,当 Hb≤80g/L 或骨髓抑制时可输血和减量;当中性粒细胞<0.5×10^9/L 时,应报告医生停药。②注意观察抗肿瘤药物的疗效和不良反应,如头痛、恶心呕吐、荨麻疹、肝功能损害等。③长期用药应注意是否

出现耐药性,停药或换药时有无反跳现象。

6. 对症护理 ①对发热病人,鼓励多饮水,给予温水或冷水擦浴降温,并遵医嘱给予抗菌药和退热药,出汗后及时更换汗湿的衣服,防止受凉。②对呼吸困难和发绀者,应协助安置舒适的体位以利呼吸,给氧和遵医嘱使用有效抗生素治疗肺部感染。③对腹泻病人,按医嘱给予腹泻病人抗生素、止泻剂和静脉输液,维持水电解质平衡,同时做好肛周皮肤护理,在每次排便后用温水清洗局部,再用软布轻轻吸干,并涂以凡士林软膏,防止肛周皮肤糜烂。④有呕吐者,餐前给予止吐药,因口腔、食管念珠菌感染而致咽痛、食欲减退者,遵医嘱给予抗真菌药并做好相应的护理。⑤加强生活护理预防感染,床铺应平整干燥,卧床不起者协助翻身,保护骨隆突处受压皮肤,预防发生压疮;督促和协助病人进行口腔清洁护理,每日清洁口腔 3 次,进食后漱口或刷牙,减少食物残渣潴留,注意口腔黏膜破损或继发感染,必要时遵医嘱给予抗生素,口唇干裂时涂以润滑剂。

7. 心理护理 尊重病人的人格,建立良好的护患关系,注意保护病人的隐私,关心病人的疾苦。多与病人沟通,引导其正视已被感染病毒的事实,了解艾滋病虽然在目前不能治愈,但药物能很有效地控制病情,保持乐观的情绪和积极治疗,感染者生存时间的长短在很大程度上可以自己把握。帮助病人建立自尊和自信,帮助病人增加必要的社会联络,鼓励亲属、朋友给病人提供生活上和精神上的帮助,良好的家庭、亲友关系能给病人以安慰和支持,解除孤独和恐惧感。用积极、正面和肯定的态度鼓励感染者之间互相关心和支持,帮助感染者建立联系和定期组织活动,诉说各自内心的感受,宣泄情绪和交流自己保养身体的心得。

(六) 健康教育

考点: 疾病预防指导

1. 疾病预防指导 通过传媒、社区教育等多种途径宣传教育,使群众学习和掌握艾滋病的病因和感染途径,采取自我保护措施进行有效地预防。尤其是加强性道德的教育。

(1) 管理传染源:①健全艾滋病的监测网络,对献血人员、性病病人和吸毒者等要进行重点监测。②鼓励有过高危性行为、共用注射器吸毒、卖血、怀疑接受过不安全输血或注射的人以及艾滋病高发地区的孕产妇进行咨询检测,及早发现感染者和病人,对接触者进行必要的检疫。③对艾滋病病人及 HIV 感染者的血液、分泌物、排泄物应进行严格消毒。④关心、帮助、不歧视 HIV 感染者和病人,鼓励他们参与艾滋病防治工作。

(2) 切断传播途径:①洁身自爱、加强性道德是预防经性接触感染艾滋病的根本措施,打击卖淫、嫖娼等活动。②正确使用质量合格的安全套,及早治疗并治愈性病。安全套可大大减少感染艾滋病的危险,每次性交都应全程使用。由于生理上的差别,男性感染者将艾滋病传给女性的危险明显高于女性感染者传给男性。妇女应主动使用女用安全套或要求对方在性交时使用安全套。③拒绝毒品,不与他人共用注射器吸毒,在注射吸毒人员中开展美沙酮维持治疗或针具交换。④提倡无偿献血,杜绝贩血卖血,严格筛选献血人员,劝阻有危险行为的人献血,加强血液管理和检测,防止艾滋病经采供血途径传播。⑤避免不必要的注射、输血和使用血液制品;必要时使用检测合格的血液和血液制品,以及血浆代用品或自身血液,并使用一次性注射器或经过严格消毒的器具,注射器具必须做到一人一针一管、一用一消毒。⑥注意个人卫生,不共用毛巾、牙刷、刮脸用具等。酒店、旅馆、澡堂、理发店、美容院、洗脚房等服务行业所用的刀、针和其他刺破或擦伤皮肤的器具必须经过严格消毒。⑦对感染 HIV 的孕产妇及时采取抗病毒药物干预、减少产时损伤性操作、避免母乳喂养等预防措施,可大大降低胎、婴儿感染的可能性。检测出 HIV 感染的孕产妇也可自愿选择终止妊娠。所生的婴儿应在第 12 和第 18 个月进行 HIV 抗体检测。

(3) 保护易感人群:目前尚无有效预防艾滋病的疫苗。公民应积极参加预防控制艾滋病行动,避免危险行为,加强自我防护。

2. 疾病知识指导

(1) 病人教育:充分认识本病的基本知识和传播途径、预防措施及保护他人和自我监控的方法。

(2) 不歧视 HIV 感染者:关心、帮助、不歧视 HIV 感染者和病人,鼓励他们参与艾滋病防治工作。

(3) HIV 感染者的管理:①定期或不定期的访视及医学观察。②病人的日常生活用品如毛巾、牙刷、剃须刀等应独自使用,定期消毒;其血液、分泌物、排泄物应用 0.2% 次氯酸钠或漂白粉等进行消毒。③性生活使用安全套,严禁献血、捐献器官、精液。④已感染 HIV 的育龄女性避免妊娠、生育,防止母婴传播,HIV 感染的哺乳期妇女人工喂养婴儿。⑤出现机会性感染或肿瘤应住院治疗。　　**考点:**HIV 感染者的管理

> **案例 10-4-1 分析**
>
> 1. 初步诊断艾滋病。诊断依据:①反复肺部感染。②慢性消耗病容,脾轻度肿大。③血检有 CD_4^+T 淋巴细胞显著降低,血清抗-HIV 阳性等得出艾滋病的诊断。
>
> 2. 主要护理问题　①营养失调:低于机体需要量;②体温过高;③恐惧;④社交孤立等。

(陆一春)

第 5 节　传染性非典型肺炎

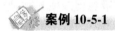

案例 10-5-1

病人,女性,35 岁,2003 年 3 月 6 日从北京出差回西安,3 月 10 日突感发热,伴寒战、头痛、乏力、关节酸痛、干咳、胸痛。次日去医院就医并入院治疗,入院后出现频繁咳嗽、胸闷、气促、呼吸困难。查体:T39℃,右下肺少许湿啰音,X 线胸片示大片阴影。入院诊断:传染性非典型肺炎。

问题:1. 主要护理问题有哪些?

2. 如何做好隔离?

(一) 概述

传染性非典型肺炎(infectious atypical pneumonia)又称严重急性呼吸综合征(severe acute respiratory syndrome,SARS),是由冠状病毒(变异株)引起的急性呼吸道传染病。主要临床表现有高热、寒战、全身肌肉骨骼酸痛、乏力、干咳、呼吸困难,严重者出现呼吸衰竭。本病传染性强,易引起大流行。2003 年 1 月,本病首次在亚洲、北美、欧洲出现。在我国传染病防治法中,被列为乙类传染病,但按甲类传染病管理。　　**考点:**概念

1. 病原学　SARS 相关冠状病毒属冠状病毒科,呈球形或椭圆形,包膜上有形状类似日冕的棘突,为单股正链 RNA 病毒。SARS 病毒在外界生存能力较强,在干燥物表或病人粪便中可存活 4 天,在 4℃温度中培养可存活 21 天,-80℃可长期保存。但对脂溶剂、去污剂敏感,不耐酸和紫外线,甲醛、过氧乙酸等均可以灭活冠状病毒。加热至 56℃15 分钟可杀灭。

2. 发病机制　尚不明确,目前认为主要与 SARS 病毒诱导机体细胞免疫损伤有关,是否有病毒的直接作用,有待确定。起病早期出现病毒血症,引起机体细胞免疫受损,出现异常免疫反应,造成肺部损害。

3. 病理　肺部的病理改变明显,以弥漫性肺泡损伤,有肺水肿及透明膜形成;起病 3 周后,肺泡内机化及肺间质纤维化,导致肺泡纤维闭塞,小血管内微血栓和肺出血、散在的小叶性肺炎、肺泡上皮脱落、增生等病变;肺门淋巴结充血、出血及淋巴组织减少。

（二）护理评估

1. 流行病学资料

（1）传染源：病人是重要的传染源，传染性在急性期最强，尤其是发病初期。个别病人传染性极强，在流行期间可造成数十甚至成百的与其接触过的易感者感染，被称为"超级传播者"。隐形感染者传染性尚未肯定，可能存在有动物传染源。

（2）传播途径：主要经近距离飞沫传播，SARS 相关冠状病毒被病人通过咳嗽、大声讲话、打喷嚏等形成气溶胶颗粒喷出，而后被易感者吸入而感染。易感者密切接触病人的呼吸道分泌物、消化道排泄物或病人污染的物品，均可感染。

（3）易感人群：人群普遍易感，医护人员和病人家属为高危人群。有慢性疾病、年长者病死率较高。

（4）流行特征：本病以人口密集的大城市多见，有明显的家庭和医院聚集发病现象。发病季节为冬春季节，随气温升高及湿度增加发病减少。人群分布特点呈现各种职业均有，以医务人员比例最高（约占 25.5%）；各年龄组均可发病，但以青壮年（20~49 岁）为主（约占 80%）；男女之间发病无差异。死亡病例中老年人比例较大（60 岁以上者约占 41%）。

2. 临床表现　潜伏期 1~16 天，一般 3~5 天。

（1）早期：起病急，常以发热为首发症状，体温一般高于 38℃，发热持续 1~2 周，可伴有头痛、关节肌肉酸痛、食欲不振、乏力、皮疹、腹泻等中毒症状。

（2）进展期：病程第 8~14 天，发热及全身中毒症状持续存在，病人出现频繁干咳、气短或呼吸急促、呼吸困难，可有胸痛。重症病人病情进展迅速，短时间内出现呼吸急促或明显呼吸窘迫，发生急性呼吸窘迫综合征、呼吸衰竭或多器官功能障碍综合征。肺部体征常不明显，部分病人可闻少许湿啰音，或有肺实变体征。

（3）恢复期：体温逐渐下降，症状缓解，肺部病变逐渐吸收，病程一般 2~4 周。重症病人病程可达 2~3 个月。

符合下列标准中的 1 条即可诊断为重症：①呼吸困难，呼吸频率>30 次/分。②低氧血症，在吸氧 3~5L/min 条件下，动脉血氧分压（PaO_2）<70mmHg，或血氧饱和度（SpO_2）<93%；或已可诊断为急性肺损伤（ALI）或急性呼吸窘迫综合征（ARDS）。③多叶病变且病变范围超过 1/3 或 X 线胸片显示 48 小时内病灶进展>50%。④休克或多器官功能障碍综合征（MODS）。⑤具有严重基础性疾病或合并其他感染或年龄>50 岁。

3. 辅助检查

（1）血常规检查：早期白细胞总数正常或降低，常有淋巴细胞计数减少；晚期合并细菌性感染时，白细胞总数可增高。多数重症病人白细胞总数减少，部分病人血小板可减少。

（2）血生化检查：多数病人出现肝功能异常，丙氨酸氨基转移酶（ALT）、乳酸脱氢酶（LDH）、肌酸激酶（CK）升高。少数病人血清白蛋白降低。

（3）血气分析：部分病人出现低氧血症和呼吸性碱中毒。

（4）病原学检查：采集病人呼吸道分泌物、排泄物、血液等标本进行病毒分离，阳性可明确诊断。继发感染时痰及血培养可呈阳性。

（5）血清学检查：应用 IFA 或 ELISA 法检测 SARS 特异性抗体，双份血清抗体有 4 倍或以上升高，为确诊依据；采用单克隆抗体技术检测标本中的特异性抗原，特异性与敏感性超过 90%，可用于早期诊断。

（6）SARS-RNA 检测：用 RT-PCR 法检查病人咽拭子、漱口液、粪便等标本，单份或多份标本 2 次以上 SARS-RNA 阳性者可明确诊断。

（7）影像学检查：肺部不同程度的片状、斑片状浸润阴影或呈网状改变，部分病人进展迅速,呈大片状阴影;常为多叶或双侧改变,阴影吸收消散较慢。肺部阴影与症状体征可不一致,检查结果阴性者,1~2 天后应予复查。

(三) 治疗要点

1. 一般治疗　严格按照呼吸道传染病进行就地、迅速、全封闭的隔离,加强休息,给予积极支持治疗,保持水电解质平衡和营养供给等。

2. 对症治疗　①咳嗽剧烈者给予镇咳药,咳痰者给予祛痰药。②发热超过 38.5℃者,可使用解热镇痛药,高热者给予物理降温。儿童忌用阿司匹林,因该药有可能引起瑞氏(Reye)综合征。③出现气促或 PaO_2 <70mmHg 或 SpO_2 <93% 给予持续鼻导管或面罩吸氧。④有心、肝、肾等器官功能损害,应做相应处理。

3. 预防和治疗继发细菌感染　根据临床情况,可选用喹诺酮类等适用抗生素。

4. 糖皮质激素的应用　有严重中毒症状,高热持续 3 天不退以及重症病例,使用糖皮质激素治疗。一般选用泼尼龙,应根据病情调整剂量及疗程,待病情缓解或胸片上阴影有所吸收后需逐渐减量停用。儿童慎用。

5. 抗病毒药物　目前尚未发现针对 SARS 病毒的特异性药物。早期可试用利托那韦、奥司他韦(达菲)、利巴韦林、干扰素等。

6. 增强免疫功能　重症者可使用已康复 SARS 病人的血清进行治疗,亦可使用免疫增强药物如胸腺肽和免疫球蛋白治疗。

7. 中医辅助治疗　治疗原则为温病,卫、气、营、血和三焦辨证施治。

8. 重症病例的处理　①密切监护,按危重病进行动态监护。②当呼吸次数>30 次/分;3~5L/min 吸氧条件下,SaO_2 <93%情况下,推荐使用无创正压通气,一般采用持续气道正压通气(CPAP),常用压力水平 4~10cmH$_2$O,吸入氧流量一般为 5~8L/min,维持血氧饱和度>93%,应持续应用,包括睡眠时间,暂停时间不宜超过 30 分钟,直到病情缓解。③病人不能耐受无创正压通气或经无创正压通气治疗后氧饱和度改善不满意者,应及时进行有创正压机械通气治疗。④出现休克或 MODS,应给予相应处理。

(四) 主要护理诊断及合作性问题

1. 体温过高　与 SARS 病毒血症及肺部炎症有关。
2. 气体交换受损　与肺部炎症导致有效呼吸面积减少和气道内分泌物增加有关。
3. 恐惧　与起病急骤、病情凶险、处于全封闭隔离状态和担心预后有关。
4. 有传播感染的危险　与 SARS 病原体排出有关。
5. 潜在并发症　休克、急性呼吸窘迫综合征、多器官功能障碍综合征等。

(五) 护理措施

1. 隔离与消毒　①严格执行严密隔离和呼吸道隔离,立即采取消毒、隔离措施,防止疫情蔓延。收治 SARS 病人的医院独立设区,疑似病例与确诊病例分开收治,住单间,病房内关闭中央空调;住院病人均需戴口罩,严格管理,不得离开病区,严禁病人间相互接触;严格执行探视制度,不设陪护,不得探视;如出现病人病情危重等特殊情况,确需探视的,探视者须按规定做好个人防护;严格执行出院标准(出院参考标准为同时具备以下 3 个条件:未用退热药物,体温正常 7 天以上;呼吸系统症状明显改善;X 线胸片有明显吸收)。②病区消毒:加强隔离病房、放射科机房、病区值班室、更衣室、配餐室、病人电梯间、门诊候诊室、病区走廊等空气消毒;地面和物体表面可用过氧乙酸、含氯消毒剂擦拭、拖地或喷洒;病人的排泄物、分泌物和其使用的物品可用含氯消毒剂处理;病人出院、转院或死亡后,病房必须进行终末消毒。③医护人员个人防护:医护办公室应经常通风换气,保持室内空气流通;医护人员进入病区必须戴12

考点:隔离

层棉纱口罩或 N-95 口罩,每次使用时先行检查,以确保口罩紧贴面部覆盖口鼻,进入病房均需穿隔离衣、戴手套、工作帽、鞋套和佩戴防护面罩;在每次接触病人后立即进行手的消毒和清洗(使用液体肥皂、流动洗手,用一次性手巾擦干或烘干);进行近距离操作时,除做好上述防护外,应戴防护眼镜。

2. 休息与活动　嘱病人卧床休息,取舒适体位,做好生活护理及皮肤、眼、耳、鼻、口腔的清洁护理。

3. 饮食护理　给予高热量、高蛋白、高维生素、清淡易消化的食物,鼓励病人多进食、多饮水,必要时给予静脉补充营养,注意维持水、电解质平衡。

4. 病情观察　①一般状态:严密监测生命体征及神志变化,尤其是体温和呼吸的改变。观察咳嗽、呼吸困难、发绀以及肺部体征等肺炎表现及变化。记录 24 小时出入量。②临床表现:多数病人在发病后 14 天内都有可能进入进展期,必须严密观察病情变化,动态检测临床症状、体温、呼吸频率、血象、X 线胸片、血氧饱和度或动脉血气分析等;注意有无进行性呼吸困难、急性呼吸窘迫综合征和多器官功能障碍综合征等表现。③并发症:对于重症 SARS 病人给予持续心电监测,定时观察记录神志、瞳孔、面色、心律及生命体征,尤其是呼吸和发绀的变化,认真做好记录;按医嘱设定输液泵参数,根据病情及时调整;准确记录每小时尿量;观察各种管道是否通畅;对使用呼吸机者,严密观察记录各种参数,发现报警及时报告,配合抢救;对于严重免疫功能低下者,要警惕继发感染发生。备好气管插管、气管切开和人工呼吸器等抢救物品。

5. 用药护理　使用糖皮质激素的病人,应注意观察有无消化道出血、继发感染、血糖升高、高血压及骨质疏松等;加强生活护理及呼吸机管道消毒,避免继发感染。

6. 对症护理　①高热:发热超过 38.5℃、全身酸痛明显者,可按医嘱使用退热药物,注意观察疗效和不良反应,并及时更换汗湿的衣服,保持皮肤清洁;高热者应积极采取物理降温措施,定时监测并记录体温。②咳嗽、咳痰:遵医嘱给予镇咳、祛痰药物,定时翻身拍背,促进排痰,痰液黏稠者给予雾化吸入。③呼吸困难:采用面罩吸氧,保证病人氧的供给,密切观察氧饱和度的情况和随访血气分析,效果不佳时应遵医嘱采用无创机械通气;对采用人工气道的病人,按气管插管和气管切开护理常规执行,使用密闭式吸痰系统,以减少通气中断和避免气道内痰液地喷出,最大限度地减少传播的机会。

7. 心理护理　由于病人采取严格隔离措施以及对疾病的恐惧,病人可出现焦虑、烦躁、抑郁等不良心理反应。医护人员关心病人,多与病人进行沟通。告知病人有关 SARS 的医学知识及检查治疗方案、耐心解答病人的疑问,使病人对疾病有较正确的认识,以平和的心态接受患病现实,减轻其不良情绪,鼓励病人积极配合治疗,树立战胜 SARS 的坚定信念,促进疾病的康复。

(六) 预防和健康教育

1. 疾病预防指导

考点:疾病预防指导

(1) 管理传染源:①建立发热门诊,做好可疑病人的筛查;②严格隔离、治疗确诊病人,隔离期为起病后 21 天;③严格隔离疑似病人,排除诊断后方可解除隔离;④确诊病人和疑似病人均应按规定进行疫情报告;⑤密切接触者应实施医学观察 14 天;⑥加强对动物的管理。

(2) 切断传播途径:①加强医院内感染控制,工作人员严格执行消毒、隔离制度,做好个人防护;对病区要常规进行空气、物品、地面等的消毒,对病人分泌物随时消毒处理。②宣传预防 SARS 的有关知识,强调预防的重要性,注意环境卫生、保持居室通风、勤洗手;流行期间,尽量减少聚会,避免去人多拥挤的公共场所,外出时戴口罩。

(3) 保护易感人群:目前尚无疫苗或有效的药物预防方法。平时应注意锻炼身体,加强营养,养成良好的个人卫生习惯。

2. 疾病康复指导　流行期间应着重宣讲 SARS 的主要临床特征,使人们了解此病的特点,争取做到早发现、早诊断、早报告、早隔离、早治疗,避免群众乱投医、乱服药而延误,造成疾病的扩散与传播。告知出院后的病人在家继续休息 1~2 周,保证充足的睡眠,避免过度疲劳,注意个人卫生,保持乐观情绪,注意摄取高热量、高蛋白、高维生素、清淡易消化的食物,避免刺激性食物;根据出院前 X 线胸片情况,必要时嘱病人 1~2 周后复查胸片。

案例 10-5-1 分析

　　1. 主要护理问题　①体温过高。②气体交换受损。

　　2. 隔离措施　就地实施飞沫隔离,医院独立设区,收治入单间,病房内关闭中央空调;病人戴口罩,严格管理,不得离开病区;不设陪护,不得探视;具备出院标准方可解除隔离。

(刘媛航)

第 6 节　流行性感冒

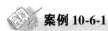

案例 10-6-1

　　病人,女性,34 岁。2013 年 1 月 6 日外出旅游被淋雨,下午急起高热,体温 39.5℃,伴畏寒、乏力、头痛、肌肉关节酸痛、流涕、鼻塞、咽痛、干咳等。查体:急性病容,面颊潮红,眼部、咽部充血红肿,无分泌物,肺部可闻及干啰音。入院诊断:流行性感冒。

问题:1. 可提出哪些护理诊断?

　　　　2. 列出主要的护理措施。

(一) 概述

　　流行性感冒(influenza)简称流感,是由流感病毒引起的一种常见的急性呼吸道传染病,以 **考点:**概念
冬春季多见,临床以急起高热、乏力、头痛、全身酸痛等全身中毒症状重,伴相对较轻的呼吸道卡他症状为特征,本病潜伏期短,传染性强,流感病毒容易发生变异,常引起流行。特别是甲型流感曾引起 5 次世界大流行和若干次小流行。最近一次全球范围是 2009 年 3 月在墨西哥爆发的甲型 H1N1 流感,2010 年 8 月,世界卫生组织宣布甲型 H1N1 流感大流行期已经结束。

　　1. 病原学　流感病毒属于正黏液病毒科,为 RNA 病毒。根据抗原性将其分为甲、乙、丙 3 型及若干亚型,3 型病毒具有相似的生化和生物学特征。流感病毒最大的特点是容易发生变异,尤其是甲型最易变异,可感染人和多种动物,为人类流感的主要病原;乙型变异较少,丙型较稳定,乙、丙型均可感染人类。流感病毒不耐热,100℃ 1 分钟或 56℃ 30 分钟即可灭活,对常用消毒剂敏感(1% 甲醛、过氧乙酸、含氯消毒剂等),对紫外线敏感,但耐低温和干燥,真空干燥或 -20℃ 以下仍可存活。

　　2. 发病机制　流感病毒侵入呼吸道黏膜的上皮细胞,发生变性、坏死和脱落,导致黏膜充血、水肿、炎症渗出,产生发热、头痛、肌肉酸痛等全身症状。一般不形成病毒血症。病毒也可感染外周血白细胞,导致趋化性、吞噬作用及其增殖能力的缺陷。

(二) 护理评估

　　1. 流行病学资料

　　(1) 传染源:流感病人及隐性感染者为主要传染源。病人自潜伏期末到发病后 5 天均有 **考点:**流行
传染性,传染期约 7 天,以病初 2~3 天传染性最强。猪、牛、马等动物可作为重要的储存宿主 病学资料
和中间宿主。

　　(2) 传播途径:主要经飞沫传播,流感病毒在空气中大约存活 30 分钟,也可通过病毒污

染的餐具、毛巾等间接传播。

(3) 易感人群:普遍易感,病后对同一抗原型有一定的免疫力,不同亚型之间无交叉免疫,可反复发病。

(4) 流行特征:常突然发生,迅速蔓延,2~3周达高峰,发病率高,流行期短,一般6~8周。常沿交通线传播,一般先城市后农村,先集体单位后分散居民。四季均可发生,以冬春季为主,南方在夏秋季也可见流感流行。

甲型流感,常引起暴发流行,甚至是世界大流行,一般10~15年发生一次大流行,2~3年发生小流行1次;乙型流感,呈暴发或小流行;丙型以散发为主。

2. 临床表现　潜伏期为数小时至4天,一般为1~3天。

(1) 临床分型:

考点:临床表现

1) 单纯型:最常见。急性起病,体温39~40℃,伴畏寒、乏力、头痛、肌肉关节酸痛等,全身症状较重,呼吸道卡他症状较轻,可有流涕、鼻塞、干咳等。查体可见急性病容,咽部充血红肿,无分泌物,肺部可闻及干性啰音。发热多于1~2天达到高峰,3~4天退热,其他症状随之缓解,但上呼吸道症状常持续1~2天才逐渐消失,体力恢复稍缓。

2) 肺炎型:较少见,多发生于老年人、婴幼儿、患有慢性心肺疾病人。可由单纯型转变而来,也可直接起病。起病时与单纯型相似,但病情迅速加重,表现高热持续不退,剧烈咳嗽、咳血痰、呼吸急促、发绀,肺部可闻及湿啰音。可因呼吸循环衰竭而死亡,病死率高。

3) 胃肠炎型:儿童多见,以腹泻、腹痛、呕吐为主要表现,一般2~3天可恢复。

4) 中毒型:极少见,以中枢神经系统及心血管系统损害为特征。表现为高热不退,血压下降、谵妄、惊厥、脑膜刺激征等神经系统症状。

(2) 心理状况:因缺乏流行性传染病的相关知识;或因发热,呼吸费力,或者社会的负性宣传,病人可表现为过分自信、恐惧、焦虑、角色适应不良等情绪表现。

(3) 并发症:可并发细菌性呼吸道感染,肺外并发症较少见。

3. 辅助检查

(1) 血常规检查:白细胞总数正常或降低,淋巴细胞增高,若合并细菌感染,白细胞总数及中性粒细胞上升。

(2) 病原学检查:是确定诊断的重要依据,急性期病人将起病3天内口咽含漱液或棉拭子或痰液接种于鸡胚可分离出病毒。

(3) 血清学检查:发病初期(起病3天内)和恢复期(2~4周后)2份血清,抗体效价四倍以上升高为阳性。

(4) 影像学检查:肺炎型胸部X线检查有絮状阴影。

(三) 治疗要点

1. 一般治疗　卧床休息,多饮水,给予支持治疗。

2. 对症治疗及防止继发感染　高热者可酌情使用解热镇痛药物。应有继发感染、有风湿病史、抵抗力差的幼儿、老人或慢性心肺疾病病人等情况应考虑应用磺胺或抗生素,积极防治继发感染。

3. 病原治疗　应早期用药。中毒症状重或肺炎型流感可酌情应用利巴韦林(病毒唑)(孕妇禁用)、干扰素、金刚烷胺等。

4. 中医治疗。

(四) 主要护理诊断及合作性问题

1. 体温过高　与病毒感染有关。

2. 活动无耐力　与发热、病毒血症有关。

3. 知识缺乏　缺乏对流感的认识。

4. 潜在并发症:气体交换受损　与并发肺炎导致通、换气功能障碍有关。

(五) 护理措施

1. 消毒隔离　呼吸道隔离,隔离病人 1 周或至主要症状消失,隔离期间避免外出,如外出需戴口罩。保持空气清新,进行空气消毒,如乳酸加热蒸发消毒,污染物品可煮沸、紫外线照射、"84 消毒"液或 1% 漂白粉消毒。当疑为流感暴发时,应及时向当地疾控部门报告。 考点: 护理措施

2. 休息与活动　急性期应卧床休息,协助病人做好生活护理。

3. 饮食护理　进食高热量、高维生素、高蛋白、易消化的食物,忌食辛辣和刺激性食物,鼓励病人多吃新鲜水果,多饮水。

4. 病情观察　观察生命体征、皮肤颜色、神志等变化,如有咳嗽、咳痰、呼吸费力、口唇发绀,提示气体交换受损,应报告医生,遵医嘱及时处理。

5. 用药护理　密切观察用药后的疗效和不良反应。儿童应避免应用阿司匹林,以免诱发严重的瑞氏(Reye)综合征。金刚烷胺有一定的中枢神经系统不良反应,老人及有血管硬化者慎用,孕妇及有癫痫病史者禁用。

6. 对症护理　①发热者及时监测体温变化,体温超过 39℃ 者应行物理降温和药物降温。鼓励病人多饮水,出汗后要保持皮肤清洁,及时更换衣被。②鼻塞者给予局部热敷或麻黄碱滴鼻液滴鼻。③咽痛、声嘶者嘱其少讲话,含服护咽剂(如西瓜霜、喉宝等)。

7. 心理护理　针对病人的心理变化采用交谈、倾听、支持等方法,及时解除其心理负担,增强病人战胜疾病的信心。

(六) 健康教育

1. 疾病预防指导 考点: 疾病预防指导

(1) 管理传染源:发现病人应早期隔离,接触病人后要用消毒液和流动水洗手。

(2) 切断传播途径:流感流行期间尽可能避免人群集聚,少去公共场所,对公共场所定期进行空气消毒,病人及健康人群外出均应戴符合规定的口罩进行防护。

(3) 保护易感人群:加强锻炼,提高机体抵抗力;注意劳逸结合,戒烟,避免受凉和过度疲劳,注意保暖;保持室内空气新鲜、阳光充足。老人、儿童、使用免疫抑制剂以及易出现并发症者接种灭活流感疫苗可获得 60% ~ 90% 的保护效果,每年秋季流感流行前进行接种。发热或急性感染期宜推迟接种。对疫苗中成分或鸡蛋过敏者、吉兰-巴雷综合征病人、妊娠 3 个月以内的孕妇、严重过敏体质者禁忌接种。12 岁以下儿童不能使用全病毒灭活疫苗。

案例 10-6-1 分析

1. 护理诊断:体温过高　与病毒感染有关;活动无耐力　与发热、毒血症有关。

2. 护理措施　①卧床休息,做好生活护理。②鼓励病人多饮水,进食高热量、高维生素、高蛋白、易消化的食物。③严密监测体温变化。④使用物理降温或药物降温,给予局部热敷或麻黄碱滴鼻液滴鼻以减轻鼻塞,嘱病人少讲话,含服护咽剂。

2. 疾病知识指导　指导病人外出戴口罩,减少病毒传播,室内每天空气消毒或开窗通风,病人使用过的餐具应煮沸消毒,衣物、被服等应使用日光照射或浸泡消毒。

附:人禽流行性感冒

(一) 概述

人禽流行性感冒(human avian influenza)简称人禽流感,是由禽甲型流感病毒(H5N1)某

些亚型中的一些毒株引起的急性呼吸道传染病。人禽流感是一种人、禽共患的高致病性传染病,以呼吸道症状为主,严重者可因全身多脏器功能衰竭、败血性休克而死亡。世界卫生组织(WHO)指出该疾病可能是对人类有潜在威胁最大的疾病之一,我国已将人禽流行性感冒列入乙类传染病,但按甲类传染病进行管理。

禽流感病毒(avian influenza virus,AIV)属正黏病毒科甲型流感病毒属,呈多形性,有囊膜。基因组为分节段单股负链 RNA。依据其外膜血凝素(H)和神经氨酸酶(N)蛋白抗原性的不同,目前可分为 16 个 H 亚型(H1~H16)和 9 个 N 亚型(N1~N9)。禽甲型流感病毒除感染禽外,还可感染人、猪、马、水貂和海洋哺乳动物。到目前为止,已证实感染人的禽流感病毒亚型为 H5N1、H9N2、H7N7、H7N2、H7N3 等,其中感染 H5N1 的病人病情重,病死率高。禽流感病毒对乙醚、氯仿、丙酮等有机溶剂均敏感。常用消毒剂如氧化剂、稀酸、卤素化合物(漂白粉和碘剂)等容易将其灭活,对热较敏感,65℃加热 30 分钟或煮沸(100℃)2 分钟可灭活。裸露的病毒在直射阳光下 40~48 小时即可灭活,如果用紫外线直接照射,可迅速破坏其活性。禽流感病毒对低温抵抗力较强,病毒在较低温度粪便中可存活 1 周,在 4℃水中可存活 1 个月,对酸性环境有一定抵抗力。

(二)护理评估

1. 流行病学资料

考点:人禽流感流行病学资料

(1)传染源:主要是患禽流感或携带禽流感病毒的鸡、鸭、鹅等禽类,特别是鸡,野禽在禽流感的自然传播中起着非常重要的作用。目前尚无人与人之间传播的确切证据。

(2)传播途径:经呼吸道传播,也可通过密切接触感染的家禽分泌物和排泄物、受病毒污染的物品和水等被感染,直接接触病毒毒株也可被感染。

(3)易感人群:任何年龄均可被感染,但 13 岁以下儿童感染率较高,病情较重。高危人群是从事家禽养殖业者及其同地居住的家属、在发病前 1 周内到过家禽饲养、销售及宰杀等场所者、接触禽流感病毒感染材料的实验室工作人员、与禽流感病人有密切接触的人员。

(4)流行特征:呈散发性,冬春季发病率高。

2. 临床表现

考点:人禽流感临床表现

潜伏期一般 1~3 天,通常在 7 天以内。急性起病,早期表现类似普通型流感,主要为发热,体温多在 39℃以上,持续 2~3 天,伴有流涕、鼻塞、咳嗽、咽痛、头痛、肌肉酸痛和全身不适;部分有恶心、腹痛、腹泻、稀水样便等消化道症状。重症病人高热不退,病情发展迅速,有明显的肺实变体征,可出现急性肺损伤、急性呼吸窘迫综合征、肺出血、胸腔积液、全血细胞减少、多脏器功能衰竭、休克及 Reye 综合征等多种并发症,继发细菌感染、败血症。重症病人因突然发病、病情进展迅速,常会出现焦躁不安、紧张、恐惧等心理反应。

3. 辅助检查

(1)血常规:白细胞总数正常或降低,重症白细胞总数及淋巴细胞减少,并有血小板降低。

(2)病毒检测:呼吸道标本可检测到甲型流感病毒核蛋白抗原(NP)或基质蛋白(M1)、禽流感病毒 H 亚型抗原、禽流感病毒亚型特异性 H 抗原基因;还可分离到禽流感病毒。

(3)血清学检查:发病初期和恢复期双份血清抗禽流感病毒抗体效价有 4 倍或以上升高,有助于回顾性诊断。

(4)影像学检查:肺部浸润表现为肺内片状影,重症病人肺内病变进展迅速,呈大片状毛玻璃样影及肺实变影像,病变后期为双肺弥漫性实变影,可合并胸腔积液。

(三)治疗要点

1. 一般及对症治疗

卧床休息,多饮水,补充营养;给予退热、镇咳、祛痰等对症处理。儿童忌用阿司匹林等水杨酸类药物退热,以免诱发 Reye 综合征。

2. 抗病毒治疗 应在发病 48 小时内试用抗流感病毒药物。①神经氨酸酶抑制剂:奥司他韦(达菲)为新型抗流感病毒药物,对禽流感病毒 H5N1 和 H9N2 有抑制作用。②离子通道 M_2 阻滞剂:金刚烷胺和金刚乙胺可抑制禽流感病毒株的复制,早期应用可能有助于阻止病情发展,减轻病情,改善预后。老年病人及孕妇应慎用,哺乳期妇女、新生儿和 1 岁以内的婴儿禁用。

3. 抗菌治疗 有继发细菌感染或有充分证据提示继发细菌感染时,应及时使用抗菌药物。

4. 重症病人治疗 ①安置 ICU 病房进行救治。②低氧血症,积极氧疗,保证血氧分压>60mmHg。③机械通气,常规氧疗后低氧血症不能纠正,应及时进行机械通气治疗,采取低潮气量(6ml/kg)加适当呼气末正压(PEEP)的保护性肺通气策略,同时加强呼吸道管理,防止合并症。④多脏器功能衰竭,应采取相应的抢救措施。

5. 中医治疗 辨证施治,可使用中药汤剂或中成药治疗。

(四) 主要护理诊断及合作性问题

1. 体温过高 与禽流感毒血症有关。
2. 气体交换受损 与并发肺部炎症有关。
3. 知识缺乏 缺乏对人禽流感的防治知识。
4. 潜在并发症 急性肺损伤、急性呼吸窘迫综合征、多脏器功能衰竭等。

(五) 护理措施

1. 隔离与消毒 按甲类传染病进行隔离治疗和管理。确诊病例可安置同一病房隔离,疑似病例应另置单间隔离。原则上禁止探视、不设陪护,与病人相关的诊疗活动尽量在病区内进行。 **考点:** 人禽流感护理措施

2. 休息与活动 急性期应卧床休息。

3. 饮食护理 给予高热量、高维生素、高蛋白、易消化的流质或半流质饮食,鼓励多饮水,忌食辛辣和有刺激性的食物。

4. 病情观察 观察生命体征和意识状态变化,观察有无肝肾功能损害、败血症和呼吸窘迫综合征等并发症,一旦发生,及时报告医生并配合处理。

5. 用药护理 注意观察用药效果及不良反应,服用金刚烷胺时,要注意药物不良反应,如焦虑、注意力不集中、眩晕、嗜睡、神经过敏、加重癫痫发作等神经系统不良反应和恶心、呕吐、食欲不振、腹痛等消化系统不良反应。

6. 对症护理 ①高热:体温超过 39℃者应行降温处理,可用物理降温和药物降温,监测体温变化,并做好记录。鼓励病人多饮水,出汗后要及时擦汗、更换衣被,保持皮肤清洁。②鼻塞、咽痛、声嘶:局部热敷或麻黄碱滴鼻液滴鼻、含服西瓜霜、喉宝等。③咳嗽、咳痰:指导咳嗽排痰,痰液黏稠时给予超声雾化。④呼吸费力:半卧位,保持呼吸道通畅,吸氧。

7. 心理护理 关心病人,多与病人沟通,及时正确地交流治疗护理信息,以减轻病人的焦虑、孤独和恐惧心理,满足病人的合理需要,取得病人的理解和配合。

(六) 预防和健康教育

1. 疾病预防指导

(1) 管理传染源:①加强禽类疾病的监测。发现患病或死亡的禽类,应立即向有关部门报告。疑似禽流感发生时立即隔离、封锁并采集病料送检,发现有强毒株感染时立即采取严格处理措施,即"早期诊断,划分疫区,严格封锁"。对疫源地进行严格封锁,实施检疫 21 日,疫点周围 3km 以内的禽类予以捕杀、深埋、焚烧,5km 以内所有易感禽类进行紧急免疫接种, **考点:** 人禽流感预防

同时进行彻底的周围环境消毒,防止疫情扩散。动物防疫部门一旦发现疑似禽流感疫情,应立即通报当地疾病预防控制机构,指导职业暴露人员做好防护工作。②加强对密切接触者的监测,包括与禽流感病禽或死禽密切接触者及人禽流感疑似病例或确诊病例的密切接触者,应进行 7 天医学观察,可口服神经氨酸酶抑制剂预防。③严格规范收治人禽流感病人医疗单位的院内感染控制措施,严格执行专门病房的设置规定和消毒隔离措施。接触人禽流感病人应戴口罩、戴手套、戴防护镜、穿隔离衣。接触后应洗手。④加强检测标本和实验室禽流感病毒毒株的管理,严格执行操作规范,防止实验室的感染及传播。

(2) 切断传播途径:①保持室内卫生,注意通风换气。②注意饮食卫生,不喝生水,不吃未煮熟的肉类及蛋类等食品,不进食病死的禽类,不食用表面粗糙、有小突起的可疑病禽蛋。③注意个人防护,尽量不与活禽接触,不直接接触病禽及其排泄物、分泌物。因职业关系必须接触者,工作期间应戴口罩、穿工作服、勤洗手。④不到疫区旅行。

(3) 保护易感人群:高危人群在医生指导下,可口服金刚烷胺或中草药预防。

2. 健康教育　介绍疾病过程、主要治疗方法、预后等,减轻病人对疾病的恐惧心理,积极配合治疗。

(刘媛航)

第7节　狂　犬　病

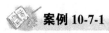
案例 10-7-1

病人,女性,25 岁,1 个月前外出旅游不慎被流浪狗咬伤手背,伤口约深 1.5cm,长 3cm,出血较多,当时用创可贴粘贴伤口没做特殊处理,现已愈合。3 天前病人感觉原伤口处有轻微痒痛感,1 天前病人出现精神紧张、夜不能寐、恐水、怕风。体检:体温 38.5℃,脉搏 120 次/分,呼吸 30 次/分,血压 120/80mmHg,神志清楚,查体合作,轻度烦躁,瞳孔等大等圆,对光反射灵敏;颈软,生理反射存在,腱反射亢进,Brudzinski's 征、Kerning's 征、Babinski's 征均阴性。入院诊断:狂犬病。
问题:1. 主要护理问题是什么?
　　　2. 如何预防?

(一) 概述

考点:概念

狂犬病(rabies)又名恐水症(hydrophobia),是由狂犬病毒引起人畜共患的,以侵犯中枢神经系统为主的致命性急性传染病。临床表现为特有的恐水、恐声、恐风、恐惧不安、咽肌痉挛、进行性瘫痪等。迄今无特效治疗,病死率几乎达 100%。

1. 病原学　狂犬病毒是弹状病毒科狂犬病毒属的一种嗜神经病毒,呈子弹状。基因组为单股负链 RNA 病毒,外壳为含有脂蛋白和糖蛋白的包膜。糖蛋白能与乙酰胆碱受体结合,决定了狂犬病毒的嗜神经性,并具有免疫原性,能诱生中和抗体。从自然条件下感染的人或动物体内分离的病毒称为野毒株,其致病力强,潜伏期较长,易进入脑组织和唾液腺内繁殖。野毒株连续在家兔脑内多次传代获得的病毒株称为固定毒株,其毒力减弱,潜伏期短,不侵犯唾液腺,对人和动物失去致病力,但仍保留免疫原性,可供制备狂犬病减毒活疫苗。狂犬病毒对外界环境抵抗力不强,易被紫外线照射、季胺化合物、碘酒、高锰酸钾、乙醇、甲醛等灭活,加热100℃2 分钟可被杀灭;但耐受低温,对苯酚等酚化合物有高度抵抗力。

2. 发病机制　狂犬病毒自皮肤和黏膜破损处进入人体后,对神经组织有强大的亲和力,其病程可分为 3 个阶段:①局部组织小量增殖期:病毒在感染部位附近肌细胞内小量繁殖,在局部停留 3 天或更久后侵入周围神经。②侵入中枢神经期:病毒沿神经的轴索向中枢神经系统向心性扩散,至脊髓的背根神经节再大量繁殖,入侵脊髓并很快到达脑部,主要侵犯脑干和小脑等处的神经细胞,一般不进入血流。③向各器官扩散期:病毒从中枢神经系统向周围神经离心性扩散,导致非神经组织感染。由于迷走、舌咽和舌下神经核受损,导致吞咽肌及呼吸肌痉挛,病人出现恐水、吞咽和呼吸困难;交感神经受损时出现唾液分泌增加和多汗。迷走神经节、交感神经节和心脏神经节受损时,可引起病人心血管功能紊乱或猝死。

病人神经细胞浆内可见嗜酸性包涵体,称为内基小体,为狂犬病毒的集落,呈圆形或椭圆形,染色后呈樱红色,此为狂犬病特征性病理变化,具有诊断意义。

被病兽咬伤后是否发病与下列因素有关:①咬伤部位,如为头、面、颈、手指等神经血管分布丰富处,咬伤后发病机会多。②咬伤严重程度,伤口深而大者,发病率高。③伤口处理情况,及时彻底清洗处理伤口者,发病机会较少。④及时、全程、足量注射狂犬疫苗者,发病率低。⑤被咬者的免疫功能低下或免疫缺陷者,发病机会多。　　**考点:**发病因素

(二) 护理评估

1. 流行病学资料

(1) 传染源:本病的主要传染源是携带狂犬病毒的动物,在我国 80%～90% 是由狂犬所致,其次为猫、猪、牛、马等,野生动物如蝙蝠、狼等也可传播本病。病人的唾液可含有少量病毒,一般不成为主要传染源。　　**考点:**流行病学资料

(2) 传播途径:病毒主要通过咬伤、抓伤皮肤引起传播,也可由染毒的唾液经创口或黏膜而感染,少数可在对病兽宰杀、剥皮、切割等过程中吸入含有病毒的气溶胶而感染。

(3) 人群易感性:人对狂犬病毒普遍易感,动物饲养者、兽医、动物实验员和野外工作者是本病的高危人群。人被病犬咬伤后的发病率为 15%～30%,被病狼咬伤后的发病率为 50%～60%。感染后若能及时处理伤口和正确接种疫苗,发病率可降至 0.15% 左右。

2. 临床表现　潜伏期长短不一,5 天至 19 年或更长,一般为 1～3 个月。潜伏期与年龄、伤口部位与深浅、入侵病毒数量和毒力等因素有关。典型临床经过分 3 期。　　**考点:**临床表现

(1) 前驱期:持续 1～4 天,病人常有低热、倦怠、头痛、恶心、全身不适感,继而渐呈兴奋状态,有恐惧不安,烦躁失眠,对声、光、风等刺激敏感而有喉部紧缩感。最有意义的早期症状是在愈合的伤口周围及神经支配区有痒、痛、麻及蚁走等异样感觉,发生率约 70%。

(2) 兴奋期:1～3 天,临床特点有:①高度兴奋,表现为表情极度恐怖、激动不安,限制其行动常会引起反抗。②恐水为本病的主要特征,最初为吞咽口水时诱发咽部肌肉收缩,继而闻水声、见水或仅谈论水时,即可引起咽喉肌严重痉挛,典型病人出现渴极而不敢饮,常导致声音嘶哑和脱水。此外,风、光、声、触动等刺激也可激发躁动,引起咽喉肌痉挛,严重时出现全身肌肉阵发性抽搐和强直性惊厥,且可因呼吸肌痉挛而致呼吸困难和发绀。③体温升高达 38～40℃。④交感神经功能亢进,表现为大量流涎、大汗淋漓、心率加快、血压升高等。⑤多数病人神志清晰,少数病人可出现幻听、幻觉等精神失常症状。

(3) 麻痹期:一般为 6～18 小时,肌肉痉挛停止,全身弛缓性瘫痪,逐渐由安静进入昏迷状态,呼吸浅而不规则,脉搏快而微弱,瞳孔散大,最后因呼吸和循环衰竭而死亡。

狂犬病病程一般不超过 6 天。部分病例可表现为无兴奋期表现,称为瘫痪型或静型,是从中南美洲的蝙蝠分离出的狂犬病毒感染导致,病人以发热、头痛、全身不适及咬伤部位的感觉异常起病,继之出现各种瘫痪,如肢体截瘫、上行性脊髓瘫痪等,最后常死于呼吸肌麻痹。

3. 辅助检查

(1) 血常规检查:血白细胞总数轻至中度增多,中性粒细胞占 80% 以上。

(2) 脑脊液检查:脑脊液细胞数及蛋白质稍增多,糖及氯化物正常。

（3）病原学检查:取病人的唾液、脑脊液、泪液或脑组织接种鼠脑分离到病毒,取狂犬病动物或死者的脑组织切片染色,镜检找到内格里小体,均可确诊,阳性率可达到 70% ~80%。

（4）免疫学检查:取病人脑脊液或唾液涂片、角膜印片或咬伤部位皮肤组织、脑组织,采用 ELISA 法检测血清特异性抗体用于诊断,阳性率可达 98%,主要用于流行病学调查。

（三）治疗要点

目前尚无特效疗法,以对症综合治疗为主。

1. 一般治疗　单室严格隔离病人,防止唾液污染,医护人员必须穿隔离服、戴口罩及手套,病人的分泌物、排泄物及其污染物品均应严格消毒。尽量保持环境安静,让病人安静卧床,避免声、光、风的刺激。上好床栏,防止病人痉挛发作时坠床受伤。

2. 支持及对症疗法　①保证热量供应,纠正酸中毒、维持水电解质平衡;②痉挛发作严重时,应用安定或巴比妥类镇静剂;③脑水肿可给予甘露醇等脱水剂治疗;④保持呼吸道通畅,维护呼吸功能,防止吸入性肺炎,必要时气管切开,间歇正压给氧;⑤有心动过速、心律失常、高血压等病情时,应用 β 受体拮抗剂、降压药及强心剂;⑥可试用干扰素、胸腺肽、阿昔洛韦等抗病毒治疗;⑦适当使用抗生素防治继发感染。

（四）主要护理诊断及合作性问题

1. 皮肤完整性受损　与病犬、病猫等动物的咬伤或抓伤有关。

2. 有受伤的危险　与病人兴奋、狂躁、出现幻觉等有关。

3. 有窒息的危险　与中枢神经系统受损导致呼吸肌痉挛有关。

4. 体液不足　与疾病导致液体摄入不足而体液丢失过多有关。

5. 恐惧　与疾病引起死亡威胁有关。

（五）护理措施

1. 隔离与消毒　单独隔离病房,在标准预防的基础上严格执行接触隔离。医务人员接触病人时要穿隔离衣、戴口罩、手套,在做口腔护理、清除咽喉部分泌物时要戴乳胶手套,注意自身防护,避免被病人咬伤或击伤;病人的残余食物应焚烧,病人的唾液、尿液、血液和其他体液或分泌物,以及被污染的环境均应彻底消毒,应用 0.1% 苯扎溴铵、2% ~5% 碘酊、0.5% 碘伏、75% 乙醇等消毒剂以及紫外线照射等,均可达到消毒目的。对病人的尸体和病兽的尸体应进行火化处理。做好消毒隔离,防止交叉感染。

考点:隔离与消毒

2. 休息与活动　将病人安置于安静、避光的单人房间内,专人护理,减少家属探视,绝对卧床休息,避免干扰和声光的刺激,注意安全,必要时给予约束;

3. 饮食护理　禁食、禁饮水,在痉挛发作的间歇期或应用镇静剂后采用鼻饲徐徐注入高热量流质饮食,以补充营养;必要时予以静脉输液,保证每日摄入量及维持水、电解质平衡,准确记录出入液量。

4. 病情观察　注意观察病人生命体征是否稳定,尤其是呼吸频率和节律的改变,有无呼吸困难及缺氧症状;观察病人意识状态,瞳孔变化,痉挛性发作(发作部位和持续时间)或弛缓性瘫痪的状况,发作时有无幻觉和精神异常、有无呼吸和循环衰竭表现;病人有无高度兴奋、恐水、怕风表现及其变化;有无水、电解质、酸碱失衡情况,准确记录出入量。

5. 用药护理　使用苯巴比妥等镇静药时应注意观察病人有无呼吸抑制现象。

6. 对症护理

考点:对症护理

（1）减轻惊厥与抽搐:烦躁不安者,注意有无痉挛发作,为防止病人自伤或伤及他人,应加床栏保护或适当约束;尽量减少一切不必要的其他刺激,如光、声、风、触动、拖曳等,尤其应避免水的刺激,包括避免喝水、避免让病人闻及水声、室内不要放置水容器、不可洗澡,适当遮蔽输液装置等,以免诱发咽部肌肉发生痉挛、兴奋和狂躁。有计划地安排并简化医疗、护理操作,集中在使用镇静剂后进行,动作要轻、快,以免引起不必要的刺激诱发痉挛;并向家属解释病人兴奋、狂躁的原因,嘱其避免刺激病人。

(2) 保持呼吸道通畅,维持正常呼吸功能:①及时清除口腔及呼吸道分泌物,防止窒息。②加强监护,咽肌、呼吸肌痉挛时,给予氧气吸入和镇静剂。③密切观察病情进展,定时记录神志、面色及生命体征,尤其应注意呼吸频率、节律的改变。④准备好所需急救物品和药品,如镇静剂、呼吸兴奋剂、气管插管及气管切开包,人工呼吸机等,若有严重呼吸衰竭,不能自主呼吸者,应配合医生行气管插管、气管切升或使用人工呼吸机辅助呼吸。

7. 心理护理　对病人应给予更多的关心和爱护,多数病人神志清楚,可因痉挛发作、恐水等引起痛苦和恐惧不安,应对病人关心体贴,还应支持和安慰其家人,协助病人家属逐渐适应病情变化。

(六) 预防和健康教育

1. 疾病预防指导

(1) 管理传染源:严格犬的管理,包括捕杀病犬、对家犬进行登记与预防接种以及对进口动物进行检疫。病死的动物应予以焚毁或深埋。

考点:疾病预防指导

(2) 伤口处理:迅速、彻底地清洗伤口可有效降低狂犬病的发病率。尽快用 20% 肥皂水或 0.1% 苯扎溴铵溶液反复冲洗至少 30 分钟(肥皂水与苯扎溴铵溶液不可合用),尽量除去狗涎、挤出污血,再用大量清水反复冲洗。之后,局部用 75% 乙醇及 2% ~ 5% 碘酊反复消毒。伤口较深者,要进行清创,用注射器插入伤口进行灌注、清洗,以彻底清除和消灭局部伤口的病毒。伤口一般不宜缝合或包扎,以便排血引流。严重咬伤者使用狂犬病免疫球蛋白或免疫血清在伤口底部及周围进行局部浸润注射,皮试阳性者要进行脱敏疗法。此外,要注意预防破伤风和细菌感染。

(3) 预防接种:①主动免疫:目前多采用地鼠肾细胞疫苗。暴露前预防,接种 3 次,每次 2ml、肌内注射,于 0、7、21 日接种;暴露后预防,采用 5 针免疫方案,即咬伤后第 0、3、7、14 和 30 日各肌内注射 2ml;严重咬伤者(如伤口在手指、头颈部或多处受伤)疫苗可用全程 10 针预防,即当日至第 6 日每日 1 针,后于 10、14、30、90 再各注 1 针。②被动免疫:使用人抗狂犬病毒免疫球蛋白(HRIG)(20U/kg)或抗狂犬病免疫血清(20ml),以一半剂量在伤口四周及底部行浸润注射,另一半剂量肌内注射。

2. 疾病知识指导　①宣传狂犬病的预防知识,预防关键是做好犬类的管理。对喂养者应加强宣传犬类管理制度,定期给宠物预防接种兽用狂犬病毒疫苗;对野犬、野猫应捕杀并焚毁或深埋;进口动物必须检疫。②说明狂犬病缺乏特效治疗方法,一旦发病,死亡率近乎 100%。应广泛宣传被犬、猫(尤其野犬、野猫)等动物咬伤或抓伤后,应立即进行彻底地伤口处理和及时、全程、足量地接种狂犬疫苗,以减少发病机会和提高生存率,指出接种期间应戒酒,多休息。③对野外工作人员、兽医、捕狗者和洞穴探险者等高危人群,应实施疫苗预防注射。

案例 10-7-1 分析

1. 主要护理问题　①有受伤的危险;②低效性呼吸型态;③有体液不足的危险。

2. 预防　①做好犬的管理;②被狗咬伤后应及时、有效地处理伤口;③及时全程进行预防接种。

(刘媛航)

第 8 节　细菌性痢疾

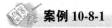 **案例 10-8-1**

某患儿,2 岁,急起高热 40℃,惊厥、面色苍白、四肢厥冷、脉搏细速、口唇发绀、皮肤花纹、血压下降,无腹痛及腹泻,直肠拭子有黏液便,镜检可见红细胞和白细胞。临床诊断:中毒性菌痢

问题:1. 主要护理问题有哪些?

　　　2. 如何配合抢救?

(一) 概述

考点:概念

细菌性痢疾(bacillary dysentery)简称菌痢,是由痢疾杆菌(志贺菌属)引起的肠道传染病。临床以腹痛、腹泻、黏液脓血便和里急后重为主要表现,可伴有发热及全身毒血症状,严重者可有感染性休克和(或)中毒性脑病,慢性病人病情迁延,治疗困难。

1. **病原学**　痢疾杆菌属肠杆菌科,为革兰染色阴性杆菌,需氧、无鞭毛及荚膜。根据抗原结构和生化反应的不同,可分为 4 个群(即 A 群志贺菌、B 群福氏、C 群鲍氏菌及 D 群宋内菌)47 个血清型。目前我国以 B 群福氏菌感染为主,近年少数地区有 A 群、D 群流行。

痢疾杆菌在外界环境中生存力较强,在瓜果蔬菜及污染物品上能存活 1~2 周,在阴暗处能存活 11 天,潮湿土壤中可生存 34 天。但抵抗力较弱,日光直接照射 30 分钟、加热 56~60℃、10 分钟,煮沸 2 分钟可杀灭,对酚液、氯化汞、苯扎溴铵、过氧乙酸等化学消毒剂均敏感。

考点:发病机制

2. **发病机制**　痢疾杆菌侵入人体后是否发病与细菌数量、致病力及人体抵抗力等因素有关。痢疾杆菌进入消化道后,大部分被胃酸杀死,少量未被杀灭的细菌侵入乙状结肠与直肠黏膜固有层中繁殖,引起肠道的炎症反应和固有层小血管循环障碍,导致上皮细胞变性、坏死、溃疡,临床表现腹痛、腹泻、脓血便。

痢疾杆菌可产生内、外毒素。内毒素是引起全身毒血症的主要因素,可引起血管活性物质释放增加,引起微循环障碍,导致血栓形成和 DIC 发生,使重要脏器功能衰竭,出现感染性休克、脑水肿、脑疝、呼吸衰竭等;外毒素可导致肠黏膜坏死,与水样腹泻及神经系统症状有关。

3. **病理改变**　以乙状结肠和直肠最显著。急性期为弥漫性纤维蛋白渗出性炎症,有多个不规则浅表溃疡,局限于固有层,很少引起穿孔和大出血。慢性期黏膜水肿、肠壁增厚、肠管狭窄。中毒性菌痢肠道病变不显著,但全身发生多脏器微循环障碍。

(二) 护理评估

1. 流行病学资料

考点:流行病学资料

(1) 传染源:急、慢性菌痢病人和带菌者是传染源,急性病人早期排菌量大,传染性强;慢性病人、非典型病人和带菌者不易发现,作为传染源危害更大。一些重要职业,如托幼、餐饮、食品销售、供水等行业人员,就业前必须进行健康检查,且每年均需进行 1~2 次体检。

(2) 传播途径:经粪-口途径传播。病人及带菌者从粪便排出痢疾杆菌,通过污染食物、水、玩具、用具等,经口传播;也可通过苍蝇(蟑螂)作为媒介污染食物或水而传播。食物或水源被污染可引起食物型暴发流行或水型暴发流行,日常生活接触或虫媒传播引起散发。

(3) 易感人群:人群普遍易感,以学龄前儿童和青壮年多见。病后可获得一定的免疫力,但短暂而不稳定,不同菌群和血清型之间无交叉免疫,故易复发和重复感染。

(4) 流行特征:我国各地区全年均有发病,以夏秋季为多,与气候、进食生冷瓜果机会多

及苍蝇密度高等因素有关。主要集中在温带和亚热带地区,多见于卫生条件较差的区域。

2. 临床表现　潜伏期为 1~3 天(数小时~7 天)。痢疾志贺菌感染的临床表现较重,预后良好;宋内志贺菌感染症状较轻,非典型病例多;福氏志贺菌感染的病情介于两者之间,易转为慢性。根据病程长短和病情轻重分为以下临床类型。

考点:临床表现

(1) 急性菌痢:根据毒血症状及肠道症状轻重分为 3 型:

1) 普通型(典型):起病急,高热伴畏寒、寒战,体温可达 39℃ 以上,伴有乏力、头痛、食欲不振等全身不适;继而出现腹痛、腹泻和里急后重。大便每日十几次至数十次,量少,初为稀便,1~2 天后转为黏液脓血便,左下腹压痛,肠鸣音亢进。发热一般于 2~3 天后自行消退,腹泻常持续 1~2 周后缓解或自愈,少数病人可转为慢性。

2) 轻型(非典型):全身毒血症状轻,不发热或仅有低热,腹泻次数少,每天 3~5 次,大便呈糊状或稀便,常无脓血,腹痛轻,里急后重无或轻。病程短,3~6 天后痊愈,也可转为慢性。

3) 中毒型:多见于 2~7 岁体质较好的儿童。起病急骤,病势凶险,突然发热,体温可达40℃ 以上,有严重的全身中毒症状,精神委靡、频发惊厥,迅速发生呼吸衰竭和(或)循环衰竭。肠道症状轻,但 0.9% 氯化钠灌肠或直肠拭子取标本镜检,可发现大量的脓细胞和红细胞。按临床表现分 3 型:①休克型(周围循环衰竭型):较多见。主要表现为感染性休克,病人面色苍白、四肢厥冷、皮肤花斑、发绀、心率增快、脉搏细速、尿量减少,早期血压正常或稍低,晚期血压下降甚至不能测出,并可出现心、肾功能不全的表现。②脑型(呼吸衰竭型):较严重,病死率高。病人出现剧烈头痛,频繁呕吐,呈喷射状呕吐,频繁或持续性惊厥、昏迷,瞳孔不等大,对光反射迟钝或消失,眼球下沉呈落日征等,严重者出现中枢性呼吸衰竭,最终因呼吸衰竭而死亡。与脑血管痉挛引起脑缺氧、脑水肿甚至脑疝有关。③混合型:预后最差,病死率极高。兼有以上 2 型表现,常先出现惊厥,如抢救不及时则迅速发展为呼吸衰竭、循环衰竭。

(2) 慢性菌痢:急性菌痢反复发作或迁延不愈超过 2 个月即为慢性菌痢。导致菌痢慢性化的原因:病人方面,如原有营养不良、胃肠道慢性疾病、急性期治疗不及时或不当、肠道分泌性IgA 减少,导致免疫力下降;致病菌方面,如福氏志贺菌感染或耐药菌株感染。根据临床表现分为 3 型:①慢性迁延型:最为多见。急性菌痢,迁延不愈,有长期腹痛、腹泻、黏液脓血便,或腹泻与便秘交替出现。常有左下腹压痛。长期腹泻可导致营养不良、贫血等。②急性发作型:有菌痢病史,常因进食生冷食物、受凉或过度劳累等因素诱发,出现腹痛、腹泻、脓血便,一般不发热。③慢性隐匿型:较少见。1 年内有菌痢病史,无明显临床症状,粪便培养可检出痢疾杆菌,乙状结肠镜检可见结肠病变。

3. 辅助检查

(1) 血常规检查:急性期白细胞总数升高,一般在 $10×10^9~20×10^9/L$,以中性粒细胞升高为主。慢性菌痢可有轻度贫血。

(2) 粪便常规检查:外观为黏液脓血便,量少,常无粪质,镜检可见大量成堆的脓细胞、白细胞、红细胞和少量巨噬细胞。

(3) 病原学检查:粪便培养出痢疾杆菌为确诊依据,宜尽早连续多次、在抗菌治疗前、采取新鲜粪便的脓血部分以提高培养阳性率,同时做药物敏感试验可指导临床选用抗菌药物。

(三) 治疗要点

1. 急性菌痢

(1) 一般治疗:执行接触隔离,至临床症状消失,大便培养连续 2 次阴性,方可解除隔离。病人需卧床休息,给予少渣、易消化的流质或半流质饮食,注意水电解质的酸碱平衡。

(2) 病原治疗:成年人首选喹诺酮类,如诺氟沙星 0.2~0.4g,每天 4 次口服,5~7 天为 1疗程;或复方磺胺甲噁唑、庆大霉素等。重症或口服吸收不良者,肌内注射或静脉滴注抗生素。原则上疗程不宜短于 5 天,以减少恢复期带菌。

(3) 对症治疗:高热,以物理降温为主,必要时使用退热药;腹痛剧烈者,可用解痉剂如阿托品等。毒血症状严重者,可酌情给予小剂量糖皮质激素。

2. 慢性菌痢

(1) 病原治疗:根据药物敏感试验选用 2 种不同类型的抗菌药物,疗程 10~14 天,重复 1~3 个疗程;也可采用药物保留灌肠疗法,选用 0.3% 小檗碱溶液、5% 大蒜素溶液或 2% 磺胺嘧啶银悬液,每次 100~200ml,每晚 1 次,10~14 天为 1 个疗程。

(2) 对症治疗:肠功能紊乱者可用镇静剂、解痉剂,肠道菌群失调者可用微生态制剂如乳酸杆菌或双歧杆菌等,并积极治疗其他慢性消化道疾病和肠道寄生虫病。

3. 中毒型菌痢　因病势凶险,应早期诊断,及时采用综合抢救措施。

(1) 病原治疗:选用环丙沙星、左氧氟沙星或头孢曲松、头孢噻肟,或两类药物联合应用。

(2) 对症治疗:①降温止惊:高热给予物理降温配合药物降温,必要时使用亚冬眠疗法,争取短时间内使体温降至 36~37℃。②休克型:迅速补充血容量(低分子右旋糖酐)、纠正酸中毒(5% 碳酸氢钠)、改善微循环(山莨菪碱)和纠正心力衰竭、短期使用糖皮质激素等,注意保护重要脏器功能。③脑型:应用脱水剂(20% 甘露醇)降低颅内压,防治呼吸衰竭等,吸氧,如出现呼吸衰竭可用呼吸兴奋剂,必要时气管插管或切开及应用人工呼吸器。

(四) 主要护理诊断及合作性问题

1. 体温过高　与痢疾杆菌感染释放内毒素有关。
2. 腹泻　与痢疾杆菌导致肠道炎症、溃疡病变引起肠蠕动增快、吸收减少、肠痉挛有关。
3. 腹痛　与痢疾杆菌引起的肠蠕动增快、肠痉挛有关。
4. 组织灌注量改变　与内毒素致全身小血管痉挛引起急性微循环障碍有关。
5. 营养失调:低于机体需要量　与长时间腹泻、肠道吸收减少,摄入不足,消耗增多有关。
6. 潜在并发症　感染性休克、中枢性呼吸困难。

(五) 护理措施

考点:护理措施

1. 隔离与消毒　执行接触隔离措施,注意粪便、便器和尿布的消毒处理,解除隔离要求:临床症状消失,粪检阴性,粪便培养连续 2 次阴性。

2. 休息与活动　急性期病人腹泻频繁、全身症状明显者应卧床休息。频繁腹泻伴发热、虚弱无力者,协助床边排便以减少体力消耗,并用屏风遮挡。中毒型菌痢病人需绝对卧床休息,取平卧位或休克体位,注意保暖,专人监护。

3. 饮食护理　给予易消化、高蛋白、高维生素、清淡流质或半流质饮食,忌生冷、多渣、油腻及刺激性食物,少食多餐,多饮淡盐水;严重腹泻伴呕吐者,暂禁食,静脉补充所需营养,待病情缓解后调整饮食。

4. 病情观察　①密切观察大便的次数、量、性状及伴随症状;注意病人的饮食情况、脱水征象,记录 24 小时出入量。②休克型,重点监测生命体征、神志、尿量变化、瞳孔反射等,如发现四肢湿冷、脉细速、烦躁等休克征象时,立即报告医师,配合抢救。③脑型,重点观察呼吸型态、瞳孔和意识状态等,出现烦躁不安、抽搐、意识障碍、呼吸节律不规则、瞳孔不等大等变化时,立即报告医生并配合抢救。

5. 用药护理　遵医嘱使用有效抗菌药物,如诺氟沙星、复方磺胺甲噁唑等,注意观察胃肠道反应、肾毒性、过敏、粒细胞减少等不良反应。早期禁用止泻药,以便于毒素排出。

6. 中毒型菌痢的抢救配合　①迅速开放 2 条静脉通路,遵医嘱给予扩容、纠正酸中毒、血管扩张剂等抗休克、抗感染治疗;如病人面色转红、肢端回暖、血压回升,收缩压维持在

80mmHg、脉压>30mmHg、尿量>30ml/h,表示治疗有效;脑水肿病人,遵医嘱用 20% 甘露醇脱水,应用血管扩张剂改善脑血管痉挛,用呼吸兴奋剂治疗呼吸衰竭等。②吸氧,并保持呼吸道通畅。③观察并记录生命体征、神志、24 小时出入量及周围循环情况,注意休克是否缓解。④有周围循环衰竭者置去枕平卧位;有脑水肿者头略抬高 15°~30°,头侧向一侧。⑤应用人工呼吸器做好相应的护理。

7. 对症护理 ①皮肤护理:每次排便后协助病人清洗肛周皮肤,涂凡士林,以保持肛周皮肤清洁、减少刺激。每天用温水或 1:5000 高锰酸钾溶液坐浴,防止糜烂、感染。里急后重明显者,嘱病人排便时不要过度用力,以免脱肛;发生脱肛时,护士可戴橡胶手套按摩,助其回复。②腹痛剧烈者可用热水袋热敷,或遵医嘱使用阿托品或颠茄制剂。③发热时除采取常规降温措施外,可用 2% 冷(温)盐水低压灌肠,以达到降温和清除肠内积物的目的;有休克表现者应注意保暖(调高室温、加盖棉被或用热水袋),给氧;对惊厥病人,应注意防止跌伤或舌咬伤,并保持病室安静,避免声、光刺激。

8. 心理护理 增加与病人的沟通,建立良好的护患关系,取得病人的信任。向病人及其家属介绍细菌性痢疾的相关知识,给病人以真诚的安慰和帮助,对中毒型菌痢病人和家庭成员应做到及时、细致、耐心的心理护理,以减轻其恐惧感。

（六）健康教育

1. 疾病预防指导

（1）管理传染源:对病人执行接触隔离至临床症状消失、粪检阴性、粪便培养连续 2 次阴性。对接触者观察 1 周,对从事饮食、保育、供水等重点行业人群应定期进行粪便检查,发现慢性带菌者应暂离原岗位,接受治疗。

考点:疾病预防指导

（2）切断传播途径:加强饮食、饮水、粪便的管理,搞好环境卫生,消灭苍蝇、蟑螂,养成良好的个人卫生习惯,不饮生水,禁食不洁食物。

（3）保护易感人群:在本病流行期间口服多价痢疾减毒活菌苗,对同型痢疾杆菌有一定的预防作用,免疫力可维持 6~12 个月。

2. 疾病知识指导 ①向病人和家属说明做好消毒隔离的重要性。②向病人讲解患病时休息、饮水、饮食的具体要求。指导急性期病人应遵医嘱按时、按量、按疗程坚持服药,争取彻底治愈,以防转变为慢性菌痢;指导慢性菌痢病人加强体育锻炼,保持生活规律,避免暴饮暴食、进食生冷食物、劳累、情绪变化等诱因,以防疾病复发。③教会病人肛周皮肤护理及留取粪便标本的方法,观察及识别病情变化的内容,如大便的次数、量、性状及伴随症状等。

案例 10-8-1 分析

1. 主要护理问题 ①体温过高;②组织灌注量改变。

2. 抢救措施 ①绝对卧床休息,平卧位头偏向一侧,避免声、光刺激,防止舌咬伤和意外损伤;②物理降温;③给氧;④迅速建立开放 2 条静脉通路;⑤遵医嘱给予止惊镇静药和正确使用 20% 甘露醇脱水。

（刘媛航）

第 9 节 伤 寒

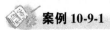

案例 10-9-1

病人,男性,25 岁。1 周前开始全身不适,继之发热、食欲不振、大便干结、轻度腹胀。近 3 天轻微咳嗽,精神委靡,体温逐日升高,伴畏寒。查体:神清,表情淡漠,反应迟钝,体温 39.5℃,心率 80 次/分,律齐,两肺未闻湿啰音,肝右肋下 2cm,脾肋下 1cm,右下腹有压痛。实验室检查:外周血白细胞数 4.6×

10^9/L,中性粒细胞0.60,淋巴细胞0.37,嗜酸粒细胞0.00,单核细胞0.03,胸透正常。肥达反应:O 1: 40 阳性,H 1:80 阳性。入院诊断:伤寒。

问题: 1. 主要护理问题是什么?
　　　　2. 如何做好饮食护理?

(一) 概述

考点:概念

伤寒(typhoid fever)是由伤寒杆菌引起的急性肠道传染病。典型临床特征为持续发热、相对缓脉、神经系统中毒症状、消化道症状、玫瑰疹、肝脾大及白细胞减少等。可出现肠出血和肠穿孔等严重并发症。

1. **病原学** 伤寒杆菌为沙门菌属中的 D 群。革兰染色阴性,菌体呈短杆状、无荚膜、不形成芽孢、有鞭毛、能运动。本菌有菌体"O"抗原、鞭毛"H"抗原和表面"Vi"抗原,感染后机体均能产生相应抗体。伤寒杆菌在自然环境中生存能力强,耐低温,在-20℃下可长期存活,在水中能存活 2~3 周。但不能耐受干燥,对热抵抗力较差,日光照射数小时,加热至 60℃ 15 分钟即可杀灭,煮沸后迅速死亡;对一般化学消毒剂都敏感,5%苯酚溶液 5 分钟可杀死。

2. **发病机制** 伤寒进入人体后,是否发病主要取决于细菌感染数量、致病力及人体的免疫力。伤寒杆菌进入消化道后,若胃酸 pH 低于 2.0 时,伤寒杆菌可立即被胃酸杀灭。一般伤寒杆菌摄入量在 10^5 以上才能引起本病,未被胃酸杀灭的细菌进入小肠,侵入肠黏膜,经淋巴管进入肠道淋巴组织及肠系膜淋巴结繁殖,经胸导管进入血流,引起第 1 次菌血症,病人无症状,属潜伏期;继而伤寒杆菌随血流进入肝、脾、胆囊、肾和骨髓大量繁殖,引起第 2 次菌血症,同时释放内毒素,伤寒杆菌内毒素是致病的重要因素,产生临床症状(发病初期),此时相当于病程第 1~2 周,血培养多为阳性;病程第 2~3 周,伤寒杆菌随血流播散至全身各脏器,加重肠道的病变(极期),此时粪、尿培养均阳性;病程第 4 周进入恢复期,机体免疫力逐渐加强,血流和脏器中的细菌逐渐被消灭。少数免疫功能低下者,潜伏在体内的细菌可再度繁殖,并侵入血流而形成复发。症状消失后,若胆囊内长期保留病菌则成为慢性带菌者。

3. **病理** 全身单核-巨噬细胞系统的增生性反应,以回肠下端集合淋巴结及孤立淋巴滤泡的病变最具有特征性。病程第 1 周淋巴组织肿胀、增生呈纽扣样突起;第 2 周肿大的淋巴组织坏死;第 3 周坏死组织脱落形成溃疡,若病灶波及血管可引起肠出血,若侵入肌层与浆膜层可导致肠穿孔;第 4 周溃疡逐渐愈合,不留瘢痕,不引起肠道狭窄。肠系膜淋巴结可见肿大、充血,肝脾肿大,镜下可见充血或灶性坏死、网状内皮细胞增生及伤寒肉芽肿形成。

(二) 护理评估

1. **流行病学资料**

考点:流行病学资料

(1) **传染源:**病人和带菌者是伤寒的主要传染源。病人从潜伏期末即可从粪便排菌,以发病第 2~4 周排菌量最多,传染性最强。2%~5% 的病人可持续排菌 3 个月以上,称为慢性带菌者,原有慢性胆管疾病者,更容易成为慢性带菌者,少数病人可成为终生排菌者。慢性带菌者是引起伤寒不断流行和传播的主要传染源,有重要流行病学意义。

(2) **传播途径:**通过粪-口传播。伤寒杆菌随粪便排出体外,通过污染的水或食物、日常生活接触及苍蝇、蟑螂等媒介而传播;其中水和食物污染是引起暴发流行的主要原因。

(3) **易感人群:**人群普遍易感,病后可产生持久免疫力。伤寒与副伤寒之间无交叉免疫。

(4) **流行特征:**本病在世界各地均有发生,以热带、亚热带地区多见。发达国家发病率低,但在发展中国家由于卫生供水、污水处理等尚未完善等因素,伤寒仍是常见的传染病。常年均可发病,以夏秋季多见,散发为主,部分地区可见暴发流行。儿童和青壮年发病率高。

2. 临床表现 　潜伏期长短不等,一般为 10~14 天。

(1) 典型型

1) 初期:病程第 1 周。大多起病缓慢,发热是最早出现的症状,体温呈阶梯式上升,于5~7 天可达 39~40℃。发热前可有畏寒,常伴全身不适、乏力、咽痛、咳嗽、食欲减退等症状。 考点:临床表现

2) 极期:病程第 2~3 周。出现伤寒的典型表现,肠出血、肠穿孔等并发症多在本期发生。①发热:持续高热,以稽留热多见,少数呈弛张热或不规则热,热程较长,一般持续 10~14 天。②消化道症状:食欲不振、腹部不适、腹胀,多数病人有便秘,少数病人出现腹泻,右下腹可有轻压痛。③神经系统症状:出现中毒面容,精神恍惚、表情淡漠、反应迟钝、听力下降、耳鸣等,重症可有谵妄、昏迷或脑膜刺激征等中毒性脑病表现,病情缓解后可逐渐恢复。④循环系统症状:常有相对缓脉或重脉,相对缓脉指脉搏与发热不成比例上升,即体温升高 1℃,每分钟脉搏增加少于 15~20 次,并发心肌炎时,脉搏增快,相对缓脉不明显。重脉指桡动脉触诊时,每一次脉搏感觉有两次搏动的现象。重症可出现脉搏细速、血压下降、循环衰竭。⑤肝脾肿大:多数有脾大、质软,压痛;部分有肝大,并发中毒性肝炎时可见黄疸或肝功能异常。⑥玫瑰疹:病程第 7~14 天,部分病人胸、腹部或背部皮肤可出现少量直径 2~4mm 的淡红色小斑丘疹,称为玫瑰疹,一般分批出现,10 个以下,压之褪色,多在 2~4 天消退。⑦高热期间,可有蛋白尿,后期可有水晶型汗疹、消瘦及脱发。

3) 缓解期:病程第 3~4 周。体温逐渐下降,各种症状逐渐减轻,肿大的肝脾开始回缩,但由于肠道病理改变尚未修复,仍有出现各种肠道并发症的危险。

4) 恢复期:病程第 5 周。体温恢复正常,临床症状消失,食欲好转,约 1 个月完全康复。体弱、原有慢性疾病或出现并发症者,病程往往较长。

(2) 其他型:由于致病因素、病人年龄、免疫力等不同,及近年来预防接种和抗生素广泛应用,临床除典型伤寒外,还可见轻型、迁延型、逍遥型、暴发型、小儿伤寒、老年伤寒等类型。

(3) 复发和再燃:部分病人体温恢复正常 1~3 周后再次升高,临床症状再度出现,血培养再度阳性,称为复发。复发与胆囊或单核-巨噬细胞系统中潜伏的病菌大量繁殖,再度侵入血液循环有关,见于抗菌治疗不彻底、机体抵抗力低下的病人。部分病人进入恢复期前,体温尚未完全正常时又重新上升,血培养阳性,称为再燃,可能与菌血症未被完全控制有关。

(4) 并发症:①肠出血:较常见,多发生在病程的第 2~4 周,轻重不等,少量出血可无症状,大出血可引起失血性休克。②肠穿孔:最严重,多发生在病程的第 2~4 周,多在回肠末段,穿孔前常有腹胀、腹泻或肠出血等先兆,穿孔时病人突感右下腹剧痛,伴恶心、呕吐、冷汗、脉搏细速、呼吸急促、体温与血压下降,经 1~2 小时后体温又迅速回升,并出现腹膜刺激征。X线检查膈下有游离气体。③其他:中毒性心肌炎、中毒性肝炎、支气管肺炎等。

3. 辅助检查

(1) 血常规检查:白细胞数减少,一般在 $3×10^9$~$5×10^9$/L,中性粒细胞减少、嗜酸粒细胞减少或消失,白细胞计数、中性粒细胞、嗜酸粒细胞的消长情况,可作为判断病情与疗效的指征之一。血小板计数正常或稍低。

(2) 细菌培养:血培养阳性是确诊依据(病程第 1 周阳性率可达 90%);骨髓培养阳性率高,且对已用抗生素,血培养阴性者也有意义;粪便培养,对判断病程的发展与转归有意义。

(3) 免疫学检查:①伤寒血清凝集试验(肥达反应):病程第 7~10 天出现阳性反应,第 3~4 周阳性率最高。单份血清抗体效价 O≥1:80 及 H ≥1:160 者有诊断价值。"Vi"抗体的检测可用于慢性带菌者的调查,效价在 1:32 以上有诊断意义。肥达反应可出现假阳性或假阴性。②其他:被动血凝试验(PHA)、对流免疫试验(CIE)、酶联免疫吸附试验(ELISA)、聚合酶链反应(PCR)等,用于血清中伤寒特异性抗原和抗体的监测。

（三）治疗要点

1. 一般治疗　执行消化道隔离治疗,发热期卧床休息,退热后可逐渐增加活动量,给予高热量、高营养、易消化饮食,密切观察生命体征,防止并发症的发生。

2. 抗菌治疗　首选第三代喹诺酮类药物。常用药物有诺氟沙星、环丙沙星、左旋氧氟沙星等。诺氟沙星可以单独使用,也可与阿米卡星联合使用,治疗多重耐药菌株引起的伤寒。也可选用氯霉素、复方磺胺甲噁唑、第三代头孢菌素、氨苄西林等。

3. 对症治疗　毒血症状严重者,在足量有效抗菌治疗的同时,可适量使用糖皮质激素以减轻中毒症状。兴奋、躁狂者可用镇静剂。

4. 并发症治疗　①肠出血:禁食、绝对卧床休息、静脉补液纠正水电解质紊乱、应用止血药物、输血等内科治疗,无效者外科手术治疗。②肠穿孔:禁食,胃肠减压,尽快手术治疗。

5. 慢性带菌者治疗　氨苄西林或阿莫西林,氧氟沙星或环丙沙星,口服用药,疗程6周。

（四）主要护理诊断及合作性问题

1. 体温过高　与伤寒杆菌所致毒血症有关。
2. 营养失调:低于机体需要量　与高热及消化道症状有关。
3. 有感染的危险　与长期卧床、机体抵抗力低下有关。
4. 潜在并发症　肠出血、肠穿孔。

（五）护理措施

1. 隔离与消毒　执行消化道隔离,病人的分泌物、排泄物、衣物、餐具等均应彻底消毒。

2. 休息与活动　发热期病人卧床休息至退热后1周,以减少热量和营养的消耗,同时减少肠蠕动,避免肠道并发症的发生。并发肠出血时必须绝对卧床休息。做好口腔、皮肤及生活护理,防止压疮和肺部感染的发生。恢复期无并发症者可逐渐增加活动量。

考点: 饮食护理

3. 饮食护理　①疾病初期进食易消化、少渣的软食。②发热期间应摄入足够的水分及富含营养的流质饮食(如米汤、蛋汤、青菜汤、鲜果汁等),少量多餐,避免过饱;禁食粗纤维;限制脂肪;少食蔗糖,慎饮豆浆、牛奶,以免引起肠胀气。③缓解期病人肠道病变未愈,尤应预防肠出血、肠穿孔,故应给予易消化的高热量、高蛋白、高维生素、少渣或无渣、不易产气、无刺激性的半流质饮食(如软面条、米粥等),另加适量豆腐、瘦肉末等,观察进食后的反应。④恢复期视病情逐渐过渡至正常饮食。切忌生冷、粗糙、不易消化的食物及饱餐。鼓励病人少量、多次饮水,成人液体入量2000~3000ml/d、儿童60~80 ml/(kg·d),口服量不足可静脉补充。腹胀者给予低糖低脂食物,禁食牛奶,注意补充钾盐。

4. 病情观察　监测体温、脉搏、血压、面容及意识状态的变化;注意大便颜色、性状、便秘、腹泻等情况;注意玫瑰疹的部位、数量等;尽早识别有无突发右下腹剧痛、腹肌紧张、腹部压痛及反跳痛等肠道并发症的征象。

5. 用药护理　遵医嘱服药,注意喹诺酮类药物的不良反应(胃肠道反应、失眠、头痛、头晕、皮疹、可逆性白细胞减少等),因其影响骨骼发育,故儿童、孕妇、哺乳期妇女慎用。氯霉素有引起再生障碍性贫血、骨髓抑制的危险,用药期间应定期监测血常规,同时应注意灰婴综合征、周围神经炎、视力障碍等不良反应的发生。服用复方磺胺甲噁唑者,应多饮水,以防肾损害。

6. 对症护理

（1）高热护理:①体温39℃以上高热不退者给予降温。②物理降温措施:温水或乙醇擦浴,有皮疹病人禁用乙醇,避免刺激皮肤;头部予以冰袋冷敷;低温盐水低压灌肠。③物理降温效果不明显时,可遵医嘱采用药物降温。④高热惊厥者可遵医嘱应用人工冬眠疗法。

（2）腹胀护理:①暂停牛奶和糖类食物,并遵医嘱补充钾盐。②可用松节油热敷腹部、肛管排气或 0.9% 氯化钠低压灌肠。③禁用新斯的明,以免剧烈肠蠕动,诱发肠出血或肠穿孔。

（3）便秘护理:①每日供给足量的液体,调整食谱,恢复期适当下床活动,促使排便通畅。②可用开塞露或温 0.9% 氯化钠低压灌肠协助排便,忌用泻药。

（4）腹泻护理:注意评估腹泻次数、粪便的颜色、性状、量,持续时间,有无便血,注意检查大便隐血。遵医嘱补液,检测水、电解质、酸碱平衡状况。

（5）肠出血、肠穿孔的预防和护理:控制饮食和正确排便是预防肠出血、肠穿孔的关键。①指导病人避免发生肠出血、肠穿孔的诱因:病程中过早下床活动或随意起床、过量饮食、饮食中含固体或纤维渣滓较多、用力排便、腹胀、腹泻、治疗性灌肠或用药不当等。②观察有无并发症的征象,及早识别肠道并发症,发现异常,及时通知医生并配合和处理。③肠出血、肠穿孔的护理:肠出血病人应绝对卧床休息,保持安静,必要时遵医嘱给予镇静剂。出血时禁食,遵医嘱静脉输液,给予止血药物,应严禁灌肠治疗。肠穿孔时给予胃肠减压,做好术前准备,尽快手术治疗。　　**考点:** 肠出血、肠穿孔的预防和护理

7. 心理护理　鼓励家属探视,与病人及其家属一起讨论可能面对的问题,并给予真诚的安慰和支持,减轻病人的心理压力。

（六）健康教育

1. 疾病预防指导

（1）管理传染源:隔离病人至体温正常后 15 天,或每隔 5~7 天做大便培养一次,连续粪便培养 2 次阴性方可解除隔离。接触者应医学观察 2 周,发热者应立即隔离。病人的大小便、生活用品等均须进行消毒处理,出院前作好终末消毒。对饮食从业人员进行重点检查,发现带菌者应及时调离工作岗位并治疗。　　**考点:** 预防措施

（2）切断传播途径:深入社区做好卫生宣传工作,做好"三管一灭"(粪便、水源、饮食卫生管理和消灭苍蝇),养成良好的卫生习惯。

（3）保护易感人群:定期对重点人群进行普查。与带菌者一起生活,或进入伤寒流行区之前,可以预防性使用复方磺胺甲噁唑 2 片,每天 2 次,服用 3~5 天。重点人群可以注射伤寒 Vi 菌苗,注射后 90% 的人可产生抗体,完全保护率 60%～70%。

2. 疾病知识指导　指导病人和家属学习和了解本病的相关知识和自我护理方法,协助病人树立战胜疾病的信心。向病人及家属说明饮食治疗、个人卫生、休息与睡眠(出院后继续休息 1~2 周、逐渐增加活动量)的重要性。向病人详细介绍所用药物的名称、剂量、给药时间和方法及可能出现的不良反应,嘱病人按医嘱用药,并注意药物不良反应,定期随访。伤寒恢复过程较慢,教会病人及家属观察病情变化的内容和方法,重点观察脉搏、神志变化、便血、腹痛等情况,痊愈后仍需检查其粪便,以防成为带菌者,如有发热等不适表现,应及时就诊,以防复发。若粪便培养呈阳性持续 1 年或以上者,不可从事饮食服务业,且仍需治疗。对居家治疗的居所和临时治疗点应随时消毒,病人的排泄物等要严格消毒。

案例 10-9-1 分析

1. 主要护理问题　①体温过高。②潜在并发症:肠出血、肠穿孔。

2. 饮食护理　摄入足够的水分及富含营养的流质饮食,少量多餐,入量不足者给予静脉补液;禁食粗纤维;限制脂肪;少食蔗糖,慎饮豆浆、牛奶,以免引起肠胀气。

（刘媛航）

第10节 霍　　乱

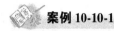 **案例10-10-1**

病人，男性，27 岁，因腹泻 10 小时入院。病人昨晚在夜市吃过夜宵后，深夜即开始腹泻，先稀便后转为米泔水样便，排便十余次，伴上腹不适、乏力、尿少、双下肢抽搐，无腹痛、无里急后重、无发热。体温 36.2℃，脉搏 90 次/分，呼吸 20 次/分，血压 70/44mmHg。神志清楚，精神较差，皮肤干燥，弹性差。心肺无异常，腹平软，肝脾未触及。当地有霍乱流行，病人担心得了霍乱被隔离起来，心情很焦虑。

问题：1. 为明确诊断还需做哪些实验室检查？

　　　　2. 主要护理问题是什么？

　　　　3. 如何进行健康教育？

（一）概述

考点：概念

霍乱（cholera）是由霍乱弧菌引起的一种烈性肠道传染病，发病急，传播快。典型临床表现为急性起病，剧烈腹泻、呕吐以及由此引起的水、电解质紊乱、酸碱失衡和循环衰竭等症状，严重者导致循环衰竭和急性肾衰竭。属国际检疫传染病，在我国列为甲类传染病。

1. 病原学　霍乱弧菌为革兰染色阴性，呈弧形或逗点状，菌体末端有鞭毛，活动活跃，在暗视野悬滴镜检时可见穿梭状运动，粪便直接涂片染色弧菌呈"鱼群状"排列。常用碱性蛋白胨水作增菌培养。霍乱弧菌具有菌体（O）抗原和鞭毛（H）抗原，O 抗原是其分群和分型的基础。

根据霍乱弧菌的抗原特异性、致病性不同，将霍乱弧菌分为：① O_1 群霍乱弧菌，包括古典生物型和埃尔托生物型 2 种生物型，致病性强，常引起世界性大流行。②不典型 O_1 群霍乱弧菌，不产生肠毒素，无致病性。③非 O_1 群霍乱弧菌，为不凝集弧菌，一般无致病性。霍乱弧菌致病力包括：鞭毛运动、黏附素、黏蛋白溶解酶；霍乱的毒素：内毒素及其他毒素。其中，霍乱的毒素是致病的主要因素。

霍乱弧菌对干燥、热、酸和一般消毒剂均敏感，干燥 2 小时、加热 55℃ 10 分钟、煮沸 1～2 分钟、0.1% 漂白粉中 10 分钟即可杀死；但对低温和碱耐受力强。

2. 发病机制　霍乱弧菌侵入人体后是否发病与胃酸分泌程度和霍乱弧菌的致病力有关。

霍乱弧菌经口入胃，一般可被胃酸杀死。但当胃酸分泌减少、胃液稀释或细菌数量较多时，未被杀死的弧菌通过胃进入小肠，通过鞭毛的活动、黏蛋白溶解酶、黏附素等作用，黏附于小肠上段黏膜上皮细胞，在小肠碱性环境中大量繁殖，并产生霍乱肠毒素。霍乱肠毒素有 A、B2 个亚单位，B 亚单位与小肠上皮细胞膜表面受体-神经节苷脂结合，A 亚单位进入细胞膜，激活腺苷酸环化酶（AC），促使三磷腺苷（ATP）转变为环磷酸腺苷（cAMP）。当黏膜细胞内 cAMP 浓度升高时，即发挥其第 2 信使作用，刺激隐窝细胞过度分泌氯化物、水及碳酸氢盐，同时抑制肠绒毛细胞对氯及钠的正常吸收，以致大量水分与电解质聚积在肠腔，形成了本病特征性的剧烈水样腹泻。由于剧烈泻吐导致胆汁分泌减少，而肠液中积聚有大量的水、电解质和黏液，泻吐物呈白色"米泔水"样。由于水和电解质大量丢失，形成严重脱水、血容量骤减、血液浓缩而出现周围循环衰竭、低钠与低钾血症，严重时出现急性肾衰竭及代谢性酸中毒。霍乱主要病理变化为严重脱水，脏器实质性损害不明显。

（二）护理评估

考点：流行病学资料

1. 流行病学资料

（1）传染源：主要传染源是病人和带菌者。中、重型病人排菌量大，传染性强。轻型病人、隐性感染者、潜伏期、恢复期带菌者因不易被发现,未能及时隔离治疗,是重要的传染源。

(2) 传播途径:通过粪口传播,霍乱弧菌可经水、食物、生活接触和苍蝇等途径传播,其中经水传播是最重要的传播途径。因水源极易被病人和带菌者的泻吐物所污染,且霍乱弧菌在水中存活时间较长,易感人群因直接饮用污染的生水而感染,也可通过水对食物、餐具的污染而经食物传播,其作用仅次于水。经水和食物型传播常可形成暴发流行,日常生活接触及苍蝇的传播是散发的主要途径。

(3) 人群易感性:人群普遍易感。病后可产生一定免疫力,但时间短暂,故有再次感染的可能。

(4) 流行特点:霍乱具有很强的流行性、地方性和外来性。热带地区全年均可发病,我国以夏秋季为流行季节,高峰在 7~9 月份。古典生物型和埃尔托生物型霍乱先后造成 7 次世界性大流行。我国历次霍乱流行,都是由国外输入,曾造成极大危害。霍乱有沿海、沿江河分布的特点,可借交通工具迅速扩散,流行形式为暴发型和慢性迁延型并存。研究发现霍乱的暴发流行与气候和水温、浮游生物的繁殖有高度的关联。霍乱病人粪便常污染人群生活邻近水体。

2. 临床表现 潜伏期一般为 1~3 天,短者数小时,长者 7 天。多数病人突然起病,少数病人有腹胀和轻度腹泻等前驱症状。 **考点:临床表现**

(1) 典型霍乱:临床经过分为 3 期。

1) 泻吐期:大多数病人首发为突起剧烈腹泻,无发热,无腹痛和里急后重。大便次数可从每日数次至数十次不等,甚至难以计数;量多,每次可超过 1000ml;外观初为泥浆样或黄色稀水样、有粪质,迅速成为米泔水样、无粪臭;少数重症病人大便呈洗肉水样。继而病人出现呕吐,常为喷射性和连续性,呕吐物初为胃内容物,继而呈米泔水样。部分病人伴有恶心。此期可持续数小时至 1~2 天。

2) 脱水虚脱期:由于剧烈泻吐,使机体丧失大量水分和电解质,导致脱水、电解质紊乱和代谢性酸中毒。①脱水:轻度脱水失水量约 1000ml,儿童 70~80ml/kg,病人皮肤黏膜稍干燥,弹性稍差。中度脱水失水量约 3000ml,儿童 80~100ml/kg,病人皮肤弹性差、眼窝深陷,声音轻度嘶哑,血压下降,出现尿量减少。重度脱水者失水量约 4000ml,儿童 100~120ml/kg,病人皮肤无弹性、眼窝凹陷、指纹皱瘪、舟状腹、烦躁不安或神志淡漠,出现周围循环衰竭。②肌肉痉挛:严重低钠血症导致腓肠肌和腹直肌痛性痉挛,肌肉呈强制状态。③低钾血症:低血钾导致病人肌张力减弱、肌腱反射消失、鼓肠,心动过速、心律不齐,心电图 QT 延长、T 波平坦或倒置、出现 U 波。④代谢性酸中毒:病人表现为呼吸增快,烦躁不安、表情恐慌或淡漠甚至昏迷;⑤低血容量性休克:严重者出现循环衰竭、肾衰竭,表现为四肢厥冷、脉搏细数、血压下降甚至测不出,少尿或无尿、尿比重增高、氮质血症。

本期病程的长短取决于治疗是否及时、正确,一般为数小时或 3 天。

3) 恢复期(反应期):随腹泻停止,脱水纠正后,症状逐渐消失,体温、脉搏、血压恢复正常,尿量增多,体力逐步恢复。但由于大量输液使循环改善,残存在肠内的毒素继续吸收,约 1/3 病人出现反应性发热,体温波动在 38~39℃,持续 1~3 天自行消退,以儿童多见。

(2) 临床分型:霍乱病情轻重不一,有典型临床表现者按脱水程度、血压、脉搏、尿量等分为轻、中、重 3 型(表 10-10-1)。受感染者也可无任何症状、仅呈排菌状态,称为接触带菌者或健康带菌者,排菌期为 5~10 天。此外,尚有暴发型霍乱,以休克为首发症状,病情急骤,发展迅猛,未见吐泻已死于循环衰竭,称"干性霍乱",现已极为罕见。另外,小儿霍乱表现不典型,腹泻呕吐较少见,常表现为极度不安,面色青灰,皮肤、肌肉枯萎,高热,昏迷,病情重,病死率高。

表 10-10-1　霍乱的临床分型

表现	轻型	中型	重型
大便次数	10 次以下	10~20 次	20 次以上
脱水(占体重%)	5% 以下	5%~10%	10% 以上
神志	清	不安或呆滞	烦躁,昏迷
皮肤	稍干,弹性稍差	弹性差,干燥	弹性消失,干皱
口唇	稍干	干燥,发绀	极干,青紫
前囟、眼窝	稍陷	明显下凹	深凹,目不可闭
肌肉痉挛	无	有	多
脉搏	正常	稍细,快	细速或摸不到
血压(收缩压)	正常	90~70mmHg	<70mmHg
尿量	稍减少	少尿	无尿
血浆比重	1.025~1.030	1.030~1.040	>1.040

（3）并发症:①急性肾衰竭:是最常见的严重并发症,也是常见的死因,表现为少尿、无尿和氮质血症。②急性肺水肿:由于腹泻、呕吐导致严重脱水,需要快速补液,若不注意同时纠正酸中毒,则容易发生肺水肿。

3. 辅助检查

（1）血常规及生化检查:脱水致血液浓缩,可见血浆比重和血细胞比容升高,白细胞数可高达 $10\times10^9\sim30\times10^9/L$,中性粒细胞及单核细胞增多。血清钠、钾、氯化物降低,碳酸氢钠<15mmol/L,而尿素氮、肌酐增高。

（2）尿常规检查:呈酸性,尿中有少量蛋白、红细胞、白细胞和管型。

（3）粪便检查:①粪便常规检查:粪便呈水样,镜检可见少量红细胞、白细胞。②涂片染色:取粪便直接涂片革兰染色镜检,可见革兰阴性稍弯曲弧菌,呈鱼群状排列。③动力试验（悬滴试验）及制动试验:将新鲜粪便直接滴于玻片上,暗视野下镜检可见呈穿梭样或流星样运动的弧菌,为动力试验阳性;加入霍乱免疫血清后可抑制弧菌的动力,为制动试验阳性,可作为初筛诊断。④粪便培养:将粪便接种于 pH 8.4 的碱性蛋白胨水增菌,在 36~37℃ 下培养 6~8 小时后再分离培养。增菌培养和分离培养为明确诊断提供依据,并可鉴定其生物型和血清型。⑤核酸检测:应用 PCR 检测霍乱弧菌,是新近快速诊断霍乱的方法,但尚未在临床广泛应用。

（4）血清学检查:霍乱弧菌的感染者能产生抗菌抗体和抗肠毒素抗体,若前者效价于病程 2 周达 1:100,后者效价达 1:32 以上或双份血清抗体效价 4 倍以上增长,用于流行病学的追溯性诊断和粪便培养阴性病人的诊断。

（三）治疗要点

治疗原则包括严格隔离、补液、抗菌和对症治疗。

1. 严格隔离　病人应按甲类传染病进行严格隔离,直至症状消失后 6 天,并隔日粪便培养 1 次、连续 3 次阴性方可解除隔离。确诊病人和疑似病人应分别隔离。及时进行疫情上报。

考点: 补液治疗

2. 补液治疗　及时补充液体和电解质是治疗霍乱的关键。补液的原则是口服为主,静脉补液为辅。霍乱病人对葡萄糖的吸收功能好,且葡萄糖的吸收能带动水和等量的 Na^+、K^+ 等电解质的吸收。因此,只有当休克时间已经持续很长,各内脏器官受到损伤甚至处于昏迷时,才完全依靠静脉补液。一旦血压恢复、病情好转,应尽快改为口服补液。

（1）静脉补液:适用于重型、不能口服的中型及少数轻型病人。静脉补液遵循早期、快速、足量,先盐后糖,先快后慢,纠酸补钙,及时补钾的原则。输液总量应包括纠正脱水量和维持量。

静脉补液的种类包括 541 溶液、2：1 溶液、林格乳酸钠溶液等。输液量及速度应根据失水程度决定：①轻度失水者以口服补液为主,如呕吐严重不能口服补液者,方考虑静脉补液。静脉输液成人为 3000~4000ml/d(儿童 100~150ml/kg),成人最初 1~2 小时宜快速,一般 5~10ml/min;②中度失水者输液量成人 4000~8000ml/d(儿童 150~200ml/kg),成人在最初 1~2 小时快速输入 2000~3000ml,待血压、脉搏恢复正常后,速度减为 5~10ml/min。入院 8~12 小时补进入院前、后累计损失量和每天生理需要量(成人约 2000ml/d),以后则以排出多少补充多少为原则给予口服补液;③重度失水者输液量成人 8000~12000ml/d(儿童 200~250ml/kg),建立 2 条静脉通道,先按 40~80ml/min 速度输液,30 分钟后按 20~30ml/min 速度继续输入,直至休克纠正后,减慢输入速度。补足入院前、后累计损失量后,继之可按每天生理需要量加排出量为原则补液;④补钾与纠正酸中毒:凡泻吐者均应补充钾盐,同时注意纠正酸中毒。

(2) 口服补液:适用于轻、中型病人及经静脉补液休克纠正、情况改善的重型病人。口服补液的常用配方为:葡萄糖 20g、氯化钠 3.5g、碳酸氢钠 2.5g、氯化钾 1.5g,溶于 1000ml 可饮用水内。口服剂量,最初 6 小时成人 750ml/h,小儿 250ml/h,以后每 6 小时口服量为前 6 小时泻吐量的 1.5 倍。

3. 抗菌治疗　能控制病原菌、减少腹泻量、缩短泻吐期及排菌期、缩短疗程。常用药物有多西环素、诺氟沙星、环丙沙星、复方磺胺等。

4. 对症治疗　重症病人经补液后,血压仍较低,可加用血管活性药物如多巴胺、间羟胺,直至血压恢复正常并维持稳定;有急性肺水肿及心力衰竭应暂停输液,给予强心剂、利尿剂、镇静剂治疗;出现急性肾衰竭,应纠正酸中毒及电解质紊乱;伴有高血容量、高血钾、严重酸中毒者,采用透析治疗。

(四) 主要护理诊断及合作性问题

1. 腹泻　与霍乱弧菌产生的肠毒素导致肠细胞分泌功能增强有关。
2. 组织灌注量改变　与频繁剧烈泻吐导致严重脱水、循环衰竭有关。
3. 恐惧　与病情进展迅速、严重脱水导致极度不适,实施严格接触隔离有关。
4. 潜在并发症:电解质紊乱、急性肾衰竭、急性肺水肿。
5. 活动无耐力　与频繁泻吐导致电解质丢失致低钾有关。

(五) 护理措施

1. 隔离与消毒　按甲类传染病执行严格隔离,及时进行疫情上报,直至症状消失后 6 天,并隔日粪便培养 1 次、连续 3 次阴性方可解除隔离。确诊病人和疑似病人应分别隔离。病人 **考点:** 隔离的泻吐物、便具、餐具、衣被、地面等均应严格消毒,严格执行探视和陪护制度。

2. 休息与活动　泻吐频繁者应绝对卧床休息,床边放置容器便于病人拿取,协助床边排便,以减少病人体力消耗;呕吐时协助病人取头侧位,避免造成窒息或吸入性肺炎,呕吐后给以温水漱口,做好口腔护理,经常用漱口水或温 0.9% 氯化钠漱口,以保持口腔清洁湿润;及时采集泻吐物送检。休克病人应取休克位,吸氧,做好保暖工作。注意保持床铺清洁、平整、干燥,做好臀部皮肤护理,以免局部皮肤发生糜烂和压疮。

3. 饮食护理　剧烈泻吐时应暂禁食,随临床症状逐渐好转,可给予少量多次饮水,病情控制后逐步过渡到温热低脂流质饮食如果汁、米汤、淡盐水等,尽量避免饮用牛奶、豆浆等不易消化和加重肠胀气食物。

4. 病情观察　①密切观察生命体征、神志及尿量的变化,如出现血压下降、尿量明显减少、意识障碍时,提示循环衰竭、肾衰竭的可能,应立即报告医生,并配合治疗和护理;②观察及记录泻吐物的颜色、性质、次数和量,严格记录 24 小时出入量;③根据皮肤黏膜弹性、尿量、血压、神志等变化判断脱水程度,结合实验室检查如血清钠、钾、钙、氯、CO_2CP、尿素氮等,评估水、电解质和酸碱平衡情况;④及时采集泻吐物送检。

考点：补液治疗的护理

5. 补液治疗的护理 口服补液者,应少量多次喂服。采用静脉补液时,输液种类、速度和先后顺序应严格按照医嘱执行,做好输液计划,争分夺秒,使病人迅速得到救护:①迅速建立2条静脉通道或做中心静脉穿刺,输液的同时监测中心静脉压的变化,以利判断病情和疗效;②按医嘱确定的输液量和速度,必要时应用输液泵以保证及时准确地输入液体;③加压或快速输液时,液体应加温至 37~38℃,以免出现不良反应;④补液过程中应仔细观察病人症状和体征,如血压是否回升、皮肤弹性是否好转、尿量是否增加等;快速补液期间,应注意病人有无输液反应,如出现烦躁、胸闷、咳嗽、心悸、颈静脉充盈、肺部啰音等,提示发生急性肺水肿,应及时报告医生并做出相应处理;大量输液后,病人循环有好转,但主诉四肢无力,脉搏不整者,应考虑低钾,报告医生,并做补钾准备。

6. 用药及对症护理 遵医嘱使用敏感抗菌药物,注意观察不良反应。出现肌肉痉挛时,应立即通知医生,执行相关医嘱,并用局部热敷或按摩等方法解除痉挛。

7. 心理护理 关爱病人,积极、主动帮助病人树立治病信心和增强安全感,与病人进行有效沟通,满足合理要求,解释病情的经过和消毒隔离措施的必要性,帮助病人消除恐惧心理,必要时遵医嘱应用镇静剂。

(六) 健康教育

1. 疾病预防指导

考点：疾病预防指导

(1) 管理传染源:加强对传染源的管理是控制霍乱流行的重要环节,应根据《中华人民共和国传染病防治法》有关甲类传染病的管理规定,严格执行疫情报告和隔离制度。建立、健全肠道门诊,对腹泻病人进行登记和粪便培养,以便及时发现霍乱病人。在霍乱流行时,应加强对车辆、船舶、飞机上旅客的医学观察。对病人进行隔离治疗。对接触者应严密检疫5天,并预防性用药。对疫点、疫区需进行严格消毒、隔离。

(2) 切断传播途径:做好卫生防疫工作,重点做好对饮水、饮食、粪便的管理和灭蝇工作,特别是做好水源保护和饮用水消毒。加强对饮食行业、农贸集市、集体食堂等的管理。注意个人卫生,不喝生水,不吃生冷变质食品,饭前便后洗手等。

(3) 保护易感人群:霍乱流行时,有选择性地为疫区人群接种霍乱菌苗,可减少急性病例,控制流行规模。国外应用基因工程技术研制的口服菌苗和减毒活菌苗已取得重大进展。

2. 疾病知识指导 宣传霍乱早期发现、早期隔离、早期治疗的重要意义。解释消毒隔离的重要性及必要性,指出被病人污染的衣物、用具等均必须消毒处理。指导病人遵医嘱服药,向病人介绍所用药物的名称、剂量、给药时间和方法,教会其观察药物疗效、不良反应和病情的方法。教育群众加强环境卫生和饮水、饮食、粪便的管理,养成良好的个人卫生习惯,不吃生或半熟水产品,不喝生水,饭前便后洗手,以切断传播途径。霍乱流行期间,应自觉减少外出就餐、聚餐等活动,有吐、泻症状者应及时到医院肠道门诊就医。

案例 10-10-1 分析

1. 为明确诊断还需做的实验室检查 ①血常规检查;②粪便常规检查;③粪便培养。

2. 主要护理问题 ①腹泻;②组织灌注量改变;③活动无耐力。

3. 健康教育 一旦确诊应及早进行隔离,被病人污染的衣物、用具等均应消毒处理。并应遵医嘱服药,向病人介绍所用药物的名称、剂量、给药时间和方法,教会其观察药物疗效、不良反应和病情的方法。教育病人及家属预防霍乱的相关知识,霍乱流行期间应减少外出就餐,有吐、泻症状者应及时到医院肠道门诊就医。

(刘媛航)

第 11 节　流行性脑脊髓膜炎

案例 10-11-1

患儿,女性,5 岁。因发热、头痛 2 日,伴频繁呕吐 1 日,于 2013 年 2 月 5 日入院。查体:T 39.5℃,P 126 次/分,R 30 次/分,BP 90/60mmHg,颈项强直,精神差,左下肢及臀部有散在瘀点、瘀斑,心、肺无异常发现,腹部平软,脑膜刺激征阳性。实验室检查:血 WBC 25×10⁹/L;脑脊液外观混浊,白细胞 1.39×10⁹/L,蛋白质 3.2g/L,糖 1.4mmol/L,氯化物 92mmol/L。入院诊断:流行性脑脊髓膜炎。

问题:1. 主要护理问题有哪些?

　　 2. 该如何预防?

(一) 概述

流行性脑脊髓膜炎(epidemic cerebrospinal meningitis)简称流脑,是由脑膜炎奈瑟菌(又称脑膜炎球菌)所致的一种化脓性脑膜炎。临床表现为突发高热、剧烈头痛、频繁呕吐、皮肤黏膜瘀点、瘀斑和脑膜刺激征,脑脊液呈化脓性改变。严重者可有感染性休克及脑实质损害。本病经飞沫传播,冬春季多见,儿童发病率高。 **考点**:概念

1. 病原学　脑膜炎球菌属奈瑟菌属,革兰阴性,菌体呈肾形或卵圆形,多数凹面相对成双排列。根据菌体表面的荚膜多糖抗原可分 13 个血清群,其中 A、B、C 三群最常见,我国目前流行的主要菌群是 A 群,本菌属专性需氧菌,在含血液、血清卵黄液的培养基上及 5%～10% 的二氧化碳、37℃和 pH 7.4～7.6 的条件下生长最佳。本菌在外界生存力很弱,对干燥、寒冷、热和常用消毒剂均很敏感,温度低于 30℃或高于 50℃时易死亡。

2. 发病机制　脑膜炎球菌黏附于鼻咽部的无纤毛上皮细胞。当人体免疫力较弱,病原菌在鼻咽部繁殖,大多数成为无症状感染者,部分表现为轻微上呼吸道炎症并因此获得免疫力而不治自愈。当机体免疫力低下或侵入人体的脑膜炎球菌毒力较强,细菌自鼻咽部黏膜侵入血液循环,形成短暂的菌血症,多无明显症状或仅出现皮肤黏膜瘀点、瘀斑,可获得免疫力而自愈;仅极少数病人发展为败血症,或进而通过血-脑屏障继续侵入脑脊髓膜引起化脓性脑膜炎。

细菌入血大量繁殖并裂解释放内毒素是致病的重要因素,作用于小血管和毛细血管,引起局部出血、坏死、细胞浸润及栓塞,使皮肤、黏膜出现瘀点、瘀斑;内毒素作用于各种炎症细胞,释放炎症介质,引起脑脊髓膜化脓性炎症及颅内压升高;大量内毒素可引起全身小血管痉挛,导致严重微循环障碍,临床出现感染性休克及酸中毒,进而因 DIC 及继发性纤溶亢进,导致皮肤、内脏广泛出血,严重者可造成多器官功能衰竭;大量炎症介质作用下,可引起脑血管微循环障碍,脑组织出血、坏死等严重损害,颅内压升高,导致脑疝,可迅速致死。

(二) 护理评估

1. 流行病学资料

(1) 传染源:病人和带菌者是本病的传染源。病人从潜伏期末至急性期均有传染性,一般不超过发病后 10 天。隐性感染率高,带菌者是重要的传染源。 **考点**:流行病学资料

(2) 传播途径:主要经飞沫传播。2 岁以下婴幼儿常通过密切接触,如同睡、怀抱、喂乳、亲吻等方式而受到传染。空气不流通处 2m 以内的接触者有被感染的危险。

(3) 人群易感性:人群普遍易感,以 10 岁以下儿童多见,其中 6 个月至 2 岁婴幼儿发病率最高。病后可获持久免疫力。成年人大多通过隐性感染可获得免疫力。

(4) 流行特征:全年均可发病,多见于冬春季,从每年 11 月份至次年 5 月份,3～4 月份为

流行高峰。本病可呈周期性流行,一般每 3~5 年小流行、7~10 年大流行。大城市发病较少,中小城市和乡镇发病较多,山区和偏僻农村一旦有传染源介入,可呈暴发流行。

2. 临床表现　潜伏期 1~10 天,一般为 2~3 天。临床类型有普通型、暴发型、轻型、慢性败血症型。

（1）普通型流脑:最常见,占全部病例的 90% 以上。①前驱期(上呼吸道感染期):可表现为低热、咽痛、咳嗽、全身不适等上呼吸道感染症状,一般持续 1~2 天。②败血症期:起病急,突发畏寒、高热,体温达 39~40℃,伴乏力、头痛,伴恶心呕吐、精神委靡等毒血症状。婴幼儿常有惊厥、哭闹、烦躁不安等症状。皮肤黏膜瘀点或瘀斑是本期特征性表现。部分病人口鼻周围出现单纯疱疹。③脑膜炎期:突出表现为剧烈头痛,频繁呕吐,脉搏减缓,烦躁不安,甚至谵妄、昏迷等颅内压升高症状和颈项强直、脑膜刺激征阳性。④恢复期:体温逐渐正常,意识转清,脑膜刺激征消失,瘀点、瘀斑吸收或结痂,一般在 1~3 周内痊愈。

（2）暴发型流脑:起病急,病情凶险,若不及时抢救,病死率高。一般分 3 型。

1）休克型:突起寒战、高热,严重者体温不升,伴呕吐、头痛、精神极度委靡。全身出现广泛瘀点、瘀斑,且迅速融合成大片,伴中央坏死。面色苍白,唇周及指端发绀,四肢厥冷,皮肤呈花纹状,脉搏细速,血压下降,甚至测不出。血培养脑膜炎球菌常为阳性。

2）脑膜脑炎型:除具有严重的中毒症状外,主要表现为脑膜、脑实质损害引起的颅内高压症状。病人剧烈头痛,烦躁不安,频繁呕吐呈喷射状,反复或持续惊厥,迅速陷入昏迷,血压升高,锥体束征阳性。严重者出现脑疝、中枢性呼吸衰竭。

3）混合型:最严重的类型,兼有上述 2 型的临床表现,病死率极高。

（3）其他型流脑:①轻型流脑:多见于流行后期,表现为低热、轻微头痛及咽痛,皮肤黏膜细小出血点及脑膜刺激征阳性,脑脊液变化不明显,咽拭子培养可有病原菌。②婴幼儿流脑特点:婴幼儿因颅骨骨缝及囟门未闭合、中枢神经系统发育未成熟,症状常不典型。表现为咳嗽等呼吸道症状和拒乳、呕吐、腹泻等消化道症状,以及烦躁、尖叫、嗜睡、惊厥、囟门隆起,而脑膜刺激征不明显。③老年流脑特点:暴发型发病率较高,上呼吸道感染症状多见,病程较长,皮肤黏膜瘀点、瘀斑发生率高,意识障碍明显,并发症多,预后差,病死率高。机体反应性差。

3. 辅助检查

（1）血常规检查:白细胞总数显著增加,多在 $20 \times 10^9/L$ 以上,中性粒细胞 80% 以上。并发 DIC 时血小板明显减少。

（2）脑脊液检查:压力增高,外观混浊,白细胞数明显增高($>1000 \times 10^6/L$)、多核细胞增高为主,蛋白含量增高,糖和氯化物明显减少。

（3）细菌学检查:是确诊重要方法。①涂片:皮肤瘀点或脑脊液沉淀物涂片染色镜检,可见革兰阴性球菌,有早期诊断价值,脑脊液沉淀物的阳性率 60%~80%;②细菌培养:血液、皮肤瘀点刺出液或脑脊液检测,在使用抗生素之前采集并及时送检可提高阳性率。

（4）其他:血清或脑脊液中的细菌抗原、血清中特异性抗体及脑脊液 β_2 微球蛋白检测等,有助于早期诊断。

（三）治疗要点

1. 普通型流脑　以病原治疗和对症处理为主。①病原治疗:应早期、足量应用细菌敏感又能透过血-脑屏障的抗菌药物。首选青霉素,成人剂量为 20 万 U/(kg·d),儿童 20 万~40万 U/(kg·d),静脉滴注,疗程 5~7 天,亦可酌情选用氯霉素、头孢菌素或磺胺嘧啶、复方磺胺甲噁唑等抗菌药物。②对症处理:高热者给予物理降温和退热药物,惊厥者适当应用镇静剂,颅内压增高者应用脱水剂降低颅内压。

2. 暴发型流脑　在病原治疗的基础上对症处理休克、脑水肿等危症。①休克型:关键抢救措施是迅速纠正休克,包括补充血容量,纠正酸中毒,应用血管活性药物改善微循环,短期应用糖皮质激素减轻毒血症状等措施;抗 DIC 治疗,如瘀点、瘀斑不断增加,并有血小板明显减少时,应及早应用肝素,高凝状态纠正后,应输入新鲜血、血浆,应用维生素 K,以补充消耗的凝血因子;保护重要脏器功能。②脑膜脑炎型:静脉快速滴入脱水剂和辅以糖皮质激素,以迅速减轻脑水肿和降低颅内压;防治脑疝和呼吸衰竭。

(四) 主要护理诊断及合作性问题

1. 体温过高　与脑膜炎奈瑟菌感染导致败血症有关。

2. 有皮肤完整性受损的危险　与意识障碍、内毒素损伤皮肤小血管有关。

3. 组织灌注量改变　与内毒素导致微循环障碍有关。

4. 潜在并发症:脑疝、呼吸衰竭。

(五) 护理措施

1. 隔离与消毒　病人执行呼吸道隔离措施,保持病室安静、清洁、温暖、舒适、空气新鲜流通,定期进行空气消毒。

2. 休息与活动　病人应绝对卧床休息,治疗护理操作要集中进行,尽量减少搬动病人,避免诱发惊厥。呕吐时,将病人头偏向一侧,防止误吸。颅内高压的病人抬高头部。腰椎穿刺后,协助病人去枕平卧 4～6 小时。

3. 饮食护理　给予营养丰富、易消化的流质、半流质饮食,鼓励病人多次少量饮水,保证入水量 2000～3000ml/d,高热、频繁呕吐者适当增加饮水量;进食不足者应静脉补充足够水分和营养,昏迷者给予鼻饲,做好口腔护理。

4. 病情观察　严密观察生命体征、意识状态、瞳孔、对光反射等变化,观察有无抽搐、惊厥先兆,记录 24 小时出入量。发现病人意识障碍加重、两侧瞳孔不等大或有抽搐先兆等颅内高压症状或脑疝征象时,应立即报告医生并迅速备好抢救物品和药品,配合医生抢救和护理。

5. 用药护理　①遵医嘱使用有效抗菌药物,观察疗效及不良反应。使用青霉素时,应注意用药剂量、给药次数、间隔时间、疗程及过敏反应等;使用氯霉素时,应遵医嘱定期送检血常规,观察血象变化,注意有无骨髓抑制现象、胃肠道反应等不良反应;使用磺胺类药物时,应鼓励病人多饮水,饮水量应>2000ml/d,保证尿量>1000ml/d,或遵医嘱使用碱性药物以碱化尿液,注意尿量及其颜色变化,定期复查尿常规,避免出现肾损害。②遵医嘱使用甘露醇等脱水剂降低颅内压时,应快速滴注,并注意观察呼吸、瞳孔和心率、血压的变化以及颅内高压征象有无好转,同时注意监测电解质平衡状况。③使用强心剂时,严格掌握给药方法、剂量、间隔时间,观察心率、心律的变化。④使用肝素治疗 DIC 时,不能与其他药物混合使用,应准确执行医嘱和观察用药后症状改善的情况,肝素应用后按医嘱输注新鲜血液、血浆或凝血酶原复合物,以补充消耗的凝血因子。

考点:用药护理

6. 对症护理

(1) 高热护理:高热时给予物理降温,如冷敷头部及大动脉,32～36℃温水拭浴,禁用乙醇拭浴;体温过高、头痛重者遵医嘱给予解热镇痛剂;使用退热药物时注意出汗情况,避免大汗导致虚脱。高热反复惊厥者遵医嘱给予亚冬眠疗法。对烦躁不安者,应加床栏或用约束带保护,以防发生坠床。

(2) 皮肤护理:①观察和评估瘀点、瘀斑的部位、大小及消长情况。如瘀点、瘀斑迅速融合成片,出现面色苍白、四肢厥冷、发绀、皮肤呈花斑状、血压下降等循环衰竭表现时,应立即报告医生并配合实施抗休克治疗和护理。②重点保护瘀点、瘀斑部位的皮肤,病变局部不宜穿刺,尽可能避免受压和摩擦,剪短病人指甲,以免抓破。③水疱如有破溃,应及时用无菌

考点:皮肤护理

0.9%氯化钠清洗局部后涂以抗生素软膏,以防继发感染。④昏迷病人应定时翻身、拍背、按摩受压部位,以防发生压疮。⑤床褥保持清洁、平整,内衣裤应柔软、宽松、勤换洗,病人大小便后应及时清洗,防止浸渍,保持会阴部皮肤清洁干燥。

7. 心理护理 暴发型流脑病情凶险,病死率较高,病人及家属易产生焦虑、恐惧心理。评估病人及家属的心理状况和应对方式,及时做好思想工作,耐心解释、安慰、鼓励病人树立战胜疾病的信心,消除不良心理反应,使其主动配合治疗,提高成功率。

(六)健康教育

1. 疾病预防指导

考点:疾病预防指导

(1)管理传染源:病人执行飞沫隔离,隔离至症状消失后 3 天,隔离期不少于 7 天。密切接触者医学观察 7 天,可服用磺胺嘧啶(SD)进行预防。

(2)切断传播途径:搞好环境和个人卫生,保持室内通风,勤晒衣被和儿童玩具,儿童不到流脑病人家中。流行季节尽量避免到人多拥挤的公共场所,减少集会,外出戴口罩。

(3)保护易感人群:流行季节前对流行区 6 个月至 15 岁的易感人群接种脑膜炎奈瑟菌 A 群多糖体菌苗,0.5ml 皮下注射 1 次可明显降低发病率。

2. 疾病知识指导 开展预防流脑的卫生宣教工作,在冬春季节流脑流行期间,发现有感冒症状,尤其是高热、头痛、呕吐、颈项强直、皮肤瘀点等表现时,应及时就诊,以早期发现、治疗和隔离病人;对于少数留有神经系统后遗症的病人,应指导家属帮助病人进行切实可行的功能锻炼和按摩等,以促进病人早日康复。

案例 10-11-1 分析

1. 主要护理问题 ①体温过高;②有皮肤完整性受损的危险。

2. 如何预防 ①病人执行飞沫隔离,密切接触者医学观察 7 天,可服用药物预防。②搞好环境和个人卫生,保持室内通风,勤晒衣被和儿童玩具,儿童不到流脑病人家中。流行季节尽量避免到人多拥挤的公共场所,减少集会,外出戴口罩。③流行季节前对流行区 6 个月至 15 岁的易感人群接种脑膜炎奈瑟菌 A 群多糖体菌苗。

(刘媛航)

第 12 节 疟 疾

(一)概述

考点:概念

疟疾(malaria)是由雌性按蚊叮咬传播疟原虫引起的寄生虫病。临床主要表现为间歇性反复发作的寒战、高热、继以大汗后缓解。

1. 病原学 疟疾的病原体为疟原虫,导致人体感染的疟原虫有四种:间日疟原虫、恶性疟原虫、三日疟原虫和卵形疟原虫,我国以前二种为常见。疟原虫的生活史包括人体内的无性生殖及蚊体内的有性生殖两个阶段,人是疟原虫的中间宿主,蚊为其终宿主,四种疟原虫的生活史基本相同(图 10-12-1)。

考点:疟原虫生活史

(1)疟原虫在人体内的发育:①肝细胞内发育(红细胞外期):感染疟原虫的雌性按蚊叮咬人体时,感染性子孢子随按蚊唾液进入人体后,随血流迅速侵入肝细胞内发育成裂殖体。子孢子在肝内可分为速发型和迟发型。速发型发育迅速,9~16 天即发育成熟产生大量裂殖子;速发型发育缓慢,需 6~11 个月才能成熟,仅见于间日疟和卵形疟。迟发型子孢子是复发的根源,三日疟和恶性疟无迟发型子孢子,故无复发。肝细胞被胀破时裂殖体释放出大量裂

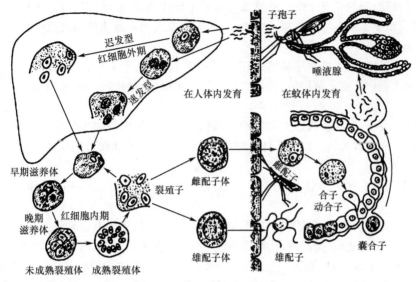

图 10-12-1　疟原虫生活史

殖子,再次进入血循环。进入血流的裂殖子部分被吞噬细胞吞食,部分侵入红细胞并在其内发育增殖。②红细胞内发育(红细胞内期):裂殖体释放出大量裂殖子进入血循环,裂殖子侵入红细胞后进行裂体增殖,先后发育成小滋养体(环状体)、大滋养体、裂殖体、裂殖子,红细胞破裂后释出大量裂殖子,临床疟疾发作;小部分裂殖子侵入其他红细胞重复裂体增殖,导致疟疾间歇性发作(因裂殖体成熟时间不同,间日疟、卵形疟为 48 小时,三日疟为 72 小时,恶性疟为 36~48 小时,故发作有不同的周期和间歇期)。裂殖体增殖 3~6 代后,部分裂殖子分别发育成雌、雄配子体,配子体被雌性按蚊吸入胃内,则在蚊体内进行有性生殖。配子体在人体内存活时间为 30~60 天。

(2) 疟原虫在蚊体内的发育:①有性生殖:雌、雄配子体被雌蚊吸入胃内后,有性生殖成为偶合子,经动合子发育成熟为囊合子。②孢子增殖:囊合子继续发育成孢子囊,内含数千个具有感染性的子孢子,孢子囊释放出子孢子,后者可主动移行进入蚊唾液腺内,当蚊虫再次叮咬人体时,子孢子便进入人体内继续其无性生殖周期。

2. 发病机制　疟原虫在肝细胞内与红细胞内增殖时不引起症状。当红细胞被裂殖子胀破后,大量裂殖子、疟色素及代谢产物入血引起临床发作。释放的裂殖子部分被单核-巨噬细胞系统吞噬消灭,部分侵入新的红细胞导致间歇性的新的发作。经反复发作或重复感染后可获得一定的免疫力,虽有小量疟原虫增殖,可无疟疾发作的临床症状,成为带疟原虫者。

红细胞大量破坏可引起贫血,疟原虫在人体内裂体增殖可引起强烈的吞噬反应,单核-巨噬细胞系统增生,致肝脾增大,以脾大为主,骨髓亦有增生。疟疾发病与症状的严重程度主要取决于原虫血症的数量,恶性疟原虫能产生巨量的原虫血症,因此临床症状明显,成为最严重的疟疾类型。恶性疟原虫在红细胞中大量繁殖,受染的红细胞体积增大成球形且彼此粘连成团,黏附于微血管内皮细胞,引起局部病理反应,导致微血管堵塞,微血管病变累及脑、肺、肾等重要器官则可引起相应的严重临床表现,如脑型疟发作。

(二) 护理评估

1. 流行病学资料

(1) 传染源:疟疾病人及带虫者是疟疾的传染源,且只有末梢血中存在成熟的雌雄配子体时才具传染性。

考点: 流行病学资料

（2）传播途径：经含有子孢子的蚊虫叮咬是主要传播途径，雌性按蚊是疟疾传播的主要媒介，在我国最重要的是中华按蚊。此外，输入带疟原虫的人血或使用被疟疾病人血液污染的注射器也可感染。

（3）人群易感性：人群普遍易感，感染后有一定免疫力，但不持久，且各型疟疾之间无交叉免疫。多次发作或重复感染后，再发症状轻微或无症状，故疫区以儿童和外来人口发病率较高。

（4）流行特征：疟疾发病以夏秋季较多，热带、亚热带地区常年都可发病，我国以间日疟最多，云南省、海南省为间日疟及恶性疟的混合流行区，三日疟和卵形疟少见。

2. 临床表现

潜伏期：间日疟和卵形疟 13~15 天，恶性疟 7~12 天，三日疟 24~30 天，输血感染者 7~10 天。

考点：临床表现

（1）典型发作：4 种疟疾发作的症状基本相似，典型症状为间歇性发作寒战、高热、大汗，分为 3 个阶段：①寒战期，突起畏寒、寒战、面色苍白、唇指发绀，伴头痛、恶心、呕吐等，持续 10 分钟至 2 小时。②高热期，体温迅速上升达 40℃ 以上，面色潮红、结膜充血、脉搏有力、呼吸急促、伴头痛、全身酸痛、恶心、口渴、烦躁不安，严重者出现谵妄，持续 2~6 小时。③大汗期，高热后病人全身大汗淋漓，体温骤降至正常，自觉症状明显缓解，但仍感疲乏，嗜睡，此期 1~2 小时。以上发作过程，间日疟和卵形疟隔日 1 次，卵形疟症状多较轻；三日疟每 3 天发作 1 次；恶性疟热型不规则，常无明显间歇。间日疟、卵形疟、三日疟在初发时，发热也可不规则，几天后才呈典型发作。数次发作后病人常出现肝脾大和贫血。

（2）凶险发作：多由恶性疟引起，常见以下类型。

1）脑型：最常见且病死率高，主要表现为急起高热或超高热、剧烈头痛、恶心、呕吐、烦躁不安或行为异常、抽搐、惊厥，还可出现不同程度的意识障碍。贫血大多明显，或伴有黄疸，体格检查可见脑膜刺激征及病理反射征。严重者可因脑水肿、脑疝、呼吸衰竭而死亡。

2）超高热型：持续高热可达 41℃ 以上，病人皮肤灼热、呼吸急促、烦躁不安、谵妄，常发展为深度昏迷而死亡。

3）厥冷型：病人体温及血压下降，软弱无力、呼吸急促、脉搏细弱、皮肤苍白或轻度发绀、体表湿冷，常伴有频繁呕吐或水样腹泻，多死于循环衰竭。

4）胃肠型：除疟疾的典型症状外，病人常有恶心呕吐、腹泻，大便为水样便、甚至血便或柏油样便，可伴里急后重，亦可出现下腹痛或全腹痛，无明显腹部压痛。后期血压下降、少尿或无尿，重症者死于休克和肾衰竭。

（3）特殊类型疟疾：①输血疟疾：潜伏期 7~10 天，临床表现与典型发作相似，但因只有红细胞内期，故治疗后无复发。②婴幼儿疟疾：热型不规则，胃肠道症状明显，贫血进展快，肝脾肿大较显著，易发展为凶险型，预后差。

（4）再燃和复发：①再燃：疟疾初发停止后，由于免疫力不高或治疗不彻底，体内残存疟原虫在一定条件下重新大量繁殖，引起临床发作。再燃一般在痊愈后 1~4 周出现，4 种类型疟疾都有发生再燃的可能性。②复发：间日疟、卵形疟的迟发型子孢子在体内休眠后延迟发育成熟，由肝细胞释放出裂殖子，再次侵入红细胞内引起的发作，其临床表现与初发相似。三日疟和恶性疟无复发。

（5）并发症：①黑尿热：常见于恶性疟引起的急性血管内溶血，确切机理尚不完全明了。表现为急起寒战、高热、腰痛、恶心、呕吐、肝脾迅速增大、进行性贫血、黄疸、排酱油样尿，可导致急性肾衰竭，病死率较高。②疟疾性肾病：免疫介导引起的肾损害，主要由三日疟、恶性疟引起，临床表现为肾炎、肾病综合征和急性肾衰竭。

3. 辅助检查

（1）血常规检查：多次发作后，红细胞与血红蛋白可下降，恶性疟尤为明显。白细胞计数一般正常或减少，但单核细胞相对增高。

（2）病原学检查：是确诊的依据。①外周血涂片：一般采用血液厚、薄涂片结合查疟原虫。厚涂片可增加阳性率，薄片可鉴定疟原虫的类型。在畏寒时及发作 6 小时内，血中疟原虫较多，易于查出。②骨髓穿刺涂片：阳性率较血片高。

（3）血清学检查：抗疟抗体一般在感染后 2～3 周才出现，4～8 周达高峰，以后逐渐下降。一般用于流行病学调查。

（三）治疗要点

1. 抗疟原虫治疗　应根据疟原虫的种类、对抗疟药的敏感性与耐药性、宿主的状态等选择抗疟药，尽早使用控制发作，以防止病情转化为凶险型发作。治疗应彻底，以免复发或转成慢性。

（1）控制临床发作的药物：①氯喹：对红细胞内裂殖体有迅速杀灭作用，口服吸收快，排泄慢，作用持久，为首选药物。服药后 24～48 小时热退，48～72 小时血中疟原虫消失。②青蒿素类药物：从中药黄花蒿中提取的青蒿素及其衍生物，主要用于耐氯喹的恶性疟及抢救恶性疟凶险发作。

此外还有哌喹、奎宁、卤泛群等也用于抗疟治疗。

（2）防止复发、中断传播的药物：伯氨喹可杀灭配子体和红外期的迟发型子孢子，故可防止复发和传播。

（3）主要用于预防的药物：乙胺嘧啶，能杀灭各种疟原虫红细胞外期，故有预防作用。

对于一般疟疾，常首选氯喹与伯氨喹合用。凶险疟疾则需快速、足量应用有效的抗疟药物，尽快经静脉用药。如青蒿琥酯 60mg 加入 5% 碳酸氢钠注射液 0.6ml，振摇 2 分钟，待完全溶解后，加 5% 葡萄糖注射液或葡萄糖氯化钠注射液 5.4ml 稀释，配成青蒿琥酯 10mg/ml 注射液，缓慢静注。按体重 1.2mg/kg 计算每次用量。首次剂量后 4、24、48 小时各重复注射 1 次。危重者，首次剂量可加至 120mg，3 天为 1 个疗程，总剂量为 240～300mg，是国内目前较多应用的静脉注射剂型。此外还可用氯喹、磷酸咯奈啶、二盐酸奎宁滴注。

2. 对症治疗：①一般疟疾：高热以物理降温为主；注意补充水分和热量，不能进食者给静脉输液；贫血者给予铁剂治疗。②凶险疟疾：体温过高者给予物理降温，将体温控制在 38℃ 以下，效果不佳时可用肾上腺糖皮质激素；脑水肿者给予甘露醇、山梨醇等脱水剂；抽搐者给予镇静剂；呼吸衰竭者给氧，保持呼吸道通畅；应用低分子右旋糖酐改善微循环。③黑尿热：A. 立即停用可能诱发溶血的抗疟药物，如血中仍有疟原虫，可改用青蒿素、氯喹、乙胺嘧啶；B. 控制溶血反应：卧床休息；补充液体，加用肾上腺糖皮质激素静脉滴注；给予利尿剂，并静脉输注碳酸氢钠以碱化尿液；少尿或无尿者按肾衰竭处理。

（四）主要护理诊断及合作性问题

1. 体温过高　与疟原虫感染、大量致热源释放入血有关。

2. 活动无耐力　与红细胞大量破坏导致贫血有关。

3. 潜在并发症：脑水肿、脑疝、黑尿热。

4. 焦虑、恐惧　与疾病急性发作有关。

（五）护理措施

1. 隔离与消毒　病室内应有防蚊、灭蚊设施。

2. 休息与活动　急性发作期卧床休息，协助病人洗漱、进食、如厕等，满足日常生活需要；发作后病人常感到疲乏，应保证充分休息。如有躁动、谵妄时可给予镇静剂，并注意安全，加床栏保护。

3. 饮食护理　发作期给予高热量的流质、半流质,鼓励病人多饮水;有呕吐不能进食者,静脉补充液体;发作间歇期给予高热量、高蛋白、高维生素普食,有贫血征象时应食用富含铁质食物。

4. 病情观察　①一般疟疾病人应观察生命体征,尤其注意热型、体温的升降方式,定时记录体温的变化。观察面色,注意有无贫血的征象;有无剧烈头痛、抽搐、昏迷等凶险发作征象。②恶性疟疾还应注意有无神志、瞳孔变化,有无头痛、呕吐和抽搐等颅内高压或脑膜刺激征的表现,有无发生呼吸抑制,如出现应及时报告医生,并协助处理。

考点: 用药护理

5. 用药护理　遵医嘱使用抗疟药,观察药物疗效及不良反应。①口服氯喹可引起食欲减退、恶心、呕吐、腹痛、腹泻、皮疹、耳鸣、烦躁等,指导病人饭后服用,以减少对胃肠道刺激。②服用伯氨喹,应注意有无头晕、恶心、呕吐、发绀等不良反应及有无急性血管内溶血表现。一旦出现严重毒性反应需立即报告医生停药,嘱病人多饮水或静脉补液,促进药物排泄。③凶险发作静脉点滴氯喹及奎宁时,可引起血压下降及心脏传导阻滞,甚至心脏骤停,故应严格掌握药物浓度与滴速,以 40~50 滴/分为宜,并密切观察血压、脉搏变化。如有严重反应立即停药,禁忌推注。若进行肌内注射,则需将药液稀释 4 倍,混匀后行深部肌内注射。

6. 黑尿热的护理

考点: 黑尿热的护理

(1) 立即停用奎宁、伯氨喹等诱发溶血反应、导致黑尿热的药物。

(2) 严格卧床休息至急性症状消失,减少不必要的搬动,避免诱发心衰,遵医嘱给氧。

(3) 病情观察:注意观察生命体征,记录 24 小时出入量,监测血液生化指标的变化,及时发现肾衰竭;监测血红细胞、血红蛋白,及时发现贫血。

(4) 应保证每日液体入量 3000~4000ml,每日尿量不少于 1000ml,发生少尿或无尿等急性肾衰竭者按急性肾衰护理。

(5) 遵医嘱应用糖皮质激素、5%碳酸氢钠等药物,以减轻溶血和肾损害。

(6) 贫血严重者,可遵医嘱少量多次输新鲜全血。

7. 心理护理　疟疾是急性传染病,因起病急、病情反复发作、需住院隔离治疗,可能使病人出现焦虑、恐惧等情绪反应。护理人员应细心观察与沟通交流,评估病人存在的心理问题,予以生理、心理和医疗护理技能全方位指导。

(六) 健康教育

1. 疾病预防指导

考点: 疾病预防指导

(1) 管理传染源:及时发现并彻底治疗病人及带虫者,防止疟疾的传播,近 1~2 年有疟疾发作史及血中查到疟原虫者,在流行季节前 1 个月,给予抗复发治疗,常用乙胺嘧啶与伯氨喹联合治疗。

(2) 切断传播途径:防蚊灭蚊是预防疟疾的主要措施。在疟区黄昏后应穿长袖衣服和长裤,采用蚊帐、纱窗、涂抹防蚊油、蚊烟驱蚊等防蚊措施,灭蚊以消灭幼蚊为最重要,消灭按蚊滋生场所,如填洼、疏沟、消灭积水等。疟疾病愈未满 3 年者,不可输血给其他人。

(3) 保护易感人群:药物预防,对疟疾高发区、暴发流行区的人群、流行区的外来人群给予预防性用药。

2. 疾病知识指导　对病人进行疾病知识教育,如传染过程、主要症状、治疗方法、药物不良反应、复发原因等,应特别强调坚持服用,以彻底治愈。治疗后应每 3 个月随访 1 次,直至 2 年内无复发,一旦反复发作,应速到医院就诊。

(刘媛航)

目 标 检 测

A₁ 型题

1. 大多数传染病传染过程中最常见的表现是
　　A. 病原体被清除　　　B. 隐性感染
　　C. 病原携带状态　　　D. 潜伏性感染
　　E. 显性感染

2. 确定传染病检疫期限的主要依据是
　　A. 潜伏期
　　B. 前驱期
　　C. 症状明显期上升期
　　D. 症状明显期缓解期
　　E. 恢复期

3. 下列属于甲类传染病的疾病是
　　A. 肺炎　　　　　　　B. 猩红热
　　C. 肺结核　　　　　　D. 霍乱
　　E. 伤寒

4. 列入乙类传染病，但按甲类传染病管理的是
　　A. 高致病性禽流感　　B. 血吸虫病
　　C. 肺结核　　　　　　D. 百日咳
　　E. 疟疾

5. 下列出疹性传染病中，皮疹出现最早的疾病是
　　A. 水痘　　　　　　　B. 猩红热
　　C. 麻疹　　　　　　　D. 伤寒
　　E. 流行性出血热

6. 急性黄疸型肝炎黄疸前期最突出的表现是
　　A. 消化道症状　　　　B. 呼吸道症状
　　C. 泌尿道症状　　　　D. 神经系统症状
　　E. 血液系统症状

7. 我国最常见的病毒性肝炎类型是
　　A. 甲型肝炎和乙型肝炎
　　B. 乙型肝炎和丙型肝炎
　　C. 丙型肝炎和丁型肝炎
　　D. 甲型肝炎和戊型肝炎
　　E. 乙型肝炎和戊型肝炎

8. 抗 HAV-IgM 阳性常提示
　　A. 有 HAV 保护性抗体
　　B. 甲型肝炎疫苗接种后
　　C. 存在 HAV 现症感染
　　D. 甲型肝炎既往感染者
　　E. 慢性 HAV 携带状态

9. 甲型和戊型肝炎最主要的传播途径是
　　A. 输血或血制品途径
　　B. 注射途径

　　C. 粪—口传播
　　D. 母婴传播
　　E. 性接触传播

10. 血液中 HBsAg(-)，抗 HBs(+)，但仍发生输血后肝炎，最可能感染的病毒是
　　A. HAV　　　　　　　B. HBV
　　C. HCV　　　　　　　D. HDV
　　E. HEV

11. 以血液及体液为主要传播途径的病毒性肝炎类型是
　　A. 甲、乙、丙　　　　B. 甲、丙、戊
　　C. 丙、丁、戊　　　　D. 乙、丙、丁
　　E. 乙、丁、戊

12. 反映 HBV 感染最直接、最特异和最灵敏的实验室指标是
　　A. HBV-DNA 及 DNA 多聚酶
　　B. HBsAg 和抗-HBe
　　C. HBsAg 和抗-HBs
　　D. HBcAg 和抗-HBc
　　E. HBeAg 和抗-HBe

13. 乙型肝炎病人入院时换下的衣服应
　　A. 统一焚烧　　　　　B. 包好后存放
　　C. 消毒后存放　　　　D. 交给家属带回
　　E. 消毒后交给病人

14. 流行性乙型脑炎最主要的传染源是
　　A. 乙型脑炎病人
　　B. 乙型脑炎病毒携带者
　　C. 蚊
　　D. 猪
　　E. 鸭

15. 流行性乙型脑炎的传播途径是
　　A. 血液传播　　　　　B. 体液传播
　　C. 虫媒传播　　　　　D. 呼吸道传播
　　E. 消化道传播

16. 在我国流行性乙型脑炎的流行季节为
　　A. 4、5、6 月份　　　B. 5、6、7 月份
　　C. 6、7、8 月份　　　D. 7、8、9 月份
　　E. 8、9、10 月份

17. 流行性乙型脑炎病人最主要的死亡原因是
　　A. 循环衰竭　　　　　B. 呼吸衰竭
　　C. 胃肠道出血　　　　D. 频繁抽搐
　　E. 电解质紊乱

18. 乙型脑炎病人惊厥发作时，首选的治疗措施是

A. 亚冬眠疗法
B. 肌内注射苯巴比妥
C. 水合氯醛溶液灌肠
D. 肌内或缓慢静脉注射硫酸镁
E. 肌内或缓慢静脉注射地西泮

19. 艾滋病的病原体是
A. 人类嗜 T 细胞病毒 Ⅰ
B. 人类嗜 T 细胞病毒 Ⅱ
C. EB 病毒
D. 人类免疫缺陷病毒
E. 人白血病病毒

20. HIV 主要侵犯的细胞是
A. 抑制性 T 淋巴细胞
B. 辅助性 T 淋巴细胞
C. B 淋巴细胞
D. 巨噬细胞
E. 单核细胞

21. 艾滋病最主要的传染源是
A. 隐性感染者　　B. 潜伏性感染者
C. 无症状 HIV 携带者　D. 急性感染期病人
E. 艾滋病期病人

22. 目前认为艾滋病的传播途径不包括
A. 母婴垂直传播　　B. 静脉滥用毒品
C. 输血及血制品　　D. 昆虫叮咬传播
E. 性传播

23. 艾滋病最重要的传播途径是
A. 器官移植　　B. 人工授精
C. 性接触　　D. 输液
E. 输血

24. 艾滋病机会性感染最常见的条件致病菌是
A. 结核菌　　B. 巨细胞病毒
C. 卡氏肺孢子虫　D. 白色念珠菌
E. 新型隐球菌

25. 抗-HIV 阳性的正确含义是
A. 具有传染性　　B. 病毒已减少
C. 具有免疫力　　D. 保护性抗体
E. 疾病恢复期

26. 艾滋病最主要的预防措施是
A. 治疗和隔离病人
B. 治疗和隔离无症状病毒携带者
C. 切断传播途径
D. 对高危人群进行人工主动免疫
E. 对接触者采用人工被动免疫

27. 预防医疗保健机构发现艾滋病病毒感染者时，以下措施不正确的是

A. 身体约束　　B. 留观
C. 宣教　　D. 医学观察
E. 定期和不定期访视

28. 艾滋病目前不能实现的预防措施是
A. 普及防治知识　　B. 取缔暗娼
C. 加强国境检疫　　D. 接种 HIV 疫苗
E. 加强对献血员和血制品的严格检测

29. 传染性非典型肺炎的病原体为
A. 轮状病毒　　B. 冠状病毒
C. 衣原体　　D. 支原体
E. 肺炎杆菌

30. 传染性非典型肺炎的主要传染源为
A. 隐性感染者　　B. 病人
C. 潜伏期感染者　　D. 慢性感染者
E. 携带者

31. 传染性非典型肺炎的人间主要传播途径为
A. 飞沫传播　　B. 直接接触传播
C. 血液传播　　D. 虫媒传播
E. 间接接触传播

32. 传染性非典型肺炎的预防措施不包括
A. 隔离病人
B. 密切接触者的医学观察
C. 注射疫苗
D. 加强疫情监测报告
E. 密切接触者的留验

33. 流感病毒中传染性最强的是
A. 甲型和乙型　　B. 甲型和丙型
C. 甲型　　D. 乙型
E. 丙型

34. 流感的潜伏期
A. 1~3 天　　B. 2~3 天
C. 1~5 天　　D. 3~5 天
E. 5~10 天

35. 被狂犬咬伤后是否发病,影响最小的因素是
A. 衣着厚薄　　B. 咬伤部位
C. 创伤程度　　D. 伤口处理情况
E. 病人年龄

36. 人狂犬病最具特征性的表现是
A. 兴奋狂躁　　B. 怕风畏光
C. 大汗　　D. 恐水
E. 流涎

37. 下列情况均应注射狂犬疫苗,除外
A. 野生动物咬伤
B. 外观正常的家犬、家猫咬伤
C. 皮肤黏膜被狂犬唾液污染

D. 破损皮肤被狂犬病人唾液污染

E. 狂犬病人的家庭成员

38. 我国目前感染率最高的痢疾杆菌菌群是

　　A. 痢疾志贺菌　　　　B. 福氏志贺菌

　　C. 鲍氏志贺菌　　　　D. 宋内志贺菌

　　E. 空肠弯曲菌

39. 菌痢最显著的病变部位在

　　A. 回肠下段　　　　　B. 盲肠

　　C. 升结肠　　　　　　D. 降结肠

　　E. 乙状结肠和直肠

40. 下列哪项是菌痢病人的典型大便

　　A. 米泔样大便　　　　B. 洗肉水样大便

　　C. 柏油样大便　　　　D. 黏液脓血便

　　E. 果酱样大便

41. 为提高细菌性痢疾病人大便培养的阳性率,采集大便标本时应注意

　　A. 取新鲜大便标本

　　B. 取黏液脓血便

　　C. 用抗菌药物前取新鲜黏液脓血便

　　D. 可取任何时候的大便标本

　　E. 以上均不是

42. 伤寒致病的重要因素是

　　A. 外毒素　　　　　　B. 内毒素

　　C. 肠毒素　　　　　　D. 细胞毒素

　　E. 神经毒素

43. 伤寒玫瑰疹常出现在病程的

　　A. 1~6 天　　　　　　B. 7~13 天

　　C. 14~20 天　　　　　D. 21~28 天

　　E. 28 天以后

44. 伤寒的典型临床表现是

　　A. 持续发热、脾脏大、玫瑰疹、相对缓脉、白细胞减少

　　B. 持续发热、脾脏大、瘀点、重脉、白细胞减少

　　C. 不规则发热、脾脏大,玫瑰疹、相对缓脉、白细胞减少

　　D. 弛张热、脾脏大、玫瑰疹、相对缓脉、白细胞减少

　　E. 以上都不是

45. 伤寒最严重的并发症是

　　A. 肠结核　　　　　　B. 肠穿孔

　　C. 伤寒性肝炎　　　　D. 伤寒性心肌炎

　　E. 便秘

46. 伤寒病人的饮食护理中,以下哪项错误

　　A. 给予易消化、少纤维、营养丰富饮食

　　B. 发热期间富含维生素的清淡流质饮食

C. 热退 1 周后可食低渣、半流质或软饭

D. 发热期间尽量少吃易在肠腔内产气的食物

E. 疾病恢复期病人常有饥饿感,不限制饮食量

47. 伤寒的传播途径是

　　A. 粪—口　　　　　　B. 呼吸道

　　C. 虫媒叮咬　　　　　D. 血液

　　E. 皮肤黏膜

48. 霍乱最常见的症状是

　　A. 腹痛腹泻　　　　　B. 恶心呕吐

　　C. 无痛性腹泻　　　　D. 发热

　　E. 里急后重

49. 霍乱病人大便具特征的性状是

　　A. 清水样或黄水样便

　　B. 血水样便

　　C. 脓血样便

　　D. 暗红色果酱样便

　　E. 米泔水样便

50. 霍乱病人的接触者应严密检疫

　　A. 3 天　　　　　　　B. 5 天

　　C. 8 天　　　　　　　D. 10 天

　　E. 12 天

51. 护理抢救霍乱病人的关键措施是

　　A. 病原治疗

　　B. 纠正酸中毒

　　C. 补充血容量及维持电解质平衡

　　D. 肾上腺皮质激素运用

　　E. 强心剂运用

52. 流脑的主要传染源是

　　A. 病人　　　　　　　B. 带菌者

　　C. 隐性感染者　　　　D. 潜在性感染者

　　E. 受感染的动物

53. 流脑主要传播途径是

　　A. 通过飞沫从呼吸道传播

　　B. 通过玩具、日常生活用品等间接传播

　　C. 密切接触直接传播

　　D. 通过饮水经消化道传播

　　E. 通过饮食从消化道传播

54. 流脑病人体温过高的护理措施中,下列哪项不正确

　　A. 密切观察病情

　　B. 给予冰敷降温

　　C. 给予乙醇擦浴降温

　　D. 必要时给予解热镇痛剂

　　E. 必要时给予亚冬眠疗法

55. 某 8 岁,女孩,持续发热 2 天,伴头痛、呕吐、皮肤散在瘀点、颈硬,医生诊断为"流行性脑脊髓膜炎",医嘱中应用磺胺药住院治疗。下列护理注意事项中哪项不对
    A. 给予等量碳酸氢钠
    B. 多饮水,保证尿量每日在 3000ml 以上
    C. 观察尿量及性状
    D. 定期复查尿常规和血象
    E. 注意有无过敏

56. 在疟原虫发育过程中其中间宿主是
    A. 人   B. 猪
    C. 蚊   D. 螨
    E. 鼠

57. 疟疾贫血的主要原因是
    A. 红细胞大量破坏
    B. 毒素抑制骨髓造血
    C. 营养不良致造血原料不足
    D. 脾功能亢进
    E. 出血致铁不足

58. 传播疟疾的主要媒介为
    A. 库蚊   B. 伊蚊
    C. 雌性按蚊   D. 雄性按蚊
    E. 白蛉

59. 疟疾的常见热型为
    A. 稽留热   B. 弛张热
    C. 波状热   D. 间歇热
    E. 不规则热

60. 病人,女性,25 岁,既往体健,体检时发现肝功能正常,抗-HBs 阳性,反复查 HBV 其他血清标记物均为阴性。表示此病人为
    A. 乙型肝炎有传染性
    B. 乙型肝炎病情稳定
    C. 乙型肝炎病毒携带者
    D. 乙型肝炎恢复期
    E. 对乙型肝炎病毒有免疫力

61. 某学校 3 周内有 6 位学生相继出现乏力、食欲减退、巩膜黄染,ALT 增高,HBsAg(-),抗 HAV-IgM(+)、抗 HAV-IgG(-)。最可能的诊断是
    A. 急性甲型肝炎
    B. 急性乙型肝炎
    C. 急性丙型肝炎
    D. 急性丁型肝炎
    E. 急性戊型肝炎

62. 病人,男性,37 岁,因发热、咳嗽、伴间断腹泻、食欲减退及明显消瘦就诊,既往有静脉吸毒史。查血清抗-HIV(+)。诊为艾滋病进行治疗,能反映此病预后和疗效的检查项目是
    A. CD4$^+$/CD8$^+$ 比值
    B. 血清抗-HIV 检测
    C. 骨髓检查
    D. 血培养
    E. 淋巴结活检

63. 病人,男性,28 岁。在大排档聚餐后出现高热,腹泻,诊断为细菌性痢疾。对该病人的护理措施中,不正确的是
    A. 给予胃肠道隔离
    B. 给予高蛋白饮食
    C. 酌情给予流质或半流质食物
    D. 记录排便的性状、次数
    E. 留取便标本送检

64. 某人被狂犬咬伤后,护士进行了下列处理,你认为哪项是错误的
    A. 用 20% 肥皂水和 0.1% 苯扎溴铵交替冲洗伤口
    B. 彻底冲洗伤口达 30 分钟
    C. 冲洗后涂擦 70% 乙醇
    D. 在伤口周围及底部注射免疫血清
    E. 伤口不缝合,不包扎

A$_3$/A$_4$ 型题

(65、66 题共用题干)
    某孕妇既往体健,近 1 年来发现仅 HBsAg 阳性,但无任何症状,肝功能正常。

65. 最可能的病情是
    A. 无症状 HBsAg 携带者
    B. 慢性乙型肝炎轻度
    C. 慢性乙型肝炎中度
    D. HBV 既往感染
    E. 急性无黄疸型乙型肝炎

66. 为阻断母婴传播,对该母亲生下的新生儿最适宜的预防方法是
    A. 乙肝疫苗+丙种球蛋白
    B. 乙肝疫苗
    C. 丙种球蛋白
    D. 乙肝疫苗+高效价乙肝免疫球蛋白
    E. 高效价乙肝免疫球蛋白

(67、68 题共用题干)
    病人,女性,5 岁。发热、头痛、呕吐 3 日,频繁抽搐 1 小时,于 8 月 29 日入院。体温 40℃,呼吸 38 次/分,血压 94/62mmHg,浅昏迷,颈抵抗明显,

脑膜刺激征(+),巴宾斯基征(+),血白细胞计数 $12×10^9$/L,中性 0.85。临床诊断流行性乙型脑炎。

67. 最有助于诊断的检查是
    A. 粪常规　　　　　B. 血培养
    C. 脑脊液检查　　　D. 血电解质
    E. 血涂片找疟原虫

68. 最重要的病情观察内容是
    A 高热　　　　　　B. 休克
    C. 心力衰竭　　　　D. 呼吸衰竭
    E. 消化道出血

(69~71 题共用题干)

病人,男性,32 岁。不规则发热、咳嗽,伴间断腹泻、食欲减退及明显消瘦 2 个月,既往有静脉吸毒史。体格检查:体温 38℃,全身淋巴结肿大,质韧、无触痛,能活动。血白细胞 $4.0×10^9$/L,血清抗-HIV(+)。

69. 此病人最可能的疾病是
    A. 支气管肺癌　　　B. 艾滋病
    C. 白血病　　　　　D. 败血症
    E. 淋巴病

70. 护士对病人进行健康史评估时,下列内容中最不重要的是
    A. 有无输血史
    B. 有无静脉吸毒史
    C. 有无吸食大麻史
    D. 性伴侣的情况
    E. 有无不洁性行为史

71. 护士对此病人不恰当的护理是
    A. 严格执行消毒隔离措施
    B. 多与病人沟通,鼓励其树立战胜疾病的信心
    C. 给予高热量、高蛋白、高维生素的清淡、易消化饮食
    D. 提供病人与家属、亲友沟通的机会,获得更多心理支持
    E. 安置病人于隔离病室内,病史外挂黄色标志进行严密隔离

(72、73 题共用题干)

病人,男性,60 岁,确诊艾滋病毒感染 5 年。

现因阑尾炎术后 1 天,创面有少量渗血。

72. 对该病人的护理措施正确的是
    A. 禁止陪护及探视
    B. 限制病人与他人接触
    C. 在病人床头卡贴隔离标识
    D. 告知病人应履行"防止感染他人"的义务
    E. 在病人床头柜上放置预防艾滋病的提示

73. 护士更换被血液污染的被服时护理重点是
    A. 手部皮肤完好,可不戴手套
    B. 血液污染面积少时,可不戴手套
    C. 戴手套操作,脱手套后认真洗手
    D. 未戴手套时,应避免手部被污染
    E. 只要操作时戴手套,操作后不需洗手

(74~76 题共用题干)

病人,男性,42 岁。因剧烈腹泻来诊。根据临床症状和查体结果,高度怀疑为霍乱。正在等待实验室检查结果以确认诊断。

74. 此时,对该病人的正确处置方法是
    A. 在指定场所单独隔离
    B. 在留下联系电话后要求其回家等通知
    C. 在医院门诊等待结果
    D. 收住入本院消化科病房
    E. 要求病人尽快自行前往市疾控中心确诊

75. 该病人经检查确诊为霍乱,予以隔离治疗。护士应告知其家属,病人的隔离期限是
    A. 以临床症状消失为准
    B. 根据医学检查结果确定
    C. 由当地人民政府决定
    D. 由隔离场所的负责人确定
    E. 由公安机关决定

76. 该病人治疗无效不幸死亡,应将其尸体立即进行卫生处理并
    A. 由病人家属自行处理
    B. 送回病人家乡火化
    C. 按规定深埋
    D. 石灰池掩埋
    E. 就近火化

参 考 文 献

葛均波,徐永健.2013.内科学.第8版.北京:人民卫生出版社

胡月琴,秦洪江.2012.内科护理.北京:科学出版社

贾建军 陈生弟.2013.神经病学.第7版.北京:人民卫生出版社

贾建平,崔丽英,王伟.2011.神经病学.第6版.北京:人民卫生出版社

李兰娟,任红.2013.传染病学.第8版.北京:人民卫生出版社

李秋萍.2011.内科护理学.第2版.北京:人民卫生出版社

马秀芬,张展.2013.内科护理学.第2版.北京:人民卫生出版社

全国护士执业资格考试用书编写专家委员会.2014.2014年全国护士执业资格考试指导.北京:人民卫生出版社

夏泉源,刘士生.2011.内科护理学.北京:科学出版社

夏泉源,刘士生,肖晓燕.2013.内科护理学.第2版.北京:科学出版社

徐亮.2011.内科护理学笔记.第2版.北京:科学出版社

尤黎明,吴瑛.2011.内科护理学.第4版.北京:人民卫生出版社

尤黎明,吴瑛.2012.内科护理学.第5版.北京:人民卫生出版社

张小来,陆一春.2012.内科护理学.第2版.北京:科学出版社

内科护理学教学大纲

一、课程性质和任务

内科护理学是研究内科疾病和传染病的发生、发展规律,运用护理程序的工作方法对内科疾病和传染病病人进行整体护理,以达到减轻痛苦、促进康复、预防疾病、维持和增进健康目的的一门临床护理学科。

本课程的主要任务是:使学生确立"以服务对象为中心"的指导思想,掌握专科护理的知识和技术,能运用护理程序的科学方法,对内科病人实施整体护理,为个人、家庭、社区提供健康服务。

二、课程教学目标

通过本课程的学习,学生应确立"以人的健康为目标"的现代护理理念,在学习和实践中培养良好的敬业精神和职业道德。并达到如下目标:

(一) 知识目标

1. 掌握内科常见病病人的护理评估、护理措施及内科常见急重症的抢救配合。

2. 熟悉内科常见病的概念、辅助检查、治疗要点、护理诊断及合作性问题、及健康教育。

3. 了解内科常见病的病因、发病机制及诱因。

(二) 能力目标

1. 初步具有对内科常见病病人实施整体护理的能力。

2. 具有对常见病病人的病情变化、心理变化和治疗反应进行观察和分析的能力,具有对内科常见急重症病人进行初步应急处理和抢救配合的能力。

3. 初步具有向个体、家庭、社区提供保健服务和开展健康教育的能力。

4. 初步具有实施内科常用诊疗护理操作技术的能力。

(三) 情感目标

1. 在内科护理实践中关心、爱护、尊重病人,养成自觉按照护理程序思维方式,有慎独、严谨、认真、热情和勤快的工作作风。

2. 有良好的团队协作精神、稳定的心理素质,学习内科护理学的专业知识,为从事护理工作打下必备的基础。

三、教学内容和要求

教学内容	了解	熟悉	掌握	教学活动参考	教学内容	了解	熟悉	掌握	教学活动参考
第1章　绪论					第4节　内科护士的角色			√	
第1节　内科护理学特色		√		理论讲授	第2章　呼吸系统疾病病人的护理				理论讲授多媒体演示
第2节　内科护理学内容		√			第1节　概述	√			
第3节　内科护理学学习要求		√			第2节　急性呼吸道感染				

续表

教学内容	了解	熟悉	掌握	教学活动参考	教学内容	了解	熟悉	掌握	教学活动参考
1. 概述	√				2. 护理评估			√	
2. 护理评估					3. 主要护理诊断及合作性问题		√		
3. 主要护理诊断及合作性问题		√			4. 治疗要点		√		
4. 治疗要点	√				5. 护理措施			√	
5. 护理措施		√			第8节　呼吸衰竭				
第3节　支气管哮喘					1. 概述		√		
1. 概述		√			2. 护理评估			√	
2. 护理评估			√		3. 主要护理诊断及合作性问题		√		
3. 主要护理诊断及合作性问题		√			4. 治疗要点			√	
4. 治疗要点			√		5. 护理措施			√	
5. 护理措施		√			第9节　肺结核				
第4节　肺炎					1. 概述		√		
1. 概述		√			2. 护理评估			√	
2. 护理评估			√		3. 主要护理诊断及合作性问题		√		
3. 主要护理诊断及合作性问题			√	病例讨论	4. 治疗要点			√	
4. 治疗要点		√		多媒体演示	5. 护理措施			√	
5. 护理措施		√		技能实训	第10节　原发性支气管肺癌				
第5节　支气管扩张				临床见习	1. 概述		√		
1. 概述	√				2. 护理评估			√	
2. 护理评估			√		3. 主要护理诊断及合作性问题		√		
3. 主要护理诊断及合作性问题		√			4. 治疗要点		√		
4. 治疗要点		√			5. 护理措施			√	
5. 护理措施			√		第11节　综合归纳呼吸系统疾病常见症状和体征的护理				
第6节　慢性支气管炎、慢性阻塞性肺疾病					1. 咳嗽与咳痰			√	
1. 概述		√			2. 咯血			√	
2. 护理评估			√		3. 肺源性呼吸困难			√	
3. 主要护理诊断及合作性问题		√			4. 胸痛		√		
4. 治疗要点		√			第12节　呼吸系统常用诊疗技术的护理				
5. 护理措施			√		1. 胸腔穿刺术		√		
第7节　慢性肺源性心脏病					2. 体位引流术		√		
1. 概述		√							

续表

教学内容	教学要求			教学活动参考	教学内容	教学要求			教学活动参考
	了解	熟悉	掌握			了解	熟悉	掌握	
3. 机械通气		√			3. 主要护理诊断及合作性问题			√	
4. 纤维支气管镜检查术		√			4. 治疗要点			√	
5. 动脉血气分析		√			5. 护理措施			√	
第3章 循环系统疾病病人的护理					第7节 感染性心内膜炎				
第1节 概述		√			1. 概述	√			
第2节 心律失常					2. 护理评估		√		
1. 概述		√			3. 主要护理诊断及合作性问题		√		
2. 护理评估			√		4. 治疗要点		√		
3. 主要护理诊断及合作性问题		√			5. 护理措施			√	
4. 治疗要点		√			第8节 心肌疾病				
5. 护理措施			√		1. 概述	√			
第3节 心力衰竭					2. 护理评估		√		
1. 概述		√			3. 主要护理诊断及合作性问题		√		
2. 护理评估			√		4. 治疗要点	√			
3. 主要护理诊断及合作性问题			√	理论讲授多媒体演示病例讨论技能实训临床见习	5. 护理措施		√		
4. 治疗要点			√		第9节 病毒性心肌炎				
5. 护理措施			√		1. 概述	√			
第4节 心脏瓣膜病					2. 护理评估		√		
1. 概述		√			3. 主要护理诊断及合作性问题		√		
2. 护理评估			√		4. 治疗要点	√			
3. 主要护理诊断及合作性问题			√		5. 护理措施		√		
4. 治疗要点			√		第10节 心包疾病				
5. 护理措施			√		1. 概述	√			
第5节 冠状动脉粥样硬化性心脏病					2. 护理评估		√		
1. 概述		√			3. 主要护理诊断及合作性问题		√		
2. 护理评估			√		4. 治疗要点	√			
3. 主要护理诊断及合作性问题			√		5. 护理措施		√		
4. 治疗要点			√		第11节 综合归纳循环系统疾病常见症状和体征的护理				
5. 护理措施			√		1. 心源性呼吸困难			√	
第6节 原发性高血压					2. 心源性水肿			√	
1. 概述		√			3. 心前区疼痛			√	
2. 护理评估			√						

续表

教学内容	教学要求			教学活动参考	教学内容	教学要求			教学活动参考
	了解	熟悉	掌握			了解	熟悉	掌握	
4. 心悸			√		5. 护理措施			√	
5. 心源性晕厥			√		第5节 原发性肝癌				
第12节 循环系统常用诊疗技术的护理					1. 概述	√			
					2. 护理评估		√		
1. 心脏起搏术	√				3. 主要护理诊断及合作性问题		√		
2. 心脏电复律		√			4. 治疗要点		√		
3. 心电监护		√			5. 护理措施		√		
4. 心导管检查术	√				第6节 肝性脑病				
5. 心导管射频消融术	√				1. 概述		√		
6. 冠状动脉造影术	√				2. 护理评估			√	
7. 经皮冠脉成形术及冠脉支架术	√				3. 主要护理诊断及合作性问题			√	
8. 心包穿刺术	√				4. 治疗要点			√	
第4章 消化系统疾病病人的护理					5. 护理措施			√	
第1节 概述					第7节 上消化道出血				
第2节 胃炎	√				1. 概述		√		
1. 概述					2. 护理评估			√	
2. 护理评估	√		√		3. 主要护理诊断及合作性问题			√	
3. 主要护理诊断及合作性问题		√			4. 治疗要点			√	
4. 治疗要点		√		理论讲授	5. 护理措施			√	
5. 护理措施			√	多媒体演示	第8节 急性胰腺炎				
第3节 消化性溃疡				病例讨论	1. 概述		√		
1. 概述		√		技能实训	2. 护理评估			√	
2. 护理评估			√	临床见习	3. 主要护理诊断及合作性问题			√	
3. 主要护理诊断及合作性问题			√		4. 治疗要点			√	
4. 治疗要点			√		5. 护理措施			√	
5. 护理措施			√		第9节 溃疡性结肠炎				
第4节 肝硬化					1. 概述	√			
1. 概述		√			2. 护理评估		√		
2. 护理评估			√		3. 主要护理诊断及合作性问题		√		
3. 主要护理诊断及合作性问题			√		4. 治疗要点	√			
4. 治疗要点			√		5. 护理措施		√		
					第10节 结核性腹膜炎				

续表

教学内容	了解	熟悉	掌握	教学活动参考	教学内容	了解	熟悉	掌握	教学活动参考
	教学要求					教学要求			
1. 概述	√				第3节 肾小球肾炎				
2. 护理评估		√			1. 概述	√			
3. 主要护理诊断及合作性问题		√			2. 护理评估	√			
4. 治疗要点		√			3. 主要护理诊断及合作性问题			√	
5. 护理措施		√			4. 治疗要点		√		
第11节 肠结核					5. 护理措施		√		
1. 概述	√				第4节 肾病综合征				
2. 护理评估		√			1. 概述			√	
3. 主要护理诊断及合作性问题		√			2. 护理评估	√			
4. 治疗要点		√			3. 主要护理诊断及合作性问题			√	
5. 护理措施		√			4. 治疗要点		√		
第12节 慢性便秘					5. 护理措施		√		
1. 概述	√				第5节 尿路感染				
2. 护理评估		√			1. 概述			√	理论讲授
3. 主要护理诊断及合作性问题		√			2. 护理评估	√			多媒体演示
4. 治疗要点		√			3. 主要护理诊断及合作性问题			√	病例讨论
5. 护理措施		√			4. 治疗要点		√		技能实训
第13节 综合归纳消化系统常见症状和体征的护理					5. 护理措施		√		临床见习
1. 腹痛		√			第6节 肾衰竭				
2. 腹泻		√			1. 概述			√	
3. 恶心、呕吐		√			2. 护理评估			√	
4. 呕血与黑便			√		3. 主要护理诊断及合作性问题		√		
第14节 消化系统常用诊疗技术的护理					4. 治疗要点			√	
1. 腹腔穿刺术		√			5. 护理措施			√	
2. 三腔气囊管压迫止血术			√		第7节 综合归纳泌尿系统疾病常见症状和体征的护理				
3. 消化道内镜检查术	√				1. 肾性水肿			√	
4. 结肠镜检查术	√				2. 尿路刺激征			√	
5. 肝穿刺活组织检查术	√				3. 肾性高血压			√	
第5章 泌尿系统疾病病人的护理					4. 尿异常			√	
第1节 概述	√				5. 肾区痛		√		
第2节 肾小球病概述	√				第8节 泌尿系统常用诊疗技术的护理				

教学内容	教学要求			教学活动参考	教学内容	教学要求			教学活动参考
	了解	熟悉	掌握			了解	熟悉	掌握	
1. 血液透析		√			1. 概述		√		
2. 腹膜透析	√				2. 护理评估			√	
3. 肾穿刺术	√				3. 主要护理诊断及合作性问题			√	
第6章　血液及造血系统疾病病人的护理					4. 治疗要点			√	
第1节　概述					5. 护理措施			√	
第2节　贫血	√				第4节　淋巴瘤				
(一)贫血概述					1. 概述		√		
(二)缺铁性贫血	√				2. 护理评估		√		
1. 概述		√			3. 主要护理诊断及合作性问题		√		
2. 护理评估			√		4. 治疗要点		√		
3. 主要护理诊断及合作性问题		√			5. 护理措施		√		
4. 治疗要点		√			第5节　出血性疾病				
5. 护理措施			√		(一)特发性血小板减少性紫癜				
(三)再生障碍性贫血					1. 概述		√		
1. 概述		√			2. 护理评估			√	
2. 护理评估			√		3. 主要护理诊断及合作性问题			√	
3. 主要护理诊断及合作性问题			√	理论讲授多媒体演示病例讨论技能实训临床见习	4. 治疗要点			√	
4. 治疗要点		√			5. 护理措施			√	
5. 护理措施			√		(二)过敏性紫癜				
(四)巨幼细胞性贫血					1. 概述	√			
1. 概述					2. 护理评估			√	
2. 护理评估	√	√			3. 主要护理诊断及合作性问题		√		
3. 主要护理诊断及合作性问题			√		4. 治疗要点		√		
4. 治疗要点			√		5. 护理措施		√		
5. 护理措施			√		(三)血友病				
(五)溶血性贫血					1. 概述	√			
1. 概述	√				2. 护理评估		√		
2. 护理评估		√			3. 主要护理诊断及合作性问题		√		
3. 主要护理诊断及合作性问题	√				4. 治疗要点		√		
4. 治疗要点	√				5. 护理措施		√		
5. 护理措施		√			第6节　造血干细胞移植的护理				
第3节　白血病									

续表

教学内容	了解	熟悉	掌握	教学活动参考
1. 概述	✓			
2. 适应证	✓			
3. 方法	✓			
4. 护理	✓			
第7节 综合归纳血液系统常见症状和体征的护理				
1. 贫血			✓	
2. 出血倾向			✓	
3. 继发感染			✓	
第8节 血液系统常用诊疗技术的护理				
1. 骨髓穿刺术		✓		
2. 成分输血	✓			
3. PICC 导管置入术		✓		
第7章 内分泌与代谢疾病病人的护理				
第1节 概述	✓			
第2节 腺垂体功能减退症				
1. 概述	✓			
2. 护理评估		✓		
3. 主要护理诊断及合作性问题		✓		
4. 治疗要点	✓			理论讲授 多媒体演示 病例讨论 技能实训 临床见习
5. 护理措施		✓		
第3节 甲状腺疾病				
1. 概述		✓		
2. 护理评估			✓	
3. 主要护理诊断及合作性问题		✓		
4. 治疗要点		✓		
5. 护理措施			✓	
第4节 库欣综合征				
1. 概述	✓			
2. 护理评估			✓	
3. 主要护理诊断及合作性问题		✓		

教学内容	了解	熟悉	掌握	教学活动参考
4. 治疗要点		✓		
5. 护理措施			✓	
第5节 糖尿病				
1. 概述		✓		
2. 护理评估			✓	
3. 主要护理诊断及合作性问题			✓	
4. 治疗要点			✓	
5. 护理措施			✓	
第6节 痛风				
1. 概述	✓			
2. 护理评估			✓	
3. 主要护理诊断及合作性问题			✓	
4. 治疗要点		✓		
5. 护理措施			✓	
第7节 骨质疏松症				
1. 概述	✓			
2. 护理评估		✓		
3. 主要护理诊断及合作性问题		✓		
4. 治疗要点		✓		
5. 护理措施		✓		
第8节 综合归纳内分泌与代谢疾病常见症状和体征的护理				
1. 身体外形改变	✓			
2. 肥胖、消瘦	✓			
第9节 内分泌与代谢疾病常用诊疗技术的护理		✓		
第8章 风湿性疾病病人的护理				理论讲授 多媒体演示 病例讨论 技能实训 临床见习
第1节 概述	✓			
第2节 类风湿关节炎				
1. 概述		✓		
2. 护理评估			✓	
3. 主要护理诊断及合作性问题		✓		

教学内容	教学要求			教学活动参考	教学内容	教学要求			教学活动参考
	了解	熟悉	掌握			了解	熟悉	掌握	
4. 治疗要点		√			5. 护理措施			√	
5. 护理措施			√		(三)脑出血				
第3节 系统性红斑狼疮					1. 概述		√		
1. 概述		√			2. 护理评估			√	
2. 护理评估			√		3. 主要护理诊断及合作性问题			√	
3. 主要护理诊断及合作性问题		√			4. 治疗要点			√	
4. 治疗要点		√			5. 护理措施			√	
5. 护理措施			√		(四)蛛网膜下隙出血				
第4节 风湿热					1. 概述		√		
1. 概述	√				2. 护理评估			√	
2. 护理评估		√			3. 主要护理诊断及合作性问题		√		
3. 主要护理诊断及合作性问题		√			4. 治疗要点		√		
4. 治疗要点		√			5. 护理措施			√	
5. 护理措施		√			第3节 三叉神经痛				
第5节 综合归纳风湿性疾病常见症状和体征的护理					1. 概述	√			
					2. 护理评估		√		
1. 关节疼痛、肿胀		√			3. 主要护理诊断及合作性问题	√			
2. 关节僵硬、功能障碍		√			4. 治疗要点	√			
3. 皮肤损害		√			5. 护理措施	√			
第9章 神经系统疾病病人的护理					第4节 急性炎症性脱髓鞘性多发性神经病				
第1节 概述		√			1. 概述		√		
第2节 脑血管疾病		√			2. 护理评估			√	
(一)短暂性脑缺血发作					3. 主要护理诊断及合作性问题			√	
1. 概述		√		理论讲授	4. 治疗要点			√	
2. 护理评估			√	多媒体演示	5. 护理措施			√	
3. 主要护理诊断及合作性问题		√		病例讨论	第5节 帕金森病				
4. 治疗要点		√		技能实训	1. 概述		√		
5. 护理措施			√	临床见习	2. 护理评估			√	
(二)脑梗死					3. 主要护理诊断及合作性问题			√	
1. 概述		√			4. 治疗要点			√	
2. 护理评估			√		5. 护理措施			√	
3. 主要护理诊断及合作性问题		√			第6节 癫痫				
4. 治疗要点		√			1. 概述		√		
					2. 护理评估			√	

教学内容	教学要求			教学活动参考	教学内容	教学要求			教学活动参考
	了解	熟悉	掌握			了解	熟悉	掌握	
3. 主要护理诊断及合作性问题		√			3. 主要护理诊断及合作性问题		√		
4. 治疗要点		√			4. 治疗要点	√			
5. 护理措施			√		5. 护理措施		√		
第7节　综合归纳神经系统疾病常见症状和体征的护理					第6节　流行性感冒				
					1. 概述	√			
1. 头痛		√			2. 护理评估			√	
2. 意识障碍		√			3. 主要护理诊断及合作性问题		√		
3. 感觉障碍		√			4. 治疗要点		√		
4. 运动障碍		√			5. 护理措施		√		
第8节　神经系统常用诊疗技术的护理					第7节　狂犬病				
					1. 概述		√		
1. 腰椎穿刺术		√			2. 护理评估			√	
2. 脑血管造影	√				3. 主要护理诊断及合作性问题		√		
第10章　传染病病人的护理					4. 治疗要点		√		
第1节　总论		√			5. 护理措施			√	
第2节　病毒性肝炎					第8节　细菌性痢疾				
1. 概述		√			1. 概述		√		
2. 护理评估			√		2. 护理评估			√	
3. 主要护理诊断及合作性问题		√			3. 主要护理诊断及合作性问题		√		
4. 治疗要点		√			4. 治疗要点		√		
5. 护理措施			√		5. 护理措施			√	
第3节　流行性乙型脑炎				理论讲授多媒体演示病例讨论技能实训临床见习	第9节　伤寒				
1. 概述		√			1. 概述		√		
2. 护理评估			√		2. 护理评估			√	
3. 主要护理诊断及合作性问题		√			3. 主要护理诊断及合作性问题		√		
4. 治疗要点		√			4. 治疗要点		√		
5. 护理措施			√		5. 护理措施			√	
第4节　艾滋病					第10节　霍乱				
1. 概述		√			1. 概述		√		
2. 护理评估			√		2. 护理评估			√	
3. 主要护理诊断及合作性问题		√			3. 主要护理诊断及合作性问题		√		
4. 治疗要点		√			4. 治疗要点		√		
5. 护理措施			√		5. 护理措施			√	
第5节　传染性非典型肺炎					第11节　流行性脑脊髓膜炎				
1. 概述	√								
2. 护理评估		√			1. 概述		√		

续表

教学内容	教学要求			教学活动参考	教学内容	教学要求			教学活动参考
	了解	熟悉	掌握			了解	熟悉	掌握	
2. 护理评估			√		1. 概述	√			
3. 主要护理诊断及合作性问题		√			2. 护理评估			√	
4. 治疗要点		√			3. 主要护理诊断及合作性问题		√		
5. 护理措施			√		4. 治疗要点		√		
第12节　疟疾					5. 护理措施			√	

四、教学大纲说明

（一）适用范围与参考学时

本教学大纲可供全国高等职业技术教育护理专业使用，总学时为188个学时，其中理论教学136学时，实践教学52学时，理论与实践教学学时比例合理达到2.5∶1。

（二）使用方法

1. 本大纲对知识的教学要求分为三个层次：①了解：在老师的指导下能简单的熟悉并记忆知识的内容。②熟悉：能领会概念的基本含义和熟悉知识的内容。③掌握：能深刻认识、分析知识的联系和区别并能将知识灵活的运用到护理实践中，解决实际问题。

2. 本课程在理论教学的同时强调实践并运用所学知识自主解决问题的能力，本大纲对实践的教学方法分为两个层次：①学会：在老师的指导下，能进行护理操作，能评估并做出护理诊断、制订、实施护理措施；②掌握：能独立正确地运用护理程序进行护理操作对病人实施整体护理，在护理操作中贯穿人文关怀的思想。

（三）教学建议

1. 课堂教学充分利用现代化教学手段，在教学过程中充分发挥教师的主导作用并能体现学生的主体作用。在讲授的同时启迪学生的思维，培养学生思考问题并解决问题的能力，在思考的同时加深对教学内容的熟悉。

2. 注重理论联系实际，充分利用本教材所编写的案例、组织教学活动提高学生学习的积极性与主动性，如案例分析、内科常用诊疗技术操作练习或见习，通过实训将所学的进行灵活的运用，培养护生的实际工作能力，并提升护生的素质。

3. 教学评价应通过课堂提问、阶段测验、案例分析讨论、期末考试、实训报告、操作技能考核等多种形式，对学生从自主学习能力、实践能力和解决问题的能力等多方面进行综合考核，以完成教学目标所提出的各项任务。

学时分配建议（188学时）

教学内容	学时			教学内容	学时		
	理论	实践	合计		理论	实践	合计
一、绪论	2	0	2	七、内分泌与代谢疾病病人的护理	12	4	16
二、呼吸系统疾病病人的护理	22	10	32	八、风湿性疾病病人的护理	4	2	6
三、循环系统疾病病人的护理	22	10	32	九、神经系统疾病病人的护理	12	6	18
四、消化系统疾病病人的护理	20	8	26	十、传染病病人的护理	18	4	20
五、泌尿系统疾病病人的护理	10	6	14	机动	2	2	4
六、血液系统疾病病人的护理	14	6	18	合计	136	52	188

目标检测参考答案

第 2 章

1. C 2. D 3. C 4. E 5. A 6. C 7. A 8. E 9. C 10. D 11. A 12. B 13. A 14. A 15. E
16. B 17. B 18. E 19. E 20. D 21. B 22. E 23. D 24. C 25. E 26. A 27. C 28. C 29. A
30. E 31. B 32. B 33. C 34. E 35. A 36. B 37. D 38. A 39. B 40. A 41. C 42. E 43. A
44. C 45. D 46. D 47. E 48. A 49. A 50. D 51. C 52. E 53. C 54. D 55. C 56. C 57. C
58. A 59. E 60. D 61. D 62. D 63. B 64. C 65. A 66. E 67. B 68. D 69. C 70. B 71. D
72. D 73. E 74. E 75. B 76. A 77. B 78. A 79. B 80. D 81. C 82. E 83. C 84. B 85. C
86. D 87. C 88. E 89. E 90. C 91. D 92. C 93. D 94. D 95. C 96. B 97. E 98. D 99. C
100. A 101. B 102. C 103. C 104. C 105. B 106. D 107. E 108. A 109. D 110. A 111. E
112. B 113. C 114. C 115. E

第 3 章

1. B 2. B 3. A 4. E 5. C 6. A 7. A 8. D 9. A 10. A 11. E 12. B 13. D 14. D 15. B
16. D 17. A 18. E 19. D 20. C 21. B 22. B 23. D 24. D 25. C 26. B 27. C 28. C 29. C
30. A 31. D 32. D 33. E 34. A 35. E 36. E 37. C 38. E 39. A 40. D 41. B 42. D 43. C
44. E 45. B 46. A 47. D 48. B 49. B 50. A 51. D 52. B 53. D 54. B 55. E 56. D 57. B
58. C 59. D 60. C 61. C 62. C 63. D 64. A 65. C 66. D 67. D 68. B 69. D 70. C 71. A
72. E 73. A 74. C 75. B 76. B 77. A 78. D 79. C 80. B 81. B 82. A 83. A 84. C 85. E
86. D 87. B 88. C 89. D 90. E 91. C 92. B 93. D 94. C 95. B 96. C

第 4 章

1. A 2. A 3. A 4. C 5. B 6. C 7. D 8. D 9. E 10. C 11. B 12. E 13. A 14. D 15. D
16. E 17. B 18. A 19. B 20. D 21. C 22. A 23. C 24. A 25. B 26. B 27. A 28. E 29. C
30. E 31. E 32. E 33. A 34. C 35. D 36. D 37. C 38. D 39. A 40. E 41. A 42. D 43. D
44. E 45. E 46. A 47. D 48. E 49. B 50. D 51. B 52. C 53. A 54. C 55. C 56. B 57. A
58. B 59. C 60. A 61. B 62. C 63. A 64. C 65. B 66. A 67. C 68. D 69. C 70. C 71. C
72. D 73. E 74. A 75. C 76. B 77. B 78. B 79. C 80. B 81. D 82. E 83. E 84. C 85. A
86. B 87. A 88. A 89. B 90. C 91. D 92. D 93. C

第 5 章

1. D 2. E 3. B 4. D 5. E 6. E 7. C 8. A 9. A 10. B 11. D 12. A 13. A 14. A 15. B
16. A 17. E 18. E 19. D 20. A 21. C 22. E 23. C 24. A 25. E 26. E 27. C 28. D 29. D
30. A 31. A 32. B 33. C 34. E 35. E 36. D 37. B 38. A 39. A 40. B 41. B 42. A 43. A
44. C 45. B 46. E 47. B 48. A 49. B 50. A 51. E 52. A 53. A 54. D 55. C 56. A 57. D
58. B 59. D 60. D 61. D

第 6 章

1. C 2. C 3. D 4. D 5. E 6. D 7. C 8. D 9. A 10. A 11. A 12. C 13. B 14. D 15. B
16. D 17. C 18. D 19. D 20. A 21. B 22. C 23. D 24. E 25. E 26. B 27. A 28. C 29. C
30. B 31. D 32. E 33. D 34. E 35. C 36. B 37. B 38. E 39. E 40. C 41. E 42. E 43. A
44. B 45. C 46. A 47. B 48. E 49. E 50. E 51. A 52. C 53. A 54. B 55. E 56. E

第 7 章

1. A 2. C 3. A 4. E 5. D 6. E 7. D 8. A 9. B 10. C 11. C 12. A 13. B 14. D 15. B
16. A 17. D 18. A 19. B 20. B 21. C 22. A 23. A 24. C 25. B 26. D 27. B 28. A 29. B
30. B 31. D 32. C 33. B 34. E 35. B 36. D 37. A 38. C 39. A 40. E 41. A 42. D 43. B
44. D 45. C 46. B 47. A 48. D 49. C 50. D 51. B 52. C 53. D 54. D 55. C 56. A 57. C
58. E 59. E

第 8 章

1. C 2. B 3. E 4. C 5. E 6. B 7. C 8. B 9. C 10. D 11. C 12. D 13. B 14. A 15. A 16. B
17. E 18. C 19. A 20. C 21. E

第 9 章

1. E 2. E 3. B 4. C 5. D 6. B 7. D 8. E 9. B 10. A 11. E 12. D 13. E 14. E 15. A
16. D 17. D 18. C 19. E 20. E 21. A 22. A 23. D 24. E 25. D 26. C 27. A 28. C 29. B
30. D 31. C 32. D 33. D 34. D 35. E 36. D 37. C 38. A 39. D 40. C 41. D 42. D 43. D
44. C 45. A 46. A 47. B 48. E 49. E

第 10 章

1. B 2. A 3. D 4. A 5. A 6. A 7. A 8. C 9. C 10. C 11. D 12. A 13. E 14. D 15. C
16. D 17. B 18. E 19. D 20. B 21. C 22. D 23. C 24. C 25. A 26. C 27. A 28. D 29. B
30. B 31. A 32. C 33. C 34. A 35. E 36. D 37. E 38. B 39. E 40. D 41. C 42. B 43. B
44. A 45. B 46. E 47. A 48. C 49. E 50. B 51. C 52. B 53. A 54. C 55. B 56. A 57. A
58. C 59. D 60. E 61. A 62. A 63. B 64. A 65. A 66. D 67. C 68. D 69. B 70. C 71. E
72. D 73. C 74. A 75. B 76. E